老年康复手册

Handbook of Rehabilitation in Older Adults

主　编　Robert J. Gatchel　Izabela Z. Schultz
　　　　Christopher T. Ray

主　译　何成奇　吴锦晖

副主译　杨　茗　蒋佼佼

译　者（以姓氏汉语拼音为序）

陈宝玉　代水平　丁　香　窦青瑜　郝勤建
何成奇　江汉宏　蒋佼佼　蒋彦星　李　果
李　磊　李　颖　李思远　梁玉祥　刘　颖
刘龚翔　莫　莉　蒲虹杉　宋　娟　唐天娇
王　双　王　茁　王立生　王妙维　王任杰
吴锦晖　薛建良　杨　茗　杨浩伦　袁益明
张　霞　张绍敏　邹雨珮

单　位　四川大学华西医院

人民卫生出版社
·北　京·

First published in English under the title
Handbook of Rehabilitation in Older Adults
edited by Robert J. Gatchel, Izabela Z. Schultz and Christopher T. Ray
Copyright © Springer Nature Switzerland AG, 2018
This edition has been translated and published under licence from
Springer Nature Switzerland AG.

图书在版编目（CIP）数据

老年康复手册/（美）罗伯特·J. 盖彻尔
（Robert J. Gatchel），（加）伊莎贝拉·Z. 舒尔茨
（Izabela Z. Schultz），（美）克里斯托弗·T. 雷
（Christopher T. Ray）主编；何成奇，吴锦晖主译. —
北京：人民卫生出版社，2024. 1
　　ISBN 978-7-117-35853-8

　　Ⅰ.①老…　Ⅱ.①罗…②伊…③克…④何…⑤吴
…　Ⅲ.①老年病-康复医学-手册　Ⅳ.①R592.09-62

　　中国国家版本馆 CIP 数据核字（2024）第 021435 号

人卫智网	www. ipmph. com	医学教育、学术、考试、健康，购书智慧智能综合服务平台
人卫官网	www. pmph. com	人卫官方资讯发布平台

图字：01-2021-0527 号

老年康复手册
Laonian Kangfu Shouce

主　　译：何成奇　吴锦晖
出版发行：人民卫生出版社（中继线 010-59780011）
地　　址：北京市朝阳区潘家园南里 19 号
邮　　编：100021
E - mail：pmph @ pmph. com
购书热线：010-59787592　010-59787584　010-65264830
印　　刷：天津市光明印务有限公司
经　　销：新华书店
开　　本：787×1092　1/16　印张：32
字　　数：799 千字
版　　次：2024 年 1 月第 1 版
印　　次：2024 年 2 月第 1 次印刷
标准书号：ISBN 978-7-117-35853-8
定　　价：198.00 元
打击盗版举报电话：010-59787491　E-mail：WQ @ pmph. com
质量问题联系电话：010-59787234　E-mail：zhiliang @ pmph. com
数字融合服务电话：4001118166　E-mail：zengzhi @ pmph. com

主译简介

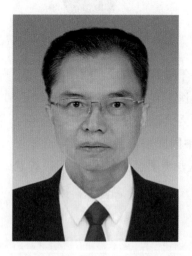

何成奇,医学博士,二级教授,主任医师,博士后合作导师,国务院政府特殊津贴专家,四川大学华西医院康复医学中心主任、医学技术学院副院长、康复医学四川省重点实验室主任。担任中国康复医学会副会长、中华医学会物理医学与康复学分会主任委员、中国医师协会康复医师分会副会长、四川大学华西临床医学院/华西医院教授委员会副主任、四川省康复医学会副会长。先后获得中国医师奖、中国优秀科技工作者、宝钢优秀教师奖、教育部科技进步二等奖、华夏医学科技一等奖、中国康复医学会科技一等奖、中国康复医学会教学成果一等奖及香港理工大学荣誉教授;先后主持科技部重点项目1项、国家自然科学基金面上项目6项;发表第一作者与通讯作者SCI论文96篇,总主编康复技术规培教材13部,主编本科教材等16部。

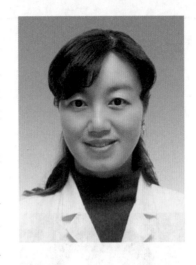

吴锦晖，博士，教授，主任医师，博士生导师，四川大学华西医院老年医学中心主任。"天府青城"医疗卫生领军人才。国家科技部重点研发计划项目负责人，国家健康科普专家库成员。美国哈佛大学访问学者，四川省海外高层次留学人才。2021年四川"最美科技工作者"。作为项目负责人，承担国家科技部重点研发计划"主动健康和老龄化科技应对"专项。牵头发布4部中国专家共识，入选世界卫生组织指南实施与知识转化合作中心TOP 300指南/共识。担任中国老年学和老年医学学会老年医学科建设分会副主任委员、中华预防医学会老年病预防与控制专委会副主任委员、中国老年保健协会脏器康复专委会副主任委员、中国医院协会医养结合工作委员会副主任委员、四川省医学会老年医学专委会主任委员、四川省老年病质控中心业务主任等。

编者名单

Rachel L. Abel Vancouver Coastal Health, GF Strong Rehabilitation Centre, Vancouver, BC, Canada

John D. Akins Integrative Vascular Physiology Laboratory, Department of Kinesiology, University of Texas at Arlington, Arlington, TX, USA

Rhys I. Beaudry College of Nursing and Health Innovation, University of Texas at Arlington, Arlington, TX, USA

Kelley Bevers Department of Psychology, University of Texas at Arlington, Arlington, TX, USA

John R. Biggan Beckman Institute for Advanced Science and Technology, University of Illinois at Urbana-Champaign, Urbana, IL, USA

Melissa Biscardi Rehabilitation Sciences Institute, University of Toronto, Toronto, ON, Canada

Wayne Brewer School of Physical Therapy - Houston Center, Texas Woman's University, Houston, TX, USA

Athena Brindle Texas Tech Health Sciences Center School of Pharmacy, Texas Tech University Health Sciences Center, Abilene, TX, USA

R. Matthew Brothers Integrative Vascular Physiology Laboratory, Department of Kinesiology, University of Texas at Arlington, Arlington, TX, USA

Susanne M. Bruyère K. Lisa Yang and Hock E. Tan Institute on Employment and Disability, Cornell University ILR School, Ithaca, NY, USA

Jin Y. Choi Department of Psychology, University of Texas at Arlington, Arlington, TX, USA

Janice Kishi Chow Physical Medicine and Rehabilitation, VA Palo Alto Health Care System, Palo Alto, CA, USA

Douglas Cohen The Cortex Centre for Advanced Assessment, Vancouver, BC, Canada

Angela Colantonio Rehabilitation Sciences Institute, University of Toronto, Toronto, ON, Canada

Emily C. Cunningham Department of Psychology, University of Illinois at Urbana-Champaign, Urbana, IL, USA

Kathryn M. Daniel University of Texas at Arlington, Arlington, TX, USA

Stacy Elliott Departments of Psychiatry and Urologic Sciences, University of British Columbia, Vancouver, BC, Canada
BC Center for Sexual Medicine and Sexual Health Rehabilitation Service, Vancouver, BC, Canada
International Collaboration on Repair Discoveries (ICORD), Vancouver, BC, Canada

Paul J. Fadel Department of Kinesiology, College of Nursing and Health Innovation, University of Texas at Arlington, Arlington, TX, USA

Mathew Fiedler Department of Psychology, University of Texas at Arlington, Arlington, TX, USA

Robert J. Gatchel Department of Psychology, College of Science, The University of Texas at Arlington, Arlington, TX, USA

Kim Gorrell Vancouver Coastal Health, GF Strong Rehabilitation Centre, Vancouver, BC, Canada

James W. Grosch National Institute for Occupational Safety and Health (NIOSH), National Center for Productive Aging and work, Centers for Disease Control and Prevention, CDC/NIOSH, Cincinnati, OH, USA

Bradley J. Hallam Department of Medicine, Division of Physical Medicine & Rehabilitation, University of British Columbia, Vancouver, BC, Canada
Vancouver Coastal Health, GF Strong Rehabilitation Centre, Vancouver, BC, Canada

Brittany Hall UT Southwestern Medical Center, Dallas, TX, USA

Marena Hanna Department of Athletics, University of Texas at Arlington, Arlington, TX, USA

Sherri Hayden Division of Neurology, Department of Medicine, UBC Hospital Clinic for Alzheimer's Disease & Related Disorders, Vancouver Coastal Health, Vancouver, BC, Canada

Mark J. Haykowsky College of Nursing and Health Innovation, University of Texas at Arlington, Arlington, TX, USA

Mónica Herrera Fraser Health Authority, Surrey, BC, Canada

Lesley Houle Vancouver Coastal Health, GF Strong Rehabilitation Centre, Vancouver, BC, Canada

Namirah Jamshed Mildred Wyatt & Ivor P. World Center for Geriatric Care, UT Soutwhestern Medical Center, Dallas, TX, USA

Chasley Jones Department of Psychology, University of Texas at Arlington, Arlington, TX, USA

S. Jones Department of Anesthesiology and Pain Management, University of Texas Southwestern Medical Center, Dallas, TX, USA

Harpriya Kaur National Institute for Occupational Safety and Health (NIOSH), National Center for Productive Aging and work, Centers for Disease Control and Prevention, CDC/NIOSH, Cincinnati, OH, USA

Nancy D. Kishino West Coast Spine Restoration Center, Riverside, CA, USA

Walt Lawrence Vancouver Coastal Health, GF Strong Rehabilitation Centre, Vancouver, BC, Canada

Michelle Lidell Department of Psychology, University of Texas at Arlington, Arlington, TX, USA

Ben Lippe UT Southwestern Medical Center, Dallas, TX, USA

Susan Maltser Department of Physical Medicine and Rehabilitation, Zucker School of Medicine at Hofstra Northwell, Manhasset, NY, USA

Keith M. McGregor Department of Neurology, Emory University, School of Medicine, Atlanta, GA, USA

M. Heather McKay Partnerships for Health, Hillsborough, NA, USA

Diana Molinares Department of Physical Medicine & Rehabilitation, University of Miami-Jackson Memorial Hospital, Miami, FL, USA

W. Ben Mortenson International Collaboration on Repair Discoveries (ICORD), Vancouver, BC, Canada

Department of Occupational Science and Occupational Therapy & Faculty of Medicine, University of British Columbia, Vancouver, BC, Canada

GF Strong Rehabilitation Research Program, Vancouver, BC, Canada

Michael D. Nelson Department of Kinesiology, College of Nursing and Health Innovation, University of Texas at Arlington, Arlington, TX, USA

Marsha Neville School of Occupational Therapy - Dallas Center, Texas Woman's University, Dallas, TX, USA

Joe R. Nocera Department of Veterans Affairs, Center for Visual and Neurocognitive Rehabilitation, Atlanta, GA, USA

Division of Physical Therapy, Emory University School of Medicine, Atlanta, GA, USA

Department of Neurology, Emory University, School of Medicine, Atlanta, GA, USA

C. Noe UT Southwestern Medical Center, Pain Management, Dallas, TX, USA

Bermang Ortiz National Institute for Occupational Safety and Health (NIOSH), National Center for Productive Aging and work, Centers for Disease Control and Prevention, CDC/NIOSH, Cincinnati, OH, USA

Mindy A. Patterson Department of Nutrition and Food Sciences - Houston Center, Texas Woman's University, Houston, TX, USA

Noralyn Davel Pickens School of Occupational Therapy - Dallas Center, Texas Woman's University, Dallas, TX, USA

Christopher T. Ray Texas Woman's University, Denton, TX, USA

B. Rhett Rigby School of Health Promotion and Kinesiology, Texas Woman's University, Denton, TX, USA

R. Robinson Department of Psychiatry, University of Texas Southwestern Medical Center, Dallas, TX, USA

Ryan Rosenberry Department of Kinesiology, College of Nursing and Health Innovation, University of Texas at Arlington, Arlington, TX, USA

T. Jake Samuel Department of Kinesiology, College of Nursing and Health Innovation, University of Texas at Arlington, Arlington, TX, USA

Juliann C. Scholl National Institute for Occupational Safety and Health (NIOSH), National Center for Productive Aging and work, Centers for Disease Control and Prevention, CDC/NIOSH, Cincinnati, OH, USA

Sarah von Schrader K. Lisa Yang and Hock E. Tan Institute on Employment and Disability, Cornell University ILR School, Ithaca, NY, USA

Izabela Z. Schultz Educational and Counselling Psychology, and Special Education, University of British Columbia, Vancouver, BC, Canada

Amir A. Sepehry The Cortex Centre for Advanced Assessment, Vancouver, BC, Canada

Jessica Stephens Department of Psychology, University of Texas at Arlington, Arlington, TX, USA

Alison M. Stewart The Cortex Centre for Advanced Assessment, Vancouver, BC, Canada

C. Swank School of Physical Therapy - Dallas Center, Texas Woman's University, Dallas, TX, USA

Cynthia Trowbridge Department of Kinesiology, University of Texas at Arlington, Arlington, TX, USA

Wesley J. Tucker College of Nursing and Health Innovation, University of Texas at Arlington, Arlington, TX, USA

Sara VanLooy K. Lisa Yang and Hock E. Tan Institute on Employment and Disability, Cornell University ILR School, Ithaca, NY, USA

Asha Vas School of Occupational Therapy - Dallas Center, Texas Woman's University, Dallas, TX, USA

Rhonda Willms Department of Medicine, Division of Physical Medicine & Rehabilitation, University of British Columbia, Vancouver, BC, Canada

Vancouver Coastal Health, GF Strong Rehabilitation Centre, Vancouver, BC, Canada

International Collaboration on Repair Discoveries (ICORD), Vancouver, BC, Canada

Sarah Wittry Department of Palliative Medicine and Rehabilitation Medicine, University of Washington, Seattle, WA, USA

Benjamin E. Young Department of Kinesiology, College of Nursing and Health Innovation, University of Texas at Arlington, Arlington, TX, USA

译者序

人口老龄化已成为涉及全球的公共问题。近年来,不少发展中国家也逐渐步入老龄化社会,中国的老龄化、少子化快速发展,高于全世界总体水平。目前,中国人口老龄化形势严峻,老年人口上升比例较快。2021 年国家统计局发布的第七次全国人口普查主要数据显示,中国 60 岁及以上人口为 2.64 亿人,占 18.70%(其中 65 岁及以上人口占 13.50%),2022 年年末,根据中国经济网数据显示全国 60 岁及以上人口为 28 004 万人,占 19.8%,其中 65 岁及以上人口为 20 978 万人,占 14.9%。联合国预计,到 2035 年,中国人口老龄化将超过美国,60 岁及以上人口将突破 4 亿,在总人口中的占比将超过 30%,进入重度老龄化阶段。

在人口深度老龄化的同时,增龄、老化及身体功能衰退,多系统疾病应运而生;多病共存、多重功能障碍严重影响了老年人的躯体功能、心理功能和生命质量,无疑给家庭和社会带来了沉重负担。

2016 年,中共中央、国务院印发《"健康中国 2030"规划纲要》,提出加强老年常见病、慢性病的健康指导和综合干预,强化老年人健康管理,康复医学在生命全周期的管理中的角色也变得越来越重要。老年康复是康复医学的重要组成部分,逐渐得到全社会的高度重视。康复医学日新月异的康复理念及干预手段,可减轻老化、伤病以及躯体或精神功能障碍造成的不利影响,及时进行康复预防、康复治疗,发挥补偿或代偿功能,对改善失能老年人的身体状况和生活质量意义重大。提高老年人日常生活活动能力,提升老年人的生命质量,延长老年人生命长度的同时,也不断在宽度上增添异彩。

日益上升的老年康复医疗服务需求,催促着我们在老年康复的临床与科研工作上策马扬鞭,引领社会各层服务机构提高对老年人的精神关爱与康复技术支持,综合提升医疗卫生从业人员的素养和康复医疗服务能力。但在康复医学领域,对于老年康复的治疗体系与技术尚不规范,为此,我们组织翻译了 Robert J. Gatchel 等教授主编的《老年康复手册》,本书凝结了得克萨斯大学等著名机构多位老年科医师、康复医师、临床营养师长期对老年人照护及康复治疗的宝贵经验,全面介绍了老年人各个照护阶段的具体康复管理策略,弥补了康复医学界对老年康复研究的不足,不仅适合康复医学和老年医学人员阅读,也适合所有家有老者及关爱老人的人们和卫生政策制定者参考,由衷希望本书的出版能帮助老年人在往后余晖中有更加灿烂的生活!

感谢四川大学华西医院康复医学中心和老年医学中心的各位同仁为本书付出的心血!

最后,本书的出版得到了科技部国家重点研发计划(2018YFC2002100)、国家老年疾病临床医学研究中心项目(Z20192004)的资助,在此一并致谢!

何成奇　吴锦晖
2023 年 12 月于成都

原著前言

目前,在美国,65 岁及以上的老年人大约有 3 500 万,占总人口的 12.4%(2001 年美国人口普查局)。据美国人口普查局(2000 年)预测,到 2030 年,65 岁及以上人口将达到 20%(7 200 万)。这些与"灰色海啸"相关的人口趋势促使人们越来越关注老年人的医疗保健,包括慢性病、疾病和失能预防以及康复需求。事实上,美国正在进行所谓的"长寿革命",随着长寿人群的增加,医疗需求也会增加。随着年龄的增长,他们也变得更容易受伤,尤其容易发生跌倒。每年约有 1/3 的成年人发生跌倒,大多数人因此需要就医。此外,跌倒和跌倒相关损伤(如慢性腰痛)是老年人发病的主要原因之一,也是功能障碍、失能、骨折、疼痛和生活质量降低的前兆。在更严重的情况下,跌倒是老年人群损伤相关死亡的重要原因。此外,还有与衰老相关的其他重要慢性疾病和失能,包括肌肉骨骼疾病、心血管疾病、心理健康疾病、神经肌肉和神经系统疾病、痴呆和骨关节炎等。毫无疑问,对老年人进行成本更高的侵入性干预措施和更多的药物治疗,增加了医疗卫生提供者的负担。相对地,这也可能导致老年人的恢复时间延长、副作用、疼痛和失能。这种恶性循环会使财政资源紧张,预计到 2020 年,与跌倒损伤(尤其是腰痛)相关的经济负担将达到 324 亿美元。在满足人口老龄化需求方面的挑战并非只存在于美国。在所有西方国家和日本,关于人口老龄化所带来的社会人口和医疗保健挑战方面的类似统计数是显而易见的。

满足老龄人口的医疗保健需求至关重要,然而,目前尚缺乏关于减少该人群失能程度的康复方法,以及维持日常生活活动的独立性、决策自主性和提高生活质量的研究。本手册旨在为更好地了解这些慢性疾病和失能以及老龄人口的相关康复方法提供一个单一、全面和独特的资料。同时,本手册还提供了关于如何最好地评估和管理这些问题的证据指导。此外,在每章末尾讨论了对未来研究、政策和最佳实践的影响。

为了达到上述目的,本手册分为 4 个部分。第一部分提供了关于老年人慢性疾病的流行病学、寿命的可调控性和老年人生活质量预测因子、老年人的生物心理社会康复方法、老龄化和工作,以及衰老过程中步态的测量和姿势的控制等信息。第二部分描述了老龄化人口中最常见的疾病和功能障碍(肌肉骨骼疼痛和障碍、脊髓损伤、帕金森病、心血管疾病、癌症、脑损伤、精神健康疾病和多种药物治疗问题)。第三部分向读者介绍了专门为老年人开发的重要临床、职业和功能康复方法。第四部分致力于提供未来的研究和实践方向,这对了解未来的发展具有重要意义。

我们邀请读者探讨老年人康复中新出现的临床、职业、法医学和研究问题,并就这些问题进行讨论和交流。了解老年人在评估、临床和职业康复方面的循证医学进展,将使许多医疗保健和职业科学领域的读者从中获益。这些最佳康复实践将引起那些医疗保健专业人员和临床项目的兴趣,为老年人和老年患者提供医学、物理治疗、作业治疗、职业康复、运动学、护理学、老年学、心理学和社会工作方面的学术课程。此外,以下专业人员将在本手册内容涵盖的新的快速整合研究和实践领域中拓展增加相关知识:人力资源专业人员、雇员和家庭援助顾问、工会代表、失能个案经理、主管/雇主、公司高管、律师、保险公司、对安全敏感的专业人员的许可机构、卫生政策制定者和宣传团体。此外,我们鼓励临床研究人员和学者在跨学科的老年人生物-心理-社会康复模式中考虑未来的科学探索方向。

最后,我们要感谢所有的作者,感谢他们宝贵的最新技术贡献,并感谢他们及时编写了本手册。我们再次特别感谢 Springer 的 Janice Stern(现已退休),感谢他在我们编写过程中给予的鼓励和支持。我们还要感谢得克萨斯大学阿灵顿分校的 Pedro Cortes 为编写本手册所做的努力和技术支持。

Robert J. Gatchel

Izabela Z. Schultz

(丁香 译　杨茗 校)

目录

第一部分　引言和概述

第 1 章　慢性疾病的流行病学：人口老龄化和未来社会经济的
关联及影响 …………………………………………………… 3
第 2 章　寿命的可调控性和老年人生活质量预测因子 ………… 20
第 3 章　老年人的生物-心理-社会学康复方法 ………………… 42
第 4 章　推进适老职业环境建设 ………………………………… 54
第 5 章　老年人步态测量和姿势控制 …………………………… 73

第二部分　老龄化人口的主要疾病和功能障碍

第 6 章　骨骼肌肉疼痛和残疾障碍 …………………………… 109
第 7 章　衰老与脊髓损伤 ……………………………………… 125
第 8 章　老年帕金森病 ………………………………………… 139
第 9 章　心血管系统的老化 …………………………………… 152
第 10 章　老年肿瘤患者的康复 ……………………………… 181
第 11 章　衰老与脑损伤 ……………………………………… 201
第 12 章　老年人心理健康障碍 ……………………………… 213
第 13 章　老年人群中多重用药的不恰当管理 ……………… 229

第三部分　老年人群的临床、职业疗法和功能康复

第 14 章　老年人就业策略 …………………………………… 247
第 15 章　工作与老龄化：雇主的视角 ……………………… 262
第 16 章　老年人跨学科疼痛和失能管理项目 ……………… 287
第 17 章　老年人疼痛的其他管理技术 ……………………… 294
第 18 章　心脏康复 …………………………………………… 305
第 19 章　老年乳腺癌患者的运动康复 ……………………… 324
第 20 章　脑损伤后的康复 …………………………………… 334
第 21 章　老年人用药管理：如何避免阿片类药物滥用 …… 347

第 22 章　痴呆及其前驱症状的非药物管理 ················ 373

第 23 章　老年人的综合能力评估 ·················· 380

第 24 章　临终问题的管理 ······················ 403

第四部分　未来的研究和实践方向

第 25 章　入住长照机构对功能独立延续的影响 ·············· 421

第 26 章　老年人健康和保健计划 ·················· 426

第 27 章　保持老年人的认知"健康" ················· 444

第 28 章　性、性别和文化因素对老年人康复研究的影响 ········ 455

第 29 章　美国助老非营利组织 ···················· 472

第 30 章　老年人功能康复:现状与未来? ··············· 491

第一部分
引言和概述

第1章 慢性疾病的流行病学：人口老龄化和未来社会经济的关联及影响

Robert J. Gatchel，Jin Y. Choi，Marena Hanna

概述

正如 Melhorn（2014 年）所提出的"流行病学是用于研究人群中疾病和伤害的分布及其决定因素的学科……疾病不会随机发生,在特定的时间内,个体发生某种特定疾病的概率并不相同……这取决于其个体的个人特征(遗传)及其周围的事物(环境)"(第 175 页)。考虑到这一点,本章将强调,在当今美国,60 岁或 60 岁以上的老年人数量正在稳步增长,正处于"美国老龄化革命"(graying of America revolution)的笼罩之中。事实上,当初"婴儿潮"一代现在正处于 51~69 岁,而 60 岁以上成年人的数量也在继续增长。世界上许多其他国家也是如此。在美国,现在大约有 5 亿人超过 60 岁,据估计,到2050 年,这个数字预计将增至 3 倍! 不幸的是,衰老不可避免的后果之一就是慢性病患病概率的增加(由于机体器官和肌肉骨骼系统退化等因素)。本章将重点阐述这些不断增加的发病率,同时回顾这些慢性病在老年人口中的患病率和发病率。我们也会将这些比率与整体人群中的比率进行比较,并讨论其他相关问题,例如帮助"减缓"这些慢性病发展的可能方法;还有当慢性疾病发生时,如何更好地管理疾病;以及如何/谁来为这一巨大的慢性病管理危机买单?

主要慢性病的患病率

我们需要对患病率和发病率作出重要区分。患病率(prevalence)是指目前已知患病的实际人数(包括最近几年刚刚确诊的人数)。由于新旧病例均纳入计算,患病率反映了疾病的负担。相反,发病率(incidence)则指一个年份内报告的新发病例的数量/百分比。因此,患病率可用来告诉我们一种疾病在人群中有多流行,而发病率则可用来告诉我们人群中在一个特定年份内新发病例的数量。值得注意的是,虽然患病死亡率对于展现一段时期内疾病的所有病例概况很重要,但发病死亡率反映的是每种疾病在同一年内每 10 万人口中的死亡人数。比起总体患病率,这种特定的人口规模更容易比较每种疾病的平均致命性。例如,一种疾病可能在某地区的西班牙裔中更为流行,这也许只是因为某种病毒的患病率基于整个人群计算时,是一个显著的"离群值"。然而,由于发病率的计算严格基于(在本例中)10 万例随机居民,它所揭示的病例数更稳定,因此总体数据不易受"离群值"影响。

表 1.1 按"整体人群"和"60 岁及以上"人群细分了慢性病的患病率情况。从 2014 年慢

性病中心的健康统计数据可以看出,两者患病率是比较接近的,特别是考虑到两个重要因素:"整体人群"中的绝对人数远大于"60 岁及以上"的绝对人数,而相对于"整体人群","60 岁及以上"的样本人数较少(National Center for Health Statistics,2016)。因此,总的来说,这些数据记录了慢性疾病在我们老龄人口中越来越普遍。

表 1.1　慢性病患病率

整体人群[a]	60 岁及以上[b]
心脏病:614 348/23. 4%	心脏病:489 722/22. 5%
恶性肿瘤(癌症):591 699/22. 5%	恶性肿瘤(癌症):413 885/21. 5%
慢性下呼吸道疾病:147 101/5. 6%	慢性下呼吸道疾病:124 693/6. 5%
脑血管疾病(脑卒中):133 103/5. 1%	脑血管疾病(脑卒中):113 308/5. 9%
阿尔茨海默病:93 541/3. 6%	阿尔茨海默病:92 604/4. 8%
其他:39. 8%	其他:35. 8%

[a]2014 年 2 626 418 例死亡人口的期间患病率[疾病预防控制中心(Center for Disease Control and Prevention,CDC),2016]数量/百分比。
[b]2014 年 1 922 271 例死亡人口的期间患病率(CDC,2016)数量/百分比。

主要慢性病的发病率

与表 1.1 相似,表 1.2 细分了慢性病的发病率。很容易看出,正如预期的那样,老年人的慢性病发病率更高。其他应该注意的模式如下:
- 心脏病和癌症分别位列第一和第二大疾病。
- "整体人群"的各期间患病率和死亡率排序相同,但在老年人中则不同。
- 令人惊讶的是,在老年人发病率前五位的疾病中并没有阿尔茨海默病。

表 1.2　慢性病发病率

整体人群[a]	60 岁及以上[b]
心脏病:167. 0	心脏病:5 376. 3
恶性肿瘤(癌症):161. 2	恶性肿瘤(癌症):3 361. 9
慢性下呼吸道疾病:40. 5	脑血管疾病:1 269. 9
脑血管疾病(脑卒中):36. 5	慢性阻塞性肺疾病(COPD):822. 3
阿尔茨海默病:25. 4	人类免疫缺陷病毒(HIV)感染/获得性免疫缺陷综合征(AIDS):3. 5

[a]2014 年每 10 万人中的死亡率(CDC,2016)。
[b]2014 年每 10 万人中的死亡率(CDC,2016)。

各类特定慢性病的综述

在本节中,我们将详细地回顾并简要描述各类特定慢性病。许多细节问题将在本手册的后续章节中详细讨论。

高血压

什么是高血压（血压升高）？

高血压可导致血液以"伸展/反弹模式"（bush/bounce pattern）对动脉壁施加更大的压力，最终可能导致心脏损伤（MacGill，2017）。高血压最常见于成年人（18 岁及以上；MacGill，2017），因为发生悄无声息而被称为"沉默的杀手"。该病有两种类型：

- 原发性高血压（primary hypertension）：并非由特定因素引起，而是由多种变量引起，例如血压和血容量的激素调节失衡。还可受到环境因素的影响，包括不健康的生活习惯（MacGill，2017）。
- 继发性高血压（secondary hypertension）是有原因的。例如，激素水平异常可能导致钠和钾失衡，导致血压升高（MacGill，2017）。

患病率

在美国，有三分之一的成年人（约 7 500 万人）患有高血压，只有约 54% 的患者病情得到控制（MacGill，2017）。高血压还会增加脑卒中和心脏病的风险——这是美国人死亡的两个主要原因。60 岁以上成年人的患病率为 60% ~ 70%。表 1.3 按年龄对该病进行了分类（MacGill，2017 年）。

表 1.3　按年龄分列的高血压患病率

在 18~39 岁的人群中，大约 6.8% 的人患有高血压
在 40~59 岁的人群中，大约 30.4% 的人患有高血压
在 60 岁及以上的人群中，大约 66.7% 的人患有高血压

症状和治疗

一般来说，虽然高血压是无症状的（没有直接的症状），但收缩压大于等于 180mmHg（毫米汞柱），和舒张压大于等于 110mmHg 就是高血压的预警信号（MacGill，2017）。正常收缩压低于 120mmHg，舒张压低于 80mmHg。治疗方案包括必要时由医生开具的药物，如利尿剂（MacGill，2017）。除此以外，自我管理也有助于降压（MacGill，2017）。急性应激、焦虑、兴奋或过度锻炼都会刺激血压升高。表 1.4 简要介绍了个人可以采用的预防高血压突然发作的一些方法（MacGill，2017）。

表 1.4　预防高血压突然发作的一些方法

定期检查血压
养成健康的生活习惯（例如，适当的睡眠、锻炼等）
限量/禁止吸烟或饮酒
健康饮食[钠（盐）与饱和脂肪含量低，纤维、蔬菜和水果含量高]
坚持锻炼（每周至少 3 次）

高胆固醇血症（高血胆固醇升高）

什么是高胆固醇血症？

胆固醇是一种蜡状的脂肪样物质，人体需要它来产生某些激素类、维生素 D 和其他用于消化的物质（National Heart,2013）。高胆固醇血症是指血液中胆固醇含量过高，在动脉壁上积聚，从而增加患心脏病和脑卒中的风险。在美国，心脏病和脑卒中是两个主要的死亡原因（National Heart,2013）。高胆固醇血症在 55~64 岁的老年人中的患病率约为 47.8%，在 65~74 岁的老年人中，患病率约为 37.2%（National Heart,2013）。胆固醇有两种类型：

- 低密度脂蛋白（low-density lipoprotein,LDL）（"坏"胆固醇）。这种胆固醇占体内胆固醇的大部分，被称为"坏"胆固醇，是因为过量的 LDL 会在动脉壁上产生胆固醇斑块沉积，从而导致脑卒中和心脏病（冠心病）。LDL 的理想水平是低于 100mg/dL（National Heart,2013）。
- 高密度脂蛋白（high-density lipoprotein,HDL）（"好"胆固醇）。这种类型的胆固醇负责胆固醇的吸收，并将其转运到肝脏，在那里胆固醇被"排出"身体。HDL 被称为"好的"胆固醇，因为过量的 HDL 可以降低人患脑卒中和心脏病的风险。HDL 的理想水平小于 40mg/dL（National Heart,2013）。

在进行血液检查（脂蛋白检测组套）时，通常会评估与 LDL 和 HDL 相关的其他两项指标：

- 甘油三酯（triglycerides），是一种存在于血液中能作为能量的脂肪。高甘油三酯、低 HDL 和高 LDL 的同时存在会增加心脏病发作和脑卒中的风险。高水平的甘油三酯是指大于 200mg/dL（National Heart,2013）。
- 总胆固醇（total cholesterol），是指全身胆固醇的总量，由 LDL,HDL 和甘油三酯水平组成。总胆固醇的理想水平是小于 200mg/dL（National Heart,2013）。

患病率

在美国，大约 31.7% 的人口（大约 7 350 万成年人）患有高胆固醇血症。高胆固醇血症患者患心血管疾病的风险是无高胆固醇血症患者的两倍（National Heart,2013）。遗憾的是，只有不到三分之一成年人（约 29.5%）的病情得到了控制（National Heart,2013），只有不到一半（约 48.1%）的患有高低密度脂蛋白（LDL）或"坏"胆固醇的成年人接受了治疗，约有 3 100 万成年人的总胆固醇水平大于 240mg/dL（National Heart,2013）。按年龄细分的患病率如下：

- 在 45~64 岁的人群中，大约 88.8% 的人患有高胆固醇血症（National Heart,2013）。
- 在 65 岁及以上的人群中，大约 94.7% 的人患有高胆固醇血症（National Heart,2013）。

症状和治疗

高胆固醇血症通常是无症状的（即患者感受不到任何症状）。血清胆固醇的理想水平为小于 200mg/dL（National Heart,2013）。治疗包括药物治疗如他汀类药物，还有运动和健康饮食（National Heart,2013）。表 1.5 简要总结了预防高胆固醇血症的方法。

表 1.5 预防高胆固醇血症的方法总结

定期检查血液胆固醇水平（用脂蛋白检测组套）
养成健康的生活习惯（如低脂饮食）
坚持身体锻炼
戒烟或至少限制烟酒的摄入量

上呼吸道疾病（过敏性疾病）

上呼吸道疾病包括了不同病理性疾病，可影响上呼吸道及其他器官（Langtree,

2015)。上呼吸道疾病在老年人中的患病率约为 13.5%。这些呼吸系统疾病可分为四类:阻塞性疾病,如肺气肿、支气管炎和哮喘发作;限制性疾病,如纤维化、结节病、肺泡损伤和胸腔积液;血管疾病,如肺水肿、肺栓塞和肺动脉高压;以及感染性疾病、环境性疾病和其他疾病,如肺炎、结核病、石棉沉着病和特定污染物导致的上呼吸道感染(Langtree,2015)。一些最常见的呼吸系统疾病是:

- 慢性阻塞性肺疾病(chronic obstructive pulmonary disease,COPD)。此病会造成对肺部的刺激。COPD 还会导致其他呼吸系统疾病,如哮喘和肺气肿(Langtree,2015)。
- 慢性支气管炎(chronic bronchitis)。当支气管和细支气管受到刺激时,会导致黏液分泌增加(Langtree,2015)。
- 肺气肿(emphysema)。此病发生在肺泡的软壁/细胞壁破裂时,会导致气体交换减少(Langtree,2015)。
- 哮喘(asthma)。此病发作时出现胸闷和呼吸困难(Langtree,2015)。
- 肺炎(pneumonia)。这种疾病发生在肺泡被感染时,这会导致呼吸困难,患者可能需要吸氧(Langtree,2015)。

患病率

美国每年大约有 10 亿例普通感冒患者(COPD Foundation,2017)。其他一些需要考虑的统计数据包括:

- 美国因呼吸疾病到急诊室就诊的 18 岁以下的人约有 680 万名(COPD Foundation,2017)。
- 呼吸系统疾病在儿童中最为常见(COPD Foundation,2017)。
- 约 2 400 万美国人患有 COPD,COPD 是美国第四大死亡原因(COPD Foundation,2017)。
- 大约 5%~10% 的 60 岁及以上的成年人患有上呼吸道疾病(过敏性疾病)(COPD Foundation,2017)。
- 呼吸系统疾病通常可以遗传(COPD Foundation,2017)。

症状和治疗

造成这些上呼吸道疾病的原因因人而异。最常见的原因包括过敏反应和其他环境因素(Langtree,2015)。症状也可能因病情不同而不同,但大多数常见症状包括咳嗽伴黏液痰和发热(Langtree,2015)。预防方法的简要总结如下:

- 遵医嘱按时服药(Langtree,2015);
- 减少吸烟量或戒烟(Langtree,2015);
- 锻炼并保持经常运动(Langtree,2015)。

关节炎

关节炎按字面意思就是关节的炎症。关节炎是一个医学术语,用来描述 200 种风湿性疾病(Nichols,2015)。关节炎在老年人中的患病率约为 13.0%。关节炎最常见的形式是骨关节炎(关节软骨及其下方骨结构的退化)(Nichols,2015),其他类型包括类风湿性关节炎、痛风和纤维肌痛。相对于男性而言,女性更常发生关节炎,并且其患病风险随着年龄的增加而增加(Nichols,2015)。

患病率

美国约有 5 440 万成年人(每年 27.2%)患有关节炎。据估计,到 2040 年,将有 7 800 万人确诊关节炎,占美国成年人(>18 岁)的 26%(Nichols,2015)。共有 26% 的女性和 19.1% 的男性确诊关节炎,女性患关节炎的风险高于男性。表 1.6 按年龄细分了关节炎的患病率(Nichols,2015)。

表 1.6   按年龄分列的关节炎患病率

| 18~44 岁,大约 7.1% 的人确诊关节炎 |
| 45~64 岁,大约 29.3% 的人确诊关节炎 |
| 65 岁及以上,约 49.6% 的人确诊关节炎 |

症状和治疗

造成关节炎的病因因关节炎的类型而异。潜在原因包括损伤、代谢异常、基因组成、感染和/或免疫系统功能障碍(Nichols,2015)。症状也因关节炎的类型而异,包括疼痛、肿胀、僵硬和关节活动困难。进行相应的检查也取决于关节炎的类型,包括关节 X 线、类风湿因子和全血细胞计数(complete blood count,CBC)(Nichols,2015)。治疗包括药物治疗,如非甾体抗炎药、外科手术和物理治疗(Nichols,2015)。一些能更好地管理关节炎的方法包括:

- 适当的体育活动可以减轻关节炎疼痛(Nichols,2015);
- 保持健康的体重(Nichols,2015);
- 患者教育和支持(Nichols,2015)。

哮喘

哮喘是一种能影响肺部的疾病,会导致胸闷和呼吸困难。用于诊断哮喘的试验为肺功能检测,该测试能检测人从肺部吹出空气的总量和速度(Rettner,2014)。哮喘的症状包括喘息、咳嗽和呼吸急促等。尽管遗传以及环境(包括空气污染、香烟烟雾、冷空气和食物过敏)等因素都认为与本病有关,但是哮喘的主要病因尚不完全清楚(Rettner,2014)。

患病率

老年人哮喘的患病率约为 7.8%。还应注意以下统计数据:

- 美国有 680 万儿童(约占儿童的 8.4%)患有哮喘(Rettner,2014);
- 美国有 1 840 万成年人(约占成年人的 7.6%)患有哮喘(Rettner,2014);
- 患有哮喘的 2 500 万美国人中有 700 万是儿童(Rettner,2014);
- 在 60 岁及以上的成年人中,超过 10% 的人患有哮喘(Rettner,2014)。

症状和治疗

哮喘的治疗取决于病情的进展。治疗方法有两种,可以通过带有储纳装置的吸入器来给药(Rettner,2014):

- 快速缓解:这种吸入器应该随身携带,以便于在哮喘刚开始发作时给予治疗,尤其是在"先兆期",如出现咳嗽和喘息。
- 长期控制:这是药物治疗哮喘的主要部分,例如治疗气道炎症(它可以预防哮喘发作)。

如果症状的诱发因素是花粉等变态反应,也可使用脱敏注射治疗(免疫疗法)治疗哮喘。表 1.7 总结了预防哮喘发作的方法(Rettner,2014)。

视力问题/失明

视力丧失是指一种用眼镜或接触镜也无法矫正眼睛视力的情况。视力问题如果不治疗,会导致失明(Fries,2005)。最近的《柳叶刀》全球健康报告指出,据估计,由

表 1.7   潜在预防哮喘发作的方法

| 接种流感和肺炎疫苗 |
| 了解并避免哮喘的诱因 |
| 按时服用处方药物 |
| 观察你的呼吸情况,把它作为哮喘发作的早期迹象 |

于人口增长和成年人老龄化的增加,失明人数增加了 17.6%(1990 年为 3 060 万人,2015 年为 3 600 万人)(Bourne et al.,2017)。目前大约有 1.4% 的老年人患有这种疾病。导致视力问题/失明(视力丧失)的常见情况包括(Fries,2005):

- 弱视(amblyopia):又称"弱视眼",是儿童视力丧失的主要原因。由于儿童时期大脑和眼睛之间神经信号的异常发育,弱视会导致视力受损。
- 斜视(strabismus):斜视是眼睛的错位,是导致弱视的主要原因。眼睛以不同的方式定向,导致大脑接收不同的视觉输入,从而干扰深度知觉和双眼视觉。
- 屈光不正(refractive errors):是儿童最常见的视力障碍之一。由于视网膜上的光线不聚焦,导致视力模糊。屈光不正包括以下类型(Fries,2005):
  - 近视(myopia):又称"近视眼",指眼睛只能看到近处物体的清晰图像,远处的物体看起来模糊不清。
  - 远视(hyperopia):又称"远视眼",指眼睛只能看到远处物体的清晰图像,近处的物体看起来模糊不清。
  - 散光(astigmatism):当导致视力模糊的角膜或晶状体没有得到矫正时就会出现散光,弱视或远视儿童通常有散光。

视力问题/失明的患病率见表 1.8。

表 1.8　视力问题/失明的患病率

18 岁以下儿童大约 3% 失明或视力受损
6~72 个月的儿童大约 2% 有弱视,弱视是导致儿童视力问题的主要原因
6 岁以下儿童大约 2%~4% 有斜视
6~72 个月的儿童大约 4% 和 5~17 岁的儿童大约 9% 有近视
6~72 个月的儿童大约 21% 和 5~17 岁的儿童大约 13% 有远视
5~17 岁儿童大约 15%~28% 有散光
60 岁及以上的成年人大约 30% 有视力问题

症状和治疗

　　儿童视力问题的原因包括看电视太近、眯眼睛太多、揉眼睛等。视力问题通常不能被他人通过肉眼发现(Fries,2005),因此,视力筛查有助于发现可能导致失明的视力问题。眼部症状包括眼睛肿胀、发红和瞳孔中有白色物质等(Fries,2005)。治疗包括手术、戴眼罩或滴眼药水及戴眼镜。就预防而言,一旦你注意到孩子出现视力问题相关的任何症状,就应该立即带孩子进行视力检查,因为未经治疗的视力问题会导致视力丧失/失明。因此,请立即就医(Fries,2005)。

躯体疾病和精神疾病共病

　　在老年人中,管理慢性病的一个主要问题是老年人经常同时存在许多躯体疾病。此外,他们通常还伴有需要同时处理的精神卫生问题。如果医疗保健工作人员之间没有进行有效协调,这可能会成为一场"管理噩梦"。例如,在 2017 年由 Polatin、Bevers 和 Gatchel 等撰写的一篇综述中,强调了一种常见的共病(成年人慢性疼痛和抑郁,患病率约占人口的 50%~

65%）会导致身体功能和认知能力下降，并发多种健康问题，需要复杂的药物治疗方案，所有这些都为有效治疗疼痛和抑郁带来了独特而复杂的挑战，特别是针对老年人口。跨学科的身心健康干预和对精神疾病治疗转归（如抑郁、认知变化和协同的身体副作用）的监测是必要的。这种跨学科的治疗方式现在可以用于治疗这种复杂的疼痛和抑郁共病问题（Gatchel，McGeary，McGeary，& Lippe，2014）。

情绪障碍

情绪障碍是能影响个人日常生活质量的疾病，尤其是从情感方面影响。这类疾病包括抑郁症、躁狂症、双相障碍（MedlinePlus，2017）。任何人都可能经历情绪障碍，但在慢性病患者中更为普遍。在老年人中，该病患病率约为 10.6%。最常见的情绪障碍包括（MedlinePlus，2017）：

- 重性抑郁症：指一个人感到悲伤，经常哭泣，对活动没有兴趣。
- 心境恶劣：指一种持续至少两年的慢性抑郁。
- 双相障碍：指病人经历交替出现的抑郁和躁狂的心境变化。
- 与其他健康状况相关的情绪障碍：指导致抑郁症状的其他医学疾病。
- 物质所致情绪障碍：指由于长期使用药物而导致抑郁。

患病率

在 18 岁及以上的人群中，大约十分之一的人患有情绪障碍。约 2 090 万（9.5%）名美国 18 岁及以上成年人患有情绪障碍（MedlinePlus，2017）。此外，15~44 岁美国人的失能是由重度抑郁障碍引起的。最后，在 60 岁及以上的成年人中，大约 15% 的人患有情绪障碍（MedlinePlus，2017）。

症状和治疗

情绪障碍的症状包括负罪感、无价值感、反复出现的死亡或自杀想法、抑郁、食欲改变和失眠。情绪障碍的治疗包括药物治疗、认知行为疗法，或者两者结合，以及寻求支持性团体的帮助（MedlinePlus，2017）。表 1.9 列出了情绪障碍的管理方法。

表 1.9   心境障碍的管理方法

遵从医嘱服用药物
运动、健康饮食和充足睡眠
如果你感到抑郁、有死亡或自杀的想法，就与他人倾诉
及时了解你的病情，如果出了问题，和你的医生及其他重要的人谈谈，以寻求帮助

注意力缺陷多动障碍

注意力缺陷多动障碍（attention deficit and hyperactive disorder，ADHD）是指个体集中注意力、专注性和控制行为能力降低的疾病。患者可能表现得过度活跃和冲动（WebMD，2005）。注意力缺陷多动障碍通常始于儿童期和青少年期，但可以持续到成年期（WebMD，2005）。

患病率

- 对于 5~17 岁的儿童，约 10.2% 确诊 ADHD（2012 年至 2014 年）（Centers for Disease Control and Prevention，2017）。

- 对于 5～17 岁的男孩,约 14.1% 确诊 ADHD(Centers for Disease Control and Prevention, 2017)。
- 对于 5～17 岁的女孩,约 6.2% 确诊 ADHD(Centers for Disease Control and Prevention, 2017)。
- 男孩患 ADHD 的风险是女孩的 2～3 倍(Centers for Disease Control and Prevention,2017)。
- 诊断为 ADHD 的患者的医疗保健就诊次数约为 900 万次(Centers for Disease Control and Prevention,2017)。
- 60 岁及以上成年人约 4.2% 患有 ADHD(Centers for Disease Control and Prevention,2017)。

症状和治疗

ADHD 的症状包括易怒、生气表现、不遵守规则和无法处理挫折。这种疾病也可能会带来身体症状,包括头痛、发热和颤抖(WebMD,2005)。经典的治疗方法包括药物,如哌甲酯(一种长效兴奋剂),以及功能行为评估测试。该测试有助于发现并最终有助于控制这些行为问题(WebMD,2005)。还应该注意的是,在 Sagar、Miller 和 Erdodi 2017 年的一项研究发现,临床中可能会面临的一个重要问题是成人假装 ADHD,可能是为了获取学术/工作便利或获取管制物质(如哌甲酯)(WebMD,2005)。

预防和早期干预

如果父母/老师注意到儿童的行为有任何不寻常或异常,应该立即向心理卫生专家寻求医疗帮助(WebMD,2005)。如果这种情况得不到治疗,可能会造成短期和长期的负面影响,如打架、失业和无法维持人际关系(WebMD,2005)。

焦虑障碍

焦虑障碍是一种精神障碍,它使人持续而无具体原因地感到恐惧和担忧。焦虑障碍加重,会扰乱个人生活的方方面面,也可能会导致许多症状的改变,例如睡眠减少(失眠)美国焦虑和抑郁协会[(Anxiety and Depression Association of America,ADAA),2017]。最常见的焦虑障碍类型包括以下几种(ADAA,2017):

- 广泛性焦虑障碍(generalized anxiety disorder,GAD):指一个人即使没有担心的事情,仍始终感到焦虑。这种疾病在青少年中很常见,但也影响到大约 680 万成年人(占美国人口的 3.1%)。在 60 岁或以上的成年人中的患病率约为 1.7%。
- 惊恐障碍(panic disorder)(以焦虑或惊恐发作为特征):这种疾病的特征是过度焦虑,导致人们对小事感到恐慌。这种疾病影响到大约 600 万人(占美国人口的 2.7%)。
- 强迫症(obsessive-compulsive disorder,OCD):患有这种疾病的人会难以停止某种重复的强迫行为(比如不断做手部动作)。这种疾病影响到大约 220 万人(占美国人口的 1.0%)。
- 恐惧症(phobia):这种疾病的特征是对通常不应该引起恐惧的事情产生强烈的恐惧感。这种疾病影响到大约 1 900 万人(占美国人口的 8.7%)。
- 社交焦虑障碍(social anxiety disorder):这种疾病的特征为害怕被别人评判,总是避开人群/集会。这种情况影响到大约 1 500 万人(占美国人口的 6.8%)。
- 创伤后应激障碍(post-traumatic stress disorder,PTSD):这种疾病的特征为即使当前没有危险,仍会感到恐惧和紧张。这是过去遭受严重创伤事件的结果。这种疾病影响到大约 770 万人(占美国人口的 3.5%)。

患病率

- 焦虑障碍在女性中较男性更为常见,是美国最常见的精神障碍(PsychGuides.com,2017)。
- 大约18%患有焦虑障碍的人会尝试自杀(PsychGuides.com,2017)。
- 大约39%患有焦虑障碍的人几乎每天都有自杀想法(PsychGuides.com,2017)。
- 大约三分之一的焦虑障碍患者有寻求治疗(PsychGuides.com,2017)。
- 60岁及以上的人大约10%患有焦虑障碍(PsychGuides.com,2017)。

症状和治疗

- 焦虑障碍的症状因疾病亚型而异。它可以是躯体症状(如胃痉挛),也可以是情绪症状(如恐惧)。一般症状还包括失眠以及在工作或学校表现不佳(ADAA,2017)。
- 焦虑障碍的治疗包括抗焦虑药以及认知行为疗法(cognitive behavioral therapy,CBT)(ADAA,2017)。

  表1.10提供了应对焦虑障碍的建议。

表1.10　焦虑障碍管理建议

当你感到不知所措时,立即寻求帮助
定期锻炼,保持健康饮食
和你的医生和/或其他重要的人谈谈焦虑情况
遵医嘱参加治疗

一些值得注意的慢性病模式

为什么心脏病在"整体人群"和60岁以上人群中都占主导地位?

众所周知,数十年前心脏病是美国最主要的健康问题,因为人们很容易就存在心脏病相关的易患因素。慢性心脏病的危险因素包括但不限于超重或缺乏运动、有疾病相关家族史、饮食不健康或仅仅是因为衰老。然而,有一些重要的历史事件使美国人开始过着更加久坐不动的生活。据纪录片《隐藏的流行病:美国的心脏病》描述,导致心脏病更加普遍的根本原因包括汽车拥有量的增加、电视的发明、饮食的改变以及吸烟的趋势增加。20世纪20年代,普通家庭拥有的汽车从一辆增加到两辆,越来越多的人不再选择步行,而是开车去上班或去别的地方,哪怕这些地方仅仅只隔几个街区。几年后,电视发明了,它与锻炼站在了完全的对立面。在大萧条和第二次世界大战中幸存下来的美国人改变了自己的心态,他们认为这是一个当之无愧的庆祝时期,于是开始沉迷于甜食和快餐(Arledge,2007)。如今美国人最熟悉的饮食就是方便却富含脂肪的食物。当时,政府向每一名士兵发放香烟,士兵将香烟带回家中,很快,很多美国人开始吸烟。这些特殊事件是高血压和胆固醇升高的根本原因,也是心脏病在美国如此普遍的原因。

为什么癌症(22.5%)和慢性下呼吸道疾病(chronic lower respiratory disease,CLRD;5.6%)患病率之间会有这么大的差距?

恶性肿瘤或癌症是一种细胞迅速分裂的疾病,使肿瘤在身体的任何地方均可以发生。与慢性疾病相比,癌症的患病率如此之高的原因之一是,这一"概括术语"涵盖了多种类型的肿瘤,包括皮肤、肺、胸部、前列腺、结肠/直肠和子宫颈/子宫。而CLRD只涵盖了慢性支气管炎、肺气肿和哮喘。癌症比CLRD患病率高的另一个原因与心脏病的原因相同——危险因素很常见,如暴露在阳光和辐射下、肥胖、饮食、激素和酒精等。数代人过去了,人们的平均预期寿命持续增长,导致死亡的原因变成不健康的生活方式,而在几年前,大多数人甚至在患癌症之前就已经死于其他较弱的疾病。另一方面,CLRD 患病相关的风险因素较少。主要危险因素是直接吸烟、暴露于二手烟和空气污染物。

慢性病危险因素

总的来说,有 4 种行为对任何人都会增加不良健康风险：缺乏体育运动、营养不良、吸烟和饮酒(Centers for Disease Control and Prevention,2016)。慢性病令人恐惧,因为长期过着不健康生活的人可能会经历"多米诺效应",从简单的不良饮食或缺乏体育活动到高胆固醇和血压水平,再到致命的心脏病。尽管这些行为会导致任何人患上慢性病,但共同存在躯体和精神疾病的人更有可能面临风险,因为他们患肥胖症和抑郁症的可能性更高。从社会阶层来看,大多数非传染性疾病导致的死亡来自中低收入家庭,因为这些家庭负担不起预防方案的费用(Alwan,Armstrong,& Branca,2015)。

老年人也面临着高风险,因为慢性病风险会随着年龄的增长而增加,但是,在老年人群中(大约 80 岁及以上),由于该年龄组内死亡率更高,所以患病率下降(Kahn et al.,2015)。慢性病在 60~80 岁人群中最为常见,因为随着时间的推移,器官退化,动脉变窄/阻塞,或者身体可能无法产生足够的胰岛素,这些会导致高血压、心脏病、脑卒中和糖尿病的发生。老年人身体的体质也在退化,导致关节炎发生,并引起"连锁反应",使老年人难以保持健康的饮食、规律的睡眠和运动。缺乏这些基本的健康生活习惯也可能使人们面临更大的抑郁、肥胖和痴呆风险。最后,Taylor(2015)对美国主要死亡原因的基本危险因素进行了全面的回顾,表 1.11 中列出了主要危险因素。

表 1.11　美国主要死亡原因的主要危险因素

疾病	危险因素
心脏病	吸烟,肥胖,糖尿病,高胆固醇和血压水平,缺乏运动,应激
脑卒中	吸烟,肥胖,糖尿病,高胆固醇和血压水平,缺乏运动
癌症	吸烟,不健康饮食,环境因素
慢性肺疾病	吸烟,环境因素(例如污染、随机暴露、石棉暴露)
意外伤害	在路上(未系安全带),在家里(摔倒、火灾、毒物)

改编自 Taylor,2015。

Taylor(2015)还讨论了良好健康习惯对预防慢性疾病发展的重要性,如每天吃早餐,不在两餐之间吃东西,每晚睡 7~8 小时,超重不超过 10%,不吸烟,每天饮用酒精饮料不超过一两杯,每天进行规律锻炼。Taylor(2015)也回顾了减少这些危险因素的方法。

更好地管理疾病发展的方法

有两个主要的组织正在努力寻找减缓慢性病发展的新方法,并实施其中有效的方法。疾病控制和预防中心(CDC)有一个名为 CDC 四领域的项目。第一个领域,流行病学和监测,通过跟踪多个数据源,如出生和死亡证明,以及癌症死亡病例,来发现疾病模式。他们还进行癌症筛查,并努力传播关于预防心脏病和脑卒中的 ABCS(aspirin use,blood and cholesterol con-
trol,and smoking,即阿司匹林的使用、血压和胆固醇的控制以及吸烟)信息。在第二个领域
中,通过环境政策的实施,实现更健康的生活方式,如无烟空气法,禁止生产人工反式脂肪和
香料香烟,并将不健康的产品价格上调。第三个领域是干预医疗保健系统和改善临床治疗,
无论是对于《平价医疗法案》的颁布,还是对于政府或公共卫生组织的干预,都是为了达到这
一目的。最后,社区项目也与临床服务相联系,从而增加自我管理项目,并努力与医院合作以
获得更多的健康收益(第四个领域)。此外,CDC 还鼓励不同类型的医疗保健人员,无论是治
疗师、营养师还是药剂师,去寻找最好的治疗方法。

相似地,世界卫生组织(World Health Organization,WHO)试图用 4 类措施来解决慢性病
的危险因素问题。第一类是预防,其中 4 个部门分别关注不同类型的非传染疾病(noncom-
municable diseases,NCD)的风险行为。《无烟倡议》增加了烟草税,减少了公众对烟草的需
求。《健康促进》试图将口腔健康和公众教育相整合。《监测管理和基于人群的预防管理》能
促使人们进行体育活动、摄入不含酒精的饮料和健康饮食,尤其是对儿童而言。最后一种是
移动医疗,使用先进技术手段来改善健康习惯。第二类与监测、筛查、治疗和姑息治疗,以及
医疗保险的措施有关。第三类则是监测暴露情况(换句话说,即观察行为因素、生理学、代谢
率和社会决定因素),监测结果,并与卫生系统合作制定基础设施和其他政策。第四类,《全球
协调机制》类别提高了人们对全球行动计划的认识,根据科学证据分享知识,并在国际范围内
调动资源。

"社会老龄化"的社会经济含义

正如 Hartzell 及其同事所指出的,管理老年人慢性病除了带来巨大经济医疗成本负担外,
还有更深远的社会经济成本(Hartzell,Mayer,Neblett,Marquardt,& Gatchel,2015)。例如,他
们引用了 Schofield 等(2011 年)针对这个社会经济问题在澳大利亚进行的一项调查,该调查
使用该国基本人口数据进行横断面分析。研究发现,因患有慢性病(在本研究中是脊柱疾病)
而不得不提前退休的工人(45~64 岁),与没有疾病且充分就业的工人相比,就所得税损失和
社会/医疗福利金增加来说,前者与国家"经济消耗"显著相关。正如 Gatchel 和 Schultz(2014)
简单总结的那样,以下这些惊人的数据与个人提前退休相关:

- 相对于工作者而言,提前退休人员的收入减少了 79% ,也就是说工作者收入是他们收入的
  4 倍;
- 他们少交了 1 倍的税;
- 他们还通过政府福利补助获得了 21% 的额外收入。

正如 Gatchel 和 Schultz(2014 年)进一步指出的那样,上述成本对澳大利亚产生了重大经
济影响:个人年收入损失 48 亿澳元,额外福利支出损失 6.22 亿澳元,政府税收损失 4.97 亿澳
元,国家经济生产总值损失 29 亿澳元。从更大的角度来看,在一个只有 2 200 万公民(或人均
269 澳元,Dagenais & Haldeman,2012)的国家,澳大利亚的上述总经济成本约为 90 亿澳元(折
合为 94 亿美元)。最后,正如 Gatchel 和 Schultz(2014 年)所强调的,"如果将这些数字外推至
美国,政府的财政成本将为 820 亿澳元(850 亿美元)!"(第 488 页);而这只考虑了脊柱疾病。
如果将其他慢性病考虑在内,它们将严重打击美国和其他国家未来数代的经济状况。随着美
国日益更新的医疗体系发展,很难想象政府将如何承担如此高的财政成本。

在下一节,我们将总结与本章前面讨论的一些主要慢性病相关的财务问题。

脑卒中（脑血管疾病）

地方保健服务和社会服务目前评估了脑卒中患者所需的支持帮助水平，并为住在养老院的人群提供一系列的支持和经济援助。这都是基于对病人收入、储蓄、财产、现有福利和金融资产的评估。此外，美国国家卫生服务（National Health Service, NHS）允许为需要专科治疗的人持续支付家庭费用和医疗保健费用。

心脏病（心血管疾病）

如前所述，2010 年美国心脏病的成本约为 4 440 亿美元（Hoffman，2017）。起到帮助作用的计划和资源包括：
- GoodRx：药房使用的折扣卡（Hoffman，2017）。
- Rx Outreach：该项目根据患者的收入，为符合条件的患者提供负担得起的仿制药和品牌药物（Hoffman，2017）。
- NeedyMeds：该项目旨在帮助患者找到能帮助他们支付药物费用的援助项目（Hoffman，2017）。
- 针对老年人的老年护理定点社区援助（Eldercare Locator Community Assistance for Seniors）：该计划为老年人及其护理人员提供信息来源，如药物援助（Hoffman，2017）。

慢性下呼吸道疾病

慢性下呼吸道疾病每年仅使用氧气的成本就约为 30 亿美元。COPD Ⅲ 期患者的费用约为每年 10 812 美元；Ⅱ 期患者每年费用约 5 037 美元；Ⅰ 期每年大约 1 681 美元（West Virginia Health Statistics Center，2006）。因此，美国财政负担相当高。支付治疗费用的方式包括：
- 州政府资助项目（state-sponsored programs）：这些项目旨在为处方援助、医疗设备、医疗耗材、疾病筛查和其他治疗提供财政援助或医疗服务。
- 老年医疗保险（Medicare）信息：这是一项针对 65 岁或以上人群，以及 65 岁以下失能人群的联邦保险计划。
- 医疗救助站（Medicaid sites）：该项目通过为低收入公民提供医疗保健站点来帮助他们。
- 医疗保险咨询（Medicare counseling）：该项目通过向所有 50 个州和部分地区提供补助，为医疗保险受益人提供医疗保险咨询。
- 联邦贫困指南（federal poverty guidelines）：如果患者的收入低于或等于联邦贫困线（federal poverty level，FPL）收入的一定百分比，则该计划允许该患者获得额外的补贴额度。
- 退税申报申请表（tax return request forms）：没有提交联邦所得税和申请援助项目的患者需要填写并提交 4506-T 表格。

癌症

谁将帮助支付癌症的费用？下面列出了许多种可能：
- Hill-Burton 基金（Hill-Burton funds）：通过提供免费或低成本服务来帮助无力支付的病人的联邦拨款（Aaron，2015）。
- 政府项目（government programs）：包括国家资助的儿童健康保险计划、退伍军人福利和其他几个针对低收入女性和患有乳腺癌或宫颈癌女性的财政支持计划（Aaron，2015）。

- 人寿保险贷款(life insurance loans):这些贷款能提供一个可以使用的"现金"(Aaron, 2015)。
- 退休计划(retirement plans):这些计划中的大部分可允许提前提取资金,并且没有罚款(Aaron,2015)。
- 朋友和家人:筹款人在付款过程中提供帮助(Aaron,2015)。
- 房屋净值贷款(home equity loan):有可能采取信贷额度或一次性付款来协助完成支付过程;但是定期付款需要每月支付(Aaron,2015)。
- 个人贷款(personal loans):接受个人贷款也可能有所帮助,但需要有抵押品来确保还款(Aaron,2015)。
- 反向抵押贷款(reverse mortgage):如果你是房主,年龄在 62 岁或以上,房屋净值可以转换成现金,贷款将在未来偿还。然而,反向抵押贷款也有许多缺点(Aaron,2015)。
- 资产出售(sale of assets):可以向财务顾问咨询出售任何房地产或投资,以获得政府资助的资格(Aaron,2015)。

阿尔茨海默病

应该注意的是,根据国家卫生统计中心的统计,在美国,该病的死亡率正在逐年"攀升"。在过去的 1 年里,每 10 万人中有超过 31 人死亡。这要高于前 1 年的每 10 万人中有 29 人死亡的死亡率(Ahmad & Bastian,2017 年)。

以下是该疾病的主要财政资源:

- 对于 65 岁以上的人而言,医疗保险(Medicare)最有益;
- 早期阿尔茨海默病患者可获员工福利;
- 退休计划,包括个人退休账户(individual retirement accounts,IRAs)和年金;
- 个人储蓄(personal savings),包括投资和个人财产;
- 政府通过多种公共项目提供援助,如社会保障残疾收入(social security disability income,SSDI)、补充保障收入(supplemental security income,SSI)、退伍军人福利和税收减免。

人类免疫缺陷病毒(HIV)感染/获得性免疫缺陷综合征(AIDS)

以下是一些可用的潜在财政资源:

- 私人保险计划(private insurance plans)通常不会因为预先存在的健康状况而拒绝承保。
- 医疗救助(Medicaid)。
- Ryan White HIV/AIDS 项目(The Ryan White HIV/AIDS Program)帮助那些没有足够资金或保险的人。
- 健康中心项目(Health Center Program)能提供人类免疫缺陷病毒检测和护理服务。
- 联邦妇女和儿童计划,如儿童健康保险计划(Children's Health Insurance Program,CHIP)和社会保障局(Social Security Administration,SSA)的 Title V 项目。

总结

除了上面讨论的财政资源/机构之外,本手册另一章描述了美国退休人员协会以及其他非营利组织提供的服务。然而,尽管有这些潜在的财政资源,它们仍然不足以支付我们总结并讨论的许多慢性病的费用。为了满足这些货币需求,世界上大多数的政府社会医疗项目都处于"金融围攻"之下。例如,在美国,命途多舛的《平价医疗法案》计划现已破产,政客们仍在寻找更实用、更经济的方法来应对这些巨大的成本。此外,随着"美国人口老龄化"的加剧,随着老年人(患有慢性病)带来的"海啸"在未来几年继续快速增加,经济上的困难只会越来越大。

总结和结论

美国正处于一场"老龄化革命"之中,60岁以上的人越来越多,随之而来的还有慢性病大流行。这带来了许多重大问题,例如高昂的经济成本、更高的死亡率以及更多的家庭的内部担忧。值得注意的是,所有慢性病的患病率和发病率都在提高,预计在未来几年还会继续大幅提高,尤其是全国范围内最常见的疾病——心脏病、癌症、慢性下呼吸道疾病和脑血管疾病。尽管这些非传染性疾病能影响所有年龄段,但由于多种因素:如老年人免疫系统薄弱、患有退行性疾病或缺乏运动和不健康的生活方式,老年人仍是患大多数慢性病的主要人群。事实上,人们一致认为不良生活习惯,(如缺乏体育活动、低质量饮食、高身体质量指数和吸烟)都与高死亡率有关(Macfarlance,Barnish,& Jones,2017)。因此,对于那些患有一种或多种慢性病的人及其家人来说,了解导致疾病的确切原因、症状、治疗方法以及在哪里寻求支持,可以帮助他们更容易管理生活是至关重要的。

至于慢性病在全国范围内增加的费用将如何应对,尽管有一些具体的项目、慈善机构和地方医疗服务能在财政上提供帮助,但大部分费用都是通过像老年医疗保险计划的医疗保险和自费支付的。然而,人们越来越担心照顾一个慢性病患者的昂贵费用。这不仅仅是因为治疗,还有其他经常被忽视的因素,如多种药物治疗、康复、养老院以及可能需要的治疗师、营养师和许多其他保健专业人员。然而,世界上大多数政府的社会医疗项目已经处于支付这些费用的"金融围攻"之下。例如,在美国,命途多舛的《平价医疗法案》计划现在已经破产,政客们不确定能否开发出一种更实用、更经济的方案来满足当前和未来的金融需求。

为了应对这些危机,慢性病中心(Chronic Disease Center,CDC)和WHO等全球性组织都试图通过自己的项目在预防和早期干预方面发挥重要作用。对于患有慢性病的个人来说,应该牢记四个主要因素,降低病情恶化的风险:健康的营养膳食,限制吸烟和饮酒;规律锻炼;保持规律的睡眠模式(7~8小时/晚);保持定期的社会支持和与他人的互动,这对身心健康有益。一个重要的激励因素是,健康的生活方式不仅有助于身体健康,也有助于精神健康,还能减少焦虑和心境障碍等其他共病的情况。没有慢性病的老年人也应该记住这4个要素,作为延缓任何慢性病早期发作的一种辅助手段。

鉴于此,我想到了一句与本章讨论问题相关的名言:

生命中只有两件事是确定的:死亡和税收。(Benjamin Franklin)

事实上,因为对政府的经济需求越来越大,税收是不可避免的。在这种情况下,美国仍然需要制定解决方案来解决慢性病的医疗保健费用。

与之相关的是,下面的名言是比较切题的,因为死亡是所有人的必然:

不要回头看,有些东西可能正等着你。(Satchel Paige)

(郝勤建 译 王双 校)

参考文献

Aaron, T. (2015). *9 ways to pay for cancer costs*. Retrieved July 18, 2017, from https://www.fifthseasonfinancial. com/blog/9-ways-to-pay-for-cancer-costs/

ADAA. (2017). *Facts & statistics*. Retrieved June 27, 2017, from https://adaa.org/about-adaa/press-room/ facts-statistics

Ahmad, F. B., & Bastian, B. (2017). *Quarterly provisional estimates for selected indicators of mortality, 2015-Quarter 1, 2017*. Retrieved August 8, 2017, from https://www.cdc.gov/nchs/products/vsrr/mortality-dashboard.htm

Alwan, A., Armstrong, T., & Branca, F. (2015). *Global status report on noncommunicable diseases 2014*. World Health Organization. Geneva, Switzerland: WHO.

Arledge, E. (Writer). (2007). *The hidden epidemic: Heart disease in America* [DVD]. In E. Arledge (Producer). United States of America: PBS.

Bourne, R. R. A., Flaxman, S. R., Braithwaite, T., Cicinelli, M. V., Das, A., Jonas, J. B., … Zheng, Y. (2017). Magnitude, temporal trends, and projections of the global prevalence of blindness and distance and near vision impairment: A systematic review and meta-analysis. *The Lancet Global Health*. https://doi. org/10.1016/s2214-109x(17)30293-0

CDC. (2016). *Health, United States, 2015: With special features on racial and ethnic health disparities*. Retrieved May 29, 2017, from https://www.cdc.gov/ nchs/data/hus/hus15.pdf

Centers for Disease Control and Prevention. (2016). *Chronic disease overview*. Retrieved May 28, 2017, from https:// www.cdc.gov/chronicdisease/overview/index.htm

Centers for Disease Control and Prevention. (2017). *Attention deficit hyperactivity disorder (ADHD)*. Retrieved June 27, 2017, from https://www.cdc.gov/ nchs/fastats/adhd.htm

COPD Foundation. (2017). *COPD statistics across America*. Retrieved June 27, 2017, from https://www. copdfoundation.org/What-is-COPD/COPD-Facts/ Statistics.aspx

Dagenais, S., & Haldeman, S. (2012). Commentary: Laboring to understand the economic impact of spinal disorders. *The Spine Journal, 12*(12), 1119–1121. https://doi.org/10.1016/j.spinee.2012.11.023

Fries, W. C. (2005). *Signs of vision problems in young kids*. Retrieved June 27, 2017, from http://www. webmd.com/eye-health/features/child-eye-and-vision-problems#1

Gatchel, R. J., McGeary, D. D., McGeary, C. A., & Lippe, B. (2014). Interdisciplinary chronic pain management: Past, present and the future. *American Psychologist*, Special Issue on "Psychology and chronic pain", *69*(2), 119–130.

Gatchel, R. J., & Schultz, I. Z. (2014). Future research directions for preventing and treating occupational musculoskeletal disorders. In R. J. Gatchel & I. Z. Schultz (Eds.), *Handbook of musculoskeletal pain and disability disorders in the workplace*. New York, NY:

Springer.

Hartzell, M. M., Mayer, T. G., Neblett, R., Marquardt, D. J., & Gatchel, R. J. (2015). Does the economy affect functional restoration outcomes for patients with chronic disabling occupational musculoskeletal disorders? [journal article]. *Journal of Occupational Rehabilitation, 25*(2), 378–386. https://doi. org/10.1007/s10926-014-9546-1

Hoffman, M. (2017). *Picture of the heart*. Retrieved July 18, 2017, from http://www.webmd.com/heart/ picture-of-the-heart#1

Kahn, J. M., Le, T., Angus, D. C., Cox, C. E., Hough, C. L., White, D. B., … Investigators, f. t. P. S. G. (2015). The epidemiology of chronic critical illness in the United States*. *Critical Care Medicine, 43*(2), 282–287. https://doi.org/10.1097/ ccm.0000000000000710

Langtree, I. (2015). *Respiratory disorder: Types, symptoms & treatment*. Retrieved June 27, 2017, from https:// www.disabled-world.com/health/respiratory/#docs

Macfarlance, G. J., Barnish, M. S., & Jones, G. T. (2017). Persons with chronic widespread pain experience excess mortality: Longitudinal results from UK Biobank and meta-analysis. *Annals of Rheumatic Diseases*, ahead of pub. https://doi.org/10.1136/ annrheumdis-2017-211476

MacGill, M. (2017). *Hypertension: Causes, symptoms, and treatments*. Retrieved July 18, 2017, from http:// www.medicalnewstoday.com/articles/150109.php

MedlinePlus. (2017). *Mood disorders*. Retrieved June 27, 2017, from https://medlineplus.gov/mooddisorders. html

Melhorn, J. M. (2014). Epidemiology of musculoskeletal disorders and workplace factors. In R. J. Gatchel & I. Z. Schultz (Eds.), *Handbook of musculoskeletal pain and disability disorders in the workplace*. New York, NY: Springer.

National Center for Health Statistics. (2016). *Health, United States, 2015: With special feature on racial and ethnic health disparities*. Hyattsville, MD: Centers for Disease Control and Prevention.

National Heart, L., and Blood Institute. (2013). *What is cholesterol?* Retrieved June 27, 2017, from https:// www.nhlbi.nih.gov/health/health-topics/topics/hbc/

Nichols, H. (2015). *Arthritis: Causes, types, and treatments*. Retrieved June 27, 2017, from http://www. medicalnewstoday.com/articles/7621.php

Polatin, P. B., Bevers, K., & Gatchel, R. J. (2017). Pharmacological treatment of depression in geriatric chronic pain patients: a biopsychosocial approach integrating functional restoration. *Expert Review of Clinical Pharmacology*. https://doi.org/10.10.1080/17 512433.2017.1339602

PsychGuides.com. (2017). *Anxiety disorder symptoms, causes and effects*. Retrieved June 27, 2017, from http://www.psychguides.com/guides/ anxiety-disorder-symptoms-causes-and-effects/

Rettner, R. (2014). *Asthma: Causes, symptoms & treatment*. Retrieved June 27, 2017, from https://www. livescience.com/41264-asthma-symptoms-treatment. html

Sagar, S., Miller, C. J., & Erdodi, L. A. (2017).

Detecting feigned Attention-Deficit/Hyperactivity Disorder (ADHD): Current methods and future directions. [journal article]. *Psychological Injury and Law, 10*(2), 105–113. https://doi.org/10.1007/s12207-017-9286-6

Schofield, D. J., Shrestha, R. N., Percival, R., Callander, E. J., Kelly, S. J., & Passey, M. E. (2011). Early retirement and the financial assets of individuals with back problems. [journal article]. *European Spine Journal, 20*(5), 731–736. https://doi.org/10.1007/s00586-010-1647-8

Taylor, S. E. (2015). *Health psychology* (9th ed.). New York, NY: McGraw Hill.

WebMD. (2005). *COPD (Chronic Obstructive Pulmonary Disease) – Topic overview*. Retrieved June 27, 2017, from http://www.webmd.com/lung/copd/tc/chronic-obstructive-pulmonary-disease-copd-overview#1

West Virginia Health Statistics Center. (2006). *Chronic lower respiratory disease: A national burden*. Retrieved July 18, 2017, from http://www.wvdhhr.org/bph/hsc/pubs/other/clrd/national.htm

第 2 章 寿命的可调控性和老年人生活质量预测因子

Jessica Stephens, Mathew Fiedler, Michelle Lidell, and Robert J. Gatchel

背景

寿命是指一个人一生的时间,通常以年为单位(Rasmussen, Sander, Wewer, & Bohr, 2011)。延长寿命一直是几千年来人类文明的焦点。当人类建立起对自身无常的认知那一刻开始就有逃避死亡与想要长生不老的想法。

今天,现代医学和科学的进步,可能会提高健康生活方式的可持续性,使得延长寿命成为现实。新的发展为社会和个人提供了促进健康的机会。这可能允许人们使用新的方法提高他们的生活质量,并在某种程度上延长了享受生命的时间。因此,对于医学专业人士来说,健康地老去和寿命延长已经成为越来越重要的研究领域。在不久的将来,许多科学家都希望大多数人可以比之前活得更久,可以获得比以前更高程度的身心健康和幸福感。

本章将汇总目前最新研究进展,包括临床研究、观察性研究、综述和其他相关的科学研究。这些研究的主要关注点在于提高生活质量的概念和实施,以及现在和未来国际社会人群的寿命延长。本章将进一步阐明老年人的死亡率、长寿和健康指数,包括对健康和老龄化的理解:日益增长的老年人口、地区的影响、生活质量的预测因素、文化因素影响、表观遗传学研究、体质训练的影响、营养和饮食、压力和社会关系及独居。本章将阐述近期临床研究对于老年人健康的个人建议及国家政策建议,以及本研究领域的未来方向。

日益增长的老年人群

目前,无论年轻人还是老年人,都可以预期有更长的寿命。例如,今天一个在英国出生的孩子可能会活到80岁,这大概是19世纪中期出生在同一地区的孩子寿命的两倍(Pickering & Kiely,2018)。世界卫生组织预计,到2050年,60岁以上的人口将增加一倍以上,突破20亿大关[(World Health Organization,WHO),2015a,2015b]。老年人的数量将超过5岁以下儿童的数量。到2050年,预计贫困地区国家的老年人口数量将达到总人口的22%,而那些更富有的发达国家的老年人口数量将达到总人口的33%。这些地区的老年人口比例将比目前增加两倍(Rasmussen et al.,2011)。这些长寿趋势可能是由于最近许多医学上的技术进步和可持续性的进展,包括降低婴儿死亡率,对急性和慢性疾病预防管理的改进,以及其他在各地区和全球社会推广的促进长寿的生活质量的转变措施,例如提高教育和科技的获取机会(WHO, 2015a,2015b)。

　　然而,随着急性病死亡人数的减少,平均预期寿命的增加,其他相关的健康问题现在已经开始得到关注。慢性病成为美国 20 世纪中叶的主要死因,而且这些类型的疾病预计将会与老年人的平均寿命并驾齐驱(Remington & Brownson,2011)。这就需要形成一个框架,以了解健康老龄化和人口老龄化相关的生活质量的潜在机制。因此,了解导致早期死亡率的关键因素可能很重要。了解以后,我们可以更好地解决问题,尤其是在那些最有风险的人中,可以减少或防止这些风险。

　　当描述高龄的含义时,必须考虑到失能和疾病情况、医疗保健、工作时间和质量,以及社会经济水平(socioeconomic status,SES)。一个人的寿命还受到文化和居住地区的影响。因此,对年龄段的划分会根据该区域的平均寿命而有所不同。基于这些因素,世界卫生组织将老年人描述为:年龄在 60 岁以上的,被政府视为老年人和/或退休人员(WHO,2015b)。同时,老年人的定义较为灵活,因为它与长寿和健康相关,并可能取决于 SES 和区域性因素(Beard,Officer,& Cassel,2016)。

　　Remington 和 Brownson(2011)引用了美国疾病预防控制中心(Centers for Disease Control and Prevention,CDC)描述的几种对死亡率影响的因素,死亡率这一术语是描述死亡的基础。生活方式对个人死亡率的影响约占一半,对死亡年龄的影响比任何其他已知因素都大。据估计,生活方式对死亡率的影响甚至是遗传因素的 2.5 倍。CDC 提出了 4 个最常见的致命性和慢性疾病的关键因素。从高到低依次为吸烟、不良饮食、缺乏锻炼/不活动和过度饮酒(Remington & Brownson,2011)。

生活质量和寿命的区域决定因素

　　如前所述,全世界的平均预期寿命正在增长。然而,这只是一种广义的趋势描述。不同地区在心理和身体健康指标以及预期寿命方面存在着巨大差异,这种差异在疾病存在或发病率方面进一步得到了证明。

　　Andreas 等(2017)使用功能量表的心理健康分类(European MenDis-ICF65+)对欧洲老年人的心理健康趋势变化进行了研究。共有 3 142 名参与者,年龄在 65 至 84 岁之间,平均年龄 73.7 岁。与之前的研究结果相比,这一人群的精神障碍的发病率大多数都有所上升。目前报告的发病率较高的最常见的精神障碍是焦虑、抑郁和药物滥用。焦虑症的平均发病率为 17.2%,在英国的发病率最高(20.8%)。抑郁障碍的发病率波动在 4.7% 到 19.7% 之间。抑郁障碍的患病率在瑞士日内瓦的老年居民中最高(25.7%)。在评估的各种精神健康障碍中,与药物滥用有关的精神障碍排在第三位,平均发病率为 8.9%。在日内瓦的老年居民中的发病率也最高,高达 12.7%。

　　最近已经发现美国大众的死亡率在持续下降(Beard et al.,2016)。然而,这种趋势可能只是暂时的。由 Case 和 Deaton(2017)对美国疾病控制中心(CDC;1989—2013)和国家卫生统计中心(NCHA;2014—2015)收集数据的研究表明,美国的死亡风险随着平均寿命的降低而增加。因此,那些受这一最新发展影响较大的人口统计特征可能值得探讨,以便对这一地区寿命变化的迹象有潜在的了解。

　　Case 和 Deaton(2017)发现,美国没有大学学历的白种人比以前死得更早。这一趋势的部分原因是先前心血管疾病相关的死亡人数的下降停止(并有可能逆转)。而且,自杀死亡、精神活性物质的滥用和肝脏疾病开始在这一人群中攀升。Case 和 Deaton(2017)分析了疾病控制中心的死亡数据和北卡罗来纳州健康协会(North Carolina Health Association,NCHA)的健康和死亡率数据,发现在此期间在其他文化背景的族群中也有类似的 SES 情况。但是这些国家的死亡率并没有升高。而且,在同一时期,美国其他种族,即使是相似经济背景的人,死亡率也在下降。理论上来说不能简单地以教育水平及收入不稳定来解释未受教育的白人死亡率提高的原因。相反,这些因素可能会逐渐增加一个人一生中的死亡风险。这种集体阻扰的积累被称为"累积劣势"。也就是说,从儿童时期开始,就开始了影响健康结果的雪球效应。低社会经济地位的儿童更有可能上资源匮乏的学校,经历来自贫困的压力,缺乏安全感,缺乏适当的医疗和牙科治疗,随着时间的推移,这些经历和其他类似效应的强度逐渐增加。相反,来自中产阶级或富裕背景的人可以持续地从资源和教育优势中获益。

与之相关的是,许多其他甚至更贫穷的国家,实际上死亡率和疾病流行率都比美国低。密歇根大学医学院和公共卫生研究学院的研究者 Assari 和 Lankani(2015)收集了来自 15 个不同国家 44 530 名老年公民的数据。从早期生命研究和老龄化趋势和影响调查研究中提取数据,提出主观健康问题,并与区域性社会经济特征模型相比较。这个分析与多重疾病或多慢性疾病的发病率报告相整合,再将多重疾病发病率指标与主观健康和社会经济因素相比较。研究发现,对于美国(一个高收入国家)的居民来说,多重疾病发病率解释了收入对自我报告健康指标的影响。而且,收入越高,自我报告的健康状况越好。研究还发现,美国居民的平均死亡率大大高于纳入分析的 3 个国家的居民,平均预期寿命比中国居民少 17 岁左右,比印度居民少 7 岁左右,比加纳居民少 9 岁左右。

不过,与其他富裕国家相比,许多资源匮乏国家的预期寿命非常低。在西非等欠发达地区,如塞拉利昂 2013 年的平均寿命为 46 岁。这与许多其他较发达地区(如西欧)的平均寿命形成鲜明对比,在同一年里,瑞士人可以活到 83 岁(World Health Organization,2015a,2015b)。这可能与分布在不同国家的社会经济特征有关。这也可能是由于现有资源的差别,包括疫苗等医疗资源及清洁用水等基本生存资源,有些国家拥有丰富的资源,而另一些国家则可能出现资源缺乏。

Arokiasamy 等(2015 年)分析了世界卫生组织 2007—2010 年全球老龄化研究(SAGE)(2007/2010)的 42 236 名成人的发病率(单一疾病存在)和多重疾病发病率(不止一种疾病存在)数据。对中国、加纳、印度、墨西哥、俄罗斯和南非 6 个不同地区的单一和多种疾病数据进行了评估。结果发现,在 6 个国家的汇总样本中,总发病率为 54.2%。这些国家的总的多重疾病发病率约为 21.9%,俄罗斯的最高(34.7%),而中国的最低(20.3%)。多重疾病发病的可能性在老年组较高,在高 SES 组较低。

在同一项研究中,Arokiasamy 等(2015 年)还分析了衡量独立功能限制的量表,称为日常生活活动(activities of daily living,ADL)和生活质量指标。这些量表被用来评估这 6 个地区的公民所经历的与失能相关的独立功能的局限性。结果发现,平均而言,14% 的公民报告至少有 1 种功能性 ADL 限制,5.7% 的人报告抑郁症,11.6% 的人报告健康状况不佳。生活质量得分平均为 54.4 分。相比之下,健康人的平均生活质量分数为 90 分(Burckhardt & Anderson,2003)。抑郁、自我评估健康状况不佳以及至少有一项日常生活能力受限的患者比例随着多重疾病患病率的提高而增加。相反,多重疾病发病率与生活质量得分呈负相关。还有人指出,在所有四项健康测评中都发现了很大的跨国差异。

健康老龄化的生活质量预测因子

生活质量(quality of life,QoL)可以被认为是个人的总体幸福感,包括他们的感知满足感、亲密感、愉悦感和独立性(Kobayashi、Beeken、Meisel,2017)。这种幸福感通常是通过自评的 QoL 量表(即,对个人幸福感和生活满意度的心理测量评估)得出的分数来衡量的。QoL 量表通常是为了衡量一个人的主观身心健康、人际关系、社区参与和娱乐体验而制定的(Burckhardt & Anderson,2003)。生活质量量表通常也评估躯体健康。这些躯体健康评估包括既往疾病史、治疗史和个人生物心理社会特征(即躯体功能、心理状态、压力和个人资源),以便研究人员能够全面了解生活质量(Michalos,2017)。综合起来,从生活质量研究中收集的数据可用于帮助医生、患者和照料者就健康改善、疾病预防、加强治疗效果等方面做出明智的决定。以下是老年人生活质量研究现状的例子。

　　Steptoe、Deaton 和 Stone(2015)在他们的综述中描述了主观幸福感、年龄和健康之间的相互作用的最新研究进展,并对老年人健康的 3 个方面进行了比较。在一项研究中,Gallup 世界民意测验对 160 个国家中每一个国家约 1 000 名参与者进行测验。主要评估两个量表:评价幸福感量表(evaluative well-being,EVW),一种自评生活满意度的测量量表;享乐幸福感量表(hedonic well-being,HW),一种自评的衡量前一天经历的快乐的测评量表。研究发现,富裕国家人群的评价幸福感量表得分在中年时倾向于下降,然后再稳步上升。在较贫穷的国家,评价幸福感量表得分在其一生中的趋势是稳步下降,直至高龄。以白人为主的发达国家的享乐幸福感量表评分趋向于更乐观。Cantril 阶梯得分,或最差(得分 =0)至最佳(得分 =10)生活反应评分,在中年和中年后稳步上升。焦虑、压力和愤怒的得分在中年以后趋于稳定下降。成年中年后疼痛评分趋于稳定上升。在发展中国家,尽管愤怒和压力得分在老年人中的下降幅度与发达国家相似,但不同地区的趋势差异很大。此外,70% 的发展中国家报告说,前一天没有任何快乐的经历。Cantril 阶梯得分在成年到老年期间稳步下降。在大多数过渡期国家,成年后,焦虑、痛苦和不快乐的得分显著上升。

　　Steptoe 等(2015)在一项英国的纵向研究中也报道了对 9 050 名平均年龄 64.9 岁的成年人进行的观察结果。使用欧多尼克幸福感自评量表(Eudonic well-being,EUW)测量生活目标。欧多尼克幸福感自评量表评分被发现与寿命长短高度相关。欧多尼克幸福感自评得分在最低 25% 区间的人群有 29.3% 的人在首次调查后 8.5 年的随访评估前死亡。相比之下,在欧盟工作组得分最高的 25% 人群中,只有 9.3% 的人死亡。

　　自评的幸福感得分也与某些人格特征的得分相关,如感知控制。感知控制(perceived control,PC)可以被认为是个体对自己行为指导控制的程度。Hülür 等(2017)研究了感知控制的存在以及生活满意度,并评估了这些因素与健康结果的关系。他们在 20 年的时间里收集了 10 597 名德国公民的健康数据。那些生活满意度较高的人通常感知控制水平高,死亡率低。然而,当高感知控制水平与低主观生活满意度同时出现时,对乐观的健康结果的影响就会减弱。这些影响包括活动性降低和早期死亡的可能性增加。Hülür 等(2017)也发现在年龄和感知控制评分的基础上加上功能和关系评分,可以在更大程度上预测健康结果。老年人可能有更高的个人感知控制评分、生活满意度评分和更好的整体健康结果。此外,一个人目前的身体能力和社会关系强度对感知控制和死亡率也具有调节作用。这些特征综合起来,被认为是潜在的有用的寿命综合预测因子。所有指标(年龄、生活满意度、感知控制、身体能力、关系质量、关系数量)对死亡率风险的预测能力,是某些单一指标的 7 倍(16%~19%)。这表明,生活质量调节因素的某种组合可能在预测预期寿命的延长或缩短方面起协同作用。

　　人们对自己的死亡的预期也被发现会影响他们的健康结果。感知预期寿命(perceived life expectancy,PLE)是一个人对自我预期寿命的自评量表。它与个人健康动机以及心理、行为和生理健康结果相关。老年人的感知预期寿命可能会影响他们长期的健康行为模式,如体检的参与度。在 Kobayashi,Beeken 和 Meisel(2017)进行的感知预期寿命和死亡率研究中,评估了 6 662 名英国成年人(年龄在 50~79 岁)。被评定为低感知预期寿命分数的参与者通常平均参与体育活动最少,特别是那些被认为会引起不适的活动。感知预期寿命评分与某些特定人群有关。男性、吸烟者、老年人以及患有癌症或糖尿病的人群的感知预期寿命得分往往较低。那些有积极的健康行为,如更健康的饮食、定期看医生和参与更多体育活动的人群倾向于更高的感知预期寿命分数。较高的感知预期寿命分数也与较强的社交状态评分和参与常规的个人健身活动有关。其他一些特征也与预期寿命和感知预期寿命有关。例如,主观生活满意度分数、感知预期寿命水平和社会地位与感知预期寿命高分数呈正相关,与死亡率风险呈负相关。为了更深入地了解感知预期寿命与健康老龄化的关系,可能需要进一步探讨感知预期寿命的相关特征。

人们发现,寿命最长的人也会从事相似的与生活质量相关的活动,这些活动与健康的老龄化有关。健康的衰老可以认为是随着年龄的增长,身体、精神和社会三方面的健康。Araújo、Ribeiro、Teixeira 和 Paúl(2015)的研究调查了来自两项葡萄牙百岁老人研究的 80 名参与者的众多生活质量预测因子。参与者的平均年龄为 101.1 岁,参与此类研究的先决条件为年龄至少为 100 岁。大多数参与者是女性(81.3%),与配偶或家庭成员一起生活(61.2%)。鉴于此,需要注意的是,独立生活的参与者(7.5%)更有可能健康地变老。分析所有的生活质量数据显示,自信、希望、乐观的人生观、目标感和生活意愿等因素是健康衰老的重要预测因素。不同于生活质量数据,对社会支持和经济状况因素的满意度也是健康老龄化的重要预测因素。Araújo 等(2015)指出,那些没有经历经济压力和不稳定生活的人成为百岁老人的可能性是其他人的 10.5 倍。具有这一特征的男性也更可能成为百岁老人,是预期的 3.7 倍。这项研究还发现,93.8%的参与者表示,他们的宗教信仰强度对他们的生活方式有影响(Araújo et al.,2015)。宗教和精神信仰在其他研究工作中也被认为是百岁老人生活满意度的重要特征。在 100 岁以上的受访者中,满足感、适应能力和高质量的应对方式得分越高,说明精神信仰和活动的力量越强(Archer、Brathwaite,& Fraser,2005)。

这里可能需要强调一点,虽然这些生活质量和相关的健康习惯可能相互协调,但似乎许多也有独立性。因此,进一步分离和组合不同的生活质量预测因子以确定它们之间的关系以及对健康衰老和长寿的预测作用会是很重要的。

文化对健康和寿命的影响

文化也可能影响一个人健康习惯的塑造。例如,在高度重视积极生活方式的文化中,可能很容易养成锻炼的习惯。在大多数北欧国家,骑自行车是年轻人和老年人的共同习惯,而且许多城市街道的构成非常便于骑自行车这项运动。这种积极的健康行为在其他地区可能不太常见或难以实现。发达地区的许多文化都依赖于汽车,还有,人们长期久坐和接触高热量方便食品。

Sriram Morgan、Graham、Folta 和 Seguin(2018)在一项对 125 名美国超重或肥胖的农村成年人的研究中报道中称,社会规范在决定个人健康习惯方面具有重大的影响力。他们发现,一个人受同龄人、家庭成员和文化规范的影响与积极和消极的生活方式和健康习惯密切相关。同龄人和家人对一个人是否继续或改变不良健康习惯有显著影响,比如吸烟,饮食依从性差,运动参与性差等。严格遵守社会规范和预期的性别角色也与是否进行危害健康的行为显著相关。

研究还调查了收入和寿命的关系。约翰霍普金斯大学的布隆伯格公共卫生学院的 Chetty 和他的同事(2016),分析了长寿与收入的关系。这是通过分析全球 1999 年至 2014 年间 14 亿人的健康、税收和死亡率记录收集到的数据来完成的。在世界范围内,人们发现那些年收入最高的人,可以预见,与收入较低的同龄人相比,他们的寿命会延长。收入差距扩大的趋势的同时美国的长寿差距也在扩大,刚好也证明了这一点。这一差距在美国最富有和最贫穷的 5% 公民中最为明显。另一个值得注意的是,那些处于最低收入阶层的人预计受以下因素影响最小:医疗质量、物质环境、工作环境和工资差距。与高收入者相比,这些健康预测因素对低收入者的死亡率风险的影响较小,其原因有待进一步研究。根据 McGinnis(2016)的说法,最贫穷的全球公民的寿命受文化和社会影响很大。在不同的社会,教育程度、政府支出和健康习惯(如吸烟和肥胖率)与死亡风险有显著关系。危险行为习惯、文化、SES、教育和健康之间的联系似乎很明显。

Moe(2018)确定了某些人口特征,如教育水平,可作为预测健康和长寿的有用指标,至少对于他所分析的挪威居民来说是这样。据报道,那些取得更高教育成就的人往往寿命更长。Moe(2018)在挪威对老年人进行的 6 项横断面的调查得出结论,确定 1987—2008 年期间,总体人口寿命稳步增长。然而,在高学历人群中,寿命的增长更为显著。男性的预期寿命比女性高 0.06 岁,在最高的教育水平中男性高出女性 0.03 岁。另有报告显示,性别和性对死亡率的影响很小,男性和已婚妇女的预期寿命比未婚妇女长。

表观遗传对衰老的影响

人们直觉认为长寿主要受遗传的影响最大。这可能是因为他们相信永久性和固定性基因对健康结果会有强烈的影响。然而,基因对死亡率的预测可能比人们想象的要低。基因对衰老和寿命的影响相对较小(约 30%),而环境的影响约占 50%,这表明经验因素在塑造一个人的生物健康轨迹和结果方面起着重要作用(Adwan-Shekhidem & Atzmon,2018)。

此外,环境似乎对健康相关基因的表达有很大的影响。经验和行为因素可能改变一个人的基因表达。这种现象称为表观遗传学。表观遗传学是研究环境对基因表达表型(即物理上可观察到的)变化的影响的领域。通过表观遗传效应改变脱氧核糖核酸(deoxyribonucleic acid,DNA)也可以在不增加或减少 DNA 序列总数的情况下完成。

Pandey 和 Pandey(2017)在他们对该主题的概述中很好地描述了表观遗传对基因表达的影响。表观遗传机制已被发现能改变基因表达。这是通过基因转录变化的化学信号来完成的,而没有改变其组成 DNA 的碱基测序。这个信号可能以两种方式改变 DNA:①转录引起基因外部结构的改变;②改变其组成 DNA 的碱基序列,暴露于容纳并表达它的细胞的程度。前者通常是通过甲基化来完成的。甲基化是在基因序列中加入甲基的过程,通常通过封顶和沉默来表达。后一种表观遗传改变导致了细胞组蛋白的改变。组蛋白是一种改变染色质的蛋白质,是 DNA 材料的"包装者"。染色质可以减弱或加强细胞内 DNA 的螺旋结合(Pandey & Pandey,2017)。表型基因表达的表观遗传变化可以通过几种方式发生:激活基因的表达可能会增强;激活基因的表达可能会减弱;休眠基因可能会打开;或者表达的基因可能会完全沉默。

　　表观遗传学研究的一个焦点是 DNA 甲基化和年龄增长。这里提出的问题可能是"某些现象如何表明基因表达的改变导致早衰?"或者"一些经历会让老年人更容易患上常见的慢性病吗?"

　　为了深入了解这些问题,德国癌症研究中心的研究人员(2016)对 1 863 名老年人(平均年龄为 62.5 岁)跟踪调查长达 12~13 年(2000/2001—2013 年)。研究人员首先计算出所谓的"表观遗传时钟",这是通过估计参与者的 DNA 甲基化年龄(即改变与年龄有关的 DNA 特征),并将其与实际年龄(即按时间顺序)进行比较。对影响健康结果的其他可能因素,如年龄、性别、受教育程度、疾病发生率、血压、吸烟、体重状况和免疫效率进行了评估和控制。研究小组随后分析了有关死亡率和死亡时疾病的信息。在研究结束时,出现了 235 例与癌症相关的死亡和 194 例与心血管疾病相关的死亡。据报道,DNA 甲基化年龄越高的人死于任何原因的死亡率比实际年龄预期的高 22%(Pernaet al.,2016)。

　　其他的表观遗传学研究集中在 DNA 的特殊点突变上。Sen 等(2016)回顾了一些遗传点突变的研究,这是一种改变 DNA 分子中单核苷酸从而导致细胞活性改变的方法。表观遗传点突变研究通常涉及与组蛋白或甲基化相关的基因改变。例如从成对腺嘌呤和胸腺嘧啶(a-T)的单个基因序列中提取一个片段,并从 DNA 链中消除它。研究点突变的研究人员可以关注改变导致表观遗传机制的 DNA 所导致的表型结果。如果修改了正确的转录基因,可能会对机体的健康或寿命产生明显的影响。线虫基因中的点突变 C. ReavaSISP-1 将其分离为在氧化应激相关基因的表达中发挥作用。C. ReavaSISP-1 改变了线粒体呼吸系统。这与寿命的急剧增加有关,这可能是由于氧摄入量的大幅下降,导致氧化应激的减少。

　　类似的点突变研究也关注酵母模型中的基因缺失。酵母缺乏神经系统。它们通常用于研究表观遗传学的简单目的机制。然而,酵母缺乏一些重要的转录基因,这些基因只有在具有更高级神经系统的物种中才能发现。酵母模型确实拥有许多其他类似于人类的基因。这些基因中的一些被认为影响了衰老的表观遗传关联过程。发现单个缺失基因与组蛋白产生量有关。如果一个产生组蛋白的基因被灭活,那么寿命会明显缩短。同样,在组蛋白抑制基因失活的酵母模型中,寿命会延长(Sen et al.,2016)。

端粒在健康长寿中的作用

　　端粒的研究也可以从分子水平上观察一个人的生命事件在改变其寿命方面所起的作用。然而,端粒究竟是什么? Adwan Shekhidem 和 Atzmon(2018)在其扩展章节中对端粒在衰老中的作用做了很好的描述。端粒是染色体末端的包裹体。端粒帽可以保护真核细胞的内部,使其在分裂复制 DNA 后避免任何染色体的损伤。端粒存在于所有人类细胞中,与衰老或细胞老化还有老年性萎缩有关。端粒对于研究人的衰老机制来说是非常重要的,因为它们的长度和稳定性似乎可以部分决定宿主生物的预期寿命。

　　端粒是保护细胞免受自身磨损和缺失的屏障。当细胞正常分裂和复制时,其端粒的长度通常会磨损和缩短,直到随着时间的推移,消耗得什么也不剩。老年人的端粒缩短、降解和死亡的自然过程更快,通常与其他衰老的生理过程同时发生。随着细胞保护屏障的丧失,细胞本身不再能够分裂,暴露在外。事实证明,这是个非常坏的情况。如果没有防护罩,无防护的染色体很容易磨损和损坏,最终导致周围细胞死亡。随着时间的推移,这种现象会逐渐发生,直到整个身体的细胞因端粒的级联流失和留在细胞内的不稳定基因而广泛死亡(Adwan-

Shekhidem & Atzmon,2018）。

尤其是对老年人来说,广泛的细胞流失可能是无法弥补的。当一个保护性端粒缺失时,染色体的 DNA 就会受到损害,以致宿主细胞无法复制。当细胞构成组织,组织构成身体更大的功能部分(如器官)时,失去许多相似的端粒会对身体产生有害影响。这可能在衰老(退化)和与高龄相关的死亡率中起到关键作用。

端粒还受某些基因的调控。例如,端粒长度和耐久性似乎是受 TERT 基因调控。TERT 代表端粒酶逆转录酶(telomerase reverse transcriptase, TERT)。当端粒增强基因突变时,可能很快就会发生不好的健康事件。比如,一个人可能更容易患上各种癌症、某些肝脏及心脏疾病以及各种其他慢性疾病(Martinez & Blasco,2017)。这些疾病有时甚至被统称为端粒综合征或端粒驱动的疾病。

Fyhrquist 和 Saijonmaa(2016)在关于端粒与衰老关系的一章中描述了端粒结构和功能的几种生活方式调节因子。例如,人们发现,经常使用或禁用某些药物会影响端粒的持久性。定期饮酒,与老年人的端粒长度缩短有关,是由于其触发副产物的堆积,引发额外的氧化应激反应。相反,在小鼠模型中发现白藜芦醇能增强端粒的可持续性和延长寿命,尽管到目前为止,有对其延年益寿特性的人类实验研究,但研究群体缺乏一致的支持性结果。压力也与端粒缩短有关。这是由长期的生理应激反应导致端粒修复酶端粒酶活性降低所致。健康的生活习惯,如维持合适的体重,定期摄入维生素,服用他汀类的降脂药,限制卡路里摄入(在满足营养需求的同时),无肉和/或地中海饮食,以及规律的体育锻炼,都可以缓解端粒的降解或增强端粒的功能。

Batsis 等(2018)评估了从国家卫生和营养检查调查(National Health and Nutrition Examination Survey,NHANES)收集的数据。随后,研究人员对从受试者 DNA 样本中获得的端粒长度进行了跟踪分析,将端粒长度与年龄和体重指数进行比较。7 827 名受试者的平均年龄为46.1 岁。同时评估了肥胖和年龄与端粒长度及死亡率的关系。结果表明,肥胖与端粒长度缩短有关。然而,随着年龄的增长,肥胖对端粒长度的影响有逐渐减弱的趋势。尤其是年轻人,肥胖与端粒长度较短有关。

体能、久坐习惯和运动训练对健康和寿命的作用

与体力活动相关的各种因素也可能影响健康和死亡率。个人的衰弱、久坐的习惯和体育锻炼可能会改变一个人的健康和预期寿命。久坐的习惯可以被视为参与耗能较低的活动,如坐、睡、钓鱼和长时间的散步。衰弱可以理解为处于营养、新陈代谢、能量输出、肌肉质量和力量水平较低的状态。随着年龄的增长,衰弱变得更为常见,并与心血管疾病、更长的住院时间、更高的失能率和更高的死亡率有关(Blodgett, Theou, Kirkland, Andreou, & Rockwood, 2014)。

剑桥大学研究人员 Blodgett 等(2014)调查了衰弱与中高等强度体力活动(moderate vigorous physical activity,MVPA)和久坐生活方式的关系。数据是来源于 50 岁及以上参加2003—2006 年的国家卫生和营养调查(NHANES)的人员。结果阐明了年龄、衰弱、久坐和MVPA 行为之间的关系。研究发现一个普通老年人在清醒时进行久坐活动的时间每天有 8.5小时。花在久坐活动上的时间越长,衰弱的得分越高。衰弱得分最高的那一组,平均久坐活动得分也最高,达到 9.57 小时/天。

Aguirre 和 Villareal（2015）在他们的《衰弱实践和锻炼的益处手册》中,针对这一主题进行了纵向研究综述讨论了与年龄相关的衰弱和适当的健康需求相关的问题。衰弱的 5 个特征包括:①非自主的体重减轻;②低能量;③缓慢的步态;④握力降低;⑤体力活动减少。那些被认定为"衰弱的人,也往往缺乏锻炼的能力,肌肉质量下降和耐力下降。为了防止身体越来越虚弱,鼓励衰弱的人定期参加体育锻炼,费力的体育活动包括加强四肢肌肉、心脏和其他器官。运动还与血液中氧流量增加和炎症反应减少有关。这些血氧和炎症结果通常出现在患有肌肉骨骼疾病(如关节炎)的老年人身上。增加活动水平的其他好处包括增加合成代谢,或在体内储存能量的产生,以及增强肌肉蛋白质的产生,这可能导致这些成年人肌肉组织的增强。

适当的体育活动似乎在促进长寿和降低疾病风险方面发挥了额外的作用。在一项由 Hsu 等(2017)进行的与广泛和特异性死亡结果相关的风险研究,讨论了总的体力活动时间、强度以及步行速度对这些风险的影响。这项研究纳入 1 705 名独立生活的 70 岁男子,他们在 7 年多的时间里参加了男子健康与老龄化协作项目。研究发现,随着体力活动量表得分的增加,任何原因引起的死亡的相对风险都会降低。剧烈的运动参与和较高的步行速度也与降低广泛死亡的相对风险有关。就特定死因而言,只有剧烈运动才能降低癌症风险,但所有 3 个身体健康参数都能显著降低心血管疾病发病风险。

Lavie 等(2015)在他们对与该主题相关的人口和治疗的数据的广泛调查中发现了运动对心血管系统健康所起的作用。一个值得注意的趋势是与参加有氧运动训练后的心血管结局有关。运动训练(exercise training,ET)和体能训练与心血管功能有关。ET 和体能训练的提高往往与整体心血管功能的提高有关。例如,有氧 ET 倾向于通过增强血管和左心室的扩张,并使心肌壁增厚,在生理上重塑心脏。ET 还通过增强心腔的收缩强度和充盈能力影响心功能。不过,一般来说,体力活动水平与健康结果有关。低水平的体力活动与高血压、肥胖、高血脂、代谢综合征、抑郁症和 2 型糖尿病的患病率提高有关,2 型糖尿病是一种由于胰腺功能低下导致胰岛素水平异常低的疾病。高水平的体力活动可以降低患心血管疾病的风险,尤其是老年人。在这项研究中,肌肉健康(muscular fitness,MF)也被发现对老年人群特别有益。MF 与衰弱和恶病质、或与疾病相关的虚弱和肌肉萎缩呈负相关。此外,在老年人群中,ET 可增强 MF 和心血管健康。最后,阻力训练被发现对那些患有心力衰竭的人特别有帮助。这类运动与心衰心血管指标的严重程度降低和心衰相关死亡风险降低有关。

营养状况与寿命

相当多的研究已证实营养和饮食摄入是长寿潜在的调节剂。然而,一个不良或者恰当的饮食构成到底是什么,可能仍然是一些健康研究者争论的问题。不过,人们普遍认为某些食物的营养品质和可消化性并不适合维持足够的营养摄入和最佳的健康状态,如高度加工、缺乏维生素和高卡路里的食物。不良饮食可能包括每日高比例的卡路里摄入,来自精制和高度加工的简单碳水化合物、肉制品和肉类副产品,以及难以消化的食品,如人工配料、防腐剂、乳糖和人工甜味剂。人们发现,不良饮食是肥胖和脂肪堆积的一个很强的危险因素,身体脂肪的过度堆积可导致体重指数达到 30.0 或更高。不良饮食和肥胖可增加冠心病、高血压、糖尿病、癌症的发病率和总死亡率。事实上,肥胖已经取代了营养不良,成为了全世界不利于健康的最常见的饮食危险因素。在美国,肥胖能显著缩短寿命,而且,它现在对当地居民的疾病和死亡的影响已经超过了吸烟的影响(Ahmad et al.,2016)。

对于 65 岁以上的人来说,约 40% 的全因死亡率受饮食选择的影响,据报道,2010 年近一半的美国人死于心脏病或癌症,两者都与饮食有关(Brown,2016)。心脏病,又称心血管疾病,是全球的头号"杀手",2015 年导致 1 770 万人死亡,占总死亡人数的 31%,其中大部分是可以通过改变饮食、锻炼和戒烟戒酒来进行高度预防的(WHO,2017)。仅在美国,成年人心衰的患病人数约为 570 万(Ahmad et al.,2016)。

Judith Brown(2016)在《生命周期营养》一书中以更全面的方式详细介绍了正确饮食的指南。最佳饮食包括每日摄入营养丰富的食物,如富含维生素的水果和蔬菜,充足的水摄入量,因性别而异的少量红酒,以及少量(如果有的话)饱和脂肪或反式脂肪。此类饮食可以降低常见老年慢性病的风险,如癌症、心脏病、糖尿病和卒中等。

有学者进一步指出,低肉类摄入、白色谷物、单糖,高摄入种类丰富、富含抗氧化剂的蔬菜、坚果、豆类、杂粮和全谷物、Ω 脂肪酸和橄榄油,此类饮食有助于延长寿命和改善整体健康(Martinez-Gonzalez & Martin-Calvo,2016)。如果你听上去很熟悉这种饮食,那很可能是因为它已经成为健康饮食的相当成熟的趋势,通常被称为地中海饮食。

20 世纪中叶,由 Ancel-Keys 进行的 7 个国家的研究(Hu,2003)首次对地中海饮食所依据的营养摄入质量进行了密切的研究和推广。据报告,希腊克里特岛上的居民的脂肪摄入比例比其他许多国家都要高,而且经常饮用相当多的酒,他们的寿命往往比大多数在其他地方居住的人要长。克里特岛居民的心脏病和癌症发病率也是最低的,而这两种疾病一直是全世界死亡率最高的两个原因。人们认为,饮食在改善和延长希腊人的健康和寿命方面起着重要作用;因此,地中海饮食习惯开始形成,包括把红肉和家禽换成鱼,规律饮用少量葡萄酒,吃大量植物性食物、油菜籽和富含亚油酸的脂肪。1988—1997 年里昂饮食心脏研究首次研究这种饮食对健康的实际影响。这个项目是对 605 名 70 岁或 70 岁以上的心肌梗死或心脏病患者进行的。与对照组相比,那些地中海饮食的人心脏病死亡和非致死性心脏病发作减少了 73%(Dalen & Devries,2014)。

热量限制和间歇性禁食

也有人建议将热量限制(caloric restriction,CR)作为一种潜在的延长寿命的方法。CR 饮食包括将卡路里的比例(根据自己的体型而定)降低到平常摄入量的 75% 左右,同时确保摄入足够的营养素(Ravussin et al.,2015)。人们认为,要从中年开始,而且必须长期维持,才能从 CR 饮食中获益。

Fontana、Partiridge 和 Longo(2010)总结了各种限制饮食研究项目,其中 CR 研究被大量报道。讨论的 CR 项目主要集中在非人类研究对象上,研究始于 20 世纪初的老鼠模型。人们发现,大幅可持续地减少膳食数量的好处是多方面的。典型的好处包括:超重和肥胖的减少;代谢功能增强;神经萎缩和神经退行性变得减少;各种慢性疾病的减少;寿命的显著延长。这些被认为是 CR 饮食对生理过程产生的影响。他们同时还讨论了低热量饮食的实验人群的生物学的测量结果。由此引起的生理变化包括增强自主神经功能、减少炎症、降低体温、调节和减少心脏损伤。CR 饮食引起的细胞事件包括增强 DNA 和染色体修复,提高细胞复制,提高抗氧化活性,增强免疫耐受性,增强基因和细胞耐久性。

对 CR 的研究种类很多。Rizza、Veronese 和 Fontina(2014)回顾了各种类型的 CR 饮食研究项目,包括慢性病的流行病学研究、对照试验研究、动物和人体研究。许多人最终指出,总热量摄入减少与良好的健康结果之间存在着重要的关联。一些具体的测量结果如下:①减少心肌僵硬;②减少自主神经功能障碍;③逆转遗传和年龄相关的肌肉骨骼退化;④降低了许多疾病的易感性,包括 2 型糖尿病、心脏病、高血压、卒中和各种类型的癌症。进一步报道显示,在辐射暴露的动物模型中,预防癌症发展的最有效的干预措施是 CR 饮食(在没有营养不良的前提下)。这种饮食使年长猴子的癌症发病率降低了一半,且完全防止了年轻猴子的癌症的发生。这与食用富含蛋白质和碳水化合物的食物的年轻猴子形成鲜明对比,这些食物被发现会加速肿瘤生长。据说,CR 饮食延长寿命的最佳方法是将根据体重计算的每日卡路里摄入量减少 10% ~ 50% ,如果饮食摄入减少太多会导致营养不良、生殖和免疫功能失调、饥饿。

Ravussin 等(2015)在对人类的研究中分析了年龄 21 ~ 50 岁的 211 名健康成人的 CR 和生理数据,分为 4 个时间段,历时 2 年。第二年开始,体重下降趋于平稳,CR 饮食对健康的影响更加突出。在第二年末,CR 组的心血管健康相关区域的炎症明显减少,而这一点在对照组并不明显。仅在 CR 组发现有进一步的组间差异,包括体温降低和甲状腺活性降低。有趣的是,尽管 CR 参与者的新陈代谢减少,但其减少程度小于他们的核心体温调节。这些发现可能进一步支持 CR 饮食减少身体内的能量消耗的观点,这有助于延缓衰老过程,同时不会在这个过程中大幅降低新陈代谢率。

那些实行间歇性禁食的人可能与那些实行 CR 饮食的人有着相似的延长寿命的目标。这两种在方法上略有不同。间歇性禁食(intermittent fasting,IF),也称为周期性禁食,即 1 天或 1 周内(隔天禁食)减少饮食摄入的次数。IF 的目标通常是在一段时间内将能量消耗减少到更少的间隔。虽然 CR 和 IF 饮食通常都会减少总热量的摄入,但间歇性禁食并不是计划好的。事实上,间歇性禁食真的能导致与实施前相同或更高的总热量摄入。这是因为一个人通常可以选择在用餐期间摄入任何数量的卡路里。那些实行间歇性禁食的人可以在不同的用餐时间窗口之间任意选择禁食的时间。这些时间窗口可能在 1 天(禁食数小时)、1 周(禁食数日)或 1 个月(禁食数周)内。间歇性禁食被认为和地中海饮食一样可能有许多相同的益处,尽管仍然缺乏广泛的经验性结果(Horne,Muhlestein,& Anderson,2015)。

Horne 等(2015)对 3 项 IF 饮食的随机对照临床研究进行了分析,报告了在人群受试者中观察到的结果。第一项研究发现,间歇性禁食导致体重显著下降(-6.5%)。第二项临床试验发现情绪改善,如抑郁减轻,以及血压、胆固醇、体重和 DNA 修复等都得到了改善。第三项临床试验发现:红细胞计数增加、甘油三酯降低、人生长激素(一种与增强能量、情绪、代谢功能以及肌肉和骨骼力量有关的内源性内分泌化学物质)增加。这 3 项临床研究的结果表明,间歇性禁食可以改善代谢功能、血糖调节、体重管理和心血管功能。

Mattson、Longo 和 Harvey(2017)在禁食对慢性病转归影响的综述中,分析比较了间歇性禁食和周期性禁食(periodic fasting,PF)的临床研究项目的健康结果。周期性禁食被描述为间歇性禁食的其中一种形式,周期性禁食两餐之间的时间窗口从 2 天到 3 周不等。在这篇综述中,间歇性禁食的时间窗口在 16 到 48 小时之间。动物模型研究显示间歇性禁食能减少体重、降低静息心率、血压、炎症、胰岛素、组织损伤、糖尿病症状和应激反应。同时还能减轻阿尔茨海默病、帕金森病和亨廷顿病的症状。与常规饮食的对照组相比,间歇性禁食组观察到神经退化和功能障碍的进展减少,也证实了以上这一点。综上所述,这些发现支持了一种可能性,即间歇性禁食能显著地保护人们免受糖尿病、心脏病、代谢综合征、超重和肥胖以及老年慢性疾病的影响。

慢性应激与应激反应的健康意义

我们在精疲力竭以及经历了压力性生活事件(如处理人际或职业挑战)后容易生病,也许这是有原因可循的。长期以来,压力与疾病和早期死亡有关。Hans Selye(1950)在其早期著作中阐述了压力与健康之间的联系,如压力和普遍性适应综合征,其中详细介绍了人类的压力体验与由此产生的普遍适应性免疫反应之间的联系。压力被粗略地定义为一个或多个具有威胁性或挑战性的生活事件(Maniam, Antoniadis, & Morris, 2014)。

当某人正在经历压力源,或压力事件时,大脑和身体会激发出能量准备应对挑战,称为压力反应。应激反应包括心理社会和生理成分,这些成分在急性危机时能提高生存机会和免疫反应。然而,长期的压力体验可能会导致相反的效果。当压力是慢性的或反复受压时,典型的适应性免疫反应会对身体产生有害影响,会"消耗"维持适当致病性防御所需的资源(Dhabhar, 2014)。

短期应激反应是由交感肾上腺髓质系统(sympathetic adrenomedullary system, SAM)启动和维持,又称交感神经激活系统。长期应激激活的是下丘脑-垂体-肾上腺(hypothalamic-pituitary-adrenal, HPA)轴,它是一个主要的神经内分泌系统。SAM系统和HPA轴都可以被认为是生理应激反应的复合物。对于SAM激活系统,最初的感觉输入从一个压力源传递到大脑皮质,大脑皮质标记正在发生的事情,信息传递到下丘脑,下丘脑激活交感神经系统。交感兴奋刺激肾上腺髓质分泌肾上腺素和去甲肾上腺素。肾上腺素和去甲肾上腺素在体内引起一些生理反应,如血压升高、心率增快、出汗增加、外周血管收缩(Nicolaides, Kyratzi, Lamprokostopoulou, Chrousos, & Charmandari, 2015)。

反复出现的SAM激活的应激反应的许多影响是由于肾上腺素和去甲肾上腺素水平升高所致。这些影响可能包括免疫功能的抑制、高血压、心脏和室性心律失常、神经化学的失衡以及肝功能损害从而导致血液中脂质和脂肪酸的堆积。后者是动脉粥样硬化或心脏动脉壁上脂肪沉积形成的基础之一。动脉粥样硬化,是以动脉内膜变薄为特征的疾病,是世界头号杀手心脏病形成的基础(Lagraauw, Kuiper, & Bot, 2015)。

HPA轴直接影响应激激素皮质醇的输出。HPA轴的3个组成部分是:①下丘脑(丘脑后内侧脑区);②垂体(位于下丘脑下方的豌豆状结构);③肾上腺(肾脏顶部的小锥形器官)。最初,下丘脑分泌促肾上腺皮质素释放因子(corticotropin-releasing factor, CRF)。CRF下发信号给垂体分泌促肾上腺皮质激素(adrenocorticotropic hormone, ACTH)。随后,刺激肾上腺皮质释放糖皮质激素,如皮质醇。

HPA轴应激反应会对大脑质量和海马神经元造成有害影响,而海马是负责记忆和注意力的大脑区域。年幼的孩子如果经历压力过大的虐待事件,一旦大脑发育成熟,通常会观察到大脑整体大小的异常缩小。这种脑质量的减少通常也与他们受虐待的年龄成正比。在小牛模型中,早期母体分离应激与海马突触减少有关。后来发现,当小牛被交给代孕母体喂养后,这种缺陷得到了部分保护(Maniam et al., 2014)。长期激活HPA轴也可能导致与皮质醇水平升高直接相关的后果。

在长期的压力下,大脑皮质出现异常高和异常低的应激反应,其中前者更为常见(Gaffey, Bergeman, Clark, & Wirth, 2016)。因此,长期的应激性皮层活动可能会产生一些后果。首先,皮质醇水平不规则地升高会增加炎症反应。此外,皮质类固醇的活性会影响碳水化合物的能量转换,皮质醇的含量越高,碳水化合物以脂肪的形式储存的含量就越高,如胰岛素。这通常表现为腹部的内脏脂肪,它与代谢综合征的发病有关,或与心血管疾病发病有关的一系列早期症状的发生有关。压力发生后腹部脂肪堆积,主要是降低了血液中的糖和脂肪的代谢率。在压力时期,高能量饮食的增加很常见,当然没有任何益处。从脂肪沉积的进化原因来看,摄入大量的热量可能帮助人类减轻饥饿和克服身体上的挑战(Maniam et al.,2014)。

压力,以及与之相关的负面情绪,似乎也与营养摄入和食物选择有关(Kate,Deshmukh、Datir,& Rao,2017)。越强的压力事件与更多的不安和担忧有关,而这与皮质醇升高有关。个体在压力下有被含糖食物吸引的倾向,因为这些对血清素和葡萄糖水平有积极的影响。这可能会与冲动的饮食选择有关,以便给自己带来情绪上的抚慰。

Sarafino 和 Smith(2014)在饮食结构对情绪和体重的影响一章中描述道,他们发现了富含碳水化合物的食物对大脑的影响不同于其他食物类型。所谓的"好心情食品"可能包括富含淀粉和卡路里的甜食和美味食品,如薯条、烘焙食品、糖果等。众所周知,这种食物会增加一个人超重和肥胖的可能性。据报道,碳水化合物含量高的食物甚至在食用数小时后就能增强个人的胰岛素分泌、情绪增强和平静感。在富含蛋白质的饮食中没有观察到这样的发现,即使是那些热量匹配的饮食。而且,个人对这些食物的满足感越高,他们倾向于食用营养丰富的谷物、水果和蔬菜越少。大量摄入淀粉的其他后果包括倾向于晚上进食、不吃早餐,以及比平时多吃零食。

然而,锻炼可能有助于抵消一些消极的应激反应。Maniam 等(2014)回顾了关于应激和运动导致的免疫功能的文献,明确了健身和定期锻炼可以抵抗压力对身体的负面影响。运动能预防皮质类固醇水平升高和其他提高 HPA 轴的活动。更多的运动与逆转压力相关的免疫系统功能的降低和相关的炎症反应的增强有关。某些疾病,如创伤后应激障碍和高血压,与皮质醇水平持续升高有关。因此,运动有可能在缓解这两种症状方面发挥作用。得出的结论表明慢性压力是各种疾病和不良健康风险的主要罪魁祸首;然而,使用运动作为缓冲可能降低这些风险。

压力缓冲可以改变压力的感受,减弱压力对个人的多种影响。de Frias 和 Whyne(2015)研究了情绪调节作为一种潜在的压力缓冲和由此导致的病死率下降。情绪调节被描述为一个人如何通过个人内部的情感理解、评估、延迟、操纵和/或表达来引导自己的情绪体验。随着年龄的增长,我们调节自己情绪的能力会提高。相反,消极情绪(特别是极端情绪)的体验往往会下降,因此,老年人可能更有能力对压力性事件表现出弹性反应。研究发现,那些更擅长、更经常利用情绪调节的老年人不太可能经历对应激事件的有害免疫效应。这些最佳的情绪调节也能更快地从高压力效应中恢复过来。

社会支持与孤立对压力与寿命的影响

人际关系与社会孤立可能在个人如何排遣压力、健康和长寿方面扮演重要角色。社会支持可以理解为接受他人的照护,在需要时得到帮助,并通过沟通和互利义务与他人保持持久联系(Moore et al.,2015)。

社会孤立可以理解为缺乏与他人的联系和充分的有意义的交流(Franck,Molyneux,&

Parkinson,2016)。社会孤立可能是不良健康结果的最佳预测因素之一。它与炎症产物的增加有关,而炎症产物的增加与长期的压力、肿瘤生长、高血压、心血管疾病及神经变性有关(Yang et al.,2016)。

相反,强大的社会关系被认为是最容易理解和研究最多的积极健康结果的指标之一(Robles,Slatcher,Trombello,& McGinn,2014)。强大的社会支持是对抗压力和相关的健康恶化最强大的缓冲。人们甚至发现,社会关系能增强主观幸福感。牢固和积极的附属关系与学校和工作的生产力提高、更具创造性的表达、更好的心理健康、疾病和死亡风险的减少有关。

"缓冲假说"解释了利用社会关系来减轻压力和增进整体健康(Praharso,Tear,& Cruwys,2017)。这与亲密伴侣、朋友和社区的牢固和支持性关系与这些关系带来的躯体、知识、直觉和情感收益有关。这样的缓冲为抵御压力带来的不利后果提供了一种"缓和效应"。这些社会缓冲可能也会减少与个人经历的压力有关的生理效应。具体来说,社会支持与改善免疫功能、减少肿瘤生长和转移、减少慢性疾病、延长寿命有关(Hinzey,Gaudier-Diaz,Lustberg & DeVries,2016)。

动物模型可以让我们深入了解社会关系与压力和死亡率之间的关系。在对该关系的综述中,McFarland 等(2017)评估了狒狒模型的社会关系强度。发现许多猴子的身体活动和健康的增进与社会化程度的提高有关。对大多数猴子来说,积极维护少数、强壮、持久的猴子"友谊"似乎对体力活动和健康有最大的积极影响。原因可能是这些猴子他们更倾向于长途跋涉去互相拜访而不是偶遇。有趣的是,雌性猴子受此影响比雄性猴子大。强大的社会纽带预示着更高的出生率,而薄弱的社会纽带预示着更高的婴儿死亡率。

其他因素也可以影响社会关系与长寿之间的关系。在对行为数据的综述中,Thompson 和 Cords(2018)研究了 8 个社会群体中 83 只雌性灵长类动物的强大社会纽带与寿命之间的关系。研究发现,在亲密关系中经历最高关系转换率(离婚)的猴子寿命缩短。换言之,这些关系易破裂的猴子早期死亡率往往比关系稳定的猴子高。虽然伙伴关系的改变可以预测寿命,在这一组中,等级和第一次生殖的年龄实际上与死亡率没有联系,这一发现与之前关于这些变量对死亡率影响的许多研究相悖。

对老年受试者的研究也支持社会关系可以增进健康和减少压力后果的理论。Moore 等(2015)研究了健康、老龄化、社会支持和压力间的相互作用。平均年龄 77 岁的 1 006 名成人完成了自我评定成功老龄化(self-rated successful aging,SRSA)、身心健康、感知压力和社会支持量表。结果表明,压力得分越高,身心健康与健康老龄化的交互作用得分越低。那些报告了最强大的社会支持的人也倾向于体验到最大的缓冲作用来对抗感知到的压力。换句话说,当一个人的社会关系强度提高时,生理和心理健康以及健康老龄化结果受感知的压力的影响较小。

干预研究对延长寿命和提高生活质量的意义

几十年来围绕老年人口增长所面临的问题进行的研究引发了一些重要的新见解。这类研究被证明可能有助于引发未来旨在提高生活质量和增进健康的研究项目。以下是几项旨在改善老年人身心健康的干预研究的结果。

正念课程被证明可以提高老年人的生活质量。Franco、Amutio、Mañas、Gázquez 和 Pérez-Fuentes(2017)实施了一项基于干预的研究,其中在一个基于正念的压力减轻(mindfulness-based stress reduction, MBSR)项目中,老年志愿者年龄在 66~82 岁。该计划的目的是降低压力水平和减少压力相关的因素。7 周完成后的结果表明,实验组显著降低了抑郁、焦虑、特质焦虑和担忧的分数。

Franck 等(2016)完成的系统评价提出了几项研究,强调了治疗干预在改善生活质量预测因子的重要性。其中由 Chiang 等(2010)做的研究使用基于小组的回忆疗法作为减少参与者抑郁和孤独的方法,结果提示在一些国家,大多数老年人都患有抑郁症,例如 78% 的中国老年人患有抑郁症。

Chiang 等(2010)对回忆疗法进行了分析,回忆疗法经常被用作一种改善老年人和独居成年人自我价值感和降低抑郁严重程度的治疗方法。这种疗法的核心是认为长期记忆对老年性记忆衰退有抵抗力。这项研究的实施者最初评估了 47 名平均 77 岁的中国台湾男性。每周共 8 次,每次小组开会 90 分钟,与一名专家讨论他们的记忆,专家作为治疗实施过程的促进者。结果发现,被评估的所有心理健康参数都有显著改善,孤独的感觉从中度到轻度,抑郁、成就感和心理健康也有类似的显著改善。3 个月的短期随访证实了对情绪和孤独的显著积极影响。在对伊朗老年妇女进行的类似回忆疗法研究中,也证实了总体情绪得到积极的改善(Yousefi、Sharifi、Tagharrobi & Akbari,2015)。

Kalhbaugh 等(2011)对平均 78 岁的老年人进行了将游戏作为一种潜在的生活质量增强剂的研究。每周 1 小时,连续 10 周,同一研究助理也会根据病人的选择玩任天堂 Wii 游戏。替代选择为和研究助理一起看电视,对照组是只完成初步和最终评估而未进行干预的患者。与真正的对照组相比,Wii 组的孤独感明显减少。研究还发现,在这些参与者中,较低水平的孤独感可以预测未来情绪和体力活动水平的得分。有趣的是,被分配到只看电视的小组实际上在研究结束时在孤独程度上的得分更高。

总体生活满意度、孤独感、社会关系和体力活动是香港老年人园艺研究的重点。Tse(2010)创建了一个室内园艺项目,为期 8 周,重点是园艺实践的教育和个体化的管理实践。参与者平均年龄为 83 岁,还制作了一本种植日志,在总结仪式上与其他参与者分享。对照组在不进行上述活动的情况下完成了初步和最终评估。在园艺项目结束时,园艺组的孤独感显著降低,生活满意度和社交网络规模显著提高。干预后体力活动方面没有显著的差异,尽管许多参与者确实报告说他们的体力活动确实有所改善。其他常见的自我报告的改善包括感觉更多的社会参与和联系,责任感的增强,以及更多的整体快乐和积极的感觉。

Gleibs 等(2011)调查了英国养老院居民中基于性别的社交俱乐部的治疗效果。这些组织包括小组会议和小组活动,由来自该小组护理机构的同一性别的工作人员主持。俱乐部活动包括在 3 个月内每 2 周去一次博物馆、看一次电影和吃午餐。有伴侣的男性的抑郁和焦虑得分降低,且自我报告的生活满意度增加。然而,在女性受试者中,这些指标没有显著差异。结果发现男女的自身价值观都有显著改善。

在 Travers 和 Bartlett(2010,2011)实施的两项干预研究中,澳大利亚养老院居民 3 个月来每天收听长达 1 小时的广播并记录他们的经历。参与者共 113 人,其中女性 80 人,男性 33人,平均年龄 79.9 岁。20 世纪 20—50 年代的音乐和广播节目在 3 个月内每天播放 1 小时。研究结束时,抑郁显著降低,尤其是痴呆患者,而生活满意度的生活质量分数增加。护理人员报告说,病人在听广播后变得更友好,健康状况得到改善,明显更放松,表现出更好的行为。该研究其他积极因素还包括节目的低成本和广播大范围传播的能力。

Cohen-Mansfield 和 Perach(2015)的综述对 34 项基于临床的研究进行了回顾,这些研究时间跨度 15 年,分析了孤独与社会化的关系。这些社会团体干预旨在改善老年参与者的孤独感和社会互动。研究发现,12 项最有效的研究倾向于利用信息技术,如传播社会技能和关系的知识。最有益的研究项目也往往通过一个训练有素的研究人员提供直接的指导,教导他们如何与他人联系和巩固关系。那些被教导提高社交技能和改善关系的人最有可能体验到孤独感的减轻。

在他们的分析中,Johnson 等(2016)回顾了 19 项关于健康知识和态度与实际健康行为之间关系的研究,同时研究了改变习惯的干预措施的效用,如营养和健身游戏。研究发现,围绕身体和健康的个人主观意向和其他态度会影响人们如何关心自己的健康。不过,研究发现,这些干预计划在改变这些态度和行为方面相当成功。大多数人(59%)报告了引入健康促进游戏和引入积极的健康习惯(如健身和饮食改变)有显著和积极的效果。这表明,健康教育,特别是以娱乐性的方式包装的健康教育,可能使个人能够做出积极的改变,以有益于他们的健康和长寿。

涉及低氧,或缺氧的运动干预,也证明是有用的延长寿命的方式。此外,这类方案可以根据特殊老年人口的需要进行调整。在一项随机、单盲、安慰剂对照研究中,Pramsohler 等(2017)纳入 65 岁以上的 40 名受试者参加了为期 3 周的康复计划。研究了低氧条件下耐力运动对老年人生理指标的影响。实验参与者被安置在一个氧气室中,在等同于 3 000m 海拔的条件下停留 30 分钟,并进行 10~30 分钟的跑步机训练。他们的心率目标设定为峰值耗氧量的 80%。研究发现两个关键的生理益处:包括心脏血运重建、或增加血流、降低身体压力或增加耐力。在实验组,为了达到目标心率所需的体力消耗在研究结束时显著减少了 28%。

健康老龄化的实用建议

本文还研究和描述了在老年人群中实施最佳健康和提高生活质量策略的个性化方法。未来在这些领域有专业知识的医生可以继续提高老年患者的生活质量。其中一个方法可能是改变不良的卫生保健习惯。

久坐行为已经被发现能导致不良的健康结果。对于那些目前不需要护理或其他医疗援助的老年人来说,有一些简单易行的方法可以来克服久坐不动的生活方式。作者 Treat-Jacobson,Bronäs 和 Salisbury(2014)在《护理中的补充和替代疗法》中提出,老年人应该积极参与家务、爱好和娱乐活动。园艺、游泳、瑜伽、轻到中等强度的运动和散步可能很容易融入许多健康老年人的日常生活。然而,对一些人来说,中等到高强度的体育活动是一项艰巨的任务,许多活动可能不适合那些身体虚弱的人。不过,如果有适当的知识和资源,许多老年人可能才会有动力去参加低强度的运动项目。

也有人提出,人们可以以特定的方式改变饮食习惯,这可能有助于降低死亡率。人们认为特定的饮食习惯会影响衰老过程。这可能是饮食和端粒酶相互作用的结果。Boccardi,Paolisso 和 Mecocci(2016)调查了饮食、端粒酶和端粒长度在饮食干预和健康老龄化研究中的作用。端粒酶是一种可以恢复细胞的酶,在本章前面讨论过,正如以前在动物模型中发现的那样,它可以逆转细胞的退化。特殊膳食补充剂,即叶酸和维生素 B、D、E 和 C 被发现能提高端粒的耐久性。富含抗氧化剂的食物也与延长端粒长度和寿命有关。以下列举了高抗氧化食品的清单:金枪鱼、三文鱼、鲱鱼、鲭鱼、比目鱼、凤尾鱼、鲶鱼、石斑鱼、比目鱼、亚麻籽、芝麻、猕猴桃、红莓、绿茶、西蓝花、芽接食物、红葡萄、番茄、橄榄、橄榄油和葡萄籽油。此外,低饱和脂肪酸的食物被发现会增加端粒酶活性,这表明减少或不吃肉类和乳制品可能在一定程度上起到降低死亡率的作用。普遍的建议是多吃水果,蔬菜、全谷物、种子和植物油,如地中海饮食。

另一种改变个人健康习惯的方法可以在工作场所找到。Pitt Catsouphes、James 和 Matz-Costa(2015)对基于工作场所的激励计划进行了调查,以确定其在增强员工健康方面的作用。基于工作场所的卫生和健康计划(health and wellness programs,HWPs)旨在向工作场所的老年人灌输积极的健康行为。据称,这些计划可能会降低雇主的成本,因为它们与提高生产率和延长雇员退休年龄有关。该计划中描述的激励措施的一个例子是让年长员工参与社会性的活动,包括健康锻炼,如让他们休息 1 天参加慈善马拉松。其他潜在的项目计划涉及实施有趣的营养活动,如烹饪课。为员工提供带薪假期,给予老员工社区和团体支持,比如每周开会,互相分享他们的成功或挫折。

关于切实增进老年人健康长寿的其他建议可能涉及对地方或国家的政策改变。例如,世界卫生组织建议采取若干措施确保老年人现在和今后几年都有机会延长寿命。建议执行的第一个行动方针是社区有确保老年人健康的义务(WHO,2015a,2015b)。这样的目标是广泛的,需要理解健康老龄化的含义,代表社区成员采取健康计划的行为,以研究为基础,实现老年社区成员的健康老龄化实践。

WHO(2015a,2015b)发出的第二个行动呼吁则是地方、国家和跨国各级的医疗体系应相互协调。有了这种凝聚力,解决老年人的适当照顾问题将更加可行。医疗保健系统可能需要重组,以便能够满足老年人需求和提高老年人能力。这可能涉及解决全民医疗问题。这样的实施将使越来越多的老年人受益,他们将需要定期的医疗保健,并将受益于一个综合医疗保健系统,为其提供标准化的专业和人道主义服务。

WHO(2015a,2015b)的第三个目标是建立和实施一个有组织的医疗模式,解决老年人的长期需求。随着老龄化的加剧,人们可以预期会经历渐进的和长期的健康下降的问题。因此,为公民提供一个医疗保健系统,以解决需要长期管理的非传染性疾病,特别是在之前没有此类服务提供的地区,这一点可能很重要。其中一些措施可能涉及姑息性(即同理心照护)、集成性和全球性医疗网络和以患者为中心的服务。

第四条建议鼓励创造有利于健康老龄化的环境。这里需要解决的一个问题是改善社会态度,如年龄歧视或对老年人的偏见。其他的环境变化将有助于老年人的自主性,可以对城市内更适合老年人的基础设施进行新的设计。此外,为老年人提供的社会服务和娱乐可以鼓励与其他社区成员的紧密连接,构建健康的创意渠道和实体渠道的桥梁。

最后,WHO(2015a,2015b)建议继续推进健康老龄化的定量和定性研究。人们认为,应该在医学和科学上达成共识,对世界上老龄和老年公民面临的问题进行观察、报告和理解。目前,这些工作是代表世界卫生组织全球老龄化研究(Study on Global AGEing,SAGE)开展的,开发更多这样的模型可能会提高我们对老龄化问题的认识。适应性强、综合性强的研究方法可以继续增强多年来不断积累的关于生活质量和寿命的科学知识基础。

未来研究方向

专注于长寿的生物学家和医学研究人员的传统目标和行动往往建立在生物医学方法上。有生物医学头脑的科学家可以研究老年人的躯体症状和疾病机制。这种方法可能忽略了其他影响衰老和疾病之间相互作用的因素。例如,美国国家癌症研究所经常专门对疾病的器官性质和病程进行医学研究。甚至以"老年人"为中心的国家老龄问题研究所也将大约一半的资金集中在一种年龄决定的疾病,阿尔茨海默病上(Kaeberlein,Rabinovitch,& Martin,2015)。

老龄化的新研究领域,如老年科学,正集中于使用生物-心理-社会模式而不是生物医学模式延长寿命和提高生活质量。最初由 George Engel(1977)开发的生物心理社会模式认为健康和疾病受到生物、心理和社会因素相互作用的影响。生物-心理-社会模式试图解释健康和疾病如何与躯体不适、压力、行为、关系、文化、个性、情绪、记忆及感知相互作用的。老年科学是一个新兴的研究领域,它以类似于这种模式的方式关注老龄化的复杂生物学、心理学和社会学方面。老年医学试图弥合传统的科学方式(如生物医学)与更全面的模型之间的鸿沟。像这样的生物-心理-社会模式,可能会引导未来的科学家与具有不同背景和专长的其他研究人员建立联系。这样的合作可能会更迅速地推进长寿的研究。未来的研究人员可能来自不同的科学领域,可能包括医生和基础研究人员(Kaeberlein et al.,2015)。

其他人则将基因和端粒的调控视为未来改变死亡年龄的潜在途径。Farahzadi,Fathi,Mesbah-Namin 和 Zarghami(2017)回顾了干细胞治疗、端粒调控和表观遗传学临床方法等方面的新技术,以促进老年人的健康。例如,由胚胎结缔组织组成的间充质干细胞可以形成许多不同类型的组织,具有再生能力。这可能凸显了它们未来在基因治疗中的用途。hTERT 基因构建端粒酶,是一种赋予染色体端粒帽附加值的酶。通过促进 hTERT 的表达,将其作为靶向基因,结果喜忧参半,但前景光明。硫酸锌(ZnSO$_4$)研究可能是未来端粒酶研究的最佳途径。硫酸锌(ZnSO$_4$)是一种高度活跃的抗炎抗氧化剂,已被指定用于许多慢性疾病,如癌症和痴呆症的治疗。此外,硫酸锌(ZnSO$_4$)被发现可以促进端粒酶活性。这种效应在间充质干细胞中明显,在所有受试细胞中都有统计学意义。ZnSO$_4$ 还可以促进 hTERT 基因的表达,从而减少衰老(年龄退化)细胞,增强端粒酶活性和增加端粒长度。然而,值得注意的是,研究锌基因操作的研究人员也能够抑制端粒酶(Ren et al.,2007),但这被认为是由于所使用的锌的变异和特定的基因靶点与应激激活有关。为了阐明锌在降低死亡率和促进端粒健康方面的潜在价值,可能需要进一步研究锌的特性和用途。

饮食医学在过去的半个世纪里发展迅速。然而,专门针对老年人的饮食需求的研究相对较少。根据哥本哈根大学食品科学家,Giacalone 等(2016)撰写的一份报告,饮食科学家需要关注老年人的食品消费习惯领域,营养需求、味觉体验和饮食偏好。除此之外,广泛性感觉功能减退、活动能力和认知意识下降对饮食的影响也还没有研究透彻。例如,更多的研究可能需要基于老年人的嗅觉和味觉敏锐度。由于这些感官通常会随着年龄的增长而减退,因此可能需要添加更多的香料,以使食物对这些消费者更有吸引力。此外,除了对蛋白质和维生素 D 的需求外,这个群体对其他必需营养素的具体需求知之甚少。丹麦大学的一个研究项目(counteracting age-related loss of skeletal muscle mass,CALM)对此的研究也有了一些积极的成果。CALM 的研究人员发现了老年消费者每天少食多餐、富含蛋白质和多种类的膳食的好处。

Huang 等(2018)已完成一个项目,旨在评估新指标的效用,可用于确定健康和寿命的性别特异性营养预测因子。这项名为健康老龄化营养指数(Healthy Ageing Nutrition Index,HANI)的新调查,可能被临床医生和患者用于改善不良饮食对早期死亡率的预测。从 1999 年开始,研究纳入 1 898 名 65 岁以上的参与者完成问卷调查,并随机分配到研究的发展组和验证组。2008 年,国家死亡登记处的死亡记录被用来确定哪些问题最能预测性别死亡率。在发展组中,四个营养参数被确定为男性预期寿命的有用预测指标:食欲、与他人一起吃饭、饮食多样性评分和体重指数。对女性来说,烹饪频率、饮食多样性得分和体重指数是预测寿命的最佳指标。验证小组向研究人员提供了 HANI 的分数,表明以植物为基础的饮食和营养,高生活质量分数和较高的肌肉质量预测最大的预期寿命。这种新的非有创性的工具预测男性和女性死亡率分别降低44%和61%。这个新的预测指数可以作为一个不断更新的方法来帮助研究人员和医生监测和改善未来特殊群体的健康状况。

结论

全面了解生活质量和健康之间的相互作用,可以为研究人员、医生、患者提供大胆的新方向,以延长整体寿命和防止不必要的早期死亡。利用新的框架,结合环境、个人和健康的特点,以便最好地处理它们在影响老年人健康措施方面所具有的相互关系。此外,实施某些策略可能会帮助个人延长寿命和提高生活质量和幸福感。

我们观察了区域和文化在影响人口健康行为和长寿结果方面的作用。在适当的指导下,实施新的公共卫生计划和政府激励措施,可以延长一个社区的整体寿命。这甚至可能有利于一个国家的经济,因为健康老龄化的劳动力可能会减轻医疗体系的财政负担,提高工业生产力。我们还观察了最近对表观遗传学和端粒研究的影响。对这一性质的研究已经使人们洞察到某些环境因素是如何影响基因的表达与衰老过程。通过改变某些端粒和基因修饰剂,可能很快就会有新的方法来逆转与年龄相关的生理衰退(Sen et al.,2016)。对于研究老年健康的科学家来说,这种可能性是非常令人兴奋的。继续探索基因、端粒和环境之间的关系,可以更好地理解特定因素的影响强度及它们对生物基础和健康结果的影响。

我们还深入研究了健康行为,如饮食、运动和社交习惯。久坐、饮食选择不当和独居往往与一些不健康的健康结果有关,包括糖尿病、卒中和心脏病等各种慢性病的发病率提高。许多不良的健康行为也与生理功能紊乱、消极情绪和寿命缩短有关。因此,寻找新的方法来消除有问题的健康行为可能对许多人有益。可以利用体重管理来优化营养不良者的健康状况。同样,越来越多的老年人可能受益于更好地理解健身、久坐习惯和锻炼对健康结果的影响。这是一个相对实惠和积极的方式,来促进个体的长寿。让医生和他们的病人了解不同的健身方式,以适应他们特殊的生活方式可能是一个值得卫生研究人员未来追求的目标。此外,实施联系孤寡老人群体的新策略可能有利于提高大量孤寡老人的生活质量。

可以在许多领域采取新的办法来延长老年人的寿命和提高老年人的生活水平。研究个人健康实践、表观遗传学、压力应对机制、加强社交网络、改善饮食和健身以及加强社区参与的项目可以发现新的技术以应用于提高老年人的健康。随着时间的推移,专业人员可以通过采取预防措施促进健康的老龄化实践,为这一人群提供良好的服务。综上所述,对如何授权社区和个人进行自主变革的理解可能会导致生命得到增强和延长。

现在和将来,可能需要一个更为广泛和集中的研究网络来处理这些问题。优先收集和分析需要解决的老龄化及健康问题。在高龄、健康和长寿领域获得的新发现可能会导致快速发展的社会、生物和心理实践和计划,而这些都需要不断的研究去证明。这些进步可能会让人们认识到,这是一个永远难以捉摸的青年之泉,数十亿全球老年人可能很快就会从中获益。

老龄化不是失去青春,而是一个机会和力量的新阶段。[Betty Friedan(1921—2006)]

(李思远 译   王苗 校)

参考文献

Adwan-Shekhidem, H., & Atzmon, G. (2018). The epigenetic regulation of telomere maintenance in ageing. In *Epigenetics of ageing and longevity* (pp. 119–136).

Aguirre, L. E., & Villareal, D. T. (2015). Physical exercise as therapy for frailty. In *Frailty: Pathophysiology, phenotype and patient care* (Vol. 83, pp. 83–92). Karger Publishers, Switzerland.

Ahmad, F. S., Ning, H., Rich, J. D., Yancy, C. W., Lloyd-Jones, D. M., & Wilkins, J. T. (2016). Hypertension, obesity, diabetes, and heart failure – free survival: The cardiovascular disease lifetime risk pooling project. *JACC: Heart Failure, 4*(12), 911–919.

Andreas, S., Schulz, H., Volkert, J., Dehoust, M., Sehner, S., Suling, A., … Grassi, L. (2017). Prevalence of mental disorders in elderly people: The European MentDis_ICF65+ study. *The British Journal of Psychiatry, 1*, 7.

Araújo, L., Ribeiro, O., Teixeira, L., & Paúl, C. (2015). Predicting successful ageing at one hundred years of age. *Research on Ageing, 38*(6), 689–709. https://doi.org/10.1177/0164027515603771

Archer, S., Brathwaite, F., & Fraser, H. (2005). Centenarians in Barbados: The importance of religiosity in adaptation and coping and life satisfaction in the case of extreme longevity. *Journal of Religion, Spirituality & Ageing, 18*(1), 3–19. https://doi.org/10.1300/j496v18n01_02

Arokiasamy, P., Uttamacharya, U., Jain, K., Biritwum, R. B., Yawson, A. E., Wu, F., … Afshar, S. (2015). The impact of multimorbidity on adult physical and mental health in low-and middle-income countries: What does the study on global ageing and adult health (SAGE) reveal? *BMC Medicine, 13*(1), 178.

Assari, S., & Lankarani, M. M. (2015). Does multimorbidity mediate the effect of socioeconomics on self-rated health? Cross-country differences. *International journal of preventive medicine, 6*.

Batsis, J. A., Mackenzie, T. A., Vasquez, E., Germain, C. M., Emeny, R. T., Rippberger, P., ... & Bartels, S. J. (2018). Association of adiposity, telomere length and mortality: data from the NHANES 1999–2002. *International Journal of Obesity, 42*, (2), 198.

Beard, J. R., Officer, A. M., & Cassels, A. K. (2016). The world report on ageing and health. *Gerontologist, 56*, S163–S166.

Blodgett, J., Theou, O., Kirkland, S., Andreou, P., & Rockwood, K. (2014). Frailty in relation to sedentary behaviours and moderate-vigorous intensity physical activity. *Reviews in Clinical Gerontology, 24*(04), 239–254. https://doi.org/10.1017/s0959259814000124

Boccardi, V., Paolisso, G., & Mecocci, P. (2016). Nutrition and lifestyle in healthy ageing: The telomerase challenge. *Ageing* (Albany NY), *8*(1), 12.

Brown, J. E. (2016). *Nutrition through the life cycle*. Cengage Learning.

Burckhardt, C. S., & Anderson, K. L. (2003). The Quality of Life Scale (QOLS): Reliability, validity, and utilization. *Health and Quality of Life Outcomes, 1*(1), 60.

Case, A., & Deaton, A. (2017). Mortality and morbidity in the 21st century. *Brookings Papers on Economic Activity, 2017*, 397.

Chetty, R., Stepner, M., Abraham, S., Lin, S., Scuderi, B., Turner, N., ... & Cutler, D. (2016). The association between income and life expectancy in the United States, 2001–2014. *Jama, 315*(16), 1750–1766.

Chiang, K.-J., et al. (2010). The effects of reminiscence therapy on psychological well-being, depression, and loneliness among the institutionalized aged. *International Journal of Geriatric Psychiatry, 2*, 380–388.

Cohen-Mansfield, J., & Perach, R. (2015). Interventions for alleviating loneliness among older persons: A critical review. *American Journal of Health Promotion, 29*(3), e109–e125.

Dalen, J. E., & Devries, S. (2014). Diets to prevent coronary heart disease 1957–2013: What have we learned? *The American Journal of Medicine, 127*(5), 364–369.

de Frias, C. M., & Whyne, E. (2015). Stress on health-related quality of life in older adults: The protective nature of mindfulness. *Ageing & Mental Health, 19*(3), 201–206.

Dhabhar, F. S. (2014). Effects of stress on immune function: The good, the bad, and the beautiful. *Immunologic Research, 58*(2–3), 193–210.

Edmondson, J. Z. (2005). Life and Immortality: A comparison of scientific, Christian, and Hindu concepts. *Life Science Journal, 2*(1), 2–6.

Engel, G. L. (1977). The need for a new medical model: A challenge for biomedicine. *Science, 196*(4286), 129–136.

Farahzadi, R., Fathi, E., Mesbah-Namin, S. A., & Zarghami, N. (2017). Zinc sulfate contributes to promote telomere length extension via increasing telomerase gene expression, telomerase activity and change in the TERT gene promoter CpG island methylation status of human adipose-derived mesenchymal stem cells. *PLoS ONE, 12*(11), e0188052.

Fontana, L., Partridge, L., & Longo, V. D. (2010). Extending healthy life span – From yeast to humans. *Science, 328*(5976), 321–326.

Franck, L., Molyneux, N., & Parkinson, L. (2016). Systematic review of interventions addressing social isolation and depression in aged care clients. *Quality of Life Research, 25*(6), 1395–1407.

Franco, C., Amutio, A., Mañas, I., Gázquez, J. J., & Pérez-Fuentes, M. (2017). Reducing anxiety, geriatric depression and worry in a sample of older adults through a mindfulness training program. *terapia psicolÓgica, 35*(1), 71–79.

Fyhrquist, F. Y., & Saijonmaa, O. J. (2016). Modifiable factors influencing telomere length and ageing. In *Inflammation, ageing, and oxidative stress* (pp. 67–80). Cham, Switzerland: Springer.

Gaffey, A. E., Bergeman, C. S., Clark, L. A., & Wirth, M. M. (2016). Ageing and the HPA axis: Stress and resilience in older adults. *Neuroscience & Biobehavioral Reviews, 68*, 928–945.

Giacalone, D., Wendin, K., Kremer, S., Frøst, M. B., Bredie, W. L., Olsson, V., … Risvik, E. (2016).

Health and quality of life in an ageing population – Food and beyond. *Food Quality and Preference, 47*, 166–170.

Gleibs, I. H., Haslam, C., Jones, J. M., Haslam, A. S., McNeill, J., & Connolly, H. (2011). No country for old men? The role of a 'Gentlemen's Club' in promoting social engagement and psychological well-being in residential care. *Ageing & Mental Health, 15*, 456–466.

Hinzey, A., Gaudier-Diaz, M. M., Lustberg, M. B., & DeVries, A. C. (2016). Breast cancer and social environment: Getting by with a little help from our friends. *Breast Cancer Research, 18*(1), 54.

Horne, B. D., Muhlestein, J. B., & Anderson, J. L. (2015). Health effects of intermittent fasting: Hormesis or harm? A systematic review. *The American Journal of Clinical Nutrition, 102*(2), 464–470.

Hsu, B., Merom, D., Blyth, F. M., Naganathan, V., Hirani, V., Le Couteur, D. G., … Cumming, R. G. (2017). Total physical activity, exercise intensity, and walking speed as predictors of all-cause and cause-specific mortality over 7 years in older men: The Concord Health and Ageing in Men Project. *Journal of the American Medical Directors Association, 19*(3), 216–222.

Hu, F. B. (2003). The Mediterranean diet and mortality-olive oil and beyond. *New England Journal of Medicine, 348*(26), 2595–2596.

Huang, Y. C., Wahlqvist, M. L., Lo, Y. T. C., Lin, C., Chang, H. Y., & Lee, M. S. (2018). A non-invasive modifiable Healthy Ageing Nutrition Index (HANI) predicts longevity in free-living older Taiwanese. *Scientific Reports, 8*(1), 7113.

Hülür, G., Heckhausen, J., Hoppmann, C. A., Infurna, F. J., Wagner, G. G., Ram, N., & Gerstorf, D. (2017). Levels of and changes in life satisfaction predict mortality hazards: Disentangling the role of physical health, perceived control, and social orientation. *Psychology and Ageing, 32*(6), 507.

Johnson, D., Deterding, S., Kuhn, K. A., Staneva, A., Stoyanov, S., & Hides, L. (2016). Gamification for health and wellbeing: A systematic review of the literature. *Internet Interventions, 6*, 89–106.

Kaeberlein, M., Rabinovitch, P. S., & Martin, G. M. (2015). Healthy ageing: The ultimate preventative medicine. *Science, 350*(6265), 1191–1193.

Kahlbaugh, P. E., Sperandio, A. J., Carlson, A. L., & Hauselt, J. (2011). Effects of playing Wii on well-being in the elderly: Physical activity, loneliness, and mood. *Activities, Adaptation & Aging, 35*(4), 331–344.

Kansky, J., & Diener, E. (2017). Benefits of well-being: Health, social relationships, work, and resilience. *Journal of Positive Psychology and Wellbeing, 1*(2), 129–169.

Kate, P. E., Deshmukh, G. P., Datir, R. P., & Rao, J. K. (2017). Good mood foods. *Journal of Nutritional Health & Food Engineering, 7*(4), 00246.

Kobayashi, L. C., Beeken, R. J., & Meisel, S. F. (2017). Biopsychosocial predictors of perceived life expectancy in a national sample of older men and women. *PLoS ONE, 12*(12), e0189245. https://doi.org/10.1371/journal.pone.0189245

Lagraauw, H. M., Kuiper, J., & Bot, I. (2015). Acute and chronic psychological stress as risk factors for cardiovascular disease: Insights gained from epidemiological, clinical and experimental studies. *Brain, Behavior, and Immunity, 50*, 18–30.

Lavie, C. J., Arena, R., Swift, D. L., Johannsen, N. M., Sui, X., Lee, D. C., … Blair, S. N. (2015). Exercise and the cardiovascular system: Clinical science and cardiovascular outcomes. *Circulation Research, 117*(2), 207–219.

Maniam, J., Antoniadis, C., & Morris, M. J. (2014). Early-life stress, HPA axis adaptation, and mechanisms contributing to later health outcomes. *Frontiers in Endocrinology, 5*, 73.

Martinez-Gonzalez, M. A., & Martin-Calvo, N. (2016). Mediterranean diet and life expectancy; beyond olive oil, fruits, and vegetables. *Current Opinion in Clinical Nutrition and Metabolic Care, 19*(6), 401–407.

Martínez, P., & Blasco, M. A. (2017). Telomere-driven diseases and telomere-targeting therapies. *The Journal of Cell Biology, 216*(4), 875–887.

Mattson, M. P., Longo, V. D., & Harvie, M. (2017). Impact of intermittent fasting on health and disease processes. *Ageing Research Reviews, 39*, 46–58.

McFarland, R., Murphy, D., Lusseau, D., Henzi, S. P., Parker, J. L., Pollet, T. V., & Barrett, L. (2017). The 'strength of weak ties' among female baboons: fitness-related benefits of social bonds. *Animal Behaviour, 126*, 101–106.

McGinnis, J. M. (2016). Income, life expectancy, and community health: Underscoring the opportunity. *JAMA, 315*(16), 1709–1710.

Michalos, A. C. (2017). Social indicators research and health-related quality of life research. In *Connecting the quality of life theory to health, well-being and education* (pp. 25–58). Cham, Switzerland: Springer.

Moe, J. O. (2018). Trends and variation in health and senescence among the elderly in Norway.

Moore, R. C., Eyler, L. T., Mausbach, B. T., Zlatar, Z. Z., Thompson, W. K., Peavy, G., Fazeli, P. L., & Jeste, D. V. (2015). Complex interplay between health and successful ageing: Role of perceived stress, resilience, and social support. *The American Journal of Geriatric Psychiatry, 23*(6), 622–632.

Nicolaides, N. C., Kyratzi, E., Lamprokostopoulou, A., Chrousos, G. P., & Charmandari, E. (2015). Stress, the stress system and the role of glucocorticoids. *Neuroimmunomodulation, 22*(1–2), 6–19.

Pandey, A. K., & Pandey, G. (2017). Epigenetics and systems physiology of nutrition: an overview. Adv Diabetes Metab, 5.

Perna, L., Zhang, Y., Mons, U., Holleczek, B., Saum, K. U., & Brenner, H. (2016). Epigenetic age acceleration predicts cancer, cardiovascular, and all-cause mortality in a German case cohort. *Clinical epigenetics, 8*(1), 64.

Pickering, C., & Kiely, J. (2018). ACTN3, morbidity, and healthy ageing. *Frontiers in Genetics, 9*, 15.

Pitt-Catsouphes, M., James, J. B., & Matz-Costa, C. (2015). Workplace-based health and wellness programs: The intersection of ageing, work, and health. *The Gerontologist, 55*(2), 262–270.

Praharso, N. F., Tear, M. J., & Cruwys, T. (2017). Stressful life transitions and wellbeing: A comparison of the stress buffering hypothesis and the social identity model of identity change. *Psychiatry Research, 247,* 265–275.

Pramsohler, S., Burtscher, M., Faulhaber, M., Gatterer, H., Rausch, L., Eliasson, A., & Netzer, N. C. (2017). Endurance training in normobaric hypoxia imposes less physical stress for geriatric rehabilitation. *Frontiers in Physiology, 8,* 514.

Rasmussen, L. J., Sander, M., Wewer, U. M., & Bohr, V. A. (2011). Ageing, longevity and health. *Mechanisms of Ageing and Development, 132*(10), 522–532.

Ravussin, E., Redman, L. M., Rochon, J., Das, S. K., Fontana, L., Kraus, W. E., … Smith, S. R. (2015). A 2-year randomized controlled trial of human caloric restriction: Feasibility and effects on predictors of health span and longevity. *The Journals of Gerontology: Series A, 70*(9), 1097–1104.

Remington, P. L., & Brownson, R. C. (2011). Fifty years of progress in chronic disease epidemiology and control. *MMWR Surveillance Summaries, 60*(Suppl 4), 70–77.

Ren, L., Zhang, A., Huang, J., Wang, P., Weng, X., Zhang, L., et al. (2007). Quaternary ammonium zinc phthalocyanine: Inhibiting telomerase by stabilizing G quadruplexes and inducing g-quadruplex structure transition and formation. *Chembiochem, 8*(7), 775–780. pmid:17361982.

Rizza, W., Veronese, N., & Fontana, L. (2014). What are the roles of calorie restriction and diet quality in promoting healthy longevity? *Ageing Research Reviews, 13,* 38–45.

Robles, T. F., Slatcher, R. B., Trombello, J. M., & McGinn, M. M. (2014). Marital quality and health: A meta-analytic review. *Psychological Bulletin, 140*(1), 140.

Sarafino, E. P., & Smith, T. W. (2014). Nutrition, Weight Control and Diet, Exercise, and Safety. In *Health psychology: Biopsychosocial interactions.* John Wiley & Sons.

Selye, H. (1950). Stress and the general adaptation syndrome. *British Medical Journal, 1*(4667), 1383.

Sen, P., Shah, P. P., Nativio, R., & Berger, S. L. (2016). Epigenetic mechanisms of longevity and aging. *Cell, 166*(4), 822–839.

Sriram, U., Morgan, E. H., Graham, M. L., Folta, S. C., & Seguin, R. A. (2018). Support and sabotage: A qualitative study of social influences on health behaviors among rural adults. *The Journal of Rural Health, 34*(1), 88–97.

Steptoe, A., Deaton, A., & Stone, A. A. (2015). Subjective wellbeing, health, and ageing. *The Lancet, 385*(9968), 640–648.

Thompson, N. A., & Cords, M. (2018). Stronger social bonds do not always predict greater longevity in a gregarious primate. *Ecology and Evolution, 8*(3), 1604–1614.

Travers, C., & Bartlett, H. (2010). An exploratory study of carers' and care staff's perspectives of silver memories: A unique radio program for older people. *Activities, Adaptation & Ageing, 34,* 135–147.

Travers, C., & Bartlett, H. (2011). Silver memories: Implementation and evaluation of a unique radio program for older people. *Ageing & Mental Health, 15,* 169–177.

Treat-Jacobson, D., Bronäs, U. G., & Salisbury, D. (2014). Exercise. In R. Lindquist, M. Snyder, M. F. Tracy, R. Lindquist, M. Snyder, & M. F. Tracy (Eds.), *Complementary and alternative therapies in nursing* (pp. 299–319). New York, NY: Springer Publishing.

Tse, M. M. Y. (2010). Therapeutic effects of an indoor gardening programme for older people living in nursing homes. *Journal of Clinical Nursing, 19,* 949–958.

World Health Organization. (2015a). *World health statistics 2015.* Geneva, Switzerland: World Health Organization.

World Health Organization. (2015b). *World report on ageing and health.* Geneva, Switzerland: World Health Organization.

World Health Organization. (2017). Cardiovascular diseases (CVDs). Fact sheet. Updated May 2017.

Yang, Y. C., Boen, C., Gerken, K., Li, T., Schorpp, K., & Harris, K. M. (2016). Social relationships and physiological determinants of longevity across the human life span. *Proceedings of the National Academy of Sciences, 113*(3), 578–583.

Yousefi, Z., Sharifi, K., Tagharrobi, Z., & Akbari, H. (2015). The effect of narrative reminiscence on happiness of elderly women. *Iranian Red Crescent Medical Journal, 17*(11), e19612.

Zietzer, A., & Hillmeister, P. (2014). Leucocyte telomere length as marker for cardiovascular ageing. *Acta Physiologica, 211*(2), 251–256.

第 3 章　老年人的生物-心理-社会学康复方法

Chasley Jones，Nancy D. Kishino，Robert J. Gatchel

概述

如本手册其他章节所述,通常定义老年人年龄为 60 岁及以上。目前,美国约有 3 500 万老年人,约占美国人口的 12.4%。据预测,到 2030 年,老年人口将占总人口的 20%(U. S. Census Bureau,2000,2001)。我们的一生都在不断维持身心健康,无论是洗澡、锻炼还是睡觉,我们做这些来更好地为即将发生的事情做准备,有时仅仅为了有助于改善整体生活质量。在晚年生活中,这可能会变得更加困难,随着日常生活难度的增加,老年人需要为日常行为付出更多精力。有人认为,认知衰退和认知障碍的部分原因在于老年人与周围环境的互动减少(Miklashevsky & Fischer,2017),互动减少则进一步增加孤独感,而孤独感已被证明与老年人的心理和身体生活质量的降低有关(Gerino,Rollè,Sechi,& Brustia,2017)。

不幸的是,老年人群的跌倒风险也较高,若停止体力活动,将会进一步增加跌倒风险(Arfken,Lach,Birge 和 Miller,1994)。事实上,跌倒和跌倒相关损伤是老年人的主要问题,因为它们是疼痛、失能和功能障碍的早期因素,这些损伤总体上会导致生活质量降低(D'Arcy,2010;Halvarsson,Franzén,& Ståhle,2015)。此外,步态异常也会增加跌倒的风险。虚弱的成年人经常卧床不起,需要助行器具。不过幸运的是,最近的研究表明,即使是虚弱的老年人也仍然可以参加专门针对他们的需求和能力量身定制的运动项目。研究显示运动可以增强肌肉力量、平衡能力和整体身体功能(Pils,2016;Polatin,Bevers,& Gatchel,2017)。

除了跌倒风险,老年人在康复过程中还需要考虑几种不同的社会心理问题。实际上,老年人中大约 30%~50% 有抑郁症状;1%~4% 有抑郁症;约 25% 有自杀意念以及其他更可能在老年人中出现的精神病理学症状,例如快感缺失、情感淡漠、食欲减退、疑病症和精神运动迟缓(Polatin et al.,2017;Cohen & Krajewski,2014;Wuthrich,Johnco,& Wetherell,2015)。65 岁及以上的人群自杀率最高,且随着年龄的增长而提高。抑郁症在老年人中很常见,然而很少有人被其初级保健医师进行适当的诊断、治疗或转诊给精神健康专家(Cohen & Krajewski,2014)。此外,疼痛在老年人中非常普遍(Hadjistavropoulos et al.,2007;Kaye et al.,2014;Piotrowski,2014;Polatin et al.,2017)。由于其患病率高,本章将主要关注老年人的疼痛康复。

生物-心理-社会模式：老年人对于跨学科康复方法的需求

生物-心理-社会模式假定疾病是生物、心理和社会变量之间复杂相互作用的结果。图 3.1 直观显示了疼痛康复的生物-心理-社会模式(Kaiser,Treede,& Sabatowski,2017)。遗憾的是,以前的传统治疗方法中,不论个体的生物心理社会差异如何,都将疼痛患者做相同的分组,并且以相似的方式进行治疗。然而研究表明,即使疼痛患者具有相同的诊断和治疗,他们仍然会有不同的个性化治疗需求和结局(Fairhall et al.,2013;Gatchel,McGeary,McGeary,& Lippe,2014)。传统过时的生物医学疼痛疗法的干预措施有限(如手术,药物治疗),疼痛患者缺乏长期获益(Chou,2013)。因此,在跨学科疼痛干预计划(interdisciplinary pain intervention program,IPIP)中,根据个体特异性的生物心理社会差异"量身定制"的治疗方案至关重要。

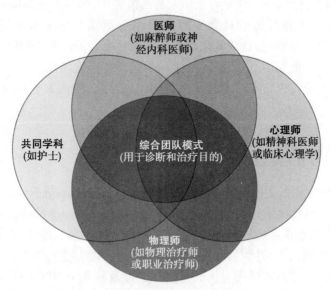

图3.1　一种跨学科、多模态疼痛干预方法的治疗结构。
(改编自 Kaiser et al.,2017)

　　疼痛是一种心理生理概念,最初可以从患者对疼痛体验的主诉中进行主观评估。出于这个原因,我们使用了许多不同的方法来收集有关疼痛的数据。然而最终衡量患者所经历的疼痛程度取决于临床医生对每种方法的理解(Gatchel,2005)。疼痛患者,尤其是慢性疼痛患者,疼痛通常不是唯一的症状,疼痛还与合并的社会心理问题相关,例如抑郁症(患病率40%)、广泛性焦虑症(22%)、惊恐障碍(12%)和酗酒(5%),这进一步增加了疼痛评估和治疗的复杂性(Darchuk,Townsend,Rome,Bruce,& Hooten,2010;Polatin et al.,2017)。在疼痛的体验中,还存在"压力和担忧"的问题(例如,我是否能够重返工作岗位? 如果不能,我将如何解决经济来源?)。这种"压力和担忧"将通过"疼痛-压力循环"进一步确定一个人的行为将如何影响疼痛,也就是说,如果疼痛减轻,那么压力和担忧就会减少;同样地,如果压力和担忧减少,则疼痛通常也会减轻(Gatchel,2005)。紧接着这些与疼痛相关的关联可能会触发额外的情绪和行为反应(例如,恐惧逃避、灾难化、抑郁),从而进一步放大疼痛体验,来维持疼痛、压力和失能的恶性循环持续存在(Gatchel et al.,2014)。这个过程可能最终导致慢性疼痛患者认为自己始终处于"病态角色"中,他们越来越关注自己的疼痛和相关的失能,同时将社会和职业责任转移给他人。生物-心理-社会模式已经产生了一些非常有效的综合 IPIPs,用以解决这种适应不良的"病态角色"现象(Gatchel et al.,2014)。

　　在 IPIP 的社会心理治疗中,认知行为疗法(cognitive behavioral therapy,CBT)是最重要的组成之一。例如,Morley、Eccleston 和 Williams(1999)最初从一项荟萃分析研究中证明,CBT

治疗慢性疼痛可以改善其应对能力和社会功能。对于慢性疼痛患者,CBT 处理的几个领域包括灾难化、疼痛状态接受程度和逃避活动(运动恐惧症)。CBT 使用的方法包括放松训练、注意力控制和激励性访谈。CBT 的优势在于它是一种短期干预措施,专注于发展实用的应对技能(Gatchel et al.,2014)。

生物-心理-社会模式现在被认为是 IPIP 中最具启发性的方法,并且适当地描述了疼痛是生物、心理和社会因素之间复杂的相互作用,这些因素共同导致了疼痛体验(Gatchel,2005;Gatchel et al.,2014)。此外,在一项针对老年人群的研究中,慢性腰痛(chronic low back pain,CLBP)患者在疼痛干扰和疲劳的社会心理部分得分更高(Hulla,Moomey,Garner,Ray & Gatchel,2016)。此外,疼痛还会造成其他几种不同的社会心理结果(睡眠障碍、焦虑增加、由于害怕运动而导致的功能能力下降、体育活动减少和抑郁风险增加)。这项研究进一步支持了生物-心理-社会模式在评估和治疗老年疼痛中的应用。其他示例将在本章后续内容中介绍。

跨学科/综合治疗的类型

首先,应该明确注意的是,多学科疼痛管理计划(multidisciplinary pain management program,MPMP)与跨学科疼痛管理计划(interdisciplinary pain management program,IPMP)之间存在差异,这两个术语经常互换使用,但它们并不相同。多学科意味着在疼痛管理治疗中涉及几个不同的医疗保健人员;但他们之间的整合和沟通可能会受到限制,因为这些人员可能不在同一医疗机构。与之形成鲜明对比的是,IPMP 涉及的几个不同医疗保健人员之间的能顺畅沟通,因为他们都在患者所处的医疗机构中,这样可以更好地协调服务,有助于减轻患者的压力和焦虑感(Fricton,Gupta,Weisberg,& Clavel,2015;Gatchel et al.,2014;Kaiser et al.,2017;Polatin et al.,2017)。慢性疼痛患者的跨学科治疗被认为是最具有成本效益和最高质量的治疗方法,并且在一些方面(如疼痛的严重程度、疼痛对功能的干扰等)具有最好的长期疗效(Polatin et al.,2017;Fricton,Gupta et al.,2015;Harris,Loveman,Clegg,Easton,& Berry,2015;Gordon & Bloxha,2016;Crame,Lauche,Haller,& Dobos,2013;Waterschoot et al.,2014;DeBar et al.,2012;Chou et al.,2009;Gatchel & Okifuji,2006;Oslund et al.,2009)。为了获得最佳临床结局,IPMP 必须与所需的各个学科(如行为专家、护士病例管理人员、医生和物理治疗师)充分整合(DeBar et al.,2012;Gallagher,2011;Polatin et al.,2017;Turk,Wilson,Cahana,2011;Waterschoot et al.,2014)。

功能恢复

功能恢复(functional restoration,FR)是首个基于循证的用于慢性疼痛疾病的 IPMP。经验表明,使用 FR 可以成功诊断、干预和管理慢性疼痛。Mayer 和 Gatchel 1989 年正式启动 FR 项目,它需要临床医生相互之间积极沟通并统一治疗目标,从而改善身体和心理社会功能。该项目的一个关键组成部分是患者社会支持的发展程度,如本章开始部分所述,孤独感已被证明与老年人心理和身体生活质量的下降有关(Gerino et al.,2017),而社会支持可以减少孤独感。Gatchel 等(2014)对成功的 FR 方法进行了综述,随后,IPMP(大部分基于 FR)得到进一步发展,包括:梅奥诊所康复中心,布鲁克斯疼痛康复项目,芝加哥疼痛管理中心康复研究所,克利夫兰诊所基金会,慢性疼痛康复计划和功能性职业恢复治疗(Functional Occupational

Restoration Treatment, FORT)计划(Gatchel et al., 2014)。

自从 FR 计划开展以来,许多其他 IPMP 已被证明是有效的。例如,在 Darchuk 等(2010)进行的一项研究中,评估了 411 名慢性疼痛患者,这些患者同时伴有心理合并症,包括抑郁症、睡眠障碍、焦虑、孤立和步态受损。他们正在"戒断"阿片类药物和其他药物,并经历了 3周强化的门诊 IPMP。该计划的建立基于生物心理模式,此模式还包含了阿片类药物戒断。在出院后的 6 个月中,共有 292 名参与者完成评估药物使用情况、身体功能和情绪健康的问卷随访。研究发现,在出院后和随访 6 个月时,完成 IPMP 的老年患者,抑郁、疼痛灾难化、疼痛严重度和疼痛干扰显著降低,同时,感知控制、身体和社会功能则显著增强。随着项目的进展,参与者的情绪、疼痛灾难化、疼痛严重程度、疼痛干扰、疼痛控制、健康感知、生理功能、社会功能以及生理和情感因素导致的功能限制方面均得到了显著改善。此外,随着康复计划的进行,止痛药的使用量也显著减少。

功能性神经症状障碍(functional neurological symptom disorder, FNSD)可被描述为在缺乏具体神经学证据的情况下运动或感觉障碍。虽然识别创伤事件并不是诊断 FNSD 的必要条件,但人们普遍认为,严重的社会心理压力会有躯体化表现。目前 FNSD 的标准治疗方法尚未制定出来。不过,按照 DSM-5 的建议(American Psychiatric Association, 2013),解决 FNSD 最有效的途径是跨学科方法,由康复医师、神经病学家、心理学家、言语病理学家、物理治疗师等协同合作(Yam et al., 2016)。通过跨学科治疗,语言基本流利,步态基本正常。出院后,总体神经行为功能评分改善(Yam et al., 2016)。与之相关的是,吞咽困难作为卒中的常见结果,是另一个最好通过跨学科治疗来解决的问题。约 37%~78% 的卒中患者会发生吞咽困难,并常因此经历更严重的并发症。研究表明,有效检测和管理卒中患者的吞咽困难可缩短住院治疗和在院时间。在一项研究中发现,多学科方案降低了许多卒中后吞咽困难相关并发症的风险(Gandolfi et al., 2014)。

在另一项研究中,Boorsma 等(2011)评估了位于荷兰的 10 所家庭护理机构中的老年疼痛患者。其中 5 所机构采用跨学科护理,包括失能监测、患者授权以及协同机构跨学科医疗团队的护理。综合护理组的参与者每 3 个月进行一次多维评估,与患者讨论治疗方案并根据他们的个人意愿或目标进行调整,这些有助于指导制定患者的个体化护理计划。对有复杂护理需求的居民,每年安排两次多学科会议,以及与老年医学专家或心理学专家的补充咨询。常规护理对照组接受的是典型的家庭医生医疗护理,没有协同和结构化的护理计划。多学科综合护理的最后一个要点是每 3 个月对老年患者的结局进行重新评估,并使用同一评估工具,将其与从荷兰所有住宅设施居民数据中得出的基准值进行比较。该工具由 Morris 开发,由 32 个风险调整护理质量指标组成,总得分为 32 分(Morris, 2004),显示出良好的有效性和可靠性。使用该工具的研究发现,与常规护理相比,跨学科治疗改善了家庭护理机构中老年人的护理质量(Boorsma et al., 2011)。

物理医学与康复

物理医学和康复(physical medicine and rehabilitation, PMR)这一广泛的医学领域最初是专门为尽可能减少疾病造成的损害而开发的,在改善功能和活动的同时预防并发症。可以将其视为 IPMP 的早期形式。最有启示性的 PMR 项目通过使用生物心理社会康复方法来实现这些目标,可以在急诊或社区护理机构中进行。PMR 专家可能使用的治疗手段包括药物治疗、物理治疗、专科技术、患者教育和职业干预。老年患者干预的重点在于预防/管理疾病和损伤、促进健康以及注重日常活动的自主性。这些专家带领跨学科干预团队，有望协助患者制定计划，帮助他们增加肌肉力量，改善功能表现并提高生活质量。PMR是一个协调配合的过程，从损伤或患病开始，直到患者在社会中发挥符合其意愿的作用。研究发现，这些跨学科项目可以促进出院并促进日常活动中的自主性表现（如Pils，2016；Polatin et al.，2017）。专家鼓励老年患者采取积极的方法来应对衰老，而不是始终被动接受。

已经有许多研究证明了这种方法的有效性。例如，Fairhall等（2013）对70岁以上的120例老年人进行了为期12个月的家庭干预，研究者根据心血管健康研究（Cardiovascular Health Study，CHS）衰弱表型的定义纳入了衰弱参与者，并帮助他们增强自己。参与者必须满足3个及以上CHS标准才能被认定为衰弱（即步态缓慢、握力降低、疲惫、低能量消耗和体重减轻）。此外，参与者均是从澳大利亚悉尼Hornsby Ku-ring-gai保健服务中心的康复和老年护理服务部出院的老年人。每种干预措施都是根据参与者的心理社会状况和身体限制来制定的。一般而言，在12个月内，干预组的参与者除了社区服务机构及全科医生为老年人提供常规护理外，通常需要进行10次运动诊疗（恢复平衡）和下肢训练（每天20~30分钟，每周3~5次）。常规护理组的参与者（对照组），由全科医生负责提供医疗护理和满足患者的需求，没有协作和结构化的护理计划。生理概况评估（Physiological Profile Assessment，PPA）具有可靠的跌倒预测能力（Lord，Menz，& Tiedemann，2003），该评分包括5个生理功能指标（姿势晃动、伸膝力量、反应时间、下肢本体感受和视觉对比敏感度）。通过改善股四头肌力量、晃动和姿势平衡，干预组在12个月干预结束时的表现明显优于对照组。短时间体能测验和4分钟的步行距离也有显著改善，干预组的总体得分几乎明显高于对照组。为期12个月的干预计划成功降低了跌倒风险，但跌倒率本身似乎不受干预的影响，这很可能是由于坚持率在25%~50%之间的参与者平均每周干预运动少于1小时，而坚持了50%干预计划的参与者的跌倒风险结果显著改善。

Cederbom等（2014）进行的另一项研究纳入了老年女性患者，要求她们完成为期12周的多学科运动疗法，包括设定目标并对自己的物理治疗和目标进行认知性评价。运动方面，要求患者进行年龄适宜的运动（如步行、椅子站立运动、爬楼梯、仰卧起坐等），每天30分钟，每周5天。对照组仅在初次就诊时接受有关体力活动和认知锻炼的建议，其余的随访只是收集活动日记。干预组（多学科组）还进行了治疗，包括设定自我效能和身体平衡的目标，以及结构化地认识和管理慢性疼痛。研究发现，干预组在提高体力活动水平和自我效能感方面均优于对照组，这表明多学科干预比严格的运动方案更为有效。评估一个更全面的IPMP计划是否会产生更好的结果，这会是一件有趣的事情。

其他整合模式

已经开发出的几种治疗方法，虽然严格说来他们本质上并不是跨学科治疗，但与早期文献记录的FR方法非常相似。其中一种治疗被称为"改善情绪：促进协作治疗"（Improving Mood：Promoting Access to Collaborative Treatment，IMPACT），是一种由老年抑郁症方面的心理学专家和护士组成的多学科干预模式。这些老年抑郁症专家与诊所的初级保健医生和护士合作，解决老年患者出现的抑郁症状。IMPACT计划成功缓解了抑郁症状，提高了患者的满意度，并改善了治疗后2年的临床结局。然而，不幸的是，大多数IMPACT计划在资金耗尽后就停止了运营（Cohen & Krajewski，2014）。另一个短期的干预研究是"老年人初级保健自杀预防"（Prevention of Suicide in Primary Care Elderly，PROSPECT），该模式旨在治疗老年患者抑郁症并预防自杀。与 IMPACT 类似,PROSPECT 也有赖于从事初级保健工作的心理学医生和护士的专业知识。他们使用综合治疗模式对老年患者进行评估,然后给临床医生提供治疗建议(药物剂量和心理治疗等)。纳入抑郁症护理管理的治疗方案成功提高了轻度或重度老年抑郁症患者的缓解率,并减少了患者两年内的自杀意念(Cohen & Krajewski,2014)。

在 IMPACT 和 PROSPECT 项目之后,多学科到跨学科方法之间的过渡方法也得到测试。"老年人药物滥用和心理健康初级保健"(Primary Care Research in Substance Abuse and Mental Health for the Elderly,PRISM-E)是一项比较综合治疗模式与强化转诊模式的研究,重点是治疗药物滥用和改善心理健康。综合治疗模式和强化转诊模式的不同之处在于,前者有药物滥用和精神保健专家以及初级医师,他们都在同一机构工作,而后者则将病人转诊到不同的医疗场所。两种医疗模式的抑郁症缓解率相似,但强化转诊模式在治疗老年重度抑郁症方面更有效(Cohen & Krajewski,2014)。因此,PRISM-E 项目再次表明,与多学科治疗相比,跨学科治疗具有显著优势。它使患者减轻了额外的负担,让他们能更专注于自己的治疗。

远程综合护理

通过电子网络跨学科老年健康团队资源(Bridging Resources of an Interdisciplinary Geriatric Health team via Electronic Networking,BRIGHTEN)则是一次远程的跨学科干预尝试,参与该项目的跨学科医疗专业人员位于不同机构中,通过网络相互联系。BRIGHTEN 方法由筛查、评估、团队建议和接洽合适的服务组成。首先通过患者访谈和心理测试进行筛查,这些测试包括改良版的患者健康调查表-2、老年抑郁量表、医疗结局研究简明问卷 12 和跨学科需求评估。符合条件的患者随后进入个体化治疗流程,项目协调员与之会面,告知其医疗团队的建议,然后为其对接合适的服务。BRIGHTEN 评估显示,虽然患者的身体健康状况通常没有改变,但该项目增加了他们获取心理保健的机会,并且能将抑郁症状降低到非临床水平(Cohen & Krajewski,2014)。由于缺乏医患之间的直接互动,患者的责任感减少,对物理治疗方案的依从性降低。行为健康对改善老年患者的适应能力和技能至关重要,每个多维模式的设计均为针对抑郁症的评估和治疗/管理,以改善功能有效性,进而增强应对能力(如身体状况、个人护理、减少跌倒和缓解疼痛;Leppin et al.,2014)。

正念技能训练模式

另一种综合护理模式是正念技能训练(mindfulness skills training,MST),通过冥想和正念方法治疗包括疼痛在内的多种医疗状况(Vranceanu et al.,2014)。正念疗法已被证明可以通过结构性干预来减轻疼痛程度和改善生活质量,该干预包括每周 8 次、每次 2 小时的集体治疗,然后辅以居家练习。所有课程均包括正念练习(例如,瑜伽和其他形式的正念运动)和认知行为疗法,通过有计划地教授患者适应慢性疼痛的认知和行为技能,并改变不恰当的认知和行为,从而改善患者的功能(Cherkin et al.,2014)。但是,尚不清楚 Cherkin 等(2014)的研究是否能系统地改善功能。大量证据表明,身体功能的自我报告通常不可靠,因此,身体功能等关键的测量结果变量尤其重要(Prince et al.,2008)。总体而言,训练模式是一种减轻疼痛的经济有效的方法,但尚不清楚干预措施本身是否能恢复功能(Jackson,2016)。

人与动物互动疗法

当将生物-心理-社会模式应用于疼痛管理时,还有许多其他不同的治疗方案可用。甚至还有以目标为导向、有计划干预措施的人与动物互动疗法,旨在帮助人们改善日常起居和生活质量。这些方案为老年人提供了健康和福祉的各种积极结果。例如,Gee、Mueller 和 Curl(2017)发现养宠物会影响主人的心血管健康、抑郁、焦虑以及社会支持。宠物主人需要积极地遛狗或饲养照顾动物,这可以显著降低由缺乏活动导致的健康风险。宠物除了进行社交互动外,它还为其主人提供了一种支持感。通常而言,退休后的生活质量和满意度指数会降低,但对于养宠物的人来说,由于仍在进行养宠物的活动,仍获得社交支持,生活满意度不会下降那么多(Gee et al.,2017)。然而,由于陪伴宠物需要主人更多的体育活动,使老年人摔倒的风险增加,这已成为主要关注的问题。由于跌倒的风险增加,宠物疗法需要仔细和个体化评估实际使用价值。即使人与动物互动干预对健康有好处,但如果患者有较高的跌倒风险,使用另一种干预形式可能获益更多。

慢性疼痛和成瘾的转化治疗

Fricton、Gatchel、Lawson 和 Whitebird(2017)开发了一种相对较新的方法,即转化护理模式(transformative care model,TCM),强调如何在医疗保健系统中有效地管理患者,这种模式运作原理与生物-心理-社会模式相似,通过将关注点从医疗保健提供者重新聚焦到慢性疼痛患者,从而持续推动生物-心理-社会模式的理念。TCM 旨在通过采取干预措施,训练患者行为,以实现更好的自我管理策略。这是通过个性化护理策略对患者进行自我管理培训来实现的,个性化护理策略包括在线和面对面的综合团队参与(Fricton,Gupta et al.,2015)。TCM 侧重于以患者为中心的医疗保健原则,促使患者由被动性向自主能动性的转变(Simon,2012)。随着这种转变,从医疗保健提供者单独负责治疗转变为患者更自主的自我管理治疗模式(基于循证的生物医学治疗),治疗结果显著改善,患者对医疗保健系统的依赖性降低(Fricton et al.,2017;Fricton,Gupta et al.,2015)。图 3.2 的示意图展示了 TCM 方法的一种形式,将在下一段中讨论。

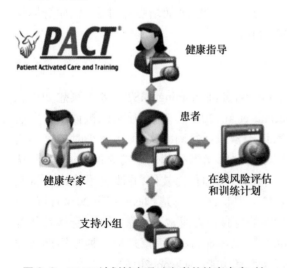

图 3.2　PACT 计划旨在通过患者的健康专家、健康指导、支持小组(即家人和朋友)和个人在线培训来帮助患者自我管理。(改编自 Fricton et al.,2017)

TCM 的最新版本称为个性化主动护理和训练(personalized activated care and training,PACT),包括 TCM 家庭综合护理、在线风险评估和训练计划,旨在进一步增强患者的能力(Fricton et al.,2017)。凭借互联网的便捷性,TCM 疼痛管理更倾向于是一种改善患者结局的维持方法(Bender,Radhakrishnan,Diorio,Englesakis,& Jadad,2011)。PACT 提供了一个在线平台,医疗保健专业人员可以为个体化治疗计划提供综合性的自我管理培训和健康指导。在线平台包含六个组成部分(即自我管理、健康习惯、每日休息时间、平静练习、远程健康指导和在线交流),可帮助增强患者的能力。自我管理致力于训练患者减少危险因素和加强保护因素。健康习惯注重改善积极的日常习惯,包括锻炼、姿势、饮食、睡眠和伤害预防等。每日休息则是通过检查日常生活方式、想法和人际关系来维持正念。平静练习通过放松训练来放松身心。远程健康指导定期提供关于训练方法和策略的通知和提醒，以帮助维持其他治疗。最后，在线交流为患者提供了一种方便灵活的治疗方式（Fricton等，2017）。先前的研究以及系统评价显示，自我管理和健康习惯具有极好的结局，可降低成瘾的风险，并且长期而言更具成本效益（Fricton，Anderson et al.，2015；Cramer et al.，2013；Fricton，Velly，Ouyang，Look，2009；Gordon & Bloxham，2016；Harris et al.，2015；Hayden，Van Tulder，& Tomlinson，2005；Marley et al.，2014；Morley et al.，1999；Tang et al.，2015）根据文献，对基于正念减轻压力的系统评价的证据表明，每日休息也可改善结局（Chiesa & Serretti，2011；Garmon，Philbrick，Padrick，& Goodman，2014；Hilton et al.，2017；Rosenzweig et al.，2010）。同样，通过对冥想，放松和恢复训练的系统评价支持平静练习可改善结局（Galante，Galante，Bekkers，& Gallacher，2014；Kwekkeboom & Gretarsdottir，2006；Leppin et al.，2014）。既往的研究和对健康指导、社会支持以及基于计算机和网络的干预措施的系统评价，也表明了在线交流的和远程健康指导的实用性和有效性（Bailey，Carleton，Vlaeyen，& Asmundson，2010；Fricton，Andersonet al.，2015；Simon，2012；Veehof，Oskam，Schreurs，& Bohlmeijer，2011；Campbelll，Wynne-Jones，& Dunn，2011；Kamper et al.，2015；Holden，Davidson，& O'halloran，2014；Garg，Garg，Turin，& Chowdhury，2016；Buhrman，Gordh，& Andersson，2016）。

研究到实践的关键信息

实践建议

疼痛管理技术已从简单的生物医学模式发展为更具启发性和更全面的生物-心理-社会模式，以便更彻底、更经济地治疗疼痛患者。上述缓慢的技术变迁表明，当参与 IPMP 类型的方法时，患者的健康状况得到改善。疼痛康复治疗后常因为难以去除引起疼痛的影响因素而出现疼痛复发，治疗方法不仅从生物医学向生物心理社会转变，生物-心理-社会模式也转向了更全面的跨学科医疗模式，结合患者对积极健康结果的愿望和自我管理动机，实现了更快、更彻底和目标导向的方法。跨学科方法需要一个临床医生团队，在同一机构或"同一屋檐下"，彼此进行良好的沟通，并巩固他们的目标，改善身体和心理社会功能。从跨学科的方法来看，创新性的实现是通过网络实现了互联互通，使该方法适应我们的社会技术进步。互联网治疗提醒提高了患者对治疗的依从性，并实现了更快速更方便的培训、评估以及与医疗保健专业人员的联系。因此，TCM 非常有前景，它是最新最现代化的模式，将更多的职责移交给患者，使得他们尽快康复。

实践和研究的未来方向

临床研究清晰表明了生物-心理-社会模式最近的发展优势，最新的 TCM 取代了以往患者被动接受治疗的方式，提供了潜在的最好的帮助患者康复的机会。尽管如此，在跨学科疼痛管理的实践中，有时仍会出现脱节。在康复患者中，疼痛管理需求是一个长期问题，因此某些疼痛管理方法（例如认知行为疗法）的局限之处在于它们可能是短期的（Gatchel et al.，2014），这也是疼痛和失能的生物-心理-社会模式被需要的原因——它可以产生最佳的长期结局。当专科中心与患者的家庭医生紧密合作时，将能显示出最佳的长期治疗效果（Gatchel et al.，

2014）。因此,将 TCM 应用于临床实践将大大改善慢性疼痛患者的治疗效果。

在使用生物-心理-社会模式治疗疼痛时,必须针对每个参与对象进行个体化定制,尤其是对于老年人。如前所述,老年人的某些风险更为普遍(如跌倒、抑郁、药物治疗问题等)。任何干预措施都需要考虑这些风险,并调整干预措施以适应这些风险(Hulla et al.,2016;Polatin et al.,2017)。医疗保健支出的大部分都用于治疗慢性疼痛,其中又有很大一部分被用于老年人;因此,尽管 TCM 可能更为耗时,但仍有可能成为最具有成本效益的方法(Fricton et al.,2017)。

结论

需要注意的是,疾病的生物-心理-社会模式最初是由 George Engel(1977)提出的,它并非为更好地理解疼痛而专门开发,而是为更全面地关注和更广泛地考虑疾病和人所遭受的多种生物心理社会因素间的相互作用,以便对这些因素进行有效的治疗。Borrell-Carrió、Suchman 和 Epstein(2004)回顾了最初的生物-心理-社会模式所涉及的基本原理、实践经验和科学探索,这种广泛的模式现已用于其他领域,如疼痛、其他疾病以及不同的干预和康复模式。疼痛是老年人中普遍存在且经常未经治疗的问题,在本章中,我们回顾了该模式在疼痛中的应用。

从现有的临床研究文献中,我们知道,大部分美国人尤其是老年人已经开始利用医疗保健系统治疗慢性疼痛。老年人和一般人群相比,具有更普遍的特定风险,在制定治疗计划时应考虑到这些风险。生物-心理-社会,跨学科方法在治疗慢性疼痛方面取得了显著的进展,它是几个方法的整合,而不是简单的生物医学因素。这种被称为生物-心理-社会模式的整合改变了对疼痛的认知,认为各种因素(如社会支持、抑郁、焦虑等)均会影响疼痛和疼痛敏感性。通过采取更全面的方法,让多名不同领域的医疗保健专家参与进来,并强调这些医疗保健专家之间的紧密沟通(例如,让团队在一个科室工作),促进生物-心理-社会模式持续发展。生物-心理-社会模式一直在朝着增强患者能力的方向转变,患者自身在康复中逐渐发挥着更加积极的作用。患者主动参与可以带来更好的治疗效果。这种持续的转变形成了 TCM,它将医疗保健系统与患者联系在一起,使患者能够继续接受治疗并通过使用互联网坚持治疗方案。如果能够将 TCM 治疗应用于临床实践,它将对患者尤其是老年人的治疗成果及其在慢性疼痛管理中的成本效用大有助益。事实上,疼痛管理领域已经有了长足的进步,从简单的生物医学方法到更全面的生物心理社会方法,需要医护人员和病人的密切跨学科合作。不禁让人感叹:

相聚只是开始,团结才能进步,合作就是成功。(Henry Ford)

（宋娟 译,袁益明 校）

参考文献

American Psychiatric Association. (2013). *Diagnostic and statistical manual of mental disorder* (5th ed.). Washington, DC: Author.

Arfken, C. L., Lach, H. W., Birge, S. J., & Miller, J. P. (1994). The prevalence and correlates of fear of falling in elderly persons living in the community. *American Journal of Public Health, 84*(4), 565–570.

Bailey, K. M., Carleton, R. N., Vlaeyen, J. W., & Asmundson, G. J. (2010). Treatments addressing pain-related fear and anxiety in patients with chronic musculoskeletal pain: A preliminary review. *Cognitive Behaviour Therapy, 39*(1), 46–63.

Bender, J. L., Radhakrishnan, A., Diorio, C., Englesakis,

M., & Jadad, A. R. (2011). Can pain be managed through the Internet? A systematic review of randomized controlled trials. *PAIN®, 152*(8), 1740–1750.

Boorsma, M., Frijters, D. H., Knol, D. L., Ribbe, M. E., Nijpels, G., & van Hout, H. P. (2011). Effects of multidisciplinary integrated care on quality of care in residential care facilities for elderly people: A cluster randomized trial. *Canadian Medical Association Journal, 183*(11), E724–E732.

Borrell-Carrió, F., Suchman, A. L., & Epstein, R. M. (2004). The biopsychosocial model 25 years later: Principles, practice, and scientific inquiry. *The Annals of Family Medicine, 2*(6), 576–582.

Buhrman, M., Gordh, T., & Andersson, G. (2016). Internet interventions for chronic pain including headache: A systematic review. *Internet Interventions, 4*, 17–34.

Campbelll, P., Wynne-Jones, G., & Dunn, K. M. (2011). The influence of informal social support on risk and prognosis in spinal pain: A systematic review. *European Journal of Pain, 15*(5), 444–4e1.

Cederbom, S., Rydwik, E., Söderlund, A., Denison, E., Frändin, K., & von Heideken Wågert, P. (2014). A behavioral medicine intervention for older women living alone with chronic pain – A feasibility study. *Clinical Interventions in Aging, 9*, 1383–1397. https://doi.org/10.2147/CIA.S66943

Cherkin, D. C., Sherman, K. J., Balderson, B. H., Turner, J. A., Cook, A. J., Stoelb, B., … Hawkes, R. J. (2014). Comparison of complementary and alternative medicine with conventional mind–body therapies for chronic back pain: Protocol for the mind–body Approaches to pain (MAP) randomized controlled trial. *Trials, 15*(1), 211.

Chiesa, A., & Serretti, A. (2011). Mindfulness-based interventions for chronic pain: A systematic review of the evidence. *The Journal of Alternative and Complementary Medicine, 17*(1), 83–93.

Chou, R. (2013). Steering patients to relief from chronic low back pain: Opioids' role. *The Journal of Family Practice, 62*(3 Suppl), S8.

Chou, R., Loeser, J. D., Owens, D. K., Rosenquist, R. W., Atlas, S. J., Baisden, J., … Stanos, S. P. (2009). Interventional therapies, surgery, and interdisciplinary rehabilitation for low back pain: An evidence-based clinical practice guideline from the American Pain Society. *Spine, 34*(10), 1066–1077.

Cohen, D., & Krajewski, A. (2014). Interdisciplinary geriatric resilience interventions: An urgent research priority. *Topics in Geriatric Rehabilitation, 30*(3), 199–206. https://doi.org/10.1097/TGR.0000000000000019

Cramer, H., Lauche, R., Haller, H., & Dobos, G. (2013). A systematic review and meta-analysis of yoga for low back pain. *The Clinical Journal of Pain, 29*(5), 450–460.

D'Arcy, Y. M. (2010). *How to manage pain in the elderly.* Indianapolis, IN: Sigma Theta Tau.

Darchuk, K. M., Townsend, C. O., Rome, J. D., Bruce, B. K., & Hooten, W. (2010). Longitudinal treatment outcomes for geriatric patients with chronic non-cancer pain at an interdisciplinary pain rehabilitation program. *Pain Medicine, 11*(9), 1352–1364. https://doi.org/10.1111/j.1526-4637.2010.00937.x

DeBar, L. L., Kindler, L., Keefe, F. J., Green, C. A., Smith, D. H., Deyo, R. A., … Feldstein, A. (2012). A primary care-based interdisciplinary team approach to the treatment of chronic pain utilizing a pragmatic clinical trials framework. *Translational Behavioral Medicine, 2*(4), 523–530.

Engel, G. L. (1977). The need for a new medical model: A challenge for biomedicine. *Science, 196*(4286), 129–136.

Fairhall, N., Sherrington, C., Lord, S. R., Kurrle, S. E., Langron, C., Lockwood, K., … Cameron, I. D. (2013). Effect of a multifactorial, interdisciplinary intervention on risk factors for falls and fall rate in frail older people: A randomised controlled trial. *Age and Ageing, 43*(5), 616–622.

Fricton, J., Anderson, K., Clavel, A., Fricton, R., Hathaway, K., Kang, W., … Weisberg, M. B. (2015). Preventing chronic pain: A human systems approach—results from a massive open online course. *Global Advances in Health and Medicine, 4*(5), 23–32.

Fricton, J., Gatchel, R., Lawson, K., & Whitebird, R. (2017). Transformative care for chronic pain and addiction. *Practical Pain Management, 17*(7), 16–29.

Fricton, J., Velly, A., Ouyang, W., & Look, J. O. (2009). Does exercise therapy improve headache? A systematic review with meta-analysis. *Current Pain and Headache Reports, 13*(6), 413.

Fricton, J. R., Gupta, A., Weisberg, M. B., & Clavel, A. (2015). Can we prevent chronic pain. *Practical Pain Management, 15*(10), 1–9.

Galante, J., Galante, I., Bekkers, M. J., & Gallacher, J. (2014). Effect of kindness-based meditation on health and well-being: A systematic review and meta-analysis. *Journal of Consulting and Clinical Psychology, 82*(6), 1101.

Gallagher, R. M. (2011). Re-organization of pain care: Neuroplasticity to health system plasticity. *Pain Medicine, 12*(1), 1–2.

Gandolfi, M., Smania, N., Bisoffi, G., Squaquara, T., Zuccher, P., & Mazzucco, S. (2014). Improving post-stroke dysphagia outcomes through a standardized and multidisciplinary protocol: An exploratory cohort study. *Dysphagia, 29*(6), 704–712. https://doi.org/10.1007/s00455-014-9565-2

Garg, S., Garg, D., Turin, T. C., & Chowdhury, M. F. U. (2016). Web-based interventions for chronic back pain: A systematic review. *Journal of Medical Internet Research, 18*(7), e139.

Garmon, B., Philbrick, J., Padrick, M., & Goodman, M. (2014). Mindfulness-based stress reduction for chronic pain: A systematic review. *Journal of Pain Management, 7*(1), 23.

Gatchel, R. J. (2005). *Clinical essentials of pain management.* Washington, DC: American Psychological Association.

Gatchel, R. J., McGeary, D. D., McGeary, C. A., & Lippe, B. (2014). Interdisciplinary chronic pain management: Past, present, and future. *American Psychologist, 69*(2), 119.

Gatchel, R. J., & Okifuji, A. (2006). Evidence-based scientific data documenting the treatment and cost-effectiveness of comprehensive pain programs for chronic nonmalignant pain. *The Journal of Pain, 7*(11), 779–793.

Gee, N. R., Mueller, M. K., & Curl, A. L. (2017). Human–animal interaction and older adults: An overview. *Frontiers in Psychology, 8*(1416), 1–7. https://doi.org/10.3389/fpsyg.2017.01416

Gerino, E., Rollè, L., Sechi, C., & Brustia, P. (2017). Loneliness, resilience, mental health, and quality of life in old age: A structural equation model. *Frontiers in Psychology, 8*, 2017.

Gordon, R., & Bloxham, S. (2016). A systematic review of the effects of exercise and physical activity on non-specific chronic low back pain. *Healthcare, 4*(2), 22. Multidisciplinary Digital Publishing Institute.

Hadjistavropoulos, T., Herr, K., Turk, D. C., Fine, P. G., Dworkin, R. H., Helme, R., … Chibnall, J. T. (2007). An interdisciplinary expert consensus statement on assessment of pain in older persons. *The Clinical Journal of Pain, 23*, S1–S43.

Halvarsson, A., Franzén, E., & Ståhle, A. (2015). Balance training with multi-task exercises improves fall-related self-efficacy, gait, balance performance and physical function in older adults with osteoporosis: A randomized controlled trial. *Clinical Rehabilitation, 29*(4), 365–375.

Harris, P., Loveman, E., Clegg, A., Easton, S., & Berry, N. (2015). Systematic review of cognitive behavioural therapy for the management of headaches and migraines in adults. *British Journal of Pain, 9*(4), 213–224.

Hayden, J. A., Van Tulder, M. W., & Tomlinson, G. (2005). Systematic review: Strategies for using exercise therapy to improve outcomes in chronic low back pain. *Annals of Internal Medicine, 142*(9), 776–785.

Hilton, L., Hempel, S., Ewing, B. A., Apaydin, E., Xenakis, L., Newberry, S., … Maglione, M. A. (2017). Mindfulness meditation for chronic pain: Systematic review and meta-analysis. *Annals of Behavioral Medicine, 51*(2), 199–213.

Holden, J., Davidson, M., & O'halloran, P. D. (2014). Health coaching for low back pain: A systematic review of the literature. *International Journal of Clinical Practice, 68*(8), 950–962.

Hulla, R., Moomey, M., Garner, T., Ray, C., & Gatchel, R. J. (2016). Biopsychosocial characteristics, using a new functional measure of balance, of an elderly population with CLBP. *Healthcare, 4*(3), 59. Multidisciplinary Digital Publishing Institute.

Jackson, W. C. (2016). *Chronic pain, mindfulness and measures of physical function: A systematic review* (Doctoral dissertation). William James College.

Kaiser, U., Treede, R. D., & Sabatowski, R. (2017). Multimodal pain therapy in chronic noncancer pain—gold standard or need for further clarification? *Pain, 158*(10), 1853–1859.

Kaye, A. D., Baluch, A. R., Kaye, R. J., Niaz, R. S., Kaye, A. J., Liu, H., & Fox, C. J. (2014). Geriatric pain management, pharmacological and nonpharmacological considerations. *Psychology & Neuroscience, 7*(1), 15.

Kwekkeboom, K. L., & Gretarsdottir, E. (2006). Systematic review of relaxation interventions for pain. *Journal of Nursing Scholarship, 38*(3), 269–277.

Kamper, S. J., Apeldoorn, A. T., Chiarotto, A., Smeets, R. J. E. M., Ostelo, R. W. J. G., Guzman, J., & Van Tulder, M. W. (2015). Multidisciplinary biopsychosocial rehabilitation for chronic low back pain: Cochrane systematic review and meta-analysis. *Bmj, 350*, h444.

Leppin, A. L., Gionfriddo, M. R., Sood, A., Montori, V. M., Erwin, P. J., Zeballos-Palacios, C., … Tilburt, J. C. (2014). The efficacy of resilience training programs: A systematic review protocol. *Systematic Reviews, 3*(1), 20.

Lord, S. R., Menz, H. B., & Tiedemann, A. (2003). A physiological profile approach to falls risk assessment and prevention. *Physical Therapy, 83*(3), 237–252.

Marley, J., Tully, M. A., Porter-Armstrong, A., Bunting, B., O'Hanlon, J., & McDonough, S. M. (2014). A systematic review of interventions aimed at increasing physical activity in adults with chronic musculoskeletal pain—protocol. *Systematic Reviews, 3*(1), 106.

Mayer, T. G., & Gatchel, R. J. (1989). Functional restoration for chronic low back pain. In *Interdisciplinary rehabilitation of low back pain: A nonsurgical approach*. Baltimore, MD: Williams & Wilkins.

Miklashevsky, A. A., & Fischer, M. H. (2017). Commentary: Down with retirement: Implications of embodied cognition for healthy aging. *Frontiers in Psychology, 8*, 599.

Morley, S., Eccleston, C., & Williams, A. (1999). Systematic review and meta-analysis of randomized controlled trials of cognitive behaviour therapy and behaviour therapy for chronic pain in adults, excluding headache. *Pain, 80*(1), 1–13.

Morris, J. N. (2004). *Validation of long-term and post-acute care quality indicators*. http://www.cms.hhs.gov/quality/nhqi/FinalReport.pdf

Oslund, S., Robinson, R. C., Clark, T. C., Garofalo, J. P., Behnk, P., Walker, B., … Noe, C. E. (2009). Long-term effectiveness of a comprehensive pain management program: Strengthening the case for interdisciplinary care. *Proceedings (Baylor University Medical Center), 22*(3), 211.

Pils, K. (2016). Aspects of physical medicine and rehabilitation in geriatrics. *Wiener Medizinische Wochenschrift, 166*(1–2), 44–47. https://doi.org/10.1007/s10354-015-0420-3

Piotrowski, C. (2014). Chronic pain in the elderly: Mapping the mental health literature. *Journal of Instructional Psychology, 41*(1–4), 16–18.

Polatin, P., Bevers, K., & Gatchel, R. J. (2017). Pharmacological treatment of depression in geriatric chronic pain patients: A biopsychosocial approach integrating functional restoration. *Expert Review of Clinical Pharmacology, 10*(9), 957–963. (just-accepted).

Prince, S. A., Adamo, K. B., Hamel, M. E., Hardt, J., Gorber, S. C., & Tremblay, M. (2008). A comparison of direct versus self-report measures for assessing physical activity in adults: A systematic review.

International Journal of Behavioral Nutrition and Physical Activity, 5(1), 56.

Rosenzweig, S., Greeson, J. M., Reibel, D. K., Green, J. S., Jasser, S. A., & Beasley, D. (2010). Mindfulness-based stress reduction for chronic pain conditions: Variation in treatment outcomes and role of home meditation practice. *Journal of Psychosomatic Research, 68*(1), 29–36.

Simon, L. S. (2012). Relieving pain in America: A blueprint for transforming prevention, care, education, and research. *Journal of Pain & Palliative Care Pharmacotherapy, 26*(2), 197–198.

Tang, N. K., Lereya, S. T., Boulton, H., Miller, M. A., Wolke, D., & Cappuccio, F. P. (2015). Nonpharmacological treatments of insomnia for long-term painful conditions: A systematic review and meta-analysis of patient-reported outcomes in randomized controlled trials. *Sleep, 38*(11), 1751–1764.

Turk, D. C., Wilson, H. D., & Cahana, A. (2011). Treatment of chronic non-cancer pain. *The Lancet, 377*(9784), 2226–2235.

U.S. Census Bureau. (2000). *Population projections of the United States by age, sex, race, Hispanic origin, and nativity: 1999 to 2000.* Retrieved from http://www.census.gov/population/projections/files/natproj/detail/npd2.txt

U.S. Census Bureau. (2001). *The 65 years and over population: 2000.* Washington, DC: U.S. Census Bureau.

Veehof, M. M., Oskam, M. J., Schreurs, K. M., & Bohlmeijer, E. T. (2011). Acceptance-based interventions for the treatment of chronic pain: A systematic review and meta-analysis. *PAIN®, 152*(3), 533–542.

Vranceanu, A. M., Bachoura, A., Weening, A., Vrahas, M., Smith, R. M., & Ring, D. (2014). Psychological factors predict disability and pain intensity after skeletal trauma. *JBJS, 96*(3), e20.

Waterschoot, F. P., Dijkstra, P. U., Hollak, N., de Vries, H. J., Geertzen, J. H., & Reneman, M. F. (2014). Dose or content? Effectiveness of pain rehabilitation programs for patients with chronic low back pain: A systematic review. *PAIN®, 155*(1), 179–189.

Wuthrich, V. M., Johnco, C. J., & Wetherell, J. L. (2015). Differences in anxiety and depression symptoms: Comparison between older and younger clinical samples. *International Psychogeriatrics, 27*(9), 1523–1532. https://doi.org/10.1017/S1041610215000526

Yam, A., Rickards, T., Pawlowski, C. A., Harris, O., Karandikar, N., & Yutsis, M. V. (2016). Interdisciplinary rehabilitation approach for functional neurological symptom (conversion) disorder: A case study. *Rehabilitation Psychology, 61*(1), 102–111. https://doi.org/10.1037/rep0000063

第4章　推进适老职业环境建设

Juliann C. Scholl, Bermang Ortiz, James W. Grosch, and Harpriya Kaur

引言

由于预期寿命的延长、"婴儿潮"一代的出现和生育率的下降,美国和其他工业化国家的劳动力正在老龄化(National Research Council and Institute of Medicine, 2004, p. 1)。具体来说,一些新趋势的出现,如向非标准或临时工作安排的转变以及固定福利计划等,将要求工人在劳动力市场的停留时间延长。全球范围内,国家养老金和退休计划的潜在变化将对退休福利产生影响,将上调退休资格的年龄(Harris, 2017; Johnson & Steuerle, 2003)。提前退休正在减少,越来越多的人需继续工作更长的时间(Silverstein, 2008)。因此,了解老龄化工人的安全和健康需求是必要的,不仅可以更好地保护和促进老年工作人员的安全、健康和幸福,而且也能帮助老年人为其雇主和社会做出重要贡献。

美国国家职业安全卫生研究所(National Institute for Occupational Safety, NIOSH)早已认识到,研究与年龄相关的变化对老年工人的职业安全与健康后果和福祉的影响越来越重要。2015年,NIOSH成立了国家生产性老龄化和劳动中心(National Center for Productive Aging and Work, NCPAW)。NCPAW借鉴了80年代首次提出的生产性老龄化概念,并将其应用于职业安全与健康管理,旨在促进所有年龄段工人的安全、健康和终身福利。这一任务通过为每个人提供安全、健康的工作环境来实现,通过全面的方案策略使工人在任何年龄都能安全、健康和富有成效地工作。年龄较大的工人往往是最熟练的,也最容易受到健康和安全风险因素的影响:

> 如果雇主没有预见到老年工人的身体和认知能力,也没有提供必要的计划和政策来支持他们的生产能力,并尽量减少他们的易受伤害性,那么他们将面临对质量、生产力、工作场所安全和工作报酬的不利影响(Silverstein, 2008, p. 270)。

随着美国和其他发达国家人口的变化,我们对老龄化过程及其与工作的相互作用的总体看法也发生了变化。虽然这一章主要讨论老龄化和美国的工作环境,但这些问题反映了与老龄化劳动力有关的类似的国际趋势。本章的目的是探讨适用于所有年龄段工人的生产性老龄化概念。本章还将这一概念应用于工人的个人和职业发展,以及他们在整个生命周期过程中对社会的贡献。接下来的内容将回顾美国老龄化劳动力的现状,然后讨论以生产性老龄化为"适龄"工作场所的指导框架,在这里,所有工人的身体和心理社会安全,无论年龄大小,都得到了充分的维持(de Guzman, Amrad, Araullo, & Cheung, 2014)。本章还概述了NCPAW在职业安全与卫生(occupational safety and health, OSH)方面对生产性老龄化的研究和实际意义。

劳动力老龄化

2015 年,美国 65 岁以上人口占总人口的 14.9%。到 2050 年,这一数字预计将增长到 22.1%(He,Goodkind,& Kowal,2016)。随着人口老龄化,劳动力也在老龄化。2015 年,全世界处于工作年龄的人口是 65 岁以上人口的 7 倍;到 2050 年,这一比例将降至 3.2 或更低(联合国,2015)。1994 年,美国 55 岁及以上的工人人数为 1 550 万,2004 年为 2 300 万,2014 年为 3 390 万,预计到 2024 年将增至 4 060 万。这一群体的劳动力份额从 1994 的 11.9% 增加到 2014 的 21.7%,预计在 2024(Toosii,2015)达到 25%。这些趋势也反映在世界各国的劳动力变化上。

此外,在美国,大多数机构有四代或五代员工并肩工作,这样的情况在历史上是从未见过的(Hammill,2013;Knight,2014)。类似的趋势可以在欧洲和东亚的发达经济体中看到(Coleman,2015)。导致劳动力老龄化的原因是预期寿命延长,生育率下降以及婴儿潮一代在劳动力中的停留时间延长。老年工人对于美国经济的繁荣至关重要。尽管千禧一代已经超过婴儿潮一代成为人数最多的一代(Fry,2016),但雇主仍需要依靠年长的工人来保持竞争力(Leoppke et al.,2013)。公司需要所有年龄段工人的贡献,同时也应该考虑其健康和安全需求。

谁是"老"员工?

为了解老龄化劳动力的职业安全和健康影响,应该检查研究与老龄化、健康和工作相关的某些假设。首先,"老年人"的定义通常取决于法规或做出决定的组织。美国的《就业年龄歧视法》(Age Discrimination in Employment Act,ADEA)保护 40 岁及以上的工人免受就业歧视。联合国建议,60 岁以上的人可被视为老年(United Nations Population Fund & HelpAge International,2012)。美国劳工统计局在其统计报告中使用 55 岁和 65 岁这两个年龄点作为划分老年就业人群和年轻就业人群的分界点(Toossi,2015;US Bureau of Labor Statistics,2008)。在欧洲,重点关注的通常是 45 岁以上的工人(National Research Council and the Institute of Medicine,2004,p. xii)。

传统上,实际年龄被用来作为身体、认知和社会随年龄增长而发生变化的指标,并被作为一个人被认为变老的主要排序变量(Truxillo,Cadiz,Rineer,Zaniboni,& Fraccaroli,2012)。实际年龄是时间的一种度量,是用来理解年龄相关变化的代理变量(Schwall,2012)。然而,按时间顺序排列的年龄并不能完全代表影响衰老性质和轨迹的年龄相关过程,也不能解释老年人功能的变化。老年人往往比年轻人在功能上有更大的变异性,这表明按时间顺序排列的年龄本身并不是衡量老年人是否可以完成任务或活动的完整方法(Grosch & Pransky,2010)。一个更好的预测因素可能是主观年龄,这是一个人对自己实际年龄的感觉(Beier,2015;Kunze & Bohem,2015;Montepare,2009),早年接触与工作相关的安全和健康危害会对主观年龄产生影响,从而影响晚年的生命安全和健康结果。因此,应对在一生中构成威胁的安全和健康危害是至关重要的。

劳动力老龄化的影响

老龄化过程以积极和消极的方式影响工人的安全和福利(Leoppke et al.,2013)。年龄可能与安全表现和组织行为呈正相关(Ng & Feldman,2010)。此外,与年轻工人相比,年长工人的非致命性工作相关的疾病和伤害发生率较低。但是,老年工人的死亡率更高(Silverstein, 2008;Topf,2000)。一些与年龄有关的不可避免的功能变化不一定会导致工作表现下降或丧失工作能力。据 Silverstein 称,虽然一些年纪较大的员工因为疾病或能力有限而离职,但很多人还是留下来了。

某些职业风险与工作中的老龄化有关。例如,人体不同器官系统的变化(如肌肉骨骼、心血管、呼吸、感觉和免疫系统)通常会导致功能能力下降,从而影响工人的安全、健康和福祉(Maertens,Putter,Chen,Diehl,& Huang,2012)。此外,研究表明,随着年龄的增长,一些认知功能,如工作或流动记忆、决策和解决问题的能力往往会下降;然而,工作表现并不总是受到影响(Jex,Wang,& Zarubin,2007;Park,2000;Rizzuto,Cherry,& LeDoux,2012)。认知能力下降的速度通常取决于工作的性质或个人的健康状况。一些涉及空间能力、处理复杂问题和解决问题的心理功能对年龄特别敏感(Silverstein,2008)。在控制了一些人口统计学和健康变量后,研究表明,在那些拥有较高心理需求的个体中,退休后认知能力下降的速度较慢(Fisher et al.,2014)。因此,正如我们所讨论的,老年工作者身体和认知能力的变化有很大的差异性。

老龄化的积极和消极影响并非老年工人独有。保护老龄化劳动力的生命全程管理方法认识到了年龄的多样性和年龄组之间的差异。可变性的一个维度是时间的感知和影响。社会情感选择性(Socioemotional selectivity,SES)理论指出时间的感知受人们选择和追求目标的影响(Carstensen,1995;Carstensen,Isaacowitz,& Charles,1999)。当认为时间不受限制时,与许多年轻工人一样,工人优先考虑获得知识。因此,年龄较大的员工更重视情绪调节是有道理的,因为情绪调节更关注当下,而不是未来。Ng 和 Feldman(2010)用 SES 来解释年龄和工作态度之间的关系。他们的荟萃分析发现,年龄与许多工作态度有关,比如满意度和参与度,而且老年人更注重情感上的满足,而不是获取知识。

年龄较大和年龄较小的工人在工作环境中表现出态度上的差异,尤其是在他们对监管的态度上。老年工人倾向于重视权威和规则,但高度重视不受监管的自由(Joyner,2000)。年轻的工人不喜欢处处被管理,但他们倾向于想要强有力的领导和清晰的指导(Joyner,2000)。虽然年轻的工人似乎需要定期的反馈,但年长的工人可能会对反馈感到羞辱(Jurkiewicz & Brown,1998)。年轻人和老年人的培训需求也不同。较年轻的工人更喜欢在工作中学习硬技能(如计算机编程、机器操作)和软技能(如沟通技能、团队合作),而较年长的工人则偏向通过指导进行硬技能培训(Deal,2007)。虽然存在差异,但这几代人也有相似之处(Giancola,2006),比如他们的职业道德(Smola & Sutton,2002),以及是什么激励他们参与工作(Towers Perrin,2006)。

人口老龄化对经济有一定的影响。Silverstein(2008)预测,就业政策可能会被调整,以适应那些希望和需要在工作岗位上待得更久的工人。此外,由于医疗成本的不断上升,以及从固定收益养老金计划向以缴费为基础的退休计划的转变,65 岁之前的私人医疗保险需求也将增加。此外,继续雇佣年长工人对美国和全球经济至关重要,因为雇主无法依靠源源不断的年轻工人来保持全球竞争力(Harris,2017;Leoppke et al.,2013)。

工作场所的年龄差异并不是生产性老龄化与整个工作生涯相关的唯一原因。工人们无论年轻还是年老,都要经历衰老的过程。衰老包括身体上、认知和社会情感上的变化,这些变化影响人们如何工作,以及人们如何适应工作方式和工作环境。最大限度地保证工人的健康和安全在所有生命阶段都是有益的,在工人以后的生活中减少慢性健康状况,这是一种省钱的投资。

生产性老龄化与工作

背景

生产性老龄化的概念已被用来应对老龄化劳动力带来的机遇和挑战（Cole & Macdonald，2015；O'Reilly & Caro，1994）。它提供了有关工人安全和福祉的干预措施，培训和教育材料，以及如何利用年长工人带给组织的资产（Wheeler & Giunta，2009）。在工作场所，生产性老龄化不仅与高龄员工继续工作的能力有关，而且还涉及员工如何在其整个工作生涯中茁壮成长并作出重要贡献（Butler，1985；Butler & Schechter，1995）。

直到 20 世纪 80 年代，职业安全与健康领域才开始关注工作与老龄化的结合。1981 年，芬兰职业卫生研究所（Finnish Institute of Occupational Health，FIOH）（Ilmarinen & Tuomi，2004）对市政雇员进行了横断面研究。早期研究生产性老龄化是源于对老年人负面认知和能力丧失的担忧（Bass，2002）。为了消除老年人是社会经济负担的观念，Butler（1985，2002）引入了"生产性老龄化"一词，为老年人的价值和补偿提供了一个更合理的观点。作为对形成社会中老年人讨论框架的依赖性和负担的主流论述的回应，Butler 等试图引入一种平衡的观点，这种观点认识到老年人对他们的工作，社区和家庭的实际和潜在贡献（Leland，Elliott，& Johnson，2012）。因此，生产性老龄化强调年龄较大的人具有在以后的生活中有意义地从事生产性行为所需的技能，专业知识和经验，这些领域包括有偿劳动、志愿工作、继续教育、家务劳动和家庭护理。

对于在生产性老龄化的保护伞下应该考虑和包括什么，存在一些分歧。只有劳动力市场内的活动才应该被认为是生产性的吗？它是否也应该包括传统劳动力市场以外的活动，如志愿服务、家务劳动、儿童保育、家庭护理和继续教育？没有一个普遍的定义能涵盖这些不同的观点。例如，生产性老龄化可以指任何生产商品或服务的活动，无论是否支付费用，或者发展出生产商品或服务的能力（Bass & Caro，2001）。Morgan（1986）将生产性活动定义为"生产商品或服务，否则将需要付费来获得的活动"。Herzog、Kahn、Morgan、Jackson 和 Antonucci（1989）将生产性老龄化定义为"生产商品和服务的任何活动，不限定为是否有报酬，包括家务、儿童保育以及帮助家人和朋友等活动"。Butler 和 Schechter（1995）将生产性老龄化描述为"一个人或一个群体在有偿工作中服务的能力；在志愿者活动中服务的能力；协助家庭的能力；以及尽可能地维持不同程度的自主性和独立性的能力。"尽管这些定义在生产性老龄化的活动范围上有所不同，但它们都试图承认老年人的价值。

生产性老龄化很容易与成功老龄化混为一谈，Rowe 和 Kahn（1998）定义成功老龄化为"以良好的健康、力量和活力变老"。成功老龄化的人仍然积极地参与他们的社会网络活动，患疾病和失能的风险较低，并有良好的身心功能。成功老龄化也可以意味着能够制定计划并掌控自己的生活，养成健康的习惯，并继续从事他们过去喜欢的一些活动（Carlson，Clark，& Young，1998）。与成功老龄化相比，生产性老龄化更多倾向于工作的是有偿的、自愿的，或者以照看的形式等方面进行（Butler & Schechter，1995；Schulte，Grosch，Scholl，& Tamers，2017）。Cole 和 Macdonald（2015）认为，生产力是指可以促进个人和社会层面发展的有偿和无偿职业（如学生、看护者、志愿者）。虽然衰老可能与认知和身体功能损失有关（如听力损失、视力下降），但也与收益和成长有关（如工作满意度较高、总体受伤率较低）。关注收益可以帮助员工增强自我管理意识（即，掌控自己的老龄化进程），利用社会关系，参与自我实现活动，继续在工作环境内外（Caro & Bass，1995；Hinterlong，2008）以有意义和有成效的方式作出贡献（Cole & Macdonald，2015）。这意味着，老龄化和职业安全与健康（occupational safety and health，OSH）的多角度观点可以建立起支持健康、福祉和生产力的工作环境，以支持工人的整个工作生涯（Schulte，Grosch，et al.，2017）。

我们需要考虑到生产性老龄化具有重要的局限性和批判性。对许多人以后的生活来说，保持生产力通常不是一个选择，而是一种需要（Wheeler & Giunta，2009），特别是对于历史上受歧视的群体，如妇女和种族人群，由于经济脆弱性和/或社会责任，他们被迫保持生产力（Estes，1999）。因此，性别、人种、种族和社会经济地位等因素在塑造老年人的经验方面起着重要作用。随着年龄的增长，这些特征都会给工作人员的安全和健康增加障碍（NIOSH，ASSE，2015）。批评者认为，需要明确认识社会结构和权力关系，其决定了老年人与他们从事的许多形式的"生产性"或"非生产性"活动有关的机会、选择和经历（Estes & Mahakian，2001）。

此外，生产性活动不仅仅是参与劳动力市场；当人们从事休闲活动、志愿活动、照顾他人以及工作之外的其他活动时，他们也可以变得富有成效。如前所述，早期的概念忽略了个人在一生中不断的成长和充实，以及保持积极生活方式的好处。虽然休闲活动和工作之外的其他活动似乎与传统劳动没有直接联系，但它们也是促成个人自我实现的一部分，对员工在工作场所作出的贡献类型会产生重大影响，如为更安全的工作环境建设，提醒人们注意物理环境中的危害，或将知识传授给工作经验较少的同事。

国家生产性老龄化和劳动中心（NCPAW）

21世纪初，NIOSH及其合作伙伴请美国国家研究委员会和医学研究所研究工作与衰老过程之间的相互作用。这项调查的结果确定了几项促进老年工人的健康和安全需求的一些迫切需求：①对用于进行信息研究的数据库和数据系统进行改进；②更好地了解与老年工人健康和安全需要有关的因素的研究；③确定和澄清有利于老年工人的政策、方案和干预措施（National Research Council and Institute of Medicine，2004）。

2012年，NIOSH和美国职业与环境医学学院（American College of Occupational and Environmental Medicine，ACOEM）召开了一次峰会，讨论目前综合保护老年工作人员健康的项目存在的阻碍（Leoppke et al.，2013）。与会者提出了建立最佳实践的建议，如优先考虑工作灵活性、管理环境危害、提供促进健康生活方式的干预，以及要求为管理人员进行老龄化劳动力技能培训等。Leoppke等还认为，需要通过广泛的讨论来建立和促进老龄工人的健康意识。

NIOSH当前针对老龄化的项目包括：为护士设计适合年龄的工作场所的培训，对健康和经济的长期影响的审查工作，对工人和雇员的年龄意识培训，影响老年工人的慢性病和疾病的状况，以及帮助组织满足老年工人需求的资源开发（NIOSH，2015a）。尽管有关老龄化劳动力的最新研究和我们所知道的老龄化过程以及工作人员的经验之间存在着很大的差距，为了加强研究人员之间的合作和互动，NIOSH努力在研究和实践中建立更结构化和持续的活动，以便更好地满足老龄工人的健康、安全和健康需求。

为了更好地满足这些需求，NIOSH于2015年正式启动了国家生产性老龄化和劳动中心（NCPAW）。NCPAW的目的是在NIOSH内汇集有关老龄化的知识和经验，并与外部合作伙伴合作开发资源，推进"适合老龄化"的工作场所。NCPAW的四重宗旨是：

- 针对各个年龄段的工人，制定研究目标和领导能力。
- 在推进老龄化劳动力研究方面，促进企业内部和企业外部的协作。

- 从身体、情感、经济和劳动关系的角度,进一步发展干预措施,创建一个"适合年龄"的工作场所。
- 针对老龄化问题特别突出的工作者、组织和部门,大范围地开发和推广跨国产品和资源。

　　该中心的生产性老龄化方法强调了工作环境和环境变化的重要性。为满足老年员工不断变化的需求而设计的方案和策略不仅受益于老年员工(如 50 岁以上的员工),也能使所有年龄的员工受益。

工作能力

　　NCPAW 的生产性老龄化方法以工作能力为基础,由芬兰职业健康研究所(Finnish Institute for Occupational Health,FIOH)的研究人员首先提出和开发(Ilmarinen,Gould,Järvikoski,& Järvikoski,2008;Ilmarinen et al.,1991a. 1991b)。工作能力是指在充分的工作条件和可用资源的情况下,工人继续从事其当前工作的能力(Ilmarinen et al.,2008)。工作条件包括工作环境的各个方面,如物理特性(如人体工效学问题)、工作组织(日程灵活性)和监督监管等。资源包括健康、功能能力、工作技能和家庭/社区支持等(Ilmarinen,1999)。工作能力包括感知能力和实际能力,是防止因身体虚弱或患病而提前离职的重要因素(McGonagle,Fisher,Barnes-Farrell,& Grosch,2015)。McGonagle 等研究发现,情绪稳定性和控制感等个人因素比环境条件或身体健康状况等指标更能可靠地预测感知工作能力。

　　维持或提高工作能力的策略包括 4 个基本方面:①工作条件(人体工程学、工业卫生和安全);②员工健康(健康生活方式及能力);③专业技能(工作相关知识和能力);④心理社会因素(工作安排及灵活性、社会支持和文化)(Ilmarinen,1999;Silverstein,2008)。该领域的研究促进工作能力指数(Work Ability Index,WAI)的发展,这是一种应用于职业保健研究和实践的可靠指标(Ilmarinen & Tuomi,2004)。

工人整体健康

　　NCPAW 的生产性老龄化方法也由工人整体健康(Total Worker Health®,TWH)提供信息,其特点是"一系列的政策、计划和实践,以保护工人免受与工作有关的安全和健康危害,同时促进伤害和疾病预防工作,提高工人福祉"(NIOSH,2016c)。TWH 将保护工人安全和健康的工作场所干预措施和提高他们在工作内外的整体幸福感的活动相结合。按传统的观念,职业安全和健康方案是分割开的,常常各自发挥作用,越来越多的研究表明,一种综合的方法比孤立运行的传统方法更有效(Schill & Chosewood,2013)。

　　TWH 不仅优先提供给所有员工一个没有危险的工作环境,也涉及其他工作场所系统,包括那些与控制心理社会危害和接触、工作的组织、补偿和福利以及工作-生活管理相关的系统。最佳幸福感包括员工参与度、对健康的行为的支持以及工作和生活之间的平衡(Schill & Chosewood,2013)。TWH 呼吁全面了解影响工人福祉的因素,其中之一就是老龄化。对年长的工人造成困扰的有与工作无关的工作场所风险因素(如肥胖、睡眠障碍、心血管疾病、抑郁症),还有生产性老龄化和为更健康退休做的准备工作。

　　TWH 和工作能力都为工作环境中的生产性老龄化提供了有用的框架。重点在于制定可持续的、协调良好的策略,能涵盖安全与健康的几个不同方面,包括工作场所以外的因素。这些策略并不局限于特定的年龄组,而旨在为所有年龄段的员工谋福利。

生产性老龄化与劳动模式

NCPAW 利用工作能力和工作时间,通过鼓励建设适合年龄的工作场所,努力支持整个生命周期的生产性老龄化。这些工作场所采用最佳实践和干预策略,确保所有年龄段的员工的健康和安全,从而帮助他们通过工作生活降低或管理风险(Johns & Weissman,2015)。年龄友好性包括身体(如办公室设计、提供医疗服务)和心理方面(如员工参与、防止欺凌)。NCPAW 针对生产性老龄化的方法,表明适合老年人的工作场所体现以下 4 个特征:①生命周期全程理论;②全面和综合性的框架;③承认工人和组织的主导作用的结果;④支持性的多代工作文化。

生命周期全程理论[①]:生产性老龄化的目标是更好地理解一个人生命不同时期发生的变化模式(即生命周期全程),并确定造成这种变化的基础(Baltes, Lindenberger, & Staudinger, 2006;Sigelman & Rider,2015)。从上班第一天到退休,所有工人都经历了与年龄相关的转变,而不仅仅是那些超过一定年龄的工人。也就是说,每个人都会衰老,这个衰老过程是动态的,受环境和文化的影响,既有得也有失。

除了前面讨论的实际年龄之外,还有主观年龄(对年龄的感知)、身份年龄(一个人感觉与之相关的年龄组)、感觉年龄(一个人感觉的年龄)和认知年龄(一个人的外貌、感觉、行为和兴趣与之相关)(Truxillo et al.,2012)。这些不同的年龄测量可以提供更多的信息,说明员工如何看待和处理他们的工作特点以及他们如何能够执行他们的工作(Cleveland & Hanscom,2017)。这些年龄测量方法揭示了人们随着年龄的增长如何适应处境和环境。根据终身工作动机框架(Kanfer & Ackerman,2004),4 种发展模式可以预测工作动机:失用指由年龄的增长引起的智力下降(如注意力、工作记忆)。成长是指随着年龄的增长,基于经验的知识和学习能力的增长。重组是指人们的各种能力在整个成年期是如何变化和重组的(如目标结构、优先顺序)。交流的特点是随着成年期的发展,某些倾向的增强(如情绪稳定、自尊)。老年工人的工作动机往往围绕与他人互动并向他人传播知识(Kanfer, Beier, & Ackerman, 2013)。同样,根据 Kanfer 等的研究,年纪大的员工退休的动机不太为人所知,因为相关研究并没有区分辞职和退休的动机。工作动机会随着年龄的增长而改变,这取决于工作需求(如身体需求、工作复杂性)和个人特征(如工作时间百分比、机会)。Truxillo 等(2012)解释道:"从生命周期角度来研究年龄和工作特征之间的相互作用是很有用的,因为成年人在他们的生命中有很大一部分是在工作中度过的,在工作中他们有充分的机会来适应这些过程"(p. 7)。

生命周期理论承认:普遍差异和个体间差异的发展存在不同因素的累积效应(Baltes et al.,2006;Bengston,Elder,& Putney,2005)。例如,与工作有关的事故或伤害,即使是在早期生活中,也可能导致对身体能力、健康、财务和社会关系的损害。这反映了老龄化过程的背景情境的特质。人生中的认知、社会和生物学变化并不是凭空发生的,而是在重要的环境中发生的:家庭、友谊、社区、工作场所和社会。所有这些方面在影响个人功能衰退的方式上可能都

---

①作者承认生命周期和生命历程有时可以互换使用,但这两个术语源于不同的学科。生命周期,一个来自心理学的术语,强调老年人个体间的异质性以及可塑性和个体内变化的重要性。生命历程,一个社会学术语,关注宏观层面的事件,研究群体、组织和机构对个人生活的影响;主要考虑的因素包括经济条件和社会网络等社会因素。在这一章中,讨论了生产性老龄化与老化过程固有的适应性、可塑性和变化的关系,这就是为什么生命周期这个术语被用来代替生命历程。

有所不同,这些功能限制不同人士的生产能力。工作的结构和设计,个人发展的工作场所关系类型以及与工作相关的某些事件(如失能、职业发展、退休)都对工人的有效老龄化能力产生影响。

　　全面和整合的框架:老龄化是多层次和动态的。以保护工人的安全、增进工人一生的健康和福祉为目标的政策、计划和干预应该是多方面、协调一致和全面的。任何提高工作场所适老化的计划或干预措施的实施,都必须纳入安全与健康的几个不同方面的考虑。Crawford、Graveling、Cowie 和 Dixon(2010)在其针对老年工人健康和安全需求的研究综述中指出,在调节与年龄相关的变化时,干预措施需要考虑体力活动、智力追求和生活方式等因素。

　　在它们所利用的主题领域,框架应该是全面的。例如,解决工作条件的框架需要结合人体工程学和工业卫生。心理社会健康运动应该结合社会支持、安全文化和工作设计方面的信息(Ilmarinen,1999)。整合性的方法还意味着随着年龄的增长,应该保护和改善工人的健康,同时最大限度地提高他们创造的工作智慧、物质和社会资产(Leoppke et al.,2013)。综合策略不应局限于某些年龄组,而应随着年龄的增长为所有工人提供福利。

　　承认工人和组织的优先性的成果:生产性老龄化的方法强调了以工人和组织为中心的结果的重要性,以及它们如何相互影响。这些结果包括改善安全和福祉(以员工为中心)、减少缺勤、保持工作绩效、降低医疗成本(以组织为中心)。例如,一个可以提高生产力的组织可能会利用额外的劳动收入来投资于员工福利计划和预防伤害措施。类似地,改善"以员工为中心"的结果(如信任和幸福感)可以减少以组织为中心的结果(如旷工、更高的生产率和更少的工伤报告)(Harter,Schmidt,& Keyes,2003)。最好是使工作场所对年龄更友好的任何改变都可以并且应该集中在对工人和组织都有益的成果上,如工人满意度、工作投入和工作绩效(Truxillo et al.,2012)。

　　图 4.1 描述了工人与组织成果的二元性,说明了两者之间的相互依赖关系。这两种结果之间的双向箭头表明:工人或组织结果的变化可以影响其他结果。例如,安装新地板来减少膝盖的压力可能对员工有利,但对公司来说可能太贵。尽管对双方都有潜在的负面影响,但工人-组织关系的互惠性质表明:实施综合安全和健康措施不仅有益于所有年龄段的工人,而且也会转化为组织效益。

　　如果患有慢性病的工人选择继续工作,可能是因为健康状况还不够严重,而持续的收入

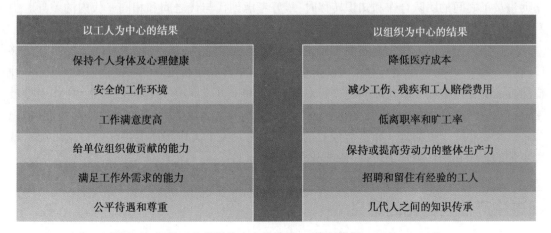

以工人为中心的结果	以组织为中心的结果
保持个人身体及心理健康	降低医疗成本
安全的工作环境	减少工伤、残疾和工人赔偿费用
工作满意度高	低离职率和旷工率
给单位组织做贡献的能力	保持或提高劳动力的整体生产力
满足工作外需求的能力	招聘和留住有经验的工人
公平待遇和尊重	几代人之间的知识传承

图 4.1　以员工和组织为中心的结果。(资料来源:NIOSH,2015d)

和健康保险可能会抵消离职的欲望。有了强大的支持和合理的工作安排,工人就可以继续获得就业的好处,并且组织可以保留该员工的技能和经验(Silverstein,2008)。因此,这两类结果都需要被认识到,并融入任何鼓励安全和健康工作场所的努力中,在这些场所,所有年龄段的工人都能茁壮成长。

生产性老龄化是一个有用的框架,在这个框架中,可以更好地理解以工人为中心和以组织为中心的老龄化和工作结果之间的相互关系。它还建议雇主采取行动,制定和实施计划和政策,以支持不断变化的老龄工人的工作能力,最小化与工作有关的安全和健康危害,并最终从竞争力、生产力和可持续的商业实践中获益。例如,美国社会保障的变化意味着退休福利将受到影响,退休年龄将继续上升(Moody & Sasser,2015)。因此,了解哪些因素可以预测员工提前离职是很重要的。McGonagle 等(2015 年)认为,对这些因素的研究可以帮助雇主提高工人的工作能力,并减少损失提前退休的高技能和经验丰富雇员。

支持性的多代工作文化:一代人是在同一时期出生的一群人,他们分享一系列形成性的生活经历(如经济和政治运动、历史事件),这些经历塑造了他们的态度、信仰和价值观(Borman & Hedge,2012)。随着人口结构的变化,多代人在同一工作场所的现象越来越普遍,给工作场所带来独特的挑战和机遇(Schill & Chosewood,2013)。今天的劳动力可以被归类为二战(或沉默的)一代,1925—1945 年;婴儿潮一代,1946—1964 年;X 一代,1965—1980 年;千禧一代,1981—2001 年(Horovitz,2012;Howe & Strauss,1991)。尽管世代之间的差异通常很微妙,但可以包括对工作和监管的态度、偏好的沟通方式、培训需求和工作习惯(Deal,2007;Joyner,2000;Jurkiewicz & Brown,1998;Smola & Sutton,2002)。学会管理这些差异并利用每一代人的独特优势,创造一种包容性的工作场所文化,这也有助于生产性老龄化。

这种代际多样性水平是与多代人工作场所中的工人福利相关的重要考虑因素。例如,当有很大的差异性时,将单独一代人简化成一个特征是有风险的。例如,退休和与年龄相关的认知能力下降之间的关系并不是以相同的比例发生在所有工人身上。Fabrizio 和 Franco(2017)发现,对于体力工作要求更高的人来说,这种下降更为明显。另一个考虑是,很难将年龄的影响与随着时间推移而发生的其他与工作有关的变化分开(如职业发展、失能)。由于不同年龄组的行为和培训需求可能有所不同,因此在设计或实施培训、激励员工或使用沟通策略促进员工之间的团队合作和知识转移时,最好考虑到代与代之间和相同一代内的差异。当利用团队合作和指导时,这种策略可能必须考虑与同事年龄相关的刻板印象。

支持不同年龄的工作文化需要了解劳动力的年龄组组成。这些知识可以帮助制定足够广泛的方案和政策,以满足所有工人的需求(如吸引年轻和年长工人的家庭休假政策)。一种支持性的文化还有助于就代际问题进行对话,并鼓励员工之间进行建设性的互动(如引导员工进行知识转移的指导)。这种文化的一个关键目标应该是利用所有工人的不同技能、知识和特长来创建一个更加统一和富有成效的组织。扩大关于工作场所老龄化的讨论可能会鼓励更强的合作和跨代的知识转移(Leoppke et al.,2013)。

促进生产性老龄化的意义

对老龄化和工作的研究为促进和应用与职业健康和安全有关的各种研究和实践提供了

肥沃的土壤。除了关于老龄化劳动力的基础和应用研究外,促进生产性老龄化还必须考虑改进最佳做法,适当使用干预措施,并将发现的关键部分转化为有用的工具和资源。利用先前讨论过的 NCPAW 的 4 项任务,本节概述了 4 个领域的建议:①调查研究;②内部和外部合作;③适合老年人的工作场所的最佳实践;④将研究转化为产品和资源。

调查研究

NCPAW 的使命之一是制定研究目标,并在各个年龄段的工作者中发挥领导作用。NCPAW 确定了 3 个研究目标领域,以促进对与工人的生产性和健康老龄化有关的工作场所因素的理解,这些因素有助于工人的生产性和健康老龄化(NIOSH,2015b)。这 3 个领域分别是:①监测;②对健康影响和老龄化的机制研究;③针对老龄工人的循证实践和干预研究。

在监测方面,NCPAW 对工作场所的健康和安全数据进行收集、分析和解释,以便更好地了解老年工人所面临的寿命健康结果和有害的工作场所危险因素,如生理、认知和心理社会因素。监测用于识别和了解突出的职业安全健康问题和趋势,并可确定研究和干预的优先次序。例如,美国社会保障制度的变化意味着退休福利将受到影响,退休年龄将继续上升(Johnson & Steuerle,2003)。监视此类趋势对于组织了解哪些因素可以预测员工的提前离职非常重要。McGonagle 等(2015 年)认为,对这些因素的研究可以帮助雇主提高工人的工作能力,并减少损失提前退休的高技能和经验丰富雇员。

第二,目前进行的研究,旨在确定和描述工作场所风险因素在整个工作生活中对工人生产性老龄化的机制和健康影响。通过观察和实验室研究,探查与衰老相关的危险因素和保护因素,可以获得更多的知识和改善干预措施的方法。尽管长时间工作有经济获益和认知能力提升等积极影响,但也存在继续工作的不良风险,包括倦怠和年龄歧视(Fisher,Ryan,& Sonnega,2015)。健康影响研究的其他重要领域包括工作锁定(工作流动受限),退休前后认知功能的变化,与工作有关的身体表现以及如冠心病等慢性疾病对老年工人的影响(请参阅"生产性老龄化和工作:目前的研究")(NIOSH,2015a)。

第三,评估性研究的目的是确定干预措施、沟通工具、政策和实践的有效性,这些措施旨在支持员工,并在整个工作生涯的不同阶段提高效率。这一目标侧重于制定和评估政策和项目,以改善工人的安全和健康状况。一些干预措施旨在随着工人年龄的增长提高他们的功能能力或与工作相关的技能。同时,还需要对涉及培训、环境和组织变革以及与不同年龄组相关的人力资源实践的项目进行评估。综上所述,NCPAW 的研究目标是对影响老龄工人的工作场所安全和健康的最关键问题进行病原学、监测和干预研究。

内部和外部协作

NCPAW 使命的另一个要素是,在推进有关老龄劳动力的研究方面,促进内部和外部的合作。NCPAW 致力于与职业健康和安全研究人员、政策制定者、劳工、雇主、中介机构和其他对老龄劳动力感兴趣的利益相关者建立和促进内部和外部的合作关系。这些合作加强了研究、转化和传播活动的影响和范围,旨在预防和减少老龄化劳动力中与工作有关的伤害和疾病。NCPAW 的合作努力与"全面工人健康"的使命相一致,该使命是"促进研究人员之间的跨学科合作,致力于保护和改善工作人员的健康"(Schill & Chosewood,2013,S10)。

在内部,该中心与其他 NIOSH 部门和跨部门项目合作,将老龄化和工作问题纳入 NIOSH 研究议程。为了促进生产性老龄化和工作,NCPAW 积极与对健康老龄化和工作感兴趣的国际组织建立合作关系(如欧盟职业安全与健康管理局、芬兰职业健康研究所、加拿大疼痛和残疾救济研究所,罗伯特-萨维职业健康与安全研究所)。随着 NCPAW 的发展和其内部和外部的知名度的提高,NCPAW 通过会议报告、宣传、网络研讨会和其他在线交流工具,提高了人们对职业安全与健康中生产性老龄化概念的认识。

外部合作的一个重要原因是利益相关者有机会确定老龄化劳动力面临的最大需求领域。合作研究也可能导致发现意想不到的或不可预测的因素。例如,在撰写本文时,作者从需求评估中得出的初步结论表明,组织层面的问题(如压力管理)和宏观层面的关注(如由于社会保障改革而导致的劳动力减少的变化)对于小型企业而言非常重要,但是大多数小型企业的所有者通常缺乏解决这些问题的资源。如果没有外部的合作,可能会忽视或很难理解这些问题。

最佳实践

NCPAW 还寻求从身体、情感、经济和劳动关系方面进一步发展关于干预措施和最佳实践的知识,以创建"年龄友好型"的工作场所。生产性老龄化的应用可以促进建设适合年龄的工作场所,因为它们有助于个人"跨越人口鸿沟,去适应、学习和共同成长。重点是通过在员工职业生涯早期开展旨在帮助他们管理健康风险的跨常规工作,来保持员工的健康,让员工随着时间的推移保持生产效率"(Leoppke et al.,2013,p. 503)。为此,这些项目和政策可以鼓励对工作的精心设计,使工作人员能够随着年龄的增长适应自己的工作需求和技能(Truxillo et al.,2012)。

如前所述,工作能力是 NCPAW 生产老化方法的概念之一。保持工作能力需要注意工人的健康和安全(Ilmarinen,1999)。对于工作能力下降的工人,应考虑与工作相关的适应和增加心理资源的干预措施(McGonagle et al.,2015)。不论年龄大小,所有员工都关心组织如何设计工作和任务来满足他们随着年龄增长的需求变化,从而使他们能够继续保持生产力(Kooij, Van Woerkom, Wilkenloh, & Denissen, 2017; Morgeson, Medsker, & Campion, 2008; Schulte et al.,2017)。不幸的是,根据 Truxillo 等的说法,我们才刚刚开始学习如何在整个生命周期内提高工人的满意度、敬业度和生产率。

对生产性老龄化采取一刀切的方法并不是最有效的策略,部分原因是组织的大小和范围各不相同。例如,小型企业比大型企业承受更大的职业病、致命疾病和工伤负担(Okun, Lentz,Schulte, & Stayner,2001)。他们可以获得的用以实施福利或安全培训和计划的资源较少,如资金和员工(Page,2009)。在撰写本章时,作者正在进行焦点小组和深入访谈,作为更大的需求评估的一部分,以确定工作场所老龄化研究和实践的最迫切需求。迄今为止,收集到的数据揭示了大大小小的企业从事工作场所老龄化管理的能力的不同之处。对大公司高层管理人员的采访表明,可以将健康和安全的某些方面委派给大公司在健康和安全的某些方面的特定的职业角色。例如,职业安全问题(如预防跌倒、听力损失)可能由中层管理人员负责,而员工健康问题(如戒烟)可能由人力资源部门负责。员工的健康、安全和福利通常是由零散的各自为政的部门管理的(Schill & Chosewood,2013)。

相比之下,作者的需求评估访谈证实,小型企业的所有者通常必须自己处理与职业安全和健康相关的问题,除非他们获得外部援助,而与年龄有关的健康与安全问题通常没有得到应有的重视。Cunningham 和 Sinclair(2015)认为,小企业主往往缺乏与中介面对面接触的机会,无法获得重要的职业安全和健康信息,无法建立业务关系。对于小型企业,促进适合老年人的工作场所可能需要用于改善职业安全和资源系统的干预措施。此外,这要求发起组织(即发起人),如公共卫生机构,确定小企业和工作中介机构的需求,以将所需的信息和资源传播给它们所服务的小企业。Sinclair,Cunningham 和 Schulte(2013)为小企业职业安全健康干预扩散提供了扩展模型,该模型考虑了干预本身、目标受众、信息如何传达以及采取干预的时间。该模型为广泛的发起者和中介者都提供了指导。在老龄化的背景下,虽然中介机构有专业知识和承诺保障,以满足老龄化工人的需求和雇佣他们的组织,但是否需要中介机构的合作仍存在争议。

将研究转化为产品和资源

NCPAW 使命的还有开发和传播广泛的产品和资源,这些产品和资源针对的是工人、组织和老龄化问题特别突出的部门。为此,NCPAW 寻求推进和开展研究转化,使利益相关者和中介机构参与进来,以减少和预防老龄化劳动力中的工伤和疾病。转化是考虑各种驱动因素和障碍(Straus,Graham,& Mazmanian,2006),将科学调查的结果转化为实践的过程。转化包括:①制定工作场所风险的解决方案并对其进行测试;②使用实验和观察的方法来测试新的干预措施;③将经过测试的建议和干预措施转移到工作场景中,以确定障碍并测试更广泛的受众情况;④当干预或建议在"现实世界"中被采用时,测试其结果。

教育材料、培训课程和其他产品的最终目标是对所解决的职业安全与卫生问题产生影响。对于老龄化的劳动力,转化产品和资源的这种影响可以在短期和长期内产生许多收益:

- 对员工和他们的家人来说:保持健康和富有成效、受到公平对待和尊重、对组织作出有意义的贡献、不论年龄相关改变仍然保持安全。
- 对于雇主:生产效率最大化、投入低、医疗费用低、离职率低、留住有经验的技术工人、老年工人将知识转移给年轻工人。
- 对于社区:促进国家繁荣、形成具有全球竞争力的经济(Harter et al.,2003;Leoppke et al.,2013;Wilson,Dejoy,Vanderbeg,et al.,2004)

为了实现这些影响,通过转化产品实现的最佳实践和建议必须接触到预期的受众,并与他们产生共鸣。对老龄劳动者的安全和健康产生影响意味着要考虑到老龄性劳动力的多样性。与老龄化工人的增长相交集的一些最重要的人口变化是临时工的增加(Cummings & Kreiss,2008;Hipple & Hammond,2016),受小企业雇用的工人(Choi & Spletzer,2012;Cunningham,Sinclair,& Schulte,2014),女工(Toossi,2012)和弱势工人群体(NIOSH,ASSE,2015),如年轻移民和拉丁裔(Diuguid,2014)。

在美国,劳动力的很大一部分是年龄较大的临时工人(Bolden-Barrett,2017)。至少有40%的 55 岁以上的工人在零工经济中寻找工作(Toossi & Torpey,2017),这个市场的特点是增加了短期就业和减少了长期性工作(Friedman,2014)。自谋职业的 65 岁及以上的工人比例最高(24.1%),55~64 岁的工人占自由职业者的 14.7%(Hipple & Hammond,2016)。除了缺乏法律保护、工人补偿和退休福利外,临时工人还缺乏保护他们免受伤害所需的安全培训

（Zohar & Luria，2005），这进一步暴露了工人遭受伤害的风险，而这些伤害对老年工人构成了更大的威胁。与转化相关的挑战是要对一部分可能为"行为不当，好像他们没有分担安全和健康责任"的公司工作的老龄工人产生影响（Howard，2017，p. 4）。人们对谁负责保护这些工人感到困惑：是临时代理机构吗？或者是付钱给临时代理机构的公司？这种混乱是了解目标受众的一个重要障碍，这对有效转化职业安全健康研究结果至关重要。

建议

越来越多的雇主看到老年工人的价值，因为他们带来了更多知识、经验和情商（Anderson & Morgan，2017）。在美国和其他国家，劳动力向老龄化转变意味着要适应工作场所，不仅要适应老龄工人，还要适应所有年龄段的工人。进行适合年龄的机构组织可能会执行以下操作：

- 支持工作计划、工作条件和工作地点的灵活性。
- 使用适应性技术设计工作任务，以满足老年工人的身体需求（如身体运动、视力）。
- 管理对老年工人可能的危险（如噪声、滑倒/绊倒/跌倒）和更具挑战性的环境。
- 提供有利于人体健康的工作环境，如工作台、工具、地板表面和可调节的座椅，以减少肌肉骨骼的压力。
- 在需要的地方保持更好的照明，如电脑屏幕和较少眩光的表面。
- 安排促进健康和生活方式的干预，特别是那些自愿的行为，不会惩罚不参加劳动者的行为。
- 使工人能够在工作场所进行自我医疗保健，并提供外出进行健康检查的时间。
- 投资所有年龄段的培训和技能建设。
- 在生病或受伤缺勤后安排合理的调节和重返工作流程（"生产性衰老和工作：安全和健康结果。"NIOSH，2015c）

在进行组织变革以鼓励生产性老龄化时，最有效的可能是简单的指导，它很容易付诸实践，如几个简单的开始步骤（NIOSH，2016a）。例如，NIOSH 记录了工作场所的高龄司机：雇主和工人如何预防撞车提供了简单鼓励所有工人实施安全驾驶的步骤清单（NIOSH，2016b）。从雇主的角度来看，有些步骤可能比其他的更可行，可以鼓励他们从更简单的步骤开始，并立即产生结果。

对于想要促进对年龄友好的工作场所的主管，他们会受益于管理技能培训，该培训不仅关注所有年龄组的需求，还侧重于老年工人的特殊需求（Leoppke et al.，2013）。因为"一刀切"的方法不太可能适用于大多数工作场所，所以可以对管理人员进行培训，使其使用需求评估框架来确定他们面临的最紧迫的需求，为每个需求设定目标并制定行动计划及进行必要的更改。基于先前讨论的工作能力领域，包括工作条件、员工健康、专业技能和心理社会因素（Ilmarinen，1999；Silverstein，2008），组织机构可以选择一个或多个需要改进的领域，并制定一个或多个针对这些领域的目标（华盛顿大学，2009）。这种综合方法需要组织机构来描述将采取的行动步骤、谁来确保这些步骤得到实施、何时完成以及需要克服哪些挑战或障碍。培训课程和其他教育材料可以包括需求评估或目标结构，以帮助组织迈出第一步。此外，对特定步骤进行细分和确定优先顺序，可以更轻松地认识到以工作人员和/或组织为中心的结果。设定目标并解决实现这些目标所面临的挑战，可以阐明以工人和组织为中心的成果可能对彼此产生的相互影响(Harter et al.，2003)。

未来实践和研究方向

继续研究工作场所危害对老龄工作者的功能、生理和认知影响很有必要(National Research Council and Institute of Medicine，2004)。除了关注人口老龄化、退休和养老金相关问题对经济的影响外，更需要关注老龄化过程和工作之间的相互作用。

可以在开发和改进数据收集和数据系统方面取得进展，以便更好地了解老龄工人的工作场所安全和健康脆弱性(Leoppke et al.，2013)。所收集的数据还可能包括那些关注整个生命周期的工人的数据，这些数据可以更好地跟踪老龄化对工作相关结果的累积影响以及年龄组内的变化(Bengston et al.，2005)。数据可能包含就业历史和工人工作的具体要求。国家研究委员会和医学研究所(2004)还建议组织继续合作以识别和使用包含与衰老研究有关的数据的数据库。

此外，在工作设计、培训计划、政策和针对老年工作者的干预措施方面，也需要进行研究以确定和评估有前景的做法。可以指导制定干预和政策的问题应包括以下内容："如何改造工作以适应老龄工人? 老龄化工人需要怎样的社会支持来维护工作所需的能力"(国家研究理事会和医学研究所，2004，p. 12)。Leoppke 等(2013)建议对综合项目进行更多的投资回报研究，以确定项目和政策对降低医疗和制药成本之外的影响。还应根据基于主管的培训的影响来评估干预措施(Hammer et al.，2015)。其他的指标应该包括员工参与度的提高、整合计划的感知价值、健康风险的降低、生产力的潜在提高。

当前的经济和市场趋势要求持续关注应急工作安排的影响以及养老金规定的变更，如美国的社会保障。McGonagle 等(2015)认为，对社会保障变化的研究可以鼓励雇主提高工人的工作能力，并减少损失提前离职的高技能和经验丰富的员工。如前所述，生产性老龄化研究的转化需考虑到非标准工作安排工人的需求，如合同工、零工和通过临时机构中介的工作等(Howard，2017)。这类工作已被证明会使工人的健康普遍受到威胁(National Research Council and Institute of Medicine，2004)，在这些安排中，有必要更加关注老年工人。

此外，还需要探索年龄与其他因素(如移民或少数民族身份)的交叉性，这些因素可能会使工人在一生中面临更高的职业伤害和疾病风险(NIOSH，ASSE，2015)。世界各地的老龄化人口还包括越来越多的妇女和少数民族。例如，性别是决定老年工作者健康结果和经历的重要因素：社会角色、工作类型与工作相关的暴露和其他模式(National Research Council and Institute of Medicine，2004，p. 4)。根据工作中与年龄相关的安全和健康风险相关的社会经济和人口统计学变量，可以在很大程度上预测弱势人群中老年工人的退休决定和就业情况(National Research Council and Institute of Medicine，2004)。

总结

一种富有成效的老龄化方法可以用来解决劳动力老龄化带来的机遇和挑战。生产性老龄化是指在所有工人年老时，通过综合性策略为他们提供一个健康和安全的工作环境，使其能够发挥最佳作用。这种做法不仅有益于老年工人，而且有益于所有年龄段的工人。研究、协作、干预和转化是 NCPAW 列出的 4 个促进性老龄化的属性,这 4 个属性可以促进适合老年人的工作场所的设计。生产性老龄化意味着年轻工人可以在几乎没有损伤或疾病的情况下进入晚年生活,而年长的工人可以最大限度地发挥他们不断变化的工作能力,在没有损伤或疾病的情况下继续工作。这样的努力可以确保更年轻的工人随着年龄的增长可以获得更长的、更有生产力的工作寿命,从而提高所有年龄的工人的生活质量。

这 4 个属性还说明了生产性老龄化最终有利于社会、经济和政治政策,并惠及所有年龄段的工人(Johnson & Mutchler,2014)。实施旨在提高老龄工人健康状况的计划,还有助于解决当前人口向更老、年龄更多样化的劳动力的转变问题,避免导致长期的健康和生产力下降(Fisher et al.,2015)。未来对生产性老龄化的探索也需要摆脱将老龄化劳动力视为一个同质整体的观点,而是将其视为占据不同行业和职业的个人,以及代表各种人口特征的人,这对如此多样化的受众提供有意义的指导以产生影响提出了挑战。

(邹雨珮 译　王茁 校)

参考文献

Anderson, L. B., & Morgan, M. (2017). Embracing the opportunities of an older workforce: Identifying the age-based strategies for coping with emotional labor. *Work, Aging and Retirement, 3*(4), 403–414. https://doi.org/10.1093/worker/waw039

Baltes, P. B., Lindenberger, U., & Staudinger, U. M. (2006). Life-span theory in developmental psychology. In R. M. Lerner (Ed.), *Handbook of child psychology. Vol 1: Theoretical models of human development* (6th ed., pp. 569–664). New York, NY: Wiley.

Bass, S. A. (2002). Productive aging. *Encyclopedia of Aging.* Retrieved February 23, 2015 from http://www.encyclopedia.com/doc/1G2-3402200331.html

Bass, S. A., & Caro, F. G. (2001). Productive aging: A conceptual framework. In N. Morrow-Howell, J. E. Hinterlong, & M. W. Sherraden (Eds.), *Productive aging: Concepts, and challenges.* Baltimore, MD: Johns Hopkins University Press.

Beier, M. E. (2015). The aging workforce and the demands of work in the 21st century. In L. M. Finkelstein, D. M. Truxillo, F. Fraccaroli, & R. Kanfer (Eds.), *Facing the challenges of a multi-age workforce: A use-inspired approach* (pp. 108–133). New York, NY: Routledge.

Bengston, V. L., Elder, G. H., & Putney, N. M. (2005). The lifecourse perspective on aging: Linked lives, timing, and history. In M. L. Johnson (Ed.), *The Cambridge handbook of age and aging* (pp. 493–509). New York, NY: Cambridge University Press.

Bolden-Barrett, V. (2017, October 3). Older workers – not millennials – are driving the gig economy. *HR Dive.* Retrieved from https://www.hrdive.com/news/older-workers-not-millennials-are-driving-the-gig-economy/506349/

Borman, W. C., & Hedge, J. W. (2012). *The Oxford handbook of work and aging.* New York, NY: Oxford University Press.

Butler, R. M., Oberlink, M. R., & Schechter, M. (1990). *The promise of productive aging: From biology to social policy.* New York, NY: Springer.

Butler, R. N. (1985). *Productive aging: Enhancing vitality in later life.* New York, NY: Springer Publishing.

Butler, R. N. (2002). The study of productive aging. *Journal of Gerontology, 57*, S323.

Butler, R. N., & Schechter, M. (1995). Productive aging. In G. Maddox (Ed.), *The encyclopedia of aging* (3rd ed., pp. 824–825). New York, NY: Springer.

Carlson, M., Clark, F., & Young, R. (1998). Practical contributions of occupational science to the art of successful aging: How to sculpt a meaningful life in older adulthood. *Journal of Occupational Science, 5*, 107–118.

Caro, F. G., & Bass, S. A. (1995). *Patterns of productive activity among older Americans.* Boston, MA: University of Massachusetts.

Carstensen, L. L. (1995). Evidence for a life-span theory of socioemotional selectivity. *Current Directions in Psychological Science, 4*(5), 151–156.

Carstensen, L. L., Isaacowitz, D. M., & Charles, S. T. (1999). Taking time seriously: A theory of socio-emotional selectivity. *American Psychologist, 54*, 165–181.

Choi, E. J., & Spletzer, J. R. (2012). The declining average size of establishments: Evidence and explanations. *Monthly Labor Review, 135*(3), 50–65. Retrieved from http://www.bls.gov/opub/mlr/2012/03/art4full.pdf

Cleveland, J. N., & Hanscom, M. (2017). What is old at work? Moving past chronological age. In E. Parry & J. McCarthy (Eds.), *The Palgrave handbook of age diversity and work* (pp. 17–46). London, UK: Palgrave Macmillan https://doi.org/10.1057/978-1-137-46781-2_2

Cole, M. B., & Macdonald, K. D. (2015). *Productive aging: An occupational perspective.* Thorofare, NJ: SLACK Incorporated.

Coleman, J. (2015). *Unfinished work: The struggle to build an aging American workforce.* New York, NY: Oxford University Press.

Crawford, J., Graveling, R., Cowie, H., & Dixon, K.

(2010). The health safety and health promotion needs of older workers. *Occupational Medicine, 3*(60), 184–192.

Cummings, K. J., & Kreiss, K. (2008). Contingent workers and contingent health: Risks of a modern economy. *Journal of the American Medical Association, 299*(4), 448–450. https://doi.org/10.1001/jama.299.4.448

Cunningham, T. R., & Sinclair, R. (2015). Application of a model for delivering occupational safety and health to smaller businesses: Case studies from the US. *Safety Science, 71*, 213–225. https://doi.org/10.1016/j.ssci.2014.04.011

Cunningham, T. R., Sinclair, R., & Schulte, P. (2014). Better understanding the small business construct to advance research on delivering workplace safety and health. *Small Enterprise Research, 2*(21), 148–160. https://doi.org/10.1080/13215906.2014.11082084

de Guzman, A. B., Amrad, H. N., Araullo, R. C. G., & Cheung, H. B. O. (2014). A structural equation modeling of the factors affecting an age-friendly workplace. *Educational Gerontology, 40*(6), 387–400. https://doi.org/10.1080/03601277.2013.802194

de Zwart, B. C. H., Frings-Dresen, M. H. W., & van Duivenbooden, J. C. (2002). Test-retest reliability of the work ability index questionnaire. *Occupational Medicine, 52*(4), 177–181.

Deal, J. J. (2007). *Retiring the generation gap: How employees young and old can find common ground.* San Francisco, CA: Jossey-Bass.

Diuguid, L. (2014). Latino family wealth projected to rise with the Hispanic population growth in U.S. *Kansas City Star.* Retrieved October 21, 2014 from http://www.kansascity.com/opinion/opn-columns-blogs/lewis-diuguid/article2357663.html

Estes, C. L. (1999). Critical gerontology and the new political economy of aging. In M. Minkler & C. L. Estes (Eds.), *Critical gerontology: Perspectives from political and moral economy* (pp. 17–35). Amityville, NY: Baywood.

Estes, C. L., & Mahakian, J. L. (2001). The political economy of productive aging. In N. Morow-Howell, J. Hinterlong, & M. Sherraden (Eds.), *Productive aging: Concepts and challenges* (pp. 197–213). Baltimore, MD: The John Hopkins University Press.

Fabrizio, M., & Franco, P. (2017). Unhealthy retirement? *Journal of Human Resources, 52*(1), 128–151. University of Wisconsin Press. Retrieved July 14, 2017, from Project MUSE database.

Fisher, G. G., Ryan, L. H., & Sonnega, A. (2015). Prolonged working years: Consequences and directions of interventions. In J. Vuori, R. Blonk, & R. H. Price (Eds.), *Sustainable working lives.* Dodrecht, Netherland: Springer Science and Business Media.

Fisher, G. G., Stachowski, A., Infurna, F. J., Faul, J. D., Grosch, J., & Tetrick, L. E. (2014). Mental work demands, retirement, and longitudinal trajectories of cognitive functioning. *Journal of Occupational Health Psychology, 19*(2), 231–242. https://doi.org/10.1037/a0035724

Friedman, G. (2014). Workers without employers: Shadow corporations and the rise of the gig economy. *Review of Keynesian Economics, 2*, 171–188.

Fry, R. (2016, April 25). Millenials overake baby Boomers as America's largest generation. *Pew Research Center.* Retrieved from http://www.pewresearch.org/fact-tank/2016/04/25/millennials-overtake-baby-boomers/

Giancola, F. (2006). The generation gap: More myth than reality. *Human Resource Planning, 29*(4), 32.

Grosch, J. W., & Pransky, G. S. (2010). Safety and health issues for an aging workforce. In *Aging and work: Issues and implications in a changing landscape.* Baltimore, MD: Johns Hopkins University Press.

Hammer, L. B., Truxillo, D. M., Bodner, T., Rineer, J., Pytlovany, A. C., & Richman, A. (2015). Effects of a workplace intervention targeting psychological risk factors on safety and health outcomes. *BioMed Research International*, 1–12. https://doi.org/10.1155/2015/836967

Hammill, G. (2013, April). Mixing and managing four generations of employees. *Farleigh Dickinson University (FDU) Magazine Online.* Retrieved August 12, 2016 from http://www.fdu.edu/newspubs/magazine/05ws/generations.htm. Published 2005.

Harris, B. (2017, November 27). Older workers are an untapped solution to the ageing population. *World Economic Forum.* Retrieved from https://www.weforum.org/agenda/2017/11/this-is-why-the-job-market-is-booming-for-older-workers/

Harter, J. K., Schmidt, F. L., & Keyes, C. L. M. (2003). Well-being in the workplace and its relationship to business outcomes: A review of the Gallup studies. In C. L. M. Keyes & J. Haidt (Eds.), *Flourishing: Positive psychology and the life well-lived* (pp. 205–224). Washington, DC: American Psychological Association.

He, W., Goodkind, D., & Kowal, P. (2016). U.S. Census Bureau, International Population Reports, P95/16–1, An Aging World: 2015, U.S. Government Publishing Office, Washington, DC.

Herzog, A. R., Kahn, R. L., Morgan, J. N., Jackson, J. S., & Antonucci, T. C. (1989). Age difference in productive activities. *Journal of Gerontology, 44*(4), S129–S138.

Hinterlong, J. E. (2008). Productive engagement among older Americans: Prevalence, patterns, and implications for public policy. *Journal of Aging and Social Policy, 20*(2), 141–164.

Hipple, S. F., & Hammond, L. A. (2016). *Self-employment in the United States. Spotlight on statistics.* Bureau of labor statistics. Retrieved from https://www.bls.gov/spotlight/2016/self-employment-in-the-united-states/home.htm

Horovitz, B. (2012, May 4). After Gen X, Millennials, what should next generation be? *USA Today.* Retrieved October 13, 2017 from http://usatoday30.usatoday.com/money/advertising/story/2012-05-03/naming-the-next-generation/54737518/1

Howard, J. (2017). Nonstandard work arrangements and worker health and safety. *American Journal of Industrial Medicine, 60*, 1–10. https://doi.org/10.1002/ajim.22669

Howe, N., & Strauss, W. (1991). *Generations: The history of America's future, 1584 to 2069.* New York, NY:

Williams Morrow.

Ilmarinen, J. (1999). *Aging workers in the European Union: Status and promotion of work ability, employability and employment* (274 pages). Helsinki, Finland: Finnish Institute of Occupational Health and Ministry of Social Affairs and Health.

Ilmarinen, J., Gould, R., Järvikoski, A., & Järvisalo, J. (2008). Diversity of work ability. In R. Gould, J. Ilmarinen, J. Järvisalo, & S. Koskinen (Eds.), *Dimensions of work ability: Results of the health 2000 survey* (pp. 13–24). Helsinki, Finland: Finnish Institute of Occupational Health.

Ilmarinen, J., & Tuomi, K. (2004). *Past, present, and future of work ability.* People and work research reports 65 (pp. 1–25). Helsinki, Finland: Finnish Institute of Occupational Health.

Ilmarinen, J., Tuomi, K., Eskelinen, L., Nygård, C. H., Huuhtanen, P., & Klockars, M. (1991a). Background and objectives of the Finnish research project on aging workers in municipal occupations. *Scandinavian Journal of Work, Environment & Health, 17*(Suppl. 1), 7–11.

Ilmarinen, J., Tuomi, K., Eskelinen, L., Nygård, C. H., Huuhtanen, P., & Klockars, M. (1991b). Summary and recommendations of a project involving cross-sectional and follow-up studies on the aging worker in Finnish municipal occupations (1981–1985). *Scandinavian Journal of Work, Environment & Health, 17*(Suppl. 1), 135–141.

Jex, S., Wang, M., & Zarubin, A. (2007). Aging and occupational health. In K. S. Schultz & G. A. Adams (Eds.), *Aging and work in the 21st century* (pp. 199–223). Mahwah, NJ: Lawrence Erlbaum.

Johns, D. O., & Weissman, D. N. (2015). Occupational health and safety risks for the aging worker. In A. M. Fan, G. Alexeeff, & E. Khan (Eds.), *Toxicology and risk assessment.* Boca Raton, FL: Taylor & Francis.

Johnson, K. J., & Mutchler, J. E. (2014). The emergence of a positive gerontology: From disengagement to social involvement. *Gerontologist, 54*(1), 93–100.

Johnson, R. W., & Steuerle, C. E. (2003, December 31). *Promoting work at older ages: The role of hybrid pension plans in an aging population* (Urban Institute Pension Research Council Working Paper PRC WP 2003-26). Retrieved from http://www.urban.org/sites/default/files/alfresco/publication-pdfs/410932-Promoting-Work-at-Older-Ages.PDF

Joyner, T. (2000). Gen X-ers focus on life outside the job fulfillment. *The Secured Lender May/Jun.* Retrieved from http://findarticles.com/p/articles/mi_qa5352/is_200005/ai_n1455443.

Jurkiewicz, C. E., & Brown, R. G. (1998). GenXers vs. boomers vs. matures: Generational comparisons of public employee motivation. *Review of Public Personnel Administration, 18*, 18–37.

Kanfer, R., & Ackerman, P. L. (2004). Aging, adult development, and work motivation. *Academy of Management Review, 29*, 440–458.

Kanfer, R., Beier, M., & Ackerman, P. L. (2013). Goals and motivation related to work in later adulthood: An organizing framework. *European Journal of Work and Organizational Psychology, 22*, 253–264.

Knight, R. (2014, September 25). Managing people from 5 generations. *Harvard Business Review.* Retrieved from: https://hbr.org/2014/09/managing-people-from-5-generations

Kooij, D., Van Woerkom, M., Wilkenloh, J., & Denissen, J. J. A. (2017). Job crafting toward strengths and interests: The effects of a job crafting intervention on person-job fit and the role of age. *Journal of Applied Psychology, 102*(6), 971–981. https://doi.org/10.1037/apl0000194

Kunze, F., & Boehm, S. A. (2015). Age diversity and global teamwork: A future agenda for researchers and practitioners. In L. M. Finkelstein, D. M. Truxillo, F. Fraccaroli, & R. Kanfer (Eds.), *Facing the challenges of a multi-age workforce: A use-inspired approach* (pp. 27–49). New York, NY: Routledge.

Leland, N., Elliott, S., & Johnson, K. (2012). *Occupational therapy practice guidelines for productive aging for community-dwelling older adults.* Bethesda, MD: AOTA Press.

Leoppke, R. R., Schill, A. L., Chosewood, L. C., Grosch, J. W., Allweiss, P., Burton, W. N., … Larson, P. W. (2013). Advancing workplace health protection and promotion for an aging workforce. *Journal of Occupational and Environmental Medicine, 55*, 500–506. https://doi.org/10.1097/JOM.0b013e31829613a4

Maertens, J. A., Putter, S. E., Chen, P. Y., Diehl, M., & Huang, Y.-H. (2012). Physical capabilities and occupational health of older workers. In J. W. Hedge & W. C. Borman (Eds.), *The Oxford handbook of work and aging* (pp. 215–235). New York, NY: Oxford University Press.

McGonagle, A. K., Fisher, G. G., Barnes-Farrell, J. L., & Grosch, J. W. (2015). Individual and work factors related to perceived work ability and labor force outcomes. *Journal of Applied Psychology, 100*(2), 376–398. https://doi.org/10.1037/a0037974

Montepare, J. M. (2009). Subjective age: Toward a guiding lifespan framework. *International Journal of Behavioral Development, 33*(1), 42–46.

Moody, H. R., & Sasser, J. R. (2015). *Aging: Concepts and controversies* (8th ed.). Los Angeles, CA: Sage.

Morgan, J. N. (1986). Unpaid productive activity over the life course. In *America's aging – Productive roles in an older society* (pp. 73–109). Washington, DC: National Research Council and Institute of Medicine.

Morgeson, F. P., Medsker, G. J., & Campion, M. A. (2008). Job and team design. In G. Salvendy (Ed.), *Handbook of human factors and ergonomics* (3rd ed., pp. 428–457). Hoboken, NJ: Wiley.

National Research Council and the Institute of Medicine. (2004). Health and safety needs of older workers. Committee on the Health and Safety Needs of Older Workers. In D. H. Wegman & J. P. McGee (Eds.), *Division of behavioral and social sciences and education.* Washington, DC: The National Academies Press.

Ng, T. W. H., & Feldman, D. C. (2010). The relationships of age with job attitudes: A meta-analysis. *Personnel Psychology, 63*, 677–718.

NIOSH (2015a, September 11). *Productive aging and work: Current research.* Retrieved from https://www.cdc.gov/niosh/topics/productiveaging/current-research.html

NIOSH (2015b, September 11). *Productive aging and work: Research goals*. Retrieved from https://www.cdc.gov/niosh/topics/productiveaging/researchgoals.html

NIOSH (2015c, September 11). *Productive aging and work: Safety and health outcomes*. Retrieved from https://www.cdc.gov/niosh/topics/productiveaging/safetyandhealth.html

NIOSH (2015d, September 15). *Productive aging and work: Organizations that recognize the priorities of both workers and organizations*. Retrieved from https://www.cdc.gov/niosh/topics/productiveaging/outcomes.html

NIOSH (2016a, February 3). *Total Worker Health: Simple steps to get started*. Retrieved from https://www.cdc.gov/niosh/twh/steps.html

NIOSH (2016b, March). *Older drivers in the workplace: How employers and workers can prevent crashes*. Publication No. 2016-116. Retrieved from https://www.cdc.gov/niosh/docs/2016-116/pdfs/2016-116.pdf

NIOSH (2016c, August 16). *What is Total Worker Health®?* Retrieved from https://www.cdc.gov/NIOSH/twh/

NIOSH, ASSE. (2015). *Overlapping vulnerabilities: The occupational safety and health of young workers in small construction firms*. By MA. Flynn, T. R. Cunningham, R. J. Guerin, B. Keller, L. J. Chapman, D. Hudson, C. Salgado, & OH. Cincinnati. U.S. Department of Health and Human Services, Centers for Disease Control and Prevention, National Institute for Occupational Safety and Health, DHHS (NIOSH) Publication No. 2015-178.

Okun, A., Lentz, T. J., Schulte, P., & Stayner, L. (2001). Identifying high-risk small business industries for occupational safety and health interventions. *American Journal of Industrial Medicine, 39*(3), 301–311.

O'Reilly, P., & Caro, F. G. (1994). Productive aging: An overview of the literature. *Journal of Aging & Social Policy, 3*(6), 39–71.

Page, K. (2009). Blood on the coal: The effect of organizational size and differentiation on coal mine accidents. *Journal of Safety Research, 40*(2), 85–95.

Park, D. C. (2000). The basic mechanisms accounting for age-related decline in cognitive function. In D. C. Park & N. Schwarz (Eds.), *Cognitive aging: A primer* (pp. 3–21). New York, NY: Psychology Press.

Rizzuto, T. E., Cherry, K. E., & LeDoux, J. A. (2012). The aging process and cognitive capabilities. In W. C. Borman & J. W. Hedge (Eds.), *The Oxford handbook of work and aging* (pp. 236–255). New York, NY: Oxford University Press. https://doi.org/10.1093/oxfordhb/9780195385052.013.0092

Rowe, J., & Kahn, R. (1998). *Successful aging*. New York, NY: Springer Publishing.

Schill, A. L., & Chosewood, L. C. (2013). The NIOSH total worker health™ program: An overview. *Journal of Occupational and Environmental Medicine, 55*(12 Supplement), S8-11. https://doi.org/10.1097/JOM.0000000000000037

Scholl, J. C., Van Bogaert, D., Forrester, C. L., & Cunningham, T. R. (in press). Risk communication in occupational safety and health: Reaching diverse audiences in an evolving communication environment. In H. D. O'Hair (Ed.), *Risk and health communication in an evolving media environment*. New York, NY: Routledge.

Schulte, P. A., Grosch, J., Scholl, J. C., & Tamers, S. L. (2017). Framework for considering productive aging at work. Unpublished manuscript.

Schulte, P. A., Pana-Cryan, R., Schnorr, T., Schill, A. L., Guerin, R., Felknor, S., & Wagner, G. R. (2017). An approach to assess the burden of work-related injury, disease, and distress. *American Journal of Public Health, 107*(7), 1051–1057. https://doi.org/10.2105/AJPH.2017.303765

Schwall, A. R. (2012). Defining age and using age-relevant constructs. In J. W. Hedge & W. C. Borman (Eds.), *The Oxford handbook of work and aging* (pp. 169–186). New York, NY: Oxford University Press.

Sigelman, C. K., & Rider, E. A. (2015). *Life-span human development* (8th ed.). Stamford, CT: Cengage Learning.

Silverstein, M. (2008). Meeting the challenges of an aging workforce. *American Journal of Industrial Medicine, 51*, 269–280.

Sinclair, R. C., Cunningham, T. R., & Schulte, P. A. (2013). A model for occupational safety and health intervention diffusion to small business. *American Journal of Industrial Medicine, 56*, 1442–1451. https://doi.org/10.1002/ajim.22263

Smola, K. W., & Sutton, C. (2002). Generational differences: Revisiting generational work values for the new millennium. *Journal of Organizational Behavior, 23*, 363–382.

Straus, S. E., Graham, I. D., & Mazmanian, P. E. (2006). Knowledge translation: Resolving the confusion. *The Journal of Continuing Education in the Health Professions, 26*(1), 3–4. https://doi.org/10.1002/chp.45

Toossi, M. (2012). Employment outlook: 2010–2020. Labor force projections to 2020: A more slowly growing workforce. *Monthly Labor Review, 135*(1):43–64. Retrieved November 3, 2014 from http://www.bls.gov/opub/mlr/2012/01/art3full.pdf

Toossi, M. (2015, December). Labor force projections to 2024: The labor force is growing, but slowly. *Monthly Labor Review*, pp. 1–32.

Topf, M. D. (2000). General next? *Occupational Hazards, 62*, 49–50.

Towers Perrin (2006, March). Study highlights business case for attracting and retaining workers age 50+. *Monitor* (pp. 1–4).

Truxillo, D. M., Cadiz, D. M., Rineer, J. R., Zaniboni, S., & Fraccaroli, F. (2012). A lifespan perspective on job design: Fitting the job and the worker to promote job satisfaction, engagement, and performance. *Organizational Psychology Review*, 1–21. https://doi.org/10.1177/2041386612454043

Toossi, M., & Torpey, E. (2017). *"Older workers: Labor force trends and career options," Career Outlook, U.S. Bureau of Labor Statistics*. Retrieved Nov. 23, 2018: https://www.bls.gov/careeroutlook/2017/article/older-workers.htm.

U.S. Bureau of Labor Statistics. (2008, July). *Older work-

ers: Are there more older people in the workplace? Retrieved from http://www.bls.gov/spotlight/2008/older_workers/

United Nations, Department of Economic and Social Affairs, Population Division. (2015). *World population ageing 2015* (ST/ESA/SER.A/390). Retrieved from http://www.un.org/en/development/desa/population/publications/pdf/ageing/WPA2015_Report.pdf

United Nations Population Fund, HelpAge International. (2012). *Aging in the twenty-first century: A celebration and a challenge*. Retrieved from https://www.unfpa.org/sites/default/files/pub-pdf/Ageing%20report.pdf

University of Washington. (2009). *Designing the age-friendly workplace*. Seattle, WA: University of Washington Retrieved from http://www.agefriendly-workplace.org/

Wheeler, D. P., & Giunta, N. (2009). Promoting productive aging. *Health and Social Work, 34*(3), 237–239.

Wilson, M. G., Dejoy, D. M., Vanderbeg, R. J., et al. (2004). Work characteristics and employee health and well-being: Test of a model of a healthy work organization. *Journal of Occupational and Organizational Psychology, 77*, 565–588.

Zohar, D., & Luria, G. (2005). A multilevel model of safety climate: Cross-level relationships between organization and group-level climates. *Journal of Applied Psychology, 90*, 616–628.

第 5 章　老年人步态测量和姿势控制

B. Rhett Rigby and Christopher T. Ray

概述

步行周期(gait cycle)是用来描述人在行走时从一侧足跟着地到此侧足跟再次着地的运动和运动模式的一个术语。恰当的步态通过保持身体重心(center of gravity, COG)在其支撑面内行走,需要动态平衡和姿势控制(Dicharry, 2010; Farley & Ferris, 1998; Kuo & Donelan, 2010)。在老年人中,步态分析(gait analysis)是对身体功能(Studenski et al., 2003)、健康状况(Cesari et al., 2005)和生活质量(Ferrucci et al., 2000)的客观测量。随着年龄增长而产生的一些相关的生理变化可能会导致步态障碍。例如,在老年人中可观察到感觉运动系统的变化,包括触觉(如触摸、压力、振动)和本体感觉(如关节位置感、阻力)的下降以及疼痛和温度感觉的变化(Riemann & Lephart, 2002)。这些变化可能反过来改变神经肌肉控制,从而改变步态(Riemann & Lephart, 2002)。

尽管步行似乎是维持日常生活活动能力(activity of daily living, ADL)的一项重要但简单的任务,从生物力学和生理学角度对其进行建模却是一项非常复杂的运动(Beauchet et al., 2017; Nutt, Marsden, & Thompson, 1993; Zajac, Neptune, & Kautz, 2002)。在步行周期的所有阶段需要持续的神经输入,这些是通过使用皮质网络和认知功能实现的(Alexander & Crutcher, 1990; Seidler et al., 2010; Zwergal et al., 2012)。即使是在控制环境条件的情况下以自我选择的速度,大脑皮质也在正确的步态中扮演着关键的角色(Gwin, Gramann, Makeig, & Ferris, 2011; Perrey, 2014; Petersen, Willerslev-Olsen, Conway, & Nielsen, 2012)。皮质活动可通过正电子发射断层显像(positron emission tomography, PET)(la Fougère et al., 2010)、脑电图(Gwin et al., 2011)或功能性近红外光谱技术(Miyai et al., 2001; Perrey, 2014)进行测量。对于那些由心脏停搏或呼吸衰竭而导致缺氧缺血性脑损伤的患者,其步态可能因基底神经节-丘脑-额叶皮质复合体功能丧失而改变(Fève, Fénelon, Wallays, Rémy, & Guillard, 1993; Hawker & Lang, 1990; Yoon, Lee, & Kim, 2016)。用步态的时空参数对这些患者进行测量发现双侧步态协调性的丧失通常很明显(Yoon et al., 2016)。框 5.1 中列出了各种步态参数的定义。

框 5.1   步态参数的定义

术语	定义
空间参数	
步幅	同一只脚的两个连续着地的脚跟中心之间的距离
步长	行走时左右足跟或足尖先后着地时两点间的纵向直线距离
足夹角	前进线与脚中线的夹角
下肢长	大转节与行走面的距离
步宽	指左右两足间的横向距离,通常以足跟中点为测量点
步幅宽	一只脚的中点与另一只脚连续走的两个中点之间的距离
支持面	两脚之间的面积
时间参数	
步长时间/单步时间	从一侧下肢足跟首次着地至对侧下肢足跟再次着地为止所用时间
步率/步态周期时间	从一侧下肢足跟着地至该下肢足跟再次着地所经过的时间
步行速度/步速	单位时间内行走的距离称为步行速度
步幅速	步幅除以步幅时间
单支撑相	一侧下肢足跟着地到同侧足尖离地的时间。时间测量是指相对的脚。可以用时间单位或步态周期的百分比表示。总时间用双脚单支撑相相加表示
双支撑相	在一个步行周期中,当一侧下肢完成足跟抬起到足尖向下蹬踏离开地面的时期内,另一侧下肢同时进行足跟着地和全足底着地动作,所以产生了双足同时着地的阶段。可以用时间单位或步态周期的百分比表示。总时间表示为两个双支撑周期的相加
支撑时间	指下肢接触地面和承受重力的时间。可以用时间单位或步态周期的百分比表示。通常只用来形容右脚或左脚
摆动时间	指足离开地面向前迈步到再次落地之间的时间。可以用时间单位或步态周期的百分比表示。通常只用来形容右脚或左脚

测量问题：简要回顾

步态的时空参数,可以说是最广泛报道的临床步态测量,因此它不仅有助于确定影响大脑随年龄增长而变化的各种慢性疾病的危险因素,而且有助于区分不同性别的步态特征,并评估由环境变化或步行周期本身而引起的步行周期变化。步态的时空参数以及这些变量随年龄的变化情况见表 5.1。

几种步态参数的功能障碍可能是老年人痴呆的早期标志(Verghese, Wang, Lipton, Holtzer, & Xue, 2007)。如果这些异常能及早被发现,就可以采取适当的干预措施来防止痴呆的进展。在没有痴呆的老年人中,有 3 个定量步态因素可以预测认知能力下降的风险:速度、节奏和差异性因素。步速和步幅等速度变量的功能障碍可预测执行功能下降以及血管性痴呆。步频、摆动和支撑时间等节奏变量的功能障碍可以预测记忆力下降。步幅和摆动时间差异性

表 5.1　不同年龄组(65~74 岁,75~84 岁和≥85 岁)和性别的步态时空参数的定量参考值(即均值±标准差)(n=954)

	总人数(n=954)			P*	年龄 65~74 岁(n=711)			P*	75~84 岁(n=207)			P*	>85 岁(n=36)			P*
	总数	女性(n=437)	男性(n=517)		总数	女性(n=312)	男性(n=399)		总数	女性(n=101)	男性(n=106)		总数	女性(n=24)	男性(n=12)	
年龄/岁	72.8±4.8	73.2±5.1	72.4±4.5	0.006	70.6±2.4	70.7±2.4	70.5±2.3	0.649	77.6±2.6	77.8±2.5	77.4±2.6	0.274	87.7±2.8	87.2±2.0	88.6±4.0	0.585
BMI/(kg/m),均值±标准差	26.2±4.1	26.0±4.8	26.4±3.3	0.105	26.0±3.8	25.6±4.4	26.2±3.2	0.094	26.6±4.1	26.2±4.7	27.0±3.4	0.171	28.0±7.2	28.2±8.4	27.6±3.8	0.379
步幅时间 平均值/ms	1123.7± 122.4	1095.5± 109.8	1147.6± 127.4	<0.001	1118.5± 122.3	1081.5± 104.3	1147.3± 127.5	<0.001	1132.7± 117.0	1124.3± 109.4	1140.7± 123.7	0.314	1176.1± 140.9	1155.7± 139.2	1216.9± 141.1	0.177
步幅时间 CoV%	2.2±1.1	2.2±1.1	2.1±1.0	0.244	2.1±1.1	2.1±1.0	2.1±1.0	0.520	2.3±1.1	2.4±1.1	2.2±1.0	0.053	2.8±1.3	3.1±1.3	2.3±1.3	0.067
摆动时间 平均值/ms	414.1± 40.2	402.1± 36.5	424.2± 40.5	<0.001	416.3± 40.0	403.4± 36.2	426.3± 40.0	<0.001	409.6± 39.6	401.2± 36.7	417.5± 40.8	0.003	396.7± 43.1	388.6± 37.5	413.1± 50.2	0.188
摆动时间 CoV%	4.2±1.8	4.2±2.0	4.2±1.6	0.863	4.0±1.7	3.9±1.9	4.1±1.6	0.063	4.5±1.7	4.7±1.8	4.4±1.6	0.199	6.0±2.7	6.5±2.7	4.9±2.3	0.020
支撑时间 平均值/ms	706.6± 91.2	689.3± 87.3	721.2± 92.0	<0.001	700.9± 88.1	677.6± 79.0	719.0± 90.6	<0.001	713.5± 91.6	706.6± 90.3	720.1± 92.7	0.291	779.4± 114.9	767.0± 122.6	804.0± 97.9	0.212
支撑时间 CoV%	3.1±1.4	3.1±1.3	3.1±1.4	0.309	3.1±1.3	3.1±1.3	3.1±1.4	0.743	3.2±1.5	3.3±1.4	3.0±1.5	0.124	3.5±1.7	3.8±1.8	2.9±1.4	0.029
单支撑相时间 平均值/ms	414.3± 39.8	401.5± 35.5	425.2± 40.0	<0.001	417.2± 39.5	403.4± 36.2	427.4± 39.6	<0.001	407.8± 38.7	396.8± 34.3	418.3± 39.8	<0.001	396.7± 43.1	388.6± 37.5	413.1± 50.2	0.188
单支撑相时间 CoV%	4.0±1.8	4.1±2.0	4.0±1.6	0.453	3.9±1.7	3.9±1.9	3.9±1.5	0.154	4.3±1.7	4.5±1.8	4.2±1.6	0.102	6.0±2.7	6.5±2.8	4.9±2.3	0.062

续表

	总人数（n=954）			P*	年龄														
					65~74岁（n=711）			P*	75~84岁（n=207）			P*	>85岁（n=36）			P*
	总数	女性（n=437）	男性（n=517）		总数	女性（n=312）	男性（n=399）		总数	女性（n=101）	男性（n=106）		总数	女性（n=24）	男性（n=12）	
双支撑相时间																
平均值/ms	292.6±71.0	288.1±74.1	296.4±68.2	0.072	284.2±64.5	274.5±62.1	291.8±65.4	<0.001	305.7±74.2	308.8±77.3	302.9±71.4	0.569	381.4±100.2	376.4±115.3	391.3±63.1	0.398
CoV/%	6.6±2.8	6.8±2.7	6.5±2.8	0.079	6.8±2.9	7.0±2.8	6.6±2.9	0.117	6.3±2.5	6.5±2.8	6.1±2.2	0.273	6.0±2.1	6.2±2.8	5.5±2.6	0.177
步幅																
平均值/mm	134.1±18.9	126.5±17.1	140.7±18.0	<0.001	138.0±16.6	131.1±14.8	143.3±15.9	<0.001	126.5±19.7	118.2±15.1	134.4±20.4	<0.001	102.9±15.3	100.7±16.2	107.3±13.0	0.166
CoV/%	2.3±1.2	2.7±1.3	2.2±1.1	0.005	2.2±1.1	2.2±1.2	2.1±1.0	0.087	2.6±1.3	2.7±1.3	2.6±1.3	0.743	3.6±2.1	4.1±2.4	2.7±1.0	0.026
步幅宽																
平均值/mm	9.9±3.1	9.4±3.1	10.2±3.0	<0.001	9.9±3.1	9.5±3.1	10.3±3.0	0.001	9.6±3.2	9.0±3.4	10.1±2.9	0.010	10.0±3.2	9.9±2.5	10.2±4.3	0.804
CoV/%	26.6±49.0	30.9±69.8	23.0±17.2	0.013	24.6±34.7	27.4±48.5	22.5±17.2	0.057	33.0±82.6	43.4±116.9	23.0±12.8	0.075	28.2±23.4	22.5±9.1	39.5±36.8	0.934
步速（cm/s）																
均值±标准差	121.5±23.4	120.2±23.8	122.7±23.0	0.103	125.4±21.7	126.1±21.7	124.9±21.6	0.488	113.9±23.5	109.7±21.3	118.0±24.9	0.011	88.5±17.8	88.3±19.4	88.9±14.9	0.934
步幅速																
平均值/ms	119.9±22.5	118.8±23.2	120.8±21.8	0.175	122.9±21.1	123.6±21.2	122.3±21.0	0.426	114.8±22.8	111.1±22.7	118.5±22.5	0.020	89.0±17.8	88.9±19.4	89.3±15.0	0.251
CoV/%	3.5±1.7	3.5±1.9	3.4±1.6	0.244	3.4±1.6	3.4±1.7	3.4±1.6	0.983	3.7±1.7	3.8±1.7	3.6±1.6	0.280	4.2±2.0	4.6±2.0	3.5±1.9	0.084

注：该表经 Beauchet 等许可改编（2017 年）。SD，标准差；m，米；s，秒；ms，毫秒；CoV，变异系数；* 基于末配对 t 检验的比较；P 显著，用粗体表示。

等步态差异性(即步态运动控制的测量,使用从一步到另一步观察到的变化进行计算;Gabell & Nayak,1984)的功能障碍可以预测痴呆的发生(Verghese et al.,2007)。

在老年人中,女性的步速比男性慢(Ishizaki et al.,2011;Seino et al.,2014)。老年男性的肌肉力量(Bohannon,1997)、站立平衡(Seino et al.,2014)和从坐到站的能力(Merrill,Seeman, Kasl,& Berkman,1997;Ostchega et al.,2000)通常比老年女性更强。由于步速的降低与摔倒风险的增加有关,因此步速的测量很重要(Mortaza,Abu Osman,& Mehdikhani,2014;Verghese,Holtzer,Lipton,& Wang,2009)。在男性中,体重指数(body mass index,BMI)和四头肌力量是步速的决定因素(Inoue et al.,2017)。在女性中,BMI、髋关节屈曲、髋外展和股四头肌力量是步速的决定因素(Inoue et al.,2017)。步态的其他时空参数与日常活动中的步态功能障碍和生理功能有关。在女性中,步速、步幅速和双支撑相时间的时空参数与步态功能障碍的发生相关。更具体地说,这些参数的变化(即双支撑相时间的增加,速度与步幅时间的降低)在 60 岁以后才表现出来,而第一个步态障碍通常出现在 50 岁以后(Kaczmarczyk,Wiszomirska,Błażkiewicz,Wychowański,& Wit,2017)。另一项研究发现步幅、速度、步幅时间和步频的变化都与男性生理性 ADL 的损害有关,然而研究者建议在女性中对所有时空参数进行全面的步态评估,以评估女性生理性和认知性 ADL 的所有相关损害(Verlinden,van der Geest, Heeringa,Hofman,& Ikram,2015)。

外部和内部环境也会影响老年人的步态参数。一些被广泛报道的外部参数包括步行方式和双任务条件。跑步机上行走与地面上行走有显著的差异。在自行选择的行走速度下,老年人在地面上行走得更快、步幅更长、频率更快(Marsh et al.,2006)。这一差异可能是因为老年人步速、步幅和步幅速的降低与步态不自信有关(Maki,1997)。与在跑步机上行走相比,老年人在地面上行走的愉悦程度通常也更积极(Marsh et al.,2006)。不同的斜坡地形也是一个影响因素。与年轻人相比,老年人在下坡行走时步速和步长降低,而步频增加(Scaglioni-Solano & Aragón-Vargas,2015a)。同样,这些变量描述的保守步态也与不自信步态和未来跌倒风险增加相关(Senden,Savelberg,Grimm,Heyligers,& Meijer,2012)。最近有综述分析了双任务条件及其对老年人步速的影响(Smith,Cusack,& Blake,2016)。认知性双任务的增加与步速的降低有关(Smith et al.,2016)。其中一些认知性任务包括回答问题(e.g.,Guedes et al., 2014)、以不同方式背诵字母表中的字母(e.g.,Donoghue,Cronin,Savva,O'Regan,& Kenny, 2013)、拼写练习(e.g.,Hollman et al.,2010)、命名以特定字母开头的对象(e.g.,Ijmker & Lamoth,2012)、计数(e.g.,Gillain et al.,2009),或其他基本数学运算(e.g.,Mirelman et al., 2012)。步速和跌倒风险之间的关系已被明确(Callisaya et al.,2011)。除了伴随着衰老过程产生的神经肌肉和骨骼变化外,其他内部因素可能通过步态参数的变化与年龄相关的身体功能下降有关。这些因素包括基础温度(Simonsick,Meier,Shaffer,Studenski,& Ferrucci,2016)和血浆化合物,包括鞘脂(Wennberg et al.,2017)、炎症标志物,如白细胞介素-6[(interleukin-6, IL-6);Verghese et al.,2011],以及蛋白水解酶,如钙蛋白酶(Samantaray et al.,2015)。

对干预步行周期的评估是有价值的,可以预测导致跌倒风险增加的认知功能和躯体功能的下降。例如在老年人中,有目的地减慢步速会对步态的运动控制造成挑战,比自行选择的步速或比正常步速快的步态更难控制(Almarwani,Van Swearingen,Perera,Sparto,& Brach, 2016)。因此,步速的变化可能是评估步态变化和预测老年人认知能力下降的更敏感的指标(Almarwani et al.,2016)。步行周期也可以通过使用助行器来干预。当使用助行器时,老年人通常更害怕摔倒,并表现出一些不同的步态特征,如较慢的步速、较低的步频、较短的步长和步频时间（Roman de Mettelinge & Cambier,2015）。因此使用助行器是未来跌倒的危险因素之一（Roman de Mettelinge & Cambier,2015）。

在美国 65 岁及以上的老年人中,每年每四个人中就有一个发生跌倒（National Council on Aging,2017）。跌倒是导致受伤死亡的主要原因,也是老年人因外伤住院治疗的主要原因（National Council on Aging,2017）。跌倒的危险因素可分为行为因素、外在因素和内在因素。行为因素包括任何与活动相关的因素（Tinetti, Speechley, & Ginter, 1988）。外部因素来自环境,如不合适的鞋或不稳定的生活条件（Tideiksaar,1997）。内在因素包括任何与个人有关的因素,比如药物的使用（Blake et al.,1988;Spirduso,1995）、晕厥（Tinetti et al.,1988）、关节灵活性下降（Hughes,Dunlop,Edelman,Chang,& Singer,1994）、神经传导速度降低（Collins,De Luca,Burrows,& Lipsitz,1995）、视觉感知下降、前庭和躯体感觉功能下降（Manchester,Woollacott,Zederbauer-Hylton,& Marin,1989;Okuzumi,Tanaka,& Nakamura,1996;Stelmach & Worringham,1985）或者肌无力（Jette,Branch,& Berlin,1990;Shumway-Cook,Gruber,Baldwin,& Liao,1997;Whipple,Wolfson,& Amerman,1987）。

姿势不稳定或姿势控制异常是跌倒的另一个内在危险因素（Tinetti et al.,1988）。姿势控制是神经肌肉平衡的维持,是日常活动执行的关键因素（Alfieri et al., 2012; Vandervoort,1992）。姿势不稳与其他跌倒内在危险因素之间的关系是显而易见的。例如老龄化导致姿势控制中心出现减弱或不适当的反馈反应,进而影响视觉、前庭或本体感觉,从而增加跌倒的风险（Nagy et al.,2007）。与年轻人相比,老年人的肌肉松弛程度更高,这通常会导致骨骼肌力量下降,肌肉中脂肪组织和结缔组织沉积（Berger,Chuzel,Buisson,& Rougier,2005;Nagy et al.,2007;Yarasheski,2003）。去分化的骨骼肌常因肌红蛋白量减少和/或肌肉横截面积减少而出现萎缩（Berger et al.,2005）。骨骼肌力量下降与姿势控制力下降有关,因此可能增加未来跌倒的风险（Lord,Ward,Williams,& Anstey,1994;Onambele,Narici,& Maganaris,2006;Wolfson,Judge,Whipple,& King,1995）。确实,与没有跌倒病史的患者相比,有跌倒病史的老年患者膝关节和踝关节周围肌肉的动态强度较低（Whipple et al.,1987）。这些骨骼肌的力量下降与步速下降、爬楼梯和从坐到站的完成困难度有关（Brown,Sinacore,& Host,1995）。肌肉也可能无法对姿势和平衡的干扰动作出正确反应（Chodzko-Zajko et al.,2009）。这些肌肉因素是衰老的结果,可能会对姿势稳定性产生负面影响。考虑到这些因素,步态和姿势之间的关系是显而易见的,因为姿势稳定性对健康步态至关重要,它可能是神经退行性疾病（如帕金森病或多发性硬化症）早期诊断的标志（Lord et al.,2013）。

因为正确的步态需要适当的姿势控制,所以这些测量常常是同步进行的。老年人压力中心（center of pressure,COP）和质量中心（center of mass,COM）的定量评估在文献中作为因变量被广泛报道（e. g. ,Seidler & Martin,1997;Yu et al.,2008）。为了在 ADL 中适当改变身体重心,COP 和 COM 的平稳转移是必需的（Kasahara,Saito,Anjiki,& Osanai,2015）。在自主转移时,与年轻人相比,老年人的 COP 最大位移减少（Blaszczyk,Lowe,& Hansen,1994）而反应时间增加（Tucker,Kavanagh,Morrison,& Barrett,2009）。内外侧方向的 COP 和 COM 的测量可预测跌倒风险,而前后方向的测量可用于区分有跌倒史和无跌倒史的个体（Maki,Holliday,& Topper,1994;Piirtola & Era,2006）。然而在安静站立时也可以评估姿势控制。在保持站立姿势的同时,老年人经常会出现背屈肌（如胫骨前肌）和足底屈肌（如比目鱼肌）的共同收缩,以保持稳定所需的扭矩（Benjuya,Melzer,& Kaplanski,2004;Laughton et al.,2003）。安静站立时这种共同收缩的性质可能会增加下半身关节的僵硬,尤其是脚踝（Vette et al.,2017）。关节僵硬的普遍存在加上骨骼肌的退化,可能进一步损害姿势控制,并导致安静站立时姿势不稳。

本章将讨论步态测量和姿势控制。此外,还将介绍用于收集和分析步态时空参数以及运动学和动力学数据的仪器和技术。加速度计、三维测力板系统和其他集成设备也被用作量化步态和姿势参数的工具。本章也将分析临床评估,包括问卷调查、序贯量表和其他静态和动态功能测试。最后,总结研究人员用于传播步态和姿势特征的方法学技术。

测量技术

老年人的步态和姿势可以用时空参数、运动学和动力学来描述。测量这些参数的技术必须包括适当的仪器和分析。

步态的时空参数

时空参数的测量可以使临床医生和研究人员正确地评估步态和识别生理功能障碍。在老年人中,步速、步频、步幅和支撑时间通常会改变(Watelain, Barbier, Allard, Thevenon, & Angué,2000)。女性在 60 岁以后,步速、步幅时间和双支撑相时间会下降(Kaczmarczyk et al.,2017)。尽管一些研究人员通过让老年参与者行走已知距离来计算步幅进而在无设备下测量步态时空参数(Camargo 等,2015;Nagasaki 等,1996),但这些参数的测量通常是需要使用各种设备进行,包括计时垫和步道、惯性传感器、运动捕获、三维测力板系统或光学传感器。

计时垫和步道

有多种商业计时垫可用于评估步态的时空参数。GAITRite(CIR Systems, Inc., Franklin, NJ)是研究人员用于量化老年人步态参数的最广泛报道的计时垫。GAITRite 已被证明是可靠的,并已被证实可用于健康的老年人(Bilney, Morris, &Webster, 2003;Menz, Latt, Tiedemann, Mun San Kwan, & Lord, 2004)和接受膝关节置换手术的老年人(Webster, Wittwer, & Feller,2005)。该系统是一种便携式地毯步道,里面装有嵌入式压力传感器(Bilney et al., 2003)。传感器在落脚时被激活,并在脚趾离开时停止,可以记录连续落脚的时间函数(Ferraro, Pinto-Zipp, Simpkins, & Clark, 2013;Hollman, McDade, & Petersen,2011)。来自传感器的原始数据由机载处理器收集,传输到计算机,并转换为步态的时空参数(Beauchet et al.,2009)。

在研究中,GAITRite 传统上用于评估老年人以自选速度行走时的步态参数。然而其也可用于通过其他方式评估步态参数,包括使用助行器的步行(Protas, Raines, & Tissier, 2007),斜坡步行(Ferraro et al.,2013),使用音乐和节拍器提示步行(Wittwer, Webster, & Hill,2013),和双任务步行(Autenrieth et al.,2013;Donath et al.,2014)。当使用 GAITRite 时,通常要求参与者在垫子上行走时不要出现快速的加速或减速。在步道的每一端可连接无电子活性的延长件,其外观与垫子的其余部分相同。延长件的目的是在步行试验结束时也可有初始加速和减速,因此可以对步态进行稳定测量(Donath et al.,2014)。

在文献报道中,GAITRite 的长度各不相同,从 3.6m(Protas et al., 2007)到 10m 不等(Beauchet et al.,2009;Donath et al.,2014)。报告的采样率也有所不同,从 60Hz(Donath et al.,2014)到 240Hz 不等(Lord et al.,2013)。在验证 GAITRite 并证明其在老年人中可靠性的研究中,报告的频率通常为 80Hz(Bilney et al.,2003;Hollman et al.,2011;Menz et al.,2004;Webster et al.,2005;Wittwer et al.,2013)。一些研究人员还将 GAITRite 的输出与肌电图(electromyography,EMG)传感器同步,采样率为 1 000Hz(Hanada, Johnson, &Hubley-Kozey, 2011)。

计时垫的优点包括便携性、可放置在任何平面上、设置和测试时间短,并且不需要在参与者身上放置任何设备(Ferraro et al.,2013)。文献中报告的选定变量列表(包括将老年人作为参与人群)见框5.2。

框5.2　使用GAITRite测量老年人步态的时空参数选择

变量	参考文献
速度(cm/s)	Autenrieth et al.(2013),Dehzangi et al.(2013),Donath et al.(2014),Hanada et al.(2011),Hollman et al.(2011),Kirkwood,Gomes,Sampaio,Furtado,and Moreira(2016),Lord et al.(2013),Marsh et al.(2006),Protas et al.(2007),Roman de Mettelinge and Cambier(2015)Wittwer et al.(2013)
步频(步/min)	Autenrieth et al.(2013),Dehzangi et al.(2013),Donath et al.(2014),Ferraro et al.(2013),Hollman et al.(2011),Kirkwood et al.(2016),Protas et al.(2007),Roman de Mettelinge and Cambier(2015),Wittwer et al.(2013)
步长(cm)	Autenrieth et al.(2013),Ferraro et al.(2013),Hanada et al.(2011),Hollman et al.(2011),Kirkwood et al.(2016),Lord et al.(2013),Roman de Mettelinge and Cambier(2015)
步长时间(s)	Hollman et al.(2011),Kirkwood et al.(2016),Lord et al.(2013),Roman de Mettelinge and Cambier(2015)
步宽(cm)	Hollman et al.(2011),Lord et al.(2013)
步幅(cm)	Beauchet et al.(2009),Donath et al.(2014),Hollman et al.(2011),Marsh et al.(2006),Protas et al.(2007),Wittwer et al.(2013)
步幅速(s)	Beauchet et al.(2009),Donath et al.(2014),Hollman et al.(2011),Wittwer et al.(2013)
步幅率(步幅/s)	Marsh et al.(2006)
步幅宽(cm)	Beauchet et al.(2009),Donath et al.(2014),Wittwer et al.(2013)
支撑面(cm)	Hanada et al.(2011),Kirkwood et al.(2016)
支撑相时间(s)	Beauchet et al.(2009),Hollman et al.(2011),Kirkwood et al.(2016),Lord et al.(2013)
摆动时间(s)	Beauchet et al.(2009),Hollman et al.(2011),Kirkwood et al.(2016),Lord et al.(2013),Wittwer et al.(2013)
支撑相(%GC)	Hollman et al.(2011),Roman de Mettelinge and Cambier(2015)
摆动相(%GC)	Hollman et al.(2011),Roman de Mettelinge and Cambier(2015)
单支撑相时间(s)	Hollman et al.(2011)
双支撑相时间(s)	Donath et al.(2014),Hanada et al.(2011),Hollman et al.(2011),Kirkwood et al.(2016)
单支撑相(%GC)	Hollman et al.(2011)
双支撑相(%GC)	Hollman et al.(2011),Wittwer et al.(2013)

GC,步行周期。

　　Zeno Walkway（Protokinetics LLC，Havertown，PA）是一种压力敏感型步道，可以记录平衡和步态评估期间的数据（Protodytics，2017）。该设备是可定制的，用户可以选择 8 到 40 英尺长，2 到 4 英尺宽。宽的计时垫允许参与者在步态期间转动或使用辅助工具，如手杖或助步器（Protodynamic，2017）。在最近的一项研究中，当老年人以自选的步速穿过垫子时，以 120Hz 的采样率捕获了时空参数（例如步速、步幅长度、步幅宽度、步频、双支撑相时间、接触时间、接触面积）（McKay et al.，2017）。

可穿戴的惯性传感器

　　使用可穿戴惯性传感器捕获的动态数据有助于评估体力活动水平。这些传感器也称为惯性测量单元（inertial measurement units，IMUs），可以包含一轴、二轴或三轴加速度计、陀螺仪或磁力仪、GPS 传感器或气压计，它们都装在一个小机壳内（Grimm & Bolink，2016）。一些制造商在同一传感器（Trigno IM，Delsys Inc.，Natick，MA）中集成了 IMUs 和 EMG。传感器附件可以用胶带、松紧带和带子或橡皮筋固定在身体上。使用包含嵌入式 IMUs 的全身套件，减少了参与者对传感器放置的需求。惯性传感器的优势包括测量精度、尺寸、能量使用和处理时间（Grimm & Bolink，2016）。

　　许多惯性传感器已被用来测量老年人步态的时空参数，包括 Physilog（Gait Up，Switzerland；Malatesta，Canepa，& Menendez Fernandez，2017；Rouhani，Favre，Crevoisier，& Aminian，2011）、AX3（Axivity，UK；Del Din，Godfrey，& Rochester，2016；Del Din，Hickey et al.，2016）、Tech IMU V4 和 CV4（Technaid SL，Spain；Scaglioni-Solano & Aragón-Vargas，2015a，2015b）、Opal（APDM Inc.，Portland，OR；Trojaniello et al.，2014）、MVP-RF8（MicroStone，Japan；Misu et al.，2014）、G-Walk（BTS Bioengineering Corp.，Brooklyn，NY；Pau，Leban，Collu，& Migliaccio，2014）和 DynaPort（McRoberts B. V.，the Netherlands；de Groot et al.，2014）。表 5.2 列出了上述传感器及其物理特性。Physilog 已经过验证（Dadashi et al.，2013；Mariani et al.，2010）并且在老年人中显示出极好的可重复性（Mariani et al.，2010）。Physilog 也被用于将老年人个体的微型压电陀螺仪的信号数字化（Aminian，Najafi，Büla，Leyvraz，& Robert，2002）。

表 5.2　常用于老年人的惯性传感器

设备	尺寸/mm	重量/g	特征
Physilog	50.0×37.0×9.2	11	3D 加速度计（量程±3g）、3D 陀螺仪（量程±800°/s）、气压计
AX3	23.0×32.5×7.6	11	3D 加速度计（最高量程可达±16g）
V4	36×26×11	10	3D 加速度计（最高量程可达±16g）、3D 陀螺仪（量程±2 000°/s）、3D 磁力计（量程±8.1 高斯）
CV4	36×26×8	14	3D 加速度计（最高量程可达±16g）、3D 陀螺仪（量程±2 000°/s）、3D 磁力计（量程±8.1 高斯）
Opal	43.7×39.7×13.7	22	3D 加速度计（最高量程可达±20g）、3D 陀螺仪（量程±2 000°/s）、3D 磁力计（量程±8.0 高斯）
G-Walk	70×40×18	37	3D 加速度计（最高量程可达±20g）、3D 陀螺仪（量程±2 000°/s）、3D 磁力计（量程±12.0 高斯）
MVP-RF8	45 × 45 × 12 或 45×45×18	25 或 60	3D 加速度计（最高量程可达±60g）、3D 陀螺仪（量程±2 000°/s）
Dynaport	85.0×58.0×11.5	55	3D 加速度计（最高量程可达±6g）

3D，三维。

框 5.3 中列出了使用惯性传感器测量老年人步态的选定时间参数。在老年人群中测量的其他步态变量包括步速(Aminian et al.,2002;de Groot et al.,2014;Malatesta et al.,2017;Misu et al.,2014;Pau et al.,2014;Scaglioni-Solano & Aragón-Vargas,2015a,2015b;Trojaniello et al.,2014)、步频(Misu et al.,2014;Scaglioni-Solano & Aragón-Vargas,2015a,2015b)和几个空间参数,包括步幅(Aminian et al.,2002;Malatesta et al.,2017;Misu et al.,2014;Pau et al.,2014;Trojaniello et al.,2014)、步长(Del Din,Hickey et al.,2016;Scaglioni-Solano & Aragón-Vargas,2015a,2015b)和摆动宽度(Malatesta et al.,2017)。

框 5.3　用惯性传感器测量老年人步态的时间参数选择

变量	参考文献
步幅速(秒)	de Groot et al.(2014)、Malatesta et al.(2017)、Trojaniello et al.(2014)
步幅频率(Hz)	de Groot et al.(2014)、Malatesta et al.(2017)
步长时间(秒)	Del Din,Hickey,et al.(2016)、Trojaniello et al.(2014)
支撑相时间(秒)	Trojaniello et al.(2014)
摆动相时间(秒)	Trojaniello et al.(2014)
支撑相(%GC)	Aminian et al.(2002)、Malatesta et al.(2017)、Pau et al.(2014)
摆动相(%GC)	Malatesta et al.(2017)、Misu et al.(2014)、Pau et al.(2014)
双支撑相(%GC)	Aminian et al.(2002)、Malatesta et al.(2017)
双支撑相时间(秒)	Pau et al.(2014)
承重反应期(%GC)	Malatesta et al.(2017)
全足着地期(%GC)	Malatesta et al.(2017)
蹬离期(%GC)	Malatesta et al.(2017)
步行周期持续时间(秒)	Aminian et al.(2002)、Pau et al.(2014)

GC,步行周期。

运动捕捉系统

运动捕捉系统更常用于捕捉运动过程中的运动学和动力学数据,还可以通过适当的分析和数学计算输出步态的时空参数(e.g.,Lee & Park,2013;Mills & Barrett,2001;Yang,Espy,Bhatt,& Pai,2012)。运动捕捉涉及记录 2D 或 3D 运动,通常使用照相机(使用惯性传感器捕捉运动也可以被视为运动捕捉的一种形式,在本章中将分开阐述)。大多数系统都要求参与者在身体的特定位置贴上标记。旧的系统使用标准的摄像机跟踪这些标记,并使用软件将数据数字化(如 Peak Motus 运动测量系统,即现在的 Vicon Motus)。使用该系统可对老年人步态的时空参数进行量化,包括步速、步幅和持续时间、单支撑相和双支撑相时间、摆动持续时间和周期(Mills & Barrett,2001)。在现代系统中,标记点可以通过反射被红外光谱的摄像机追踪。标记也可包含有线连接的 LED。其他系统不需要标记而是使用软件来跟踪运动。

在选用不同的运动捕捉系统时,相机传感器的分辨率和采样率是非常重要的因素。分辨率越高,从标记中收集到的细节就越多。采样率越高,运动(尤其是动态的弹道运动)的捕捉就越精确(Vicon Motion Systems,2017)。英国维康运动系统有限公司(Vicon Motion Systems Ltd.,UK)通过运动捕捉报告了老年人的步速、支撑相时间以及步幅长度、宽度和时间(Lee & Park,2013)。

测力板系统

步态的时空参数也可以通过测力板系统获得。这些设备通常包含压电式传感器,可以精确记录运动组成(Kistler,2017)。为了不干扰参与者的正常步态,可以将测力板系统嵌入地板。当接触时,该装置可以实时输出地面反作用力数据和其他与步态模式相关的数据。目前,许多测力板系统非常敏感,能够检测出步态中非常小的变异。目前 Kistler(Kistler Instrument Corp.,Amherst,NY)和 AMTI(Advanced Mechanical Technology,Inc.,Watertown,MA)这两个品牌的测力板系统最常用于老年人的研究(e.g.,Mills & Barrett,2001;Yang et al.,2012)。

测力板数据可以与运动捕捉数据相结合获得步态的时空参数。一项研究,通过运动捕捉(motion Analysis Corp.,Santa Rosa,CA)和 AMTI 测力板系统测量了左脚和右脚着地、左脚抬起和步幅长度的周期,评估了社区老年人滑倒时的跌倒特征(Yang et al.,2012)。Vicon 运动捕捉系统和 AMTI 测力板系统已用于评估老年男性的步速、步频、步幅和支撑相时间(Watelain et al.,2000),同时也可用于评估老年人的步速、步幅长度、宽度和频率,以及支撑相和摆动时间(Kobayashi,Hobara,Heldoorn,Kouchi,& Mochimaru,2016)。

光学传感器

OptoGait 系统(Microgate Corp.,意大利)由沿着预期的行走路径策略性放置的红外 LED 传感器组成。这些传感器被安置在路径两侧的杆内。该系统可以检测到个体在通过该路径时 LED 通信之间的任何变化,因此可以计算出步态阶段的持续时间和个体的位置(OptoGait,2017)。该系统可以输出步态的时空参数,如步行周期时间、步速、支撑和摆动时间、步幅和步频。这些参数已经在老年人中进行过报告(Lienhard,Schneider,& Maffiuletti,2013)。OptoGait 系统可以与步态计时垫一起使用(Lienhard et al.,2013),也可单独使用(Item-Glatthorn & Maffiuletti,2014)。

步态运动学和动力学

运动捕捉技术和测力板系统最常用于在步态过程中收集 1 个、2 个或 3 个方向的运动学数据(如线性和角位移、速度、加速度)和动力学数据(如地面反力、关节作用力和力矩、功率)。虽然运动捕捉技术可以单独用于捕捉运动学数据,但研究人员和临床医生在针对老年人时,通常会将运动捕捉系统与测力板数据同步使用,从而捕捉额外的动力学数据(e.g.,Kobayashi et al.,2016;Mills & Barrett,2001;Watelain et al.,2000)。老年人测量的常见参数包括线性位移(Kejonen,Kauranen,Ahasan,& Vanharanta,2002;Mills & Barrett,2001)、线性速度(Mills & Barrett,2001)、绝对或相对角度表示的角位移(Kobayashi et al.,2016;Lee & Park,2013;Mills & Barrett,2001)、关节力(Rouhani et al.,2011)、关节力矩(Cattagni,Scaglioni,Laroche,Gremeaux,& Martin,2016;Mills & Barrett,2001;Rouhani et al.,2011)以及上下半身的肌肉力量(Rouhani et al.,2011;Watelain et al.,2000)。惯性传感器也被用于捕获老年人的足部运动数据(例如:脚趾和脚跟间隙、脚趾离地和脚跟撞击的角度)(Malatesta et al.,2017)。一些研究人员还验证了使用惯性传感器进行运动捕捉,以及测力板系统数据同步来收集运动学和动力学数据的可行性(Rouhani et al.,2011)。

使用加速计来测量步态和姿势

如前所述,惯性传感器可以量化步态的时空参数。由于步态的固有复杂性及其与姿势的关系,许多研究者已经使用相同的仪器来研究步态和姿势这两个概念,试图发现两者的任何相关性。加速度计和惯性传感器的其他部件已经被用来描述老年人的步态和姿势。Lamoth和 van Heuvelen(2012)将一个三轴加速度计连接到腰椎来量化老年人前后和内外方向的躯干加速度。作者发现过去参与过运动并继续参与运动(如滑冰)的老年人表现出与年轻人相似的姿势控制。与不运动的老年人相比,参与运动的老年人的姿势效率也有所提高。更具体地说,与非活动组相比,活动组老年人在摆动时前后方向和内外侧方向的躯干加速度更不规则、更平滑,并且表现出更高的局部稳定性(Lamoth & van Heuvelen,2012)。

de Groot 等(2014)也报告了类似的测量结果。研究者发现与没有屈曲姿势的老年人相比,走路时呈屈曲姿势的老年人表现出更少、更不规则、更不平滑和更不稳定的躯干加速度模式。其步态模式也更多变,更不一致,步幅的相关性也更小。

测力板姿势描记法

测力板也可以用来评估平衡和姿势。通常参与者赤脚站在测力板上并保持安静、舒适的姿势,双手臂自然下垂,直视前方目标且不能随意移动四肢或头部。测试会持续数秒至数分钟。研究表明使参与者闭眼保持不同的姿势可以减少感觉信息的输入(da Costa Barbosa & Vieira,2017;Petrella et al.,2012;Tanaka et al.,2015)。一些定制的移动平台可能会进一步干扰通过前庭系统传输的信息(Gomes et al.,2015)。

尽管 Kistler 和 AMTI 测力板使用最为频繁(e. g. ,da Costa Barbosa & Vieira,2017;Masani,Vette,Abe,& Nakazawa,2014;Vette et al.,2017),但其他测力板也可用于评估老年人的姿势描记,包括 Stabilotest(TechnoConcept,France;Cattagni et al.,2016)以及 Force(Strength)Platform(EMG System do Brasil LTDA,Brazil;Petrella et al.,2012;Tanaka et al.,2015)。在关于参数的研究中,脚的压力中心(center of pressure,COP)的信息通常是给定的。由于测力板是平面的二维装置,因此 COP 的运动学通常以前后和内外方向的量值来报告。在老年人中测量的参数和相关方案见表 5.3。

表5.3　在老年人中使用三维测力板姿势描记法的方案选择和相关参数测量

参考文献	变量测量	方案
Vette et al.(2017)	COP 位移(cm) COP 速度(cm/s) COM 位移(cm) COM 速度(cm/s) COM 加速度(cm/s²)	安静站立(90 秒)
da Costa Barbosa and Vieira(2017)	COP 面积(cm²) COP 速度(cm/s)	在水平面、斜面和向下的斜坡上安静站立,睁眼、闭眼各 70 秒
Cattagni et al.(2016)	COP 位移(mm) COP/身高	安静站立(30 秒)

续表

参考文献	变量测量	方案
Kasahara et al.(2015)	COP 位移(% 步长) COM 位移(% 步长,%身高)	安静站立,最大前倾姿势,最大后倾姿势,各持续数秒
Tanaka et al.(2015)	COP 面积(cm²) COP 位移(cm) COP 速度(cm/s)	睁眼和闭眼分别安静站立(60 秒),单腿站立(30 秒),串联站立(60 秒),非稳定平台站立(5cm 厚的泡沫;60 秒)
Masani et al.(2014)	COP 位移(cm) COP 速度(cm/s) COM 位移(cm) COM 速度(cm/s) COM 加速度(cm/s²)	安静站立(90 秒)
Lopes et al.(2014)	COP 面积(cm²) COP 位移(cm) COP 速度(cm/s)	闭眼静站(30 秒)
Petrella et al.(2012)	COP 位移(cm)	安静站立,非稳定平台站立(5cm 厚的泡沫),睁眼和闭眼分别站立 60 秒
Alfieri et al.(2012)	COP 面积(cm²)	单腿站立(10 秒)
Moghadam et al.(2011)	COP 面积(mm²) COP 速度(mm/s)	睁眼和闭眼安静站立,非稳定平台闭眼站立(10cm 厚泡沫),均站立 30 秒
Jbabdi et al.(2008)	COP 位移(mm) COP 面积(cm²) COP 速度(cm/s)	最大前倾姿势,最大右倾姿势,最大左倾姿势,各持续数秒
Yu et al.(2008)	COP 位移(mm) COM 位移(mm) COM 加速度(mm/s²)	安静站立(100 秒)
Fujiwara, Kiyota, Maeda, and Horak (2007)	COP 位移(mm) COP 速度(mm/s)	安静站立(10 秒),站在桌子上,以 0.5Hz 摆动(60 秒),均闭眼站立
Nagy et al.(2007)	COP 位移(mm)	闭眼和睁眼安静站立(20 秒)
Freitas et al.(2005)	COP 位移(cm) COP 速度(mm/s)	安静站立(60 秒),保持脚在踏板上以自由姿势站立(30 分钟)
Moore, Korff, and Kinzey(2005)	COP 位移(inch)	安静站立(30 秒)
Hsiao-Wecksler et al.(2003)	COP 位移(mm)	安静站立和保持不动的站姿(向后拉),均持续 30 秒

注:除非另有说明,否则受试者睁眼双腿站立。括号中的时间表示每次试验的完成时间。COM,重心(center of mass);COP,压力中心(center of pressure)。

在人口老龄化的情况下,COM 运动学可通过数据的计算进行量化,包括地面反作用力数据和参与者的体重。但是可能还需要进一步的数学技术(例如,积分)来进行更好的量化(Vette et al.,2017)。其他研究人员将测力板姿势描记法与运动捕捉(Kasahara et al.,2015)、激光位移传感器(LK-500,Keyence Corp. ,Japan;Masani et al.,2014)或可穿戴传感器(body-worn sensors)(Optotrak,Northern Digital Inc. ,Canada;Corriveau,Hébert,Prince,& Raîche,2001;Corriveau,Hébert,Prince,& Raîche,2000)相结合来描述 COM 运动学。研究者还通过测力板姿势描记法与 EMG(Cattagni et al.,2016;Vette et al.,2017)和各种骨骼肌力量评估(Alfieri et al.,2012;Gomes et al.,2015)相结合来更好地了解肌肉在老年人平衡和姿势中的作用。也有研究者使用皮肤刺激法(Lopes,Ueda,Kunzler,Britto,& Carpes,2014)、同时进行认知任务(Moghadam et al.,2011)或附加环境刺激(Freitas,Wieczorek,Marchetti,& Duarte,2005;Prado,Dinato,& Duarte,2011)来评估老年人在测力板上的姿势。

其他用于评估姿势和步态的设备

Neurocom SMART Balance Master System 和 Neurocom Balance Master System(Natus Medical Inc. ,Pleasanton,CA)融合了力板和针对参与者 COG 位置和姿势控制的连续视觉反馈两个系统。这两个系统可以在临床或研究中结合使用。SMART Balance Master 由围绕在参与者的前面和两边的三面墙构成。受试者可以通过面前配置的屏幕获得视觉反馈,同时也通过安全带固定在设备上以提供保护作用。测力板系统是动态的,可以在稳定或者不稳定的平台上进行姿势评估。Balance Master 也通过动态测力板在姿势评估时提供视觉反馈,但要在开放的环境中。该系统所包含的测力板更长,因此可以增强评估和训练方案。且该系统可使用多种方案,包括感觉交互平衡测试、感觉统合测试(sensory organization test,SOT)、适应测试、稳定极限度测试(limits of stability,LOS)、有节奏的重心转移、负重下蹲、单侧站立、从坐到站、狭窄支撑面行走、快速转身、跨步和前弓步(Natus,2017)。该系统常被用于 LOS 测试,参与者在测试中尽量倾斜,同时保持脚在力板上的静态位置,并始终保持手臂自然下垂。该测试允许量化不同方向(如向前、后、左、右)或任何方向组合(如右向前)的姿势摆动和稳定性。该测试已被证实可用于老年人(Clark,Rose,& Fujimoto,1997),并被用于量化老年人伸膝关节伸展训练后的姿势控制(Ryushi et al.,2000)。SOT 被用于评估接受了振动触觉反馈矫正(减少测试期间过度摆动)的老年人的姿势控制(Dehzangi et al.,2013)。

通过前庭系统传递的信息可能会受到其他定制移动平台的干扰,例如 Synapsys Posturography System(Synapys SA,France)。该系统可以在一个测力板上进行静态和动态测试,并具有安全手柄。在动态测试中,测力板可以在前后、内外、正弦模式或可定制的方向上移动。该系统包括 SOT(前庭刺激评估)、Romberg 测试和跌落风险评估(Synapsys,2017)。在老龄人口中,该系统通过获取从基线位置返回到 COP 位置±2mm 时的反应时间(即,从测力板开始运动到恢复之间经过的时间)来评估姿势控制和平衡(Gomes et al.,2015)。

Good Balance System(Metitur Oy,Finland)是另一种基于测力板的设备,包括一个带有手柄和实时视觉反馈的三角形板,可以测量姿态控制变量,如前后、内外侧方向的摆动位移和速度,以及摆动速度的一阶矩。该系统中包括 7 000 多名参与者的参考资料以便与标准数据进行比较(Metitur,2017),已被用于评估双胞胎年长女性的姿势控制(Pajala et al.,2003;Viljanen et al.,2009),调查年长女性在太极拳锻炼 24 周后的 COP 变化(Zhou et al.,2015),预测年长女性的跌倒风险(Pajala et al.,2008)。

基于电容的 FDM 压力平台(Zebris Medical GmbH,Germany)可以在静态和动态测量中输出姿态摆动参数。该设备的长度可达 3m,宽度可达 0.6m,可以捕捉多个步骤,是一个有用的步态分析工具(Zebris Medical GmbH,2017)。如果需要,可以将两个 FDM 压力平台组合起来以增加捕捉区域。该平台还可以同步采集 EMG 数据。最近一项研究使用该平台评估了老年女性的步态参数,包括标准化步速、步频、步幅和步长时间、支撑相和摆动相时间、单支撑相和双支撑相以及前摆动相时间(Kaczmarczyk et al.,2017)。该平台也被用于了有或无感觉(即视觉)反馈的老年人的姿势变量评估,包括 COP 面积、路径长度、位移和速度(Pau et al.,2014)。

　　Matscan(Tekscan,Inc.,Boston,MA)是一种商业用压力感应垫,可以记录静态和动态足底压力,输出与平衡、摆动和姿势相关的数据(Tekscan,2017)。它也可以与其他生物力学硬件同步,包括 EMG 传感器和动作捕捉系统,采样率可达 440Hz(Tekscan,2017)。该装置已被用来量化 COP 偏移指数(COP excursion index,CPEI)(一种动态足功能的测量方法)。CPEI 在数学上表示为 COP 偏移与足部宽度的比值,以百分比表示(Hagedorn et al.,2013)。在一项纳入来自弗雷明翰足部研究(Framingham Foot Study)的老年人的方案中,采用两步法以 40Hz 的频率收集数据,该方法要求参与者的脚在第二步时触碰垫子(Hagedorn et al.,2013)。

　　一些可穿戴的设备也可以输出姿势摆动参数,如 SwayStar(Balance International Innovations GmbH,Switzerland)。这个装置需附着在脊柱的腰部区域的带子上。躯干角度运动学(Trunk angular kinematics)包括由内部陀螺仪记录的角位移和速度。如果需要的话,该装置还可以提供带有附件的振动和声音反馈。在老年人的各种静态和动态功能任务中,可使用 Sway-Star 记录前后和内外侧方向的位移和速度(Lim,Horslen,Davis,Allum,& Carpenter,2016)。

临床评估

　　姿势控制系统由于多个系统的相互作用而具有内在的复杂性,这些系统有助于保持适当的平衡、姿势和步态(Nnodim & Yung,2015)。临床评估是为了使研究人员和临床医生更好地理解健康或异常步态和姿势的体征。通过临床评估,可以记录功能障碍步态和姿势的参数;可以识别影响这些客观健康测量参数的功能障碍;可以评估跌倒风险。临床评估包括问卷调查、顺序量表和其他功能测试。

问卷调查

　　参与者在进一步的临床试验之前需完成问卷调查。调查问卷及其属性列表见表 5.4。特定活动平衡信心量表(Activities-specific Balance Confidence,ABC)旨在评估在执行选定的 ADL 时的平衡信心。该量表由 Powell 和 Myers 创建,包含 16 个条目,从 0%(即不自信)到 100%(即完全自信)对每项活动进行评分(Powell & Myers,1995)。然而这些活动可能更多地与那些被避免的活动相关,而不是与未来的跌倒相关(Myers,Fletcher,Myers,& Sherk,1998)。失去平衡信心会影响姿势控制和步态,从而增加老年人跌倒的风险(Berg,Maki,Williams,Holliday,& Wood-Dauphinee,1992)。与没有跌倒史的老年人相比,有跌倒史的老年人的 ABC 评分较低(Cleary & Skornyakov,2017;Lajoie & Gallagher,2004)。事实上,ABC 量表上低于 67% 的分数是预测未来跌倒的可靠指标(Lajoie & Gallagher,2004)。ABC 量表的得分也可以用来预测跌倒状况和 6 个月后跌倒的发生率(Cleary & Skornyakov,2017)。与其他临床试验相比,如计时起立-行走试验(Timed Up and Go)和 8 英尺起立行走试验(8-Foot Up and Go),ABC 量表在评估老年人跌倒风险时的有效性相似(Rolenz & Reneker,2016)。一些生活习惯,如普拉提(Josephs,Pratt,Calk Meadows,Thurmond,& Wagner,2016)和使用弹性带的阻力练习(Kwak,Kim,& Lee,2016),可以增加平衡信心和 ABC 量表评分;而其他习惯,如缺乏睡眠,可以减少 ABC 量表评分(Tyagi,Perera,& Brach,2017)。

表 5.4　平衡和姿势控制评估的问卷选择

问卷	内容	完成时间	评分	其他统计指标
特定活动平衡信心量表	ADL 相关的 16 项内容	15 分钟	0%:缺乏信心 100%:绝对信任 >80%:高水平 PF 50%~80%:中等水平 PF <50%:低水平 PF	ICC=0.7~0.92
眩晕障碍量表	躯体分量表:7 项 功能分量表:9 项 情绪分量表:9 项 总计:25 项	20 分钟	0:无 2:有时 4:总是 16~34:轻微障碍 36~52:中等障碍 ≥54:严重障碍	内部一致性:Cronbach α = 0.89 重测信度:Pearson r>0.80

ADL,日常生活活动;ICC,内在等级相关系数;PF,躯体功能。

　　眩晕障碍量表(Dizziness Handicap Inventory,DHI)有 25 个问题用来确定出现头晕或平衡障碍时的严重程度。每一个问题的回答是:"总是""有时"或"不",相关联的问题的分数会进行总和(Jacobson & Newman,1990)。功能性和情感性分量表上的分数与眩晕发作成正比,而生理性分量表上的得分则不然(Jacobson & Newman,1990)。DHI 与其他平衡和姿势控制评估(包括功能伸展测试和使用测力板或其他设备的动态姿势描记)之间存在很强的相关性(Mutlu & Serbetcioglu,2013)。在步态方面,DHI 得分高的参与者表现出步频和步幅缩短,步频差异性增加,在双支撑相和摆动相时间增加(Zanotto et al.,2017)。

顺序量表

　　保持姿势控制和安全地进行 ADL 需要适当的平衡(Mancini & Horak,2010)。平衡障碍可以用顺序量表进行定量评估。表 5.5 列出了常用的顺序量表。Berg 平衡量表(Berg Balance Scale,BBS)是一个著名的用于老年人的平衡评估的量表。该量表的 14 项条目包括完成任务、转移和在减少支撑基础或减少感觉输入时保持姿势控制(Berg,Wood-Dauphinee,Williams,& Gayton,1989)。每项评分采用 0 分(即最低功能)到 4 分(即最高功能)的五分制,总分为 56 分。虽然 41~56 分被归类为"低跌倒风险",但 45 分被认为是未来跌倒风险的广义截止分数。得分低于 45 分的老年人跌倒的风险更高,得分高于 45 分的老年人跌倒的可能性更小(Bogle Thorbahn & Newton,1996)。双脚并拢站立、单腿站立、转身向后看和两脚一前一后站立这四项对于参与者达到 45 分最为重要(Kornetti,Fritz,Chiu,Light,& Velozo,2004)。需要注意的是,尽管 Berg 平衡量表分数的降低并不一定与跌倒频率的增加相关(Bogle Thorbahn & Newton,1996,但 Berg 平衡量表上 8 个或更多的变化表明老年人的身体功能发生了变化(Conradsson et al.,2007)。Berg 平衡量表已被用于许多研究,包括平衡和姿势控制评分(e. g.,Jbabdi,Boissy,& Hamel,2008),以及干预前后评分(例如,使用弹性带进行阻力训练;Kwak et al.,2016)。该量表与实验室测量结果的波动有一定的相关性。Berg 平衡量表联合视力缺陷和最近的跌倒发生频率,可以预测一年内可能发生的跌倒次数(Berg,Maki et al.,1992)。该量表具有良好的特异性(96% 没有跌倒史的个体分类正确),但较差的敏感性(53%有跌倒史的个体分类正确;Mancini & Horak,2010)。在卒中的非卧床患者中已经证实

表 5.5　用于平衡和姿势控制的顺序量表选择

量表	成分	完成时间	评分	其他统计指标
Berg 平衡量表	在不同的任务中与坐、站和姿势控制相关的 14 个项目	15~20 分钟	范围:0~4 最高分:56 41~56:低跌倒风险 21~40:中等跌倒风险 0~20:高跌倒风险	评价者信度:Kappa 指数 = 0.98 内部一致性:Cronbach α = 0.96 特异性=96% 敏感性=53%
Tinetti 平衡与步态量表	平衡分量表:9 项 姿势分量表:8 项 总计:17 项	10~15 分钟	范围:0~2 最大平衡评分:16 最高姿势评分:12 总测试评分:28 25~28:低跌倒风险 19~24:中等跌倒风险 0~18:高跌倒风险	评价者信度:Pearson r = 0.85 特异性=93% 敏感性=11%
平衡评定系统测试	生物力学限制(Ⅰ):5 项 稳定极限(Ⅱ):7 项 转换-预期姿势调整(Ⅲ):6 项 姿势反应(Ⅳ):6 项 方位觉(Ⅴ):5 项 步态稳定(Ⅵ):7 项 总计:36 项	30 分钟	范围:0~108 Ⅰ最高分:15 Ⅱ最高分:21 Ⅲ最高分:18 Ⅳ最高分:18 Ⅴ最高分:15 Ⅵ最高分:21	ICC(总分)= 0.91 ICC(分量表)= 0.79~0.96 敏感性=74% 特异性=67%
Brunel 平衡量表	坐:3 个级别 站:3 个级别 走:3 个级别 总计:12 个级别 级别按层次结构排列 任务难度随评估进展而增加	10 分钟	通过/失败　得分 每位参加者有 3 次机会通过每一关 进程一直持续到测试结束或某个关卡失败	可重复系数 = 0.99 可伸缩性系数(受试者)= 0.88 可扩展性系数(项目)= 0.69 项目合计相关性 = 0.34~0.84 内部一致性:Cronbach α = 0.92
生理剖面法	视力—3 项 前庭功能—1 项 肌力—3 项 反应时间—2 项 姿势晃动—4 项 外周感觉—3 项 总计:16 项	30~45 分钟	使用软件评分,输出原始评分,z 评分,跌倒风险评分 综合得分: <0=低跌倒风险 0~1=轻微跌倒风险 1~2=中等跌倒风险 >2=高跌倒风险	ICC=0.51~0.97 评价者信度(本体感觉)= 0.70 内部可靠性(触觉灵敏度)=0.81
Fullerton 高级平衡量表	与站姿控制、变化姿势、动态动作和反应有关的 10 个项目	10~12 分钟	范围:0~4 最高分:40 临界值:≤25	重测信度:Spearman ρ = 0.96 评价者间信度=0.94~0.97 评分者信度=0.97~1.00 敏感性=75% 特异性=53%

ICC,内在等级相关系数。

BBS 分数与该人群的功能和运动表现密切相关(Berg, Wood-Dauphinee, Williams, & Maki, 1992)。Berg 平衡量表与 Tinetti 平衡与步态量表(Performance-Oriented Mobility Assessment, POMA)具有良好的并行效度(r =0.91)(Nnodim & Yung, 2015)。

POMA 是最常用于老年人的顺序量表(Yelnik & Bonan, 2008)。该 17 项评分量表分为两个子量表:平衡和步态(Tinetti, 1986)。平衡子量表中的大多数项目采用从 0 分(即损伤程度最高)到 2 分(即损伤程度最低,表示患者独立性强)的三分制评分。而坐位平衡、闭眼时的平衡和转身 360°这些都是使用 0(即未完成或未正确完成任务)或 1(即充分完成任务)的两分制评分系统进行评分的。步态子量表中多数项目都是通过两分制评分系统进行评分。而行走路径偏移和躯干摆动使用上述三分制评分(Nnodim & Yung, 2015; Tinetti, 1986)。平衡子量表的总分为 16 分,而步态子量表总分为 12 分,总分 28 分。得分在 25 分以上的人跌倒的风险较低,得分在 18 分以下的人跌倒的风险较高。该量表具有良好的特异性(即 93% 没有跌倒史的个体分类正确),但较差的敏感性(即 11% 有跌倒史的个体分类正确; Mancini & Horak 2010)。在最近的研究中,Tinetti 平衡与步态量表已作为临床工具被用于老年人中(Borowicz, Zasadzka, Gaczkowska, Gawłowska, & Pawlaczyk, 2016; Knobe et al., 2016; Mulasso, Roppolo, Liubicich, Settanni, & Rabaglietti, 2015)。

平衡评定系统测试(balance evaluation systems test, BESTest)是一个包含 36 个条目的量表,涉及平衡控制的 6 个组成部分,可以检测到任何异常反应和潜在原因。其组成部分包括生物力学限制、稳定性限制、转换-预期姿势调整、姿势反应、方位觉和步态稳定(Horak, Wrisley, & Frank, 2009),代表控制姿势平衡的相对独立的神经机制(Horak, 1987, 1997; Mancini & Horak, 2010)。平衡评定系统测试是唯一一种考虑到外部干扰和垂直姿势测试的临床平衡评估量表(Mancini & Horak, 2010)。采用 0 分(即平衡能力差)到 3 分(即平衡能力好)进行评分,并计算总分和每个子量表占总分的百分比。较低的分数表示在平衡和姿势控制方面的潜在缺陷。一项包括 22 名参与者的研究发现平衡障碍者的得分显著低于无平衡障碍者(Horak et al., 2009)。跌倒状态的临界值为 82 分(Marques et al., 2016)。在进行测试时,被测试者可以穿平底鞋或不穿鞋。测试时允许被测试者使用辅助设备,但要求评估人员将使用辅助设备的条目评分降低一级。需要身体上的协助的条目得分为 0 分。该评估需要以下物品:秒表、卷尺、10.16cm 厚的泡沫、10°倾斜坡道、15.24cm 楼梯台阶、2 个鞋盒、2.5kg 重物、椅子和胶带(Horak et al., 2009)。BESTest 与 ABC 量表有很好的相关性。BESTest 与 ABC 量表的总分也有很好的相关性(r =0.685)。在子量表稳定性极限/垂直部分与 ABC 量表的相关性最好(r = 0.78),而转换/预期部分与 ABC 量表的相关性最差(r =0.41)(Horak et al., 2009)。

目前 BESTest 已有两个简单版本,Mini-BESTest 和 Brief-BESTest。Mini-BESTest 有 14 个条目,包括预定姿势调整、姿势反应、方位觉和步态稳定(Franchignoni, Horak, Godi, Nardone, & Giordano, 2010),总分为 28,临界值为 19.5 分。Brief-BESTest 一共 6 个条目,分别来自 BESTest 的 6 个组分(Padgett, Jacobs, & Kasser, 2012),总分 24 分,临界值为 12.5 分(Marques et al., 2016)。两个简版量表的得分都与姿势控制和平衡成正比。而 BESTest、Mini-BESTest 和 Brief-BESTest 之间也存在明显的相关性(ρ =0.83~0.96)(Marques et al., 2016)。BESTest 及其简版已用于衰弱(e.g., Marques et al., 2017)和患有各种神经退行性疾病的老年人,如帕金森病(e.g., Santos et al., 2017)、阿尔茨海默病(Tangen, Bergland, Engedal, & Mengshoel, 2017)和多发性硬化症(Potter et al., 2017)。

Brunel 平衡量表(Brunel Balance Assessment, BBA)是为卒中患者设计的,并已被证实适

用于该人群,其包含 12 个条目(Tyson & DeSouza,2004)。由 Brunel 平衡量表确定的平衡障碍是卒中患者功能受损和功能恢复的预测因素(Tyson, Hanley, Chillala, Selley, & Tallis, 2007)。Brunel 平衡量表包括坐位平衡、站位平衡和行走功能 3 个组成部分。坐位平衡、站位平衡各包含 3 个条目,行走功能包含 6 个条目。难度随着评估的进展而增加(随着条目增加)。随着条目内的任务动态性增加,维持平衡可获取的帮助随之减少(Nnodim & Yung, 2015)。受试者在每个条目中都有 3 次机会。因此每个条目都有及格/不及格分数。该评估会持续进行直到所有条目都通过或在某个条目中失败(Tyson & DeSouza,2004)。Brunel 平衡量表和 Berg 平衡量表之间存在显著的相关性(Spearman, $\rho = 0.97$),显示出很强的效度(Tyson & DeSouza,2004)。再现性系数(0.99)、受试者的可伸缩性系数(0.88)和条目的可伸缩性系数(0.69)以及内部一致性(Cronbach $\alpha = 0.92$)的计算解决了该量表的冗余问题,目前该量表已得到认可(Tyson & DeSouza,2004)。

　　富勒顿高级平衡量表(Fullerton advanced balance scale,FABS)是一种针对具有独立生活能力的老年人有效和可靠的评估方法(Rose,Lucchese,& Wiersma,2006)。FABS 上有 10 个条目,每个条目的得分从 0 分(即无法执行任务或需要物理帮助)到 4 分(即能够执行任务),总分为 40 分(Rose et al.,2006)。有人建议将跌倒风险的临界值定为 25 分,因为在 FABS 中得分低于 25 分的成年人中,超过七成的人未来跌倒的风险很高(Hernandez & Rose,2008)。在有一次或多次跌倒史的帕金森病的老年人中,FABS、Mini-BESTest 和 Berg 平衡量表对未来跌倒有准确度类似的中等预测能力。FABS 的某些特定条目,如双腿站立、单腿站立和转圈,对未来跌倒的风险预测贡献最大(Schlenstedt et al.,2016)。FABS 与 Berg 平衡量表有中等相关性(0.75)(Rose et al.,2006)。与 BESTest 类似,FABS 测试也需要一些设备。这些设备包括尺子、铅笔、板凳、胶带、泡沫平衡垫和节拍器。

　　生理剖面法(physiological profile approach,PPA)有 16 个条目,是一种有效的、可靠的老龄人跌倒风险测量方法(Lord,Menz,& Tiedemann,2003)。PPA 旨在发现导致跌倒的危险因素或损害。评估包括:视觉、前庭功能、肌肉力量、姿势摆动、反应时间和外周感觉(Lord et al., 2003)。相对于没有跌倒史的老年人,有跌倒史的老年人膝关节伸展力量降低、触觉敏感性降低、视野依赖性增强和姿势摆动增加,这些发现证实了该方法的有效性(Lord,Sambrook et al., 1994)。由于 PPA 需要各种设备和软件,使得其在成本和时间方面劣于其他临床平衡评估方法。

　　目前已经开发了一个较短的 PPA 版本,除了前庭功能外每个组成部分都包含一个条目。这些条目评估了敏感度、本体感觉、膝关节伸展力、手指的反应时间以及站在泡沫橡胶垫上时的姿势摆动(Lord et al.,2003),是最重要的确定有无跌倒史的条目(Lord,Clark,& Webster, 1991;Lord et al.,1994;Lord,Sambrook et al.,1994)。这些条目的评分通过专用软件进行,输出结果包括跌倒风险评分、标准化(z)评分和与已知数据库中的参考值相比的原始评分。最后还可向被评估者总结减少未来跌倒发生率的结果和建议(Lord et al.,2003)。在一项针对年龄在 59~97 岁被评估者的研究中,PPA 区分有两次或更多跌倒史的个体和有一次或没有跌倒史的个体的准确率为 79%(Lord et al.,1991)。在另一项针对 65~99 岁的老年女性的研究中,其准确率为 75%(Lord et al.,1994)。

其他功能评估

　　计时起立-行走试验(Timed Up and Go Test,TUG)是一种短而简单的临床试验,是对功能活动性和动态稳定性的可靠评估(Mathias,Nayak,& Isaacs,1986;Nnodim & Yung,2015)。具体的内容为:让受试者以坐姿从扶手椅上起身,走3m,转身,走回椅子,然后坐下(Podsiadlo & Richardson,1991)。根据完成测试所需的时间,可以确定老年人未来跌倒的风险(Shumway-Cook,Brauer,& Woollacott,2000;Whitney,Lord,& Close,2005)。大多数健康的成年人可以在10秒内完成TUG测试。如果完成测试的时间超过20秒,则表示被测验者的独立性可能较差,特别是在社区居住的老年人中,其任何包含移动和走动的ADL都可能是不安全的(Nnodim & Yung,2015)。使用13.5秒作为临界值可以确定15个跌倒者中的13个以及15个非跌倒者中的13个(Nnodim & Yung,2015)。

TUG测验也有多种版本,不同的版本在进行测验时会包含附加任务(Mancini & Horak,2010)。在TUG认知测验中,被测验者在进行测试的同时从80到100之间的任一选定数字开始倒数。在动手能力测验中,被测验者在测试时需要端一杯水。在TUG认知测试和动手能力测验中,未来跌倒风险的临界值分别为15秒和14.5秒(Mancini & Horak,2010)。为了在测验期间进一步描述身体运动和步态模式,一些版本的TUG测试还包含传感器。这些通常被称为仪器化的TUG测验(instrumented TUG,iTUG),被测验者在进行TUG测验时,有智能手机(带有嵌入式加速度计)或惯性传感器。iTUG测验已经用于评估有帕金森病(Zampieri et al.,2010)和无帕金森病(Galán-Mercant & Cuesta-Vargas,2014;Zakaria,Kuwae,Tamura,Minato,& Kanaya,2015)的老年人的跌倒风险。最后,TUG测验的相关组成部分已经发展成为针对老年人的单独临床试验,包括Sit-to-Stand Test(Millor,Lecumberri,Gómez,Martínez-Ramírez,& Izquierdo,2013)、Timed Walk Test(Connelly,Thomas,Cliffe,Perry,& Smith,2009)、Distance Walk Test(Camarri,Eastwood,Cecins,Thompson,& Jenkins,2006)和Figure-of-8 Walk Test(Hess,Brach,Piva,& VanSwearingen,2010)。

单腿站立试验,也称为单腿站立持续时间试验或单足站立试验,是一种著名的、快速且易于执行的临床测试(Mancini & Horak,2010;Nnodim & Yung,2015)。在这项测试中,被测试者一只脚站立,同时抬起另一只脚。虽然具体的操作方案略有不同,但通常会要求被测试者不能用抬起的脚接触着地脚的脚踝。被测试者通常还要赤脚面对墙站立,两臂交叉放在胸前,平视墙上的目标。该测试与老龄人的衰弱和跌倒风险相关(Drusini et al.,2002)。40岁以下被测试者的站立时间通常大于30秒。然而随着年龄的增长,站立时间会减少。例如60至69岁的人的时间为22.5±8.6秒,70至79岁的人的时间为14.2±9.3秒(Bohannon,Larkin,Cook,Gear,& Singer,1984)。在进行单腿站立试验之前,需要评估标准化站姿宽度(Nnodim & Yung,2015)。

闭目难立征试验(Romberg test)是一种测量静态平衡的方法,包括减少或不减少感觉输入(即闭上眼睛)。被测试者双脚并拢,相互接触,从而减少支撑面。手臂伸展并紧靠身体或交叉在胸前。当无法保持平衡时,试验结束。研究发现,与跌倒风险有关的临界值为20秒。如果小于20秒,则被测试者未来跌倒的风险将增加3倍。20秒通常为60到69岁之间被测试者的临界值(Agrawa,Carey,Hoffman,Sklare,& Schubert,2011)。

功能性前伸测试(Functional Reach Test)是评估动态站立平衡的测量方法(Nnodim & Yung,2015)。在这个测试中,被测试者通常立定站立进行肩屈曲运动,一只手握拳与肩同高向前移动(Duncan,Weiner,Chandler,& Studenski,1990)。测试过程中双脚不能移动。6英尺为预测跌倒风险的临界值(Nnodim & Yung,2015)。其他可以纳入功能性前伸试验的运动包括以类似于肩屈曲的方式进行肩部伸展和肩外展。虽然前伸试验与COP偏移有很好的相关性,但与 COM 在支撑平面内的位移却没有很好的相关性(Jonsson,Henriksson,& Hirschfeld,2003;Mancini & Horak,2010;Nnodim & Yung,2015)。

数据分析策略

在许多研究中,作者将使用各种数据分析策略报告其他参数,试图让读者更好地了解步态和姿势控制的潜在机制。在这一部分中,我们介绍了一些老年人中常用的数据分析策略,包括功率谱分析、主成分分析和稳态图扩散分析。

功率谱分析

频率是正弦时变信号(time-varying signal)的一个特征,表示信号振荡的速度。频率单位通常是每秒的周期数或赫兹。任何时变信号都可以通过添加单个频率来表示,这些频率由傅里叶级数(Fourier series)进行数学建模。然后可以使用离散傅里叶变换(Fourier transformation,DFT)算法计算傅里叶级数中的系数。信号中存在的特定频率的数量可以通过数学和统计技术确定。然后可以确定某一频率下的功率,或者该频率构成的信号量。将每个频率的功率绘制出来,称为功率谱密度(power spectral density,PSD)或功率谱。PSD 图显示包含最大功率的频率。PSD 图中的数据也可以标准化,以比较不同的采样率(Derrick,2014)。功率谱分析可用于以下情况:利用动态加速度计数据确定跌倒风险预测因子(Rispens et al.,2015);描述老年人的 COP 摆动路径(da Costa Barbosa & Vieira,2017;Nagy et al.,2007)、躯干运动模式(de Groot et al.,2014;Lamoth & van Heuvelen,2012)以及 COP 和 COG 运动之间的差异(Berger et al.,2005)。

主成分分析和步态差异性

在分析与步态和姿势相关的变量时,正弦函数并不总是与原始数据自然匹配。可以从波形中提取一组更好、唯一的数据,称为"基函数",这些数据与数据中的变化形状和模式有关(Deluzio,Harrison,Coffey,& Caldwell,2014)。这些包含大量原始变量的数据在分析时会转换为少量的转换变量(Manly,2005)。这一技术就称为主成分分析(principal component analysis,PCA)。简而言之,主成分分析是一种数学算法,它通过一组小的矩形变量来描述原始变量的变化(Chau,2001)。更具体地说,矩形变换就是将多个相关变量转换为较少的不相关独立变量(Deluzio et al.,2014),而这些变量也就是主成分。因此,主成分分析是数据简化和解释的理想方法(Deluzio et al.,2014)。如果原始变量高度相关(正相关或负相关),则分析效果最佳。而缺乏相关性可能导致测量效果不佳(Manly 2005)。研究人员已经使用主成分分析来描述步态中年龄依赖性的性别差异(Kobayashi et al.,2016),识别女性反复跌倒的趋势(Moreira,Sampaio,& Kirkwood,2015),并确定哪些因素有助于社区老年人的独立行走和健康步态(Kirkwood et al.,2016;Lord,Weatherall,& Rochester,2010)。

对步态参数的差异性的研究越来越普遍。步态的差异性与老年人跌倒风险有关(Beauchet et al.,2009;Callisaya,Blizzard,Schmidt,McGinley,& Srikanth,2010;Verghese et al.,2009)。行走时时空参数的差异性增高可能会降低步行周期的固有效率,从而增加跌倒的风险(Hollman et al.,2011)。例如,受试者以自选步速在平地上朝一个方向行走,如果其步幅变化增加,那么该个体在未来跌倒的风险增加(Brach,Berlin,VanSwearingen,Newman,& Studenski,2005）。跌倒训练,或在观察者存在的安全环境中实施跌倒任务,可能会降低双任务条件下的步态空间参数的差异性（Donath et al.,2014）。

一些步态时空参数的差异性比其他参数的差异性更易于报告。最常见的是步速降低,它可能是导致老年人其他步态参数差异性增加的催化剂（Callisaya et al.,2010）。在女性中,尤其是 60 岁以上的女性,步长时间的差异性与年龄之间存在直接关系和成比例关系（Callisaya et al.,2010）。有研究表明步速和步长解释了老年人步态总差异的 13.9%（Lord et al.,2013）。其他研究人员发现,老年人步行周期变化的主要来源包括步速、步长时间、支撑相时间和双支撑相时间的变化（Kirkwood et al.,2016）。节律因素（包括步频、步长和步幅时间、支撑和摆动时间以及单支撑相时间）占老年人步行周期变化的 25.8%（Hollman et al.2011）。且节律改变可能与记忆缺陷和痴呆风险的增加有关（Verghese et al.,2007）。

在报告步态差异性数据时,研究人员必须谨慎使用仪器。与使用 GAITRite 获得的测量值相比,从第五腰椎（lumbar-segment 5,L5）佩戴的加速计获得的步态变异性测量值较高,两者一致性较差（Del Din,Godfrey et al.,2016）。报告步态时空参数差异性的方法包括差异系数计算（Donath et al.,2014;Hollman et al.,2011;Kirkwood et al.,2016;Wittwer et al.,2013）、标准差计算（Del Din,Hickey et al.,2016;Lord et al.,2013;Scaglioni-Solano & Aragón-Vargas,2015a）或其他更复杂的计算（de Groot et al.,2014）。

为了更客观地量化步态差异性,建立了步态差异性指数（gait variability index,GVI）。GVI 是根据每个变量的权重从步态的九个时空参数（即步速、步长、步幅、步长和步幅时间、支撑和摆动时间、单支撑相和双支撑相时间）得出的测量值（Gouelle et al.,2013）。GVI 已被确认为运动缺陷的指标（Gouelle et al.,2013）。更具体地说,与年轻人相比,老年人的 GVI 较低。GVI 随着年龄的增长（特别是 50 岁以后）而降低;它还可以将一些中度运动障碍的老年人与那些功能较高的老年人区分开来,并且与一些功能性运动和平衡的临床测量方法相关（例如,步速,BBS;Balasubramanian,Clark,& Gouelle,2015）。

稳态图扩散分析

即使在安静站立时,COP 相对于整体坐标系也会发生移动（Collins & De Luca,1993）。因此,COP 的时变特性可以通过多个给定时间间隔内连续的 COP 位移平方的平均值来计算（Moore,Korff,& Kinzey,2005）。进而可以绘制 COP 位移平方均值随时间变化的关系图（Moore et al.,2005）。这个图叫作稳态-扩散图（stabilogram-diffusion plot）。在给定的图中可以识别长时间和短时间的时间间隔（约 1 秒;Collins & De Luca,1993）。长时间间隔代表闭环姿势控制机制或使用感觉反馈启动运动（Moore et al.,2005）。而闭环机制一直被认为是姿态控制系统的基础。多年来,安静站立时肌肉活动的调节被认为仅仅是视觉、前庭和体感反馈的结果（Collins & De Luca,1993）。然而现在公认的是,稳态-扩散图上的短时间间隔代表的开环姿势控制机制解释了无反馈的姿势控制策略（Moore et al.,2005）。开环机制包含可以导致全身肌肉的微小机械波动的激活信号。这些波动,以及由这些运动引起的任何移动,在达到阈值之前可能会被姿势控制系统忽略。当达到阈值后,校正的反馈信号将被姿势控制系统所识别（Collins & De Luca,1993）。Moore 等（2005）通过稳态-扩散图评估了老年人急性抗疲劳运动后的姿势稳定性。作者发现开环控制的增加,证明了阻力训练对姿势稳定性有负面影响。另一项研究发现,老年人在安静状态而不是轻微扰动状态下,会使用类似的控制机制来稳定姿势（Hsiao-Wecksler et al.,2003）。

应用于姿势控制的聚合物模型和涨落耗散定理

虽然人类的姿势及其控制极其复杂,但研究人员试图建立数学模型来模拟人类对干扰的反应。从 COP 运动学的波动可以看出姿态控制系统的输出是非常不规则的。安静站立时的 COP 动力学表现为一个随机系统(通常称为"随机信号",即使已知之前的所有数据,也不可能准确预测出未来值)。因此提出了一种描述随机动力学的聚合物模型(Chow & Collins,1995)。该模型已被其他研究人员采用,它基于这样一种假设,即人体可以用类似于弹性弦或聚合物的连续统模型来描述,这种连续统模型被弹性地固定在平衡位置上,并受到随机波动的影响(Lauk,Chow,Pavlik,& Collins,1998)。COP 的运动由聚合物上的单点运动来表示(Lauk et al.,1998)。因此,该固定-聚合物模型(pinned-polymer model)可以描述安静站立时 COP 的运动特征。该模型包含多个参数,这些参数的异常提示可能有平衡失调(Chow & Collins,1995)。该模型还可以预测生理功能的改变对 COP 运动学的影响(Chow & Collins,1995)。聚合物模型遵循涨落耗散定理(fluctuation-dissipation theorem,FDT),"它表明了系统波动的相关性与由松弛到维持平衡之间的关系"(Lauk et al.,1998)。在老年人中,可以通过 FDT 来预测安静站立时由于轻微干扰而产生的姿势反应(Hsiao-Wecksler et al.,2003)。

其他数据分析技术

与本章"测量技术"一节中列出的参数相比,其他参数鲜少报告。关于步态参数,其时空参数可以进行标准化。例如,步速可以用速度除以腿长(Protas et al.,2007)或步长(Ferraro et al.,2013)表示为标准速度。步态稳定性比率可定义为步频除以平均标准步速(Ferraro et al.,2013)。其他在老年人中报告的参数包括:

步伐不对称性(Step asymmetry):行走时左右步数差异的绝对值,是下肢协调性的标志(Del Din,Godfrey et al.,2016;Del Din,Hickey et al.,2016;Lord et al.,2013);

衰减系数(Coefficient of attenuation):将加速度从一个身体部分分散到另一部分的能力(Scaglioni-Solano & Aragón-Vargas,2015a,2015b);

加速度均方根(Acceleration root mean square):给定方向上加速度的大小(Scaglioni-Solano & Aragón-Vargas,2015a);

谐波比(Harmonic ratio):步态模式平滑度的量化(Scaglioni-Solano & Aragón-Vargas,2015a,2015b)。

均方根(root mean square,RMS)也可进一步用来描述老年人 COG、COM 和 COP 的相关程度(e. g.,Berger et al.,2005;Corriveau et al.,2000,2001)。表 5.6 列出了老年人不常见的 RMS 和其他姿势参数。以下列出了一些参数:

摆动密度曲线(Sway density curve):时间依赖曲线,它表示在给定半径的圆内,在一瞬间连续出现的 COP 数据点的数量(da Costa Barbosa & Vieira,2017);

摆动向量(Sway vector):以其长度(即 COP 或 COM 速度;与姿势控制的不确定性相关从而影响稳定性)和极角(polar angle)为特征的向量(Błaszczyk,2016);

摆动比(Sway ratio):COP/COM 路径长度的比率(Błaszczyk,2016);

去趋势波动分析(Detrended fluctuation analysis):用于评估长期相关性的 RMS 分析(da Costa Barbosa & Vieira,2017);

样本熵(Sample entropy):时间序列的可预测性(da Costa Barbosa & Vieira,2017);

相平面图(Phase plane portrait):综合考虑 COP 的位置和速度时姿势控制的静态和动态方面,这在老年人中也有报道(Moghadam et al.,2011)。

表5.6   老年人中姿势控制方案与相关测量参数的选择

参考文献	测量参数	方案
da Costa Barbosa & Vieira,(2017)	COP 位移(Hz) COP 平均功率谱(cm²/Hz) 摆动密度曲线 去趋势波动分析 样本熵	与表 5.4 相同
Błaszczyk(2016)	摆动向量 摆动比	睁眼和闭眼安静站立(26.5s)
Tanaka et al.(2015)	摆动的平均振幅	与表 5.4 相同
Moghadam et al.(2011)	COP 位移 SD(mm) COP 速度 SD(mm/s) COP 相平面图	与表 5.4 相同
Prado et al.(2011)	重心转移项目的数量	双脚接触力板自由站立(30 分钟)
Yu et al.(2008)	COP-COM	与表 5.4 相同
Nagy et al.(2007)	光谱能量(功率)	与表 5.4 相同
Freitas et al.(2005)	COP 频率(Hz) COP RMS(cm)	与表 5.4 相同
Berger et al.(2005)	COGh 面积(mm²) COGh 平均速度(mm/s) COGh RMS COGh 平均频率(Hz) COP-COGv 面积(mm²) COP-COGv 平均速度(mm/s) COP-COGv RMS COP-COGv 平均频率(Hz)	安静站立(32s)
Corriveau et al.(2001)	COP-COM RMS	睁眼和闭眼安静站立(120s)
Corriveau et al.(2000)	COP-COM RMS	安静站立(120s)

注:除非另有说明,否则受试者均为睁眼且双足着地。括号中的时间表示每次试验的完成时间。COGh,重心水平运动;COGv,重心垂直运动;COM,重心;COP,压力中心;RMS,均方根;SD,标准差。

从研究到实践的关键信息

实践建议

随着步态和姿势测量之间的效用和关系得到更好的理解和更有效的利用,临床医生应该寻求将这些测量纳入常规实践中。他们不仅可以客观地观测患者结果,也可作为安置辅助设备和恢复活动的建议。这些工具可以提供强有力的数据来支持与急性和慢性衰退、治疗反应以及个体患者对药理学治疗反应相关的基于实践的决策。

未来的实践和研究方向

需要继续开发横向标准和步态和姿势控制的纵向模型，以简化跨人群的差异。随着这些数据关系和纵向跟踪的发展变得更加稳健，我们将能够更好地监测临床或家庭环境中老年人功能的改变。未来应优先考虑寻求更好地支持患者预后的策略，构建特定病理学的模模型，以及监测对治疗的反应。

结论

总之，老年人的步态和姿势测量是跌倒风险和功能损伤的重要预测因素，也是提示老年人需要运动治疗和康复的依据。步态和姿势数据可以推动数据驱动性决策（data-driven decision-making），通过及早发现问题、及早进行治疗干预和保持生理健康来改善患者的预后。这些技术以及以家庭为基础的系统的进步，为对个体的监测提供了新的途径，无论其目的是检测慢性病的早期发病，还是评估治疗的有效性。因为它能够描述个体变化，确定生活方式因素与健康结果之间的有效关联，监测和评估治疗模式，并提醒临床医生需要进行的进一步诊断和医疗补救，因此它具有重要的潜力被纳入临床监测中。我们敦促从业者和政策制定者将步态和姿势测量数据交叉整合，用以描述和纵向评估侧重于改善老年人功能和/或保持老年人独立性的项目的需求和有效性。

（代水平　译　吴锦晖　校）

参考文献

Agrawa, Y., Carey, J., Hoffman, H., Sklare, D., & Schubert, M. (2011). The modified Romberg balance test. *Otology & Neurotology, 32*(8), 1309–1311.

Alexander, G., & Crutcher, M. (1990). Functional architecture of basal ganglia circuits: Neural substrates of parallel processing. *Trends in Neurosciences, 13*(7), 266–271.

Alfieri, F., Riberto, M., Gatz, L., Ribeiro, C., Lopes, J., & Battistella, L. (2012). Comparison of multisensory and strength training for postural control in the elderly. *Clinical Interventions in Aging, 7*, 119–125.

Almarwani, M., Van Swearingen, J., Perera, S., Sparto, P., & Brach, J. (2016). Challenging the motor control of walking: Gait variability during slower and faster pace walking conditions in younger and older adults. *Archives of Gerontology and Geriatrics, 66*, 54–61.

Aminian, K., Najafi, B., Büla, C., Leyvraz, P.-F., & Robert, P. (2002). Spatio-temporal parameters of gait measured by an ambulatory system using miniature gyroscopes. *Journal of Biomechanics, 35*(5), 689–699.

Autenrieth, C., Karrasch, S., Heier, M., Gorzelniak, L., Ladwig, K.-H., Peters, A., & Döring, A. (2013). Decline in gait performance detected by an electronic walkway system in 907 older adults of the population-based KORA-age study. *Gerontology, 59*(2), 165–173.

Balasubramanian, C., Clark, D., & Gouelle, A. (2015). Validity of the gait variability index in older adults: Effect of aging and mobility impairments. *Gait & Posture, 41*(4), 941–946.

Beauchet, O., Allali, G., Annweiler, C., Bridenbaugh, S., Assal, F., Kressig, R., & Herrmann, F. (2009). Gait variability among healthy adults: Low and high stride-to-stride variability are both a reflection of gait stability. *Gerontology, 55*(6), 702–706.

Beauchet, O., Allali, G., Sekhon, H., Verghese, J., Guilain, S., Steinmetz, J.-P., . . . Helbostad, J. (2017). Guidelines for assessment of gait and reference values for spatiotemporal gait parameters in older adults: The biomathics and Canadian gait consortiums initiative. Frontiers in Human Neuroscience, 11, 353.

Benjuya, N., Melzer, I., & Kaplanski, J. (2004). Aging-induced shifts from a reliance on sensory input to muscle cocontraction during balanced standing. *The Journals of Gerontology Series A, 59*(2), 166–171.

Berg, K., Maki, B., Williams, J., Holliday, P., & Wood-Dauphinee, S. (1992). Clinical and laboratory measures of postural balance in an elderly population. *Archives of Physical Medicine and Rehabilitation, 73*(11), 1073–1080.

Berg, K., Wood-Dauphinee, S., Williams, J., & Gayton, D. (1989). Measuring balance in the elderly: Preliminary development of an instrument. *Physiotherapy Canada, 41*(6), 304–311.

Berg, K., Wood-Dauphinee, S., Williams, J., & Maki, B. (1992). Measuring balance in the elderly: Validation of an instrument. *Canadian Journal of Public Health, 83*(Suppl 2), S7–S11.

Berger, L., Chuzel, M., Buisson, G., & Rougier, P. (2005). Undisturbed upright stance control in the elderly: Part 2. Postural-control impairments of elderly fallers. *Journal of Motor Behavior, 37*(5), 359–366.

Bilney, B., Morris, M., & Webster, K. (2003). Concurrent related validity of the GAITRite walkway system for quantification of the spatial and temporal parameters of gait. *Gait & Posture, 17*(1), 68–74.

Blake, A., Morgan, K., Bendall, M., Dallosso, H., Ebrahim, S., Arie, T., … Bassey, E. (1988). Falls by elderly people at home: Prevalence and associated factors. *Age and Ageing, 17*(6), 365–372.

Błaszczyk, J. (2016). The use of force-plate posturography in the assessment of postural instability. *Gait & Posture, 44*, 1–6.

Blaszczyk, J., Lowe, D., & Hansen, P. (1994). Ranges of postural stability and their changes in the elderly. *Gait & Posture, 2*, 1–7.

Bogle Thorbahn, L., & Newton, R. (1996). Use of the Berg Balance Test to predict falls in elderly persons. *Physical Therapy, 76*(6), 576–583.

Bohannon, R. (1997). Reference values for extremity muscle strength obtained by hand-held dynamometry from adults aged 20 to 79 years. *Archives of Physical Medicine and Rehabilitation, 78*(1), 26–32.

Bohannon, R., Larkin, P., Cook, A., Gear, J., & Singer, J. (1984). Decrease in timed balance test scores with aging. *Physical Therapy, 64*(7), 1067–1070.

Borowicz, A., Zasadzka, E., Gaczkowska, A., Gawłowska, O., & Pawlaczyk, M. (2016). Assessing gait and balance impairment in elderly residents of nursing homes. *Journal of Physical Therapy Science, 28*(9), 2486–2490.

Brach, J., Berlin, J., VanSwearingen, J., Newman, A., & Studenski, S. (2005). Too much or too little step width variability is associated with a fall history in older persons who walk at or near normal gait speed. *Journal of Neuroengineering and Rehabilitation, 2*(1), 21.

Brown, M., Sinacore, D., & Host, H. (1995). The relationship of strength to function in the older adult. *The Journals of Gerontology Series A, 50A*, 55–59.

Callisaya, M., Blizzard, L., Schmidt, M., Martin, K., McGinley, J., Sanders, L., & Srikanth, V. (2011). Gait, gait variability and the risk of multiple incident falls in older people: A population-based study. *Age and Ageing, 40*(4), 481–487.

Callisaya, M., Blizzard, L., Schmidt, M., McGinley, J., & Srikanth, V. (2010). Ageing and gait variability – A population-based study of older people. *Age and Ageing, 39*(2), 191–197.

Camargo, M., Barela, J., Nozabieli, A., Mantovani, A., Martinelli, A., & Fregonesi, C. (2015). Balance and ankle muscle strength predict spatiotemporal gait parameters in individuals with diabetic peripheral neuropathy. *Diabetes & Metabolic Syndrome: Clinical Research & Reviews, 9*(2), 79–84.

Camarri, B., Eastwood, P., Cecins, N., Thompson, P., & Jenkins, S. (2006). Six minute walk distance in healthy subjects aged 55–75 years. *Respiratory Medicine, 100*(4), 658–665.

Cattagni, T., Scaglioni, G., Laroche, D., Gremeaux, V., & Martin, A. (2016). The involvement of ankle muscles in maintaining balance in the upright posture is higher in elderly fallers. *Experimental Gerontology, 77*, 38–45.

Cesari, M., Kritchevsky, S., Penninx, B., Nicklas, B., Simonsick, E., Newman, A., … Pahor, M. (2005). Prognostic value of usual gait speed in well-functioning older people – Results from the health, aging and body composition study. *Journal of the American Geriatrics Society, 53*(10), 1675–1680.

Chau, T. (2001). A review of analytical techniques for gait data. Part 1: Fuzzy, statistical and fractal methods. *Gait & Posture, 13*(1), 49–66.

Chodzko-Zajko, W., Proctor, D., Fiatarone Singh, M., Minson, C., Nigg, C., Salem, G., … Skinner, J. (2009). Exercise and physical activity for older adults. *Medicine & Science in Sports & Exercise, 41*(7), 1510–1530.

Chow, C., & Collins, J. (1995). Pinned polymer model of posture control. *Physical Review E, 52*(1), 907–912.

Clark, S., Rose, D., & Fujimoto, K. (1997). Generalizability of the limits of stability test in the evaluation of dynamic balance among older adults. *Archives of Physical Medicine and Rehabilitation, 78*(10), 1078–1084.

Cleary, K., & Skornyakov, E. (2017). Predicting falls in community dwelling older adults using the activities-specific balance confidence scale. *Archives of Gerontology and Geriatrics, 72*, 142–145.

Collins, J., & De Luca, C. (1993). Open-loop and closed-loop control of posture: A random-walk analysis of center-of-pressure trajectories. *Experimental Brain Research, 95*(2), 308–318.

Collins, J., De Luca, C., Burrows, A., & Lipsitz, L. (1995). Age-related changes in open-loop and closed-loop postural control mechanisms. *Experimental Brain Research, 104*(3), 480–492.

Connelly, D., Thomas, B., Cliffe, S., Perry, W., & Smith, R. (2009). Clinical utility of the 2-minute walk test for older adults living in long-term care. *Physiotherapy Canada, 61*(2), 78–87.

Conradsson, M., Lundin-Olsson, L., Lindelöf, N., Littbrand, H., Malmqvist, L., Gustafson, Y., & Rosendahl, E. (2007). Berg balance scale: Intrarater rest-retest reliability among older people dependent in activities of daily living and living in residential care facilities. *Physical Therapy, 87*(9), 1155–1163.

Corriveau, H., Hébert, R., Prince, F., & Raîche, M. (2000). Intrasession reliability of the "center of pressure minus center of mass" variable of postural control in the healthy elderly. *Archives of Physical Medicine and Rehabilitation, 81*(1), 45–48.

Corriveau, H., Hébert, R., Prince, F., & Raîche, M. (2001). Postural control in the elderly: An analysis of test-retest and interrater reliability of the COP-COM variable. *Archives of Physical Medicine and*

Rehabilitation, 82(1), 80–85.

da Costa Barbosa, R., & Vieira, M. (2017). Postural control of elderly adults on inclined surfaces. *Annals of Biomedical Engineering, 45*(3), 726–738.

Dadashi, F., Mariani, B., Rochat, S., Büla, C., Santos-Eggimann, B., & Aminian, K. (2013). Gait and foot clearance parameters obtained using shoe-worn inertial sensors in a large-population sample of older adults. *Sensors, 14*(1), 443–457.

de Groot, M., van der Jagt-Willems, H., van Campen, J., Lems, W., Beijnen, J., & Lamoth, C. (2014). A flexed posture in elderly patients is associated with impairments in postural control during walking. *Gait & Posture, 39*(2), 767–772.

Dehzangi, O., Zhao, Z., Bidmeshki, M.-M., Biggan, J., Ray, C., & Jafari, R. (2013). The impact of vibrotactile biofeedback on the excessive walking sway and the postural control in elderly. *Proceedings of the 4th Conference on Wireless Health, 3.*

Del Din, S., Godfrey, A., & Rochester, L. (2016). Validation of an accelerometer to quantify a comprehensive battery of gait characteristics in healthy older adults and Parkinson's disease: Toward clinical and at home use. *IEEE Journal of Biomedical and Health Informatics, 20*(3), 838–847.

Del Din, S., Hickey, A., Hurwitz, N., Mathers, J., Rochester, L., & Godfrey, A. (2016). Measuring gait with an accelerometer-based wearable: Influence of device location, testing protocol and age. *Physiological Measurement, 37*(10), 1785–1797.

Deluzio, K., Harrison, A., Coffey, N., & Caldwell, G. (2014). Analysis of biomechanical waveform data. In D. Robertson, G. Caldwell, J. Hamill, G. Kamen, & S. Whittlesey (Eds.), *Research methods in biomechanics* (pp. 317–337). Champaign, IL: Human Kinetics.

Derrick, T. (2014). Signal processing. In D. Robertson, G. Caldwell, J. Hamill, G. Kamen, & S. Whittlesey (Eds.), *Research methods in biomechanics* (pp. 279–290). Champaign, IL: Human Kinetics.

Dicharry, J. (2010). Kinematics and kinetics of gait: From lab to clinic. *Clinics in Sports Medicine, 29*(3), 347–364.

Donath, L., Faude, O., Bridenbaugh, S., Roth, R., Soltermann, M., Kressig, R., & Zahner, L. (2014). Transfer effects of fall training on balance performance and spatiotemporal gait parameters in healthy community-dwelling older adults: A pilot study. *Journal of Aging and Physical Activity, 22*(3), 324–333.

Donoghue, O., Cronin, H., Savva, G., O'Regan, C., & Kenny, R. (2013). Effects of fear of falling and activity restriction on normal and dual task walking in community dwelling older adults. *Gait & Posture, 38*(1), 120–124.

Drusini, A., Eleazer, G., Caiazzo, M., Veronese, E., Carrara, N., Ranzato, C., … Wieland, D. (2002). One-leg standing balance and functional status in an elderly community-dwelling population in northeast Italy. *Aging Clinical and Experimental Research, 14*(1), 42–46.

Duncan, P., Weiner, D., Chandler, J., & Studenski, S. (1990). Functional reach: A new clinical measure of balance. *Journal of Gerontology, 45*(6), M192–M197.

Farley, C., & Ferris, D. (1998). Biomechanics of walking and running: Center of mass movements to muscle action. *Exercise and Sport Sciences Reviews, 26,* 253–285.

Ferraro, R., Pinto-Zipp, G., Simpkins, S., & Clark, M. (2013). Effects of an inclined walking surface and balance abilities on spatiotemporal gait parameters of older adults. *Journal of Geriatric Physical Therapy, 36*(1), 31–38.

Ferrucci, L., Baldasseroni, S., Bandinelli, S., de Alfieri, W., Cartei, A., Calvani, D., … Marchionni, N. (2000). Disease severity and health-related quality of life across different chronic conditions. *Journal of the American Geriatrics Society, 48*(11), 1490–1495.

Fève, A., Fénelon, G., Wallays, C., Rémy, P., & Guillard, A. (1993). Axial motor disturbances after hypoxic lesions of the globus pallidus. *Movement Disorders, 8*(3), 321–326.

Franchignoni, F., Horak, F., Godi, M., Nardone, A., & Giordano, A. (2010). Using psychometric techniques to improve the balance evaluation systems test: The mini-BESTest. *Journal of Rehabilitation Medicine, 42*(4), 323–331.

Freitas, S., Wieczorek, S., Marchetti, P., & Duarte, M. (2005). Age-related changes in human postural control of prolonged standing. *Gait & Posture, 22*(4), 322–330.

Fujiwara, K., Kiyota, T., Maeda, K., & Horak, F. (2007). Postural control adaptability to floor oscillation in the elderly. *Journal of Physiological Anthropology, 26*(4), 485–493.

Gabell, A., & Nayak, U. (1984). The effect of age on variability in gait. *Journal of Gerontology, 39*(6), 662–666.

Galán-Mercant, A., & Cuesta-Vargas, A. (2014). Differences in trunk accelerometry between frail and non-frail elderly persons in functional tasks. *BMC Research Notes, 7*(1), 100.

Gillain, S., Warzee, E., Lekeu, F., Wojtasik, V., Maquet, D., Croisier, J.-L., … Petermans, J. (2009). The value of instrumental gait analysis in elderly healthy, MCI or Alzheimer's disease subjects and a comparison with other clinical tests used in single and dual-task conditions. *Annals of Physical and Rehabilitation Medicine, 52*(6), 453–474.

Gomes, M., Reis, J., Carvalho, R., Tanaka, E., Hyppolito, M., & Abreu, D. (2015). Analysis of postural control and muscular performance in young and elderly women in different age groups. *Brazilian Journal of Physical Therapy, 19*(1), 1–9.

Gouelle, A., Mégrot, F., Presedo, A., Husson, I., Yelnik, A., & Penneçot, G.-F. (2013). The gait variability index: A new way to quantify fluctuation magnitude of spatiotemporal parameters during gait. *Gait & Posture, 38*(3), 461–465.

Grimm, B., & Bolink, S. (2016). Evaluating physical function and activity in the elderly patient using wearable motion sensors. *EFORT Open Reviews, 1*(5), 112–120.

Guedes, R., Dias, R., Pereira, L., Silva, S., Lustosa, L.,

& Dias, J. (2014). Influence of dual task and frailty on gait parameters of older community-dwelling individuals. *Brazilian Journal of Physical Therapy, 18*(5), 445–452.

Gwin, J., Gramann, K., Makeig, S., & Ferris, D. (2011). Electrocortical activity is coupled to gait cycle phase during treadmill walking. *NeuroImage, 54*(2), 1289–1296.

Hagedorn, T., Dufour, A., Golightly, Y., Riskowski, J., Hillstrom, H., Casey, V., & Hannan, M. (2013). Factors affecting center of pressure in older adults: The Framingham Foot Study. *Journal of Foot and Ankle Research, 6*(1), 18.

Hanada, E., Johnson, M., & Hubley-Kozey, C. (2011). A comparison of trunk muscle activation amplitudes during gait in older adults with and without chronic low back pain. *PM&R, 3*(10), 920–928.

Hawker, K., & Lang, A. (1990). Hypoxic-ischemic damage of the basal ganglia case reports and a review of the literature. *Movement Disorders, 5*(3), 219–224.

Hernandez, D., & Rose, D. (2008). Predicting which older adults will or will not fall using the Fullerton advanced balance scale. *Archives of Physical Medicine and Rehabilitation, 89*(12), 2309–2315.

Hess, R., Brach, J., Piva, S., & VanSwearingen, J. (2010). Walking skill can be assessed in older adults: Validity of the figure-of-8 walk test. *Physical Therapy, 90*(1), 89–99.

Hollman, J., Childs, K., McNeil, M., Mueller, A., Quilter, C., & Youdas, J. (2010). Number of strides required for reliable measurements of pace, rhythm and variability parameters of gait during normal and dual task walking in older individuals. *Gait & Posture, 32*(1), 23–28.

Hollman, J., McDade, E., & Petersen, R. (2011). Normative spatiotemporal gait parameters in older adults. *Gait & Posture, 34*(1), 111–118.

Horak, F. (1987). Clinical measurement of postural control in adults. *Physical Therapy, 67*(12), 1881–1885.

Horak, F. (1997). Clinical assessment of balance disorders. *Gait & Posture, 6*, 76–84.

Horak, F., Wrisley, D., & Frank, J. (2009). The balance evaluation systems test (BESTest) to differentiate balance deficits. *Physical Therapy, 89*(5), 484–498.

Hsiao-Wecksler, E., Katdare, K., Matson, J., Liu, W., Lipsitz, L., & Collins, J. (2003). Predicting the dynamic postural control response from quiet-stance behavior in elderly adults. *Journal of Biomechanics, 36*(9), 1327–1333.

Hughes, S., Dunlop, D., Edelman, P., Chang, R., & Singer, R. (1994). Impact of joint impairment on longitudinal disability in elderly persons. *Journal of Gerontology, 49*(6), S291–S300.

IJmker, T., & Lamoth, C. (2012). Gait and cognition: The relationship between gait stability and variability with executive function in persons with and without dementia. *Gait & Posture, 35*(1), 126–130.

Inoue, W., Ikezoe, T., Tsuboyama, T., Sato, I., Malinowska, K., Kawaguchi, T., … Ichihashi, N. (2017). Are there different factors affecting walking speed and gait cycle variability between men and women in community-dwelling older adults? *Aging Clinical and Experimental Research, 29*(2), 215–221.

Ishizaki, T., Furuna, T., Yoshida, Y., Iwasa, H., Shimada, H., Yoshida, H., … Suzuki, T. (2011). Declines in physical performance by sex and age among non-disabled community-dwelling older Japanese during a 6-year period. *Journal of Epidemiology, 21*(3), 176–183.

Item-Glatthorn, J., & Maffiuletti, N. (2014). Clinical assessment of spatiotemporal gait parameters in patients and older adults. *Journal of Visualized Experiments, 93*, e51878.

Jacobson, G., & Newman, C. (1990). The development of the dizziness handicap inventory. *Archives of Otolaryngology – Head & Neck Surgery, 116*(4), 424–427.

Jbabdi, M., Boissy, P., & Hamel, M. (2008). Assessing control of postural stability in community-living older adults using performance-based limits of stability. *BMC Geriatrics, 8*, 8.

Jette, A., Branch, L., & Berlin, J. (1990). Musculoskeletal impairments and physical disablement among the aged. *Journal of Gerontology, 45*(6), M203–M208.

Jonsson, E., Henriksson, M., & Hirschfeld, H. (2003). Does the functional reach test reflect stability limits in elderly people. *Journal of Rehabilitation Medicine, 35*(1), 26–30.

Josephs, S., Pratt, M., Calk Meadows, E., Thurmond, S., & Wagner, A. (2016). The effectiveness of Pilates on balance and falls in community dwelling older adults. *Journal of Bodywork and Movement Therapies, 20*(4), 815–823.

Kaczmarczyk, K., Wiszomirska, I., Błażkiewicz, M., Wychowański, M., & Wit, A. (2017). First signs of elderly gait for women. *Medycyna Pracy, 68*(4), 441–448.

Kasahara, S., Saito, H., Anjiki, T., & Osanai, H. (2015). The effect of aging on vertical postural control during the forward and backward shift of the center of pressure. *Gait & Posture, 42*(4), 448–454.

Kejonen, P., Kauranen, K., Ahasan, R., & Vanharanta, H. (2002). Motion analysis measurements of body movements during standing: Association with age and sex. *International Journal of Rehabilitation Research, 25*(4), 297–304.

Kirkwood, R., Gomes, H., Sampaio, R., Furtado, S., & Moreira, B. (2016). Spatiotemporal and variability gait data in community-dwelling elderly women from Brazil. *Brazilian Journal of Physical Therapy, 20*(3), 258–266.

Kistler. (2017). *Biomechanics – Force measurement solutions*. Retrieved from: https://www.kistler.com/en/applications/sensor-technology/biomechanics-and-force-plate/

Knobe, M., Giesen, M., Plate, S., Gradl-Dietsch, G., Buecking, B., Eschbach, D., … Pape, H.-C. (2016). The Aachen mobility and balance Index to measure physiological falls risk: A comparison with the Tinetti POMA Scale. *European Journal of Trauma and Emergency Surgery, 42*(5), 537–545.

Kobayashi, Y., Hobara, H., Heldoorn, T., Kouchi, M., &

Mochimaru, M. (2016). Age-independent and age-dependent sex differences in gait pattern determined by principal component analysis. *Gait & Posture, 46*, 11–17.

Kornetti, D., Fritz, S., Chiu, Y.-P., Light, K., & Velozo, C. (2004). Rating scale analysis of the Berg balance scale. *Archives of Physical Medicine and Rehabilitation, 85*(7), 1128–1135.

Kuo, A., & Donelan, J. (2010). Dynamic principles of gait and their clinical implications. *Physical Therapy, 90*(2), 157–174.

Kwak, C.-J., Kim, Y., & Lee, S. (2016). Effects of elastic-band resistance exercise on balance, mobility and gait function, flexibility and fall efficacy in elderly people. *Journal of Physical Therapy Science, 28*(11), 3189–3196.

la Fougère, C., Zwergal, A., Rominger, A., Förster, S., Fesl, G., Dieterich, M., … Jahn, K. (2010). Real versus imagined locomotion: A [18F]-FDG PET-fMRI comparison. *NeuroImage, 50*(4), 1589–1598.

Lajoie, Y., & Gallagher, S. (2004). Predicting falls within the elderly community: Comparison of postural sway, reaction time, the Berg balance scale and the activities-specific balance confidence (ABC) scale for comparing fallers and non-fallers. *Archives of Gerontology and Geriatrics, 38*(1), 11–26.

Lamoth, C., & van Heuvelen, M. (2012). Sports activities are reflected in the local stability and regularity of body sway: Older ice-skaters have better postural control than inactive elderly. *Gait & Posture, 35*(3), 489–493.

Laughton, C., Slavin, M., Katdare, K., Nolan, L., Bean, J., Kerrigan, D., … Collins, J. (2003). Aging, muscle activity, and balance control: Physiologic changes associated with balance impairment. *Gait & Posture, 18*(2), 101–108.

Lauk, M., Chow, C., Pavlik, A., & Collins, J. (1998). Human balance out of equilibrium: Nonequilibrium statistical mechanics in posture control. *Physical Review Letters, 80*(12), 413–416.

Lee, I.-H., & Park, S.-Y. (2013). A comparison of gait characteristics in the elderly people, people with knee pain, and people who are walker dependent people. *Journal of Physical Therapy Science, 25*(8), 973–976.

Lienhard, K., Schneider, D., & Maffiuletti, N. (2013). Validity of the Optogait photoelectric system for the assessment of spatiotemporal gait parameters. *Medical Engineering & Physics, 35*(4), 500–504.

Lim, S., Horslen, B., Davis, J., Allum, J., & Carpenter, M. (2016). Benefits of multi-session balance and gait training with multi-modal biofeedback in healthy older adults. *Gait & Posture, 47*, 10–17.

Lopes, L., Ueda, L., Kunzler, M., Britto, M., & Carpes, F. (2014). Leg skin stimulation can be a strategy to improve postural control in the elderly. *Neuroscience Letters, 562*, 60–62.

Lord, S., Clark, R., & Webster, I. (1991). Physiological factors associated with falls in an elderly population. *Journal of the American Geriatrics Society, 39*(12), 1194–1200.

Lord, S., Galna, B., Verghese, J., Coleman, S., Burn, D., &

Rochester, L. (2013). Independent domains of gait in older adults and associated motor and nonmotor attributes: Validation of a factor analysis approach. *The Journals of Gerontology Series A, 68*(7), 820–827.

Lord, S., Menz, H., & Tiedemann, A. (2003). A physiological profile approach to falls risk assessment and prevention. *Physical Therapy, 83*(3), 237–252.

Lord, S., Sambrook, P., Gilbert, C., Kelly, P., Nguyen, T., Webster, I., & Eisman, J. (1994). Postural stability, falls and fractures in the elderly: Results from the Dubbo Osteoporosis Epidemiology Study. *The Medical Journal of Australia, 160*(11), 684–685. 688–691.

Lord, S., Ward, J., Williams, P., & Anstey, K. (1994). Physiological factors associated with falls in older community-dwelling women. *Journal of the American Geriatrics Society, 42*(10), 1110–1117.

Lord, S., Weatherall, M., & Rochester, L. (2010). Community ambulation in older adults: Which internal characteristics are important? *Archives of Physical Medicine and Rehabilitation, 91*(3), 378–383.

Maki, B. (1997). Gait changes in older adults: Predictors of falls or indicators of fear. *Journal of the American Geriatrics Society, 45*(3), 313–320.

Maki, B., Holliday, P., & Topper, A. (1994). A prospective study of postural balance and risk of falling in an ambulatory and independent elderly population. *Journal of Gerontology, 49*(2), M72–M84.

Malatesta, D., Canepa, M., & Menendez Fernandez, A. (2017). The effect of treadmill and overground walking on preferred walking speed and gait kinematics in healthy, physically active older adults. *European Journal of Applied Physiology, 117*(9), 1833–1843.

Manchester, D., Woollacott, M., Zederbauer-Hylton, N., & Marin, O. (1989). Visual, vestibular and somatosensory contributions to balance control in the older adult. *Journal of Gerontology, 44*(4), M118–M127.

Mancini, M., & Horak, F. (2010). The relevance of clinical balance assessment tools to differentiate balance deficits. *European Journal of Physical and Rehabilitation Medicine, 46*(2), 239–248.

Manly, B. (2005). Principal components analysis. In B. Manly (Ed.), *Multivariate statistical methods: A primer* (pp. 75–90). Boca Raton, FL: Chapman & Hall/CRC.

Mariani, B., Hoskovec, C., Rochat, S., Büla, C., Penders, J., & Aminian, K. (2010). 3D gait assessment in young and elderly subjects using foot-worn inertial sensors. *Journal of Biomechanics, 43*(15), 2999–3006.

Marques, A., Almeida, S., Carvalho, J., Cruz, J., Oliveira, A., & Jácome, C. (2016). Reliability, validity, and ability to identify fall status of the balance evaluation systems test, mini–balance evaluation systems test, and brief–balance evaluation systems test in older people living in the community. *Archives of Physical Medicine and Rehabilitation, 97*(12), 2166–2173.

Marques, L., Rodrigues, N., Angeluni, E., Pessanha, F., Alves, N., Freire Júnior, R., … de Abreu, D. (2017). Balance evaluation of prefrail and frail community-dwelling older adults. *Journal of Geriatric Physical Therapy, 1*. https://doi.org/10.1519/JPT.0000000000000147

Marsh, A., Katula, J., Pacchia, C., Johnson, L., Koury, K., & Rejeski, W. (2006). Effect of treadmill and overground walking on function and attitudes in older adults. *Medicine & Science in Sports & Exercise, 38*(6), 1157–1164.

Masani, K., Vette, A., Abe, M., & Nakazawa, K. (2014). Center of pressure velocity reflects body acceleration rather than body velocity during quiet standing. *Gait & Posture, 39*(3), 946–952.

Mathias, S., Nayak, U., & Isaacs, B. (1986). Balance in elderly patients: The "get-up and go" test. *Archives of Physical Medicine and Rehabilitation, 67*(6), 387–389.

McKay, M., Baldwin, J., Ferreira, P., Simic, M., Vanicek, N., Wojciechowski, E., … Burns, J. (2017). Spatiotemporal and plantar pressure patterns of 1000 healthy individuals aged 3–101 years. *Gait & Posture, 58*, 78–87.

Menz, H., Latt, M., Tiedemann, A., Mun San Kwan, M., & Lord, S. (2004). Reliability of the GAITRite® walkway system for the quantification of temporo-spatial parameters of gait in young and older people. *Gait & Posture, 20*(1), 20–25.

Merrill, S., Seeman, T., Kasl, S., & Berkman, L. (1997). Gender differences in the comparison of self-reported disability and performance measures. *The Journals of Gerontology Series A, 52*(1), M19–M26.

Metitur. (2017). *Good balance*. Retrieved from: http://www.papapostolou.gr/clientfiles/file/pdf/Good_Balance_Brochure.pdf

Millor, N., Lecumberri, P., Gómez, M., Martínez-Ramírez, A., & Izquierdo, M. (2013). An evaluation of the 30-s chair stand test in older adults: Frailty detection based on kinematic parameters from a single inertial unit. *Journal of Neuroengineering and Rehabilitation, 10*, 86.

Mills, P., & Barrett, R. (2001). Swing phase mechanics of healthy young and elderly men. *Human Movement Science, 20*(4–5), 427–446.

Mirelman, A., Herman, T., Brozgol, M., Dorfman, M., Sprecher, E., Schweiger, A., … Hausdorff, J. (2012). Executive function and falls in older adults: New findings from a five-year prospective study link fall risk to cognition. *PLoS One, 7*(6), e40297.

Misu, S., Doi, T., Asai, T., Sawa, R., Tsutsumimoto, K., Nakakubo, S., … Ono, R. (2014). Association between toe flexor strength and spatiotemporal gait parameters in community-dwelling older people. *Journal of Neuroengineering and Rehabilitation, 11*(1), 143.

Miyai, I., Tanabe, H., Sase, I., Eda, H., Oda, I., Konishi, I., … Kubota, K. (2001). Cortical mapping of gait in humans: A near-infrared spectroscopic topography study. *NeuroImage, 14*(5), 1186–1192.

Moghadam, M., Ashayeri, H., Salavati, M., Sarafzadeh, J., Taghipoor, K., Saeedi, A., & Salehi, R. (2011). Reliability of center of pressure measures of postural stability in healthy older adults: Effects of postural task difficulty and cognitive load. *Gait & Posture, 33*(4), 651–655.

Moore, J., Korff, T., & Kinzey, S. (2005). Acute effects of a single bout of resistance exercise on postural con-trol in elderly persons. *Perceptual and Motor Skills, 100*(3), 725–733.

Moreira, B., Sampaio, R., & Kirkwood, R. (2015). Spatiotemporal gait parameters and recurrent falls in community-dwelling elderly women: A prospective study. *Brazilian Journal of Physical Therapy, 19*(1), 61–69.

Mortaza, N., Abu Osman, N., & Mehdikhani, N. (2014). Are the spatio-temporal parameters of gait capable of distinguishing a faller from a non-faller elderly? *European Journal of Physical and Rehabilitation Medicine, 50*(6), 677–691.

Mulasso, A., Roppolo, M., Liubicich, M., Settanni, M., & Rabaglietti, E. (2015). A multicomponent exercise program for older adults living in residential care facilities: Direct and indirect effects on physical functioning. *Journal of Aging and Physical Activity, 23*(3), 409–416.

Mutlu, B., & Serbetcioglu, B. (2013). Discussion of the Dizziness Handicap Inventory. *Journal of Vestibular Research, 23*(6), 271–277.

Myers, A., Fletcher, P., Myers, A., & Sherk, W. (1998). Discriminative and evaluative properties of the activities-specific balance confidence (ABC) scale. *The Journals of Gerontology Series A, 53*(4), M287–M294.

Nagasaki, H., Itoh, H., Hashizume, K., Furuna, T., Maruyama, H., & Kinugasa, T. (1996). Walking patterns and finger rhythm of older adults. *Perceptual and Motor Skills, 82*(2), 435–447.

Nagy, E., Feher-Kiss, A., Barnai, M., Domján-Preszner, A., Angyan, L., & Horvath, G. (2007). Postural control in elderly subjects participating in balance training. *European Journal of Applied Physiology, 100*(1), 97–104.

National Council on Aging. (2017). *Falls prevention facts*. Retrieved from: https://www.ncoa.org/news/resources-for-reporters/get-the-facts/falls-prevention-facts/

Natus. (2017). *Balance & mobility*. Retrieved from: http://www.natus.com/index.cfm?page=products_1&crid=271

Nnodim, J., & Yung, R. (2015). Balance and its clinical assessment in older adults – A review. *Journal of Geriatric Medicine and Gerontology, 1*(1).

Nutt, J., Marsden, C., & Thompson, P. (1993). Human walking and higher-level gait disorders, particularly in the elderly. *Neurology, 43*(2), 268–279.

Okuzumi, H., Tanaka, A., & Nakamura, T. (1996). Age-related changes in the magnitude of postural sway in healthy women. *Journal of Human Movement Studies, 31*, 249–261.

Onambele, G., Narici, M., & Maganaris, C. (2006). Calf muscle-tendon properties and postural balance in old age. *Journal of Applied Physiology, 100*(6), 2048–2056.

OptoGait. (2017). *What is OptoGait*. Retrieved from: http://www.optogait.com/What-is-OptoGait

Ostchega, Y., Harris, T., Hirsch, R., Parsons, V., Kington, R., & Katzoff, M. (2000). Reliability and prevalence of physical performance examination assessing mobility and balance in older persons in the US: Data from the third national health and nutrition examination survey. *Journal of the American Geriatrics Society, 48*(9), 1136–1141.

Padgett, P., Jacobs, J., & Kasser, S. (2012). Is the BESTest at its best? A suggested brief version based on interrater reliability, validity, internal consistency, and theoretical construct. *Physical Therapy, 92*(9), 1197–1207.

Pajala, S., Era, P., Koskenvuo, M., Kaprio, J., Tolvanen, A., Heikkinen, E., … Rantanen, T. (2003). Contribution of genetic and environmental effects to postural balance in older female twins. *Journal of Applied Physiology, 96*(1), 308–315.

Pajala, S., Era, P., Koskenvuo, M., Kaprio, J., Törmäkangas, T., & Rantanen, T. (2008). Force platform balance measures as predictors of indoor and outdoor falls in community-dwelling women aged 63–76 years. *The Journals of Gerontology Series A, 63*(2), 171–178.

Pau, M., Leban, B., Collu, G., & Migliaccio, G. (2014). Effect of light and vigorous physical activity on balance and gait of older adults. *Archives of Gerontology and Geriatrics, 59*(3), 568–573.

Perrey, S. (2014). Possibilities for examining the neural control of gait in humans with fNIRS. *Frontiers in Physiology, 5*, 204.

Petersen, T., Willerslev-Olsen, M., Conway, B., & Nielsen, J. (2012). The motor cortex drives the muscles during walking in human subjects. *The Journal of Physiology, 590*(10), 2443–2452.

Petrella, M., Neves, T., Reis, J., Gomes, M., Oliveira, R., & Abreu, D. (2012). Postural control parameters in elderly female fallers and non-fallers diagnosed or not with knee osteoarthritis. *Revista Brasileira de Reumatologia, 52*(4), 512–517.

Piirtola, M., & Era, P. (2006). Force platform measurements as predictors of falls among older people – A review. *Gerontology, 52*(1), 1–16.

Podsiadlo, D., & Richardson, S. (1991). The timed "Up & Go": A test of basic functional mobility for frail elderly persons. *Journal of the American Geriatrics Society, 39*(2), 142–148.

Potter, K., Anderberg, L., Anderson, D., Bauer, B., Beste, M., Navrat, S., & Kohia, M. (2017). Reliability, validity, and responsiveness of the Balance Evaluation Systems Test (BESTest) in individuals with multiple sclerosis. *Physiotherapy.* https://doi.org/10.1016/j.physio.2017.06.001

Powell, L., & Myers, A. (1995). The activities-specific balance confidence (ABC) scale. *The Journals of Gerontology Series A, 50A*(1), M28–M34.

Prado, J., Dinato, M., & Duarte, M. (2011). Age-related difference on weight transfer during unconstrained standing. *Gait & Posture, 33*(1), 93–97.

Protas, E., Raines, M., & Tissier, S. (2007). Comparison of spatiotemporal and energy cost of the use of 3 different walkers and unassisted walking in older adults. *Archives of Physical Medicine and Rehabilitation, 88*(6), 768–773.

ProtoKinetics. (2017). *The Zeno Walkway.* Retrieved from:http://www.protokinetics.com/zeno-walkway/

Riemann, B., & Lephart, S. (2002). The sensorimotor system, part I: The physiologic basis of functional joint stability. *Journal of Athletic Training, 37*(1), 71–79.

Rispens, S., van Schooten, K., Pijnappels, M., Daffertshofer, A., Beek, P., & van Dieën, J. (2015). Identification of fall risk predictors in daily life measurements. *Neurorehabilitation and Neural Repair, 29*(1), 54–61.

Rolenz, E., & Reneker, J. (2016). Validity of the 8-foot up and go, timed up and go, and activities-specific balance confidence scale in older adults with and without cognitive impairment. *Journal of Rehabilitation Research and Development, 53*(4), 511–518.

Roman de Mettelinge, T., & Cambier, D. (2015). Understanding the relationship between walking aids and falls in older adults. *Journal of Geriatric Physical Therapy, 38*(3), 127–132.

Rose, D., Lucchese, N., & Wiersma, L. (2006). Development of a multidimensional balance scale for use with functionally independent older adults. *Archives of Physical Medicine and Rehabilitation, 87*(11), 1478–1485.

Rouhani, H., Favre, J., Crevoisier, X., & Aminian, K. (2011). Ambulatory measurement of ankle kinetics for clinical applications. *Journal of Biomechanics, 44*(15), 2712–2718.

Ryushi, T., Kumagai, K., Hayase, H., Abe, T., Shibuya, K., & Ono, A. (2000). Effect of resistive knee extension training on postural control measures in middle aged and elderly persons. *Journal of Physiological Anthropology and Applied Human Science, 19*(3), 143–149.

Samantaray, S., Knaryan, V., Shields, D., Cox, A., Haque, A., & Banik, N. (2015). Inhibition of calpain activation protects MPTP-induced nigral and spinal cord neurodegeneration, reduces inflammation, and improves gait dynamics in mice. *Molecular Neurobiology, 52*(2), 1054–1066.

Santos, S., da Silva, R., Terra, M., Almeida, I., de Melo, L., & Ferraz, H. (2017). Balance versus resistance training on postural control in patients with Parkinson's disease: A randomized controlled trial. *European Journal of Physical and Rehabilitation Medicine, 53*(2), 173–183.

Scaglioni-Solano, P., & Aragón-Vargas, L. (2015a). Age-related differences when walking downhill on different sloped terrains. *Gait & Posture, 41*(1), 153–158.

Scaglioni-Solano, P., & Aragón-Vargas, L. (2015b). Gait characteristics and sensory abilities of older adults are modulated by gender. *Gait & Posture, 42*(1), 54–59.

Schlenstedt, C., Brombacher, S., Hartwigsen, G., Weisser, B., Moller, B., & Deuschl, G. (2016). Comparison of the Fullerton advanced balance scale, Mini-BESTest, and Berg balance scale to predict falls in Parkinson disease. *Physical Therapy, 96*(4), 494–501.

Seidler, R., Bernard, J., Burutolu, T., Fling, B., Gordon, M., Gwin, J., … Lipps, D. (2010). Motor control and aging: Links to age-related brain structural, functional, and biochemical effects. *Neuroscience and Biobehavioral Reviews, 34*(5), 721–733.

Seidler, R., & Martin, P. (1997). The effects of short term balance training on the postural control of older adults. *Gait & Posture, 6*, 224–236.

Seino, S., Shinkai, S., Fujiwara, Y., Obuchi, S., Yoshida, H., Hirano, H., … Takahashi, R. (2014). Reference values and age and sex differences in physical performance measures for community-dwelling older Japanese: A pooled analysis of six cohort studies. *PLoS One, 9*(6), e99487.

Senden, R., Savelberg, H., Grimm, B., Heyligers, I., & Meijer, K. (2012). Accelerometry-based gait analysis, an additional objective approach to screen subjects at risk for falling. *Gait & Posture, 36*(2), 296–300.

Shumway-Cook, A., Brauer, S., & Woollacott, M. (2000). Predicting the probability for falls in community-dwelling older adults using the timed up & go test. *Physical Therapy, 80*(9), 896–903.

Shumway-Cook, A., Gruber, W., Baldwin, M., & Liao, S. (1997). The effect of multidimensional exercises on balance, mobility, and fall risk in community-dwelling older adults. *Physical Therapy, 77*(1), 46–57.

Simonsick, E., Meier, H., Shaffer, N., Studenski, S., & Ferrucci, L. (2016). Basal body temperature as a biomarker of healthy aging. *Age, 38*(5–6), 445–454.

Smith, E., Cusack, T., & Blake, C. (2016). The effect of a dual task on gait speed in community dwelling older adults: A systematic review and meta-analysis. *Gait & Posture, 44*, 250–258.

Spirduso, W. (1995). Balance, posture and locomotion. In W. Spirduso (Ed.), *Physical dimensions of aging* (pp. 155–183). Champaign, IL: Human Kinetics.

Stelmach, G., & Worringham, C. (1985). Sensorimotor deficits related to postural stability. Implications for falling in the elderly. *Clinics in Geriatric Medicine, 1*(3), 679–694.

Studenski, S., Perera, S., Wallace, D., Chandler, J., Duncan, P., Rooney, E., … Guralnik, J. (2003). Physical performance measures in the clinical setting. *Journal of the American Geriatrics Society, 51*(3), 314–322.

Synapsys. (2017). *Synapsys Posturography System (SPS)*. Retrieved from: http://www.synapsys.fr/en/p-synapsys-posturography-system-sps-36.htm

Tanaka, E., Santos, P., Reis, J., Rodrigues, N., Moraes, R., & Abreu, D. (2015). Is there a relationship between complaints of impaired balance and postural control disorder in community-dwelling elderly women? A cross-sectional study with the use of posturography. *Brazilian Journal of Physical Therapy, 19*(3), 186–193.

Tangen, G., Bergland, A., Engedal, K., & Mengshoel, A. (2017). The importance of parkinsonian signs for gait and balance in patients with Alzheimer's disease of mild degree. *Gait & Posture, 51*, 159–161.

Tekscan. (2017). *MatScan*. Retrieved from: https://www.tekscan.com/products-solutions/systems/matscan

Tideiksaar, R. (1997). *Falling in old age: Its prevention and management*. New York, NY: Springer.

Tinetti, M. (1986). Performance-oriented assessment of mobility problems in elderly patients. *Journal of the American Geriatrics Society, 34*(2), 119–126.

Tinetti, M., Speechley, M., & Ginter, S. (1988). Risk factors for falls among elderly persons living in the community. *New England Journal of Medicine, 319*(26), 1701–1707.

Trojaniello, D., Cereatti, A., Pelosin, E., Avanzino, L., Mirelman, A., Hausdorff, J., & Della Croce, U. (2014). Estimation of step-by-step spatio-temporal parameters of normal and impaired gait using shank-mounted magneto-inertial sensors: Application to elderly, hemiparetic, parkinsonian and choreic gait. *Journal of Neuroengineering and Rehabilitation, 11*(1), 152.

Tucker, M., Kavanagh, J., Morrison, S., & Barrett, R. (2009). Voluntary sway and rapid orthogonal transitions of voluntary sway in young adults, and low and high fall-risk older adults. *Clinical biomechanics, 24*(8), 597–605.

Tyagi, S., Perera, S., & Brach, J. (2017). Balance and mobility in community-dwelling older adults: Effect of daytime sleepiness. *Journal of the American Geriatrics Society, 65*(5), 1019–1025.

Tyson, S., & DeSouza, L. (2004). Development of the Brunel Balance Assessment: A new measure of balance disability post stroke. *Clinical Rehabilitation, 18*(7), 801–810.

Tyson, S., Hanley, M., Chillala, J., Selley, A., & Tallis, R. (2007). The relationship between balance, disability, and recovery after stroke: Predictive validity of the Brunel Balance Assessment. *Neurorehabilitation and Neural Repair, 21*(4), 341–346.

Vandervoort, A. (1992). Effects of ageing on human neuromuscular function: Implications for exercise. *Canadian Journal of Sport Sciences, 17*(3), 178–184.

Verghese, J., Holtzer, R., Lipton, R., & Wang, C. (2009). Quantitative gait markers and incident fall risk in older adults. *The Journals of Gerontology Series A, 64*(8), 896–901.

Verghese, J., Holtzer, R., Oh-Park, M., Derby, C., Lipton, R., & Wang, C. (2011). Inflammatory markers and gait speed decline in older adults. *The Journals of Gerontology Series A, 66*(10), 1083–1089.

Verghese, J., Wang, C., Lipton, R., Holtzer, R., & Xue, X. (2007). Quantitative gait dysfunction and risk of cognitive decline and dementia. *Journal of Neurology, Neurosurgery & Psychiatry, 78*(9), 929–935.

Verlinden, V., van der Geest, J., Heeringa, J., Hofman, A., & Ikram, M. (2015). Gait shows a sex-specific pattern of associations with daily functioning in a community-dwelling population of older people. *Gait & Posture, 41*(1), 119–124.

Vette, A., Sayenko, D., Jones, M., Abe, M., Nakazawa, K., & Masani, K. (2017). Ankle muscle co-contractions during quiet standing are associated with decreased postural steadiness in the elderly. *Gait & Posture, 55*, 31–36.

Vicon Motion Capture Systems. (2017). *What is motion capture?* Retrieved from: https://www.vicon.com/what-is-motion-capture

Viljanen, A., Kaprio, J., Pyykko, I., Sorri, M., Pajala, S., Kauppinen, M., … Rantanen, T. (2009). Hearing as a predictor of falls and postural balance in older female twins. *The Journals of Gerontology Series A, 64*(2), 312–317.

Watelain, E., Barbier, F., Allard, P., Thevenon, A., & Angué, J. (2000). Gait pattern classification of healthy elderly men based on biomechanical data. *Archives of Physical Medicine and Rehabilitation, 81*(5), 579–586.

Webster, K., Wittwer, J., & Feller, J. (2005). Validity of the GAITRite® walkway system for the measurement of averaged and individual step parameters of gait. *Gait & Posture, 22*(4), 317–321.

Wennberg, A., Schafer, M., LeBrasseur, N., Savica, R., Bui, H., Hagen, C., … Mielke, M. (2017). Plasma sphingolipids are associated with gait parameters in the Mayo Clinic Study of Aging. *The Journals of Gerontology Series A*. https://doi.org/10.1093/gerona/glx139

Whipple, R., Wolfson, L., & Amerman, P. (1987). The relationship of knee and ankle weakness to falls in nursing home residents: An isokinetic study. *Journal of the American Geriatrics Society, 35*(1), 13–20.

Whitney, J., Lord, S., & Close, J. (2005). Streamlining assessment and intervention in a falls clinic using the timed up and go test and physiological profile assessments. *Age and Ageing, 34*(6), 567–571.

Wittwer, J., Webster, K., & Hill, K. (2013). Music and metronome cues produce different effects on gait spatiotemporal measures but not gait variability in healthy older adults. *Gait & Posture, 37*(2), 219–222.

Wolfson, L., Judge, J., Whipple, R., & King, M. (1995). Strength is a major factor in balance, gait, and the occurrence of falls. *The Journals of Gerontology Series A, 50 Spec No*, 64–67.

Yang, F., Espy, D., Bhatt, T., & Pai, Y.-C. (2012). Two types of slip-induced falls among community dwelling older adults. *Journal of Biomechanics, 45*(7), 1259–1264.

Yarasheski, K. (2003). Exercise, aging, and muscle protein metabolism. *The Journals of Gerontology Series A, 58*(10), M918–M922.

Yelnik, A., & Bonan, I. (2008). Clinical tools for assessing balance disorders. *Clinical Neurophysiology, 38*(6), 439–445.

Yoon, S., Lee, S., & Kim, Y. (2016). Spatiotemporal characteristics of freezing of gait in patients after hypoxic-ischemic brain injury. *Medicine, 95*(19), e3666.

Yu, E., Abe, M., Masani, K., Kawashima, N., Eto, F., Haga, N., & Nakazawa, K. (2008). Evaluation of postural control in quiet standing using center of mass acceleration: Comparison among the young, the elderly, and people with stroke. *Archives of Physical Medicine and Rehabilitation, 89*(6), 1133–1139.

Zajac, F., Neptune, R., & Kautz, S. (2002). Biomechanics and muscle coordination of human walking. Part I: Introduction to concepts, power transfer, dynamics and simulations. *Gait & Posture, 16*(3), 215–232.

Zakaria, N., Kuwae, Y., Tamura, T., Minato, K., & Kanaya, S. (2015). Quantitative analysis of fall risk using TUG test. *Computer Methods in Biomechanics and Biomedical Engineering, 18*(4), 426–437.

Zampieri, C., Salarian, A., Carlson-Kuhta, P., Aminian, K., Nutt, J., & Horak, F. (2010). The instrumented timed up and go test: Potential outcome measure for disease modifying therapies in Parkinson's disease. *Journal of Neurology, Neurosurgery & Psychiatry, 81*(2), 171–176.

Zanotto, D., Mamuyac, E., Chambers, A., Nemer, J., Stafford, J., Agrawal, S., & Lalwani, A. (2017). Dizziness handicap inventory score is highly correlated with markers of gait disturbance. *Otology & Neurotology, 1*. https://doi.org/10.1097/MAO.0000000000001586

Zebris Medical GmbH. (2017). *The plantar pressure distribution measurement system FDM*. Retrieved from: https://www.zebris.de/en/medical/products-solutions/stance-gait-and-roll-off-analysis-fdm/

Zhou, J., Chang, S., Cong, Y., Qin, M., Sun, W., Lian, J., … Hong, Y. (2015). Effects of 24 weeks of Tai Chi Exercise on postural control among elderly women. *Research in Sports Medicine, 23*(3), 302–314.

Zwergal, A., Linn, J., Xiong, G., Brandt, T., Strupp, M., & Jahn, K. (2012). Aging of human supraspinal locomotor and postural control in fMRI. *Neurobiology of Aging, 33*(6), 1073–1084.

第二部分
老龄化人口的主要疾病和功能障碍

第6章　骨骼肌肉疼痛和残疾障碍

Chasley Jones, Jessica Stephens, and Robert J. Gatchel

概述

　　骨骼肌肉疼痛是最常见的一种慢性疼痛。这就是为什么本章节专门关注骨骼肌肉疼痛和残疾障碍及其组成的原因。显然，骨骼肌肉疾病涉及骨骼肌肉系统。骨骼肌肉疾病是广泛的疾病，包括任何会影响骨骼肌、结缔纤维（如肌腱、韧带和关节）、支持骨骼肌系统的血管或任何周围神经的疾病[（即43对将中枢神经系统连接到身体其他部位的神经（Summers, Jinnett, & Bevan, 2015)]。这组疾病通常涉及持续性疼痛和功能下降，已知是全世界残障人士最常见被诊断的疾病，占该人群的61%（Perruccio et al., 2017）。90%的人体骨骼肌肉系统都参与了与外界的互动作用（Gatchel & Schultz, 2014）。尽管骨骼肌肉系统与所有其他系统相关，但它与体内平衡、感觉输入和问题解决能力的关系较少。身体的骨骼和关节提供了框架，而韧带连接和肌肉肌腱构成了身体的运动。在这个系统中，还包括周围神经和神经根，它们提供了与中枢神经系统的交流。这些神经联系对于涉及上肢的疾病特别重要。与此相关的是，职业性骨骼肌肉疾病在职业伤害的发生率、致残率、丧失生产力和成本方面占了最重要的组成部分。（Mayer, Gatchel, & Polatin, 2000; Punnett & Wegman, 2004）。事实上，职业伤害是工业界的一项重要成本，因此也是每个国家生产能力的一项重要成本。

　　骨骼肌肉疾病包括一系列的退行性和炎症性疾病（Punnett & Wegman, 2004）。此外，应当指出的是，对于骨骼肌肉系统疾病，有各种标准可供使用，这些标准可能难以对美国不同司法管辖区之间的影响和成本进行可靠的统计。尽管如此，根据美国劳工统计局（2007）的数据，占美国职业伤害的最大比例的是骨骼肌肉疾病，2016年1 122 960起职业伤害中，有349 050例（31.1%）是骨骼肌肉疾病。此外，骨骼肌肉疾病相关伤害赔付的比例占支付给所有受伤员工的赔偿金的约四分之一。

　　美国国家职业安全与健康研究所（2018年）将每年美国在骨骼肌肉疾病工伤的花费约151亿美元，而且还没有考虑因工伤平均缺勤10天造成的生产力损失。这也只包括那些工伤赔偿的工人，大约是1亿人（或不到总劳动力的三分之二）。此外有些州法律对工伤赔偿实施比较宽松的政策。骨骼肌肉疾病在本质和表现上高度多样化。它们影响了约4 300万人口，占据中低社会经济区域残疾调整生命年（疾病负担的衡量标准）的66%。据估计，仅在美国，每年大约有1 000亿美元用在该医疗保健设施和与之相关工作生产力损失上，这些损失是由最常见的职业性骨骼肌肉疾病造成的（即背部和颈部疼痛；Research & Markets, 2009）。本章将包括了骨骼肌肉疾病的一些病因原理和模型的综述，对其最普遍的疾病的简要描述和讨论，以及对这些疾病最常见和最有效的治疗方法的概述。

老年人骨骼肌肉疼痛和功能障碍疾病

本手册第一章回顾了老年人各种疾病的流行病学。如前所述,流行病学是对人类疾病、健康状况的分布、疾病损伤原因的研究(Lary,2011)。过去 30 年里,有大量的研究想找出影响各种骨骼肌肉疼痛和残疾障碍的发展和治疗的相关特定危险因素。骨骼肌肉疼痛通常分为职业性和非职业性两类。这一区别在治疗过程中通常被忽略,但在为法律目的审查治疗结果时会加以考虑。职业伤害是指与工作相关的事件或在工作环境中的一次瞬时接触所造成的伤害。如果工伤造成工作时间损失并需要治疗、工人失去知觉或被转移到另一个工作岗位,则雇主应向职业安全和健康管理局报告工伤情况(Injuries,2001)。职业病是工作引起的其他任何状况或病症,但不是一种特殊的伤害[例如,由暴露于与员工工作相关的某些因素(例如,吸入、吸收、摄入或直接接触)引起的;Injuries,2001]。骨骼肌肉损伤通常被定义为传统的创伤性损伤(例如骨折、扭伤、拉伤、脱位或撕裂伤),而骨骼肌肉疾病通常被称为重复运动损伤(repetitive motion injuries,RMI)、骨骼肌肉疾病或劳损性功能障碍(cumulative trauma disorders,CTD)。我们现在将回顾许多老年人骨骼肌肉疾病的患病率。

慢性腰痛

腰痛(low back pain,LBP)是一个非常常见的问题,它在大多数人的生活中的某个时刻都会产生负面影响;研究表明,在美国,70%~85%的人都经历过腰痛(Andersson,1999)。根据美国卫生保健研究与质量局(Agency for Healthcare Research and Quality)的数据,大约 70% 的经历过腰痛发作的人都会寻求治疗。一些研究表明,大约 25%~27% 的美国居民每年都会经历 LBP 的发作(DyYo,Mirza,Martin,2006;Pray & LeSraveCeju,2007)。另据报道,LBP 每年导致 1 900 万次诊室就诊,诊室就诊的费用就超过 30 亿美元(Katz,2006 年)。LBP 诊室就诊占所有就诊医生的 2%,仅有常规体检超过了该门诊的数量(Martin et al.,2008)。毋庸置疑,LBP 的总成本是沉重的,并且由成本快速上涨和工作受干扰而导致的工资损失,估计会变得更糟(Katz,2006;Martin et al.,2008)。此外,Dionne、Dunn 和 Croft(2006)估算 60 岁以上人群的 LBP 患病率约为 20%。这些老年人的止痛药长期服用率最高(MacFarlane et al.,2012)。应注意的是,脊柱通常由 33 个椎体组成,其中包括 7 个颈椎、12 个胸椎和 5 个腰椎。这是脊柱的活动部分,腰椎下方的 5 个节段融合形成骶骨,另外 4 块骨头连接形成尾骨。这种解剖结构为脊髓提供了一个坚硬的保护层,同时允许足够的灵活性来有效地移动躯干。每个椎体通过椎间盘、成对的小关节和大量的韧带连接有效地连接上下椎体。关节是可自由活动的滑膜关节,有助于背部的活动(Block & Shellock,2014)。随着年龄的增长,这些椎骨会发生自然退化(图 6.1)。

LBP 有许多潜在的解剖来源(如椎旁肌肉组织、椎间盘、小关节、椎体)。在许多情况

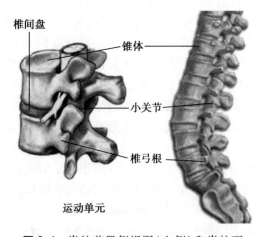

图 6.1　脊柱节段侧视图(左侧)和脊柱下段水平视图(右侧)。(摘自 http://www.southcoastspine. com. au/the-spine-basic-anatomy-and-mechanics,May,2018)

下,多个结构相互作用产生整体的临床表现。然而,它们能为寻找疼痛的主要来源和适当的治疗方法提供线索。LBP 的经历可能是创伤性的、长期的、改变生活的,也可能是会成为患者学着去处理的一个棘手的、令人厌恶的问题。与 54% 无法明确疼痛原因的患者相比,有明确原因并建议进行手术治疗的患者很可能会经历更长的疼痛时间,需要更深入的治疗(Martin et al.,2008)。这主要是由于情感和心理社会因素可以强烈地影响体验。

关节炎

Helmick 等(2008)根据国家健康与营养调查(National Health and Nutrition Examination Survey,NHANES)和国家健康访谈调查(National Health Interview Survey,NHIS)的数据估计了关节炎的患病率。在美国大约有 4 640 万人(21%)被认为患有各种形式的关节炎。其中,患者年龄在 65 岁以上约有 1 720 万。Jafarzadeh 和 Felson(2017)的最新估计是基于 2015 年全国健康访谈调查。据报,大约有 6 110 万成年人患有各种形式的关节炎。据估计,在 65 岁以上的人群中,有 55.8% 的男性和 68.7% 的女性患有各种形式的关节病(即涉及疾病和/或关节发炎的疾病类别)。这可能表明,以前对美国关节炎患病率的估计是不准确的,保守的。

Nair,Ting,Keen 和 Conaghan(2016)在其题为"老年人关节炎"一章中概述了关节炎和各种关节炎症状,重点介绍了各种形式的关节炎疾病。关节炎也被称为风湿病。随着年龄的增长,这些疾病的患病率会增加,当一个人达到 85 岁时,超过一半(65%)的人可以得到诊断。患有关节炎的骨骼肌肉疾病的患者,尤其是那些 75 岁及以上的患者,经常出现衰弱的症状。疼痛、肌肉退化、疲劳和睡眠障碍、功能障碍和较差的生活质量只是被诊断者的一些常见经历。这种广泛疾病的许多变化在老年人中更常见,尤其是骨关节炎。

骨关节炎

Prince 等(2015)在一篇关于全球老年人群疾病负担的综述中,将骨关节炎(osteoarthritis,OA)列为所有骨骼肌肉疾病中发病率第二高的疾病。据说,全球约有 750 万人患有 OA,其中大部分是老年人。大约 10% ~ 20% 的人预计在 60 岁时将出现 OA 症状。由于 OA 的自然病程,在老年人中发病率较高。它被描述为一种进行性和退行性骨病。

Silverwood 等(2015)讨论了 34 项荟萃分析和 12 项系统性综述的结果,这些结果是关于老年人发生骨关节炎的风险因素。OA 是全球第六大主要疾病,据估计约有 9.6% 的男性和 18% 的女性会受到影响。在 55 岁以上的成年人中,约有四分之一的人曾在 1 年内抱怨过至少一次与骨性关节炎相关的严重膝关节疼痛。大约 13% 的患者可以得到正式的诊断。这种类型的关节炎被描述为导致老年人生活质量下降的主要原因,生活质量是一种自我报告的对整体身心健康的测量。在老年人中,OA 也被发现是引起不适和残疾的主要原因。与 OA 相关的典型危险因素包括:超重、肥胖、女性、有过膝关节损伤史。然而,对于手部有 OA 症状的患者,无法确定共同的危险因素。作为老年人最常见的关节问题,OA 的病因千差万别。但是,OA 症状表达的性质和过程倾向于以高度系统化和可预测的方式呈现。骨骼组织的退化与几个关键方面有关:一是骨骼的修复机制似乎在退化。同时,身体产生足够数量的透明软骨(关节的半透明软骨)和软骨下骨(关节软骨正下方的骨层)以补偿其磨损的能力也降低了(Nair et al.,2016)。

OA 患者最常见的临床表现为僵硬、结构畸形、压痛、肌肉退化、肿胀、捻发音。僵硬包括在受影响的关节周围区域的运动中出现的僵硬。在 OA 患者中,这通常发生在早上刚刚起床时。结构畸形通常出现在手部的拇指部位,在那里,受影响区域的骨头和关节可能会出现凹痕和弯曲。压痛是指一个人在触摸或移动某个区域时感到疼痛的关节病变。肌肉退化在骨性关节炎中也很常见,尤其是当一个人试图完成某些任务时出现的症状。首先,他们很难突然从坐姿站起来。其次,在用握力计测试上肢握力时导致低于平均水平。最后,如果一个人平躺时试图慢慢抬起一条完全伸直的腿,也会受到很大的影响。其他身体症状包括骨肿胀、滑膜液积液和捻发音,当软骨损伤部位的骨头有疼痛的摩擦和摩擦时,就会发生的这些症状(Nair et al.,2016)。

类风湿性关节炎

OA 被认为是一种退行性风湿病,而类风湿关节炎(rheumatoid arthritis,RA)被认为是一种炎性自身免疫性疾病。RA 是一种慢性疼痛,被认为是仅次于 OA 的第二常见的关节病。RA 是关节自身免疫相关炎症最常见的原因。它折磨着大约 130 万人。最有可能被诊断为类风湿性关节炎的是女性和中老年人(Firestein & McInnes,2017)。RA 最初在滑膜关节处或多个关节处发生(Allen,2016)。关节的滑液是在关节的膜内的一种液体,它滋养关节并为关节提供缓冲。由于关节结缔组织的微妙特性,关节末端的软骨允许四肢自由流畅地活动。连接肢体的关节为肢体提供了支撑、弹性和活动自如性。类风湿关节炎患者常有类似骨关节炎的身体症状,如手腕和手关节僵硬和两侧疼痛。其他部位也可能受到影响,如膝盖、臀部、肩膀、肘部和颈部,但不太常见。

RA 是一种自身免疫性疾病,具有持久性、有序性、炎性等特点。RA 症状的根本原因是一种不明原因的自身免疫反应。这种反应会引发细胞因子和自身抗体,刺激白细胞释放到骨骼、关节和滑膜液的位置,然后引发那里的血管翳。血管翳是一种破坏软骨和骨骼的纤维组织的异常层(Allen,2016)。风湿性关节炎可能会使患者感到疲劳。疲劳可能特别存在于引起患者最多问题的身体部位。这种情况通常发生在患肢体力消耗之后,但疲劳的表现也通常是全身性和广泛性。其他症状包括关节受到免疫攻击的部位或身体部位出现肿胀。僵硬是类风湿关节炎非常常见的症状,通常在起床后一天的早期表现出最严重的症状。在强度降低之前,高度僵硬持续几个小时并不罕见。由于这些部位的液体滞留,疼痛关节附近的区域经常出现肿胀。在一个或多个受影响的部位,功能普遍丧失也是典型的。受累的关节部位积聚的损伤导致功能丧失的诊断。

RA 患者在出现疾病的最初症状后立即寻求医疗治疗是非常必要的。RA 对治疗的反应是有限的。在初始症状超过某个早期时段后,缓解症状的加重变得困难,治疗结果变得不太有利(Van Nies,Tsonaka,Gaujoux Viala,Fautrel,Van Der Helm Van Mil,2015)。类风湿关节炎还与其他潜在疾病有关,如情绪障碍、迟钝、纤维组织肌痛、疼痛状况和其他退行性关节炎,常见于老年人(Challa,Crowson,& Davis,2017)。

关节炎的诊断和治疗

目前还没有系统和普遍接受的方法来正式诊断常见的关节炎。然而,目前有一些常用的方法来鉴别关节炎。这些包括全科医生的症状检查和放射学检查。放射学,也就是利用 X 射线扫描身体来创建骨骼和关节结构的图像的学科,也被广泛使用。X 射线可以帮助识别与 OA 相关的骨变形。临床表现,如受累部位的肿胀、压痛和关节变形,也可以作为医生做出正式诊断的有用指标(Nair et al.,2016)。专家可能更倾向于做出准确的 OA 和 RA 的正式诊断,而不是全科医生。风湿病学家在风湿病方面有专门的知识,如果患者认为自己患的是某种关节炎,他们可能会被诊断出来。帕多瓦大学风湿病学部的研究人员 Doria 和同事(2018)在他们的综述中讨论了风湿病学和各种关节炎的有争议的诊断。风湿病学被描述为一个在肌肉、关节、韧带和相关疾病方面受过训练的专家领域。风湿病学家对各种风湿病的具体机制、临床症状标准、病程和治疗有专门的知识。一般来说,正式的诊断需要了解 OA、RA 和其他关节炎的主要临床指标。尽管如此,通过使用更客观的方法,如结构分析、功能分析或生物流体分析,仍然可以对某些关节炎进行测试。令人鼓舞的是,风湿病学家继续发展对这类疾病的最新治疗程序和治疗方法的知识,以便他们能够跟上最佳实践的技术。

治疗关节炎的常见形式可能包括实用的和非侵入性的自我护理。热水澡可能对一些人有帮助,有助于减轻轻度、急性和早期关节疼痛和僵硬。其他的方法包括增加锻炼,减慢完成工作的速度,穿戴关节保护装置,减轻体重。对于任何一种常见的关节病症状的治疗,可以使用消炎药。通常使用对乙酰氨基酚(Prince et al.,2015)。OA 也有由国际骨关节炎研究学会(Osteoarthritis Research Society International,OARSI)制定的具体的非手术治疗指南。McAlindon 等(2014)对此进行了详细阐述。给那些不愿意接受手术治疗的 OA 患者有几种选择。来自初级保健、风湿病、骨科、理疗、康复和循证医学等不同背景的 13 名专家参加了会议。这些专家讨论了骨关节炎的管理,利用最新的证据支持和姑息方法。McAlindon 等(2014)将以下这些治疗列为最佳实践如下:

> 对于所有膝关节 OA 患者进行生物力学干预、关节内使用糖皮质激素、运动(陆上和水上)、自我管理和教育、力量训练和体重管理。适用于特定临床亚型的治疗包括对乙酰氨基酚、浴疗法、辣椒素、拐杖、度洛西汀、口服非甾体抗炎药(NSAIDs;COX-2 选择性和非选择性)和局部非甾体抗炎药(nonsteroidal anti-inflammatory drug,NSAIDs)。对特定临床亚表型的不确定适宜性的治疗包括针灸、鳄梨大豆不皂化物、软骨素、拐杖、双醋苷、葡萄糖胺、关节内透明质酸、阿片类药物(口服和经皮)、玫瑰果、经皮神经电刺激和超声波。

痛风

痛风是一种炎症性关节炎,经常出现急性发作和反复发作。痛风发作通常表现为关节肿胀、发热和红肿。这些发作通常与剧烈疼痛有关。据 Burke 等估计,(2015)在 75 岁以上的男性和女性中,分别有 13.3% 和 6.2% 的人预计至少会出现一次痛风发作。痛风在经历过或正在经历急性肾脏疾病的老年人中尤为常见(Muangchan & Bhurihirun,2018)。Burke 等(2015)分析了患有痛风的老年人群,他们调查了 5 819 名年龄在 45 岁到 64 岁之间的关节炎患者,这些患者表现出痛风和高尿酸血症的症状,通常伴有慢性关节炎。最重要的是,患者报告说他们的功能受损与痛风发作直接相关。患者通常也报告失能和虚弱。据估计,9% 的男性和3.3% 的女性在 65 岁之前会经历痛风。

Zhu、Pandya 和 Choi(2011)在 2007—2008 年国家健康和营养检查调查分析中讨论了痛风。痛风被描述为一种独特的形式的关节病,在诊断上与血尿酸高水平有关。这是一种结晶物质,通常不会在血流中大量存在。痛风的诊断也很常见,与代谢综合征、心脏病、2 型糖尿病和早期死亡有关。在 20 世纪 60 年代到 90 年代之间,痛风在美国增加了一倍多,但是这种趋势最近可能有所减弱。尽管如此,它在老年患者中仍然很常见。痛风约 10% 的病例发病是由于体内产生过量尿酸。其他 90% 的痛风病例通常是由于尿酸盐排泄率异常低。在大多数情况下,血清中的高尿酸被认为会导致免疫反应增强。这种免疫反应通常出现在受累的关节部位,这些部位的血液中经常出现大量的白细胞,与急性痛风部位相邻(Keenan,2017)。

假性痛风

焦磷酸钙沉积(Calcium pyrophosphate deposition,CPPD)可被称为假性痛风,其特征是关节或关节炎症部位表现出普遍的红肿和发热。Vele 等(2016)对 CPPD 的特点进行了疾病综述。CPPD 被描述为老年关节炎患者的常见症状。假性痛风通常发生于 60 岁以上的人群,占65%。它还与骨关节炎高度共病,五分之四的假性痛风患者都有骨关节炎。大约每 5 个病例中就有 1 个涉及利尿剂的使用,但使用此类药物可能会使假性痛风患者处于危险之中。CPPD 的发作可能是不可预测的。它有时被孤立诊断,有时伴有其他形式的关节炎,和/或有时伴有代谢综合征。CPPD 的特殊临床表现包括受累部位周围的皮肤发红、发热和压痛,类似于痛风。在 CPPD 中,与许多其他形式的关节炎一样,患者常在受累部位周围出现软组织肿胀。然而,与痛风不同的是,CPPD 患者通常会在单个关节部位周围区域出现肿胀。最典型的疼痛部位是膝关节,其次是腕关节。症状还可能包括发热和寒战。通常情况下,急性 CPPD 患者的症状可能持续数周至数月。尽管如此,两种疾病的患者可能会表现出相似的症状和体征,这两种情况都被认为是关节炎的晶体形式(Muangchan & Bhurihirun,2018)。Rosenthal 和Ryan(2016)在《新英格兰医学杂志》(*the New England Journal of Medicine*)上对 CPPD 疾病进行了广泛的综述。在此,CPPD 关节炎的形成被认为是由一种称为"CPP"的晶体沉积形成的,这种晶体是由焦磷酸钙(一种钙和焦磷酸钙的化合物)引起的。这种晶体的沉积对几种组织有硬化作用。这些晶体使关节周围的透明软骨、软骨内的胶原束和其他受影响区域的柔韧组织发生钙化。

痛风和假性痛风的诊断和治疗

那些患有痛风的人通常患有高尿酸血症或血液中的尿酸含量很高。这可能导致爆发部位发炎,发红和肿胀。因此,在粗略检查中观察到肿胀之后,后续血液检查可以识别痛风的两个关键指标。对血清中尿酸和白细胞计数的检查通常可以确认诊断为痛风的发作(Nair et al.,2016)。Muangchan 和 Bhurihirun(2018)认为,如果患者表现出难以区分的症状,医务人员可以通过几种方法将痛风和 CPPD 这两种诊断分开。痛风可通过使用分析血清中是否存在高浓度尿酸的标准来区分。CPPD 通常通过对滑膜液的显微镜检查来确诊或排除。血清中CPP 晶体的存在是诊断这种特殊类型关节炎的典型依据。超声波或 X 射线中找到 CPPD 迹象的测试方法,也可作为镜检的替代方法。

Filippou 等(2016)对显微镜、X 线、超声等技术进行了分析,目的是明确每种技术的疗效。为了找出哪一个技术是最准确的,研究者对 42 例表现为膝关节炎症状的患者进行了比较,使用每种技术来确定是否存在 CPPD 的晶体。实验结束后,发现超声技术能有效地排除 CPPD,准确率为96%,对 CPPD 的鉴别准确率为87%。X 射线技术能有效地排除 CPPD,准确率为75%,对 CPPD 的鉴别准确率为93%。显微技术能有效排除 CPPD,准确率为77%,对 CPPD的鉴别准确率为100%。痛风可以通过多种方法进行鉴别。医生应确定患者是否有痛风发作的病史。尿酸含量改变,饮酒、脱水、利尿剂和阿司匹林的摄入以及伴随的肾衰竭和心脏病可能会诱发痛风。尽管诊断通常是通过滑液测试获得的,但确实存在其他方法。包括医生需要寻在找爆发症状后 6~12 小时内(此时临床症状最严重)的临床表现。痛风的识别特征包括受累部位的剧烈疼痛,触痛和红肿(Nair et al.,2016)。

痛风和假性痛风是非常痛苦的,并且常常使关节发生退化。因此,建议尽早并根据需要处理这些症状。黄嘌呤氧化酶抑制剂(XOIS)可作为减轻痛风患者症状的第一种治疗方法。XOIs通过降低血液中的尿酸含量而起作用,尿酸含量会导致炎症反应。如果所有的尿酸结晶都被有效地清除,痛风甚至可能在一个受苦的患者身上被完全清除。不过,这通常只是暂时的,其他急性发作也经常发生(Keenan,2017)。痛风发作对那些经历过痛风的人来说是非常不舒服的,往往需要药物治疗来解决疼痛。治疗痛风的最佳选择是使用抗炎药秋水仙碱,因为小剂量可能是非常有效的,抗炎镇痛药(NSAID)在痛风发作的前2天内能有效治疗约一半的病例,在痛风发作的5天内可以有效治疗4/5的病例(Nair et al.,2016)。最后,Andres、Sivera和Pascual(2018)最近完成的一篇CPPD治疗综述中讨论了假性痛风的治疗方法。CP-PD的特点是难以清除的结缔组织晶体,这被认为是持续治疗的原因。焦磷酸盐晶体形成后,完全消除似乎是不可能的。因此,对症处理被认为是假性痛风患者的最佳选择。最有用的疼痛治疗方法与痛风相似。NSAID止痛药、抗炎秋水仙碱和抗炎糖皮质激素已被发现在减轻不适、肿胀和关节僵硬方面非常有效。

肌腱损伤

一项对981名骨骼肌肉疾病专家的调查显示,每10例骨骼肌肉咨询中就有3例涉及肌腱损伤或慢性疾病(Lipman、Wang、Ting、Soo和Zheng,2018)。对老年人肌腱损伤确切患病率的估计尚不得知。然而,对老年人肌腱损伤比例的粗略估计可以从相关数据中得出。在所有老年人受伤的案例中,跌倒约占四分之三,其中手臂和手受伤约占25%,腿和脚受伤约占50%(Rosberg & Dahlin,2018)。来自世界卫生组织关于全球老龄化和成人健康的研究(Study on global AGEing and adult health,SAGE)的数据估计,在60岁以上的独立生活的成年人中,约有三分之一在某一年将经历严重跌倒(Williams et al.,2015)。这种患病率还会随着年龄的增长和功能退化而增加。研究还发现,在世界范围内,平均65.7%的受伤是由跌倒引起的。总的来说,意外伤害占老年人所有残疾的80%。意外伤害会带来肌腱疾病、相关的结缔组织和肌肉损伤。

肌腱在骨骼肌肉系统中起着关键作用,它将骨骼与肌肉连接起来,使身体的四肢能够完成运动。肌腱损伤是由身体不同部位的纤维结缔组织紊乱引起的。老年人常见的受伤部位是手和脚。肌腱状况通常由损伤和/或退化引起,通常导致炎症和疼痛的运动表现。单个部位的损伤在肌腱损伤中很常见(Nourissat,Berenbaum,& Duprez,2015)。由于肌腱本身的自然退化和逐渐硬化,老年人可能更容易受到肌腱损伤。人们发现,由于结缔组织的硬化而导致的活动性降低,会减少结缔组织能反复承受的重量。不同的肌腱在老年人中更容易出现这种情况,手部屈肌腱是最常见的损伤部位。这些肌腱有纤维束,需要手指间相邻的流体运动。因为手的频繁使用,这里的硬化会导致老年人容易受伤(Thorpe et al.,2015)。

Ernlund和Vieira(2017)撰写的肌腱损伤手册一章讨论了肌腱病变的典型变异。损伤包括肌腱炎、肌腱变性、副腱炎和广泛性肌腱损伤。肌腱炎是一种由于肌腱受到物理损伤而导致炎症的疾病。导致肌腱炎的损伤通常是急性的,随着时间的推移,炎症通常会减轻。肌腱变性是一种长期的疾病,通常是由持续的损伤导致神经病变或细胞水平的神经变性。与肌腱炎不同,肌腱变性不涉及炎症。副腱炎是一种肌腱外层受损的疾病,通常是由它与骨骼摩擦造成的。这会导致肌腱发炎,并在受影响区域积聚液体,如血液。当腱鞘因损伤而很快撕裂时,液体会充满受累部位,通常会出现运动后的弹响,称为"捻发音"。肌腱损伤是一种长期的疾病,它影响与肌腱相关的神经,但却没有明确的病因。

肌腱损伤的诊断与治疗

不幸的是,诊断和有效治疗肌腱疾病是一件困难的事情,因为众所周知,肌腱是一个难以研究和理解的问题(Lipman et al.,2018)。尽管如此,在许多情况下,还是有办法有效地识别这种情况。Ernlund 和 Vieira(2017)讨论了一些关键的诊断特征。医生可能很容易发现的一些常见的临床表现,如肌腱撕裂相关的敏感性、炎症、疼痛、不适感和受累部位的活动能力下降。此外,当受影响的区域进行大范围的活动时,疼痛往往明显,而当活动轻微或不活动时,疼痛往往更轻。检查中也可能会发现损伤部位的关节不灵活、皮肤下的凹痕以及无法进行力量测试等。RICE 是由 Krabak、Johnson、Liem、Loveless 和 Mallow(2017)在《物理医学和康复口腔委员会审查》一书中推荐的。这是一种可以用来治疗肌腱损伤和其他肌肉损伤的技术。这种方法可能会加速可能肌腱和肌肉损伤的愈合过程。RICE 是一个缩略词,指的是那些患有肌腱疾病的人的治疗方案。RICE 代表"休息(rest)""冰(ice)""加压(compression)"和"抬高(elevation)"。在描述休息时,有一个明确的规定:肌腱损伤的个体应使受伤部位免受任何形式的压力,并视伤势严重程度避免在几天到几周或几个月的时间内从任何性质的体力活动,以便肌腱恢复。另外,在患处敷上冰块或类似的冷敷品 2~3 小时,以减轻炎症。用绷带包裹可以进一步支撑受伤部位。这包括 RICE 首字母缩略词的"C"部分,其中 C 代表受伤的肌腱部位的"加压"。最后,抬高部位允许适当血液流通,以使治疗更有效,并缩短治愈时间(Peterson & Renstrom,2016)。其他潜在的有用的肌腱损伤治疗方案包括早期主动运动方案,其中保护夹板通常在前 6 周佩戴,受影响区域的灵活性和关节运动训练通常由主管医师控制和计时(Frueh et al.,2014)。

Roll 和 Hardison(2017)在他们对成年骨骼肌肉疾病患者的职业治疗回顾中,讨论了几种肌腱损伤的潜在治疗方法,如动态夹板。动态夹板可以用于性质更严重的肌腱损伤。动态夹板包括弹簧式夹板,控制运动范围。动态夹板可能比传统夹板更有效,因为它可以增加关节的灵活性和拉伸性。肌腱移植手术有时在最严重的肌腱损伤的情况下进行。术后进行主动运动训练会达到最成功的效果。

腕管综合征

腕管综合征是最常见的上肢神经病变,估计每年每 10 万人中有 424 人受到影响(Gelfman et al.,2009)。在有限的解剖空间内,由相关神经缺血引起的重复性脱髓鞘是导致病理生理学改变的原因(Tang,Barbour,Davidge,Yee& Mackinnon,2015)。通常情况下,患者会通过手术来减轻或修复腕管综合征带来的疼痛。然而,患者并不都是一致的,治疗应根据患者的年龄、性别或 BMI 而有所不同(Zhang,Collins,Earp,& Blazar,2017)。许多成年人患有腕管综合征(carpal tunnel syndrome,CTS),这是一种腕关节进行性疼痛的疾病,大约一半的病例病因不明(Saboor et al.,2015)。大约 4% 的人受到腕管综合征(CTS)的影响,使其成为最常见的上肢骨骼肌肉疾病。老年人、孕妇和体重超标的人被认为有患病风险。CTS 的高危人群被认为是 40 岁以上的女性(Saboor et al.,2015)。年龄超过 55 岁的人是最有可能向医生寻求 CTS 治疗的人群。CTS 症状最严重的表现通常出现在老年患者身上(Fung,Tang,& Fung,2015)。

这被认为与 65 岁以上患者的一种常见症状有关,这种症状被称为"鱼际萎缩"或"鱼际肌肉萎缩"。该疾病描述的是在正中神经损伤和相应的肌腱退化后,拇指出现变形、屈曲减弱和功能能力下降(Cooke & Duncan,2017)。CTS 被认为约占每 10 例压迫性神经病变中的 9 例(Ghasemi-rad et al.,2014)。压迫性神经病变是指神经纤维受压或卡压。这种类型的神经损伤通常由一个或多个对肢体的损伤引起。在 CTS 的情况中,手腕受伤,导致功能问题和疼痛加剧。腕管综合征的腕管损伤区和腕关节功能障碍是腕管综合征特有的。手腕内部有一条通道,底部是一圈结缔组织,顶部是手腕的骨头。在这个位于手腕的隧道状通道内,有一个由血管、连接肌腱和神经组成的网络。那些 CTS 患者,是因为通道内的正中神经受到了损伤。这根神经为拇指提供感觉和运动控制,并为毗邻拇指的手指提供额外的感觉。正中神经损伤可能导致 CTS 的诊断。夹伤或压迫的正中神经是 CTS 诊断最常见的原因(Hazani et al.,2016)。正中神经是从前臂走行至手腕的主要神经。从手腕开始,神经分支到手指。在腕关节部位,正中神经在腕韧带下方行走,腕关节韧带是允许腕关节弯曲的结缔组织。

　　CTS 患者通常报告的特殊症状包括强烈的疼痛、抽动、麻木、灼烧和/或受影响区域的刺痛感。这些症状往往发生在手腕、手掌和/或手指上。这里的疼痛性质上类似于对有连接形成的附属物区域(如肘部或膝盖)的急性创伤所经历的疼痛。当一个人遭受这些区域的损伤时,疼痛可能是强烈的、迟钝的或抽动的。这通常是 CTS 患者经历的疼痛的性质。随着时间的流逝,刺痛的感觉可能会变得越来越痛苦,剧烈的痛苦体验常常出现在晚上,因为人们通常准备入睡。力量下降通常局限在拇指区域,因为对正中神经的损害会影响到拇指的力量。

腕管综合征的诊断与治疗

　　早期诊断腕管综合征对于减轻患者常见的渐进性疼痛是非常重要的。由于腕管综合征的常见病程进展包括随着时间的推移疼痛相关症状变得越来越严重,因此尽早寻求适当的治疗势在必行。腕管压力测试,即按压手腕感受疼痛和灵活性,可以用来诊断。此外,该疾病的特征性身体症状也被用于早期评估和诊断。由疼痛(即夜间感觉异常)、手腕和手的不适和功能障碍问题而导致的睡眠障碍通常是关键识别因素(Wahab et al.,2017)。基于疾病的体征表现,神经传导试验(Nerve conduction studies,NCSs)经常被用来确认一个初步的诊断。用神经传导研究来测试正中神经的电活动。电极放在手上以测量正中神经的活动,重点为是否存在传导速度问题。如果感觉正中神经的传导速度小于每秒45m 和/或发现运动正中神经的传导速度小于每秒49m,这样的神经表现被认为是受损,此时可对 CTS 作出确认性诊断。用神经传导研究准确识别 CTS 有时被证明是有问题的;然而,新的方法被证明是相当有效的(Bland,2017)。例如,超声是一种诊断工具,它不仅可靠性高,而且相对简单、便宜、无痛、高效。超声(ultrasonography,US)已成为一种简单、可行、快速、准确、无创的评价腕管综合征正中神经影像学工具。它不仅能检测到神经形态的变化,还能排除其他可能引发类似症状的情况,如腱鞘炎和神经节囊肿。超声检查不仅能让医生和患者了解正中神经的速度,还能让他们了解正中神经受压的强度(El Miedany,2015)。

　　CTS 的治疗可以从简单的医疗干预到需要麻醉的矫正手术。其他治疗方法可能包括在早期诊断的患者不适部位注射糖皮质激素。同样地,若早期诊断包括剧烈疼痛和不适,可能需要选择性手术切除正中神经(Hazani et al.,2016)。对受压的神经进行手术减压是另一种选择,通常是最可取的,因为那些经历了有效减压的人会比去神经后留下更小的手术瘢痕,并且会更早地返回工作岗位。Fung 等(2015)在他们对常见的 CTS 患者手术治疗效果的回顾中,认为应谨慎使用常见的手术技术缓解老年患者的 CTS 症状。开放性减压被认为是 CTS 最优质的治疗方法。在过去,当其他治疗方法对患者无效时,这通常是最后的选择。这种治疗方式包括手术切除腕横韧带。在手术之后,大多数 CTS 患者会立即报告手腕压力的症状缓解。与年轻患者相比,大多数老年患者的功能和症状变化较难预测,对手术结果的满意度也较低。建议为那些没有处于疾病早期阶段的患者探索替代方案。注射糖皮质激素也可以帮助减轻疼痛的严重程度。

Saboor 等(2015)研究发现,大多数(69%)接受糖皮质激素治疗的 CTS 患者报告说,糖皮质激素治疗对减轻或消除症状有效。在同一项研究中,在其他参与者的手腕上开一个小切口,以评估其在减少或消除 CTS 症状方面的效果。结果发现,大多数(56.9%)CTS 患者认为这种治疗方法同样有效。

骨骼肌肉疾病因果理论/模型综述

有三大类危险因素可能与骨骼肌肉疼痛和残疾障碍有关:生物力学、社会心理和个人。生物力学风险包括增加重复的身体部分运动或不适当的/静态的姿势要求。心理社会风险包括高工作要求、低工作控制和缺乏工作场所支持。最后,个体风险涉及性别、年龄、久坐的生活方式和导致伤害的性格特征变化(Hernandez 和 Peterson,2012)。早些时候,由 Armstrong 等(1993)提出的一个模型,包括一些个人特征(如个性、应对技巧、健康状况和工作经验),这些都是直接影响工作环境对颈部和上肢骨骼肌肉疾病工人的压力和劳损的影响的重要因素。从这一点上说,模型变得更加动态,以适应骨骼肌肉疾病更大的变化。不久之后,另一个工作风格模型在模型中加入了 3 个工作风格因素,类似于上面讨论的因素:认知变化、行为变化和生理变化。如果有任何因素因心理社会压力和/或人体工程学因素而发生职业性改变,则发生上肢骨骼肌肉损伤的可能性增加(Feuerstein,1996)。该模型最初关注的是上肢损伤发展过程中身体和社会心理压力的相互作用和反馈。因此,Burton 和 Main(1999)随后引入了"黄旗"概念,这是恢复过程中的障碍(例如,痛苦程度、抑郁、应对策略和信念),以及"蓝旗"概念,它可以与"黄旗"协同工作。这些"蓝旗"是指在恢复过程中与工作有关的两类障碍。第一类是个体工人特有的变量,它涉及关于工作/伤害、责任归属和压力水平的信念。另一个是具体工作问题,指的是工作环境(例如,对工人的管理态度、重返工作的政策、工作组织结构和工作要求)。随着理论的发展,他们继续具体阐述了导致骨骼肌肉损伤的因素。

除此之外,根据 Kumar(2001)的研究,有 4 种不同的因果理论可以解释骨骼肌肉损伤和疾病的发展。取决于特定的工人和工作的具体情况,理论上这些理论的结合可以同时发生,从而导致伤害。首先,多元交互作用理论阐明了生物力学、心理社会和遗传因素之间相互作用的重要性,并具体评价和理解它们对骨骼肌肉系统的影响。第二种理论,差异疲劳理论,主要研究各种职业活动对骨骼肌肉系统,特别是关节和肌肉组织的应力。因此,如果这种应力的强度超过了系统的能力,那么就会出现短期效应(如疲劳)和长期效应(如对系统的伤害)。下一个理论,累积负荷理论,强调了在骨骼肌肉单元失去适应应力的能力之前,它能够承受的实际应变量的重要性。有了一个理论上的上限,如果应力超过这个极限就会对关节和肌肉造成恶性的影响,而这往往会导致损伤。最后,过度运动理论指出,如果身体的压力因素(如力量、重复运动和持续时间)超过了关节和肌肉所能承受的程度,就可能导致损伤。

前面提到了职业和非职业差异之间的区别。这种法律上的区别并不是医生特别需要的,但却对患者产生了难以置信的影响。这成为一个重要的区别,因为"围绕"职业伤害或疾病的诉讼/程序可能在对康复至关重要的时期对患者造成沉重负担。由于工人赔偿和保险索赔的结构,残疾索赔依赖于各种审查者和患者反应的偏差(Gatchel,2005)。残疾评估通常基于可观察到的损伤和限制日常生活活动和生活质量的自我报告,这些通常是单独评估的。不幸的是,这些指标往往相互不相关。患者可能在自我报告中表现出严重的残疾,但并没有那么明显的损伤。相反,另一个患者可能有严重的可观察到的损伤,但对日常生活报告的影响却很低。这可能会产生一个法律/官僚主义的"噩梦",即根据个人职业伤害造成的损害和残疾,应该向受伤的员工支付多少赔偿的问题(Gatchel,Kishino,& Strizak,2014)。因此,这种经历可能会在情感上对受伤的员工和公司造成伤害。从社会心理学的观点来看,职业伤害后的这种经济报酬的存在可能会促使工人夸大身体和社会心理症状,以便从法律纠纷中获得更多,而在此之前,法律纠纷曾被错误地称为"诈病"。然而,在慢性职业性疼痛人群中,真实诈病的发生率相对较低(Howard,Kishino,Johnston,Worzer,& Gatchel,2010)。大多数没有被发现有客观疾病,也没有立即返回工作岗位的人,常被怀疑严重的装病,但其实他们确实没有装病,这使得病情很难好转;如果你不得不证明你生病了,那么就很难康复(Hadler,1996)。这些并发症需要以一种更综合的方式进行治疗,利用许多学科的优势,给受伤的工人最好的康复机会。

职业性骨骼肌肉疾病的生物、心理、社会模型

生物-心理-社会模型关注可能影响受伤工人的生物、心理和社会因素之间的复杂相互作用。这些复杂的相互作用可能使患者的病情恶化,并对患者生活的各个方面产生负面影响(Gatchel,Peng,Peters,Fuchs,& Turk,2007)。相比之下,以前流行的生物医学简化方法假设大多数医学和骨骼肌肉疾病可以被分成不同的生理和心理社会成分。然而,骨骼肌肉疾病的心理和生理方面的相互作用使每个患者都会独特地经历这种复杂的损伤。当伤害持续一段时间后,随着一系列心理、社会/职业和人体工程学的因素受到影响,这些因素就变得尤为明显。个体差异显著影响一个人报告身体症状的频率、寻求医生帮助的倾向,以及对治疗方法的反应(Gatchel,2006)。强化了前面提到的观点,这种相互作用和患者反应的变化使患者很难客观地测量他们客观身体的状况。因此,为了在跨学科水平上治疗患者以获得最佳结果,显然需要一种生物-心理-社会治疗方法。

生物-心理-社会模型已被证明在开发复杂慢性疾病(包括骨骼肌肉损伤)的有效跨学科评估和治疗方法方面最有用(Gatchel,2004,2005)。人们有不同的社会经济和心理因素,这些因素会影响慢性疼痛体验、缓和患者的能力或损伤,以及他们的症状报告(Gatchel et al.,2007)。在慢性疼痛之前,许多慢性疼痛患者具有预先存在的和不活跃的特征,然后因压力而变得活跃和复杂。这些激活特征可用于慢性疼痛的诊断(Dersh,Polatin,& Gatchel,2002)。疼痛患者最终成为慢性疼痛患者并持续存在的原因之一是慢性疼痛常见的心理社会差异。慢性疼痛患者不太可能坚持他们的治疗很大程度上是由于慢性疼痛带来的负面影响。由于患者不坚持治疗方案,他们很少会好转。如果不关注患者的情绪状态,他们的疼痛将无法得到有效的控制(Gatchel et al.,2007)。

理解和区分骨骼肌肉疼痛的初级、次级和三级也很重要,因为每一级都需要不同的生物-心理-社会方法进行评估和治疗(Gatchel et al.,2014)。在初级护理方面,将对急性疼痛进行治

疗,因为急性疼痛的严重程度有限。在正常的愈合期,基本的症状控制方法将被用来帮助患者愈合。伴随着这一点的是基本的社会心理安慰,即急性疼痛是暂时的,很快就会得到解决,这通常被证明是有效的,可以防止患者产生"病态角色"的心理状态。虽然骨骼肌肉疼痛是一个非常常见的问题,但有几个事件,人们遇到会表示这些是小问题,如疼痛强度低,几乎没有残疾(Linton & Ryberg,2000)。恢复通常很快,特别是在重新获得工作角色方面。然而,疼痛随着时间的推移而波动,经常复发或加剧(Linton et al.,2005)。

第二级护理是指对骨骼肌肉疼痛未通过正常愈合过程得到改善的患者进行重新激活治疗。二级护理通常是在患者重返工作岗位和恢复日常生活期间进行的。这种治疗的目的是尽量减少身体的进一步失能,促进职业生产力的恢复。如果患者的骨骼肌肉疼痛仍然不稳定,那么可能需要更积极的心理社会干预(Turk 和 Gatchel,2013)。第三级,也就是最后一级,三级护理,是针对那些身体状况不好、有慢性疼痛和残疾的患者。这一阶段通常需要全面的跨学科干预方法(Gatchel,2005)。针对第三级骨骼肌肉损伤的跨学科护理,Mayer 及其同事(1988 年)开发的开创性功能恢复计划,已被证明在治疗各种形式的职业性骨骼肌肉疼痛和残疾方面是非常有效的和具有成本效益的(Gatchel,2005;Gatchel & Okifuji,2006;Wright & Gatchel,2002)。

与跨学科疼痛管理计划相比,传统的单一模式医疗方法在治疗骨骼肌肉疾病时并没有始终如一的疗效或成本效益。跨学科项目不仅对疼痛和残疾的自我报告有效,而且对功能的客观评估(如运动范围、有氧能力和力量)也有效。与传统的单一模式医疗方法相比,它在重要的社会经济结果(即手术率、随后的医疗保健使用、重返工作岗位和结案)方面也显示出积极的结果差异(Gatchel 和 Okifuji,2006)。跨学科的方法,例如功能恢复,已经被证明不仅在美国有效,而且在加拿大、丹麦、法国、德国和日本也有效(Bendix et al.,1996;Corey,Koepfler,Etlin,& Day,1996;Hazard et al.,1989;Hildebrandt,Pfingsten,Saur,& Jansen,1997;Jousset et al.,2004;Patrick,Altmaier,& Found,2004;Shirado et al.,2005)。即使在经济、职业、社会和工人补偿方案明显不同的情况下,治疗骨骼肌肉疾病的跨学科方法也被独立地确认为一种有效的治疗方法。

从研究到实践的重要建议

正如我们所讨论的,在老年人中有大量的骨骼肌肉疾病有不同的病因。目前,这些疾病的许多潜在病理生理学不能用简单的单个技术成功治疗。在这种情况下,在跨学科疼痛管理方面,应采用基于生物-心理-社会模式的方法。同时,应仔细监测和减少药物治疗,以消除可能的副作用,尤其是在老年人中。

实践与研究的未来方向

老年人患有许多慢性骨骼肌肉疾病。还需要进行更多的研究,以确定哪些疾病可以通过非介入的、跨学科的疼痛管理方法成功治疗。对于那些无法控制的疾病,仍需要进行经验性临床研究,以确定"哪种治疗方法,什么剂量以及哪种类型的患者。"精准医学正在"走向成熟"(如 Ashley,2015),它将是一种有价值的方法,可以确定哪种治疗类型对特定患者最有效。还应记住,如果一种治疗方法对年轻人有效,不能自动假定它对老年人有效。

结论和建议

　　骨骼肌肉疾病,通常涉及持续性疼痛和功能能力下降,已被发现是世界范围内残疾人群中最常见的诊断,占这些人群的61%(Perruccio et al.,2017)。骨骼肌肉疾病涉及骨骼肌肉系统,是一大类疾病,包括任何影响骨骼肌、结缔组织纤维(肌腱、韧带和关节)、支持骨骼肌系统的血管或任何末梢神经的疾病(连接中枢神经系统和身体其他部位的43对神经中的任意一对;Summers et al.,2015)。我们已经回顾了许多不同形式的骨骼肌肉疾病,老年人的风险尤其大。为了有效地治疗骨骼肌肉疾病,已经开发了各种治疗方法;但是,由于它们被归类为慢性疾病,最有效的方法应该采用生物-心理-社会方法的原则(Gatchel,2005)。事实上,与基于生物-心理-社会模型的跨学科疼痛管理计划相比,传统的单一模式生物医学治疗方法在治疗骨骼肌肉疾病时并不具有一贯的疗效或成本效益(Gatchel & Okifuji,2006)。个体风险(如性别、年龄、久坐的生活方式和个性特征的变化)会导致伤害(Hernandez & Peterson,2012)。有了生物-心理-社会方法,治疗可以针对个别患者量身定制,并与跨学科治疗的优势相结合,使患者获得管理其骨骼肌肉疾病的最佳机会。因此,将生物-心理-社会治疗方法与跨学科的治疗管理方式相结合,使这种症状管理方法更容易被骨骼肌肉疼患者所接受,是治疗的关键。

　　　　永远的乐观是力量的倍增器。(Colin Powell)

(刘颖　译　杨茗　校)

参考文献

Allen, P., (2016). Joint Manifestations of Rheumatoid Arthritis. Master of Science in Nursing (MSN) Student Scholarship. 186. https://digitalcommons.otterbein.edu/stu_msn/186

Andersson, G. B. (1999). Epidemiological features of chronic low-back pain. *The Lancet, 354*(9178), 581–585.

Andrés, M., Sivera, F., & Pascual, E. (2018). Therapy for CPPD: Options and evidence. *Current Rheumatology Reports, 20*(6), 31.

Armstrong, T. J., Buckle, P., Fine, L. J., Hagberg, M., Jonsson, B., Kilbom, A., … Viikari-Juntura, E. R. (1993). A conceptual model for work-related neck and upper-limb musculoskeletal disorders. *Scandinavian Journal of Work, Environment & Health, 19*, 73–84.

Ashley, E. A. (2015). The precision medicine initiative: A new national effort. *JAMA, 313*, 2119–2120.

Doria, A., Gatto, M., Iaccarino, L., & Sarzi-Puttini, P. (2018). Controversies in rheumatology and autoimmunity: Approaching the truth by the discussion. *Autoimmunity Reviews, 17*(1), 1–3.

Bendix, A. F., Bendix, T., Vaegter, K., Lund, C., Frølund, L., & Holm, L. (1996). Multidisciplinary intensive treatment for chronic low back pain: A randomized, prospective study. *Cleveland Clinic Journal of Medicine, 63*(1), 62–69.

Bland, J. D. (2017). Nerve conduction studies for carpal tunnel syndrome: Gold standard or unnecessary evil? *Orthopedics, 40*(4), 198–199.

Block, A. R., & Shellock, J. (2014). Back pain. In *Handbook of musculoskeletal pain and disability disorders in the workplace* (pp. 19–33). New York, NY: Springer.

Bureau of Labor Statistics. (2007). *Workplace injuries and illnesses in 2006: Annual report*. Washington, DC: United States Department of Labor.

Burke, B. T., Köttgen, A., Law, A., Grams, M., Baer, A. N., Coresh, J., & McAdams-DeMarco, M. A. (2015). Gout in older adults: The atherosclerosis risk in communities study. *Journals of Gerontology Series A: Biomedical Sciences and Medical Sciences, 71*(4), 536–542.

Burton, A. K., & Main, C. J. (1999). *Relevances of biomechanics in occupational musculoskeletal disorders*. Philadelphia, United States, Lippincott Williams and Wilkins, pp. 157–166. ISBN 9780781717359

Challa, D. N., Crowson, C. S., & Davis, J. M. (2017). The patient global assessment of disease activity in rheumatoid arthritis: Identification of underlying latent factors. *Rheumatology and Therapy, 4*(1), 201–208.

Cooke, M. E., & Duncan, S. F. (2017). History of carpal tunnel syndrome. In *Carpal tunnel syndrome and related median neuropathies* (pp. 7–11). Cham, Switzerland: Springer.

Corey, D. T., Koepfler, L. E., Etlin, D., & Day, H. I. (1996). A limited functional restoration program for injured workers: A randomized trial. *Journal of Occupational Rehabilitation, 6*(4), 239–249.

Deyo, R. A., Mirza, S. K., & Martin, B. I. (2006). Back pain prevalence and visit rates: Estimates from US national surveys, 2002. *Spine, 31*(23), 2724–2727.

Dionne, C. E., Dunn, K. M., & Croft, P. R. (2006). Does back pain prevalence really decrease with increasing age? A systematic review. *Age and Ageing, 35*, 229–234.

Dersh, J., Polatin, P. B., & Gatchel, R. J. (2002). Chronic pain and psychopathology: research findings and theoretical considerations. *Psychosomatic Medicine, 64*(5), 773–786.

El Miedany, Y. (2015). Carpal tunnel syndrome. In *Musculoskeletal ultrasonography in rheumatic diseases* (pp. 207–237). Cham, Switzerland: Springer.

Ernlund, L., & Vieira, L. D. A. (2017). Tendon injuries in the lower limb diagnosis and classification. In *Injuries and health problems in football* (pp. 435–445). Berlin/Heidelberg, Germany: Springer.

Feuerstein, M. (1996). Definition, empirical support, and implications for prevention, evaluation, and rehabilitation of occupational upper-extremity disorders. *Beyond biomechanics: psychosocial aspects of musculoskeletal disorders in office work, 177*.

Filippou, G., Adinolfi, A., Cimmino, M. A., Scirè, C. A., Carta, S., Lorenzini, S., ... Di, V. S. (2016). Diagnostic accuracy of ultrasound, conventional radiography and synovial fluid analysis in the diagnosis of calcium pyrophosphate dihydrate crystal deposition disease. *Clinical and Experimental Rheumatology, 34*(2), 254–260.

Firestein, G. S., & McInnes, I. B. (2017). Immunopathogenesis of rheumatoid arthritis. *Immunity, 46*(2), 183–196.

Frueh, F. S., Kunz, V. S., Gravestock, I. J., Held, L., Haefeli, M., Giovanoli, P., & Calcagni, M. (2014). Primary flexor tendon repair in zones 1 and 2: early passive mobilization versus controlled active motion. *Journal of Hand Surgery, 39*(7), 1344–1350.

Fung, B. W. Y., Tang, C. Y. K., & Fung, B. K. K. (2015). Does aging matter? The efficacy of carpal tunnel release in the elderly. *Archives of Plastic Surgery, 42*(3), 278.

Gatchel, R. J. (2004). Comorbidity of chronic pain and mental health disorders: the biopsychosocial perspective. *American Psychologist, 59*(8), 795.

Gatchel, R. J. (2005). *Clinical essentials of pain management*. Washington, DC: American Psychological Association.

Gatchel, R. J. (2006). The importance of outcome assessment in orthopaedics: an overview. *Orthopaedic Knowledge Update-Spine, 3*, 95–102.

Gatchel, R. J., Kishino, N. D., & Strizak, A. M. (2014). Occupational musculoskeletal pain and disability disorders: An overview. In *Handbook of musculoskeletal pain and disability disorders in the workplace* (pp. 3–17). New York, NY: Springer.

Gatchel, R. J., & Okifuji, A. (2006). Evidence-based scientific data documenting the treatment and cost-effectiveness of comprehensive pain programs for chronic nonmalignant pain. *The Journal of Pain, 7*(11), 779–793.

Gatchel, R. J., Peng, Y. B., Peters, M. L., Fuchs, P. N., & Turk, D. C. (2007). The biopsychosocial approach to chronic pain: scientific advances and future directions. *Psychological Bulletin, 133*(4), 581.

Gatchel, R. J., & Schultz, I. Z. (2014). *Handbook of musculoskeletal pain and disability disorders in the workplace*. New York, NY: Springer.

Gelfman, R., Melton, L. J., Yawn, B. P., Wollan, P. C., Amadio, P. C., & Stevens, J. C. (2009). Long-term trends in carpal tunnel syndrome. *Neurology, 72*(1), 33–41.

Ghasemi-rad, M., Nosair, E., Vegh, A., Mohammadi, A., Akkad, A., Lesha, E., ... Hasan, A. (2014). A handy review of carpal tunnel syndrome: From anatomy to diagnosis and treatment. *World Journal of Radiology, 6*(6), 284.

Hadler, N. M. (1996). *If you have to prove you are ill, you can't get well: The object lesson of fibromyalgia.* Spine, *21*(20), 2397–2400.

Hazani, R., Yan, A., Yaremchuk, M. J., Taghinia, A., Jupiter, J., Talbot, S., ... Rivera-Barrios, A. E. (2016). Hand. In *Clinical diagnosis in plastic surgery* (pp. 69–106). Cham, Switzerland: Springer.

Hazard, R. G., Fenwick, J. W., Kalisch, S. M., Redmond, J., Reeves, V., Reid, S., & Frymoyer, J. W. (1989). Functional restoration with behavioral support. A one-year prospective study of patients with chronic low-back pain. *Spine, 14*(2), 157–161.

Helmick, C. G., Felson, D. T., Lawrence, R. C., Gabriel, S., Hirsch, R., Kwoh, C. K., ... Pillemer, S. R. (2008). Estimates of the prevalence of arthritis and other rheumatic conditions in the United States: Part I. *Arthritis & Rheumatism, 58*(1), 15–25.

Hernandez, A. M., & Peterson, A. L. (2012). Work-related musculoskeletal disorders and pain. In *Handbook of occupational health and wellness* (pp. 63–85). Boston, MA: Springer.

Hildebrandt, J., Pfingsten, M., Saur, P., & Jansen, J. (1997). Prediction of success from a multidisciplinary treatment program for chronic low back pain. *Spine, 22*(9), 990–1001.

Howard, K. J., Kishino, N. D., Johnston, V. J., Worzer, W. E., & Gatchel, R. J. (2010). Malingering and pain: Is this a major problem in the medicolegal setting. *Psychological Injury and Law, 3*(3), 203–211.

Injuries, O. (2001). Illnesses: Counts, rates, and characteristics, 1992. *Bulletin, 2455*.

Jousset, N., Fanello, S., Bontoux, L., Dubus, V., Billabert, C., Vielle, B., ... Richard, I. (2004). Effects of functional restoration versus 3 hours per week physical therapy: A randomized controlled study. *Spine, 29*(5), 487–493.

Jafarzadeh, S. R., & Felson, D. T. (2017). Corrected estimates for the prevalence of self-reported doctor-diagnosed arthritis among US adults. *Arthritis & Rheumatology (Hoboken NJ), 69*(8), 1701.

Katz, J. N. (2006). Lumbar disc disorders and low-back pain: Socioeconomic factors and consequences. *JBJS, 88*, 21–24.

Keenan, R. T. (2017). Limitations of the current standards of care for treating gout and crystal deposition in the primary care setting: A review. *Clinical Therapeutics, 39*(2), 430–441.

Krabak, B. J., Johnson, S., Liem, B. C., Loveless, M. S., & Mallow, M. (2017). 7 musculoskeletal impairments and sports medicine. In *Physical medicine and rehabilitation oral board review: Interactive case discussions* (p. 79). New York, NY: Demos Medical Publishing.

Kumar, S. (2001). Theories of musculoskeletal injury causation. *Ergonomics, 44*(1), 17–47.

Lary, M. S. (2011). *The American heritage dictionary of the English language.* Library Journal, *136*(19), 97. Retrieved from http://search.ebscohost.com/login.aspx?direct=true&db=lfh&AN=67514858&site=ehost-live

Linton, S. J., Gross, D., Schultz, I. Z., Main, C., Côté, P., Pransky, G., & Johnson, W. (2005). Prognosis and the identification of workers risking disability: Research issues and directions for future research. *Journal of Occupational Rehabilitation, 15*(4), 459–474.

Linton, S. J., & Ryberg, M. (2000). Do epidemiological results replicate? The prevalence and health-economic consequences of neck and back pain in the general population. *European Journal of Pain, 4*(4), 347–354.

Lipman, K., Wang, C., Ting, K., Soo, C., & Zheng, Z. (2018). Tendinopathy: injury, repair, and current exploration. *Drug Design, Development and Therapy, 12*, 591.

Macfarlane, G. J., Beasley, M., Jones, E. A., Prescott, G. J., Docking, R., Keeley, P., … MUSICIAN Study Team. (2012). The prevalence and management of low back pain across adulthood: Results from a population-based cross-sectional study (the MUSICIAN study). *Pain, 1*, 27–32.

Martin, B. I., Deyo, R. A., Mirza, S. K., Turner, J. A., Comstock, B. A., Hollingworth, W., & Sullivan, S. D. (2008). Expenditures and health status among adults with back and neck problems. *JAMA, 299*(6), 656–664.

Mayer, T. G., Gatchel, R. J., & Polatin, P. B. (Eds.). (2000). *Occupational musculoskeletal disorders: Function, outcomes, and evidence.* Philadelphia, PA: Lippincott Williams & Wilkins.

McAlindon, T. E., Bannuru, R., Sullivan, M. C., Arden, N. K., Berenbaum, F., Bierma-Zeinstra, S. M., … Kwoh, K. (2014). OARSI guidelines for the non-surgical management of knee osteoarthritis. *Osteoarthritis and Cartilage, 22*(3), 363–388.

Mayer, T. G., Barnes, D., Kishino, N. D., Nichols, G. E. R. R. Y., Gatchel, R. J., Mayer, H. O. L. L. Y., & Mooney, V. E. R. T. (1988). Progressive isoinertial lifting evaluation. I. A standardized protocol and normative database. *Spine, 13*(9), 993–997.

Muangchan, C., & Bhurihirun, T. (2018). An investigation of the independent risk factors that differentiate gout from pseudogout in patients with crystal-induced acute arthritis: a cross-sectional study. *Rheumatology International, 38*(1), 89–95.

Nair, P., Ting, J., Keen, H. I., & Conaghan, P. G. (2016). Arthritis in older adults. In H. M. Fillit, K. Rockwood, & J. B. Young (Eds.), *Brocklehurst's textbook of geriatric medicine and gerontology e-book.* Philadelphia, PA: Elsevier Health Sciences.

Nourissat, G., Berenbaum, F., & Duprez, D. (2015). Tendon injury: From biology to tendon repair. *Nature Reviews Rheumatology, 11*(4), 223.

Patrick, L. E., Altmaier, E. M., & Found, E. M. (2004). Long-term outcomes in multidisciplinary treatment of chronic low back pain: Results of a 13-year follow-up. *Spine, 29*(8), 850–855.

Peterson, L., & Renstrom, P. A. (2016). *Sports injuries: prevention, treatment and rehabilitation.* Boca Raton, FL: CRC Press.

Punnett, L., & Wegman, D. H. (2004). Work-related musculoskeletal disorders: the epidemiologic evidence and the debate. *Journal of Electromyography and Kinesiology, 14*(1), 13–23.

Perruccio, A. V., Chandran, V., Power, J. D., Kapoor, M., Mahomed, N. N., & Gandhi, R. (2017). Systemic inflammation and painful joint burden in osteoarthritis: a matter of sex? *Osteoarthritis and Cartilage, 25*(1), 53–59.

Prince, M. J., Wu, F., Guo, Y., Robledo, L. M. G., O'Donnell, M., Sullivan, R., & Yusuf, S. (2015). The burden of disease in older people and implications for health policy and practice. *The Lancet, 385*(9967), 549–562.

Pleis, J. R., & Lethbridge-Çejku, M. (2007). Summary health statistics for US adults. *National Health Interview Survey,* 2006.

Research and Markets. (2009). *Back pain report 2008.*

Roll, S. C., & Hardison, M. E. (2017). Effectiveness of occupational therapy interventions for adults with musculoskeletal conditions of the forearm, wrist, and hand: A systematic review. *American Journal of Occupational Therapy, 71*(1), 7101180010p1–7101180010p12.

Rosenthal, A. K., & Ryan, L. M. (2016). Calcium pyrophosphate deposition disease. *New England Journal of Medicine, 374*(26), 2575–2584.

Rosberg, H. E., & Dahlin, L. B. (2018). An increasing number of hand injuries in an elderly population–a retrospective study over a 30-year period. *BMC Geriatrics, 18*(1), 68.

Saboor, A., Khan, A., Afridi, S. A., Khan, I. U., Bhatti, S. N., Ahmed, E., … Lodhi, F. S. (2015). Early response of local steroid injection versus mini incision technique in treatment of carpal tunnel syndrome. *Journal of Ayub Medical College Abbottabad, 27*(1), 192–196. https://link.springer.com/chapter/10.1007/978-3-319-15723-8_10

Shirado, O., Ito, T., Kikumoto, T., Takeda, N., Minami, A., & Strax, T. E. (2005). A novel back school using a multidisciplinary team approach featuring quantitative functional evaluation and therapeutic exercises for patients with chronic low back pain: The Japanese experience in the general setting. *Spine, 30*(10), 1219–1225.

Silverwood, V., Blagojevic-Bucknall, M., Jinks, C., Jordan, J. L., Protheroe, J., & Jordan, K. P. (2015). Current evidence on risk factors for knee osteoarthritis in older adults: A systematic review and meta-analysis. *Osteoarthritis and Cartilage, 23*(4), 507–515.

Summers, K., Jinnett, K., & Bevan, S. (2015). *Musculoskeletal disorders, workforce health and pro-*

ductivity in the United States. The center for work-forced health and performance. London: Lancaster University.

Tang, D. T., Barbour, J. R., Davidge, K. M., Yee, A., & Mackinnon, S. E. (2015). Nerve entrapment: Update. *Plastic and Reconstructive Surgery, 135*(1), 199e–215e.

Thorpe, C. T., Godinho, M. S., Riley, G. P., Birch, H. L., Clegg, P. D., & Screen, H. R. (2015). The interfascicular matrix enables fascicle sliding and recovery in tendon, and behaves more elastically in energy storing tendons. *Journal of the Mechanical Behavior of Biomedical Materials, 52*, 85–94.

Turk, D. C., & Gatchel, R. J. (Eds.). (2013). *Psychological approaches to pain management: A practitioner's handbook*. New York, NY: Guilford.

The National Institute for Occupational Safety and Health. (2018). Muskuloskeletal Disorders. Retrieved from https://www.cdc.gov/workplacehealthpromotion/health-strategies/musculoskeletal-disorders/index.html

Van Nies, J. A. B., Tsonaka, R., Gaujoux-Viala, C., Fautrel, B., & Van Der Helm-Van Mil, A. H. M. (2015). Evaluating relationships between symptom duration and persistence of rheumatoid arthritis: Does a window of opportunity exist? Results on the Leiden early arthritis clinic and ESPOIR cohorts. *Annals of the Rheumatic Diseases, 74*, 806–812.

Vele, P., Damian, L., Simon, S. P., Felea, I., Muntean, L., Tamas, M., & Rednic, S. (2016). General features of calcium pyrophosphate deposition disease. *Romanian Journal of Medical Practice*, (3), 11. p122–126.

Williams, J. S., Kowal, P., Hestekin, H., O'Driscoll, T., Peltzer, K., Yawson, A., ... Wu, F. (2015). Prevalence, risk factors and disability associated with fall-related injury in older adults in low-and middle-income countries: Results from the WHO Study on global AGEing and adult health (SAGE). *BMC Medicine, 13*(1), 147.

Wright, A. R., & Gatchel, R. J. (2002). Occupational musculoskeletal pain and disability. In *Psychological approaches to pain management: A practitioner's handbook* (pp. 349–364). New York, NY: Guilford.

Zhang, D., Collins, J. E., Earp, B. E., & Blazar, P. (2017). Surgical demographics of carpal tunnel syndrome and cubital tunnel syndrome over 5 years at a single institution. *Journal of Hand Surgery, 42*(11), 929-e1.

Zhu, Y., Pandya, B. J., & Choi, H. K. (2011). Prevalence of gout and hyperuricemia in the US general population: The National Health and Nutrition Examination Survey 2007–2008. *Arthritis & Rheumatism, 63*(10), 3136–3141.

第 7 章　衰老与脊髓损伤

Bradley J. Hallam, Rhonda Willms, Rachel L. Abel,
Stacy Elliott, Lesley Houle, Kim Gorrell, Walt Law-
rence, and W.Ben Mortenson

引言

　　在第二次世界大战之前,脊髓损伤(spinal cord injury,SCI)被认为是一种致命的疾病(Di-tunno,2017)。然而,随着医学的进步,脊髓损伤患者的预期寿命显著延长,后期的生活中也能重返社区(Mortenson et al.,2017)。在世界范围内,脊髓损伤的发病率约为每年每百万人10~83 例(Wyndaele & Wyndaele,2006)。发病率呈双峰分布,青少年晚期至 20 岁早期发病率最高,主要由于创伤(如机动车事故),老年期再次升高,主要由于跌倒(De Vivo,2012)。美国约有 28.5 万人患有脊髓损伤,其平均年龄已从 20 世纪 70 年代的 29 岁增加到目前的 42 岁(SCI Facts and Figures,2017)。

　　本章介绍了成年脊髓损伤患者在衰老过程中面对的主要康复挑战,为康复医师提供循证证据来指导治疗。对于脊髓损伤患者和临床医生来说,了解脊髓损伤患者的身体如何衰老非常重要,因为他们在发生健康问题时可能不会出现典型症状和体征(Withers,Higgins,Ra-makrishnan,Middleton,& Cameron,2014)。同样重要的是,要认识到机体健康(身体结构和功能)和日常功能(活动和参与活动)依赖于健康状况、环境因素和个人因素之间的动态平衡(Aldwin & Gilmer,2004;Mortenson et al.,2017;World Health Organization,2002)。

机体功能与结构

脊髓损伤的分类

　　根据《脊髓损伤神经学分类国际标准》(Kirshblum et al.,2011),脊髓损伤按照损伤平面和损伤完全性进行分类和描述。脊髓损伤水平由神经感觉和运动功能正常的最低脊髓节段决定。美国脊髓损伤协会脊髓损伤评分(American Spinal Cord Injury Association Impairment Scale)根据损伤平面下运动和感觉功能状况分为 A~D 级。Krassioukov 等(2012)也基于剩余自主神经系统(autonomic nervous system,ANS)功能提供了进一步的分类标准,为脊髓损伤患者衰老过程中的预后提供信息。

衰老相关机体结构/功能的改变

　　目前尚缺乏有关脊髓损伤患者衰老自然病程及其对机体功能影响的纵向研究。脊髓损伤研究证据(The Spinal Cord Injury Research Evidence,SCIRE)项目已经注意到"衰老与脊髓损伤"这一主题的挑战,因为研究可能通过实际年龄、受伤后的年份或受伤时的年龄等方向进行(Mortenson et al.,2017)。Jensen 等(2013)针对脊髓损伤继发性并发症的发生频率和年龄效应进行了综述,这些发现为脊髓损伤作为某些身体系统的"早衰模型"提供了一些实证依据(Hitzig,Eng,Miller,Sakakibara,& SCIRE Research Team,2011),如下各节所述。

心血管系统

随着个体衰老,自主神经系统功能的维持水平是后期与脊髓损伤相关心血管功能障碍的决定因素之一。通常那些损伤平面等于或高于 T6 的患者会有更严重的心血管系统损害。这些患者血浆中同型半胱氨酸水平(心血管疾病危险因素之一)更高,与正常对照相比,老年脊髓损伤患者(>50 岁)的差异率最高。此外,这些患者有发生自主神经反射障碍(autonomic dysreflexia,AD)风险。AD 是一种高血压状态,常表现为面部潮红和头痛,由损伤水平以下的感觉刺激引起。已有病例报告将急性 AD 与心肌梗死联系起来(Tan,Rahman,Fauzi,Latif,& Hasnan,2016)。另外,AD 患者也可能发生直立性低血压,主要与脑循环中分水岭区域的血流减少相关。

内分泌系统

目前已发现脊髓损伤会影响内分泌系统。几项研究表明:与同龄健康对照相比,衰老的过程中,脊髓损伤的老年人更容易出现糖耐量异常、代谢综合征或糖尿病(Bauman & Spungen,1994)。横断面研究提示 SCI 患者的脂肪水平更高,与年龄相关的瘦组织下降更为严重,血清胰岛素样生长因子和睾酮水平亦发生改变(Nuhlicek et al.,1988;Tsitouras,Zhong,Spungen,& Bauman,1995)。

神经系统

创伤后脊髓空洞症("syrinx")是一种受伤后随年龄增长可能发生的并发症,主要由囊肿形成阻碍脑脊液循环并对脊髓造成张力引起,可造成新的神经功能障碍。瘫痪及感觉改变的脊髓损伤患者可能因长期不良的姿势及体位而造成压力性外周神经损伤,如长期使用轮椅导致的腕管综合征和长期使用步态辅助训练器导致的尺神经受压(Asheghan,Hollisaz,Taheri,Kazemi,& Aghda,2016)。

呼吸系统

脊髓损伤的患者更容易发生睡眠呼吸障碍,包括睡眠呼吸暂停、氧饱和度下降和打鼾。随着年龄的增长,这种状况持续存在并可能进一步发展。长期来说,颈椎平面脊髓损伤患者睡眠呼吸障碍的发病率为 40%~91%(Biering-Sørensen & Biering-Sørensen,2001)。如果呼吸肌麻痹和/或痉挛,则导致肺活量降低且咳嗽无力。随着年龄的增长,脊髓损伤的患者发生肺塌陷和肺炎的风险将逐渐增加。

骨骼肌肉系统

神经损伤平面以下发生骨质疏松已被许多研究报道。与健康对照相比,脊髓损伤患者一旦出现骨密度降低,骨丢失率会更小,但实际骨密度在任何单一的时间点都更低(Dauty,Perrouin Verbe，Maugars，Dubois，& Mathe，2000；Garland，Adkins，Stewart，Ashford，& Vigil，2001）。骨质疏松症增加骨折的风险，与健康对照相比，老年脊髓损伤患者骨折不愈合的风险更高。

皮肤

　　随着年龄的增长，皮肤和皮下组织体积和弹性的变化会增加皮肤破损的风险，骨骼凸起处持续的压力将导致局部组织缺血、细胞及组织坏死。临床上，压力相关损伤不仅与压力相关，还与摩擦、剪切力、制动和湿度失衡相关（Kruger，Pires，Ngann，Sterling，& Rubayi，2013）。许多因素与压力相关皮肤损伤风险有关：如血管状态、痉挛状态、二便失禁、疼痛、挛缩、衰弱、吸烟、药物、能否获得适当的减压床面、监测皮肤状态的能力等等。

泌尿生殖及消化系统

　　几十年前，肾衰竭是 SCI 后最主要的死因。自 20 世纪 70 年代以来，随着神经源性膀胱管理和肾功能监测技术的改善，因肾脏原因导致的死亡明显减少。由于 SCI 后的任何阶段都可能发生泌尿生殖系统功能的恶化，因此持续监测及评估是非常必要的。

　　SCI 患者的便秘问题会随着年龄的增加而恶化。在一项纵向研究中，抽样样本中 20% 的受试者在 19 年随访期内需要手术治疗便秘问题（Faaborg，Christensen，Finnerup，Laurberg，& Krogh，2008；Nielsen，Faaborg，Finnerup，Christensen，& Krogh，2017）。另一项研究显示，在一个平均 SCI 病程为 17 年的队列中，高达 78% 的参与者报道肠道功能障碍会对生活质量产生负面影响（Inskip，Lucci，McGrath，Willms，& Claydon，2018）。

　　SCI 后的男性似乎没有更高的患前列腺癌的风险。但是在疾病诊断时，与健康对照相比，他们更有可能已发展成为晚期疾病（Scott，Perkash，Mode，Wolfe，& Terris，2004）。

疼痛

　　SCI 引起的疼痛可分为伤害性疼痛（肌肉骨骼和内脏）和神经性疼痛[神经系统损伤（lesions of the nervous system）]（Craig & Tran，2008；Siddall & Loeser，2001；Siddall，Yezierski，& Loeser，2002）。持续神经性疼痛通常发生在受伤的第一年，而肌肉骨骼疼痛通常发生在更晚的时候，但更容易缓解（Finnerup et al.，2016）。

　　大约 65% 的 SCI 患者会出现慢性疼痛（Perry，Middleton，Siddall，& Nicholas，2008）。由于每日执行功能性任务（如转移）所导致的肌肉、肌腱及关节劳损，以及衰老相关的退行性改变，SCI 患者易发生过度使用综合征及上肢疼痛（Withers et al.，2014）。随着年龄增加，SCI 患者肩部疼痛的发生率会增加（Jensen，Hoffman，& Cardenas，2005）。慢性疼痛的发生率在年轻及老年患者中是相似的，提示针对慢性疼痛的康复措施在整个年龄段都非常重要（Molton，Hirsh，Smith，& Jensen，2014）。

性功能

　　性生活仍是脊髓损伤后生活质量研究中的重要指标之一（Anderson，2004；New，2016；Simpson，Eng，Hsieh，Wolfe，& Spinal Cord Injury Rehabilitation Evidence Scire Research Team，2012）。SCI 后的男性出现低睾酮水平（性腺功能减退）风险更高，进而影响性欲、射精，以及能量水平、肌肉质量及骨骼强度（Corona et al.，2008）。大约 3/4 的 SCI 男性可以勃起，但维持勃起常较困难（Elliott，Hocaloski，& Carlson，2017）。

对于 SCI 女性,绝经后的变化与低雌激素水平相关,阴道润滑和性唤起减少,也会增加尿路感染和尿失禁的风险,进而影响性行为。随着年龄的增长,使用阴道润滑剂、激素替代治疗、良好的尿管管理以及性生活前膀胱排空对女性性行为非常重要。一项研究提示:患有 SCI 的老年女性自觉孤立无援,并感到她们的许多关键问题被医疗服务提供者忽视或漠视(Pentland et al.,2002)。

无论男性或女性,对于 SCI 患者来说,时间、性经验、拥有可信赖的性伙伴、减少对性交的关注以及对新体验保持开放的态度都会增加性高潮的机会(Lombardi, Macchiarella, Cecconi, Aito, & Del Popolo, 2008; Tepper, Whipple, Richards, & Komisaruk, 2001)。从这个角度来看,与衰老相关积极的性神经可塑性改变可能会带来好处。

心理健康

大多数 SCI 老年患者心理健康状况良好,应对能力也优于年轻患者,这可能是由于他们具有应对残疾的经验(Jörgensen, Ginis, Iwarsson, & Lexell, 2017; Krause & Broderick, 2005; Sakakibara, Hitzig, Miller, Eng, & SCIRE Research Team, 2012)。严重抑郁症是 SCI 后最常见的心理卫生诊断,发病率约 10% 到 15%(Elliott & Frank, 1996)。抑郁症在 SCI 发生后的最初几年达到高峰,在后期功能显著下降和/或生命终结问题出现时再次出现高峰(Krause, Kemp, & Coker, 2000)。SCI 患者自杀率是普通人群的 5 倍(Middleton & Craig, 2008)。此外,人群中 65 岁以上的白人男性自杀率最高(Kochanek, Xu, Murphy, Miniño, & Kung, 2011)。

老年人更有可能在基层医疗机构寻求心理治疗(Byers, Arean, & Yaffe, 2012)。在对 SCI 患者进行心理健康治疗时,应对效能训练已得到验证,可以减少抑郁和焦虑,改变负面的自我感知并提高自我效能(Kennedy, Duff, Evans, & Beedie, 2003)。认知行为疗法(cognitive behavioral therapy, CBT)是一种已被证实对老年人及残疾者的有效治疗方法(Thompson, Coon, Gallagher Thompson, Sommer, & Koin, 2001; Tirch & Radnitz, 2000)。CBT 的重要行为目标包括运动、下床时间和户外时间,上述因素与 SCI 患者中更低的抑郁发生率相关(Saunders, Krause & Focht, 2012)。

伴有慢性疼痛的 SCI 患者的抑郁率更高,这可能是由于疼痛阻碍了他们参与重要活动(Krause et al., 2000)。诸如"灾难化"之类的心理因素也与 SCI 后伴随慢性疼痛的个体的疼痛强度、心理困扰和疼痛相关的残疾有关(Turner, Jensen, Warms, & Cardenas, 2002)。药物或手术干预对大部分 SCI 疼痛无效,因此,基于多学科团队的疼痛治疗方法通常更为有效,包括循证的心理治疗(Hadjipavlou, Cortese, & Ramaswamy, 2016)。阿片类药物的滴注通常需要与医生合作,因为长期使用阿片类药物可能在 SCI 患者身体功能已经受损的情况下造成严重的药物副反应,如便秘、睡眠呼吸障碍、骨折及下丘脑-垂体性腺功能紊乱(Baldini, Von Korff, & Lin, 2012)。

神经心理功能

SCI 合并性脑外伤的发生率为 24% ~ 59%(Elovich&Kirschbaum, 1999)。与对照相比,SCI 患者发生认知功能损害的风险高 13 倍(Craig, Guest, Tran, & Middleton, 2017)。老年 SCI 患者获得性脑损伤的发生率目前尚不清楚,鉴于新近发生 SCI 的老年患者常与跌倒或血管疾病相关,获得性脑损伤发生率应该较高。认知功能障碍可减缓康复治疗进展,并对学习一些重要技能(如转移或膀胱护理)带来安全风险。行为困难可能被误认为挑战性人格,而神经心理评估可以帮助识别及处理这些问题(Cohen et al.,2017;Cotter,2008)。除传统的神经心理措施外,美国国立卫生研究院认知工具计划(The National Institutes of Health Toolbox Cognition Battery,NIHTB-CB)可能给 SCI 患者的神经心理学评估带来新的希望,近期针对脊髓损伤患者的非运动标准化数据已经发表(Carlozzi et al.,2017)。

阿尔茨海默病或血管性痴呆等神经退行性疾病的发病率随年龄增加而增加。在近期一项队列研究中,SCI 患者痴呆的发生率明显高于年龄和性别匹配的对照组(Huang,Wang,Chou,Liou,& Lin,2017)。近期的一项连续影像学研究显示 SCI 后出现进行性神经退行性变,这可能是与创伤诱导的神经再生过程相关(Ziegler et al.,2018)。脊髓和大脑的神经退行性变可能与持续的神经炎症相关,但目前临床试验和干预研究仍处于起步阶段(Faden,Wu,Stoica,& Loane,2016)。

活动及社会参与

引言

功能下降是衰老过程中难以避免的,但并不是每个 SCI 患者都以相同的方式或相同的速度衰老(Winkler,2016)。Menter 和 Hudson(1995)提出了 SCI 患者在衰老过程中的全生命周期功能模型:①急性恢复期;②维持期;③下降期。Menter 和 Hudson(1995)模型的研究表明:患者受伤时的年龄很重要,但受伤后的病程长短更能预测功能下降的水平,这可能与 SCI 患者衰老过程中常见的过度使用综合征相关。另一些研究显示该模型并未考虑到老年出现脊髓损伤的患者,而这些患者功能下降更为迅速(Rodakowski et al.,2014)。

自我管理

自我管理是指拥有管理慢性病带来的生理、心理和社会心理影响的知识、技能和信心(Franek,2013)。Munce 等(2016)认为自我管理是 SCI 后的一项重要技能,对于减少住院时间非常重要。尽管有明确的理论基础,SCI 患者的自我管理在文献中得到的支持有限(Kooijmans et al.,2017),这可能由 SCI 患者在自我管理时所面临的独特挑战所致,如对照护者更多的依赖以及能否接触到自我管理项目的问题。近年来,有关自我管理的政府机构及研究合作项目显著增多。

日常活动能力

日常生活能力(activity of daily living,ADL)是自我照护的能力,如进食、洗漱、穿衣、如厕及洗澡。鉴于已有研究提示随衰老及受伤后年龄增长导致功能下降,因此在告知功能性干预措施时应考虑脊髓损伤对身体、心理及药物的长期影响。

过去康复专业人士鼓励 SCI 患者完成康复训练并维持独立性,却导致患者出现长期的上肢损伤、疼痛、身体变形及皮肤问题。由于继发性并发症及过度活动,许多"旧"伤带来的新问题导致患者需返回康复中心治疗,Pershouse 等(2012)的研究显示那些受伤后 1 年功能更强的患者比那些最初功能更差的患者更容易出现功能下降。这提示为了预防衰老及 SCI 相关继发性并发症,临床医生应考虑到患者的远期治疗计划而采取更多的预防性治疗措施

（Chase，2004）。

　　对于作业治疗师尤其如此，目前治疗理念已经演变为"为保持身体功能而更倾向保守干预（conserve to preserve）"。即使患者可以用手移动，治疗师也推荐患者使用转移架来进行日常转移。这样就为患者需要用手来进行转移时（如转移到车辆中）而保留了肩部功能。同样，特定的设备可以帮助患者减少一天中转移的次数，如移动坐便椅可以在排便和淋浴时将转移的步骤从 7 步（床—轮椅—垫高的马桶座—轮椅—浴缸转移板—轮椅—床）减少为 3 步（床—便椅—轮椅）。从长远来看，这能增加患者的独立性。

工具性日常生活能力（家庭生活）

　　工具性日常生活能力（instrumental activity of daily living，IADL）是指独自生活在社区所需要的能力，如烹饪、清洁、洗衣、开车、理财以及药物管理。由于身体及环境因素，脊髓损伤患者常需要 IADL 的帮助。由于社区的支持有限，这些任务通常是在家庭成员的帮助下完成的。与健康对照相比，衰老对 SCI 患者影响更早，因此那些在受伤后早期阶段仍具有部分IADL 能力的患者往往可能更早就需要帮助（Mitchell & Adkins，2010）。

人际关系

　　Sakakibara 等对 30 年来发表的相关文献进行了综述，结论提示 SCI 患者的衰老与社会生活及性生活的满意度下降相关。随着时间的推移，当家庭成员越来越多地参与 ADL 及IADL 的照护时，照护者的倦怠也导致了上述研究结果（Baker，Barker，Sampson，& Martin，2017）。提高 SCI 患者生活质量和预防照护者倦怠的因素包括良好的家庭功能、足够的应对技能、强大的社会支持和有效地解决问题（Baker et al.，2017；McPherson，2004）。SCI 发生后的最初几年离婚率通常较高（De Vivo，Richards，Stover，& Go，1991）。为了避免对家庭关系带来长期的损伤，康复团队应将平衡照护者与家庭成员角色的指导整合进康复教育中。同辈支持可为 SCI 患者提供一些新的机会，包括社会支持及向同辈学习可能忽略的适应衰老的资源及方法。

交流

　　SCI 后沟通能力下降可能会对 ADL、心理健康、重返社区以及生活质量产生负面影响。因此，在康复机构中应该探索改善上述缺陷（Hartley，2015）。颈髓损伤尤其容易影响患者呼吸肌，造成继发性并发症如声音音量、音质和言语速度下降（Ward，Jarman，Cornwell，& Amsters，2016）。呼吸功能会随年龄增长而下降，因此，在康复机构中的 SCI 患者与呼吸治疗师、物理治疗师和言语语言康复师合作来改善这些功能是非常重要的。为了防止言语功能恶化，建议定期进行呼吸训练（如呼吸叠加）及治疗。一些沟通工具可以适用于 SCI 患者，如语音指令"吸和呼"可以通过通信设备发出，或手功能有限的患者可以使用"带有手写笔的通用袖带"。

移动

　　SCI 患者移动独立性下降与年龄增长相关（Hinrichs et al.，2016）。因此，医师在开具康复设备处方时应考虑到衰老过程。考虑到如四点式安全带、胸带、大腿导向器等来长期保持中立位可减轻 SCI 后脊柱畸形是非常重要的,后者在 SCI 患者的发生率约为 21%(Yagi et al.,2015)。痉挛状态可随年龄而发生改变(Hwang,Zebracki,Chlan,& Vogel,2014),因此灵活的座椅系统可以帮助适应未来的变化。考虑到这些预防功能的座椅系统可以改善长期皮肤健康,保持适合的体位并减少医疗并发症。

SCI 患者上肢疼痛及功能障碍与手动轮椅使用时间增加相关(Waters,Sie,& Adkins,1993)。因此临床医生开始为手动轮椅处方开具额外的设备(如动力辅助装置),或推荐在移动较远的情况下使用电动轮椅,以预防过度使用造成的伤害。一些患者不愿使用电动轮椅,因为他们认为这会带来残疾程度增加的羞耻感和/或拥有一个更大的轮椅的现实性问题(如电动轮椅无法缩小放入汽车后备厢)。另外,为了减少损伤风险,临床指南推荐已经从使用肩部进行重心转移(如在轮椅中做"轮椅俯卧撑")转变为向前和向侧倾斜或使用电动座椅功能(如后仰)(Vos-Draper & Morrow,2016)。更新后的临床指南或设备提供的新选择有助于患者保持移动能力及减少过度使用伤害的风险,但受伤多年后的 SCI 患者可能对此并不了解。

设备的花费是一个重要的现实问题,电动轮椅的花费可能高达 3 万美元而保险只能覆盖一部分,并且每五年才能报销一次。对于没有保险和/或依赖固定收入的患者,所需要设备的花费可能导致延迟购买并造成伤害。因此,应预先考虑到与 SCI 患者衰老相关的肌肉萎缩、疲劳,以及皮肤耐受性下降。

产品与技术

科技进步为改善 SCI 患者独立性及生活质量提供了新的机会。如语音激活不仅为身体受限的患者提供访问设备的途径,还提供了节省体力、管理疲劳及保护关节的新选择。更重要的是,通过蓝牙或红外技术而与患者轮椅相连的电子设备可让 SCI 患者更方便地访问其座椅支持系统。目前已发现辅助技术及家庭环境改造有助于减缓功能衰退并减少个人辅助(Wilson,Mitchell,Kemp,Adkins,& Mann,2009)。这些产品及技术在衰老的早期就应开始使用以支持患者的独立性。

娱乐、休闲及社区参与

晚年的体力活动及社交有助于全面提高身体、认知、心理和社会幸福感(Dupuis & Alzheimer,2008)。对于大多数老年人来说,休闲的质量比时间更为重要。锻炼可以改善维持 SCI 独立性的重要功能因素,如骨密度、身体耐力、肌肉力量、心理健康及缓解压力与疼痛(Scelza,Kalpakjian,Zemper,& Tate,2005)。基于 SCI 患者早衰及继发性并发症风险的相关证据,荷兰已启动的一项多中心研究计划,旨在检验活动及锻炼对衰老 SCI 患者的影响,目前结果尚未发表。

社区参与障碍包括个人影响(如,失去"识别身份的能力",缺乏资源意识)、社会影响(如社会态度、缺乏社会支持)以及身体影响(如设备、体力、交通、财务)(Piatt,Compton,Wells,& Bennett,2012)。当 SCI 患者由于社会和身体障碍而难以融入社区时,就会强化他们对自身能力的负面认知(Piatt et al.,2012)。社区参与障碍在很大程度上也受到国家(如法律的变化)、地区(如恶劣的天气)和环境(如城市或农村)的影响。

实践方向

下表总结列出了一些康复干预措施建议。鉴于临床治疗和自我管理间重要的相互作用对积极健康结局的影响,康复干预被描述为临床医生技能与 SCI 患者自我管理技能之间的合作(表 7.1)。

表 7.1　SCI 患者衰老过程中康复干预措施总结(改编自 Withers,Higgins,Ramakrishnan,Middleton,& Cameron,2014)

	医师	SCI 患者
心血管	必要的心血管评估:血液学检查,心电图,超声心动图,核医学评价 测量血压 评估体位性低血压 测量体重 询问是否伴随自主神经性反射异常发作 考虑检查空腹血糖和血脂水平 必要时检查周围血管状况	增加活动 平衡膳食 维持健康的体重 了解并管理自主神经性反射异常的症状 戒烟 考虑使用弹力袜或收腹带来控制低血压症状
内分泌	检测空腹血糖/糖耐量实验 检测垂体功能及生物活性的睾酮水平	平衡膳食 参考适用于 SCI 患者的运动指导
神经/神经心理	新出现感觉或运动功能丧失/下降时对神经系统相关检查进行复查 询问是否出现神经功能下降 检查常见的受压性神经病 询问短暂性脑缺血发作情况 如果担忧认知功能状况,予以心理筛查 排除其他可能导致神经系统功能障碍的因素(如感染、药物副作用) 考虑是否进行神经心理评估 考虑脑影像学检查	新出现感觉或运动功能丧失/下降,请立即就诊 汇报思维能力的变化 了解卒中的症状,突然出现的运动、感觉或认知功能(言语、意识障碍等)改变时急诊就诊 服用最小但有效的药物剂量 每年进行药物回顾
呼吸	评估呼吸功能,测量肺活量 评估及治疗睡眠呼吸障碍 治疗感染	戒烟 接种流感/肺炎球菌疫苗 呼吸练习如肺容量募集或诱发性肺量计训练 使用 CPAP 或 BiPAP 呼吸机治疗睡眠呼吸障碍 必要时使用咳嗽辅助技术
肌肉骨骼	骨密度测量 讨论骨折风险 关节及力量评估 使用药物来预防或治疗 异位骨化的监测 提倡使用合适的仪器设备	为保持功能而更倾向保守干预 减少每日使用双手来移动的次数 安全转移来避免骨折或其他肌肉骨骼损伤 锻炼及重量训练来保持肌肉力量 摄入足够的钙及维生素 D 考虑负重活动(如站立架)

续表

	医师	SCI 患者
皮肤	评估皮肤是否有发红及受压 每年进行座椅评估 预防教育 减压垫:床垫或靠垫 寻找及减轻新出现的或持久引起皮肤破损的原因 注意痉挛和挛缩可能是造成压力损伤的原因 处理水肿	日常皮肤检查 保持皮肤清洁和合适的湿润度 避免过大的压力、摩擦及剪切力 戒烟 检查设备的完整性,确保其仍然安装正确:轮椅垫,靠背,坐便器,床垫,汽车座椅及其他接触面 使用座椅系统的倾斜功能
泌尿生殖系统及消化系统	预防/治疗尿路感染 常规结肠癌筛查 检测/治疗神经源性肠道及神经源性膀胱	定期排便 定期维护导管 使用膳食、补水、药物、栓剂和/或基于肠道反射技术来管理排便及随衰老而增加的便秘风险 尽量减少可能导致便秘的药物
疼痛	使用药物治疗疼痛及痉挛 确定疼痛的性质:神经痛、躯体痛还是内脏痛 物理治疗,包括适当强度的运动 转诊到心理卫生中心以管理导致压力的因素 转诊到作业治疗师以寻求有关姿势、坐姿信息	服用最小但有效的止痛药剂量 向医师交流使用非处方镇痛药情况 心理治疗 练习放松及冥想 保持活动 认识到疼痛持续存在并尽量保持最佳功能
性生活	无论是否存在性问题,记录性生活史,包含性欲、性兴奋(勃起及阴道润滑)、性高潮及射精,考虑正常衰老的影响 考虑到血液学检查以筛查引起勃起功能障碍的因素 必要时于男性使用睾酮、女性使用雌激素进行替代治疗 管理可能影响性生活的混杂因素(如药物、抑郁、医疗状况的改变) 适当的改变药物(改用对"性功能"友好的抗抑郁药等) 询问体重增加、年龄问题(如肌肉流失)及性自尊/观点	向医师汇报药物变动 向医师汇报健康状况的改变和/或性能力的改变 向医师汇报亲密关系的变动、亲密关系角色的改变以及亲密关系中的压力因素 与伴侣就照护者及爱人的双重角色进行沟通 接受性健康治疗以了解不同性经历 探索性玩具来增强及促进性快感

续表

	医师	SCI 患者
心理健康	心理健康及自杀风险评估 情绪的药物治疗 向心理健康专科转诊	维持社交 限制卧床时间 尽可能多进行户外活动 锻炼 维持具有参与愉快感的活动及职业角色 学会有效的应对方法 考虑认知行为疗法
活动及社会参与	讨论临床医师在维持 SCI 患者健康方面的作用 周期性的转诊至作业治疗师以检验设备、座椅、转移及所使用的技术 咨询辅助技术专家 随着照护需求的增加,倡导获取更多的资源 倡导减少/消灭社会参与障碍	学会自我管理以促进健康及减少并发症 为保持功能而保护身体:①减少转移次数;②在需要之前就考虑增加设备及动力支持;③倾斜来移动身体,而不是使用肩膀 购买昂贵设备时考虑远期规划 当照护需求增加时,考虑雇佣护工而不是让家人承担照护工作以缓解照护压力、维持家庭成员角色 使用先进技术,如语言唤醒,来增加患者的独立性并减少疲劳 随着依赖水平增高,通过解决问题及倡导减少障碍来保持活力及社区参与

未来研究

大部分有关 SCI 与老龄化的研究都关注于患者的年龄及受伤后的时间,而没有展现 SCI 生命周期自然病程的清晰图景,尤其是晚年时光。因此还需要更多相关的纵向研究,特别是纳入了健康对照及生命早期和晚期受伤的患者以进一步确定那些可预期或预防的与衰老相关的问题。研究目标是促进 SCI 患者的生活满意度、生活质量及独立性。

(刘龚翔 译 王苗 校)

参考文献

Aldwin, C. M., & Gilmer, D. F. (2004). *Health, illness, and optimal aging: Biological and psychosocial perspectives*. Thousand Oaks, CA: Sage Publications, Inc.

Amsters, D. I., Pershouse, K. J., Price, G. L., & Kendall, M. B. (2005). Long duration spinal cord injury: Perceptions of functional change over time. *Disability and Rehabilitation, 27*(9), 489–497.

Anderson, K. D. (2004). Targeting recovery: Priorities of the spinal cord-injured population. *Journal of Neurotrauma, 21*(10), 1371–1383.

Asheghan, M., Hollisaz, M. T., Taheri, T., Kazemi, H., & Aghda, A. K. (2016). The prevalence of carpal tunnel syndrome among long-term manual wheelchair users with spinal cord injury: A cross-sectional study. *The Journal of Spinal Cord Medicine, 39*(3), 265–271.

Baker, A., Barker, S., Sampson, A., & Martin, C. (2017). Caregiver outcomes and interventions: A systematic scoping review of the traumatic brain injury and spinal cord injury literature. *Clinical Rehabilitation, 31*(1), 45–60.

Baldini, A., Von Korff, M., & Lin, E. H. B. (2012). A review of potential adverse effects of long-term opioid therapy. *The Primary Care Companion for CNS Disorders, 14*(3).

Bauman, W. A., & Spungen, A. M. (1994). Disorders of carbohydrate and lipid metabolism in veterans with paraplegia or quadriplegia: A model of premature aging. *Metabolism: Clinical and Experimental, 43*(6), 749–756.

Biering-Sørensen, F., & Biering-Sørensen, M. (2001). Sleep disturbances in the spinal cord injured: An epidemiological questionnaire investigation, including a normal population. *Spinal Cord, 39*(10), 505–513.

Biyani, A., & Masry, W. S. E. (1994). Post-traumatic syringomyelia: A review of the literature. *Spinal Cord, 32*(11), 723–731.

Byers, A. L., Arean, P. A., & Yaffe, K. (2012). Low use of mental health services among older Americans with mood and anxiety disorders. *Psychiatric Services, 63*(1), 66–72.

Carlozzi, N. E., Goodnight, S., Umlauf, A., Heaton, R. K., Heinemann, A. W., Schalet, B. D., ... Tulsky, D. S. (2017). Motor-free composites from the National Institutes of Health Toolbox Cognition Battery (NIHTB-CB) for people with disabilities. *Rehabilitation Psychology, 62*(4), 464–473.

Chase, T. (2004). A personal reflection on physical activity, health, and wellness: Developments and advancements for people with spinal cord injury. *Topics in Spinal Cord Injury Rehabilitation, 10*(2), 151–162.

Cohen, M. L., Tulsky, D. S., Holdnack, J. A., Carlozzi, N. E., Wong, A., Magasi, S., ... Heinemann, A. W. (2017). Cognition among community-dwelling individuals with spinal cord injury. *Rehabilitation Psychology, 62*(4), 425–434.

Corona, G., Jannini, E. A., Mannucci, E., Fisher, A. D., Lotti, F., Petrone, L., ... Maggi, M. (2008). Different testosterone levels are associated with ejaculatory dysfunction. *The Journal of Sexual Medicine, 5*(8), 1991–1998.

Cotter, I. (2008). Cognitive impairment following SCI: Implications for rehabilitation. In A. Craig & Y. Tran (Eds.), *Psychological aspects associated with spinal cord injury rehabilitation: New directions and best evidence* (pp. 175–195). New York: Nova Biomedical Books.

Craig, A., Guest, R., Tran, Y., & Middleton, J. (2017). Cognitive impairment and mood states after spinal cord injury. *Journal of Neurotrauma, 34*(6), 1156–1163.

Craig, A., & Tran, Y. (2008). *Psychological aspects associated with spinal cord injury rehabilitation: New directions and best evidence.* New York: Nova Biomedical Books.

Dauty, M., Perrouin Verbe, B., Maugars, Y., Dubois, C., & Mathe, J. F. (2000). Supralesional and sublesional bone mineral density in spinal cord-injured patients. *Bone, 27*(2), 305–309.

De Vivo, M. J. (2012). Epidemiology of traumatic spinal cord injury: Trends and future implications. *Spinal Cord, 50*(5), 365–372.

De Vivo, M. J., Richards, J. S., Stover, S. L., & Go, B. K. (1991). Spinal cord injury rehabilitation adds life to years. *The Western Journal of Medicine, 154*(5), 602–606.

Ditunno, J. F. (2017). Linking spinal cord injury rehabilitation between the World Wars: The R. Tait McKenzie legacy. *The Journal of Spinal Cord Medicine, 40*(6), 641–648.

Dupuis, S. L., & Alzheimer, M. (2008). Leisure and aging well. *World Leisure Journal, 50*(2), 92.

Elliott, S., Hocaloski, S., & Carlson, M. (2017). A multidisciplinary approach to sexual and fertility rehabilitation: The sexual rehabilitation framework. *Topics in Spinal Cord Injury Rehabilitation, 23*(1), 49–56.

Elliott, T. R., & Frank, R. G. (1996). Depression following spinal cord injury. *Archives of Physical Medicine and Rehabilitation, 77*, 816–823.

Elmelund, M., Oturai, P. S., Toson, B., & Biering-Sørensen, F. (2016). Forty-five-year follow-up on the renal function after spinal cord injury. *Spinal Cord, 54*(6), 445–451.

Elovic, E., & Kirschblum, S. (1999). Epidemiology of spinal cord injury and traumatic brain injury: The scope of the problem. *Topics in Spinal Cord Injury Rehabilitation, 5*(2), 1–20.

Faaborg, P. M., Christensen, P., Finnerup, N., Laurberg, S., & Krogh, K. (2008). The pattern of colorectal dysfunction changes with time since spinal cord injury. *Spinal Cord, 46*(3), 234–238.

Faden, A. I., Wu, J., Stoica, B. A., & Loane, D. J. (2016). Progressive inflammation-mediated neurodegeneration after traumatic brain injury or spinal cord injury. *British Journal of Pharmacology, 173*(4), 681–691.

Finnerup, N. B., Jensen, M. P., Norrbrink, C., Trok, K., Johannesen, I. L., Jensen, T. S., & Werhagen, L. (2016). A prospective study of pain and psychological functioning following traumatic spinal cord injury. *Spinal Cord, 54*(10), 816–821.

Franek, J. (2013). Self-management support interventions for persons with chronic disease: An evidence-based analysis. *Ontario Health Technology Assessment Series, 13*(9), 1–60.

Garland, D. E., Adkins, R. H., Stewart, C. A., Ashford, R., & Vigil, D. (2001). Regional osteoporosis in women who have a complete spinal cord injury. *The Journal of Bone and Joint Surgery. American Volume, 83–A*(8), 1195–1200.

Hadjipavlou, G., Cortese, A. M., & Ramaswamy, B. (2016). Spinal cord injury and chronic pain. *British Journal of Anaesthesia Education, 16*(8), 264–268.

Hartley, N. A. (2015). Spinal cord injury (SCI) rehabilitation: Systematic analysis of communication from the biopsychosocial perspective. *Disability and Rehabilitation, 37*(26), 2383–2392.

Hinrichs, T., Lay, V., Arnet, U., Eriks-Hoogland, I., Koch, H. G., Rantanen, T., ... SwiSCI study group. (2016). Age-related variation in mobility independence among wheelchair users with spinal cord injury: A cross-sectional study. *Journal of Spinal Cord Medicine, 39*(2), 180–189.

Hitzig, S. L., Eng, J. J., Miller, W. C., Sakakibara, B. M., & SCIRE Research Team. (2011). An evidence-based review of aging of the body systems following spinal cord injury. *Spinal Cord, 49*(6), 684–701.

Huang, S. W., Wang, W. T., Chou, L. C., Liou, T. H., & Lin, H. W. (2017). Risk of dementia in patients with spinal cord injury: A nationwide population-based cohort study. *Journal of Neurotrauma, 34*(3), 615–622.

Hwang, M., Zebracki, K., Chlan, K. M., & Vogel, L. C. (2014). Longitudinal changes in medical complications in adults with pediatric-onset spinal cord injury. *Journal of Spinal Cord Medicine, 34*(2), 171–178.

Inskip, J. A., Lucci, V. E. M., McGrath, M. S., Willms, R., & Claydon, V. E. (2018). A community perspective on bowel management and quality of life after spinal cord injury: The influence of autonomic dysreflexia. *Journal of Neurotrauma, 35*(9), 1091–1105.

Jensen, M. P., Hoffman, A. J., & Cardenas, D. D. (2005). Chronic pain in individuals with spinal cord injury: A survey and longitudinal study. *Spinal Cord, 43*(12), 704–712.

Jensen, M. P., Truitt, A. R., Schomer, K. G., Yorkston, K. M., Baylor, C., & Molton, I. R. (2013). Frequency and age effects of secondary health conditions in individuals with spinal cord injury: A scoping review. *Spinal Cord, 51*(12), 882–892.

Jörgensen, S., Ginis, K., Iwarsson, S., & Lexell, J. (2017). Depressive symptoms among older adults with long-term spinal cord injury: Associations with secondary health conditions, sense of coherence, coping strategies and physical activity. *Journal of Rehabilitation Medicine, 49*(8), 644–651.

Kennedy, P., Duff, J., Evans, M., & Beedie, A. (2003). Coping effectiveness training reduces depression and anxiety following traumatic spinal cord injuries. *British Journal of Clinical Psychology, 42*(1), 41–52.

Kirshblum, S. C., Burns, S. P., Biering-Sorensen, F., Donovan, W., Graves, D. E., Jha, A., … Waring, W. (2011). International standards for neurological classification of spinal cord injury (Revised 2011). *Journal of Spinal Cord Medicine, 34*(6), 535–546.

Kochanek, K. D., Xu, J., Murphy, S. L., Miniño, A. M., & Kung, H. C. (2011). Deaths: Final data for 2009. *National Vital Statistics Reports: From the Centers for Disease Control and Prevention, National Center for Health Statistics, National Vital Statistics System, 60*(3), 1–116.

Kooijmans, H., Post, M. W. M., Stam, H. J., van der Woude, L. H. V., Spijkerman, D. C. M., Snoek, G. J., … Bussmann, J. B. J. (2017). Effectiveness of a self-management intervention to promote an active life-style in persons with long-term spinal cord injury: The HABITS randomized clinical trial. *Neurorehabilitation and Neural Repair, 31*(12), 991–1004.

Krassioukov, A., Biering-Sørensen, F., Donovan, W., Kennelly, M., Kirshblum, S., Krogh, K., … Autonomic Standards Committee of the American Spinal Injury Association/International Spinal Cord Society. (2012). International standards to document remaining autonomic function after spinal cord injury. *The Journal of Spinal Cord Medicine, 35*(4), 201–210.

Krause, J. S., & Broderick, L. (2005). A 25-year longitu-dinal study of the natural course of aging after spinal cord injury. *Spinal Cord, 43*(6), 349–356.

Krause, J. S., Kemp, B., & Coker, J. (2000). Depression after spinal cord injury: Relation to gender, ethnicity, aging, and socioeconomic indicators. *Archives of Physical Medicine and Rehabilitation, 81*(8), 1099–1109.

Kruger, E. A., Pires, M., Ngann, Y., Sterling, M., & Rubayi, S. (2013). Comprehensive management of pressure ulcers in spinal cord injury: Current concepts and future trends. *The Journal of Spinal Cord Medicine, 36*(6), 572–585.

Levins, S. M., Redenbach, D. M., & Dyck, I. (2004). Individual and societal influences on participation in physical activity following spinal cord injury: A qualitative study. *Physical Therapy, 84*(6), 496–509.

Liem, N. R., McColl, M. A., King, W., & Smith, K. M. (2004). Aging with a spinal cord injury: Factors associated with the need for more help with activities of daily living. *Archives of Physical Medicine and Rehabilitation, 85*(10), 1567–1577.

Lombardi, G., Macchiarella, A., Cecconi, F., Aito, S., & Del Popolo, G. (2008). Sexual life of males over 50 years of age with spinal-cord lesions of at least 20 years. *Spinal Cord, 46*(10), 679–683.

McPherson, B. D. (2004). *Aging as a social process: Canadian perspectives* (4th ed.). Don Mills, ON: Oxford University Press.

Menter, R., & Hudson, L. (1995). Effects of age at injury and the aging process. In S. Stover, J. DeLisa, & G. Whiteneck (Eds.), *Spinal cord injury: Clinical outcomes from the model systems* (pp. 272–288). Gaithersburg, MD: Aspen Publishers.

Middleton, J., & Craig, A. (2008). Psychological challenges in treating persons with spinal cord injury. In A. Craig & Y. Tran (Eds.), *Psychological aspects associated with spinal cord injury rehabilitation* (pp. 3–54). New York, NY: Nova Biomedical Books.

Mitchell, J., & Adkins, R. (2010). Five-year changes in self-rated health and associated factors for people aging with versus without spinal cord injury. *Topics in Spinal Cord Injury Rehabilitation, 15*(3), 21–33.

Molton, I. R., Hirsh, A. T., Smith, A. E., & Jensen, M. P. (2014). Age and the role of restricted activities in adjustment to disability-related pain. *Journal of Health Psychology, 19*(8), 1025–1034.

Mortenson, W. B., Sakakibara, B. M., Miller, W. C., Wilms, R., Hitzig, S., & Eng, J. J. (2017). Aging following spinal cord injury. In J. Eng, R. Teasell, W. Miller, D. Wolfe, A. Townson, J. Hsieh, et al. (Eds.), *Spinal cord injury research evidence*, Version 5 (pp. 1–91). Vancouver.

Munce, S. E. P., Webster, F., Fehlings, M. G., Straus, S. E., Jang, E., & Jaglal, S. B. (2014). Perceived facilitators and barriers to self-management in individuals with traumatic spinal cord injury: A qualitative descriptive study. *BMC Neurology, 14*, 48.

Munce, S. E. P., Webster, F., Fehlings, M. G., Straus, S. E., Jang, E., & Jaglal, S. B. (2016). Meaning of self-management from the perspective of individuals with traumatic spinal cord injury, their caregivers, and acute care and rehabilitation managers: An opportunity for improved care delivery. *BMC Neurology, 16*(11), 1–9.

New, P. W. (2016). Secondary conditions in a community sample of people with spinal cord damage. *The Journal of Spinal Cord Medicine, 39*(6), 665–670. Retrieved from https://doi.org/10.1080/10790268.2016.1138600

Nielsen, S. D., Faaborg, P. M., Finnerup, N. B., Christensen, P., & Krogh, K. (2017). Ageing with neurogenic bowel dysfunction. *Spinal Cord, 55*(8), 769–773.

Nuhlicek, D. N., Spurr, G. B., Barboriak, J. J., Rooney, C. B., el Ghatit, A. Z., & Bongard, R. D. (1988). Body composition of patients with spinal cord injury. *European Journal of Clinical Nutrition, 42*(9), 765–773.

Pentland, W., Walker, J., Minnes, P., Tremblay, M., Brouwer, B., & Gould, M. (2002). Women with spinal cord injury and the impact of aging. *Spinal Cord, 40*(8), 374–387.

Perry, K. N., Middleton, J., Siddall, P., & Nicholas, M. (2008). The problem of pain and it's management. In A. Craig & Y. Tran (Eds.), *Psychological aspects associated with spinal cord injury rehabilitation: New directions and best evidence* (pp. 155–174). New York: Nova Biomedical Books.

Pershouse, K. J., Barker, R. N., Kendall, M. B., Buettner, P. G., Kuipers, P., Schuurs, S. B., & Amsters, D. I. (2012). Investigating changes in quality of life and function along the lifespan for people with spinal cord injury. *Archives of Physical Medicine and Rehabilitation, 93*(3), 413–419.

Piatt, J., Compton, D. M., Wells, M. S., & Bennett, J. L. (2012). Interventions that effect active living among individuals with spinal cord injury. *Therapeutic Recreation Journal, 46*(1), 9–25.

Rodakowski, J., Skidmore, E. R., Anderson, S. J., Begley, A., Jensen, M. P., Buhule, O. D., & Bonninger, M. L. (2014). Additive effect of age on disability for individuals with spinal cord injuries. *Archives of Physical Medicine and Rehabilitation, 95*(6), 1076–1082.

Sakakibara, B. M., Hitzig, S. L., Miller, W. C., Eng, J. J., & SCIRE Research Team. (2012). An evidence-based review on the influence of aging with a spinal cord injury on subjective quality of life. *Spinal Cord, 50*(8), 570–578.

Saunders, L. L., Krause, J. S., & Focht, K. L. (2012). A longitudinal study of depression in survivors of spinal cord injury. *Spinal Cord, 50*(1), 72–77.

Scelza, W. M., Kalpakjian, C. Z., Zemper, E. D., & Tate, D. G. (2005). Perceived barriers to exercise in people with spinal cord injury. *American Journal of Physical Medicine & Rehabilitation, 84*(8), 577.

SCI Facts and Figures. (2017). *The Journal of Spinal Cord Medicine, 40*(5), 626–627.

Scott, P. A., Perkash, I., Mode, D., Wolfe, V. A., & Terris, M. K. (2004). Prostate cancer diagnosed in spinal cord-injured patients is more commonly advanced stage than in able-bodied patients. *Urology, 63*(3), 509–512.

Siddall, P. J., & Loeser, J. D. (2001). Pain following spinal cord injury. *Spinal Cord, 39*(2), 63–73.

Siddall, P. J., Yezierski, R. P., & Loeser, J. D. (2002). Taxonomy and epidemiology of spinal cord injury pain. In *Spinal cord injury pain: Assessment, mechanisms, management* (pp. 9–24). Seattle, WA: IASP Press.

Simpson, L. A., Eng, J. J., Hsieh, J. T., Wolfe, D. L., & Spinal Cord Injury Rehabilitation Evidence Scire Research Team. (2012). The health and life priorities of individuals with spinal cord injury: A systematic review. *Journal of Neurotrauma, 29*(8), 1548–1555.

Tan, S. W., Rahman, Z. B., Fauzi, A. A., Latif, L. A., & Hasnan, N. (2016). Coronary vasospasm in intractable autonomic dysreflexia. *Spinal Cord Series and Cases, 2*(1), 16030.

Tepper, M. S., Whipple, B., Richards, E., & Komisaruk, B. R. (2001). Women with complete spinal cord injury: A phenomenological study of sexual experiences. *Journal of Sex & Marital Therapy, 27*(5), 615–623.

Thompson, L. W., Coon, D. W., Gallagher-Thompson, D., Sommer, B. R., & Koin, D. (2001). Comparison of desipramine and cognitive/behavioral therapy in the treatment of elderly outpatients with mild-to-moderate depression. *The American Journal of Geriatric Psychiatry: Official Journal of the American Association for Geriatric Psychiatry, 9*(3), 225–240.

Tirch, D., & Radnitz, C. L. (2000). Spinal cord injury. In C. L. Radnitz (Ed.), *Cognitive behavioural therapy for persons with disabilities* (pp. 39–57). Northvale, NJ: Jason Aronson Inc..

Tsitouras, P., Zhong, Y. G., Spungen, A., & Bauman, W. (1995). Serum testosterone and growth hormone insulin-like growth factor-I in adults with spinal cord injury. *Hormone and Metabolic Research, 27*(6), 287–292.

Turner, J. A., Jensen, M. P., Warms, C. A., & Cardenas, D. D. (2002). Catastrophizing is associated with pain intensity, psychological distress, and pain-related disability among individuals with chronic pain after spinal cord injury. *Pain, 98*(1–2), 127–134.

van der Woude, L. H. V., de Groot, S., Postema, K., Bussmann, J. B. J., Janssen, T. W. J., & Post, M. W. M. (2013). Active lifestyle rehabilitation interventions in aging spinal cord injury (ALLRISC): A multicenter research program. *Disability & Rehabilitation, 35*(13), 1097–1103.

Van Silfhout, L., Peters, A. E. J., Berlowitz, D. J., Schembri, R., Thijssen, D., & Graco, M. (2016). Long-term change in respiratory function following spinal cord injury. *Spinal Cord, 54*(9), 714–719.

Vos-Draper, T. L., & Morrow, M. M. B. (2016). Seating-related pressure injury prevention in spinal cord injury: A review of compensatory technologies to improve in-seat movement behavior. *Current Physical Medicine and Rehabilitation Reports, 4*(4), 320–328.

Ward, E. C., Jarman, L., Cornwell, P. L., & Amsters, D. I. (2016). Impact of voice and communication deficits for individuals with cervical spinal cord injury living in the community. *International Journal of Language & Communication Disorders, 51*(5), 568–580.

Waters, R. L., Sie, I. H., & Adkins, R. H. (1993). The musculoskeletal system. In G. G. Whiteneck (Ed.), *Aging with a spinal cord injury* (pp. 53–71). New York, NY: Demos Publications.

Wilson, D. J., Mitchell, J. M., Kemp, B. J., Adkins, R. H., & Mann, W. (2009). Effects of assistive technology on functional decline in people aging with a disability. *Assistive Technology, 21*(4), 208–217.

Winkler, T. (2016). *Spinal cord injury and aging: Overview, characteristics of aging, effects of aging on activities of daily living.* Retrieved from https://emedicine.medscape.com/article/322713-overview#a1

Withers, H., Higgins, K., Ramakrishnan K., Middleton, J., & Cameron, I. (2014). *Ageing with spinal cord injury. NSW agency for clinical innovation.* Retrieved from https://www.aci.health.nsw.gov.au/__data/assets/pdf_file/0003/224679/ACI-Ageing-with-SCI-FINAL.pdf

World Health Organization (WHO). (2002). *Towards a common language for functioning, disability, and health.* Retrieved from http://www.who.int/classifications/icf/icfbeginnersguide.pdf

Wyndaele, M., & Wyndaele, J. J. (2006). Incidence, prevalence and epidemiology of spinal cord injury: What learns a worldwide literature survey? *Spinal Cord, 44*(9), 523–529.

Yagi, M., Hasegawa, A., Takemitsu, M., Yato, Y., Machida, M., & Asazuma, T. (2015). Incidence and the risk factors of spinal deformity in adult patient after spinal cord injury: A single center cohort study. *European Spine Journal, 24*(1), 203–208.

Ziegler, G., Grabher, P., Thompson, A., Altmann, D., Hupp, M., Ashburner, J., … Freund, P. (2018). Progressive neurodegeneration following spinal cord injury. *Neurology, 90*(14), e1257–e1266.

第 8 章　老年帕金森病

Joe R. Nocera and Keith M. McGregor

帕金森病与大脑

直到 James Parkinson 博士描述"颤抖性麻痹"100 多年后,才发现帕金森病(Parkinson's disease,PD)与中脑黑质退化有关。黑质致密部产生的神经递质多巴胺是一种极其重要的调节性神经递质,参与运动和认知的各个方面。多巴胺对于整个基底神经节控制运动的信号正确传输至关重要[National Institute of Neurological Disorders and Stroke(NINDS),2017]。在运动调节中,多巴胺在基底神经节的皮质下结构内有直接作用。基底神经节由尾核、壳核和苍白球(内、外)组成。基底神经节在运动控制中的一个主要功能是调节选择性神经模式,如有意收缩后协调下行肌肉控制。这是通过基底神经节结构内复杂的抑制性相互作用完成的(Lanciego,Luquin & Obeso,2012)。这些连接可分为 3 大类:①输入核;②输出核;③固有核。输入核从 3 个主要来源接受信息:皮质,丘脑和黑质纹状体。一般而言,与输入核相关的特殊基底神经节结构是尾状核、壳核和伏隔核的一部分(这也是一个关键的边缘结构)。输出核团由苍白球内侧部(internal portion of the globus pallidus,GPi)和黑质网状部组成。然而,在帕金森氏病的病理生理学中尤其重要的是固有神经核。这些结构包括丘脑底核、苍白球外侧部(external portion of the globus pallidus,Gpe)和黑质致密部(substantia nigra pars compacta,SNpc)。输入核团(如壳核)中的多巴胺失调对总基底神经节功能具有累积效应,因为内在结构通过多个受体系统对多巴胺也高度敏感。

具有临床意义的是,直到 SNpc 中超过 70% 的多巴胺能神经元死亡后,帕金森病的运动特征才开始出现(Bernheimer,Birkmayer,Hornykiewicz,Jellinger & Seitelberger,1973)。黑质这一术语来源于拉丁语中的"黑色物质",指的是由神经黑色素的存在而导致的细胞体黑色表型。这种深色色素随着年龄的增长而增加,在死后脑切片中以黑色条纹可见,现在使用神经黑色素磁共振成像可在体内测量到(Ward,Zucca,Duyn,Crichton & Zecca,2014)。SNpc 神经元的丢失与壳核多巴胺转运体密度表达的降低同步发生(Bernheimer et al.,1973)。此外,SNpc 神经元细胞质中开始出现一些蛋白结构。这些结构被称为"路易小体",其特征是 α-突触核蛋白水平升高。目前尚不清楚帕金森综合征中路易体的存在是否具有神经毒性,但它们的存在是该疾病组织学变化的标志。在临床上,并没有确定的路易小体密度值来确定帕金森综合征;但是,病例报告显示疾病进展与路易体从中脑后部向边缘区域的传播相关(Dickson et al.,2009)。

病因、发病机制和检测

虽然 PD 的病因尚不清楚,但该病与黑质色素神经元的衰退有关。重要的是,衰老在这一过程中起着重要作用,因为 50 岁以上的成年人即使没有病理改变,SNpc 中多巴胺能神经元的水平也较低(Lee,Tran,& Tansey,2009;McGeer,McGeer,& Suzuki,1977;Olanow,1992)。这些神经元死亡的结果是多巴胺生成和转化的支持性代谢下降。其中两个例子是 PD 人类和动物模型中纹状体酪氨酸羟化酶和多巴胺转运蛋白密度的严重丢失(Haavik & Toska,1998;Zhu,Zhang & Zeng,2012)。然而,最近更多的证据集中在氧化应激对黑质致密部多巴胺神经元(substantia nigra pars compacta dopamine neurons,SNpcDN)线粒体功能的作用,SNpcDN 具有特殊的表型,使其比基底节中的其他种类的神经元更容易受到损伤。由于线粒体功能障碍,SNpcDN 聚集活性氧,触发细胞凋亡(Perier & Vila,2012;Subramaniam & Chesselet,2013)。氧化应激可由诱发因素引起,如毒素或病毒感染,这些也可诱发慢性神经炎症。这种炎症导致多巴胺能神经元周围的小胶质细胞进行性积聚(Burbulla et al.,2017;Thomas,Francescutti-Verbeem,& Kuhn,2006)。这种小胶质细胞的聚集导致细胞周围的代谢失衡,并导致细胞死亡。虽然该模型受到越来越多的支持,但氧化应激模型仍是与 SNpcDN 脆性相关的少数假说之一,细胞死亡的直接机制仍有待确定。

尽管 PD 的发病率随着年龄的增长而增加,但老龄化并不是该病的唯一原因。然而,神经元衰老的特征可能使多巴胺能细胞更加脆弱。例如,Branch、Sharma 和 Beckstead(2014)最近的研究使用大量神经生理学技术直接研究了啮齿类动物模型中多巴胺能神经元的细胞老化特征。实验组取老年和年轻小鼠,提取中脑脑切片用于离体细胞的指数放电率模型的体外制备。该研究小组发现,相比于年轻小鼠的神经元表现而言,老年多巴胺能细胞的自发放电率显著较低,而峰值间隔(不规则峰值)的变异程度较高。此外,作者发现了一种特殊的膜电流,该电流受年龄影响,称为 L 型钙电流。老年 L 型电流的振幅比年轻神经元小 3 倍。该小组使用了一种药物(尼莫地平)来阻断年轻和老年小鼠的 L 型钙电流。结果表明,L 型钙通道可能是细胞调节的起搏器,老化导致起搏放电失调,可能导致代谢反应异常(Branch et al.,2014)。但还需要更多的研究来理解这一病理生理学机制。

由于 PD 的根本原因未知,诊断 PD 的过程可能很困难。PD 的确诊需要活检(Samii,Nutt,& Ransom,2004),而此时康复效果已较差,因此首选能早期检测的方法。血液检查及脑部扫描如磁共振成像(magnetic resonance imaging,MRI)常用以排除具有类似症状的其他病理状况,如特发性震颤、核上性麻痹或 Shy-Drager 综合征。神经科医生在全面检查后,主要依靠病史和体格检查得出诊断。

帕金森病的主要体征

基底神经节的功能改变导致了 PD 的主要体征:运动迟缓、肌强直、震颤和姿势平衡障碍。运动迟缓是指启动运动困难以及动作缓慢。自动和随意运动均受到影响,导致运动范围和幅度缩小(Chahine et. al,2017)。这导致整体协调性受损,尤其是精细运动任务,如书写(如小字征)和拿取小物体(Wiesendanger & Serrien,2001)。运动迟缓的原因被认为是由基底神经节整合减少导致的运动计划改变。因此,受皮层控制的运动,会引起强烈的脑力活动(Maidan et al.,2016)。皮层对运动控制需求增加的后遗症与疾病的老化有关。最近的数据表明,老年人在步行时进行认知任务有很大的困难(Nocera et al.,2013)。疾病和衰老过程本身导致的认知负担增加使 PD 患者发生跌倒的风险增加(Fasano,Canning,Hausdorff,Lord,& Rochester,2017;Gray & Hildebrand,2000)。

肌强直是指被动运动时阻力增加,影响所有横纹肌,其原因是静态牵张反射增加以及主动肌群和拮抗肌群中 α 运动神经元的过度激活(Magrinelli et al.,2016)。PD 患者通常首先在上肢肘关节的屈曲和伸展过程中发现主动肌和拮抗肌群的协同障碍。因为它类似于一个时钟的连锁齿轮运动,所以这种痉挛性的强直被命名为"齿轮"样强直。齿轮样强直妨碍了屈曲过程中的平滑运动,因为在运动中拮抗肌群不是被抑制,而是被收缩肌群的张力而引发肌肉激活。这导致渐进性的停顿-运动表现,严重损害灵活性和精细运动控制。

震颤是拮抗肌群不自主的、节律性的或交替性的爆发运动。PD 患者的静止性震颤,通常开始于单侧上肢远端,是 PD 病程中的最早症状之一。这被称为"搓丸样动作"震颤,因为其动作类似于药剂师用手以圆周运动滚动糊状物来搓制药丸。70% 的 PD 患者通常以频率为 3~6Hz 静止性震颤为首发症状(Samii et al.,2004)。这不仅是一个简单的烦恼,因为即使在 PD 患者最早的表现中,震颤也会严重影响其生活质量。造成震颤的神经机制主要是由于 D_2 多巴胺受体亚型缺乏多巴胺引起的去抑制,导致静息状态下纹状体输入的失调(Alexander,1990;Alexander,De-Long,& Strick,1986;Middleton & Strick,2000)。左旋多巴给药可暂时消除震颤,但随着疾病进展,这种多巴胺前体的疗效趋向于降低(Bastide et al.,2015)。震颤通常在情绪紧张时更严重,睡眠时完全消失。

表 8.1　帕金森病的影响

帕金森病的影响	
生理方面	心理方面
运动迟缓	抑郁
肌强直	焦虑
震颤	痴呆
肌无力	活动下降
姿势平衡障碍	社会活动尴尬

运动迟缓、肌强直和震颤通过削弱个体日常生活活动(acts of daily living,ADL)能力而对个体的独立性和生活质量产生显著影响。除 PD 的主要体征外,其他继发的生理和心理因素也可导致 PD 患者整体独立性下降(表 8.1)。总之,由于生理因素和个人的情绪和心理健康受到负面影响,功能和独立性开始下降。

姿势不稳和跌倒

随着疾病的进展,PD 患者出现功能衰弱一个重要组成部分是姿势稳定性问题。姿势不稳指逐渐发展的平衡功能障碍,导致跌倒风险增加。姿势不稳表现为静态平衡期间对干扰的反应受影响,并且在动态运动(包括步态)期间无法进行必要的姿势调整(Horak,2017)。PD 患者的步态模式的特点是平衡受限、慌张步态和步态启动困难(Barbosa et al.,2016;Del Olmo & Cudeiro,2005;Horak & Mancini,2013)。PD 患者也难以维持稳定的直立姿势,难以对外部和内部干扰做出调整(Debaere,Wenderoth,Sunaert,Van Hecke & Swinnen,2003;Hackney,Lee,Battisto,Crosson,& McGregor,2015;Jackson,Jackson,Harrison,Henderson & Kennard,1995)。跌倒是 PD 静态和动态姿势不稳定的最严重并发症,有报道称 PD 患者跌倒的发生率从 38% 到 90% 不等(Fasano et al.,2017;Nocera et al.,2013;Plotnik、Giladi、Dagan 和 Hausdorff,2011)。这些跌倒是造成 PD 患者身体创伤和日常活动受限的主要原因(Rudzinska 等,2013)。除了平衡和跌倒的问题,姿势不稳还限制了整体的活动性、步态和主动运动的能力,这些导致整体功能丧失和独立性下降。

基于 Horak、Nutt 和 Nashner(1992)以及 Bronte-Stewart(2002)所做的工作,确定了功能性

姿势稳定所需的 3 个过程:①感觉组织,其中一个或多个方向感觉(本体感觉、视觉和前庭)参与其中并与中枢神经系统整合;②运动调节,包括执行协调恰当的神经肌肉反应;③肌肉有足够的张力,通过该张力可实现姿势控制的调节。由于 PD 是一个多因素问题,患者可能在姿势稳定所需的 3 个过程中的一个或多个过程中存在缺陷(Bronte Stewart,2002;Horak et al.,1992)。例如,在感觉组织方面,有研究提示在 PD 患者中出现了视觉和本体感觉功能障碍(Bronstein,Hood,Gresty & Panagi,1990;Reichert,Doolittle & McDowell,1982)。此外,Marsden 等已经证明 PD 患者的运动计划和相应的运动调整受到严重影响(Horak et al.,1992;Marsden,1984)。最后,在 PD 患者中,肌肉力量缺乏已得到充分证实(Inkster & Eng,2004)。

姿势不稳定的一个重要特征是症状与患者年龄密切相关。很少有早发性 PD 患者在诊断的前 5 年报告姿势不稳定,许多年轻的 PD 患者可能根本没有症状。然而,60 岁以上的患者有 50% 的可能性出现姿势不稳。随着疾病的进展,发生率会更高(Samii et al.al.,2004)。这对该人群发生跌倒不良结局具有重要启示。60 岁以上伴随姿势不稳定的患者报告每年跌倒超过 52 次的人群高达 10%。由于这些患者的骨骼和肌肉密度降低,外周血管损伤恢复延长,跌倒高风险的老年 PD 患者的健康结局包括更长的卧床时间、骨折风险增加、更强的跌倒恐惧(自我效能)和整体运动减少。不幸的是,所有这些结局本身亦会增加跌倒风险(Shen,Wong-Yu,& Mak,2016)。

运动效能是指中枢和周围神经系统以适宜和成熟的方式执行日常生活活动的能力,以产生有效的运动模式并在运动过程中提供稳定性(Barbosa et al.,2016)。与姿势稳定性相似,运动效能利用视觉、本体感觉、前庭觉和运动调节过程以及肌肉力量来完成所需的调节。这些系统不仅用于提供反馈以保持平衡,而且还用于启动运动(Blasch,Wiener,& Welsh,1997)。这些感觉的结合用以产生有效的运动模式,如行走,并在行走或日常生活活动中提供稳定性。

有研究已经检验了一个或多个系统的破坏导致姿势稳定性和运动效能的失调。例如,研究人员基于 Hoehn 和 Yahr 量表,以压力中心和质量中心为总体评价指标对不同受累程度的 PD 患者的步态动态平衡控制进行评价。通过测试地面反作用力,他们发现那些病情更重的患者(Hoehn 和 Yahr 评分大于 2.5)表现出临床上可检测到的平衡功能受限。此外,他们的研究结果表明动态姿势控制(如运动)可能比静态姿势控制受到了更大的影响(Hass,Waddell,Fleming,Juncos & Gregor,2017)。

帕金森病患者的肌肉力量

肌肉健康,包括肌肉力量,是衰老过程中整体健康的关键组成部分,并已被证明在 PD 患者中存在缺陷(Corcos,Chen,Quinn,McAuley & Rothwell,1996;Inkster,Eng,MacIntyre,& Stoessl,2003)。这一方面对于肌腱和肌肉的功能整合非常重要,与跌倒和其他相关的损伤风险相关。同样,肌肉力量的增加(即更大的精瘦肌肉量)对静息代谢率很重要,静息代谢率与体重增加和肥胖呈负相关。最后,大肌肉的运动能力,尤其是下肢的运动能力,直接关系到个体进行日常生活活动的能力(Reuter,Engelhardt,Stecker,& Baas,1999)。

如前所述,肌力下降会导致姿势不稳定和整体功能下降(Nallegowda et al.,2004)。其他评估 PD 患者力量强度的研究也发现了相似的结果。例如,Inkster 等评价了 PD 患者的腿部肌肉力量,因为它与从椅子上站起来的能力相关(Inkster et al.al.,2003)。他们发现与年龄和性别匹配的非 PD 受试者相比,PD 患者的平均髋关节和膝关节伸肌扭矩较低。他们得出的结论是:这种力量的下降可能是导致 PD 患者难以从坐姿站起的原因之一。

认知和非运动症状学

在 PD 患者中,认知执行功能下降始终被认为是身体功能恶化的重要因素(Aarsland,Ehrt & Rektorova,2011;Puente,Cohen,Aita & Brandt,2016)。事实上,最近的证据表明,PD 的身体功能和认知-执行功能缺陷具有紧密的联系,因为执行功能的能力直接影响身体功能(Parker, Lamichhane,Caetano & Narayanan,2013;Uekermann et al.,2003)。到 PD 进展到疾病诊断时,不仅在黑质出现退行性变化,其他各种边缘结构(作为后颞、顶叶联合皮质和前额叶皮质之间的信息流的通道)中也存在退行性改变(Braak & Braak,2000;Braak,Ghebremedhin,Rüb, Bratzke,& Del Tredici,2004)。这些变化影响信息双向流动的通路,并导致了 PD 的早期认知变化(Cropley,Fujita,Innis & Nathan,2006)。因此,执行需要复杂思考任务的功能受到了损害,因为高级认知需要颞顶叶联合皮层和前额叶区域之间的协调合作。

事实上,几乎所有有运动症状的 PD 患者都存在认知和心理症状(Kim et al.al.,2013)。在最终诊断疾病前,认知症状作为外显的疾病特征出现在超过 20% 的患者中(O'Sullivan et al., 2008)。具体而言,这些 PD 病程中发生的变化影响了工作记忆(Altgassen,Phillips,Kopp,& Kliegel,2007)和自主控制的能力(例如,抑制功能和流畅性)。当 PD 进展导致的退行性变蔓延到后部联合区域(Braak et al.,2004)时,将进一步损害复杂认知-执行功能的关键能力。

PD 中的双重任务

颞叶、顶叶和前额叶之间的交流沟通与同时完成多项任务或"双重任务"的能力高度相关。日常生活活动通常需要同时执行多项任务,因此,双重任务是日常生活的固有部分。"双重任务干扰"的基本原理是,同时执行多项任务需要更多地执行控制资源,而这些资源本身是有限的。因此,当同时执行多项任务时,可用的认知资源不足以以最佳方式执行每个任务。证据表明,认知和运动任务之间的双重任务干扰随年龄增长而增加(Kemper,Herman,& Lian, 2003)和 PD(O'Shea,Morris,& Iansek,2002;Peterson et al.,2015;Plotnik et al.,2011;Yogev et al.,2005)。例如,在 PD 中,上述强调的执行功能下降在双重任务情境中重合,比如个体在开始步态的同时执行另一项任务(工作记忆)(Nocera et al.,2013)。虽然步态缺陷在 PD 中众所周知,但执行双重任务的表现可为 PD 对日常生活能力的影响提供更准确评估。重要的是,"真实生活"中的双重任务活动涉及跌倒事件。

药理学和外科干预

治疗 PD 的药物分为 3 类。首先是那些直接或间接增加大脑中多巴胺水平的药物。其中最常见的包括左旋多巴。Arvid Carlsson 首先在 20 世纪 50 年代末发现了左旋多巴的临床潜力。虽然多巴胺耗竭在当时被广泛认为是帕金森综合征的一个原因,但由于血脑屏障(用于防止毒性而包裹在脑动脉周围紧密相连的内皮细胞)的存在无法直接补充神经递质。Carlsson(1959)利用动物模型发现左旋多巴是治疗 PD 早期运动症状的有效方法,因为它可以通过血脑屏障。第二类药物包括影响体内其他神经递质以减轻疾病症状的药物。这些药物包括抗胆碱能药物，可改变颅内乙酰胆碱与多巴胺的比例，减轻震颤和肌强直症状。最后，还有针对疾病非运动症状的药物，如抗抑郁药或抗焦虑药（antidepressants or antianxiety medications）（NINDS，2017）。重要的是，某些用于认知主诉（如焦虑或头晕）的药物（苯二氮䓬类药物、抗胆碱能药物）不应处方给 PD 患者，因为这些药物会增加该人群的意识模糊发生率，从而增加跌倒风险。

PD 也可采用手术治疗，包括苍白球损毁术和脑深部电刺激术（deep brain stimulation，DBS）。由于侵入性外科手术的相关风险，这些治疗通常仅用于症状非常严重且对药物治疗无反应的患者。苍白球损毁术是治疗 PD 的一种早期手术形式，涉及破坏大脑"失效"部分，即基底节部分（NINDS，2017）。通过破坏大脑的这些部分可使疾病的一些症状得到缓解；然而，这往往导致一些不可逆的并发症（Blomstedt，Hariz，& Hariz，2017）。

运动干预

目前多种补充和支持性治疗（包括运动干预）手段已开始用于 PD 患者，其中包括标准康复技术，用于改善步态、减少震颤和肌强直，以及辅助减缓认知功能下降。此外，运动通常用于改善活动能力、增加肌肉力量，以及在改善动作幅度和平衡的同时改善整体功能水平。

许多研究表明了普遍性锻炼计划对身体功能的益处。通过动静态平衡功能诊疗系统（NeuroCom EquiTest），Toole 等评估了 10 周平衡和力量训练项目对平衡能力的影响（Toole，Hirsch，Forkink，Lehman，& Maitland，2000）。他们发现该项目在两种控制机制上对机体平衡能力产生了的积极影响。首先，该训练可以改变前庭信号作为反馈的主要来源时的可靠性，从而提高控制运动系统的能力。其次，他们发现训练可以帮助受试者修正错误的本体感觉反馈，并利用可靠的视觉或前庭信号。

一项类似的研究评价了抗阻训练项目对 PD 患者步态功能的影响（Scandalis，Bosak，Berliner，Helman，& Wells，2001）。这项研究的结论是，抗阻训练项目不仅可以增加帕金森病患者的力量、步幅和步行速度，而且这种在 PD 患者中观察到的获益与非 PD 对照组相似。

Ellis 进行的一项研究验证了治疗性干预措施对 PD 患者的影响（2005）。该研究在物理治疗环境下进行，使用了力量训练、功能训练和步态训练等措施。研究发现经干预后 PD 患者的活动能力、步行速度和日常生活活动能力均得到提高。

已证明运动干预可改善 PD 个体的整体身体功能。然而，前面讨论的这些疗法大多是在实验室、医疗机构或物理治疗环境中进行的。由于疾病本身带来的不便（即医疗保健、医疗费用和旅行限制），这些干预措施可能并不适用于所有 PD 患者。因此可假设的是：一项设计良好的居家式运动干预计划有助于让所有 PD 患者都能参与，并对总体身体功能改善有益。

老年 PD 患者有氧运动帮助认知/结构改善

有氧运动可改善老年人中枢神经系统的功能和结构（Nocera，McGregor，Hass，& Crosson，2015；Uc et al.，2014；Voss，Nagamatsu，Liu-Ambrose，& Kramer，2011；Voss，Vivar，Kramer，& van Praag，2013）。例如，参加 6 个月有氧耐力训练的老年人显示额叶、顶叶和颞叶灰质和白质的体积显著增加（Colcombe et. al，2004；Colcombe，Kramer，McAuley，Erickson，& Scalf，

2004；Kramer，Colcombe，McAuley，Scalf，& Erickson，2005）。重要的是，如上所述，这些区域容易发生 PD 相关退化。有氧运动还与老年人海马功能和结构改善相关（Erickson et al.，2009；Kramer & Erickson，2007；Prakash et al.，2007；Voss et al.，2013）。同样，提高心血管健康水平可避免白质束的年龄相关退化（Hayes，Salat，Forman，Sperling，& Verfaellie，2015；Johnson，Kim，Clasey，Bailey，& Gold，2012）。我们最近的研究表明，健康的心血管可减缓灰质密度下降（Zlatar et al.，2015）。

同样重要的是，与行为研究高度相关的中枢神经系统完整性和结构的增强表明有氧运动对认知执行相关结局有益。在这一点上，过去几十年的研究表明，有氧运动和/或心血管健康可能会阻止或逆转与老年人年龄增加相关的认知执行能力下降。Kramer et al.（1999）的一项开创性工作表明，随机分配接受有氧训练的 124 名老年人在基于任务的执行控制能力以及前额叶和额叶皮层的功能整合方面经历了实质性的改善。从此，许多研究证明有氧运动对老年人的认知执行能力的保护和/或提高有重要影响。相关综述请参见 Prakash、Voss、Erickson 和 Kramer（2015）以及 Voss（2013）等发表的文献。

早期研究已经发现了 PD 患者通过运动带来的认知改善，但仍需要进行额外的研究。例如，在最近的一项荟萃分析中，12 项检验 PD 认知结局和运动的研究中 9 项显示出明显改善；然而，总效应并没有统计学意义。荟萃分析得出的结论是：运动对 PD 认知的影响具有潜力，但由于不同研究中干预措施、训练顺序和干预时间之间缺乏共性，因此难以得出确定的结论（Kalron & Zeilig，2015）。David 等（2015）最近证明，在一项纳入 38 例轻-中度 PD 受试者的队列研究中，运动改善了注意力和工作记忆。然而，值得注意的是，本研究未对有氧运动的效果进行评价，而后者已多次证明其在认知方面的益处（David et al.，2015）。一项研究有氧运动对 PD 认知影响的病例系列研究发现了初步证据，即运动训练改善了多个领域的执行功能，但结论仍需要进行更大规模的研究以确认（Tabak，Aquije，& Fisher，2013）。Uc 等（2014）对 43 例 PD 受试者中使用了步行干预，通过 flanker 任务检验干预效果，研究发现干预措施改善了受试者的健康状况、运动功能和执行控制。最近，Duchesne 等（2015）发现在早期 PD 和健康对照者中，有氧运动提高了训练后抑制和运动技能学习的能力。有趣的是，PD 组的改善程度与健康对照组相似。Altmann 等（2016）比较了入组 16 周的 3 组 PD 患者的下列状况：①有氧运动（跑步机上行走）；②伸展/平衡性训练；③不接触对照。结果表明，只有有氧运动组的患者在功能执行和语言能力相关方面有所改善。总之，这些研究提供了一些令人兴奋的早期数据，支持有氧运动可对抗 PD 对执行功能及常见的相关身体功能障碍的影响。

对临床实践的意义

尽管运动干预在缓解 PD 症状方面显示出强有力的作用，但目前很少有临床指南推荐患者参与循证运动项目。目前处方运动疗法的实践在很大程度上依赖于美国运动医学会（American College of Sports Medicine，ACSM）修订的运动测试和处方指南。该指南中鼓励患者每周至少 3 天进行 40~60 分钟高强度负重运动。另外，ACSM 建议每周至少 5 天进行轻度至中度强度的运动。

然而，这些指南需要为帕金森病患者考虑更多。运动障碍会限制活动性，使 PD 患者难以完成那些为健康人群设计的标准运动项目。基于这一点，建议 PD 患者根据个体认知受损的严重程度采用适应性运动方案。尽管抗帕金森药物可以改善部分运动功能，但其有效性通常随 PD 的进展而降低。虽然脑深部电刺激术(DBS)已被证明可有效缓解运动并发症,但可能发生严重的继发性并发症。因此,在疾病和/或衰老的情况下维持足够的力量水平对于机体功能和预防跌倒都非常重要,尤其是在平衡和运动协调能力受损的 PD 患者中。因此,有许多干预措施旨在改善 PD 患者的整体健康和功能。通过物理治疗和其他干预措施鼓励患者提高活动水平,以尽量减少继发损害相关的功能丧失,改善生活质量。例如,太极拳/武术、步态/平衡训练、力量训练和有氧运动已在 PD 患者中进行了探索。历史上,这些干预措施主要集中在改善功能限制(如步态、够物、坐立、活动度)、平衡、心血管训练和肌肉力量。例如,Kluding 和 McGinnis(2006)等证明,3 个月的物理治疗对功能性伸及、起立时间和平衡方面有明显改善。同样,Ashburn 等(2007)发现,由力量训练、活动度锻炼、平衡和步态训练组成的干预措施可减少跌倒。Palmer 等发现参加 12 周空手道项目的 PD 患者在步行及握力方面有所改善(Lauzé,Daneault,& Duval,2016)。太极拳也被证明可改善和减少 PD 患者跌倒(Amano et al.,2013;Choi,2016;Hackney,& Earhart,2008)。此外,对 PD 患者运动症状采用物理/运动疗法联合干预也被多个研究进行了探索。干预措施包括传统物理治疗、运动训练、无支撑跑步机步行和部分体重支撑跑步机步行,以及耐力训练运动组合(Hirsch & Farley,2009;Shulman,2013;Tabak,2013)。

实践和研究的未来方向

如上所述,我们和其他研究团队都已证明,PD 患者的执行功能的下降对运动能力(步态、平衡和双重任务)产生负面影响。不幸的是,目前尚缺乏解决这些认知问题的治疗方案。尽管早期研究表明运动可以改善 PD 的执行功能,但仍需要进一步的研究。我们相信下一步的关键是通过随机对照试验验证运动干预是否能对 PD 患者的执行语言和运动功能产生积极影响。

在未来的发展方向上,我们实验一再表明,衰老和疾病带来的变化可能不是不可避免的,也不是不可改变的。我们有新的证据表明,通过有氧活动增加体能水平可以减轻大脑半球间抑制的损失(McGregor et al.,2012,2013)。我们预计,老年人的认知和运动能力都与大脑半球间的抑制水平有关,而这两者都将在我们的运动干预过程中得到改善,我们希望在 PD 参与者中进一步探讨这一概念。事实上,这种“健康”的老化过程与 PD 紧密相关,因为纹状体和皮层中主要的抑制性神经递质 γ-氨基丁酸(gamma-aminobutyric acid,GABA)受多巴胺的高度调节。此外,越来越多的证据表明,PD 与半球间抑制丧失有关(Spagnolo et al.,2013;Rothwell & Edwards,2013),我们认为这种情况可以通过运动改变(McGregor et al.,2012,2013)。我们相信,研究疾病、GABA 和体力活动之间关系的这一连续性研究将对理解疾病如何进展以及如何优化治疗至关重要。

最终讨论

总之,随着对运动和认知领域症状认识的逐渐加深,帕金森病越来越被认为是一种多方面的疾病。这就要求疾病的治疗要注重疾病表现的个体差异,特别是在疾病后期,因为症状表现在个体之间差异很大,应重点考虑到药物治疗仅暂时掩盖了某些 PD 症状。干细胞替代和基因疗法可能有望在疾病诊断后恢复多巴胺的分泌,但目前,确保 PD 健康结局的最佳策略是预防。目前，除了遗传倾向，生活方式的选择（如健康饮食、定期参加体育活动和规律睡眠）似乎是唯一可能有助于预防该疾病的方法。

（窦青瑜 译　杨茗 校）

参考文献

Aarsland, D., Ehrt, U., & Rektorova, I. (2011). Cognitive and psychiatric disturbances in Parkinson's disease. *Aging Health, 7*, 123–142. https://doi.org/10.2217/ahe.11.3

Alexander, G. E. (1990). Functional architecture of basal ganglia circuits: Neural substrated of parallel processing. *Trends in Neurosciences, 13*(7), 266–271. https://doi.org/10.1016/0166-2236(90)90107-L

Alexander, G. E., DeLong, M. R., & Strick, P. L. (1986). {P}arallel organization of functionally segregated circuits linking basal ganglia and cortex. *Annual Review of Neuroscience, 9*, 357–381.

Altgassen, M., Phillips, L., Kopp, U., & Kliegel, M. (2007). Role of working memory components in planning performance of individuals with Parkinson's disease. *Neuropsychologia, 45*(10), 2393–2397. https://doi.org/10.1016/j.neuropsychologia.2007.02.018

Altmann, L. J. P., Stegemöller, E., Hazamy, A. A., Wilson, J. P., Bowers, D., Okun, M. S., & Hass, C. J. (2016). Aerobic exercise improves mood, cognition, and language function in Parkinson's disease: Results of a controlled study. *Journal of the International Neuropsychological Society, 22*(9), 878–889. https://doi.org/10.1017/S135561771600076X

Amano, S., Nocera, J. R., Vallabhajosula, S., Juncos, J. L., Gregor, R. J., Waddell, D. E., … Hass, C. J. (2013). The effect of Tai Chi exercise on gait initiation and gait performance in persons with Parkinson's disease. *Parkinsonism and Related Disorders, 19*(11), 955–960. https://doi.org/10.1016/j.parkreldis.2013.06.007

Ashburn, A., Fazakarley, L., Ballinger, C., Pickering, R., McLellan, L. D., & Fitton, C. (2007). A randomized controlled trial of a home based exercise programme to reduce the risk of falling among people with Parkinson's disease. *Journal of Neurology, Neurosurgery, and Psychiatry, 78*(7), 678–684. https://doi.org/10.1136/jnnp.2006.099333

Barbosa, A. F., Chen, J., Freitag, F., Valente, D., Souza, C., de Oliveira Souza, C., … Chien, H. F. (2016). Gait, posture and cognition in Parkinson's disease. *Dementia & Neuropsychologia, 10*(4), 280–286. https://doi.org/10.1590/s1980-5764-2016dn1004005

Bastide, M. F., Meissner, W. G., Picconi, B., Fasano, S., Fernagut, P. O., Feyder, M., … Bézard, E. (2015). Pathophysiology of L-dopa-induced motor and non-motor complications in Parkinson's disease. *Progress in Neurobiology, 132*, 96–168. https://doi.org/10.1016/j.pneurobio.2015.07.002

Bernheimer, H., Birkmayer, W., Hornykiewicz, O., Jellinger, K., & Seitelberger, F. (1973). Brain dopamine and the syndromes of Parkinson. *Journal of the Neurological Sciences, 4*, 145–148.

Blasch, B. B., Wiener, W. R., & Welsh, R. L. (1997). *Foundations of orientation and mobility*. New York, NY: AFB Press.

Blomstedt, P., Hariz, G.-M., & Hariz, M. I. (2017). Pallidotomy versus pallidal stimulation. *Parkinsonism & Related Disorders, 12*(5), 296–301. https://doi.org/10.1016/j.parkreldis.2005.12.007

Braak, H., & Braak, E. (2000). Pathoanatomy of Parkinson's disease. *Journal of Neurology, 247*(S2), II3–II10. https://doi.org/10.1007/PL00007758

Braak, H., Ghebremedhin, E., Rüb, U., Bratzke, H., & Del Tredici, K. (2004). Stages in the development of Parkinson's disease-related pathology. *Cell and Tissue Research, 318*, 121–134. https://doi.org/10.1007/s00441-004-0956-9

Branch, S. Y., Sharma, R., & Beckstead, M. J. (2014). Aging decreases L-type calcium channel currents and pacemaker firing fidelity in substantia nigra dopamine neurons. *Journal of Neuroscience, 34*(28), 9310–9318. https://doi.org/10.1523/JNEUROSCI.4228-13.2014

Bronstein, A. M., Hood, J. D., Gresty, M. A., & Panagi, C. (1990). Visual control of balance in cerebellar and parkinsonian syndromes. *Brain, 113*(Pt 3(0006–8950 (Print)), 767–779. https://doi.org/10.1093/brain/113.3.767

Bronte-Stewart, H. M. (2002). Postural instability in idiopathic Parkinson's disease: The role of medication and unilateral pallidotomy. *Brain, 125*(9), 2100–2114. https://doi.org/10.1093/brain/awf207

Burbulla, L. F., Song, P., Mazzulli, J. R., Zampese, E., Wong, Y. C., Jeon, S., … Krainc, D. (2017). Dopamine oxidation mediates mitochondrial and lysosomal dysfunction in Parkinson's disease. *Science, 357*(6357), 1255–1261. https://doi.org/10.1126/science.aam9080

Carlsson, A. (1959). The occurrence, distribution and physiological role of catecholamines in the nervous system. *Pharmacological Reviews, 11*(2, Part 2), 490–493. Retrieved from http://pharmrev.aspetjournals.org/content/11/2/490.long%0A; http://www.ncbi.nlm.nih.gov/pubmed/13667431

Chahine, L. M., Uribe, L., Hogarth, P., McNames, J., Siderowf, A., Marek, K., & Jennings, D. (2017). Portable objective assessment of upper extremity motor function in Parkinson's disease. *Parkinsonism & Related Disorders, 43*, 61–66. https://doi.org/10.1016/j.parkreldis.2017.07.017

Choi, H.-J. (2016). Effects of therapeutic Tai chi on functional fitness and activities of daily living in patients with Parkinson disease. *Journal of Exercise Rehabilitation, 12*(5), 499–503. https://doi.org/10.12965/jer.1632654.327

Colcombe, S. J., Kramer, A. F., Erickson, K. I., Scalf, P., McAuley, E., Cohen, N. J., … Elavsky, S.

(2004). Cardiovascular fitness, cortical plasticity, and aging. *Proceedings of the National Academy of Sciences, 101*(9), 3316–3321. https://doi.org/10.1073/pnas.0400266101

Colcombe, S. J., Kramer, A. F., McAuley, E., Erickson, K. I., & Scalf, P. (2004). Neurocognitive aging and cardiovascular fitness: Recent findings and future directions. *Journal of Molecular Neuroscience: MN, 24*(1), 9–14. https://doi.org/10.1385/JMN:24:1:009

Corcos, D. M., Chen, C. M., Quinn, N. P., McAuley, J., & Rothwell, J. C. (1996). Strength in Parkinson's disease: Relationship to rate of force generation and clinical status. *Annals of Neurology, 39*(1), 79–88. https://doi.org/10.1002/ana.410390112

Cropley, V. L., Fujita, M., Innis, R. B., & Nathan, P. J. (2006). Molecular imaging of the dopaminergic system and its association with human cognitive function. *Biological Psychiatry, 59*, 898–907. https://doi.org/10.1016/j.biopsych.2006.03.004

David, F. J., Robichaud, J. A., Leurgans, S. E., Poon, C., Kohrt, W. M., Goldman, J. G., … Corcos, D. M. (2015). Exercise improves cognition in Parkinson's disease: The PRET-PD randomized, clinical trial. *Movement Disorders, 30*(12), 1657–1663. https://doi.org/10.1002/mds.26291

Debaere, F., Wenderoth, N., Sunaert, S., Van Hecke, P., & Swinnen, S. P. (2003). Internal vs external generation of movements: Differential neural pathways involved in bimanual coordination performed in the presence or absence of augmented visual feedback. *NeuroImage, 19*(3), 764–776. https://doi.org/10.1016/S1053-8119(03)00148-4

Del Olmo, M. F., & Cudeiro, J. (2005). Temporal variability of gait in Parkinson disease: Effects of a rehabilitation programme based on rhythmic sound cues. *Parkinsonism and Related Disorders, 11*(1), 25–33. https://doi.org/10.1016/j.parkreldis.2004.09.002

Dickson, D. W., Braak, H., Duda, J. E., Duyckaerts, C., Gasser, T., Halliday, G. M., … Litvan, I. (2009). Neuropathological assessment of Parkinson's disease: Refining the diagnostic criteria. *The Lancet Neurology., 8*, 1150–1157. https://doi.org/10.1016/S1474-4422(09)70238-8

Duchesne, C., Lungu, O., Nadeau, A., Robillard, M. E., Boré, A., Bobeuf, F., … Doyon, J. (2015). Enhancing both motor and cognitive functioning in Parkinson's disease: Aerobic exercise as a rehabilitative intervention. *Brain and Cognition, 99*, 68–77. https://doi.org/10.1016/j.bandc.2015.07.005

Ellis, T., De Goede, C. J., Feldman, R. G., Wolters, E. C., Kwakkel, G., & Wagenaar, R. C. (2005). Efficacy of a physical therapy program in patients with Parkinson's disease: A randomized controlled trial. *Archives of Physical Medicine and Rehabilitation, 86*(4), 626–632. https://doi.org/10.1016/j.apmr.2004.08.008

Erickson, K. I., Prakash, R. S., Voss, M. W., Chaddock, L., Hu, L., Morris, K. S., … Kramer, A. F. (2009). Aerobic fitness is associated with hippocampal volume in elderly humans. *Hippocampus, 19*(10), 1030–1039. https://doi.org/10.1002/hipo.20547

Fasano, A., Canning, C. G., Hausdorff, J. M., Lord, S., & Rochester, L. (2017). Falls in Parkinson's disease: A complex and evolving picture. *Movement Disorders, 32*(11), 1524–1536. https://doi.org/10.1002/mds.27195

Gray, P., & Hildebrand, K. (2000). Fall risk factors in Parkinson's disease. *Journal of Neuroscience Nursing, 32*(4), 222–228.

Haavik, J., & Toska, K. (1998). Tyrosine hydroxylase and Parkinson's disease. *Molecular Neurobiology, 16*(3), 285–309. https://doi.org/10.1007/BF02741387

Hackney, M. E., & Earhart, G. M. (2008). Tai Chi improves balance and mobility in people with Parkinson disease. *Gait & Posture, 28*(3), 456–460. https://doi.org/10.1016/j.gaitpost.2008.02.005

Hackney, M. E., Lee, H. L., Battisto, J., Crosson, B., & McGregor, K. M. (2015). Context-dependent neural activation: Internally and externally guided rhythmic lower limb movement in individuals with and without neurodegenerative disease. *Frontiers in Neurology, 6*, 251. https://doi.org/10.3389/fneur.2015.00251

Hass, C. J., Waddell, D. E., Fleming, R. P., Juncos, J. L., & Gregor, R. J. (2017). Gait initiation and dynamic balance control in Parkinson's disease. *Archives of Physical Medicine and Rehabilitation, 86*(11), 2172–2176. https://doi.org/10.1016/j.apmr.2005.05.013

Hayes, S. M., Salat, D. H., Forman, D. E., Sperling, R. A., & Verfaellie, M. (2015). Cardiorespiratory fitness is associated with white matter integrity in aging. *Annals of Clinical and Translational Neurology, 2*(6), 688–698. https://doi.org/10.1002/acn3.204

Hirsch, M. A., & Farley, B. G. (2009). Exercise and neuroplasticity in persons living with Parkinson's disease. *European Journal of Physical and Rehabilitation Medicine, 45*(2), 215–229.

Horak, F. B. (2017). Clinical assessment of balance disorders. *Gait & Posture, 6*(1), 76–84. https://doi.org/10.1016/S0966-6362(97)00018-0

Horak, F. B., & Mancini, M. (2013). Objective biomarkers of balance and gait for Parkinson's disease using body-worn sensors. *Movement Disorders, 28*, 1544–1551. https://doi.org/10.1002/mds.25684

Horak, F. B., Nutt, J. G., & Nashner, L. M. (1992). {P}ostural inflexibility in parkinsonian subjects. *Journal of the Neurological Sciences, 111*(1), 46–58.

Inkster, L. M., & Eng, J. J. (2004). Postural control during a sit-to-stand task in individuals with mild Parkinson's disease. *Experimental Brain Research, 154*(1), 33–38. https://doi.org/10.1007/s00221-003-1629-8

Inkster, L. M., Eng, J. J., MacIntyre, D. L., & Stoessl, A. J. (2003). Leg muscle strength is reduced in Parkinson's disease and relates to the ability to rise from a chair. *Movement Disorders, 18*, 157–162. https://doi.org/10.1002/mds.10299

Jackson, S. R., Jackson, G. M., Harrison, J., Henderson, L., & Kennard, C. (1995). The internal control of action and Parkinsons-disease – A kinematic analysis of visually-guided and memory-guided prehension movements. *Experimental Brain Research, 105*(1), 147–162.

Johnson, N. F., Kim, C., Clasey, J. L., Bailey, A., & Gold, B. T. (2012). Cardiorespiratory fitness is positively correlated with cerebral white matter integrity in healthy seniors. *NeuroImage, 59*(2), 1514–1523. https://doi.org/10.1016/j.neuroimage.2011.08.032

Kalron, A., & Zeilig, G. (2015). Efficacy of exercise intervention programs on cognition in people suffering from multiple sclerosis, stroke and Parkinson's disease: A systematic review and meta-analysis of current evidence. *NeuroRehabilitation, 37*, 273–289. https://doi.org/10.3233/NRE-151260

Kemper, S., Herman, R. E., & Lian, C. H. T. (2003). The costs of doing two things at once for young and older adults: Talking while walking, finger tapping, and ignoring speech of noise. *Psychology and Aging, 18*(2), 181–192. https://doi.org/10.1037/0882-7974.18.2.181

Kim, H.-S., Cheon, S.-M., Seo, J.-W., Ryu, H.-J., Park, K.-W., & Kim, J. W. (2013). Nonmotor symptoms more closely related to Parkinson's disease: Comparison with normal elderly. *Journal of the Neurological Sciences, 324*(1–2), 70–73. https://doi.org/10.1016/j.jns.2012.10.004

Kluding, P., & McGinnis, P. Q. (2006). Multidimensional exercise for people with Parkinson's disease: A case report. *Physiotherapy Theory and Practice, 22*(3), 153–162. https://doi.org/10.1080/09593980600724261

Kramer, A. F., Colcombe, S. J., McAuley, E., Scalf, P. E., & Erickson, K. I. (2005). Fitness, aging and neurocognitive function. *Neurobiology of Aging, 26*, 124–127. https://doi.org/10.1016/j.neurobiolaging.2005.09.009

Kramer, A. F., & Erickson, K. I. (2007). Capitalizing on cortical plasticity: Influence of physical activity on cognition and brain function. *Trends in Cognitive Sciences, 11*, 342–348. https://doi.org/10.1016/j.tics.2007.06.009

Kramer, A. F., Hahn, S., Cohen, N. J., Banich, M. T., McAuley, E., Harrison, C. R., … Colcombe, A. (1999). Ageing, fitness and neurocognitive function [7]. *Nature, 400*, 418–419. https://doi.org/10.1038/22682

Lanciego, J. L., Luquin, N., & Obeso, J. A. (2012). Functional neuroanatomy of the basal ganglia. *Cold Spring Harbor Perspectives in Medicine, 2*(12). https://doi.org/10.1101/cshperspect.a009621

Lauzé, M., Daneault, J.-F., & Duval, C. (2016). The effects of physical activity in Parkinson's disease: A Review. *Journal of Parkinson's Disease, 6*(4), 685–698. https://doi.org/10.3233/JPD-160790

Lee, J. K., Tran, T., & Tansey, M. G. (2009). Neuroinflammation in Parkinson's disease. *Journal of Neuroimmune Pharmacology, 4*, 419–429. https://doi.org/10.1007/s11481-009-9176-0

Magrinelli, F., Picelli, A., Tocco, P., Federico, A., Roncari, L., Smania, N., … Tamburin, S. (2016). Pathophysiology of motor dysfunction in Parkinson's disease as the rationale for drug treatment and rehabilitation. *Parkinson's Disease, 2016*, 1–8. https://doi.org/10.1155/2016/9832839

Maidan, I., Rosenberg-Katz, K., Jacob, Y., Giladi, N., Deutsch, J. E., Hausdorff, J. M., & Mirelman, A. (2016). Altered brain activation in complex walking conditions in patients with Parkinson's disease. *Parkinsonism & Related Disorders, 25*, 91–96. https://doi.org/10.1016/j.parkreldis.2016.01.025

Marsden, C. D. (1984). Which motor disorder in Parkinson's disease indicates the true motor function of the basal ganglia? In *Ciba foundation symposium 107 – Functions of the basal ganglia* (pp. 225–241).

Wiley. https://doi.org/10.1002/9780470720882.ch12

McGeer, P. L., McGeer, E. G., & Suzuki, J. S. (1977). Aging and extrapyramidal function. *Archives of Neurology, 34*(1), 33–35. https://doi.org/10.1001/archneur.1977.00500130053010

McGregor, K. M., Heilman, K. M., Nocera, J. R., Patten, C., Manini, T. M., Crosson, B., & Butler, A. J. (2012). Aging, aerobic activity and interhemispheric communication. *Brain Sciences, 2*(4), 634–648

Middleton, F. A., & Strick, P. L. (2000). Basal ganglia and cerebellar loops: Motor and cognitive circuits. In *Brain research reviews* (Vol. 31, pp. 236–250). https://doi.org/10.1016/S0165-0173(99)00040-5

Nallegowda, M., Singh, U., Handa, G., Khanna, M., Wadhwa, S., Yadav, S. L., … Behari, M. (2004). Role of sensory input and muscle strength in maintenance of balance, gait, and posture in Parkinson's disease: A pilot study. *American Journal of Physical Medicine & Rehabilitation/Association of Academic Physiatrists, 83*(12), 898–908. https://doi.org/10.1097/01.PHM.0000146505.18244.43

National Institute of Neurological Disorders and Stroke. (2017, December 6). *Parkinson's disease information page.* Retrieved from https://www.ninds.nih.gov/Disorders/All-Disorders/Parkinsons-Disease-Information-Page

Nocera, J. R., McGregor, K. M., Hass, C. J., & Crosson, B. (2015). Spin exercise improves semantic fluency in previously sedentary older adults. *Journal of Aging and Physical Activity, 23*(1), 90–94. https://doi.org/10.1123/japa.2013-0107

Nocera, J. R., Stegemöller, E. L., Malaty, I. A., Okun, M. S., Marsiske, M., & Hass, C. J. (2013). Using the timed up & go test in a clinical setting to predict falling in Parkinson's disease. *Archives of Physical Medicine and Rehabilitation, 94*(7), 1300–1305. https://doi.org/10.1016/j.apmr.2013.02.020

Olanow, C. W. (1992). An introduction to the free radical hypothesis in Parkinson's disease. *Annals of Neurology, 32*(1 S), S2–S9. https://doi.org/10.1002/ana.410320703

O'Shea, S., Morris, M. E., & Iansek, R. (2002). Dual task interference during gait in people with Parkinson disease: Effects of motor versus cognitive secondary tasks. *Physical Therapy, 82*(9), 888–897. https://doi.org/10.1093/ptj/82.9.888

O'Sullivan, S. S., Williams, D. R., Gallagher, D. A., Massey, L. A., Silveira-Moriyama, L., & Lees, A. J. (2008). Nonmotor symptoms as presenting complaints in Parkinson's disease: A clinicopathological study. *Movement Disorders, 23*(1), 101–106. https://doi.org/10.1002/mds.21813

Parker, K. L., Lamichhane, D., Caetano, M. S., & Narayanan, N. S. (2013). Executive dysfunction in Parkinson's disease and timing deficits. *Frontiers in Integrative Neuroscience, 7.* https://doi.org/10.3389/fnint.2013.00075

Perier, C., & Vila, M. (2012). Mitochondrial biology and Parkinson's disease. *Cold Spring Harbor Perspectives in Medicine, 2*(2). https://doi.org/10.1101/cshperspect.a009332

Peterson, D. S., Fling, B. W., Mancini, M., Cohen, R. G.,

Nutt, J. G., & Horak, F. B. (2015). Dual-task interference and brain structural connectivity in people with Parkinson's disease who freeze. *Journal of Neurology, Neurosurgery & Psychiatry, 86*(7), 786–792. https://doi.org/10.1136/jnnp-2014-308840

Plotnik, M., Giladi, N., Dagan, Y., & Hausdorff, J. M. (2011). Postural instability and fall risk in Parkinson's disease: Impaired dual tasking, pacing, and bilateral coordination of gait during the "on" medication state. *Experimental Brain Research, 210*, 529–538. https://doi.org/10.1007/s00221-011-2551-0

Prakash, R. S., Snook, E. M., Erickson, K. I., Colcombe, S. J., Voss, M. W., Motl, R. W., & Kramer, A. F. (2007). Cardiorespiratory fitness: A predictor of cortical plasticity in multiple sclerosis. *NeuroImage, 34*(3), 1238–1244. https://doi.org/10.1016/j.neuroimage.2006.10.003

Prakash, R. S., Voss, M. W., Erickson, K. I., & Kramer, A. F. (2015). Physical activity and cognitive vitality. *Annual Review of Psychology, 66*(1), 769–797. https://doi.org/10.1146/annurev-psych-010814-015249

Puente, A. N., Cohen, M. L., Aita, S., & Brandt, J. (2016). Behavioral ratings of executive functioning explain instrumental activities of daily living beyond test scores in Parkinsons disease. *The Clinical Neuropsychologist, 30*(1), 95–106. https://doi.org/10.1080/13854046.2015.1133847

Reichert, W. H., Doolittle, J., & McDowell, F. H. (1982). Vestibular dysfunction in Parkinson disease. *Neurology, 32*(10), 1133 LP–1131133.

Reuter, I., Engelhardt, M., Stecker, K., & Baas, H. (1999). Therapeutic value of exercise training in Parkinson's disease. *Medicine and Science in Sports and Exercise, 31*(11), 1544–1549. https://doi.org/10.1097/00005768-199911000-00008

Rothwell, J. C., Edwards, M. (2013). Parkinson's Disease. In Lozano & Hallett (Eds.), *Brain Stimulation* (pp. 535–542). Amsterdam, Netherlands: Elsevier Press.

Rudzinska, M., Bukowczan, S., Stozek, J., Zajdel, K., Mirek, E., Chwala, W., … Szczudlik, A. (2013). Causes and consequences of falls in Parkinson disease patients in a prospective study. *Neurologia i Neurochirurgia Polska, 47*(5), 423–430. https://doi.org/10.5114/ninp.2013.38222

Samii, A., Nutt, J. G., & Ransom, B. R. (2004). Parkinson's disease. *Lancet, 363*, 1783–1793. https://doi.org/10.1016/S0140-6736(04)16305-8

Scandalis, T. A., Bosak, A., Berliner, J. C., Helman, L. L., & Wells, M. R. (2001). Resistance training and gait function in patients with Parkinson's disease. *American Journal of Physical Medicine & Rehabilitation, 80*(1), 38–43. https://doi.org/10.1097/00002060-200101000-00011

Shen, X., Wong-Yu, I. S. K., & Mak, M. K. Y. (2016). Effects of exercise on falls, balance, and gait ability in Parkinson's disease. *Neurorehabilitation and Neural Repair, 30*(6), 512–527. https://doi.org/10.1177/1545968315613447

Shulman, L. M., Katzel, L. I., Ivey, F. M., Sorkin, J. D., Favors, K., Anderson, K. E., … Macko, R. F. (2013). Randomized clinical trial of 3 types of physical exercise for patients with parkinson disease. *JAMA Neurology, 70*(2), 183–190. https://doi.org/10.1001/jamaneurol.2013.646

Subramaniam, S. R., & Chesselet, M.-F. (2013). Mitochondrial dysfunction and oxidative stress in Parkinson's disease. *Progress in Neurobiology, 106–107*, 17–32. https://doi.org/10.1016/j.pneurobio.2013.04.004

Spagnolo, F., Coppi, E., Chieffo, R., Straffi, L., Fichera, M., Nuara, A., … & Leocani, L. (2013). Interhemispheric balance in Parkinson's disease: A transcranial magnetic stimulation study. *Brain Stimulation, 6*(6), 892–897.

Tabak, R., Aquije, G., & Fisher, B. E. (2013). Aerobic exercise to improve executive function in Parkinson disease: A case series. *Journal of Neurologic Physical Therapy: JNPT, 37*(2), 58–64. https://doi.org/10.1097/NPT.0b013e31829219bc

Thomas, D. M., Francescutti-Verbeem, D. M., & Kuhn, D. M. (2006). Gene expression profile of activated microglia under conditions associated with dopamine neuronal damage. *FASEB Journal: Official Publication of the Federation of American Societies for Experimental Biology, 20*(3), 515–517. https://doi.org/10.1096/fj.05-4873fje

Toole, T., Hirsch, M. a., Forkink, A., Lehman, D. a., & Maitland, C. G. (2000). The effects of a balance and strength training program on equilibrium in Parkinsonism: A preliminary study. *NeuroRehabilitation, 14*, 165–174.

Uc, E. Y., Doerschug, K. C., Magnotta, V., Dawson, J. D., Thomsen, T. R., Kline, J. N., … Darling, W. G. (2014). Phase I/II randomized trial of aerobic exercise in Parkinson disease in a community setting. *Neurology, 83*(5), 413–425. https://doi.org/10.1212/WNL.0000000000000644

Uekermann, J., Daum, I., Peters, S., Wiebel, B., Przuntek, H., & Müller, T. (2003). Depressed mood and executive dysfunction in early Parkinson's disease. *Acta Neurologica Scandinavica, 107*(5), 341–348. https://doi.org/10.1034/j.1600-0404.2003.02155.x

Voss, M. W., Nagamatsu, L. S., Liu-Ambrose, T., & Kramer, A. F. (2011). Exercise, brain, and cognition across the life span. *Journal of Applied Physiology, 111*(5), 1505–1513. https://doi.org/10.1152/japplphysiol.00210.2011

Voss, M. W., Vivar, C., Kramer, A. F., & van Praag, H. (2013). Bridging animal and human models of exercise-induced brain plasticity. *Trends in Cognitive Sciences, 17*, 525–544. https://doi.org/10.1016/j.tics.2013.08.001

Ward, R. J., Zucca, F. A., Duyn, J. H., Crichton, R. R., & Zecca, L. (2014). The role of iron in brain ageing and neurodegenerative disorders. *The Lancet Neurology, 13*, 1045–1060. https://doi.org/10.1016/S1474-4422(14)70117-6

Wiesendanger, M., & Serrien, D. J. (2001). Neurological problems affecting hand dexterity. *Brain Research Reviews, 36*, 161–168. https://doi.org/10.1016/S0165-0173(01)00091-1

Yogev, G., Giladi, N., Peretz, C., Springer, S., Simon, E. S., & Hausdorff, J. M. (2005). Dual tasking, gait rhythmicity, and Parkinson's disease: Which aspects of gait are attention demanding? *European Journal of Neuroscience, 22*(5), 1248–1256. https://doi.

org/10.1111/j.1460-9568.2005.04298.x

Zhu, Y., Zhang, J., & Zeng, Y. (2012). Overview of tyrosine hydroxylase in Parkinson's disease. *CNS & Neurological Disorders – Drug Targets, 11*, 350–358. https://doi.org/10.2174/187152712800792901

Zlatar, Z. Z., McGregor, K. M., Towler, S., Nocera, J. R., Dzierzewski, J. M., & Crosson, B. (2015). Self-reported physical activity and objective aerobic fitness: Differential associations with gray matter density in healthy aging. *Frontiers in Aging Neuroscience, 7*, 5. https://doi.org/10.3389/fnagi.2015.00005

第9章　心血管系统的老化

Michael D.Nelson，T.Jake Samuel，Benjamin E.Young，
Ryan Rosenberry，and Paul J.Fadel

概述

　　衰老会导致心脏、自主神经、血管结构和功能发生显著改变，这些改变会增加心血管疾病发病和死亡的风险（Lakatta，2003；Lakatta & Levy，2003a，2003b；Shih，Lee，Lee，& Boyle，2011）。衰老导致的心血管生理、分子和细胞机制的改变是心血管老化的基础，本章主要强调年龄对心脏、自主神经和血管功能以及对运动适应性的影响及其机制。事实上，50~60岁的中年人就已经开始出现与年龄相关的适应不良。我们将讨论与年龄相关的左心室重构，常表现为心脏萎缩和弥漫性纤维化，并探讨这些结构改变如何导致与年龄相关的舒张功能障碍、电传导异常和收缩功能障碍。本章还将探讨在休息状态下、运动锻炼时和模拟的日常活动中的自主神经系统包括副交感神经和交感神经的年龄相关变化。最后，我们将探讨与年龄相关的血管重构和血管功能及血流调节的变化。通过检查自主神经系统和骨骼肌血管系统在运动过程中的相互作用方式，以及年龄对这种重要的相互作用的影响，有助于整合关键概念。我们通过描述运动训练如何减弱与年龄相关的心血管改变，从而降低心血管疾病发病率和死亡率的风险来总结这些小节。在本章节中，运动训练被定义为有氧运动，不包括其他的运动训练（如阻力训练）或康复。

老化的心脏

　　在年轻健康的心脏中，心肌去极化沿着左、右心房向房室结扩散，沿着希氏束和浦肯野纤维束向下传导至左右心室。电传导的高度协调性使左、右心房先收缩，随之左、右心室开始。这种收缩产生动力推动血液向前流动，从一个腔室到下一个腔室，从左心室灌注到身体的其他各器官。心脏收缩后，心室舒张，血液重新充盈。考虑到年轻健康心脏的高度顺应性及其弹性特性，这一过程类似于"弹簧或网球"。就像一个压缩的网球反冲回到原来的体积，年轻健康的心脏能够将收缩期产生的势能转换为舒张期的动能（心动周期的充盈期），这一动能可使心室充盈80%的血液。年轻健康的心脏顺应性很高，舒张功能良好。心房收缩将最后20%的血液推入心室，为心脏排血和下一个心脏周期做好准备。

　　老化与几个重要的细胞和分子机制有关，这些机制可导致心脏结构的顺应性下降，最终损害正常的心脏功能。最值得注意的是，老化与心脏萎缩和心肌纤维化增加有关。这些结构的改变导致与年龄相关的舒张功能障碍、电传导异常和收缩功能障碍。接下来的部分将总结随着年龄增长心脏中细胞和分子的变化，以及运动训练对减轻年龄相关的心脏结构功能改变的作用。

年龄相关的细胞和分子变化

老龄化与神经体液的进行性功能障碍有关,包括血管紧张素 II 的上调,雷帕霉素(target of rapamycin, TOR)的靶点增多,胰岛素样生长因子 I 的减少,抗纤维化 C-型利钠肽逐步下降,所有这些变化都会导致心肌细胞凋亡、坏死、自噬细胞凋亡机制紊乱,最终导致心肌细胞数量的减少(Basso et al., 2007; Benigni et al., 2009; Li, Ceylan-Isik, Li, & Ren, 2008; Luong et al., 2006; Sangaralingham et al., 2011; Vasan et al, 2003)。尽管心肌细胞数量明显下降,但左心室质量通常不变,尤其是老年女性(Hees, Fleg, Lakatta, & Shapiro, 2002; Kitzman, Scholz, Hagen, Ilstrup, & Edwards, 1988)。由于剩余心肌细胞的肥大和细胞外基质和纤维化的显著增加,左心室质量不发生变化(图 9.1)(Boyle et al., 2011; Donekal et al., 2014; Lakatta & Levy, 2003a; Lakatta, Mitchell, Pomerance, & Rowe, 1987)。这些表型改变与年龄相关的舒张功能障碍、电传导异常和收缩功能受损有关。因为舒张充盈的程度主要依赖于心室的顺应性,因此心肌硬度的增加对舒张功能有严重的影响。目前比较明确的是衰老会影响在舒张早期和晚期进入左心室的血液比例(Benjamin et al., 1992; Lakatta et al., 1987; Lakatta & Levy, 2003a; Schulman et al., 1992),它一个可以预测心力衰竭发展和全因死亡率的有效指标。此外,在运动时,心输出量逐渐增加,左心室顺应性逐渐下降,可能导致舒张末期充盈压力显著升高(Fujimoto et al., 2010)。增加的左心室舒张末期充盈压力

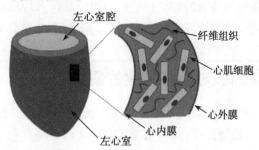

年轻人的左心室　左心室腔　纤维组织　心肌细胞　心外膜　心内膜　左心室

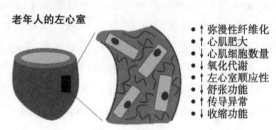

老年人的左心室
- ↑弥漫性纤维化
- ↑心肌肥大
- ↓心肌细胞数量
- ↓氧化代谢
- ↑左心室顺应性
- ↓舒张功能
- ↑传导异常
- ↓收缩功能

图 9.1　图示随着年龄的增长,左心室结构和功能在分子层面和器官层面的变化

会传导到左心房和肺静脉,在极端情况下,可能会导致用力时出现肺水肿和呼吸困难(如保留射血分数的心力衰竭,这是一种老年疾病)。

除心肌舒张顺应性下降外,老年人左心室主动舒张功能受损,也会导致左心室充盈模式的改变。早期主动舒张功能下降最直接的证据来自多普勒超声数据,主要检查早期舒张速度和二尖瓣充盈速度(Carrick-Ranson et al., 2012)。虽然确切的机制尚不完全清楚,但氧化代谢的变化至少可以解释部分功能损伤。事实上,主动舒张主要依赖于心肌细胞快速而有效的钙释放,这个过程需要消耗大量的能量(Hunter, 2000)。新出现的证据表明,老化的心肌细胞氧化能力降低,更多地利用厌氧代谢途径来提供能量(Fares & Howlett, 2010)。然而,要确定这种纤维型移位在心室主动舒张中的确切作用,还需要做更多的研究工作。

衰老还与许多电传导异常有关,可以导致房颤发病率的增加。基于大样本人群的弗雷明汉研究的结果表明,在 38 年的随访中,约 12% 的人出现了房颤(Benjamin et al., 1994)。有学者推测,随着年龄的增长,对心房收缩后期的依赖会导致左心房的增大(称为不利的离心重构),这可能会引发心房纤颤(Van de Veire et al., 2006)。然而,这一领域还需要更多的研究,因为现有的数据有限,无法将年龄(与明显的心脏病无关)与左房面积的明显增大联系起来。主

动脉瓣和二尖瓣的钙化,以及年龄相关性的左心室纤维化,也可能破坏心房和心室的电活动以及电位的传导(Deedwania & Lardizabal,2010;Psaty et al.,1997;Tresch,2001)。因为许多心律失常可能是致命的,会导致血栓栓塞(在房颤的情况下)和心脏周期的不协调,避免电传导异常是必需的,这可能进一步损害收缩和舒张功能。

越来越多的证据也表明,衰老会损害心脏收缩功能,尤其是在运动期间(Ferrara et al.,2014;Lakatta et al.,1987;Rengo et al.,2012)。事实上,一个 85 岁的人的收缩期末容积储备(运动收缩期末容积减去静息收缩期末容积,再除以静息收缩期末容积)比一个健康的 20 岁的人低约 80%(Lakatta et al.,1987)。此外,老年人常在剧烈运动时出现射血分数下降(Lakatta et al.,1987)。导致老年人收缩功能受损的潜在机制仍有待阐明,但可能与已经描述的许多因素有关(Chia et al.,2014;Jones & Killian,2000)。事实上,与衰老相关的心肌细胞凋亡/坏死、细胞外基质的相关扩展和心肌纤维化,以及氧化代谢和电导异常的变化,都可能会损害收缩功能,特别是当机体在应激状态下(例如,在日常生活活动期间)。

运动训练对心脏老化的影响

慢性运动训练常被提倡用于预防和/或减少上述与衰老相关改变。事实上,有氧运动刺激了许多机制途径,改善心脏功能,从而提高年轻人心脏的适应性(Vega,Konhilas,Kelly,and Leinwand,2017)。然而,对于运动康复是否真的能逆转或减缓与衰老有关的心功能障碍,我们所知甚少。到目前为止,在这一领域的大部分研究都是在得克萨斯州达拉斯市的运动与环境医学研究所完成的。这些研究主要关注左心室舒张末期压力-容积关系(如舒张期顺应性),为运动训练在衰老心脏中的作用提供了宝贵的见解。

在他们的研究中指出,与那些久坐不动的年轻人相比较,那些参加了终身高强度运动训练的专业运动员的左心室有更好的顺应性(图 9.2)(Arbab-Zadeh et al.,2004)。鉴于此研究

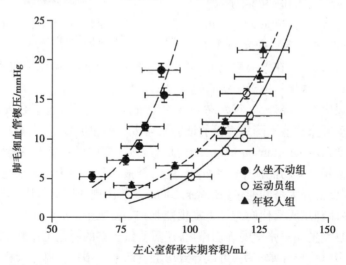

图 9.2　数据来源于 2004 年 Arbab-Zadeh 等的研究,研究了 12 名久坐的老年人、12 名运动员和 14 名年轻久坐的对照组的舒张末期压力-容积关系。每个数据点都来自一系列的容积测量操作,包括 2 次下肢负压(以减少预负荷和 EDV),2 次基线测量,以及 2 次盐水灌注(以增加预负荷和 EDV)。与其他两组相比,久坐的老年人的左心室更加僵硬,心室顺应性降低。EDV,舒张末期容积

结果,研究者提出了一个问题:如果在生命晚期开始进行运动康复,能否减少或逆转与衰老有关的心脏损伤。为了解决这个问题,Levine 等对 9 名老年志愿者(71±3 岁)进行了为期一年的训练(每周 3 次,每周约 200 分钟,运动强度约维持在最大耐受心率的 75% ~ 85%)。尽管训练项目很严格,但老年人的左心室顺应性保持不变,明显低于运动员和年轻久坐的对照组(Fujimoto et al.,2010)。这些研究表明,要么是运动训练的时间和强度不够,要么是他们调查的人群年龄太大,左心室已经重构。类似的结果也在射血分数保留的心力衰竭患者中发现,这些患者主要是老年人(>65 岁)(Fujimoto et al.,2012)。事实上,这一人群的慢性运动训练对心脏结构和功能,尤其是舒张功能的影响微乎其微(Tucker et al.,2016)。

　　为了克服上述研究的不足,Levine 研究团队最近在一个中年人群(年龄 53±5 岁)中完成了一个为期两年的运动训练项目。这项研究的结果是积极的,相对于对照组,运动训练组左心室顺应性明显改善(图 9.3)(Howden et al.,2018)。此外,本研究还表明,运动训练在保持肺毛细血管楔压的同时,可以增加舒张末期容积,提示在相同的充盈压力下,左心室收缩力增加可增加心搏出量。然而,有关减弱心脏衰老反应的机制尚未完全阐明,这应该是未来工作的重点。例如,随着成像技术改进和更新(如 MRI 衍生的 T1 相图和组织标记),可以通过影像学来量化心肌纤维化、细胞外体积分数和主动舒张功能。这类检测手段的应用可能会带来新的解释。

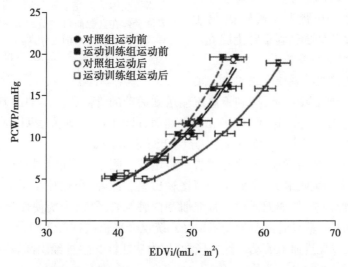

图 9.3　两组中年群体舒张末期压力-容积关系数据(Howden et al.,2018)。运动训练组进行了 2 年的高强度运动训练,对照组定期练习瑜伽。呈现的是每一组运动前后的数据。运动训练组的右移和斜坡变平表明左心室顺应性明显改善。EDVi,舒张末期容积指数;PCWP,肺毛细血管楔压力

衰老和自主神经系统

　　自主神经系统在休息和运动时对心血管有重要调节作用。自主神经系统包括交感神经系统和副交感神经系统。这两个自主神经系统在休息时都是激活状态,副交感神经系统(迷走神经)主要用于心率(heart rate,HR)控制,而交感神经系统活动(sympathetic nervous system activity,SNA)主要用于血管调节。副交感神经系统活动(parasympathetic nervous system activity,PSNA)通过释放乙酰胆碱与心脏上的毒蕈碱受体结合来抑制心率。交感神经系统支配心脏和周围的脉管系统。交感神经系统兴奋释放去甲肾上腺素作用于血管平滑肌的 α_1 和 α_2 肾上腺素能受体从而使血管收缩。此外,α_2 肾上腺素能受体也分布于突触前神经终端,可以对去甲肾上腺素的释放进行负反馈调节(Brock,Cunnane,Starke,& Wardell,1990)。交感神经末梢还会释放许多其他可以导致血管收缩的神经递质。其中释放最丰富的两种神经递质是腺苷三磷酸(adenosine triphosphate,ATP)和神经肽 Y[(neuropeptide Y,NPY);图 9.4]。ATP 与 P2X 受体结合,NPY 与 Y1 受体结合。ATP 和 NPY 均可促进血管平滑肌收缩,这已在其他地方进行了详细的介绍(Brock et al., 1990;Brock & Cunnane,1990;Holwerda,Restaino,& Fadel,2015)。交感介导的血管收缩对静息血管张力和静息血压(blood pressure,BP)的维持有重要作用。交感神经系统也可以直接作用于心脏,通过释放去甲肾上腺素与 β_1 肾上腺素能受体结合,以及通过刺激肾上腺髓质释放肾上腺素来增加心率。

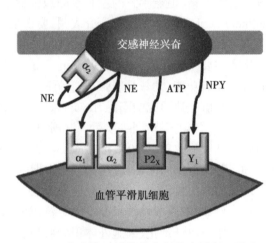

图 9.4 交感神经系统兴奋释放去甲肾上腺素作用于外周血管的血管平滑肌的 α_1 和 α_2 肾上腺素能受体从而使血管收缩。此外,α_2 肾上腺素能受体在突触前可以负调节去甲肾上腺素的释放。交感神经末梢也分别释放 ATP 和神经肽 NPY,分别与突触后 P2X 受体和 Y1 受体结合,从而引起血管收缩

运动时,副交感神经系统会被抑制。心率的增加有助于增加心输出量,有利于血流输送到活动的骨骼肌。早期的研究表明,副交感神经系统的抑制有助于心率达到 100 次/min。然而,最近的一些研究表明,副交感神经系统参与心率的控制,可使心率最高达到 180 次/分(White & Raven,2014)。另一方面,交感神经系统随着运动强度的增加而增加,导致心率进一步增快。除了心率的增加外,交感神经系统直接作用于心脏增加心脏收缩力,从而增加每搏输出量。此外,交感神经系统兴奋还可以导致外周血管床的血管收缩,例如无活动的骨骼肌和内脏脉管系统,主要使血流重新分配至运动的骨骼肌。矛盾的是,活动骨骼肌的交感神经系统也会兴奋,然而,活动骨骼肌中交感介导的血管收缩会减弱,以促进血液流动。这一概念,称为功能性交感神经阻滞,将在本章后面的章节中详细描述。

老化与自主神经系统的改变有关。静息状态下,老化与迷走神经张力降低和交感神经活性升高有关(图 9.5)(Abhishekh et al.,2013;Briant et al.,2016;Vianna et al.,2012)。在运动过程中,副交感神经系统仍然根据运动强度被抑制,但在老年人中抑制的程度低于年轻对照组(Taylor,Hayano,& Seals,1995)。另一方面,老年人在运动过程中交感神经反应的变化不太明显。事实上,在年轻人和老年人的运动中显示出类似的肌肉交感神经活动记录(Greaney,Schwartz,Edwards,Fadel,& Farquhar,2013;Ng,Callister,Johnson,& Seals,1994a)。相比之下,老年人在动态锻炼时静脉去甲肾上腺素的浓度比年轻人更高(Taylor,Hand,Johnson,& Seals,1992)。老年人静脉去甲肾上腺素浓度增高的机制尚不完全清楚。还有一些研究表明,去甲肾上腺素释放到血液中的情况是一样的,只是与年轻人相比,老年人血浆清除去甲肾上腺素的能力明显下降(Mazzeo,Rajkumar,Jennings,& Esler,1997)。这

些数据表明,虽然衰老本身与运动过程中交感神经释放递质的增加无关,但神经递质动力学的变化可能因年龄而异。

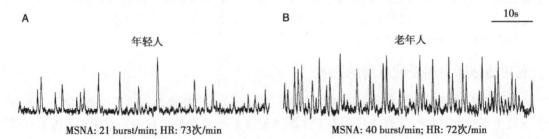

图 9.5　年轻(A)和老年(B)男性受试者的肌肉交感神经活动(muscle sympathetic nerve activity,MSNA)的原始记录,提示静息状态下 MSNA 随着年龄的增长而增加。HR,心率

有几个神经心血管反射机制,负责运动的自主神经调节(如迷走神经的抑制,交感神经的兴奋,图 9.6)。主要反馈机制包括动脉压力反射(arterial baroreflex,ABR)、心肺压力反射(cardiopulmonary baroreflex,CPBR)和运动压迫反射(exercise pressor reflex,EPR)。每个反射都有一个传入(上升)和传出(下降)感受器。传入感受器由神经元组成,神经元从各自的传感器向脑干延髓的心血管控制中枢发送信息。每个反射的传出神经是副交感神经和交感神

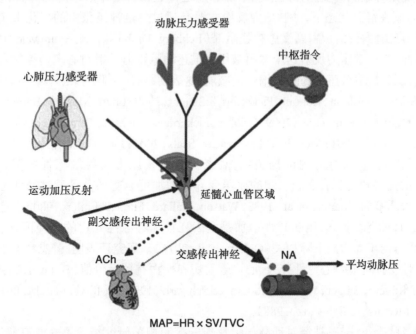

图 9.6　调节运动的神经心血管反射机制示意图。运动期间交感神经和副交感神经的调节主要来自大脑的神经信号(中枢指令)以及来自主动脉和颈动脉的反射(动脉压力反射),心脏和肺部(心肺压力反射)和骨骼肌(运动加压反射)的反馈。这些信号集中在脑干延髓的心血管控制区域内。自主神经的调节介导了心率(HR)和心肌收缩力的变化,以及各种组织床上的阻力和血管直径的变化,以调节心输出量[HR ×每搏输出量(stroke volume,SV)]和总血管电导(total vascular conductance,TVC)。这些变化使得平均动脉压(mean arterial pressure,MAP)随着运动强度和方式的改变而变化。乙酰胆碱(aAcetylcholine,ACh)是支配心脏的副交感神经的主要神经递质。去甲肾上腺素(noradrenaline,NA),是支配周围血管的交感传出神经的主要神经递质(Fadel and Raven,2012)

经,它们分布在心脏、交感神经元和血管系统上。这些传入信号在脑干心血管中枢的整合以及来自更高大脑中心的前馈信号最终决定了运动的自主反应。这一前反馈机制被称为中枢指令,它在骨骼肌运动单元募集的同时激活心血管中心的下行信号。接下来的部分将重点介绍这些神经心血管反射机制的重要信息,年龄对其功能的影响,以及运动训练如何有助于防止随年龄增长而出现的自主神经功能障碍。

衰老对动脉压力感受性反射的影响

动脉压力感受性反射可以说是静息状态下最具影响力的神经心血管反射弧,也是静息状态下最主要的心率和血压调节器。位于颈动脉窦和主动脉弓的机械敏感感受器(压力感受器)能动态地感知血压的变化。颈动脉和主动脉压力感受器由感觉神经末梢组成,它们直接支配主动脉弓和颈动脉内的血管壁。压力感受器感受血压所致的血管壁机械牵张刺激,从而产生传入冲动。当血压升高时,动脉压力感受器触发传入神经向脑干延髓心血管控制中心的冲动增加。结果导致心迷走紧张加强,而心交感紧张减弱。相反,当血压下降,压力感受性反射减弱,心迷走紧张减弱而心交感紧张加强。这些反射调节通过改变心输出量和外周阻力来调节心脏和周围血管系统,使血压保持相对稳定。

有很多研究探讨了静息状态下,衰老所导致的动脉压力反射功能改变。动脉压力反射敏感性受损可能是导致肌肉交感神经活性增加和迷走神经张力随年龄下降的一种机制(Taylor & Tan,2014)。在静息状态下,动脉压力反射主要是通过迷走神经张力的变化来实现对心率的控制,这一点由阿托品注射[副交感神经阻滞(Eckberg,Drabinsky,& Braunwald,1971)]得到了证实。因此,心迷走压力反射这个术语被用来描述动脉压力反射对心率的控制。几项研究表明,心血管压力反射敏感性随年龄增长而减弱,这表明,血压下降时,心率增加的幅度较小,反之亦然(Bristow,Gribbin,Honour,Pickering,& Sleight,1969;Ebert,Morgan,Barney,Denahan,& Smith,1992;Fisher,Kim,et al.,2009;Gribbin,Pickering,Sleight,& Peto,1971;Monahan et al.,2000;Monahan et al.,2001;Monahan,Eskurza,& Seals,2004;Parati et al.,1995;Rudas et al.,1999)。总的来说,有强有力的证据表明,衰老与心血管压力反射敏感性的降低有关(图9.7)。有趣的是,研究表明,衰老引起的血压变异性增加可能有部分是通过降低心血管压力反射敏感性来调节的(Mancia et al.,1983;Watson,Stallard,Flinn,& Littler,1980)。这一点很重要,因为最近的研究表明,血压变异性增加是全因死亡和心源性死亡的危险因素(Stevens et al.,2016),并与老年人功能下降相关(Ogliari et al.,2016)。研究还表明,静息状态下心血管压力反射敏感性受损可能对心源性猝死、心血管发病和死亡有预后价值(Billman,2006;La Rovere,2000;La Rovere,Bigger,Marcus,Mortara,& Schwartz,1998;La Rovere et al.,2001;La Rovere,Specchia,Mortara,& Schwartz,1988)。

关于静息状态下,交感神经对动脉压力反射的控制相关研究结论不一。有研究提出,随着年龄的增长,交感神经对动脉压力的控制没有变化(Davy,Tanaka,Andros,Gerber,& Seals,1998;Ebert et al.,1992;Jones et al.,2001;Matsukawa,Sugiyama,Iwase,& Mano,1994;Matsukawa,Sugiyama,& Mano,1996;Matsukawa,Sugiyama,Watanabe,Kobayashi,& Mano,1998;Studinger,Goldstein,& Taylor,2009)。最近,Studinger 等(2009)报道,在静脉输注硝普钠(用于降低血压)后,与年龄较小的受试者相比,年龄较大的受试者肌肉交感神经活性的增加较少。另一方面,输注去氧肾上腺素(用于升高血压),相对于较年轻的受试者,年龄较大受试者的肌肉交感神经活性下降更明显。此外,研究人员还在输注药物过程中利用多普勒超声对颈总动脉

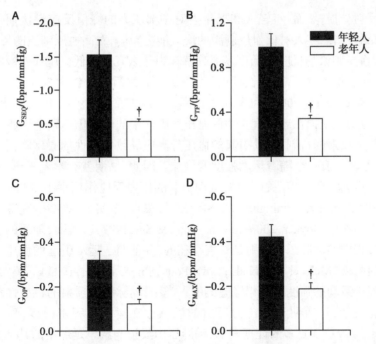

图 9.7 使用序列分析（G_{SEQ}；A），传递函数分析（G_{TF}；B）和源自可变压力颈部腔室技术（C）的工作点增益（G_{OP}）估算年轻和老年受试者的自发性心血管压力反射敏感性。这些测量数据表明心血管压力反射在自发性血压波动过程中的增益。D 是从可变压力颈部腔技术获得的最大心血管压力反射增益（G_{MAX}），代表沿压力反射功能曲线的最高增益点（即，在中心点处的增益）。所有 4 种分析方法都表明，随着年龄的增长，心血管压力反射敏感性明显降低。黑框表示年轻的受试者，白框表示年长的受试者。[†]$P < 0.05$。（Adapted from Fisher，Ogoh，et al.，2009，with permission）

进行了超声检查，以研究其机械性（平均动脉压每变化一次，颈动脉直径的变化）和神经性变化（每颈动脉直径变化一次的 MSNA 的变化）。这一分析解释了（A）压力感受器的机械刺激和（B）该信息在延髓中的整合以及由此产生的交感反应。研究者在去氧肾上腺素试验中证实，老年人动脉压力反射的机械性下降而神经性增强。因此，作为对高血压的反应，动脉压力反射机械性的减弱被增强的神经性抵消，导致老年人对高血压刺激的动脉压力反射效应的呈现正常或增强的表现。与之相反的是，在硝普钠试验中，老年人动脉压力反射的机械和神经性均减弱，这表明由于动脉压力反射的机械和神经性减少，衰老与动脉压力反射对低血压刺激的反应性降低有关。

对老年人群中动脉压力反射对血压的控制相关研究报道不一。其中一些研究报告了随着年龄增长，动脉压力反射对血压的调节能力下降（Fisher，Kim，Young，& Fadel，2010；Jones，Christou，Jordan，& Seals，2003），还有部分学者报道动脉压力反射对血压的调节不随着年龄的增长而减弱（Brown，Hecht，Weih，Neundorfer，& Hilz，2003；Shi，Gallagher，Welch-O'Connor，& Foresman，1996）。最近，Fisher 团队（Fisher et al.，2010）使用了一种变压颈腔技术来分离颈动脉压力感受器。利用这项技术，学者检测了血压对模拟低血压（颈部按压）和模拟高血压（颈部负压）的反应幅度。Studinger 等（2009）证明了老年人对低血压刺激的反应减弱，而对高血压刺激的反应增加。此外，同一组研究人员还证实，老年人的血压和心率对颈部抽吸反应的峰值有所延迟（Fisher，Ogoh，et al.，2009）。这些数据表明，较慢的反应时间可能会导致衰老相关的动脉压力反射受损,然而,年轻人和老年人对颈部压力的峰值反应潜伏期是相似的。综上所述,这些数据表明老年人对低血压刺激的反应能力减弱,对高血压刺激的反应潜伏期(时间)增加。对低血压刺激的反应降低可以部分解释为什么直立性低血压和晕厥在老年人中更为普遍。此外,在老年人群中,直立性低血压,或从坐到站后几分钟内血压异常低,与更大的卒中风险(Eigenbrodt et al.,2000)和全因死亡率(Masaki et al.,1998)相关。然而,到目前为止,动脉压力反射功能受损在老年直立性低血压病因学中的作用仍不完全清楚。

由于动脉压力反射的机制,运动引起的血压升高应导致反应性的心率降低,然而,在运动过程中,血压和心率都有一个随着运动强度的增加。因此,早期就有学者提出一个假说,认为动脉压力反射在运动过程中被"关闭",对运动引起的压力反应作用很小(Mancia et al.,1978;Pickering,Gribbin,Petersen,Cunningham,& Sleight,1972)。事实上,一些研究者也质疑动脉压力反射在运动中的作用(Joyner,2006;Raven,Potts,& Shi,1997)。然而,随后的研究报道有力证实了在运动过程中颈动脉压力反射是一直存在的,并证明了运动引起的血压升高是动脉压力反射的重置的结果(Melcher & Donald,1981;Potts,Shi,& Raven,1993)。事实上,动脉压力反射的重置依赖于运动的强度。在年轻健康的人类中,动脉压力反射的机械性和神经性从休息到运动并没有改变,这表明动脉压力反射的敏感性在运动过程中得以保持(Potts et al.,1993;Raven et al.,1997)。更多的证据表明,动脉压力反射与脑干延髓中的其他神经反射弧相互作用,这有助于动脉压力反射的重置。事实上,中枢命令和运动压力反射已被证明有助于在运动期间动脉压力反射重置(Gallagher et al.,2001;Iellamo,Legramante,Raimondi,& Peruzzi,1997;McIlveen,Hayes,& Kaufman,2001)。对于支持动脉压力反射和其他神经反射弧之间的神经相互作用的动脉压力反射重置和实验证据的全面综述,请参阅以前发表的综述(Fadel & Raven,2012;Fu & Levine,2013;Michelini,O'Leary,Raven,& Nobrega,2015)。

目前只有少数研究探讨了在老年人运动时动脉压力反射对血压的控制(Fisher et al.,2010;Lucini,Cerchiello,& Pagani,2004)。Fisher 等(2010)证明,跟静息状态下对照,老年人在运动过程中动脉压力反射也发现了类似的变化,表现为对低血压刺激的反应性降低,而对高血压刺激的反应性增强(图9.8)。低血压反应能力受损与高血压反应能力增强之间的平衡,可能会导致老年人在休息和运动期间维持动脉压力反射的整体敏感性。此外,年轻人在运动中发生的动脉压力反射重置在老年人中仍然存在,但重置的幅度被扩大了,导致动脉压力反射围绕着更大的血压波动范围重置。这表明,神经反射的改变导致了动脉压力反射的重置(即随着年龄的增长,动脉压力反射的重置范围更大)。此外,由于动脉压力反射对老年人高血压刺激的反应能力更强,数据表明,动脉压力反射对血压控制的受损不太可能导致老年人在运动中出现过大的升压反应。

衰老对心肺压力反射的影响

心肺压力反射(CPBR)通过交感神经系统调节中枢血容量(central blood volume,CBV)。大静脉内和肺循环的低压压力感受器感受中枢血容量的变化,通常定义为充盈压力或前负荷。心肺压力感受器对前负荷/充盈压力的变化作出反应,如前负荷/充盈压力的增加反射性引起交感神经抑制,而前负荷的减少则引起交感神经兴奋。随年龄的增长,静息状态下心肺压力反射功能的改变目前结论不一(Cleroux et al.,1989;Davy,Seals,& Tanaka,1998;Jingu,Takeshita,Imaizumi,Sakai,& Nakamura,1989;Niimi,Iwase,Fu,Kamiya,& Mano,2000;Shi et al.,1996;Tanaka,Davy,& Seals,1999)。这些研究中只有少数直接研究了心肺压力反射对交

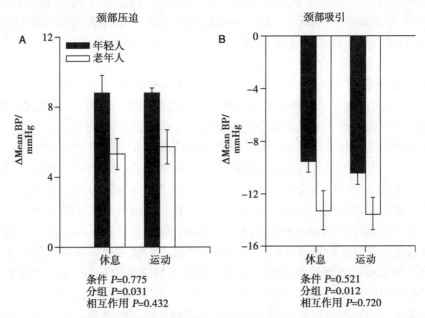

图 9.8　使用可变颈部压力技术测量在休息和运动中血压(BP)对颈部压迫(A)和颈部负压(B)的反应。这些数据表明老年人对低血压刺激(颈部压迫)的反应性降低,对高血压刺激(颈部负压)的反应性增强,无论是在休息时还是在运动时。黑框表示年轻的受试者,白框表示年长的受试者。(Adapted from Fisher et al.,2010 with permission)

感神经活动的控制,但在健康的老年人中仍保留了心肺压力反射对肌肉交感神经活性的控制(Davy et al.,1998;Niimi et al.,2000;Tanaka et al.,1999)。然而,尽管心肺压力反射对肌肉交感神经活性进行了完整的控制,这些研究也证明了心肺压力反射对外周血管收缩的反应减弱,这可能提示外周血管收缩对肌肉交感神经活性的刺激随着年龄的增长而改变(Cleroux et al.,1989;Davy et al.,1998;Jingu et al.,1989)。

　　在动态运动过程中,骨骼肌有节奏的收缩有助于血液从静脉循环回流到心脏。这可能会激活心肺压力反射。事实上,在轻度到中等强度的运动中,肌肉交感神经活性减弱被归因于心肺压力反射(Ray,Rea,Clary,& Mark,1993;Saito,Tsukanaka,Yanagihara,& Mano,1993)。然而,随着运动强度的增加,这种心肺压力反射介导的肌肉交感神经活性减弱将被来自其他神经机制(如中枢和运动加压反射)调控的交感神经活性增强所抵消,从而使肌肉交感神经活性持续增强。据我们所知,目前还没有直接研究运动过程中衰老对心肺压力反射介导肌肉交感神经活性的影响的相关报道。

衰老对运动加压反射的影响

　　运动过程中,来自骨骼肌的传入 C 纤维会反射性激活交感神经活性增加(称为运动加压反射(exercise pressor reflex,EPR)。运动加压反射有两个传入纤维,以激活反射的每个传入纤维的感觉刺激命名,并向延髓的心血管中心提供神经传入反馈。这些传入纤维感受机械和代谢刺激的变化(Coote,Hilton,& Perez-Gonzalez,1971;McCloskey & Mitchell,1972)。机械性反射主要由Ⅲ类传入纤维组成,当它们的受体感知拉伸和/或机械变形时,机械性反射就会被激活。与此相反,代谢反射主要由Ⅳ类传入神经元组成,运动过程中当它们感受到肌肉收缩产生的代谢副产物时,代谢反射就会被激活。在运动开始时和轻度运动期间,与机械性反射相比,肌肉代谢反射激活相对较少。然而,随着运动强度的增加,肌肉代谢反射的影响逐渐增加,特别是在力量运动期间。然而,值得注意的是,一些Ⅲ类传入纤维对代谢变化有反应,而一些Ⅳ类传入纤维也会对机械变形有反应。此外,肌肉收缩过程中的代谢副产物可以增强两种传入纤维组的敏感性(即致敏)(Smith,Mitchell,& Garry,2006)。

静息状态下,运动加压反射在心血管调节中几乎不起作用。然而,在运动过程中,运动加压反射与脑干内其他神经反射弧的整合是心血管调节运动的必要条件。迄今为止,只有少数研究探讨了老年人运动加压反射的变化。有两项研究报道了在衰老过程中肌肉代谢反射的变化,运动停止后,会有一段时间的局部缺血来捕获代谢产物。一项研究报道了肌肉代谢反射对 MSNA 的控制减弱(Houssiere et al.,2006),而另一项研究则认为肌肉代谢反射对 MSNA 的控制不随年龄变化而变化(Greaney et al.,2013)。在机械反射激活方面,电刺激肌肉收缩导致老年人的血压反应更小(Carrington & White,2002;White & Carrington,1993),提示老年受试者肌肉机械反射减弱。一项研究使用分级缺血性握力对老年受试者的运动加压反射进行了整体研究。结果显示老年受试者的运动加压反射有所减弱(Markel et al.,2003)。总的来说,衰老对运动加压反射及其代谢和机械传入的影响程度目前尚不完全清楚,需要进一步的试验来研究老年人运动加压反射的每一个分支及其相互协调的机制。有一项研究探讨了衰老过程中肌肉代谢反射和动脉压力反射之间的相互作用的重要性。因为肌肉代谢反射可以增强肌肉交感神经活性对动脉压力反射的敏感性,从而帮助调节高强度运动时的血压(Ichinose et al.,2002,2004;Ichinose & Nishiyasu,2005)。这项研究的结果表明,老年男性的肌肉代谢反射和动脉压力反射之间的相互作用是完整的(Greaney et al.,2013),这表明肌肉代谢反射仍然具有增强老年受试者肌肉交感神经活性对动脉压力反射控制的能力。从以上研究推断出这些骨骼肌传入神经的整体完整性和中枢神经的整合并没有随着衰老而减弱,鉴于骨骼肌随着衰老而发生的已知变化(例如,纤维类型变化,线粒体和酶促变化,肌少症,有关综述,请参见以下文献(Frontera,2017;Marty,Liu,Samuel,Or,& Lane,2017;Sebastian,Palacin,& Zorzano,2017),这一推断是有意义的。

衰老对中枢调控的影响

中枢调控机制是源自高级脑中枢的前馈神经机制,直接激活负责心血管调节的延髓中枢。中枢调控与骨骼肌运动收缩同步开始。在运动开始后,中枢调控有助于心血管和血流动力学调节,甚至会产生心血管效应,例如增加心率。随着运动的进行,与运动强度有关的中央调控指令增加(Friedman,Johnson,Mitchell,& Secher,1991;Goodwin,McCloskey,& Mitchell,1972;Pawelczyk,Pawelczyk,Warberg,Mitchell,& Secher,1997;Victor,Pryor,Secher,& Mitchell,1989;Victor,Secher,Lyson,& Mitchell,1995)。人类中枢调控的实验证据主要限于在年轻健康的受试者通过注射毒蕈碱阻滞部分神经肌肉来探索(Friedman et al.,1991;Pawelczyk et al.,1997;Victor et al.,1989;Victor et al.,1995)。由于需要更多的运动骨骼肌激活以维持相同的绝对工作量,部分神经肌肉阻滞增加了完成一项动作所需的神经冲动(即中枢调控)。据我们所知,因关于老年人的中枢调控研究证据缺乏,衰老对中枢调控的影响还不清楚。

运动耐力训练对自主神经功能的影响

运动训练对心血管的保护作用是有据可查的(Powers,Quindry,& Hamilton,2004;Ross,

Malone, & Florida-James, 2016; Wang, Li, Dong, Zhang, & Zhang, 2015)。因为运动训练中自主神经功能的改变可能是心血管保护作用的机制,有学者研究了与有氧运动训练相关的自主神经变化。绝大部分文献认为改善自主神经功能对心血管健康至关重要,目前研究仅限于运动训练对静息自主功能的影响,因此,本章节的重点仅局限于静息时的自主神经功能,但并不一定代表运动时的自主神经功能。

绝大多数文献支持有氧运动训练与迷走神经张力增加(即副交感神经活动)有关(Guiraud et al., 2013; Soares-Miranda et al., 2009; Tsai et al., 2006)。重要的是,前瞻性和横断面调查都表明,与久坐不动的老年人相比,经常锻炼的老年人因受迷走神经张力影响导致心肺压力反射敏感性增加(Davy, DeSouza, Jones, & Seals, 1998; Monahan et al., 2000; Okazaki et al., 2005)。综上所述,这些结果表明了老年人在运动训练后副交感神经和心肺压力反射敏感性会有所改善。

运动锻炼对静息状态下肌肉交感神经活性的影响目前尚不清楚。在年轻人中,大多数研究(Cooke et al., 2002; Ray, 1999; Ray & Carter, 2010; Svedenhag, Wallin, Sundlof, & Henriksson, 1984),报道了运动训练后肌肉交感神经活性没有变化。但不是所有研究均是如此(Grassi, Seravalle, Calhoun, & Mancia, 1994)。比较一致的结论是,中年受试者在有氧运动训练后肌肉交感神经活性没有变化(Laterza et al., 2007; Roveda et al., 2003; Sheldahl, Ebert, Cox, & Tristani, 1994; Ueno et al., 2009)。然而,据报道,与久坐不动的对照组相比,年长的大师级运动员静息状态下肌肉交感神经活性更敏感(Ng, Callister, Johnson, & Seals, 1994b)。肌肉交感神经活性增加是因为运动训练还是其他因素目前还不完全清楚。与健康受试者的相比,在疾病人群中完成的绝大多数调查报告显示,有氧运动训练后静息状态下肌肉交感神经活性明显降低。心衰患者(Antunes-Correa et al., 2012; Fraga et al., 2007; Martinez et al., 2011; Roveda et al., 2003; Ueno et al., 2009)和高血压患者(Laterza et al., 2007)在有氧运动训练后均显示出肌肉交感神经活性的明显下降,这表明运动训练在治疗静息交感神经过度活跃方面可能有一定的作用。

运动训练对动脉压力反射的影响目前报道不一。一项研究报告称,12 周的耐力训练不足以改变老年人的动脉压力反射敏感性(Sheldahl et al., 1994)。然而,学者在大多数成年人进行的适应性训练中也不能证明心肺压力反射敏感性没有改善。一个合理的结论是,运动训练刺激不足以引起自主神经系统的适应。相比之下,对于未控制的高血压患者(Laterza et al., 2007)和心力衰竭患者(Groehs et al., 2015; Martinez et al., 2011),运动训练与静息状态下交感神经压力反射敏感性的改善相关,提示运动训练可能在维持对疾病人群交感神经对动脉压力反射的控制发挥作用。

运动训练对心肺压力反射、运动加压反射和中枢调控的影响目前尚不明确。作者没有发现任何针对老年人的关于运动训练对这些神经反射影响的研究。未来的研究应该合理地单独检查运动训练对这些神经心血管反射的影响。

老化的血管系统

此前,我们已经讨论了衰老对心脏以及交感和副交感神经系统的影响。本节将讨论衰老对动脉血管系统的影响(将氧气和营养输送到每个器官的"高速公路")。因为衰老和心血管疾病之间的密切联系,其他生理系统很少有像动脉血管系统那样被严格研究过。因此,目前发现几种随着年龄增长导致血管功能障碍的关键机制,并在本书其他地方进行了详细的回顾(Hearon & Dinenno,2016;Kovacic,Moreno,Nabel,Hachinski,& Fuster,2011;Kovacic,Moreno,Hachinski,Nabel,& Fuster,2011;Lacolley,Regnault,Segers,& Laurent,2017;Seals,Desouza,Donato,& Tanaka,2008;Seals,Jablonski,& Donato,2011;Seals,Walker,Pierce,& Lesniewski,2009;Wagenseil & Mecham,2012;Wang & Bennett,2012)。在这里,我们将重点讨论血管硬化,内皮功能障碍,以及在休息和运动期间减弱的肾上腺素血管反应性。

血管硬化

血管硬化是指血管失去弹性,顺应性变差的过程。随着硬度的增加,血管对血流变化和血压波动的适应能力下降,血管健康和功能进一步下降。虽然与年龄相关的血管硬化的确切机制尚不完全清楚,但血管钙化和胶原蛋白的失平衡在其中起着重要作用(Kovacic,Moreno,Nabel,et al.,2011;Wang & Bennett,2012)(图9.9)。

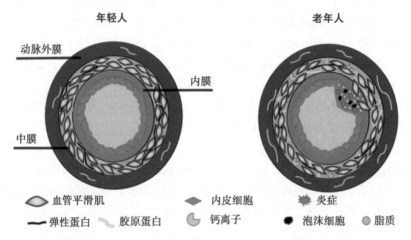

图9.9   左图:健康的年轻动脉的示意图,由3层膜(外膜、中膜和内膜)和内膜壁内皮细胞组成。胶原蛋白(黄色)可见于中膜和外膜。在整个中膜中都发现了弹性蛋白。右图:可以观察到随着年龄增长而发生的变化:①以内皮脂质积聚、泡沫细胞积聚和炎症为特征的动脉粥样硬化;②动脉硬化,表现为内皮细胞向骨样细胞的转化和介质的钙化;③弹性蛋白-胶原蛋白比例不平衡,易产生胶原蛋白沉积。这些与年龄相关的变化导致斑块形成、管腔狭窄和动脉硬化

正常情况下,主动脉这样的大血管本身就有弹性。这种弹性可使血管随着每次心跳(即搏动量)而扩张,从而减缓速度和压力波动,并保持一致的单向血流。在此弹性阶段存储的能量还有助于舒张期间血液的向前流动,因为血管会回弹并将血液向前推动(图9.10)。血管弹性主要由胶原蛋白(一种刚性支架蛋白)和弹性蛋白(一种旨在促进血管重复扩张的弹性蛋白)之间的平衡来调节。如图9.9所示,衰老与胶原蛋白-弹性蛋白比例的逐步变化有关,随着年龄的增长,弹性蛋白降解增多,而胶原蛋白增加(Jacob,2003;Li,Froehlich,Galis,& Lakatta,1999;O'Rourke & Hashimoto,2007)。最终,胶原蛋白与弹性蛋白比值的逐渐变化导致了血管阻力和动脉血压的增加(Kovacic,Moreno,Nabel,et al.,2011;Wagenseil & Mecham,2012)。

虽然血管硬度增加本身是一种适应性不良的表现,但其作用会使心血管健康进一步恶化。由此产生的血压升高会对血管腔内壁的内皮细胞造成损害(Laurent & Boutouyrie,

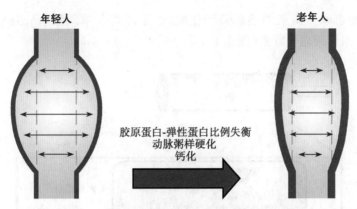

图 9.10　健康状态下,动脉是可扩张的、有弹性的,并能适应血压和血流的变化。与年龄相关的血管退化,包括胶原蛋白/弹性蛋白失衡,动脉粥样硬化的发展以及血管平滑肌的钙化,使血管变得僵硬,失去弹性,使动脉无法适应血流和血压的波动,最终导致血管功能障碍和心血管疾病

2007),它被认为是动脉粥样硬化形成的一个重要诱发因素(Huynh et al.,2011)。随着血管硬度增加,细胞受到更多损伤,细胞间连接受到损害,血管壁对低密度脂蛋白和免疫细胞的通透性增加(Kohn,Lampi,& Reinhart-King,2015;Rafieian-Kopaei,Setorki,Doudi,Baradaran,& Nasri,2014)。随着脂肪沉积的积累,迁移的单核细胞向巨噬细胞分化,吸收脂质,最终形成泡沫细胞(图 9.9)。此外,血管平滑肌细胞从动脉壁的内侧迁移到内膜层,在那里它们将产生胶原蛋白并形成一个纤维帽来稳定不断增长的斑块(Wang & Bennett,2012)。随着这些动脉粥样硬化斑块的发展,它们降低了局部血管的弹性,进一步损害了血管的功能。

　　与衰老相关的血管硬化也会破坏前向(顺行)和后向(逆行)血流的平衡,导致振荡性血流增加[这是血管钙化(Sorescu et al.,2003)和动脉粥样硬化斑块形成(Hwang et al.,2003)的另一个因素]。振荡血流增加了骨形态发生蛋白-4(bone morphogenetic protein-4,BMP-4)的信号,这是一种促炎症信号分子(Sorescu et al.,2003)。该蛋白可以与活化的蛋白样激酶 2(activin-like kinase-2,ALK2)结合,刺激内皮向间质转化(endothelial-to-mesenchymal transition,EndMT),这是一种血管内皮细胞恢复到干细胞状态的现象(Medici et al.,2010)。一旦这一转变完成,这些细胞可以像成骨细胞和成软骨细胞一样使周围组织钙化(Abedin,Tintut,& Demer,2004;Watson et al.,1994)。这一机制与动脉粥样硬化斑块的钙化和中膜的硬化密切相关,这是心血管疾病两个关键的中心特征(Golledge,McCann,Mangan,Lam,& Karan,2004;Van Campenhout & Golledge,2009)。

内皮功能紊乱

　　血管内皮是所有血管内腔的单层细胞,可以通过自分泌和旁分泌血管活性物质来调节血流和血管健康。本章节,我们将重点讨论由内皮细胞产生的两种最有效的血管活性物质:一氧化氮(nitric oxide,NO),一种强大的血管舒张剂;内皮素-1(endothelin-1,ET-1),一种强大的血管收缩剂。

　　一氧化氮是由 3 种不同的酶产生的气态物质,这 3 种酶分别是内皮型一氧化氮合酶(endothelial nitric oxide synthasee,eNOS),神经元型一氧化氮合酶(neuronal nitric oxide synthasen,nNOS)和诱生型一氧化氮合酶(inducible nitric oxide synthase,iNOS)。顾名思义,eNOS 在内皮细胞中表达,并通过血液在内皮中的流动(即剪切应力)而被激活。NO 一旦生成,即扩散出内皮细胞,激活血管平滑肌中的鸟苷环化酶,产生环鸟苷单磷酸(cyclic guanosine monophosphate,cGMP),引起血管舒张(图 9.11)。

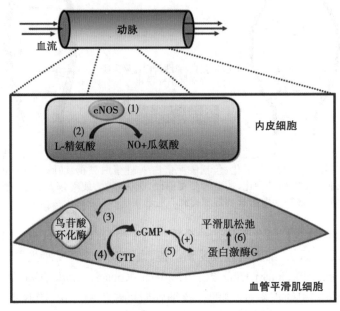

图 9.11　(1)内皮型一氧化氮合酶(eNOS)感知血液流经血管腔时产生的剪切应力。(2)激活的 eNOS 将 L-精氨酸转化为一氧化氮(NO)和瓜氨酸。(3)NO 从内皮细胞扩散到附近的血管平滑肌细胞,并在其中激活鸟苷酸环化酶。(4)将鸟苷三磷酸(GTP)转化为 cGMP,然后激活蛋白激酶 G(5),使血管舒张(6)

有研究报告 eNOS 的表达随年龄的增加而明显减少(Csiszar et al.,2002;Tanabe et al.,2003),然而也有研究显示 eNOS 的表达并不随着年龄的增加而减少(Cernadas et al.,1998;Donato et al.,2009;Spier et al.,2004)。此外,还需要在这一领域开展更多的研究,以充分阐明年龄对 eNOS 表达的影响。尽管如此,衰老确实会降低内皮细胞对剪切应力的反应,而剪切应力是 NO 生成的主要刺激因素(Sun,Huang,& Kaley,2003)。虽然这种反应机制可能是多因素的,但与年龄相关的振荡血流变化可能是原因之一(Padilla et al.,2011)。最后,衰老会导致氧化应激的增加(Taddei et al.,2001),这会降低 NO 总的生物利用度。

内皮素-1(ET-1)是内皮细胞中内皮素转换酶(endothelin-converting enzyme,ECE)形成的一种强大的缩血管物质,随着年龄的增长,内皮素-1(ET-1)水平明显升高(Donato et al.,2009)。然后被分泌到附近的血管平滑肌细胞,随后与两个表面受体亚型之一:ET_A 或 ET_B 结合。ETA 受体的结合激活了体内的 G 蛋白系统,导致磷脂酰肌醇二磷酸(phosphatidylinositol bisphosphate,PIP_2)转化为肌醇三磷酸(inositol triphosphate,IP_3)。该信号分子刺激钙从体内释放,导致平滑肌收缩(Emori et al.,1991)(图 9.12)。ET-1 随年龄增加而升高的确切原因尚不完全清楚,但可能与血管钙化和动脉粥样硬化(如上所述)以及 NO 生物利用度降低有关。事实上,ET-1 活性在多个通路上被 NO 抑制(Barrett-O'Keefe et al.,2015;Wray et al.,2007),包括 ET-1 与血管平滑肌(Vascular Smoth Muscle,VSM)细胞的结合(Bourque,Davidge,& Adams,2011;Emori et al.,1991;Rapoport,2014)。此外,Wray 等已经表明,ET-1 介导的血管收缩在老年人运动中升高,这可能是随着年龄增长而观察到的运动充血受损的原因之一(Barrett-O'Keefe et al.,2015)。

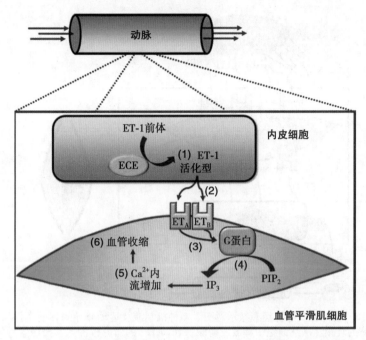

图 9.12　(1)内皮素转化酶(ECE)将 ET-1 的非活性前体转化为活性的 ET-1。
(2)内皮素可以 ET-1 受体(ET_A 和 ET_B)结合。(3)然后激活 G 蛋白,导致 PIP_2
转化为 IP_3(4),刺激细胞内钙的释放(5)。细胞内钙离子浓度升高导致血管平滑
肌收缩(即血管收缩)(6)

α-肾上腺素能血管反应性

正如本章自主神经系统部分所介绍的,静息状态下肌肉交感神经活性随着年龄的增长而
增加。然而,这种静息性交感神经活性的增加似乎并不会导致血管收缩张力的增强(Davy et
al.,1998;Ng,Callister,Johnson,& Seals,1993;Sundlof & Wallin,1978)。虽然这一现象还存在
争论,但现在普遍认为,衰老降低了 α-肾上腺素能反应性(Dinenno,Dietz,& Joyner,2002;
Handa & Duckles,1987;Hogikyan & Supiano,1994;Nielsen,Hasenkam,Pilegaard,Aalkjaer,&
Mortensen,1992)。重要的是,有学者的研究表明 MSNA 的反射控制不会随着年龄的增长而
受到损害,相反,与年轻人相比,老年人对 MSNA 的升高表现出较弱的血管收缩反应(Davy et
al.,1998)。

在运动过程中,交感神经活性以强度依赖的方式增加(Clifford & Hellsten,2004),导致全
身血管床(包括运动中的骨骼肌)收缩。为了维持运动的骨骼肌足够的血液灌注,该血管收缩
信号可以通过局部血管舒张物质的合成和分泌而减弱。活动性骨骼肌中交感性血管收缩的
这种减弱称为功能性交感神经衰减。如果活动性骨骼肌交感血管收缩不能减弱,就会导致功
能性肌肉缺血,会导致运动耐受不良和肌细胞损伤(Nelson et al.,2014;Nelson et al.,2015)。
究竟是什么物质减弱了交感血管收缩,目前仍有争议,ATP(Kirby,Voyles,Carlson,& Dinenno,
2008;McCullough,Collins,& Ellsworth,1997;Rosenmeier,Yegutkin,& Gonzalez-Alonso,2008;
Winter & Dora,2007)、乙酰胆碱(Kurjiaka & Segal,1995)和 NO 可能都起到了一定的作用
(Chavoshan et al.,2002;Hansen,Thomas,Harris,Parsons,& Victor,1996;Nelson et al.,2014;
Nelson et al.,2015;Sander et al.,2000;Thomas,Hansen,& Victor,1994;Thomas,Shaul,Yuhanna,
Froehner,& Adams,2003;Thomas & Victor,1998;Thomas,Zhang,& Victor,2001)(图 9.13)。

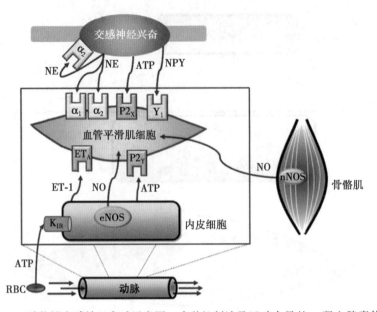

图 9.13　功能性交感神经衰减示意图。多种机制涉及运动介导的 α-肾上腺素能血管收缩的衰减。从红细胞中释放三磷酸腺苷（ATP）的研究较深入。按照这种假说，ATP 在氧分压比较低时从红细胞中释放出来。ATP 通过激活内向整流钾通道（K_{IR}）导致血管平滑肌细胞的松弛，从而引起内皮细胞的超极化（即血管舒张）。同样，ATP 也可以从内皮细胞中释放出来，与血管平滑肌上的 $P2_Y$ 受体结合，引起血管舒张。最后，骨骼肌中的神经元型一氧化氮合酶和内皮细胞中的内皮型一氧化氮合酶同时产生一氧化氮（NO），向血管平滑肌扩散，引起血管舒张

尽管确切的机制仍不清楚，但是新出现的证据表明，功能性的交感神经衰减可能会随着年龄的增长而受损（Hearon & Dinenno，2016；Kirby，Crecelius，Voyles，& Dinenno，2012；Saltin & Mortensen，2012）。多项研究表明，在运动过程中，随着年龄的增长，交感血管收缩反应更强烈（Dinenno，Masuki，& Joyner，2005；Fadel et al.，2004；Kirby，Crecelius，Voyles，& Dinenno，2011；Koch，Leuenberger，& Proctor，2003；Mortensen，Nyberg，Winding，& Saltin，2012）。虽然在年轻人和老年人的运动过程中显示出肌肉交感神经活性是相似的（Greaney et al.，2013；Ng et al.，1994a），但老年人运动时静脉去甲肾上腺素的浓度会更高（Taylor et al.，1992）。由于去甲肾上腺素流入血流的绝对量在老年人和年轻人之间并无不同，因此去甲肾上腺素清除受损被认为是随着年龄增长，运动过程中血管收缩反应增强的潜在机制（Mazzeo et al.，1997）。随着年龄的增长，局部血管舒张功能障碍也可能导致功能性肌肉缺血。由于衰老与氧化应激有关，因此活性氧的过量以及随后的 NO 清除障碍可能会导致功能性交感神经功能受损，如病理生理所示（Price et al.，2013；Thomas et al.，2001；Zhao et al.，2006）。同样，与年龄相关的血浆 ATP 减少和红细胞介导的 ATP 释放减少有关（Kirby et al.，2012）。在这一领域还需要做更多的研究，以明确在功能性交感神经衰减中与年龄相关的确切机制。

运动训练对老年人血管功能的影响

到目前为止，评估运动训练对老年人血管功能的影响的大部分研究集中在有氧训练上。表 9.1 总结了相关的文献。总的来说，有氧训练可以改善血管硬度（Seals et al.，2001；Tanaka et al.，2000；Tanaka，DeSouza，& Seals，1998；Vaitkevicius et al.，1993）、内皮功能（DeSouza et al.，2000；Martin，Kohrt，Malley，Korte，& Stoltz，1990；Rinder，Spina，& Ehsani，2000）和功能性交感

表 9.1　运动对血管功能的影响

内皮功能		影响	分/天	天/周	周期	强度	n=m/f		年龄/岁
Martin et al. (2009)	有氧运动	增加小腿血管舒张功能	30~60	3	16周	70%~90%	n=13/13		60~72
DeSouza et al. (2000)	有氧运动	保留内皮依赖性血管舒张功能,改善前臂血流量	30~45	3~4	3个月	70%~90% VO_{2max} 70%~75% HRmax	n=12m n=24m		22~35 50~76
Rinder et al. (2000)	有氧运动	改善内皮依赖性血管舒张	–	–	–	–	n=12m n=10m	耐力训练 久坐	68±1.4 64.5±2.3
Fujita et al. (2007)	有氧运动	降低血浆 ET-1,增加腿部血流量	45	1次	–	70% HRmax	n=10/3		70±2/68±5
Maeda et al. (2009)	有氧运动	降低血浆 ET-1	30~45	4~5	12周	65%~75% HRmax	n=7m		60±3
Van Guilder et al.(2007)	有氧运动	减少 ET-1 介导的血管收缩,改善前臂血流量	40~50	5~7	3个月	65%~75% HRmax	n=13m n=15m		26±1 62±2
Anton et al. (2006)	阻抗训练	血浆 ET-1 无变化	–	3	13周	1次 × 75% of 1RM	n=7/19		53±2/52±2
Maeda et al. (2006)	阻抗训练	增加 NO 释放	–	2	12周	3次 × 10RM	n=11m		60~67
Maeda et al. (2003)	阻抗训练	降低血浆 ET-1	30	5	3个月	80% VT	n=16m n=16m n=7m		24±1 31±1 64±1

续表

内皮功能		影响	分/天	天/周	周期	强度	n=m/f	年龄/岁
血管硬化								
Tanaka et al. (2000)	有氧运动	改善大动脉顺应性	25~45	3~6	3个月	60%~75% HRmax	n=20m	53±2
Tanaka et al. (1998)	有氧运动	提供脉搏波速度	-	-	-	-	n=25m 耐力训练 n=28m 久坐	?31~59 ?28~59
Seals et al. (2001)	有氧运动	动脉硬度无变化	30~45	7	13周	40%~80% HRmax	n=35f	62~65
Vaitkevicius et al. (1993)	有氧运动	提高了脉搏波速度和颈动脉增强指数	-	-	-	-	n=14m 耐力训练 n=96/60m 久坐	69±2.5 55±17/53±18
功能性交感神经衰退								
Mortensen et al. (2012)	终生有氧运动	交感神经功能保持	-	-	-	-	n=8m 年轻久坐不动 n=8m 老年久坐不动 n=8m 老年运动训练	23±1 66±2 76±3
Mortensen et al. (2014)	8周有氧训练	交感神经功能保持	60	2~3	8周	60%~80% HRmax	n=4/4 血压正常 n=4/5 高血压	46±1 47±2

衰退（Mortensen et al.，2012；Mortensen et al.，2014）。多种机制可能参与运动训练所引起的血管变化，包括氧化应激的减少（增加 NO 生物利用度）（Maeda et al.，2006）、eNOS 的增多（Tanabe et al.，2003）、ET-1 表达减少（Anton et al.，2006；Fujita et al.，2007；Maeda et al.，2003；Maeda et al.，2009；Van Guilder，Westby，Greiner，Stauffer，& DeSouza，2007）以及更有益的胶原蛋白与弹性蛋白比例（Tanaka et al.，2000）。虽然没有直接证据支持后一种说法，但终生运动确实可以改善血管硬度，这表明运动可以减弱随着年龄增长而出现的弹性蛋白向胶原蛋白的转变。

研究对实践的启示

年龄是心血管疾病的主要危险因素。坚持运动训练和终生运动在减轻与年龄有关的心血管功能障碍方面发挥着重要作用。事实上，终身参与耐力运动似乎可以抵消年龄相关的左心室僵硬程度的增加，而慢性运动训练（>2 年）可能是逆转年龄相关的心室僵硬增加的有效干预措施。同样，终身运动和长期运动训练会增加迷走神经张力和心脏压力反射敏感性。同样，通过长期运动训练可以减少静息肌肉交感神经活性（尤其是在存在疾病的情况下）。也有越来越多的证据支持运动（终身坚持或慢性训练干预）在改善血管僵硬、内皮功能和血管控制方面的作用。综上所述，这些数据支持运动在预防心血管疾病和治疗心血管疾病/功能障碍方面的作用。

未来实践和研究方向

在这一章中，我们阐述了一些与衰老相关的心血管系统相关知识。例如，虽然已经确定衰老会使心脏收缩和舒张功能受损，但造成这些损伤的确切机制仍不完全清楚。此外，虽然我们知道慢性（>2 年）运动训练可以改善左心室顺应性，但是确切的形态学和/或细胞机制仍不清楚。同样，我们对衰老如何影响休息时和运动时心血管神经反射的理解也是远远不够的。重要的是，我们必须扩大对这一领域的了解，因为心血管控制能力下降可能是造成老年人群疾病风险增加的主要原因。最后，尽管我们似乎对年龄如何影响静止状态下的血管系统有相当深入的了解，但我们仍不了解驱动血管失调的几种关键机制，或交感性血管收缩和代谢性血管舒张之间的潜在不平衡如何影响运动性充血的年龄相关变化。因此，需要做更多的工作才能更好地理解这些关键领域。

结论

衰老是心血管疾病和死亡的主要危险因素，对心脏、自主神经和血管系统有很多不利影响。心脏老化与心肌细胞的进行性功能丧失有关，伴有代偿性轻度肥大、弥漫性心肌纤维化和传导异常，损害收缩和舒张功能。衰老还与自主神经功能障碍有关，其特征是休息时迷走神经张力降低，交感神经活动增强。此外，由于胶原蛋白、钙的沉积和弹性纤维的断裂，老化的动脉变得失去弹性。由于明显的内皮功能障碍，以及关键的血管活性物质（即 NO 和 ATP）生物利用度的显著降低，老化的动脉也会失去其血管活性。在本章中，我们举了几个例子，并详细总结了体育活动和锻炼是如何减轻与年龄相关的心血管功能下降的。此外，我们还强调了在与心血管老化相关的各个重要领域进行更多研究的必要性。

年龄是心血管疾病的主要危险因素,不仅因为它增加了暴露于其他几种心血管疾病的风险,而且由于心脏老化,降低了心脏功能储备,使心脏更易受损,并导致老年人心血管死亡的增加。

(Dai & Rabinovitch, 2009)

(张绍敏 译　王苗 校)

参考文献

Abedin, M., Tintut, Y., & Demer, L. L. (2004). Vascular calcification: Mechanisms and clinical ramifications. *Arteriosclerosis, Thrombosis, and Vascular Biology, 24*, 1161–1170.

Abhishekh, H. A., Nisarga, P., Kisan, R., Meghana, A., Chandran, S., Trichur, R., & Sathyaprabha, T. N. (2013). Influence of age and gender on autonomic regulation of heart. *Journal of Clinical Monitoring and Computing, 27*, 259–264.

Anton, M. M., Cortez-Cooper, M. Y., DeVan, A. E., Neidre, D. B., Cook, J. N., & Tanaka, H. (2006). Resistance training increases basal limb blood flow and vascular conductance in aging humans. *Journal of Applied Physiology, 101*, 1351–1355.

Antunes-Correa, L. M., Kanamura, B. Y., Melo, R. C., Nobre, T. S., Ueno, L. M., Franco, F. G., … Negrao, C. E. (2012). Exercise training improves neurovascular control and functional capacity in heart failure patients regardless of age. *European Journal of Preventive Cardiology, 19*, 822–829.

Arbab-Zadeh, A., Dijk, E., Prasad, A., Fu, Q., Torres, P., Zhang, R., … Levine, B. D. (2004). Effect of aging and physical activity on left ventricular compliance. *Circulation, 110*, 1799–1805.

Barrett-O'Keefe, Z., Ives, S. J., Trinity, J. D., Morgan, G., Rossman, M. J., Donato, A. J., … Wray, D. W. (2015). Endothelin-a-mediated vasoconstriction during exercise with advancing age. *The Journals of Gerontology. Series A, Biological Sciences and Medical Sciences, 70*, 554–565.

Basso, N., Cini, R., Pietrelli, A., Ferder, L., Terragno, N. A., & Inserra, F. (2007). Protective effect of long-term angiotensin II inhibition. *American Journal of Physiology-Heart and Circulatory Physiology, 293*, H1351–H1358.

Benigni, A., Corna, D., Zoja, C., Sonzogni, A., Latini, R., Salio, M., … Remuzzi, G. (2009). Disruption of the ang ii type 1 receptor promotes longevity in mice. *The Journal of Clinical Investigation, 119*, 524–530.

Benjamin, E. J., Levy, D., Anderson, K. M., Wolf, P. A., Plehn, J. F., Evans, J. C., … Sutton, M. S. (1992). Determinants of doppler indexes of left ventricular diastolic function in normal subjects (the framingham heart study). *The American Journal of Cardiology, 70*, 508–515.

Benjamin, E. J., Levy, D., Vaziri, S. M., D'Agostino, R. B., Belanger, A. J., & Wolf, P. A. (1994). Independent risk factors for atrial fibrillation in a population-based cohort. The framingham heart study. *JAMA: The Journal of the American Medical Association, 271*, 840–844.

Billman, G. E. (2006). A comprehensive review and analysis of 25 years of data from an in vivo canine model of sudden cardiac death: Implications for future anti-arrhythmic drug development. *Pharmacology & Therapeutics, 111*, 808–835.

Bourque, S. L., Davidge, S. T., & Adams, M. A. (2011). The interaction between endothelin-1 and nitric oxide in the vasculature: New perspectives. *American Journal of Physiology-Regulatory, Integrative and Comparative Physiology, 300*, R1288–R1295.

Boyle, A. J., Shih, H., Hwang, J., Ye, J., Lee, B., Zhang, Y., … Lee, R. (2011). Cardiomyopathy of aging in the mammalian heart is characterized by myocardial hypertrophy, fibrosis and a predisposition towards cardiomyocyte apoptosis and autophagy. *Experimental Gerontology, 46*, 549–559.

Briant, L. J., Burchell, A. E., Ratcliffe, L. E., Charkoudian, N., Nightingale, A. K., Paton, J. F., … Hart, E. C. (2016). Quantifying sympathetic neurohaemodynamic transduction at rest in humans: Insights into sex, ageing and blood pressure control. *The Journal of Physiology, 594*(17), 4753–4768.

Bristow, J. D., Gribbin, B., Honour, A. J., Pickering, T. G., & Sleight, P. (1969). Diminished baroreflex sensitivity in high blood pressure and ageing man. *The Journal of Physiology, 202*, 45P–46P.

Brock, J. A., & Cunnane, T. C. (1990). Transmitter release from sympathetic nerve terminals on an impulse-by-impulse basis and presynaptic receptors. *Annals of the New York Academy of Sciences, 604*, 176–187.

Brock, J. A., Cunnane, T. C., Starke, K., & Wardell, C. F. (1990). Alpha 2-adrenoceptor-mediated autoinhibition of sympathetic transmitter release in guinea-pig vas deferens studied by intracellular and focal extracellular recording of junction potentials and currents. *Naunyn-Schmiedeberg's Archives of Pharmacology, 342*, 45–52.

Brown, C. M., Hecht, M. J., Weih, A., Neundorfer, B., & Hilz, M. J. (2003). Effects of age on the cardiac and vascular limbs of the arterial baroreflex. *European Journal of Clinical Investigation, 33*, 10–16.

Carrick-Ranson, G., Hastings, J. L., Bhella, P. S., Shibata, S., Fujimoto, N., Palmer, M. D., … Levine, B. D. (2012). Effect of healthy aging on left ventricular relaxation and diastolic suction. *American Journal of Physiology-Heart and Circulatory Physiology, 303*, H315–H322.

Carrington, C. A., & White, M. J. (2002). Spontaneous baroreflex sensitivity in young and older people during voluntary and electrically evoked isometric exercise. *Age and Ageing, 31*, 359–364.

Cernadas, M. R., Sanchez de Miguel, L., Garcia-Duran, M., Gonzalez-Fernandez, F., Millas, I., Monton, M., ... López-Farré. (1998). Expression of constitutive and inducible nitric oxide synthases in the vascular wall of young and aging rats. *Circulation Research, 83*, 279–286.

Chavoshan, B., Sander, M., Sybert, T. E., Hansen, J., Victor, R. G., & Thomas, G. D. (2002). Nitric oxide-dependent modulation of sympathetic neural control of oxygenation in exercising human skeletal muscle. *The Journal of Physiology, 540*, 377–386.

Chia, E. M., Hsieh, C. H., Boyd, A., Pham, P., Vidaic, J., Leung, D., & Thomas, L. (2014). Effects of age and gender on right ventricular systolic and diastolic function using two-dimensional speckle-tracking strain. *Journal of the American Society of Echocardiography, 27*, 1079–1086, e1071.

Cleroux, J., Giannattasio, C., Bolla, G., Cuspidi, C., Grassi, G., Mazzola, C., ... Mancia, G. (1989). Decreased cardiopulmonary reflexes with aging in normotensive humans. *The American Journal of Physiology, 257*, H961–H968.

Clifford, P. S., & Hellsten, Y. (2004). Vasodilatory mechanisms in contracting skeletal muscle. *Journal of Applied Physiology (1985), 97*, 393–403.

Cooke, W. H., Reynolds, B. V., Yandl, M. G., Carter, J. R., Tahvanainen, K. U., & Kuusela, T. A. (2002). Effects of exercise training on cardiovagal and sympathetic responses to valsalva's maneuver. *Medicine and Science in Sports and Exercise, 34*, 928–935.

Coote, J. H., Hilton, S. M., & Perez-Gonzalez, J. F. (1971). The reflex nature of the pressor response to muscular exercise. *The Journal of Physiology, 215*, 789–804.

Csiszar, A., Ungvari, Z., Edwards, J. G., Kaminski, P., Wolin, M. S., Koller, A., & Kaley, G. (2002). Aging-induced phenotypic changes and oxidative stress impair coronary arteriolar function. *Circulation Research, 90*, 1159–1166.

Davy, K. P., DeSouza, C. A., Jones, P. P., & Seals, D. R. (1998). Elevated heart rate variability in physically active young and older adult women. *Clinical Science (London), 94*, 579–584.

Davy, K. P., Seals, D. R., & Tanaka, H. (1998). Augmented cardiopulmonary and integrative sympathetic baroreflexes but attenuated peripheral vasoconstriction with age. *Hypertension, 32*, 298–304.

Davy, K. P., Tanaka, H., Andros, E. A., Gerber, J. G., & Seals, D. R. (1998). Influence of age on arterial baroreflex inhibition of sympathetic nerve activity in healthy adult humans. *The American Journal of Physiology, 275*, H1768–H1772.

Deedwania, P. C., & Lardizabal, J. A. (2010). Atrial fibrillation in heart failure: A comprehensive review. *The American Journal of Medicine, 123*, 198–204.

DeSouza, C. A., Shapiro, L. F., Clevenger, C. M., Dinenno, F. A., Monahan, K. D., Tanaka, H., & Seals, D. R. (2000). Regular aerobic exercise prevents and restores age-related declines in endothelium-dependent vasodilation in healthy men. *Circulation, 102*, 1351–1357.

Dinenno, F. A., Dietz, N. M., & Joyner, M. J. (2002). Aging and forearm postjunctional alpha-adrenergic vasoconstriction in healthy men. *Circulation, 106*, 1349–1354.

Dinenno, F. A., Masuki, S., & Joyner, M. J. (2005). Impaired modulation of sympathetic alpha-adrenergic vasoconstriction in contracting forearm muscle of ageing men. *The Journal of Physiology, 567*, 311–321.

Donato, A. J., Gano, L. B., Eskurza, I., Silver, A. E., Gates, P. E., Jablonski, K., & Seals, D. R. (2009). Vascular endothelial dysfunction with aging: Endothelin-1 and endothelial nitric oxide synthase. *American Journal of Physiology. Heart and Circulatory Physiology, 297*, H425–H432.

Donekal, S., Venkatesh, B. A., Liu, Y. C., Liu, C. Y., Yoneyama, K., Wu, C. O., ... Lima, J. A. (2014). Interstitial fibrosis, left ventricular remodeling, and myocardial mechanical behavior in a population-based multiethnic cohort: The multi-ethnic study of atherosclerosis (mesa) study. *Circulation: Cardiovascular Imaging, 7*, 292–302.

Ebert, T. J., Morgan, B. J., Barney, J. A., Denahan, T., & Smith, J. J. (1992). Effects of aging on baroreflex regulation of sympathetic activity in humans. *The American Journal of Physiology, 263*, H798–H803.

Eckberg, D. L., Drabinsky, M., & Braunwald, E. (1971). Defective cardiac parasympathetic control in patients with heart disease. *The New England Journal of Medicine, 285*, 877–883.

Eigenbrodt, M. L., Rose, K. M., Couper, D. J., Arnett, D. K., Smith, R., & Jones, D. (2000). Orthostatic hypotension as a risk factor for stroke: The atherosclerosis risk in communities (aric) study, 1987–1996. *Stroke, 31*, 2307–2313.

Emori, T., Hirata, Y., Ohta, K., Kanno, K., Eguchi, S., Imai, T., ... Marumo, F. (1991). Cellular mechanism of endothelin-1 release by angiotensin and vasopressin. *Hypertension, 18*, 165–170.

Fadel, P. J., & Raven, P. B. (2012). Human investigations into the arterial and cardiopulmonary baroreflexes during exercise. *Experimental Physiology, 97*, 39–50.

Fadel, P. J., Wang, Z. Y., Watanabe, H., Arbique, D., Vongpatanasin, W., & Thomas, G. D. (2004). Augmented sympathetic vasoconstriction in exercising forearms of postmenopausal women is reversed by oestrogen therapy. *Journal of Physiology (London), 561*, 893–901.

Fares, E., & Howlett, S. E. (2010). Effect of age on cardiac excitation-contraction coupling. *Clinical and Experimental Pharmacology & Physiology, 37*, 1–7.

Ferrara, N., Komici, K., Corbi, G., Pagano, G., Furgi, G., Rengo, C., ... Bonaduce, D. (2014). Beta-adrenergic receptor responsiveness in aging heart and clinical implications. *Frontiers in Physiology, 4*, 396.

Fisher, J. P., Kim, A., Young, C. N., & Fadel, P. J. (2010). Carotid baroreflex control of arterial blood pressure at rest and during dynamic exercise in aging humans. *American Journal of Physiology-Regulatory, Integrative and Comparative Physiology, 299*, R1241–R1247.

Fisher, J. P., Kim, A., Young, C. N., Ogoh, S., Raven, P. B., Secher, N. H., & Fadel, P. J. (2009). Influence of ageing on carotid baroreflex peak response latency in humans. *The Journal of Physiology, 587*, 5427–5439.

Fisher, J. P., Ogoh, S., Junor, C., Khaja, A., Northrup, M.,

& Fadel, P. J. (2009). Spontaneous baroreflex measures are unable to detect age-related impairments in cardiac baroreflex function during dynamic exercise in humans. *Experimental Physiology, 94*, 447–458.

Fraga, R., Franco, F. G., Roveda, F., de Matos, L. N., Braga, A. M., Rondon, M. U., … Negrão, C. E. (2007). Exercise training reduces sympathetic nerve activity in heart failure patients treated with carvedilol. *European Journal of Heart Failure, 9*, 630–636.

Friedman, D. B., Johnson, J. M., Mitchell, J. H., & Secher, N. H. (1991). Neural control of the forearm cutaneous vasoconstrictor response to dynamic exercise. *Journal of Applied Physiology (1985), 71*, 1892–1896.

Frontera, W. R. (2017). Physiologic changes of the musculoskeletal system with aging: A brief review. *Physical Medicine and Rehabilitation Clinics of North America, 28*, 705–711.

Fu, Q., & Levine, B. D. (2013). Exercise and the autonomic nervous system. *Handbook of Clinical Neurology, 117*, 147–160.

Fujimoto, N., Prasad, A., Hastings, J. L., Arbab-Zadeh, A., Bhella, P. S., Shibata, S., … Levine, B. D. (2010). Cardiovascular effects of 1 year of progressive and vigorous exercise training in previously sedentary individuals older than 65 years of age. *Circulation, 122*, 1797–1805.

Fujimoto, N., Prasad, A., Hastings, J. L., Bhella, P. S., Shibata, S., Palmer, D., & Levine, B. D. (2012). Cardiovascular effects of 1 year of progressive endurance exercise training in patients with heart failure with preserved ejection fraction. *American Heart Journal, 164*, 869–877.

Fujita, S., Rasmussen, B. B., Cadenas, J. G., Drummond, M. J., Glynn, E. L., Sattler, F. R., & Volpi, E. (2007). Aerobic exercise overcomes the age-related insulin resistance of muscle protein metabolism by improving endothelial function and akt/mammalian target of rapamycin signaling. *Diabetes, 56*, 1615–1622.

Gallagher, K. M., Fadel, P. J., Stromstad, M., Ide, K., Smith, S. A., Querry, R. G., … Secher, N. H. (2001). Effects of exercise pressor reflex activation on carotid baroreflex function during exercise in humans. *The Journal of Physiology, 533*, 871–880.

Golledge, J., McCann, M., Mangan, S., Lam, A., & Karan, M. (2004). Osteoprotegerin and osteopontin are expressed at high concentrations within symptomatic carotid atherosclerosis. *Stroke, 35*, 1636–1641.

Goodwin, G. M., McCloskey, D. I., & Mitchell, J. H. (1972). Cardiovascular and respiratory responses to changes in central command during isometric exercise at constant muscle tension. *The Journal of Physiology, 226*, 173–190.

Grassi, G., Seravalle, G., Calhoun, D. A., & Mancia, G. (1994). Physical training and baroreceptor control of sympathetic nerve activity in humans. *Hypertension, 23*, 294–301.

Greaney, J. L., Schwartz, C. E., Edwards, D. G., Fadel, P. J., & Farquhar, W. B. (2013). The neural interaction between the arterial baroreflex and muscle metaboreflex is preserved in older men. *Experimental Physiology, 98*, 1422–1431.

Gribbin, B., Pickering, T. G., Sleight, P., & Peto, R. (1971). Effect of age and high blood pressure on baroreflex sensitivity in man. *Circulation Research, 29*, 424–431.

Groehs, R. V., Toschi-Dias, E., Antunes-Correa, L. M., Trevizan, P. F., Rondon, M. U., Oliveira, P., … Negrao, C. E. (2015). Exercise training prevents the deterioration in the arterial baroreflex control of sympathetic nerve activity in chronic heart failure patients. *American Journal of Physiology. Heart and Circulatory Physiology, 308*, H1096–H1102.

Guiraud, T., Labrunee, M., Gaucher-Cazalis, K., Despas, F., Meyer, P., Bosquet, L., … Pathak, A. (2013). High-intensity interval exercise improves vagal tone and decreases arrhythmias in chronic heart failure. *Medicine and Science in Sports and Exercise, 45*, 1861–1867.

Handa, R. K., & Duckles, S. P. (1987). Age-related changes in adrenergic vasoconstrictor responses of the rat hindlimb. *The American Journal of Physiology, 253*, H1566–H1572.

Hansen, J., Thomas, G. D., Harris, S. A., Parsons, W. J., & Victor, R. G. (1996). Differential sympathetic neural control of oxygenation in resting and exercising human skeletal muscle. *The Journal of Clinical Investigation, 98*, 584–596.

Hearon, C. M., Jr., & Dinenno, F. A. (2016). Regulation of skeletal muscle blood flow during exercise in ageing humans. *The Journal of Physiology, 594*, 2261–2273.

Hees, P. S., Fleg, J. L., Lakatta, E. G., & Shapiro, E. P. (2002). Left ventricular remodeling with age in normal men versus women: Novel insights using three-dimensional magnetic resonance imaging. *The American Journal of Cardiology, 90*, 1231–1236.

Hogikyan, R. V., & Supiano, M. A. (1994). Arterial alpha-adrenergic responsiveness is decreased and sns activity is increased in older humans. *The American Journal of Physiology, 266*, E717–E724.

Holwerda, S. W., Restaino, R. M., & Fadel, P. J. (2015). Adrenergic and non-adrenergic control of active skeletal muscle blood flow: Implications for blood pressure regulation during exercise. *Autonomic Neuroscience, 188*, 24–31.

Houssiere, A., Najem, B., Pathak, A., Xhaet, O., Naeije, R., & Van De Borne, P. (2006). Chemoreflex and metaboreflex responses to static hypoxic exercise in aging humans. *Medicine and Science in Sports and Exercise, 38*, 305–312.

Howden, E. J., Sarma, S., Lawley, J. S., Opondo, M., Cornwell, W., Stoller, D., … Levine, B. D. (2018). Reversing the cardiac effects of sedentary aging in middle age-a randomized controlled trial: Implications for heart failure prevention. *Circulation, 137*(15), 1549–1560.

Hunter, W. C. (2000). Role of myofilaments and calcium handling in left ventricular relaxation. *Cardiology Clinics, 18*, 443–457.

Huynh, J., Nishimura, N., Rana, K., Peloquin, J. M., Califano, J. P., Montague, C. R., … Reinhart-King, C. A. (2011). Age-related intimal stiffening enhances endothelial permeability and leukocyte transmigration. *Science Translational Medicine, 3*, 112ra122.

Hwang, J., Ing, M. H., Salazar, A., Lassegue, B.,

Griendling, K., Navab, M., … Hsiai, T. K. (2003). Pulsatile versus oscillatory shear stress regulates nadph oxidase subunit expression: Implication for native ldl oxidation. *Circulation Research, 93*, 1225–1232.

Ichinose, M., & Nishiyasu, T. (2005). Muscle metaboreflex modulates the arterial baroreflex dynamic effects on peripheral vascular conductance in humans. *American Journal of Physiology. Heart and Circulatory Physiology, 288*, H1532–H1538.

Ichinose, M., Saito, M., Wada, H., Kitano, A., Kondo, N., & Nishiyasu, T. (2002). Modulation of arterial baroreflex dynamic response during muscle metaboreflex activation in humans. *The Journal of Physiology, 544*, 939–948.

Ichinose, M., Saito, M., Wada, H., Kitano, A., Kondo, N., & Nishiyasu, T. (2004). Modulation of arterial baroreflex control of muscle sympathetic nerve activity by muscle metaboreflex in humans. *American Journal of Physiology. Heart and Circulatory Physiology, 286*, H701–H707.

Iellamo, F., Legramante, J. M., Raimondi, G., & Peruzzi, G. (1997). Baroreflex control of sinus node during dynamic exercise in humans: Effects of central command and muscle reflexes. *The American Journal of Physiology, 272*, H1157–H1164.

Jacob, M. P. (2003). Extracellular matrix remodeling and matrix metalloproteinases in the vascular wall during aging and in pathological conditions. *Biomedicine & Pharmacotherapy, 57*, 195–202.

Jingu, S., Takeshita, A., Imaizumi, T., Sakai, K., & Nakamura, M. (1989). Age-related decreases in cardiac receptor control of forearm vascular resistance in humans. *Clinical and Experimental Hypertension. Part A, 11(Suppl 1)*, 211–216.

Jones, N. L., & Killian, K. J. (2000). Exercise limitation in health and disease. *The New England Journal of Medicine, 343*, 632–641.

Jones, P. P., Christou, D. D., Jordan, J., & Seals, D. R. (2003). Baroreflex buffering is reduced with age in healthy men. *Circulation, 107*, 1770–1774.

Jones, P. P., Shapiro, L. F., Keisling, G. A., Jordan, J., Shannon, J. R., Quaife, R. A., & Seals, D. R. (2001). Altered autonomic support of arterial blood pressure with age in healthy men. *Circulation, 104*, 2424–2429.

Joyner, M. J. (2006). Baroreceptor function during exercise: Resetting the record. *Experimental Physiology, 91*, 27–36.

Kirby, B. S., Crecelius, A. R., Voyles, W. F., & Dinenno, F. A. (2011). Modulation of postjunctional alpha-adrenergic vasoconstriction during exercise and exogenous atp infusions in ageing humans. *The Journal of Physiology, 589*, 2641–2653.

Kirby, B. S., Crecelius, A. R., Voyles, W. F., & Dinenno, F. A. (2012). Impaired skeletal muscle blood flow control with advancing age in humans: Attenuated atp release and local vasodilation during erythrocyte deoxygenation. *Circulation Research, 111*, 220–230.

Kirby, B. S., Voyles, W. F., Carlson, R. E., & Dinenno, F. A. (2008). Graded sympatholytic effect of exogenous atp on postjunctional alpha-adrenergic vasoconstriction in the human forearm: Implications for vascular control in contracting muscle. *The Journal of Physiology, 586*, 4305–4316.

Kitzman, D. W., Scholz, D. G., Hagen, P. T., Ilstrup, D. M., & Edwards, W. D. (1988). Age-related changes in normal human hearts during the first 10 decades of life. Part II (maturity): A quantitative anatomic study of 765 specimens from subjects 20 to 99 years old. *Mayo Clinic Proceedings, 63*, 137–146.

Koch, D. W., Leuenberger, U. A., & Proctor, D. N. (2003). Augmented leg vasoconstriction in dynamically exercising older men during acute sympathetic stimulation. *The Journal of Physiology, 551*, 337–344.

Kohn, J. C., Lampi, M. C., & Reinhart-King, C. A. (2015). Age-related vascular stiffening: Causes and consequences. *Frontiers in Genetics, 6*, 112.

Kovacic, J. C., Moreno, P., Hachinski, V., Nabel, E. G., & Fuster, V. (2011). Cellular senescence, vascular disease, and aging part 1 of a 2-part review. *Circulation, 123*, 1650–1660.

Kovacic, J. C., Moreno, P., Nabel, E. G., Hachinski, V., & Fuster, V. (2011). Cellular senescence, vascular disease, and aging: Part 2 of a 2-part review: Clinical vascular disease in the elderly. *Circulation, 123*, 1900–1910.

Kurjiaka, D. T., & Segal, S. S. (1995). Interaction between conducted vasodilation and sympathetic-nerve activation in arterioles of hamster striated-muscle. *Circulation Research, 76*, 885–891.

La Rovere, M. T. (2000). Baroreflex sensitivity as a new marker for risk stratification. *Zeitschrift für Kardiologie, 89(Suppl 3)*, 44–50.

La Rovere, M. T., Bigger, J. T., Jr., Marcus, F. I., Mortara, A., & Schwartz, P. J. (1998). Baroreflex sensitivity and heart-rate variability in prediction of total cardiac mortality after myocardial infarction. Atrami (autonomic tone and reflexes after myocardial infarction) investigators. *Lancet, 351*, 478–484.

La Rovere, M. T., Pinna, G. D., Hohnloser, S. H., Marcus, F. I., Mortara, A., Nohara, R., … ATRAMI Investigators. Autonomic Tone and Reflexes After Myocardial Infarcton. (2001). Baroreflex sensitivity and heart rate variability in the identification of patients at risk for life-threatening arrhythmias: Implications for clinical trials. *Circulation, 103*, 2072–2077.

La Rovere, M. T., Specchia, G., Mortara, A., & Schwartz, P. J. (1988). Baroreflex sensitivity, clinical correlates, and cardiovascular mortality among patients with a first myocardial infarction. A prospective study. *Circulation, 78*, 816–824.

Lacolley, P., Regnault, V., Segers, P., & Laurent, S. (2017). Vascular smooth muscle cells and arterial stiffening: Relevance in development, aging, and disease. *Physiological Reviews, 97*, 1555–1617.

Lakatta, E. G. (2003). Arterial and cardiac aging: Major shareholders in cardiovascular disease enterprises: Part iii: Cellular and molecular clues to heart and arterial aging. *Circulation, 107*, 490–497.

Lakatta, E. G., & Levy, D. (2003a). Arterial and cardiac aging: Major shareholders in cardiovascular disease enterprises: Part ii: The aging heart in health: Links to heart disease. *Circulation, 107*, 346–354.

Lakatta, E. G., & Levy, D. (2003b). Arterial and cardiac aging: Major shareholders in cardiovascular disease enterprises: Part i: Aging arteries: A "set up" for vascular disease. *Circulation, 107*, 139–146.

Lakatta, E. G., Mitchell, J. H., Pomerance, A., & Rowe, G. G. (1987). Human aging: Changes in structure and function. *Journal of the American College of Cardiology, 10*, 42A–47A.

Laterza, M. C., de Matos, L. D., Trombetta, I. C., Braga, A. M., Roveda, F., Alves, M. J., ... Rondon, M. U. (2007). Exercise training restores baroreflex sensitivity in never-treated hypertensive patients. *Hypertension, 49*, 1298–1306.

Laurent, S., & Boutouyrie, P. (2007). Recent advances in arterial stiffness and wave reflection in human hypertension. *Hypertension, 49*, 1202–1206.

Li, Q., Ceylan-Isik, A. F., Li, J., & Ren, J. (2008). Deficiency of insulin-like growth factor 1 reduces sensitivity to aging-associated cardiomyocyte dysfunction. *Rejuvenation Research, 11*, 725–733.

Li, Z., Froehlich, J., Galis, Z. S., & Lakatta, E. G. (1999). Increased expression of matrix metalloproteinase-2 in the thickened intima of aged rats. *Hypertension, 33*, 116–123.

Lucini, D., Cerchiello, M., & Pagani, M. (2004). Selective reductions of cardiac autonomic responses to light bicycle exercise with aging in healthy humans. *Autonomic Neuroscience, 110*, 55–63.

Luong, N., Davies, C. R., Wessells, R. J., Graham, S. M., King, M. T., Veech, R., ... Oldham, S. M. (2006). Activated foxo-mediated insulin resistance is blocked by reduction of tor activity. *Cell Metabolism, 4*, 133–142.

Maeda, S., Otsuki, T., Iemitsu, M., Kamioka, M., Sugawara, J., Kuno, S., ... Tanaka, H. (2006). Effects of leg resistance training on arterial function in older men. *British Journal of Sports Medicine, 40*, 867–869.

Maeda, S., Sugawara, J., Yoshizawa, M., Otsuki, T., Shimojo, N., Jesmin, S., ... Tanaka, H. (2009). Involvement of endothelin-1 in habitual exercise-induced increase in arterial compliance. *Acta Physiologica (Oxford, England), 196*, 223–229.

Maeda, S., Tanabe, T., Miyauchi, T., Otsuki, T., Sugawara, J., Iemitsu, M., ... Matsuda, M. (2003). Aerobic exercise training reduces plasma endothelin-1 concentration in older women. *Journal of Applied Physiology (1985), 95*, 336–341.

Mancia, G., Ferrari, A., Gregorini, L., Parati, G., Pomidossi, G., Bertinieri, G., ... Zanchetti, A. (1983). Blood pressure and heart rate variabilities in normotensive and hypertensive human beings. *Circulation Research, 53*, 96–104.

Mancia, G., Iannos, J., Jamieson, G. G., Lawrence, R. H., Sharman, P. R., & Ludbrook, J. (1978). Effect of isometric hand-grip exercise on the carotid sinus baroreceptor reflex in man. *Clinical Science and Molecular Medicine, 54*, 33–37.

Markel, T. A., Daley, J. C., 3rd, Hogeman, C. S., Herr, M. D., Khan, M. H., Gray, K. S., ... Sinoway, L. I. (2003). Aging and the exercise pressor reflex in humans. *Circulation, 107*, 675–678.

Martin, W. H., Kohrt, W. M., Malley, M. T., Korte, E., & Stoltz, S. (1990). Exercise training enhances leg vasodilatory capacity of 65-yr-old men and women.

Journal of Applied Physiology, 69, 1804–1809.

Martinez, D. G., Nicolau, J. C., Lage, R. L., Toschi-Dias, E., de Matos, L. D., Alves, M. J., ... Rondon, M. U. (2011). Effects of long-term exercise training on autonomic control in myocardial infarction patients. *Hypertension, 58*, 1049–1056.

Marty, E., Liu, Y., Samuel, A., Or, O., & Lane, J. (2017). A review of sarcopenia: Enhancing awareness of an increasingly prevalent disease. *Bone, 105*, 276–286.

Masaki, K. H., Schatz, I. J., Burchfiel, C. M., Sharp, D. S., Chiu, D., Foley, D., & Curb, J. D. (1998). Orthostatic hypotension predicts mortality in elderly men: The honolulu heart program. *Circulation, 98*, 2290–2295.

Matsukawa, T., Sugiyama, Y., Iwase, S., & Mano, T. (1994). Effects of aging on the arterial baroreflex control of muscle sympathetic nerve activity in healthy subjects. *Environmental Medicine, 38*, 81–84.

Matsukawa, T., Sugiyama, Y., & Mano, T. (1996). Age-related changes in baroreflex control of heart rate and sympathetic nerve activity in healthy humans. *Journal of the Autonomic Nervous System, 60*, 209–212.

Matsukawa, T., Sugiyama, Y., Watanabe, T., Kobayashi, F., & Mano, T. (1998). Baroreflex control of muscle sympathetic nerve activity is attenuated in the elderly. *Journal of the Autonomic Nervous System, 73*, 182–185.

Mazzeo, R. S., Rajkumar, C., Jennings, G., & Esler, M. (1997). Norepinephrine spillover at rest and during submaximal exercise in young and old subjects. *Journal of Applied Physiology (1985), 82*, 1869–1874.

McCloskey, D. I., & Mitchell, J. H. (1972). Reflex cardiovascular and respiratory responses originating in exercising muscle. *The Journal of Physiology, 224*, 173–186.

McCullough, W. T., Collins, D. M., & Ellsworth, M. L. (1997). Arteriolar responses to extracellular atp in striated. *American Journal of Physiology-Heart and Circulatory Physiology, 272*, H1886–H1891.

McIlveen, S. A., Hayes, S. G., & Kaufman, M. P. (2001). Both central command and exercise pressor reflex reset carotid sinus baroreflex. *American Journal of Physiology – Heart and Circulatory Physiology, 280*, H1454–H1463.

Medici, D., Shore, E. M., Lounev, V. Y., Kaplan, F. S., Kalluri, R., & Olsen, B. R. (2010). Conversion of vascular endothelial cells into multipotent stem-like cells. *Nature Medicine, 16*, 1400–U1480.

Melcher, A., & Donald, D. E. (1981). Maintained ability of carotid baroreflex to regulate arterial pressure during exercise. *The American Journal of Physiology, 241*, H838–H849.

Michelini, L. C., O'Leary, D. S., Raven, P. B., & Nobrega, A. C. (2015). Neural control of circulation and exercise: A translational approach disclosing interactions between central command, arterial baroreflex, and muscle metaboreflex. *American Journal of Physiology – Heart and Circulatory Physiology, 309*, H381–H392.

Monahan, K. D., Dinenno, F. A., Seals, D. R., Clevenger, C. M., Desouza, C. A., & Tanaka, H. (2001). Age-associated changes in cardiovagal baroreflex sensitivity are related to central arterial compliance. *American*

Journal of Physiology – Heart and Circulatory Physiology, 281, H284–H289.

Monahan, K. D., Dinenno, F. A., Tanaka, H., Clevenger, C. M., DeSouza, C. A., & Seals, D. R. (2000). Regular aerobic exercise modulates age-associated declines in cardiovagal baroreflex sensitivity in healthy men. *The Journal of Physiology, 529*(Pt 1), 263–271.

Monahan, K. D., Eskurza, I., & Seals, D. R. (2004). Ascorbic acid increases cardiovagal baroreflex sensitivity in healthy older men. *American Journal of Physiology – Heart and Circulatory Physiology, 286*, H2113–H2117.

Mortensen, S. P., Nyberg, M., Gliemann, L., Thaning, P., Saltin, B., & Hellsten, Y. (2014). Exercise training modulates functional sympatholysis and alpha-adrenergic vasoconstrictor responsiveness in hypertensive and normotensive individuals. *The Journal of Physiology, 592*, 3063–3073.

Mortensen, S. P., Nyberg, M., Winding, K., & Saltin, B. (2012). Lifelong physical activity preserves functional sympatholysis and purinergic signalling in the ageing human leg. *The Journal of Physiology, 590*, 6227–6236.

Nelson, M. D., Rader, F., Tang, X., Tavyev, J., Nelson, S. F., Miceli, M. C., … Victor, R. G. (2014). Pde5 inhibition alleviates functional muscle ischemia in boys with duchenne muscular dystrophy. *Neurology, 82*, 2085–2091.

Nelson, M. D., Rosenberry, R., Barresi, R., Tsimerinov, E. I., Rader, F., Tang, X., … Victor, R. G. (2015). Sodium nitrate alleviates functional muscle ischaemia in patients with becker muscular dystrophy. *The Journal of Physiology, 593*, 5183–5200.

Ng, A. V., Callister, R., Johnson, D. G., & Seals, D. R. (1993). Age and gender influence muscle sympathetic nerve activity at rest in healthy humans. *Hypertension, 21*, 498–503.

Ng, A. V., Callister, R., Johnson, D. G., & Seals, D. R. (1994a). Sympathetic neural reactivity to stress does not increase with age in healthy humans. *The American Journal of Physiology, 267*, H344–H353.

Ng, A. V., Callister, R., Johnson, D. G., & Seals, D. R. (1994b). Endurance exercise training is associated with elevated basal sympathetic nerve activity in healthy older humans. *Journal of Applied Physiology (1985), 77*, 1366–1374.

Nielsen, H., Hasenkam, J. M., Pilegaard, H. K., Aalkjaer, C., & Mortensen, F. V. (1992). Age-dependent changes in alpha-adrenoceptor-mediated contractility of isolated human resistance arteries. *The American Journal of Physiology, 263*, H1190–H1196.

Niimi, Y., Iwase, S., Fu, Q., Kamiya, A., & Mano, T. (2000). Effect of aging on muscle sympathetic nerve activity and peripheral venous pressure in humans. *Environmental Medicine, 44*, 56–59.

Ogliari, G., Smit, R. A., Westendorp, R. G., Jukema, J. W., de Craen, A. J., & Sabayan, B. (2016). Visit-to-visit blood pressure variability and future functional decline in old age. *Journal of Hypertension, 34*, 1544–1550.

Okazaki, K., Iwasaki, K., Prasad, A., Palmer, M. D., Martini, E. R., Fu, Q., … Levine, B. D. (2005). Dose-response relationship of endurance training for autonomic circulatory control in healthy seniors. *Journal of Applied Physiology (1985), 99*, 1041–1049.

ORourke, M. F., & Hashimoto, J. (2007). Mechanical factors in arterial aging: A clinical perspective. *Journal of the American College of Cardiology, 50*, 1–13.

Padilla, J., Simmons, G. H., Fadel, P. J., Laughlin, M. H., Joyner, M. J., & Casey, D. P. (2011). Impact of aging on conduit artery retrograde and oscillatory shear at rest and during exercise role of nitric oxide. *Hypertension, 57*, 484–489.

Parati, G., Frattola, A., Di Rienzo, M., Castiglioni, P., Pedotti, A., & Mancia, G. (1995). Effects of aging on 24-h dynamic baroreceptor control of heart rate in ambulant subjects. *The American Journal of Physiology, 268*, H1606–H1612.

Pawelczyk, J. A., Pawelczyk, R. A., Warberg, J., Mitchell, J. H., & Secher, N. H. (1997). Cardiovascular and catecholamine responses to static exercise in partially curarized humans. *Acta Physiologica Scandinavica, 160*, 23–28.

Pickering, T. G., Gribbin, B., Petersen, E. S., Cunningham, D. J., & Sleight, P. (1972). Effects of autonomic blockade on the baroreflex in man at rest and during exercise. *Circulation Research, 30*, 177–185.

Potts, J. T., Shi, X. R., & Raven, P. B. (1993). Carotid baroreflex responsiveness during dynamic exercise in humans. *The American Journal of Physiology, 265*, H1928–H1938.

Powers, S. K., Quindry, J., & Hamilton, K. (2004). Aging, exercise, and cardioprotection. *Annals of the New York Academy of Sciences, 1019*, 462–470.

Price, A., Raheja, P., Wang, Z., Arbique, D., Adams-Huet, B., Mitchell, J. H., … Vongpatanasin, W. (2013). Differential effects of nebivolol versus metoprolol on functional sympatholysis in hypertensive humans. *Hypertension, 61*, 1263–1269.

Psaty, B. M., Manolio, T. A., Kuller, L. H., Kronmal, R. A., Cushman, M., Fried, L. P., … Rautaharju, P. M. (1997). Incidence of and risk factors for atrial fibrillation in older adults. *Circulation, 96*, 2455–2461.

Rafieian-Kopaei, M., Setorki, M., Doudi, M., Baradaran, A., & Nasri, H. (2014). Atherosclerosis: Process, indicators, risk factors and new hopes. *International Journal of Preventive Medicine, 5*, 927–946.

Rapoport, R. M. (2014). Acute nitric oxide synthase inhibition and endothelin-1-dependent arterial pressure elevation. *Frontiers in Pharmacology, 5*, 57.

Raven, P. B., Potts, J. T., & Shi, X. (1997). Baroreflex regulation of blood pressure during dynamic exercise. *Exercise and Sport Sciences Reviews, 25*, 365–389.

Ray, C. A. (1999). Sympathetic adaptations to one-legged training. *Journal of Applied Physiology (1985), 86*, 1583–1587.

Ray, C. A., & Carter, J. R. (2010). Effects of aerobic exercise training on sympathetic and renal responses to mental stress in humans. *American Journal of Physiology – Heart and Circulatory Physiology, 298*, H229–H234.

Ray, C. A., Rea, R. F., Clary, M. P., & Mark, A. L. (1993). Muscle sympathetic nerve responses to dynamic one-legged exercise: Effect of body posture. *The American Journal of Physiology, 264*, H1–H7.

Redfield, M. M., Jacobsen, S. J., Burnett, J. C., Jr., Mahoney, D. W., Bailey, K. R., & Rodeheffer, R. J. (2003). Burden of systolic and diastolic ventricular dysfunction in the community: Appreciating the scope of the heart failure epidemic. *JAMA: The Journal of the American Medical Association, 289*, 194–202.

Rengo, G., Lymperopoulos, A., Zincarelli, C., Femminella, G., Liccardo, D., Pagano, G., ... Leosco, D. (2012). Blockade of beta-adrenoceptors restores the grk2-mediated adrenal alpha(2)-adrenoceptor-catecholamine production axis in heart failure. *British Journal of Pharmacology, 166*, 2430–2440.

Rinder, M. R., Spina, R. J., & Ehsani, A. A. (2000). Enhanced endothelium-dependent vasodilation in older endurance-trained men. *Journal of Applied Physiology (1985), 88*, 761–766.

Rosenmeier, J. B., Yegutkin, G. G., & Gonzalez-Alonso, J. (2008). Activation of atp/utp-selective receptors increases blood flow and blunts sympathetic vaso-constriction in human skeletal muscle. *The Journal of Physiology, 586*, 4993–5002.

Ross, M. D., Malone, E., & Florida-James, G. (2016). Vascular ageing and exercise: Focus on cellular reparative processes. *Oxidative Medicine and Cellular Longevity, 2016*, 3583956.

Roveda, F., Middlekauff, H. R., Rondon, M. U., Reis, S. F., Souza, M., Nastari, L., ... Negrao, C. E. (2003). The effects of exercise training on sympathetic neural activation in advanced heart failure: A randomized controlled trial. *Journal of the American College of Cardiology, 42*, 854–860.

Rudas, L., Crossman, A. A., Morillo, C. A., Halliwill, J. R., Tahvanainen, K. U., Kuusela, T. A., & Eckberg, D. L. (1999). Human sympathetic and vagal barore-flex responses to sequential nitroprusside and phen-ylephrine. *The American Journal of Physiology, 276*, H1691–H1698.

Saito, M., Tsukanaka, A., Yanagihara, D., & Mano, T. (1993). Muscle sympathetic nerve responses to graded leg cycling. *Journal of Applied Physiology (1985), 75*, 663–667.

Saltin, B., & Mortensen, S. P. (2012). Inefficient functional sympatholysis is an overlooked cause of malperfusion in contracting skeletal muscle. *The Journal of Physiology, 590*, 6269–6275.

Sander, M., Chavoshan, B., Harris, S. A., Iannaccone, S. T., Stull, J. T., Thomas, G. D., & Victor, R. G. (2000). Functional muscle ischemia in neuronal nitric oxide synthase-deficient skeletal muscle of children with duchenne muscular dystrophy. *Proceedings of the National Academy of Sciences of the United States of America, 97*, 13818–13823.

Sangaralingham, S. J., Huntley, B. K., Martin, F. L., McKie, P. M., Bellavia, D., Ichiki, T., ... Burnett, J. C., Jr. (2011). The aging heart, myocardial fibrosis, and its relationship to circulating c-type natriuretic peptide. *Hypertension, 57*, 201–207.

Schulman, S. P., Lakatta, E. G., Fleg, J. L., Lakatta, L., Becker, L. C., & Gerstenblith, G. (1992). Age-related decline in left ventricular filling at rest and exercise. *The American Journal of Physiology, 263*, H1932–H1938.

Seals, D. R., Desouza, C. A., Donato, A. J., & Tanaka, H. (2008). Habitual exercise and arterial aging. *Journal of Applied Physiology (1985), 105*, 1323–1332.

Seals, D. R., Jablonski, K. L., & Donato, A. J. (2011). Aging and vascular endothelial function in humans. *Clinical Science (London, England), 120*, 357–375.

Seals, D. R., Tanaka, H., Clevenger, C. M., Monahan, K. D., Reiling, M. J., Hiatt, W. R., ... DeSouza, C. A. (2001). Blood pressure reductions with exercise and sodium restriction in postmenopausal women with elevated systolic pressure: Role of arterial stiffness. *Journal of the American College of Cardiology, 38*, 506–513.

Seals, D. R., Walker, A. E., Pierce, G. L., & Lesniewski, L. A. (2009). Habitual exercise and vascular ageing. *The Journal of Physiology, 587*, 5541–5549.

Sebastian, D., Palacin, M., & Zorzano, A. (2017). Mitochondrial dynamics: Coupling mitochondrial fitness with healthy aging. *Trends in Molecular Medicine, 23*, 201–215.

Sheldahl, L. M., Ebert, T. J., Cox, B., & Tristani, F. E. (1994). Effect of aerobic training on baroreflex regulation of cardiac and sympathetic function. *Journal of Applied Physiology (1985), 76*, 158–165.

Shi, X., Gallagher, K. M., Welch-O'Connor, R. M., & Foresman, B. H. (1996). Arterial and cardiopulmonary baroreflexes in 60- to 69- vs. 18- to 36-yr-old humans. *Journal of Applied Physiology (1985), 80*, 1903–1910.

Shih, H., Lee, B., Lee, R. J., & Boyle, A. J. (2011). The aging heart and post-infarction left ventricular remodeling. *Journal of the American College of Cardiology, 57*, 9–17.

Smith, S. A., Mitchell, J. H., & Garry, M. G. (2006). The mammalian exercise pressor reflex in health and disease. *Experimental Physiology, 91*, 89–102.

Soares-Miranda, L., Sandercock, G., Valente, H., Vale, S., Santos, R., & Mota, J. (2009). Vigorous physical activity and vagal modulation in young adults. *European Journal of Cardiovascular Prevention and Rehabilitation, 16*, 705–711.

Sorescu, G. P., Sykes, M., Weiss, D., Platt, M. O., Saha, A., Hwang, J., ... Jo, H. (2003). Bone morphogenic protein 4 produced in endothelial cells by oscillatory shear stress stimulates an inflammatory response. *The Journal of Biological Chemistry, 278*, 31128–31135.

Spier, S. A., Delp, M. D., Meininger, C. J., Donato, A. J., Ramsey, M. W., & Muller-Delp, J. M. (2004). Effects of ageing and exercise training on endothelium-dependent vasodilatation and structure of rat skeletal muscle arterioles. *The Journal of Physiology, 556*, 947–958.

Stevens, S. L., Wood, S., Koshiaris, C., Law, K., Glasziou, P., Stevens, R. J., & McManus, R. J. (2016). Blood pressure variability and cardiovascular disease: Systematic review and meta-analysis. *BMJ, 354*, i4098.

Studinger, P., Goldstein, R., & Taylor, J. A. (2009). Age- and fitness-related alterations in vascular sympathetic control. *The Journal of Physiology, 587*, 2049–2057.

Sun, D., Huang, A., & Kaley, G. (2003). Reduced no release to shear stress in mesenteric arteries of aged rats. *FASEB Journal, 17*, A840–A840.

Sundlof, G., & Wallin, B. G. (1978). Human muscle nerve sympathetic activity at rest. Relationship to blood pressure and age. *The Journal of Physiology, 274*, 621–637.

Svedenhag, J., Wallin, B. G., Sundlof, G., & Henriksson, J. (1984). Skeletal muscle sympathetic activity at rest in trained and untrained subjects. *Acta Physiologica Scandinavica, 120*, 499–504.

Taddei, S., Virdis, A., Ghiadoni, L., Salvetti, G., Bernini, G., Magagna, A., & Salvetti, A. (2001). Age-related reduction of no availability and oxidative stress in humans. *Hypertension, 38*, 274–279.

Tanabe, T., Maeda, S., Miyauchi, T., Iemitsu, M., Takanashi, M., Irukayama-Tomobe, Y., … Matsuda, M. (2003). Exercise training improves ageing-induced decrease in enos expression of the aorta. *Acta Physiologica Scandinavica, 178*, 3–10.

Tanaka, H., Davy, K. P., & Seals, D. R. (1999). Cardiopulmonary baroreflex inhibition of sympathetic nerve activity is preserved with age in healthy humans. *The Journal of Physiology, 515*(Pt 1), 249–254.

Tanaka, H., DeSouza, C. A., & Seals, D. R. (1998). Absence of age-related increase in central arterial stiffness in physically active women. *Arteriosclerosis, Thrombosis, and Vascular Biology, 18*, 127–132.

Tanaka, H., Dinenno, F. A., Monahan, K. D., Clevenger, C. M., DeSouza, C. A., & Seals, D. R. (2000). Aging, habitual exercise, and dynamic arterial compliance. *Circulation, 102*, 1270–1275.

Taylor, J. A., Hand, G. A., Johnson, D. G., & Seals, D. R. (1992). Augmented forearm vasoconstriction during dynamic exercise in healthy older men. *Circulation, 86*, 1789–1799.

Taylor, J. A., Hayano, J., & Seals, D. R. (1995). Lesser vagal withdrawal during isometric exercise with age. *Journal of Applied Physiology (1985), 79*, 805–811.

Taylor, J. A., & Tan, C. O. (2014). Bp regulation vi: Elevated sympathetic outflow with human aging: Hypertensive or homeostatic? *European Journal of Applied Physiology, 114*, 511–519.

Thomas, G. D., Hansen, J., & Victor, R. G. (1994). Inhibition of alpha(2)-adrenergic vasoconstriction during contraction of glycolytic, not oxidative, rat hindlimb muscle. *American Journal of Physiology, 266*, H920–H929.

Thomas, G. D., Shaul, P. W., Yuhanna, I. S., Froehner, S. C., & Adams, M. E. (2003). Vasomodulation by skeletal muscle-derived nitric oxide requires alpha-syntrophin-mediated sarcolemmal localization of neuronal nitric oxide synthase. *Circulation Research, 92*, 554–560.

Thomas, G. D., & Victor, R. G. (1998). Nitric oxide mediates contraction-induced attenuation of sympathetic vasoconstriction in rat skeletal muscle. *The Journal of Physiology, 506*(Pt 3), 817–826.

Thomas, G. D., Zhang, W., & Victor, R. G. (2001). Impaired modulation of sympathetic vasoconstriction in contracting skeletal muscle of rats with chronic myocardial infarctions: Role of oxidative stress. *Circulation Research, 88*, 816–823.

Tresch, D. D. (2001). Evaluation and management of cardiac arrhythmias in the elderly. *The Medical Clinics of North America, 85*, 527–550.

Tsai, M. W., Chie, W. C., Kuo, T. B., Chen, M. F., Liu, J. P., Chen, T. T., & Wu, Y. T. (2006). Effects of exercise training on heart rate variability after coronary angioplasty. *Physical Therapy, 86*, 626–635.

Tucker, W. J., Nelson, M. D., Beaudry, R. I., Halle, M., Sarma, S., Kitzman, D. W., … Haykowksy, M. J. (2016). Impact of exercise training on peak oxygen uptake and its determinants in heart failure with preserved ejection fraction. *Cardiac Failure Review, 2*, 95–101.

Ueno, L. M., Drager, L. F., Rodrigues, A. C., Rondon, M. U., Braga, A. M., Mathias, W., Jr., … Negrão, C. E. (2009). Effects of exercise training in patients with chronic heart failure and sleep apnea. *Sleep, 32*, 637–647.

Vaitkevicius, P. V., Fleg, J. L., Engel, J. H., O'Connor, F. C., Wright, J. G., Lakatta, L. E., … Lakatta, E. G. (1993). Effects of age and aerobic capacity on arterial stiffness in healthy adults. *Circulation, 88*, 1456–1462.

Van Campenhout, A., & Golledge, J. (2009). Osteoprotegerin, vascular calcification and atherosclerosis. *Atherosclerosis, 204*, 321–329.

Van de Veire, N. R., De Backer, J., Ascoop, A. K., Middernacht, B., Velghe, A., & Sutter, J. D. (2006). Echocardiographically estimated left ventricular end-diastolic and right ventricular systolic pressure in normotensive healthy individuals. *The International Journal of Cardiovascular Imaging, 22*, 633–641.

Van Guilder, G. P., Westby, C. M., Greiner, J. J., Stauffer, B. L., & DeSouza, C. A. (2007). Endothelin-1 vasoconstrictor tone increases with age in healthy men but can be reduced by regular aerobic exercise. *Hypertension, 50*, 403–409.

Vasan, R. S., Sullivan, L. M., D'Agostino, R. B., Roubenoff, R., Harris, T., Sawyer, D. B., … Wilson, P. W. (2003). Serum insulin-like growth factor I and risk for heart failure in elderly individuals without a previous myocardial infarction: The framingham heart study. *Annals of Internal Medicine, 139*, 642–648.

Vega, R. B., Konhilas, J. P., Kelly, D. P., & Leinwand, L. A. (2017). Molecular mechanisms underlying cardiac adaptation to exercise. *Cell Metabolism, 25*, 1012–1026.

Vianna, L. C., Hart, E. C., Fairfax, S. T., Charkoudian, N., Joyner, M. J., & Fadel, P. J. (2012). Influence of age and sex on the pressor response following a spontaneous burst of muscle sympathetic nerve activity. *American Journal of Physiology. Heart and Circulatory Physiology, 302*, H2419–H2427.

Victor, R. G., Pryor, S. L., Secher, N. H., & Mitchell, J. H. (1989). Effects of partial neuromuscular blockade on sympathetic nerve responses to static exercise in humans. *Circulation Research, 65*, 468–476.

Victor, R. G., Secher, N. H., Lyson, T., & Mitchell, J. H. (1995). Central command increases muscle sympathetic nerve activity during intense intermittent isometric exercise in humans. *Circulation Research, 76*, 127–131.

Wagenseil, J. E., & Mecham, R. P. (2012). Elastin in large artery stiffness and hypertension. *Journal of Cardiovascular Translational Research, 5*,

264–273.

Wang, J. C., & Bennett, M. (2012). Aging and atherosclerosis: Mechanisms, functional consequences, and potential therapeutics for cellular senescence. *Circulation Research, 111*, 245–259.

Wang, Y., Li, M., Dong, F., Zhang, J., & Zhang, F. (2015). Physical exercise-induced protection on ischemic cardiovascular and cerebrovascular diseases. *International Journal of Clinical and Experimental Medicine, 8*, 19859–19866.

Watson, K. E., Bostrom, K., Ravindranath, R., Lam, T., Norton, B., & Demer, L. L. (1994). Tgf-beta 1 and 25-hydroxycholesterol stimulate osteoblast-like vascular cells to calcify. *The Journal of Clinical Investigation, 93*, 2106–2113.

Watson, R. D., Stallard, T. J., Flinn, R. M., & Littler, W. A. (1980). Factors determining direct arterial pressure and its variability in hypertensive man. *Hypertension, 2*, 333–341.

White, D. W., & Raven, P. B. (2014). Autonomic neural control of heart rate during dynamic exercise: Revisited. *The Journal of Physiology, 592*, 2491–2500.

White, M. J., & Carrington, C. A. (1993). The pressor response to involuntary isometric exercise of young and elderly human muscle with reference to muscle contractile characteristics. *European Journal of Applied Physiology and Occupational Physiology, 66*, 338–342.

Winter, P., & Dora, K. A. (2007). Spreading dilatation to luminal perfusion of atp and utp in rat isolated small mesenteric arteries. *The Journal of Physiology, 582*, 335–347.

Wray, D. W., Nishiyama, S. K., Donato, A. J., Sander, M., Wagner, P. D., & Richardson, R. S. (2007). Endothelin-1-mediated vasoconstriction at rest and during dynamic exercise in healthy humans. *American Journal of Physiology-Heart and Circulatory Physiology, 293*, H2550–H2556.

Zhao, W. Y., Swanson, S. A., Ye, J. F., Li, X. L., Shelton, J. M., Zhang, W. G., & Thomas, G. D. (2006). Reactive oxygen species impair sympathetic vasoregulation in skeletal muscle in angiotensin ii-dependent hypertension. *Hypertension, 48*, 637–643.

第 10 章　老年肿瘤患者的康复

Sarah Wittry，Diana Molinares，and Susan Maltser

癌症康复的定义和范围

癌症康复是贯穿于整个肿瘤治疗过程中的医疗服务,由受过训练的康复专业人员提供,用于诊断和治疗患者的生理、心理和认知障碍。癌症康复的目标是恢复功能,减轻症状负担,最大限度地提高自理能力,改善生活质量,同时减轻照顾者负担,实现以患者为中心的照料和共同决策(Cheville,2017;Parry,Kent,Mariotto,Alfano,& Rowland,2011)。考虑到衰老的生理变化,老年癌症幸存者在面临癌症负担和治疗的压力时特别容易出现短期和长期失能(Stubblefield,Schmitz,& Ness,2013)。癌症相关的功能损害及经济负担可能在未来几十年持续增加(Cheville,2017)。通过与患者及其家属制订动态且恰当的目标,可以改善健康相关的结果。

老年人癌症康复的流行病学研究

随着患者平均年龄和总体生存率的不断提高,癌症康复正成为一个越来越重要的公共卫生问题。目前,美国大约有 1 550 万癌症幸存者,估计未来十年将接近 2 000 万(Chang et al.,2004)。到 2020 年,大约四分之三的癌症幸存者可能已经 65 岁或以上。老年癌症幸存者有更多的共病、病前失能和癌症治疗相关的毒性反应(Silver,Baima,& Mayer,2013)。癌症幸存者中躯体障碍和失能的患病率很高,53% 的人报告说他们的日常功能受限(Silver et al.,2013)。转移癌患者的躯体障碍率增加。躯体障碍增加了医疗卫生负担,降低了生活质量,减少了家庭、工作和社会参与(Silver et al.,2017)。

尽管癌症相关的失能率很高,但对其失能的充分治疗率估计低至 1% ~ 2%(Cheville,2017)。内科医生很容易成为癌症康复工作的支持者。康复干预从简单的教育活动到复杂的综合项目,包括诊断、药理学、手法和程序干预(Stubblefeld et al.,2013)。

患者和/或医疗提供者对肿瘤患者康复的本质存在误解,可能认为运动疗法对癌症患者是不合适或不可行的,或某些特定状况(如血细胞减少和骨转移疾病)是所有康复干预的禁忌证。这种态度可能导致长期幸存者、晚期疾病患者和老年癌症患者未能充分利用康复(Stubbleleld et al.,2013)。对晚期疾病或生命末期患者癌症康复的有效性研究很少。因此,非常需要能够帮助更准确地预测预期寿命的工具,并改善肿瘤病学家和康复团队之间的沟通。

癌症康复模式和经济因素

从癌症的诊断到生命的终结,癌症康复可以改善患者治疗期间任何时候的功能状态。为了给处于疾病不同阶段的患者提供其所需的服务,目前已经建立了多种癌症康复模式,包括预康复、治疗前、维持计划和姑息治疗服务(表 10.1)。

表 10.1　癌症康复模式

模式	时间	挑战/障碍
预康复	在开始肿瘤治疗之前	病人依从性 肿瘤治疗计划
急性住院/康复咨询	住院期间(手术或医疗并发症发生后)	患者耐受治疗的能力 正在进行的肿瘤治疗
急性住院康复	急性住院后	肿瘤治疗的时机选择 病人耐受 保险批准
亚急性康复	急性住院后或急性住院康复后	肿瘤治疗的时机选择
居家康复	肿瘤治疗期间或之后的任何时候	缺乏标准化
门诊康复	在肿瘤治疗之前,之中或之后的任何时候	病人能否获得门诊服务 耐受治疗 就诊负担
家庭锻炼计划	在肿瘤治疗之前,之中或之后的任何时候	计划依从性 病人耐受 病人学习运动计划的能力
姑息康复	肿瘤治疗期间或之后的任何时候	转诊延迟 多药共用 疼痛 意识水平的变化

Barawid,Covarrubias,Tribuzio,and Liao(2015),Berger et al.(2010),Brady,Roe,O'Brien,Boaz,and Shaw(2017),Buffart et al.(2015),Cheville,Kornblith,and Basford(2011)

预康复

　　一旦诊断出癌症,便可以开始进行康复。此时,康复的重点是明确患病前的任何功能障碍,并确定可能导致未来功能障碍的危险因素。此外,在诊断同时进行康复可以提高患者对肿瘤治疗的耐受能力。这些概念是癌症预康复的基本要素,癌症预康复被定义为"发生在癌症诊断和急性治疗开始之间的连续的癌症治疗过程,包括进行躯体和心理评估,以建立基线功能水平,识别损伤,并提供促进身心健康的干预措施,以减少未来功能障碍的发病率和/或严重程度"(Silver et al.,2013,p. 716)。

　　预康复可以改善死亡率和功能预后,同时减少住院时间和术后并发症(Silver et al.,2013)。预康复在癌症患者中的经济影响在于其可以改善患者功能储备的能力。此外,癌症预康复还推动了减轻焦虑和心理压力的策略。手术前的功能优化和心理优化相结合,可减少住院时间和再次入院,从而降低成本(Silver et al.,2013)。

急性住院/康复咨询

由于大多数癌症幸存者都在确诊后的某个时间点接受住院治疗,利用基于医院的系统来检测和治疗失能可以作为一种基本的护理模式来发挥良好作用。但是,以医院为基础的团队通常关注新发重大的身体急性损伤,而癌症患者通常会表现出潜在的失能并随着时间的推移积累轻到中度的身体障碍,最终使他们的储备和补偿能力不堪重负(Cheville et al.,2011)。在急性照护医院对患者进行适当的筛查以识别其功能障碍,及时进行物理治疗和作业治疗转诊,以最大程度地减少功能下降。此外,使用心理咨询服务可以帮助指导患者的康复计划。

急性住院康复

接受癌症治疗的老年患者发生功能障碍的风险很高,尤其是那些接受手术治疗的患者。住院后的功能障碍可能会导致生活质量下降,照顾者负担增加以及更高的再入院/并发症的风险。中重度功能障碍,良好的家庭支持以及能耐受每天 3 小时的治疗的患者可能是急性住院康复(acute inpatient rehabilitation,AIR)的潜在候选人。多项研究表明,接受 AIR 治疗的癌症患者与那些由非癌症引起的类似失能患者相比,具有同等的功能增益和住院时长(有时甚至更短)(Fortin, Voth, Jaglal, & Craven, n. d.;Greenberg, Treger, & Ring, n. d.;Hunter & Baltisberger, n. d.)。AIR 有减轻患者、家庭和医疗保健公司的经济负担的潜力。通过提高患者的自理能力,有可能减少或丧失对全天候的医疗保健助手或护理人员的依赖。

亚急性康复

亚急性住院康复中心,又称专业护理机构(skilled nursing facility,SNF)是中重度缺陷患者的另一种选择,这些患者可以从康复计划中受益,但他们可能因病情严重而无法承受 AIR 计划的强度或需要更长的住院康复时间。当前没有专门的 SNF 癌症康复计划;但是,这是一个潜在的增长领域。

居家康复

居家健康康复计划非常适合交通不便或因虚弱而无法参加门诊康复的患者。与 SNFs 的情况类似,当前没有专门的居家健康癌症康复计划,只有基于居家的临终关怀计划。尽管如此,居家康复仍然是一种适用于多种失能患者的常见康复模式,且已被证实能改善患者的功能状况。大约 39% 住院的医疗保险患者出院后需要居家保健服务(Greysen, Stijacic Cenzer, Boscardin, & Covinsky,2017)。与其他康复服务相比,居家康复的费用与患者的损伤水平成正比。

门诊康复

门诊康复对任何阶段的癌症患者都是有用的。从诊断到幸存,门诊康复是提供癌症康复治疗的最常见形式。门诊康复包括物理治疗、作业治疗和言语治疗,心理学,运动生理和支持治疗(按摩疗法、娱乐疗法等)。康复医师经过专门培训,可以明确患者的需求,制订适当的治疗方案并监督其进展(Fried et al.,2001)。门诊康复的一些示例包括:乳腺癌患者的肩部疼痛和淋巴水肿的治疗,癌症患者放疗后头颈部的言语和吞咽治疗,化疗诱发的周围神经疾病的手部治疗以及脑肿瘤患者的认知治疗(Cnossen et al.,2017;Khan,Amatya,Pallant,Rajapaksa,& Brand,2012)。

家庭锻炼计划

家庭锻炼计划(home exercise programs,HEP)可用于康复治疗的任何阶段,可以是预康复计划的一部分,也可针对性地用于肿瘤治疗期间和治疗后的特定损伤,包括监测期间的维护计划。家庭锻炼计划可能是最具成本效益的项目,因为患者只需要进行几次治疗即可确保理解和正确执行这些锻炼方法。家庭锻炼计划在很大程度上依赖于患者保持新知识、正确执行所指导的锻炼的能力以及其依从性和积极性(Baima,Omer,Varlotto,& Yunus,2017)。因此,中度至重度认知障碍和不积极的患者不是此类康复计划的理想人选(Baima,Omer,Varlotto,& Yunus,2017)。最近的 Cochrane 系统评价发现基于多维的家庭生存计划可以提高乳腺癌幸存者的生活质量,同时减少其焦虑、疲劳和失眠。这些项目包括心理和身体锻炼,具有良好的依从性和临床意义。一些锻炼项目包括肌肉拉伸、核心锻炼和水上锻炼(Cheng,Lim,Koh,& Tam,2017)。

跨学科团队角色

鉴于癌症康复这一相对较新的概念,目前跨学科团队仍在建立中,其成员的作用可能模棱两可。由于医师在诊断、教育、处方和宣传方面的能力,他们有望扮演重要的领导角色(Cheville,2017)。另外,物理、作业和言语治疗师、运动生理学家、心理学家、护士和运动训练者可能在癌症患者和幸存者的护理中发挥作用。目前具体的康复实施方式是因具体机构而异的。理想情况下,在开始任何针对癌症的干预之前应进行全面的功能评估,以改善治疗期间和治疗后的效果(Swartz,2017)。

癌症康复的阶段

在癌症康复中,目标设定是一个充满挑战的动态过程,需要考虑许多因素,包括患者的年龄、合并症、癌症的类型和阶段、基线生理功能以及社会经济背景。在癌症幸存者的整个经历中,根据触发重新评估可能的或预期的缺陷和功能目标的时间,可以将其分为不同的阶段。Dietz 提出了癌症康复的 4 个阶段,包括预防性、修复性、支持性和姑息性(表 10.2)(Gerber,2017)。

表 10.2 癌症康复的阶段

阶段	定义/目标	举例
预防性	诊断后立即开始,开始治疗之前 预防损伤,尽可能回到基线功能	识别基线功能和障碍 预康复 关于癌症相关疲劳、化疗引起的神经毒性等的教育/预期指导
恢复性	在功能和能力已确定受损的患者中最大 程度地恢复功能	乳房切除术后的肩部物理疗法 骨髓移植后的有氧运动训练

续表

阶段	定义/目标	举例
支持性	患者因癌症或其治疗而遭受永久性损伤后,最大限度发挥残余功能 提高行动能力和自理能力	脑肿瘤手术后偏瘫的急性住院康复 脑肿瘤切除或全脑放射后的认知康复 活动度训练,家庭锻炼计划 淋巴水肿的完全减压治疗
姑息性	优化终末期患者的生活质量,减少在行动和自理上的依赖,维护尊严	形式有:体位摆放、热/冷疗、处方辅助设备和耐用医疗设备,以及照顾者教育、培训和支持

Broadwell(1987),Cheville et al.(2011),Debes,Aissou,and Beaussier(2014),Silver and Baima(2013)

癌症相关失能概述

癌症相关疲劳

美国国立综合癌症网络(The National Comprehensive Cancer Network,NCCN)将与癌症相关疲劳(cancer-related fatigue,CRF)定义为"一种与近期的活动量不符的痛苦的、持续的、主观的,有关躯体、情感或认知方面的疲乏感或疲惫感,与癌症本身或者癌症的治疗有关,并且妨碍日常功能"(Berger et al.,2010,p. 912)。癌症相关疲劳是癌症患者和幸存者报告的最常见症状,它显著影响生活质量的方方面面,并导致日常生活的改变(Rao & Cohen,2008)。癌症治疗的依从性下降与疲劳有关,据估计,70% 的老年癌症患者会感到疲劳(Rao & Cohen,2008)。三分之一的患者在完成治疗 6 年后仍有明显的临床疲劳症状。衰老和随之而来的衰弱可能导致症状性疲劳,但只有少数研究专门评估了疲劳对老年人群的影响(Rao & Cohen,2008)。症状负担、共病、抑郁等都与癌症相关疲劳的患病率有关(Giacalone et al.,2013)。疲劳的早期识别和全面评估,以及对其他原因(如贫血、睡眠障碍和情绪障碍)的评估是疲劳管理的重要初始步骤。许多改善癌症相关疲劳的药物已被报道。哌醋甲酯能改善疲劳程度,但可能引起躁动和失眠。多奈哌齐在非贫血的癌症相关疲劳的患者中进行的研究表明,与安慰剂相比,其在疲劳程度方面的改善并不显著(Jones et al.,2016)。运动疗法仍然是癌症相关疲劳最广泛研究和采用的非药物干预(Jones et al.,2016)。在 2012 年对 56 项随机对照试验进行的 Cochrane 系统评论中,运动疗法在治疗癌症相关疲劳方面在统计学上比对照组更有效(Cramp & Byron-Daniel,2012)。美国临床肿瘤学会制订的癌症相关疲劳指南,建议癌症幸存者每周参加 150 分钟的中等强度的有氧运动和 2~3 次力量训练。向癌症幸存者推荐的最常见的运动干预措施是步行(Berger et al.,2010)。改善睡眠障碍、社会心理干预和能量节省教育也是治疗计划的重要组成部分。

老年患者的疼痛管理

在老年人群中进行有效的疼痛管理可能具有挑战性。老年患者及其照顾者可能认为疼痛是衰老过程的一部分,因此不向医疗专业人员报告疼痛。影响疼痛报告的其他障碍还可能包括认知障碍、反应迟钝、担心失去独立生活、照顾者负担和语言障碍(Delgado-Guay & Bruera,2008)。老年癌症患者的疼痛可能会因为担心多药共用、药物毒性和非典型的疼痛表现而得不到充分治疗。同时使用药物和非药物方法进行疼痛管理的多学科团队通常是最有效的方法(Delgado-Guay & Bruera,2008)。详细的疼痛初始评估(包括病史和体格检查)对于制订有效的治疗计划至关重要。了解疼痛的病因、癌症的程度、特定的治疗方案以及有关疼痛管理的护理目标至关重要(American Pain Society,2008)。已经鉴别出了多种特定的癌症疼痛综合征(表10.3)。

表10.3　癌性疼痛综合征

疼痛综合征	表现	可能的治疗方案
病理性骨折	既有病变(转移)或原发肿瘤内的骨折	手术固定(长骨),椎体成形术/后凸成形术,放疗
内脏梗阻/穿孔	腹腔或盆腔肿瘤阻塞胆管、输尿管或肠腔	经皮减压,支架,手术
肿瘤性脊髓压迫	急性至亚急性发作的背痛和/或乏力,肠/膀胱功能改变	糖皮质激素,手术减压,辅助放射治疗
放射性神经丛病	疼痛、感觉异常、受影响的分布区域乏力(臂丛或腰骶丛)	物理治疗,神经性止痛药
骨转移	多种原发肿瘤的转移扩散,直接激活伤害感受器	外照射疗法(80%~90%有效),非甾体抗炎药,双膦酸盐
肝膨胀综合征	原发性肿瘤或转移引起的肝包膜拉伸引起钝性、肋下疼痛,可能放射到右肩	镇痛药,系统性癌症治疗
脑膜转移瘤	可能表现为头痛,非特异性疼痛,多种神经系统并发症(运动、感觉、认知)	鞘内治疗,辅助镇痛药
放射神经病	神经根受压、扭曲和发炎,引起分布区域的疼痛、感觉异常、乏力的恶性过程	神经性止痛药,物理治疗
疼痛性周围单神经病变	可能由胸壁肿瘤引起恶性肋间神经病变	神经性止痛药
男子乳房疼痛	仅接受抗雄激素治疗的前列腺癌患者	预防性放射治疗
术后疼痛综合征	任何乳房手术后持续疼痛;多种可能的病因。腋窝、前胸壁和上臂内侧有钝痛、灼痛和疼痛感,伴有感觉丧失	康复、神经性止痛药、疼痛介入
幻肢痛	截肢后	脱敏疗法,镜像疗法,神经性止痛药
开胸术后疼痛综合征	手术后数月发生的局限于开胸瘢痕区域的神经性疼痛	评估肿瘤复发、脱敏、神经性止痛药

Halbert,Crotty,and Cameron(n. d.),Mercadante(1997),Paice et al.(2016),Taillibert et al.(2005)

　　20世纪80年代发表的"WHO阶梯止痛法"为活动性癌症患者提供了疼痛管理的基本框架,包括对乙酰氨基酚、用于轻度疼痛的非甾体类抗炎药,以及用于中重度疼痛的阿片类药物。辅助镇痛药,以及介入治疗、康复治疗、心理治疗和综合治疗的疼痛控制方法,现在已纳入指南。阿片类药物通常在有恶性疼痛的老年人中处方不足(AGS Panel on Persistent Pain in Older Persons,2002)。在近期一项有244名晚期癌症的横断面研究中,年龄越大,接受阿片类药物处方的可能性越低,共病越多,功能状态越差(Gauthier et al.,2017)。在老年患者中,可能更为棘手的是副作用——尿潴留和粪便嵌塞(AGS Panel on Persistent Pain in Older Persons,

2002）。美国老年医学会建议,在给老年人开阿片类药物处方时,应从年轻人的建议起始剂量的 30%～50% 开始（AGS 老年人持续性疼痛小组,2002）。对于有神经性疼痛成分的患者,也可以考虑使用加巴喷丁、普瑞巴林和局部利多卡因等药物。包括热疗、冷疗、激光、手法治疗和电疗在内的物理疗法可以用作减轻疼痛的辅助疗法。各种疗法的适应证、注意事项和禁忌证是重要的考虑因素（表 10.4）（Maltser, Cristian, Silver, Morris & Stout,2017）。在对 274 名合并癌症相关疼痛的癌症幸存者的研究中,随着时间的推移,疼痛严重程度的改善预示了 12 个月内失能的减少。因此,有效的疼痛管理策略可能会减轻癌症幸存者的慢性失能（Wang et al.,2011）。总体而言,老年癌症患者的疼痛治疗可能具有挑战性,以减少患者痛苦和改善生活质量为目标的多学科方法是治疗关键。

表 10.4　各种疗法的适应证、注意事项和禁忌证

疗法	适应证	注意事项	禁忌证
热疗	止痛、肌肉放松、组织延展	淋巴功能受损,瘢痕组织	未控制的肿瘤/活动性疾病,周围血管疾病,感觉严重受损,易激惹组织
超声波	组织延展,炎症,止痛	感觉受损、开放性伤口或皮肤脆弱	活动性癌症或癌症病史
冷疗	急性处理炎症,止痛,脱发	感觉受损、开放性伤口或皮肤脆弱	缺血性组织,周围血管疾病,雷诺综合征
经皮神经电刺激	感觉疼痛管理,瘢痕脱敏	无感觉组织	未控制的肿瘤/活动性疾病,起搏器,开放性伤口
手法治疗	止痛,关节活动度,组织延展,软组织和放射性纤维化管理,淋巴刺激	感觉受损、开放性伤口或皮肤脆弱,组织血管异常	急性放射性皮炎,未控制的肿瘤/活动性疾病,骨转移或骨质疏松症引起的骨脆性
脊柱推拿	脊柱活动度和对位对线,止痛	开放性伤口或皮肤脆弱	骨转移或骨质疏松导致的骨脆性、神经根病、椎管狭窄、脊髓病、肿瘤或病变导致的脊髓损伤

Maltser et al.(2017)

化疗引起的神经毒性

化疗引起的周围神经病变（chemotherapy-induced peripheral neuropathy, CIPN）是紫杉烷和铂类化疗药物的常见并发症。感觉异常通常开始于下肢,进展为袜套手套样感觉障碍,并可能随着随后的化疗周期而恶化。运动神经受累导致的乏力也可见到。对本体感觉和感觉的长期影响对完成治疗后数年的步态、平衡和活动性产生负面影响（Maltser et al.,2017）。感觉和本体感觉的改变在有糖尿病或其他遗传性或获得性神经性疾病病史的老年患者中尤其显著。糖尿病的发病率随年龄增长而增加,65 岁以上人群发病率最高。Hershman 等（2016）研究了化疗诱发周围神经病变（CIPN）的风险和共病,发现年龄和糖尿病病史是 CIPN 发展的独立预测因素。老年患者跌倒的风险已经增加,而那些有接受神经毒性化疗药物史的患者跌倒的风险要高出 2～3 倍（Western Set et al.,2017）。肿瘤团队对 CIPN 发展的定期评估至关重要。康复干预措施可包括用于力量、平衡和步态训练的运动疗法、作业疗法和日常活动能力

（activities of daily living，ADL）调节。康复提供者应考虑予以可以维持安全性和皮肤完整性的支具。也可使用加巴喷丁、普瑞巴林和度洛西汀等药物治疗相关神经病理性疼痛（Winters Stone et al.，2017）。

衰弱

衰弱是在 65 岁以上人群中发现的一种临床综合征，由生理能力下降、虚弱、体重减轻、步行速度缓慢、自觉疲惫和低体力活动导致生理储备的丧失（Fried et al.，2001；Winters Stone，Bennett & Mick，2015）。这种综合征不成比例地发生在 70 岁以上癌症患者中，影响了超过一半的人口（Winters Stone et al.，2015）。老年综合评估可能有助于将患者分为低风险和高风险两类，以帮助预测他们对抗癌治疗的耐受性和发生化疗副作用的风险（Freiberger，Kemmler，Siegrist & Sieber，2016）。Karnofsky 功能状态评分标准（Karnofsky Performance Scale，KPS）是一种衡量功能状况的量表。它被发现可以预测癌症患者的生存期，并且经常被用作评估进一步抗癌治疗或临床试验是否合适的量表（见表 10.5）（Amano et al.，2015；Raj，Silver，Pugh & Fu，2017）。比起肿瘤学家使用的肿瘤-衰弱（onc-frail）方法，老年医学工具，如改良老年医学评估（Modified Geriatric Assessment，MGA），可以发现更多的合并衰弱的老年癌症患者（Kirkhus et al.，2017）。在衰弱的、养老机构的老年人中，包括功能和平衡训练在内的运动疗法已被证明能有效改善功能状况、日常生活能力和生活质量（Wening Dijksterhuis，de Greef，Scherder，Slates & van der Schans，2011）。

表 10.5 KPS 量表

100	正常，无症状和体征	40	生活不能自理，需要特别照顾和帮助
90	能进行正常活动，有轻微症状或体征	30	生活严重不能自理
80	勉强进行正常活动，有一些症状或体征	20	病重，需要住院和积极的支持治疗
70	生活能自理，但不能维持正常生活和工作	10	重危，临近死亡
60	生活能大部分自理，但偶尔需要别人帮助	0	已死亡
50	常需要人照顾		

Raj et al.（2017）

Weening-Dijksterhuis 等的系统评价发现，一项包括渐进性抗阻、平衡和功能训练的训练计划对预防和治疗老年癌症患者衰弱有积极影响。渐进性抗阻训练（progressive resistance training，PRT）被认为是在增加肌肉力量的同时，改善老年人心血管疾病危险因素的最有效的运动项目之一（Sousa，Mendes，Monteiro & Abrantes，2014）。

晚期癌症负担

2016 年，近 170 万新发癌症病例被诊断出来，估计 20%～50% 将经历转移性复发，596 000 人将死于该疾病（Amano et al.，2015）。晚期癌症患者通常有明显的功能受损，导致心理痛苦、失能和对照顾者的依赖增加（Pergolotti，Deal，Lavery，Reeve & Muss，2015）。恶病质和肌少症在晚期癌症中是常见的，并且影响运动耐受性和处方用药。在没有适当的蛋白质和能量平衡的情况下，运动可能导致恶病质患者的进一步功能下降（Hopkinson，2015）。神经结构可能受到原发性和转移性疾病，或者疾病的治疗的影响，而新的变化可能是转移性疾病的迹象表现。对认知、言语、记忆、人格、感觉运动和自主神经功能障碍的变化都应进行调查（Raj et al.,2017）。家庭改造、适当的适应性设备评估和处方应成为老年晚期癌症患者康复计划的重要组成部分，以减少跌倒风险，提高家庭和社区安全。与姑息护理团队合作，解决身体和心理症状以及精神和生存需求，对于高质量的癌症支持护理至关重要（Raj et al., A., 2017）。

癌症患者的神经功能损害

脑肿瘤

由于肿瘤本身、手术治疗的效果以及放疗和化疗的神经毒性效应，脑肿瘤可能导致长期失能（VARGO，2011）。原发性中枢神经系统肿瘤的发病率为每 10 万人 20.6 例，其中 75 岁及以上患者发病率最高（Flowers,n. d. ）。最常见的脑肿瘤是转移性的；这是原发性癌症总体存活率提高和早期检测技术进步的结果（Khuntia,2015）。最常转移到大脑的原发性恶性肿瘤是乳腺癌、肺癌和黑色素瘤（Posner,1992）。脑肿瘤的症状和体征取决于肿瘤的位置，老年人的大多数肿瘤发生在大脑半球。高龄和诊断时功能状态不佳与预后较差有关（Buckner,2003）。常见的康复障碍包括步态障碍、偏瘫、认知和行为障碍、吞咽困难和失语症。有证据表明，脑肿瘤患者进行住院康复，其功能预后可与卒中和创伤性脑损伤患者相当。有几个因素可以将脑肿瘤患者与卒中、多发性硬化和创伤性脑损伤患者区分开来，包括疾病进展，以及化疗和放疗的效果（Greenberg et al.,n. d. ）。

吞咽困难

吞咽困难通常是在老年癌症患者中较少考虑的并发症，它会影响生活质量和功能。许多类型的吞咽困难都可接受言语和语言病理学评估和治疗干预。脑肿瘤和脑卒中患者的吞咽困难发生率相似。幕下病变患者的吞咽困难患病率高于幕上病变患者，但良性和恶性脑肿瘤患者的吞咽困难发生率无显著性差异（Park,Chun,Lee,& Song,2013）。

由于神经压迫或肿瘤直接侵犯，吞咽困难在晚期肺癌中也很常见。最近的一项研究发现晚期肺癌患者吞咽困难的患病率接近 20%。吞咽困难导致疲劳增加、进食时间延长、食欲下降，以及生活质量下降（Brady et al.,2017）。

认知功能障碍

与化疗相关的认知障碍越来越被认为是一种并发症，在治疗结束后可能持续数月至数年（Vega,Dumas,& Newhouse,2017）。这对老年癌症幸存者尤其重要。患者报告表明，癌症治疗的认知影响并没有被常规讨论，间歇认知评估通常不是老年癌症患者评估和管理的一部分（Vega et al.,2017）。临床医生需要考虑的其他因素包括与正常衰老相关的认知功能下降、痴呆共病发展、靶向治疗和内分泌治疗。初步研究表明，常规询问老年癌症患者的认知功能和定期进行评估非常重要。治疗化疗相关认知障碍的非药物和药物策略需要进一步研究和实施（Vega et al.,2017）。

脊髓损伤

硬膜外脊髓压迫（epidural spinal cord compression，ESCC）是晚期癌症最严重的并发症之一，在癌症患者中的发生率高达 5%（L'Esperance et al.,2012）。与外伤性脊髓损伤患者相比，这些患者往往年龄更大、多为女性（McKinley,Seel,& Hardman,1999）。多种疾病、多重用药和先前功能状态下降，使得这一类脊髓患者具有挑战性。记忆受损或抑郁可能会干扰康复结果（Helweg-Larsen & Sørensen,1994）。ESCC 最常见的症状是疼痛，疼痛通常是进行性的，还包括虚弱、麻木,以及肠道/膀胱功能障碍。癌症患者的急性背痛需要紧急评估(Graber & No-lan,2010)。与退行性关节病不同,脊柱转移引起的疼痛最常见于胸椎(Patchell et al.,2005)。ESCC 的评估包括用钆对整个脊柱进行磁共振成像(MRI)。治疗包括糖皮质激素、外科手术和放疗(Chaichana et al.,2008)。有证据表明减压可以改善患者的活动、自控能力和生存率(McKinley,Huang,& Brunsvold,1999;Patchell et al.,2005)。ESCC 幸存者可能需要住院康复,与创伤性脊髓损伤患者相比,其功能独立性评估(Functional Independence Measure,FIM)得分和出院率相当,且住院时间更短(McKinley,Conti Wyneken,Vokac & Cifu,1996;McKinley and Huang et al.,1999)。

癌症老龄化的心理社会因素

一些研究表明,尽管对老年患者应对机制的具体主题尚未明确,但与年轻患者相比,癌症对老年患者的心理影响较小(Alon,2011)。一项荟萃分析指出,缺乏关于成人癌症患者心理社会困扰的临床试验(Preyde & Synnott,2009)。对老年癌症患者抑郁患病率的研究更少,在这一人群中诊断抑郁可能是一个挑战。基线时对衰老和癌症的负面自我感知与老年患者身心健康的负面演变模式有关(Schroyen et al.,2017)。这些可以作为老年癌症患者生理和心理脆弱性的标志。在 Drageset 等的一项研究中,超过一半的患有癌症的疗养院居民报告有抑郁症状。最近的一项研究发现,抑郁和低社会支持与更多的跌倒有关(Zhang et al.,2017)。更好地了解心理健康治疗的障碍有助于促进转诊,并提高特定患者获得心理健康保健的机会(Preyde & Synnott,2009)。支持团体能提高癌症患者的精神面貌和生活质量。大多数研究报告称,参与者感到不那么孤立,更容易理解,或者对自己的疾病更有希望(Chakkamparambil et al.,2015)。

老年患者的预防措施

衰老与共病

患者的共病和功能状态常常限制肿瘤治疗和康复选择(Fortin et al.,n. d. ;Presley,Gross,& Lilenbaum,2016;Wu,Carolina,& Weng,2015)。为了确定哪些患者可能耐受更密集的治疗,多个老年研究小组创建了几个有效的筛查工具,包括老年综合评估和老年患者化疗风险评估量表。这些量表考虑了功能和营养状况、多药共用和心理健康等因素(Kang et al.,2014)。癌症康复专家进行的全面功能评估可以改善患者治疗前、治疗中和治疗后的功能状态,尤其是那些接受手术的患者(Carli et al.,2017;Maltser et al.,2017;Partridge,Harari,Martin,& Dhesi,2014)。

手术预防措施

手术是癌症治疗中最重要的组成部分之一(Carli et al.,2017)。康复提供者应考虑一般的术后预防措施,同时促进早期活动,以减少术后不良事件(Wildes et al.,2015)。一些研究强调了早期活动和围手术期康复的重要性,以改善术后结果和降低并发症风险,如深静脉血栓形成(Carli et al.,2017;Granacher,Gollhofer,Hortobágyi,Kressig & Muehlbauer,2013;Hershman et al.，2016；Skinner，2017；Yang et al.，2016）。然而，即使经过适当的康复治疗，手术仍然是老年人的主要压力源。手术对老年患者的肌肉质量、氧合、失用、睡眠和精神障碍有直接的负面影响（Carli & Zavorsky，2005）。这些术后影响使老年人面临更高的并发症风险，在开始康复计划时应会产生重要影响。

具体的术后注意事项取决于手术类型、围手术期并发症，如局部或全身感染、出血、血肿或浆液瘤形成、贫血、谵妄和心血管并发症。具体注意事项可能包括实施皮肤或肌肉移植的保肢手术术后的负重状态和关节活动范围的建议，以及乳腺切除术后的肩部活动范围的建议（Zhao et al.，2015）。

心血管和呼吸系统

心血管和呼吸系统并发症在很大程度上与老年人的死亡率有关。评估这些系统可以帮助识别在癌症手术或任何其他肿瘤治疗之前需要优化的领域。

晚期癌症常导致严重的肌肉萎缩，通常与肺功能恶化有关。肺功能恶化通常是由于辅助呼吸肌无力以及肺部原发性或转移性疾病导致。此外，肌肉萎缩加上放疗和化疗的副作用有可能发展为心肌病（Maltser et al.，2017）。暴露于胸壁辐射和一些化疗药物（如蒽环类药物）可能导致心血管功能恶化和心力衰竭（Maltser et al.，2017）。既往的心肺共病以及肿瘤治疗在制订运动计划时起着重要作用。运动与改善患者的心肺功能和生物心理结局相关，降低了副作用和并发症的风险。一项系统评价认为，运动预康复方案对接受腹部或心脏手术的老年患者有益（Carli & Zavorsky，2005）。在康复过程的最初阶段，强烈建议密切监测生命体征和心功能（Pierson et al.，2001）。此外，还建议观察可能提示心血管和呼吸功能障碍的症状。相关症状可能包括过度疲劳、出汗以及运动期间严重的呼吸短促（Maltser et al.，2017）。

跌倒和骨折

一项系统评价发现，癌症老年人跌倒比一般人群更常见，推断跌倒风险可能与疾病本身有关。各种原因引起的周围神经病相关的感觉障碍导致平衡、步态和活动能力受损，进而导致老年患者更高的跌倒发生率。康复小组应制订预防策略，以减少跌倒的发生率，包括加强下肢力量、平衡和日常生活训练活动。预防跌倒策略对骨骼脆弱的患者尤为重要。低骨密度与衰老有关，并且对患者衰弱和骨折风险具有负面影响。

癌症是局部和全身性骨量丢失的主要危险因素，癌症患者的骨量丢失明显高于一般人群。这是由于许多因素造成的，包括癌细胞的直接影响、化疗药物、糖皮质激素、芳香化酶抑制剂和雄激素剥夺疗法（Reuss Borst，Hartmann，Scheede，& Weiß，2012）。其他与癌症相关的危险因素包括骨转移、失用和营养因素。负重运动对骨矿化有积极影响。然而，为了防止跌倒和骨折，康复训练应加以调整。应避免在极易发生骨折的四肢中进行渐进式抵抗运动、过度旋转和徒手肌力测试（Roodman，2004）。

骨转移最常见于乳腺癌、肺癌和前列腺癌，可导致疼痛、骨折、高钙血症和脊髓压迫，从而影响生活质量和功能活动（Costa，Badia，Chow，Lipton，& Wardley，2008）。长骨和脊柱的转移性骨损伤最有可能发展为病理性骨折。康复提供者在制订适当的活动性干预措施时，评估骨折风险的 Mirels 评分系统可能提供帮助（Coleman，2006；Mirels，2003）。使用时疼痛（功能性疼痛）似乎是即将发生病理性骨折的唯一最佳预测因素（Mirels，2003）。在存在骨转移的情况下,仍然需要进行康复治疗,以提高安全性、维持功能,并预防日常生活活动中的骨折。康复可以通过轴向负荷、平衡训练和脊柱伸展练习来降低骨折风险(Chevile,2005)。对患者来说,预防跌倒的策略和关于举起物体的教育是非常重要的(Bunting & Shea,2001)。康复干预措施可以安全进行,不会增加骨折风险(Bunting & Shea,2001;Cormie,Newton,Spry,Joseph,& Galvão,2015;o'Toole GBP,2009)。在一项研究中,有54名转移性骨疾病患者参与了住院康复,只有1例在康复过程中发生骨折,且骨折不影响患者的临床进程(Bunting,Lamont Havers,Schweon & Kliman,n.d.)。

康复障碍

1978年,Lehman等首次记录了癌症康复服务的缺口(Paul & Buschbacher,2011)。当时,人们发现对康复服务的有很大的需求。普遍缺乏对病人失能的识别以及医生不熟悉康复的概念是提供康复服务的障碍。从那以后,其他出版物也以类似的观点讨论了这个问题(Angeles & Program,1990)。

缺乏转诊途径

缺乏或延迟转诊通常是由于提供者不熟悉康复服务及其如何使患者受益。有人提出电子病历系统中内置的筛选工具可以作为一种识别患者症状和功能缺陷的方法,并在需要时触发转诊,但这方面还需要进一步的研究(Silver et al.,2015)。

关于运动的先入之见

提供癌症康复服务的某些障碍是个别患者群体固有障碍。老年患者对运动疗法的期望有先入之见。老年患者常常认为自己的年龄是参加某些活动的障碍,其家人会发现他们认为运动是既危险又不合理的。老年患者还高估了他们需要投入到项目中的努力。这些担忧以及对跌倒的恐惧常常限制他们参与不同活动的欲望。此外,老年患者未充分了解运动对他们的健康和幸福的积极影响(Freiberger et al.,2016)。

心理和认知障碍

患者的情绪和认知对其参与康复计划的意愿起着重要作用。抑郁症和认知障碍与康复获益下降有关。但有进一步的证据表明,轻中度痴呆患者不应被排除在康复计划之外(Huusko,Karppi,Avikainen,Kautiainen & Sulkava,2000)。应特别注意识别抑郁或认知障碍患者,以便在为其共病提供额外治疗的同时,调整其康复计划。

共病与医疗负担

癌症患者共病的患病率特别高。与年龄匹配的对照组相比,患有癌症的老年人有更多的共病,还可能会干扰癌症治疗(Williams et al.,2016)。老年人共病的影响不仅导致更高的并发症和死亡率,而且在康复服务的方式和提供方面产生重要影响。共病可能会增加门诊和医院的预约和就诊负担,减少用于癌症支持和康复的时间和资源(包括交通)(Wu et al.,2015)。

经济负担

康复服务在很大程度上受到财务和保险支持的影响。癌症是患者可能遇到的最昂贵的医疗疾病之一。美国医疗保健研究与质量局（The Agency for Healthcare Research and Quality，AHRQ）估计，2014 年美国癌症的总费用为 878 亿美元。保险或医疗保险负责支付大部分癌症治疗的费用，患者平均自付费用仍约为 35 000 美元（Rodriguez-Bigas，Chang，& Skibber，2007）。由于癌症治疗所造成的巨大经济负担，几乎没有余地支付康复费用。多次就诊加上高额分摊付款额或缺乏保险，使得癌症患者很难获得康复服务。

姑息治疗患者的癌症康复

癌症康复与姑息治疗在许多方面是非常相似的。这两个专业都专注于改善癌症相关症状和癌症治疗相关副作用，主要目标是提高患者的生活质量（Silver et al.，2015）。康复治疗更多地关注患者的功能状态和可能影响功能状态的问题，而姑息治疗则更多地强调与生命结束相关的症状负担和困难。两者的目标不是治愈癌症，而是改善患者的健康相关生活质量。

姑息治疗和癌症康复是为肿瘤患者提供的治疗的重要组成部分。然而，这些服务的提供受到患者是否知晓这些服务的限制。康复和姑息的目标往往不为人所知，导致转诊率低或转诊延迟。姑息治疗通常与生命终止或与疼痛相关的问题相关，而其改善其他症状和照顾者负担的价值却常常被忽视（Raj et al.，2017；Silver & Gilchrist，2011）。

与接受常规肿瘤治疗的患者相比，诊断后立即接受姑息治疗的转移性非小细胞肺癌患者有更高的生活质量、更少的抑郁、更少的临终期激进治疗和更长的中位生存期（Temel et al.，2010）。姑息治疗被认为是癌症康复的一个类别（预防性、恢复性、支持性和姑息性）。姑息性患者的康复目标是帮助缓解症状，同时尊重患者的意愿，促进活动和体位变换，以防止挛缩和压疮，提供呼吸/放松技巧方面的帮助，以及降低治疗频率。其他目标包括有关移动和辅助设备的家庭教育、疼痛和其他症状的非药物治疗，以及维持自理能力和生活质量（Barawid et al.，2015）。

支持性服务、药物治疗和体力活动的结合是用来对抗疾病或肿瘤治疗产生的症状的潜在工具。一些最常见的症状包括疼痛和恶心（Barawid et al.，2015）。疼痛是生命末期最常见的症状，超过 70% 的癌症患者在某种程度上受到疼痛的影响。疼痛的来源通常是恶性侵犯；另一个来源是非癌性肌肉骨骼疼痛。治疗通常由姑息治疗小组制订，康复医师提供的物理治疗、运动疗法和注射治疗（联合注射、外周阻滞）联合方案有可能改善患者的症状（Barawid et al.，2015）。

化疗引起的恶心是癌症患者最常见的问题之一。肿瘤医生开具的预防性药物和姑息性医疗支持通常可以缓解症状。但一些药物，特别是用于疼痛管理的药物，可导致其他胃肠道并发症，如便秘。脱水、电解质异常、缺乏活动和药物是导致胃肠道蠕动变慢和大便变硬的一些重要因素。癌症康复通过促进活动和变换体位，在帮助这些症状方面可以发挥重要作用；同时，癌症康复通过运动、肌肉骨骼强化和放松技术改善疼痛，这有可能减少阿片类药物的使用。康复提供者接受培训，以诊断和治疗与神经源性肠道和膀胱有关的问题，这些问题也会对患者的生活质量产生重大负面影响（Barawid et al.，2015）。

癌症康复与姑息治疗协同进行有可能对患者的生活质量、症状和照顾者负担起到积极作用。它们是肿瘤治疗的重要组成部分,也是促进患者健康的必要工具。我们需要制订新的战略,提高患者从能提供的姑息治疗和癌症康复中的获益,以解决这些服务利用不足的问题。

运动疗法

大多数支持运动疗法对癌症幸存者有益的研究都是针对年轻患者的。但运动疗法对老年癌症患者的骨骼健康、功能、力量和生活质量都有积极的影响。力量、有氧能力和产生快速力量的能力的下降与患者年龄成正比。阻力、高速和有氧训练可以提高患者的力量和有氧能力,与更好的功能和低跌倒风险相关,降低年龄相关性功能下降(Concannon,Grierson,& Harrast,2012)。建议每周至少进行两次平衡运动,以降低跌倒风险。应鼓励患者每周至少进行 2 次中高强度的阻力锻炼,8~10 个动作,重复 10~15 次(Concannon et al.,2012)。阻力运动训练对维持癌症患者的骨密度特别有帮助。一项对 50 岁以上乳腺癌患者进行的研究证明1 年的有监督的抗阻运动联合家庭锻炼可以维持脊柱的骨密度并增加四肢力量(Dobek,Winters Stone,Bennett,& Nail,2014)。有氧运动和抗阻运动也能改善老年前列腺癌患者的生活质量,并能将癌症幸存者的全因死亡率降低 33%(Buffart et al.,2015;Hardee et al.,2014)。

衰弱、患者的整体功能和医疗状况是限制运动处方和患者参与运动的最常见障碍。但有几项研究表明,对有多个共病的衰弱老人,体力活动是安全的,且有积极的影响。一项系统评价得出结论,运动疗法可以提高衰弱老年人的身体素质、功能状况和生活质量(Weening-Dijksterhuis et al.,2011)。在制订运动计划时应该考虑诸如摔倒之类的常规预防措施,但运动训练在老年患者中是安全的,即使是骨转移患者也是如此(Cormie et al.,2013)。尽管如此,仍然建议根据患者的需求、共病和功能状态来调整方案。

从研究到实践的建议

癌症康复是一个跨学科的领域,旨在诊断和治疗癌症患者和幸存者的身体、心理和认知障碍,提高生活质量,最大限度地提高自理能力。随着预期寿命的增加,65 岁及以上人群的癌症发病率和患病率较高。这些人群面临着一些可能影响结果和治疗选择的挑战。癌症康复可以使患者做好准备去接受潜在疾病治疗,并改善癌症本身或治疗带来的功能障碍。癌症康复从疾病诊断开始,直至患者存活或生命终结。癌症康复的阶段包括预防性、恢复性、支持性和姑息性。可以在不同的场景下提供癌症康复,包括急性住院康复、亚急性康复、门诊康复和居家康复。

老年综合评估和化疗风险评估量表是确定患者功能状态和损害风险因素的有用工具。衰弱是一种常见的老年综合征,它可能使肿瘤治疗受限,增加患者出现功能障碍的风险。渐进性抗阻、平衡和功能训练对预防和治疗老年癌症患者的衰弱有积极的影响。此外,中等强度的有氧运动和每周两到三次的力量训练对癌症相关疲劳患者有好处。除了疲劳、神经和肌肉骨骼损伤外,70% 以上的患者在某些时候还存在与癌症相关的疼痛,这对老年人来说是一个挑战。这种疼痛最好由多学科团队来管理,同时使用药物和非药物技术,旨在改善功能。功能性疼痛是骨转移发生病理性骨折的最佳预测因素。康复可通过轴向负荷、平衡训练和脊柱伸展运动来降低骨折风险。我们可以得出结论:体力活动总体上是安全的,对有多种共病的老年患者的功能状况和生活质量有积极的影响。

尽管过去几年在癌症康复方面取得了进展,但仍需要进一步的研究和教育。目前尚待解决的实践空白,包括确定针对特定人群的最有效的医疗保健系统,以及针对运动的类型、强度和持续时间的随机对照试验。还需要研究从结构化康复干预中获益的可持续性以及对医疗系统的财务影响。进一步明确老年人康复过程中的具体预防措施将有助于制订治疗方案。探索和解决转诊到康复服务提供者和相关参与者的常见障碍还有待研究。

未来研究和最终讨论

　　随着人口的老龄化,癌症发病率和患病率的增加,以及医学的进步导致更多的癌症幸存者,癌症人口不断增长。疾病和/或肿瘤治疗的症状和并发症更加普遍,需要癌症康复医生的更多支持。癌症康复治疗的效率和效果的研究和标准化需要进一步发展(Gerber,2001)。还需要进一步的研究来确定运动对肿瘤的炎症标志物和化疗药物摄取的影响(Gerber,2001)。此外,对于不同年龄组的癌症康复还知之甚少(Johansen,2007)。需要更多研究来确定针对特定目标人群的适当运动结果测量,尤其是老年人,因为他们的多种共病和衰弱可能导致更大的功能衰退。

　　针对癌症康复的目标和获益进行相关教育,以提高人们的认识,增加可以从中受益的患者人数。教育工作应针对肿瘤学家、外科医生、初级保健提供者、护士、治疗师和患者本身,将有助于更好地整合多种肿瘤服务以及不同肿瘤学专家之间的协作。

(蒲虹杉 译　王茁 校)

参考文献

AGS Panel on Persistent Pain in Older Persons. (2002). The management of persistent pain in older persons. *Journal of the American Geriatrics Society*, 50(6 Suppl), S205–S224. Retrieved from http://www.ncbi.nlm.nih.gov/pubmed/12067390

Alon, S. (2011). Psychosocial challenges of elderly patients coping with cancer. *Journal of Pediatric Hematology/Oncology*, 33, S112–S114. Retrieved from https://doi.org/10.1097/MPH.0b013e318230ddcb

Amano, K., Maeda, I., Shimoyama, S., Shinjo, T., Shirayama, H., Yamada, T., … Morita, T. (2015). The accuracy of physicians' clinical predictions of survival in patients with advanced cancer. *Journal of Pain and Symptom Management*, 50(2), 139–146.e1. Retrieved from https://doi.org/10.1016/j.jpainsymman.2015.03.004

American Cancer Society. (n.d.). *Economic impact of cancer*. Retrieved from https://www.cancer.org/cancer/cancer-basics/economic-impact-of-cancer.html

American Pain Society. (2008). Principles of analgesic use in the treatment of acute pain and chronic cancer pain, 6th edition. *Clinical Pharmacy*, 9(8), 601–12. Retrieved from http://www.ncbi.nlm.nih.gov/pubmed/2201478

Angeles, L., & Program, V. (1990). Current issues in cancer rehabilitation. *Cancer, 65*, 742–751.

Bunting, R. W., & Shea, B. (2001). Bone metastasis and rehabilitation. *Cancer, 92*, 1020–1028.

Baima, J., Omer, Z. B., Varlotto, J., & Yunus, S. (2017). Compliance and safety of a novel home exercise program for patients with high-grade brain tumors, a prospective observational study. *Supportive Care in Cancer, 25*(9), 2809–2814. Retrieved from https://doi.org/10.1007/s00520-017-3695-7

Barawid, E., Covarrubias, N., Tribuzio, B., & Liao, S. (2015). The benefits of rehabilitation for palliative care patients. *American Journal of Hospice and Palliative Medicine, 32*(1), 34–43. Retrieved from https://doi.org/10.1177/1049909113514474

Berger, A. M., Abernethy, A. P., Atkinson, A., Barsevick, A. M., Breitbart, W. S., Cella, D., … Wagner, L. I. (2010). NCCN clinical practice guidelines cancer-related fatigue. *Journal of the National Comprehensive Cancer Network: JNCCN, 8*(8), 904–931. Retrieved from http://www.ncbi.nlm.nih.gov/pubmed/20870636

Brady, G. C., Roe, J. W. G., O'Brien, M., Boaz, A., & Shaw, C. (2017). An investigation of the prevalence of swallowing difficulties and impact on quality of life in patients with advanced lung cancer. *Supportive Care in Cancer*. Retrieved from https://doi.org/10.1007/s00520-017-3858-6

Broadwell, D. C. (1987). Rehabilitation needs of the patient with cancer. *Cancer, 60*(3 Suppl), 563–568.

Buckner, J. C. (2003). Factors influencing survival in high-grade gliomas. *Seminars in Oncology, 30*(6 Suppl 19), 10–14. Retrieved from http://www.ncbi.nlm.nih.gov/pubmed/14765378

Buffart, L. M., Newton, R. U., Chinapaw, M. J., Taaffe, D. R., Spry, N. A., Denham, J. W., … Galvão, D. A.

(2015). The effect, moderators, and mediators of resistance and aerobic exercise on health-related quality of life in older long-term survivors of prostate cancer. *Cancer, 121*(16), 2821–2830. Retrieved from https://doi.org/10.1002/cncr.29406

Bunting, R., Lamont-Havers, W., Schweon, D., & Kliman, A. (n.d.). Pathologic fracture risk in rehabilitation of patients with bony metastases. *Clinical Orthopaedics and Related Research*, (192), 222–227. Retrieved from http://www.ncbi.nlm.nih.gov/pubmed/3967425

Carli, F., Silver, J. K., Feldman, L. S., McKee, A., Gilman, S., Gillis, C., … Hirsch, B. (2017). Surgical prehabilitation in patients with cancer: State-of-the-science and recommendations for future research from a panel of subject matter experts. *Physical Medicine and Rehabilitation Clinics of North America, 28*(1), 49–64. Retrieved from https://doi.org/10.1016/j.pmr.2016.09.002

Carli, F., & Zavorsky, G. S. (2005). Optimizing functional exercise capacity in the elderly surgical population. *Current Opinion in Clinical Nutrition and Metabolic Care, 8*(1), 23–32. Retrieved from https://doi.org/10.1097/00075197-200501000-00005

Chaichana, K. L., Woodworth, G. F., Sciubba, D. M., McGirt, M. J., Witham, T. J., Bydon, A., … Gokaslan, Z. (2008). Predictors of ambulatory function after decompressive surgery for metastatic epidural spinal cord compression. *Neurosurgery, 62*(3), 683–692. Retrieved from https://doi.org/10.1227/01.neu.0000317317.33365.15

Chakkamparambil, B., Chibnall, J. T., Graypel, E. A., Manepalli, J. N., Bhutto, A., & Grossberg, G. T. (2015). Development of a brief validated geriatric depression screening tool: The SLU "AM SAD". *The American Journal of Geriatric Psychiatry, 23*(8), 780–783. Retrieved from https://doi.org/10.1016/j.jagp.2014.10.003

Chang, S., Long, S. R., Kutikova, L., Bowman, L., Finley, D., Crown, W. H., & Bennett, C. L. (2004). Estimating the cost of cancer: Results on the basis of claims data analyses for cancer patients diagnosed with seven types of cancer during 1999 to 2000. *Journal of Clinical Oncology, 22*(17), 3524–3530. Retrieved from https://doi.org/10.1200/JCO.2004.10.170

Cheng, K. K. F., Lim, Y. T. E., Koh, Z. M., & Tam, W. W. S. (2017). Home-based multidimensional survivorship programmes for breast cancer survivors. *Cochrane Database of Systematic Reviews, 2017*(8). Retrieved from https://doi.org/10.1002/14651858.CD011152.pub2

Cheville, A. L. (2005). Cancer rehabilitation. *Seminars in Oncology, 32*(2), 219–224. Retrieved from http://www.ncbi.nlm.nih.gov/pubmed/15815968

Cheville, A. L. (2017). Contents. *Physical Medicine and Rehabilitation Clinics of North America, 28*(1), vii–vxi. Retrieved from https://doi.org/10.1016/S1047-9651(16)30107-3

Cheville, A. L., Kornblith, A. B., & Basford, J. R. (2011). An examination of the causes for the underutilization of rehabilitation services among people with advanced cancer. *American Journal of Physical Medicine &*

Rehabilitation / Association of Academic Physiatrists, 90(5 Suppl 1), S27–S37. Retrieved from https://doi.org/10.1097/PHM.0b013e31820be3be

Cnossen, I. C., van Uden-Kraan, C. F., Witte, B. I., Aalders, Y. J., de Goede, C. J. T., de Bree, R., … Verdonck-de Leeuw, I. M. (2017). Prophylactic exercises among head and neck cancer patients during and after swallowing sparing intensity modulated radiation: Adherence and exercise performance levels of a 12-week guided home-based program. *European Archives of Oto-Rhino-Laryngology, 274*(2), 1129–1138. Retrieved from https://doi.org/10.1007/s00405-016-4367-9

Coleman, R. E. (2006). Clinical features of metastatic bone disease and risk of skeletal morbidity. *Clinical Cancer Research, 12*(20), 6243s–6249s. Retrieved from https://doi.org/10.1158/1078-0432.CCR-06-0931

Concannon, L. G., Grierson, M. J., & Harrast, M. A. (2012). Exercise in the older adult: From the sedentary elderly to the masters athlete. *PM and R, 4*(11), 833–839. Retrieved from https://doi.org/10.1016/j.pmrj.2012.08.007

Cormie, P., Newton, R. U., Spry, N., Joseph, D., & Galvão, D. A. (2015). Safety and efficacy of resistance exercise in prostate cancer patients with bone metastases. *Prostate Cancer and Prostatic Diseases, 18*(2), 196. Retrieved from https://doi.org/10.1038/pcan.2015.6

Cormie, P., Newton, R. U., Spry, N., Joseph, D., Taaffe, D. R., & Galvão, D. A. (2013). Safety and efficacy of resistance exercise in prostate cancer patients with bone metastases. *Prostate Cancer and Prostatic Disease, 16*(4), 328–335. Retrieved from https://doi.org/10.1038/pcan.2013.22

Costa, L., Badia, X., Chow, E., Lipton, A., & Wardley, A. (2008). Impact of skeletal complications on patients' quality of life, mobility, and functional independence. *Supportive Care in Cancer, 16*(8), 879–889. Retrieved from https://doi.org/10.1007/s00520-008-0418-0

Cramp, F., & Byron-Daniel, J. (2012). Exercise for the management of cancer-related fatigue in adults. In F. Cramp (Ed.), *Cochrane database of systematic reviews*. Chichester, UK: John Wiley & Sons, Ltd. Retrieved from https://doi.org/10.1002/14651858.CD006145.pub3

Debes, C., Aissou, M., & Beaussier, M. (2014). La préhabilitation. Préparer les patients à la chirurgie pour améliorer la récupération fonctionnelle et réduire la morbidité postopératoire. *Annales Francaises d'Anesthesie et de Reanimation, 33*(1), 33–40. Retrieved from https://doi.org/10.1016/j.annfar.2013.12.012

Delgado-Guay, M. O., & Bruera, E. (2008). Management of pain in the older person with cancer. *Oncology (Williston Park, N.Y.), 22*(1), 56–61. Retrieved from http://www.ncbi.nlm.nih.gov/pubmed/18251283

Dobek, J., Winters-Stone, K. M., Bennett, J. A., & Nail, L. (2014). Musculoskeletal changes after 1 year of exercise in older breast cancer survivors. *Journal of Cancer Survivorship, 8*(2), 304–311. Retrieved from https://doi.org/10.1007/s11764-013-0313-7

Drageset, J., Eide, G. E., & Hauge, S. (2016). Symptoms of depression, sadness and sense of coherence (coping) among cognitively intact older people with cancer living in nursing homes—A mixed-methods study. *PeerJ, 4*, e2096. Retrieved from https://doi.org/10.7717/peerj.2096

Flowers, A. (n.d.). Brain tumors in the older person. *Cancer Control : Journal of the Moffitt Cancer Center, 7*(6), 523–538. Retrieved from http://www.ncbi.nlm.nih.gov/pubmed/11088061

Fortin, C. D., Voth, J., Jaglal, S. B., & Craven, B. C. (n.d.). Inpatient rehabilitation outcomes in patients with malignant spinal cord compression compared to other non-traumatic spinal cord injury: A population based study. *The Journal of Spinal Cord Medicine.* Retrieved from https://doi.org/10.1179/2045772314Y.0000000278

Freiberger, E., Kemmler, W., Siegrist, M., & Sieber, C. (2016). Frailty and exercise interventions. *Zeitschrift für Gerontologie und Geriatrie, 49*(7), 606–611. Retrieved from https://doi.org/10.1007/s00391-016-1134-x

Fried, L. P., Tangen, C. M., Walston, J., Newman, A. B., Hirsch, C., Gottdiener, J., … Cardiovascular Health Study Collaborative Research Group. (2001). Frailty in older adults: Evidence for a phenotype. *The Journals of Gerontology. Series A, Biological Sciences and Medical Sciences, 56*(3), M146–M156. Retrieved from http://www.ncbi.nlm.nih.gov/pubmed/11253156

Gauthier, L. R., Dworkin, R. H., Warr, D., Pillai Riddell, R., Macpherson, A. K., Rodin, G., … Gagliese, L. (2017). Age-related patterns in cancer pain and its psychosocial impact: Investigating the role of variability in physical and mental health quality of life. *Pain Medicine.* Retrieved from https://doi.org/10.1093/pm/pnx002

Gerber, L. H. (2001). Cancer rehabilitation into the future. *Cancer, 92*, 975–979. Retrieved from https://doi.org/10.1097/PHM.0b013e31820be0d1

Gerber, L. H., Hodsdon, B., Comis, L. E., Chan, L., Gallin, J. I., & McGarvey, C. L. (2017). A brief historical perspective of cancer rehabilitation and contributions from the national institutes of health. *Pm&R, 9*(9), S297–S304. Retrieved from https://doi.org/10.1016/j.pmrj.2017.07.005

Giacalone, A., Quitadamo, D., Zanet, E., Berretta, M., Spina, M., & Tirelli, U. (2013). Cancer-related fatigue in the elderly. *Supportive Care in Cancer, 21*(10), 2899–2911. Retrieved from https://doi.org/10.1007/s00520-013-1897-1

Graber, J. J., & Nolan, C. P. (2010). Myelopathies in patients with cancer. *Archives of Neurology, 67*(3). Retrieved from https://doi.org/10.1001/archneurol.2010.20

Granacher, U., Gollhofer, A., Hortobágyi, T., Kressig, R. W., & Muehlbauer, T. (2013). The importance of trunk muscle strength for balance, functional performance, and fall prevention in seniors: A systematic review. *Sports Medicine, 43*(7), 627–641. Retrieved from https://doi.org/10.1007/s40279-013-0041-1

Greenberg, E., Treger, I., & Ring, H. (n.d.). Rehabilitation outcomes in patients with brain tumors and acute stroke. *American Journal of Physical Medicine & Rehabilitation.* Retrieved from https://doi.org/10.1097/01.phm.0000223218.38152.53

Greysen, S. R., Stijacic Cenzer, I., Boscardin, W. J., & Covinsky, K. E. (2017). Functional impairment: An unmeasured marker of medicare costs for post-acute care of older adults. *Journal of the American Geriatrics Society*, 1996–2002. Retrieved from https://doi.org/10.1111/jgs.14955

Halbert, J., Crotty, M., & Cameron, I. D. (n.d.). Evidence for the optimal management of acute and chronic phantom pain: A systematic review. *The Clinical Journal of Pain, 18*(2), 84–92. Retrieved from http://www.ncbi.nlm.nih.gov/pubmed/11882771

Hardee, J. P., Porter, R. R., Sui, X., Archer, E., Lee, I.-M., Lavie, C. J., & Blair, S. N. (2014). The effect of resistance exercise on all-cause mortality in cancer survivors. *Mayo Clinic Proceedings, 89*(8), 1108–1115. Retrieved from https://doi.org/10.1016/j.mayocp.2014.03.018

Helweg-Larsen, S., & Sørensen, P. S. (1994). Symptoms and signs in metastatic spinal cord compression: A study of progression from first symptom until diagnosis in 153 patients. *European Journal of Cancer (Oxford, England : 1990), 30A*(3), 396–398. Retrieved from http://www.ncbi.nlm.nih.gov/pubmed/8204366

Hershman, D. L., Till, C., Wright, J. D., Awad, D., Ramsey, S. D., Barlow, W. E., … Unger, J. (2016). Comorbidities and risk of chemotherapy-induced peripheral neuropathy among participants 65 years or older in southwest oncology group clinical trials. *Journal of Clinical Oncology, 34*(25), 3014–3022. Retrieved from https://doi.org/10.1200/JCO.2015.66.2346

Hopkinson, J. B. (2015). The nursing contribution to nutritional care in cancer cachexia. *Proceedings of the Nutrition Society, 74*(4), 413–418. Retrieved from https://doi.org/10.1017/S0029665115002384

Hunter, E. G., & Baltisberger, J. (n.d.). Functional outcomes by age for inpatient cancer rehabilitation: A retrospective chart review. *Journal of Applied Gerontology.* Retrieved from https://doi.org/10.1177/0733464811432632.

Huusko, T. M., Karppi, P., Avikainen, V., Kautiainen, H., & Sulkava, R. (2000). Randomised, clinically controlled trial of intensive geriatric rehabilitation in patients with hip fracture: Subgroup analysis of patients with dementia. *BMJ, 321*(7269), 1107–1111. Retrieved from https://doi.org/10.1136/bmj.321.7269.1107

Johansen, C. (2007). Rehabilitation of cancer patients—research perspectives. *Acta Oncologica, 46*(4), 441–445. Retrieved from https://doi.org/10.1080/02841860701316057

Jones, J. M., Olson, K., Catton, P., Catton, C. N., Fleshner, N. E., Krzyzanowska, M. K., … Howell, D. (2016). Cancer-related fatigue and associated disability in post-treatment cancer survivors. *Journal of Cancer Survivorship, 10*(1), 51–61. Retrieved from https://doi.org/10.1007/s11764-015-0450-2

Kang, D. W., Chung, J. Y., Lee, M. K., Lee, J., Park, J. H., Kim, D. I., … Jeon, J. Y. (2014). Exercise barriers in Korean colorectal cancer patients. *Asian Pacific Journal of Cancer Prevention, 15*(18), 7539–7545. Retrieved from https://doi.org/10.7314/

APJCP.2014.15.18.7539

Khan, F., Amatya, B., Pallant, J. F., Rajapaksa, I., & Brand, C. (2012). Multidisciplinary rehabilitation in women following breast cancer treatment: A randomized controlled trial. *Journal of Rehabilitation Medicine, 44*(9), 788–794. Retrieved from https://doi.org/10.2340/16501977-1020

Khuntia, D. (2015). Contemporary review of the management of brain metastasis with radiation. *Advances in Neuroscience, 2015*, 1–13. Retrieved from https://doi.org/10.1155/2015/372856

Kirkhus, L., Šaltytė Benth, J., Rostoft, S., Grønberg, B. H., Hjermstad, M. J., Selbæk, G., ... Jordhøy, M. S. (2017). Geriatric assessment is superior to oncologists' clinical judgement in identifying frailty. *British Journal of Cancer, 117*(4), 470–477. Retrieved from https://doi.org/10.1038/bjc.2017.202

L'Esperance, S., Vincent, F., Gaudreault, M., Ouellet, J. A., Li, M., Tosikyan, A., ... Des pratiques en oncologie, C. de l'évolution. (2012). Treatment of metastatic spinal cord compression: CEPO review and clinical recommendations. *Current Oncology, 19*(6). Retrieved from https://doi.org/10.3747/co.19.1128

Maltser, S., Cristian, A., Silver, J. K., Morris, G. S., & Stout, N. L. (2017). A focused review of safety considerations in cancer rehabilitation. *Pm&R, 9*(9), S415–S428. Retrieved from https://doi.org/10.1016/j.pmrj.2017.08.403

McKinley, W. O., Conti-Wyneken, A. R., Vokac, C. W., & Cifu, D. X. (1996). Rehabilitative functional outcome of patients with neoplastic spinal cord compressions. *Archives of Physical Medicine and Rehabilitation, 77*(9), 892–895. Retrieved from http://www.ncbi.nlm.nih.gov/pubmed/8822680

McKinley, W. O., Huang, M. E., & Brunsvold, K. T. (1999). Neoplastic versus traumatic spinal cord injury: An outcome comparison after inpatient rehabilitation. *Archives of Physical Medicine and Rehabilitation.* Retrieved from https://doi.org/10.1016/S0003-9993(99)90025-4

McKinley, W. O., Seel, R. T., & Hardman, J. T. (1999). Nontraumatic spinal cord injury: Incidence, epidemiology, and functional outcome. *Archives of Physical Medicine and Rehabilitation, 80*(6), 619–623. Retrieved from http://www.ncbi.nlm.nih.gov/pubmed/10378485

Mercadante, S. (1997). Malignant bone pain: Pathophysiology and treatment. *Pain, 69*(1–2), 1–18. Retrieved from http://www.ncbi.nlm.nih.gov/pubmed/9060007

Mirels, H. (2003). The classic: Metastatic disease in long bones: A proposed scoring system for diagnosing impending pathologic fractures. *Clinical Orthopaedics and Related Research, 415*, S4–S13. Retrieved from https://doi.org/10.1097/01.blo.0000093045.56370.dd

O'Toole GBP, H. M. (2009). Bone metastases. In *Stubblefield's cancer rehabilitation: Principles and practices* (pp. 773–785). New York: Demos Publishing.

Paice, J. A., Portenoy, R., Lacchetti, C., Campbell, T., Cheville, A., Citron, M., ... Bruera, E. (2016). Management of chronic pain in survivors of adult cancers: American society of clinical oncology clinical practice guideline. *Journal of Clinical Oncology, 34*(27), 3325–3345. Retrieved from https://doi.org/10.1200/JCO.2016.68.5206

Park, D. H., Chun, M. H., Lee, S. J., & Song, Y. B. (2013). Comparison of swallowing functions between brain tumor and stroke patients. *Annals of Rehabilitation Medicine, 37*(5), 633. Retrieved from https://doi.org/10.5535/arm.2013.37.5.633

Parry, C., Kent, E. E., Mariotto, A. B., Alfano, C. M., & Rowland, J. H. (2011). Cancer survivors: A booming population. *Cancer Epidemiology, Biomarkers & Prevention, 20*(10), 1996–2005. Retrieved from https://doi.org/10.1158/1055-9965.EPI-11-0729

Partridge, J. S. L., Harari, D., Martin, F. C., & Dhesi, J. K. (2014). The impact of pre-operative comprehensive geriatric assessment on postoperative outcomes in older patients undergoing scheduled surgery: A systematic review. *Anaesthesia, 69*(SUPPL. 1), 8–16. Retrieved from https://doi.org/10.1111/anae.12494

Patchell, R. A., Tibbs, P. A., Regine, W. F., Payne, R., Saris, S., Kryscio, R. J., ... Young, B. (2005). Direct decompressive surgical resection in the treatment of spinal cord compression caused by metastatic cancer: A randomised trial. *The Lancet, 366*(9486), 643–648. Retrieved from https://doi.org/10.1016/S0140-6736(05)66954-1

Paul, K., & Buschbacher, R. (2011). Cancer rehabilitation. *American Journal of Physical Medicine & Rehabilitation, 90*(Suppl 1), S1–S4. Retrieved from https://doi.org/10.1097/PHM.0b013e31820be4f4

Pergolotti, M., Deal, A. M., Lavery, J., Reeve, B. B., & Muss, H. B. (2015). The prevalence of potentially modifiable functional deficits and the subsequent use of occupational and physical therapy by older adults with cancer. *Journal of Geriatric Oncology, 6*(3), 194–201. Retrieved from https://doi.org/10.1016/j.jgo.2015.01.004

Pierson, L. M., Herbert, W. G., Norton, H. J., Kiebzak, G. M., Griffith, P., Fedor, J. M., ... Cook, J. W. (2001). Effects of combined aerobic and resistance training versus aerobic training alone in cardiac rehabilitation. *Journal of Cardiopulmonary Rehabilitation, 21*(2), 101–110.

Posner, J. B. (1992). Management of brain metastases. *Revue Neurologique, 148*(6–7), 477–487. Retrieved from http://www.ncbi.nlm.nih.gov/pubmed/1448668

Presley, C. J., Gross, C. P., & Lilenbaum, R. C. (2016). Optimizing treatment risk and benefit for elderly patients with advanced non-small-cell lung cancer: The right treatment for the right patient. *Journal of Clinical Oncology : Official Journal of the American Society of Clinical Oncology, 34*(13), 1438–1442. Retrieved from https://doi.org/10.1200/JCO.2015.65.9599

Preyde, M., & Synnott, E. (2009). Psychosocial intervention for adults with cancer: A meta-analysis. *Journal of Evidence-Based Social Work, 6*(4), 321–347. Retrieved from https://doi.org/10.1080/15433710903126521

Raj, V. S., Silver, J. K., Pugh, T. M., & Fu, J. B. (2017). Palliative care and physiatry in the oncology care spectrum: An opportunity for distinct and collaborative approaches. *Physical Medicine and Rehabilitation*

Clinics of North America, 28(1), 35–47. Retrieved from https://doi.org/10.1016/j.pmr.2016.08.006

Rao, A. V., & Cohen, H. J. (2008). Fatigue in older cancer patients: Etiology, assessment, and treatment. *Seminars in Oncology, 35*(6), 633–642. Retrieved from https://doi.org/10.1053/j.seminoncol.2008.08.005

Reuss-Borst, M., Hartmann, U., Scheede, C., & Weiß, J. (2012). Prevalence of osteoporosis among cancer patients in Germany. *Osteoporosis International, 23*(4), 1437–1444. Retrieved from https://doi.org/10.1007/s00198-011-1724-9

Rodriguez-Bigas, M., Chang, G., & Skibber, J. (2007). Barriers to rehabilitation of colorectal cancer patients. *Journal of Surgical Oncology, 95*(5), 400–408.

Roodman, G. D. (2004). Mechanisms of bone metastasis. *New England Journal of Medicine, 350*(16), 1655–1664. Retrieved from https://doi.org/10.1056/NEJMra030831

Schroyen, S., Missotten, P., Jerusalem, G., Van den Akker, M., Buntinx, F., & Adam, S. (2017). Association between self-perception of aging, view of cancer and health of older patients in oncology: A one-year longitudinal study. *BMC Cancer, 17*(1), 614. Retrieved from https://doi.org/10.1186/s12885-017-3607-8

Silver, J. K., & Baima, J. (2013). Cancer prehabilitation. *American Journal of Physical Medicine & Rehabilitation, 92*(8), 715–727. Retrieved from https://doi.org/10.1097/PHM.0b013e31829b4afe

Silver, J. K., Baima, J., & Mayer, R. S. (2013). Impairment-driven cancer rehabilitation: An essential component of quality care and survivorship. *CA: A Cancer Journal for Clinicians, 63*(5), 295–317. Retrieved from https://doi.org/10.3322/caac.21186

Silver, J. K., & Gilchrist, L. S. (2011). Cancer rehabilitation with a focus on evidence-based outpatient physical and occupational therapy interventions. *American Journal of Physical Medicine & Rehabilitation, 90*(Suppl 1), S5–S15. Retrieved from https://doi.org/10.1097/PHM.0b013e31820be4ae

Silver, J. K., Raj, V. S., Fu, J. B., Wisotzky, E. M., Smith, S. R., & Kirch, R. A. (2015). Cancer rehabilitation and palliative care: Critical components in the delivery of high-quality oncology services. *Supportive Care in Cancer, 23*(12), 3633–3643. Retrieved from https://doi.org/10.1007/s00520-015-2916-1

Silver, J. K., Raj, V. S., Fu, J. B., Wisotzky, E. M., Smith, S. R., Knowlton, S. E., & Silver, A. J. (2017). Most national cancer institute-designated cancer center websites do not provide survivors with information about cancer rehabilitation services. *Journal of Cancer Education*, 1–7. Retrieved from https://doi.org/10.1007/s13187-016-1157-4

Skinner, E. H. (2017). Intensive preoperative rehabilitation improves functional capacity and postoperative hospital length of stay in elderly patients with lung cancer [synopsis]. *Journal of Physiotherapy, 63*(3), 184. Retrieved from https://doi.org/10.1016/j.jphys.2017.05.004

Sousa, N., Mendes, R., Monteiro, G., & Abrantes, C. (2014). Progressive resistance strength training and the related injuries in older adults: The susceptibility of the shoulder. *Aging Clinical and Experimental Research, 26*(3), 235–240. Retrieved from https://doi.org/10.1007/s40520-013-0157-z

Stubblefield, M. D., Schmitz, K. H., & Ness, K. K. (2013). Physical functioning and rehabilitation for the cancer survivor. *Seminars in Oncology, 40*(6), 784–795. Retrieved from https://doi.org/10.1053/j.seminoncol.2013.09.008

Swartz, M. C., Lewis, Z. H., Lyons, E. J., Jennings, K., Middleton, A., Deer, R. R., ... Goodwin, J. S. (2017). Effect of home- and community-based physical activity interventions on physical function among cancer survivors: A systematic review and meta-analysis. *Archives of Physical Medicine and Rehabilitation, 98*(8), 1652–1665. Retrieved from https://doi.org/10.1016/j.apmr.2017.03.017

Taillibert, S., Laigle-Donadey, F., Chodkiewicz, C., Sanson, M., Hoang-Xuan, K., & Delattre, J.-Y. (2005). Leptomeningeal metastases from solid malignancy: A review. *Journal of Neuro-Oncology, 75*(1), 85–99. Retrieved from https://doi.org/10.1007/s11060-004-8101-x

Temel, J. S., Greer, J. A., Muzikansky, A., Gallagher, E. R., Admane, S., Jackson, V. A., ... Lynch, T. J. (2010). Early palliative care for patients with metastatic non–small-cell lung cancer. *New England Journal of Medicine, 363*(8), 733–742. Retrieved from https://doi.org/10.1056/NEJMoa1000678

Vargo, M. (2011). Brain tumor rehabilitation. *American Journal of Physical Medicine & Rehabilitation, 90*(Suppl 1), S50–S62. Retrieved from https://doi.org/10.1097/PHM.0b013e31820be31f

Vega, J. N., Dumas, J., & Newhouse, P. A. (2017). Cognitive effects of chemotherapy and cancer-related treatments in older adults. *The American Journal of Geriatric Psychiatry*. Retrieved from https://doi.org/10.1016/j.jagp.2017.04.001

Wang, H.-L., Kroenke, K., Wu, J., Tu, W., Theobald, D., & Rawl, S. M. (2011). Cancer-related pain and disability: A longitudinal study. *Journal of Pain and Symptom Management, 42*(6), 813–821. Retrieved from https://doi.org/10.1016/j.jpainsymman.2011.02.019

Weening-Dijksterhuis, E., de Greef, M. H. G., Scherder, E. J. A., Slaets, J. P. J., & van der Schans, C. P. (2011). Frail institutionalized older persons. *American Journal of Physical Medicine & Rehabilitation, 90*(2), 156–168. Retrieved from https://doi.org/10.1097/PHM.0b013e3181f703ef

WHO analgesic pain ladder available online. (n.d.). Retrieved from www.who.int/cancer/palliative/painladder/en/

Wildes, T. M., Dua, P., Fowler, S. A., Miller, J. P., Carpenter, C. R., Avidan, M. S., & Stark, S. (2015). Systematic review of falls in older adults with cancer. *Journal of Geriatric Oncology, 6*(1), 70–83. Retrieved from https://doi.org/10.1016/j.jgo.2014.10.003

Williams, G. R., Mackenzie, A., Magnuson, A., Olin, R., Chapman, A., Mohile, S., ... Holmes, H. (2016). Comorbidity in older adults with cancer. *Journal of Geriatric Oncology, 7*(4), 249–257. Retrieved from https://doi.org/10.1016/j.jgo.2015.12.002

Winters-Stone, K. M., Bennett, J., & Mick, D. (2015). Preventing frailty in older cancer survivors. *Topics in*

Geriatric Rehabilitation, 31(4), 241–245. Retrieved from https://doi.org/10.1097/TGR.0000000000000084

Winters-Stone, K. M., Horak, F., Jacobs, P. G., Trubowitz, P., Dieckmann, N. F., Stoyles, S., & Faithfull, S. (2017). Falls, functioning, and disability among women with persistent symptoms of chemotherapy-induced peripheral neuropathy. *Journal of Clinical Oncology, 35*(23), 2604–2612. Retrieved from https://doi.org/10.1200/JCO.2016.71.3552

Wu, S., Carolina, A., & Weng, L. (2015). NIH Public Access, *74*(24), 7285–7297. Retrieved from https://doi.org/10.1111/jgs.12942. Polypharmacy.

Yang, S.-D., Ning, S.-H., Zhang, L.-H., Zhang, Y.-Z., Ding, W.-Y., & Yang, D.-L. (2016). The effect of lower limb rehabilitation gymnastics on postoperative reha-

bilitation in elderly patients with femoral shaft fracture. *Medicine, 95*(33), e4548. Retrieved from https://doi.org/10.1097/MD.0000000000004548

Zhang, X., Sun, M., Liu, S., Leung, C. H., Pang, L., Popat, U. R., … Edwards, B. J. (2017). Risk factors for falls in older patients with cancer. *BMJ Supportive & Palliative Care*, bmjspcare-2017-001388. Retrieved from https://doi.org/10.1136/bmjspcare-2017-001388

Zhao, F., He, W., Zhang, G., Liu, S., Yu, K., Bai, J., … Tian, D. (2015). Comparison of shoulder management strategies after stage I off fingertip skin defect repair with a random-pattern abdominal skin flap. *Medical Science Monitor, 21*, 3042–3047. Retrieved from https://doi.org/10.12659/MSM.894458

第 11 章 衰老与脑损伤

Asha Vas and Marsha Neville

概述

　　老年人指 65 岁以上的成年人,是美国人口中增长最快的群体。衰老会引起包括大脑在内的多个身体系统的变化。大脑损伤加上衰老引起的相关变化会严重影响老年人的功能,并造成社会和经济影响。在过去的 20 年里,脑科学的进步大大提高了我们对大脑老化的理解。例如,神经成像技术(如磁共振成像)有助于建立大脑结构、认知(思维能力)和日常功能表现之间的融合。目前,这些进展才刚刚被应用于指导成人脑损伤的评估和治疗。一系列疾病过程都会导致脑损伤,包括神经和精神疾病。本章重点关注老年人脑损伤的两个主要原因,创伤性脑损伤(traumatic brain injury,TBI)和卒中。因此,本章中的"脑损伤"一词指 TBI 和/或卒中。除脑外伤和卒中外,本章还讨论了脑损伤和痴呆之间的联系。本章首先对脑损伤进行了详细的介绍,然后阐述了脑损伤对(a)神经系统、(b)认知和(c)日常功能的影响。为了阐明脑损伤对这 3 个领域的影响,本章首先介绍健康成人在这 3 个领域中与衰老相关的变化,然后讨论老年脑损伤患者的这些变化。

脑损伤

　　脑损伤是一个公共健康问题。老年人患脑损伤的风险更高。在美国,每 21 秒就有人发生脑外伤,每 45 秒就有人发生卒中。超过 500 万人发生 TBI 后致残[Center for Disease Control and Prevention(CDC),2016],有近 500 万人因卒中而致残 [(American Heart Association(AHA),2017]。因此,有 1 000 万人因这两种脑损伤而致残。老年人发生 TBI 的主要原因是跌倒,其次是车祸。引起卒中的原因很多,包括一些可改变和可干预的危险因素,如血压、肥胖、吸烟、高胆固醇、糖尿病和低体力活动。与卒中有关的其他因素包括年龄、性别(女性风险更大)、家族史、种族(非裔美国人和西班牙裔比白种人风险更大)和社会经济状态[(American Heart Association(AHA),2017]。

　　脑损伤可导致不同程度的运动(如躯体运动)、感觉(如视觉、听觉、言语)、认知(如记忆、批判性思维)和心理(如抑郁)损伤。这些损伤常常导致思维能力困难、日常生活能力依赖、社会参与下降和心理障碍。脑损伤的严重程度和位置的不同,会导致脑损伤的远期预后不同,轻者可能恢复到损伤前的独立性水平,重者则可能出现日常生活基本能力完全依赖(de la Plata et al.,2008)。衰老对脑损伤造成了更大的挑战。因此,本章回顾了"正常/健康老龄化"对脑系统和脑健康的影响,以及脑损伤对老龄化过程的影响。我们可以从(a)神经、(b)认知和(c)日常功能 3 个重要方面来理解衰老和脑损伤。

● 神经(大脑)结构:大脑中的神经细胞称为神经元。神经元的细胞体形成大脑的灰质。来自细胞体的电信号和化学信号由神经纤维传递,称为脑白质(颜色更苍白的组织)。神经纤维的保护层(称为髓鞘)有助于在大脑区域之间传递信息。神经细胞和神经纤维由被称为胶质细胞的特殊细胞滋养和保护。突触是两个神经细胞之间的连接,神经递质(化学物质)通过突触在大脑中的扩散从而产生神经冲动(Buonomano & Merzenich,1998;Jessell & Kandel,1993)。

- 认知(思维)过程:注意力、记忆、解决问题、推理、判断、语言和处理速度等最显著的思维过程称为认知。当我们从事任何活动时,这些思维过程在白天(和晚上)都是活跃的,无论是想到某人、看电视节目、做梦还是解决复杂问题。(Albert,2017;Barney & Perkinson,2015)。
- 功能(日常生活):我们对家庭、工作、学校和社会活动的兴趣、主动性、接触和参与度构成了我们的身份。我们都从事不同程度的日常工作(Albert,2017)。

这3个领域存在一个共生关系(图11.1)。也就是说,一个领域的强度和韧性可以促进和加强另一个领域。同样,任何一个领域的损害都会对另一个领域产生负面影响。

以上领域随年龄出现的变化(单独或合并)因人而异。这种差异性说明了衰老过程是很复杂的,这取决于很多的因素,包括整体健康、教育、共病、创伤、生活方式、基因组成和社会影响等。医疗技术的进步使得美国每年有超过12.5万人发生了脑损伤还可以长期存活[American Heart Association(AHA),2017;Center for Disease Control and Prevention(CDC),2016;Luchter & Walz,1996]。患者的远期预后取决于多种因素,包括

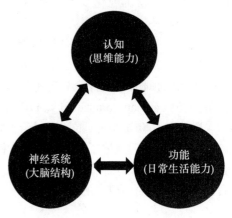

图11.1　衰老的3个领域

脑损伤的严重程度、康复的努力程度、目前的医疗条件、患者的认知储备,以及家庭和社区支持。

衰老与神经系统

健康老人

正常的衰老往往伴随着大脑内部的变化,这些变化最早出现在人生的第四个十年(30多岁)。30到90岁之间,大脑重量和体积减小了5%～10%(Guttman,2001;Moretti et al.,2012)。脑容量损失见于额叶和颞叶的灰质内(Bigler,Kerr,Victoroff,Tate,& Breitner,2002)。神经纤维(即白质)完整性的变化,特别是神经纤维绝缘层的磨损,是常见的。这种变化中断了电信号的平稳传输,从而阻碍了脑细胞和脑内神经网络之间的信息流动。此外,衰老与大脑突触水平的变化有关。在老年人中,突触消减的增加(神经元之间的连接丢失)和突触连接可塑性的降低导致突触数量的减少。一些研究人员报道60岁以上的人突触密度下降了20%(Masliah,Crews,& Hansen,2006)。尽管这些神经变化呈线性下降,但人类大脑能有效地适应这些变化。

根据认知老化的支架式理论(Scaffolding Theory of Cognitive Aging,STAC),随着年龄增长而发生的功能变化是代偿性认知支架生命周期的一部分,它试图缓和与衰老相关的认知衰退,而大脑老化的变化主要反映在神经衰退和代偿性神经募集(Goh & Park,2009)。虽然衰老与大脑皮质厚度、白质完整性、多巴胺能活动和诸如海马和枕部等后脑区的功能参与减少有关,但额叶参与的功能代偿性增加,这与老年人更好的行为表现相关。也就是说,即使没有受伤或疾病,这些适应性的变化在整个生命周期中都在发生着。(Park & Reuter-Lorenz,2009)。

脑损伤的老年人

正常衰老通常被认为是随着时间的推移而出现神经结构缓慢衰退,而脑损伤可能导致神经结构急剧衰退。这种衰退是由一系列神经生物学事件引发的,这些事件改变了衰退轨迹,导致大脑过早发生变化,表现为早期衰退(Cole,Leech,& Sharp,2015)。与轻度损伤相比,重度损伤后的衰退更为明显。研究人员报告了全脑和特定脑区的脑容量减少,包括灰质(额叶)和海马(颞叶)。海马在记忆编码和回溯性记忆中起着重要作用(Bigler et al.,2002)。神经网络的结构损伤,无论是 TBI 还是卒中,都会影响到短神经纤维和长神经纤维,以及连接左右大脑半球的纤维构成的纤维束板(称为胼胝体)。此外,脑损伤后,大脑区域之间的相互作用(称为功能连接)可能会被破坏(Conlon,2011)。

大脑的可塑性通常被称为"神经可塑性",它保证了脑细胞和脑结构即使在出现脑损伤后仍然能与其他细胞连接并发展新的连接。这些连接可以通过药物、治疗(如作业治疗、言语治疗)和生活经验来促进。正向的神经可塑性指的是大脑显示出理想的变化能力,包括大脑网络的重新连接,促进脑损伤后的功能恢复(Nudo,2006)。另一方面,负性可塑性,也称为"适应不良可塑性",是指由不健康和低效率的代偿机制引起的大脑变化(Nudo,2006)。例如,脑损伤的老年人可能难以完成复杂的挑战性任务或参与社交或家庭活动,他们可能会完全避免这些任务,或采用不太理想的习惯(例如,避免每周去老年中心)。这些回避行为可能会在短期内取得成功(在常规任务中不会失败)。然而,认知丰富程度的降低和对日常生活活动参与度的降低不利于增强认知和保持大脑在神经和功能层面的健康,这甚至可能引起大脑功能出现持续的线性下降(Chapman et al.,2013)。下一节将介绍衰老对健康老年人和脑损伤老年人"认知"的影响。

衰老与认知

健康老人

随着年龄的增长,人的认知功能逐渐出现持续的变化,这种变化具有很大的个体差异。认知老化是一个终生的过程。它不是一种疾病,也不是一种可以量化的功能水平(Institute of Medicine,2015,p.20)。

认知(思维)是一种复杂的现象。感觉和运动能力、基因构成、社会支持和教育背景等多种因素在认知老化中起着重要作用。虽然总体来讲,认知下降是不可避免的,但随着年龄的增长,一些认知过程会有所改善。年龄相关的认知变化在认知功能和个体之间有很大的差异(Park & Schwarz,2000)。这种复杂性带来挑战和机遇,让我们不断开发、理解并促进适应性机制,以恢复和提高老年人的认知能力。在本章中,"认知"被分为4个大的领域:(a)处理速度;(b)注意和记忆;(c)执行功能;(d)语言。这些领域在健康和疾病状态下都存在着相互作用。

处理速度是一个人接受信息然后采取行动或作出反应的速度(Salthouse,1996)。这种基于速度的能力在包括听觉、视觉或运动速度在内的各个领域有着很大的变化。在实验室测试中,通过完成一项任务所花费的时间可以量化处理速度,例如连接图案上的点的时间、阅读的准确性、识别特定图片以及扫描图片、形状和颜色的警觉性(Salthouse,1996)。也就是说,处理速度利用注意力和记忆的基本技能来记住和执行命令。老年人的处理速度通常会下降,因为这主要取决于感官感知能力,包括视觉、听觉、移动能力和反应力,老年时这些能力通常有所下降(Watson et al.,2010)。

简单的注意力,比如看普通的电视节目,往往会在老年人身上保留下来。然而,当需要分散注意力时老年人可能会遇到困难,例如一边看电视,一边打电话(即多任务处理)。这并不意味着老年人不能进行这些活动,只是他们需要花更长的时间! 多任务处理的困难迫使个体一次只能专注于一项任务,这可能引起认知改变/衰退。越来越多的研究证实多任务处理具有负面影响,并会对人们的效率造成严重影响(Adler & Benbunan-Fich,2012)。"速度是现代的,自然的高速。"马萨诸塞州萨德伯里哈洛威尔认知和情感健康中心的主任、精神病医生Edward Hallowell说。但他坚持认为,真正的多任务处理是一个虚拟的概念。一个人可能会觉得他/她一次可以做两件事情甚至更多的事情,但这很可能是一种错觉。我们的大脑在适应不同的任务之间快速地来回切换时,付出的代价是"质量和效率"。本章所指的多任务处理是同时进行两种或更多种需要复杂注意力的活动(例如,与朋友当面交谈和在手机上发送短信),而不是简单的机械动作(例如,看电视和吃冰激凌)。

衰老对记忆的影响与对注意力的影响相似。远期记忆和对过去事件的回忆多年来一直保存在老年人的记忆中。随着年龄的增长,人们对单词表、电话号码或文字或故事细节(如故事中的人物、在电影中扮演角色的演员)的近期或短期记忆往往会受到影响(Moscovitch & Winocur,1992;Park & Schwarz,2000)。

执行功能是我们思维能力的指挥中心,经常指导和监测复杂的活动。执行功能的例子包括解决问题、推理、判断、规划、组织、目标实施和监测等等。一些执行功能随着年龄的增长仍然能保持相对完整(Albert,2017)。基于智慧和生活经验的解决方案和推理的传统方法在老年人中得以保留,甚至可能有所进步。然而,老年人解决问题和处理既往没有遇见过的新情况或信息可能会比较吃力,往往需要花费更多的时间。例如,与技术变化有关的新信息对老年人来说可能很困难,并常常令老年人感到沮丧。同样,适应目前新的资金管理方法可能会令人望而生畏,而且往往会让老年人陷于诈骗(de la Plata et al.,2008)。

许多健康成人在衰老过程中语言能力保持稳定。词汇、语法和基本写作技能等语言技能不仅保持稳定,甚至可能随着年龄的增长而提高。知识和生活经验肯定有助于丰富语言能力。常有报道,老年人存在词汇检索的困难(Nussbaum, Pecchioni, Robinson, & Thompson, 2000)。老年人会通过上下文提示、短语或想法替换等方法来弥补词汇检索的失误。然而,语言和交流问题会因健康状况、睡眠不足、疲劳和缺乏刺激性环境而加剧(Durmer & Dinges, 2005)。

脑损伤的老年人

脑损伤,特别是中到重度的脑损伤,往往会对认知能力产生持久的影响(Ashman et al.,

2008)。认知能力的急剧下降是由脑损伤和正常衰老的累积效应造成的。在上述段落讨论的四个领域,包括处理速度、注意力和记忆、执行功能和语言能力通常都会出现下降(Kalaria,Akinyemi,& Ihara,2016;Sun,Tan,& Yu,2014)。对认知的影响的严重程度取决于"风险"和"储备"因素。一些危险因素会加重脑损伤对老年人的负面影响,包括:(a)损伤的严重程度;(b)多发性脑损伤;(c)意识丧失;(d)相关的医疗条件;(e)支持不足(如康复、环境、家庭和社区)。一些伤前储备因素可以防止认知功能的急剧下降,这包括:(a)高等教育;(b)整体健康状态良好;(c)良好的社会和家庭支持。认知储备类似于在危机时期提供保护的金融资产。

大多数中重度脑损伤老年人的认知功能可能比健康老人受到的负面影响更大(Kalaria et al.,2016;Sun et al.,2014)。也就是说,脑损伤加剧了与衰老相关的认知变化,认知的四大领域(处理速度、注意力和记忆、执行功能、语言)都会出现衰退(Corkin,Rosen,Sullivan,& Clegg,1989;Victoroff,2002)。脑损伤合并老化中,TBI 和卒中对认知的长期影响存在着质和量的差异。

TBI 后出现的注意力问题与损伤的严重程度密切相关。医疗保健提供者和家庭成员观察到 TBI 患者与损伤前相比,更容易出现长时间集中注意力和保持注意力的能力下降(Coronado,Thomas,Sattin,& Johnson,2005)。患者甚至可能没有察觉到自己出现了注意力水平的变化,甚至可能被认为是对某些事情缺乏兴趣或动机。也有家庭成员发现这些患者可能出现其他的注意障碍问题,包括注意力分散,即使是简单的任务也会感到不知所措、疲劳、信息过载,以及难以处理一个任务中的 1~2 个以上的步骤(或处理信息的速度较慢)。

卒中后的注意力问题:大多数右脑卒中患者(左侧偏瘫)的严重程度为中度至重度,这些患者的注意力缺陷常表现为"偏侧忽略"(Corbetta & Shulman,2011)。一个存在"偏侧忽略"的人难以注意到他/她的身体左侧和左侧的人和物。不能注意到盘子左边的食物和时钟左边的数字——所有这些都是"偏侧忽略"症状——通常由卒中患者的家人和护理人员报告。

TBI 后的记忆障碍:据报道,与远期记忆障碍(几年前发生的事件)相比,患者更容易出现近期记忆障碍(在过去半小时到一小时内发生的事件)。通常,近期回忆困难会严重影响患者的关键日常功能,包括药物管理、物品放置、账单支付等。因此,治疗师和家庭成员强烈建议患者使用记忆笔记本(如日历)和辅助设备。定期使用这些代偿设备对患者有一定的帮助(Cicerone,Levin,Malec,Stuss,& Whyte,2006)。轻度或中度 TBI 后,对过去重大事件(如结婚日期、毕业)的远期记忆通常不受影响。然而,这些记忆中的具体细节(例如,在活动中提供的食物)可能会受到影响。

工作记忆,即信息维护和处理的能力,即使在轻度脑外伤后也常常受到影响。研究中测试工作记忆方法通常包括让患者记住一串随机的数并按升序重新进行排列。现实生活中的例子包括在演讲或看电视节目时做笔记,和朋友讨论细节。在这两个例子中(记住数字或在课堂上做笔记),个人对信息进行了处理(重新组织或释义),并"在短期内存进脑海"。因此,"工作记忆"可以与"近期记忆"互换使用。工作记忆是一个由额叶调节的复杂的现象,它不是简单的记忆功能,而是执行功能(Park et al.,2003)。

卒中后的记忆障碍:左、右大脑的卒中引起的记忆障碍具有不同的特点。大多数右脑卒中患者难以记住全局图像或信息要点。他们可能仍然记得信息的细节,但可能会弄错细节的顺序。遗漏要点可能会使患者难以理解一个笑话的含义,难以记住与医生谈话的要点,也难以理解寓言的寓意。左脑卒中后的近期记忆障碍很常见,最常受影响的是对细节的记忆。与右脑卒中患者相比,左脑卒中患者相对保留了信息要点的记忆和远期记忆。左脑卒中患者通常需要重复指导和频繁提醒。

左、右脑卒中之间的记忆差异和挑战为治疗师和家庭成员提供了一套独特的补救和代偿策略。使用日历之类的记忆辅助工具对所有人(包括健康成年人)都是有用的,但对左脑卒中的成年人来说无疑是至关重要的。同样,指导和训练右脑卒中患者理解幽默、肢体语言和任务(或事件)的总体目标对于右脑卒中患者来说更加重要。意识到这些区别可以帮助家庭成员拟定日程计划和组织家庭活动,并帮助患者恢复日常生活的独立性。

执行功能由额叶介导、大脑其他部位进行协调和反馈。因此,TBI 和卒中都会导致执行功能障碍。额叶在机动车事故或跌倒中十分脆弱易受损,因此,文献报道显示 TBI 后执行功能障碍明显增多。然而,越来越多的研究者认识到,无论是右脑卒中还是左脑卒中,执行功能障碍在卒中后的认知功能受损中也都扮演着重要的角色。如前所述,执行功能是一个概括性术语,包括诸如目标的规划、执行、学习、创新和适宜的社会行为等复杂的行为,所有这些都是通过额叶网络实现的(Cicerone et al.,2006)。家庭成员和照护者经常把患者的执行功能障碍报告为缺乏解决复杂问题的兴趣和能力、冲动以及组织能力混乱。执行障碍会导致错过预约、账单支付延迟、难以维持工作和/或人际关系、情绪不稳定和易怒。此外,卒中后的"偏侧忽略"问题也会导致意识下降和对周围环境的参与受限。

TBI 和脑卒中患者的语言障碍有质和量的区别。轻中度 TBI 患者的语言理解(表面理解层次)和输出相对完整。患者能够理解和进行日常对话,能够完成日常任务,语言流畅性相对保留,例如能回忆出适当的单词和词汇进行流畅的表达(Ferstl,2001;Holliday,Hamilton,Luthra,Oddy,& Weekes,2005)。TBI 后的急性期词汇和语法等语言问题很明显,但后期通常能恢复(Coelho,2007)。也就是说,大多数 TBI 患者可能不会表现出典型的失语(失语常在卒中后出现),特别是在慢性恢复阶段。然而,TBI 患者在复杂的语言功能方面存在困难,这些功能包括整合和应用信息完成新任务、学习新东西,以及利用熟练语言功能参与社会活动(Cannizzaro & Coelho,2002;Galski,Tompkins,& Johnston,1998;Vas,Spence,& Chapman,2015)。这些复杂的语言功能在很大程度上依赖于高级执行功能,因此,语言障碍常被认为是认知语言障碍。

卒中后的语言和沟通问题很常见。在大多数左脑卒中患者中,"失语症"是常见的后遗症(Cannizzaro & Coelho,2002;Wade,Hewer,David,& Enderby,1986)。失语症是指丧失理解、口头表达、听觉、阅读和书写的能力。失语症因脑卒中的严重程度和部位而有很大不同(Wade et al.,1986)。因此,不同形式的失语症导致的损害程度不同。一个有流利性失语症(通常被称为韦尼克失语症)的人很难理解语言,但说话可能没有困难。由于理解能力受损,虽然言语流利,但说出来的话往往与上下语境(如对话、书面材料)无明显关联。当朋友和家人发现患者虽然言语流利但言语毫无意义时,他们会感到很沮丧、无助。患有这种失语症的人可能常常意识不到他们说的是错误的词语和/或自己编造了一堆词语(Wade et al.,1986)。

另一种常见的失语症称为"非流利性"失语症。非流利性失语症的患者能理解信息(如对话、书面材料),但难以进行言语表达。尽管他们很难说出完整的一句话,而且可能会省略句子中的介词或冠词,但他们努力试图说出其中有意义的关键词(Wade et al.,1986)。还有一种失语症称为"完全性失语",是流利性失语症和非流利性失语症的结合。也就是说,患者可能同时存在语言(信息)理解和言语表达的问题。完全性失语症患者通常有严重的语言和沟通障碍。除了失语症外,左脑卒中患者通常难以编码语言细节。因此,这些患者更多地依赖上下文线索和常识来进行交流,不能表达出信息的细节(Ferstl,2001;Ferstl & Kintsch,1999)。

他们的交流常常采用简单的概括性短语,没有重要的细节来丰富他们的想法或观点。

右脑卒中患者表现则相反。与失语症相比,右脑卒中后的语言和交流困难不在词语和句子的这方面(Beeman,1993)。患者对信息细节(即词语和句子)的记忆相对完整,但推理能力、全局观念和概括思想的能力可能会明显受损(McDonald,2000;Ulatowska,Chapman,Highley,& Prince,1998)。前面段落讨论过的注意力缺陷也会导致患者的注意力分散,难以专注与人交谈,难以理解其身体语言和情境。这些障碍往往会导致患者说出不适宜的言语和做出不适宜的行为。我们可以想象,在那样的情况下,患者的家人和朋友看到他们经历这些困难一定会感到沮丧。

衰老与功能

健康老人

随着年龄增长,人们的日常功能会发生变化。虽然神经系统和认知功能的衰弱不可避免,但越来越明显的是,老化的大脑会通过不断地重新组织其思想过程、任务管理和环境来适应这些变化(Park & Reuter-Lorenz,2009)。老年人大脑的适应性使得大脑对内部和外部环境变化都能做出反应(Sugiura,2016)。人们不断地做着适应性的改变以代偿大脑的衰退,甚至也许可以逆转某些方面的衰退。外部援助和家庭适应是常见的代偿形式,例如助听器、眼镜、日历和屋子里的安全栏杆等。有效和持续地利用代偿措施是具有挑战性的,尤其是在伴随有关节炎、心肺疾病时。肌力下降、视力变化、平衡减退和感觉的变化会增加老年人的跌倒风险,从而可能导致 TBI。尽管有诸多的代偿措施和适应性改变,老年人还是经常发生功能改变。

身体和大脑的老化,以及整体健康、家庭支持和经济保障的变化都会对患者的心理健康产生直接影响。失去伴侣、工作、伙伴、朋友和宠物会显著影响老年人的心理健康。健康的心理状态通常被归因于老年人积极乐观的态度(Barney & Perkinson,2015)。

脑损伤的老年人

老年脑损伤患者的功能变化反映了一段时间内神经和认知变化的累积效应。对老化过程的适应需要意志坚定的不断努力,并不断地重新评估这些变化以做出相应的改变(Flanagan,Hibbard,Riordan,& Gordon,2006;Haring et al.,2015;Mak et al.,2012;Moretti et al.,2012)。脑损伤导致的神经和认知能力下降可能损害这种意志力。因此,脑损伤的老年人很难做出最佳的适应性改变,从而很少参与到日常生活任务中来(Sendroy-Terrill,Whiteneck,& Brooks,2010;Stocchetti & Zanier,2016;Testa,Malec,Moessner,& Brown,2005)。此外,年龄的增长和脑损伤所带来的认知和心理的变化可能会改变患者的生活方式,包括饮食、锻炼和参与有风险的行为,所有这些都会对生活质量产生负面影响。

脑损伤:痴呆

伴脑损伤的老年患者可能会进展成痴呆。尽管脑损伤史(尤其是 TBI)与痴呆的发病之间似乎存在关联,但很少有证据表明脑损伤会直接导致痴呆(Vincent,Roebuck-Spencer,&

Cernich,2014）。过去30年的流行病学研究主要集中在脑损伤（尤其是TBI）和痴呆之间的关系上。研究结果表明,与没有脑损伤病史的人相比,有脑损伤病史的人晚年患痴呆的风险更高。同样值得注意的是,并不是所有痴呆患者都有脑损伤史,也不是所有脑损伤的患者都会患痴呆。事实上,研究表明,TBI患者阿尔茨海默病（Alzheimer's dementia,AD）的总体发病率与普通人群相似。例如,Guskiewicz及其同事（Guskiewicz et al.,2005）对2 552名国家足球联赛退役人员的研究发现,经历过与足球相关的TBI的老年退役人员的AD发生率与普通人群相似。另一方面,在较年轻的有严重受伤或多次受伤的国家足球联赛退役人员中,TBI患者的AD发生率更高。这些研究结果表明,TBI后AD风险并不一定都会增加,特定的危险因素起着重要的作用。

特定的基因与痴呆有很强的关联。载脂蛋白E或APOE4等位基因与痴呆有关（Victoroff,2002）。这个基因被认为是阿尔茨海默病的一个重要危险因素,阿尔茨海默病的危险程度取决于一个人携带的APOE4等位基因的拷贝数。有两个或更多的APOE4基因拷贝的人患AD的风险明显增高（Mayeux et al.,1995）。一些研究人员认为,单纯的脑损伤史并不会增加老年痴呆的风险,但是同时存在APOE4等位基因和脑损伤会显著增加老年痴呆的风险。因此,只有当一个人已经有这些基因时,脑损伤史才会增加患AD的风险（Mayeux et al.,1995）。

总之,脑损伤可能不会导致痴呆,但与脑损伤相关的某些因素可能增加罹患痴呆的风险（Thompson,McCormick,& Kagan,2006;Vincent et al.,2014）（表11.1）。这些危险因素包括:（a）重度的脑损伤;（b）重复性损伤（即使每次损伤程度较轻）;（c）存在APOE蛋白（Bigler et al.,2002）。

表11.1　脑损伤后痴呆的危险因素

最小风险	风险增加
轻度TBI且没有意识丧失	重度TBI伴意识丧失
单次TBI	重复性TBI
轻微的脑卒中	严重的脑卒中
ApoE4基因阴性	ApoE4基因阳性

TBI,创伤性脑损伤。

从研究到应用

从对TBI患者的老龄化相关研究中得到的一个经验是,我们可以做更多的工作来改善TBI患者的长期预后。过去十几年的研究结果有潜力促进目前的临床实践的发展与加强,这主要通过将新证据应用转化至治疗中,以削弱衰老对TBI和痴呆患者的影响。

1. 实践建议。这一部分主要对研究转化进行概述。有关康复方法的详细内容请参阅第21章。越来越多的研究指出,包括治疗师和家庭成员在内的医疗服务提供者可以采用保护、检测和预防等方法来降低脑损伤对老年人的影响。

- 保护:虽然脑损伤会混淆老化过程,但是人们越来越清晰地认识到保护机制可以减轻TBI患者的老化负担。这包括但不限于以下方法:

- 建立认知储备:认知储备是指个人一生中建立的认知/大脑资本。认知储备可以通过一生的教育水平、社会经济、职业、休闲活动和体力活动来衡量。认知储备强有助于将衰老引起的认知功能下降的影响降至最低,避免应激情境,并有助于代偿 TBI 相关的认知障碍(Baltes & Baltes,1990;Barulli & Stern,2013)。脑成像研究表明,建立认知储备可以强化额叶以及调节高级思维的大脑网络的功能。参与认知刺激环境和活动是建立认知储备的一种方式。对于有 TBI 的老年人,可以在家里和户外开展有创造性和创新性的活动。日常活动中的这些例子包括:培养一种新的爱好,用实用的方法来重新整理餐厅、壁橱和抽屉,识别桌子上和屋子周围的干扰物,识别待办事项清单上不太重要的项目和最关键的任务,采用创造性方式写圣诞贺卡和感谢信,创新地使用同一个厨房工具,更深层次地综合新闻、信息、电影和对话(Carvalho,Rea,Parimon,& Cusack,2014;Schneider et al.,2014)。

- 保持健康的生活方式:健康的身体是一种认知增强剂。Erickson 和 Kramer 将经常进行体力活动的老年人与久坐的老年人进行比较时发现,经常进行体力活动的老年人大脑中的记忆网络增加,前额叶、顶叶和颞叶区域的灰质增加(Erickson & Kramer,2009)。体育锻炼形式多种多样。美国心脏协会建议每周适度运动 150 分钟,或每周运动 5 天,每次 30 分钟左右。适度的运动可以由心率、呼吸和劳累感来确定。在锻炼时可以使用 1~10 级量表。如果从一级开始,适度运动的感觉即为五级。能够说话,但说话时呼吸频率增快。在开始这一级别的锻炼之前,应先咨询医生的意见。许多社区中心会为老年人提供专门的课程,包括瑜伽、太极拳、椅子运动和舞蹈。其他活动包括散步、和孩子们一起玩耍,以及劳动(吸尘、除尘、叠衣服和园艺)。娱乐活动也可以是体育锻炼的方式,例如保龄球、高尔夫、地掷球、沙狐球和乒乓球。此外,均衡的饮食有助于保持骨骼和肌肉健康,增强体质。

- 社交互动:所有人都具有社会性。与他人面对面的互动会刺激与推理、批判性思维、记忆和情绪调节相关的大脑区域(Krueger,Barbey,& Grafman,2009)。研究表明,这些社交互动,包括通过社交媒体进行的互动,都会引起大脑的生化变化,提升整体幸福感。

- 检测:TBI 的筛查程序仅限于一级、二级和三级医疗机构,包括康复医院。TBI 不是孤立的事件,它的长期后遗症甚至在 TBI 后几十年都可能出现(Masel & DeWitt,2010)。因此,常规体检应注意 TBI 相关的后遗症,包括超过健康年龄的认知改变、心理健康和日常生活功能。早期发现可以早期开始适当的治疗,延缓数年甚至数十年内的功能衰退。

- 预防:流行病学数据显示跌倒是老年人 TBI 最常见的原因。因此,一级预防措施应以预防跌倒为目标。预防措施包括:

- 环境改造:绊倒发生的频率比跌倒更高。因此,消除室内和室外环境中的潜在危险可能有助于降低跌倒引起的 TBI 发生率。在浴室和房子其他区域放置防滑鞋垫和安置扶手可能有助于降低室内跌倒的风险(Clemson,Mackenzie,Ballinger,Close,& Cumming,2008)。将地板改为更具减震或防滑功能的地板有助于减轻跌倒的后果或预防跌倒的发生。此外,消除室外环境潜在危害的方式包括修复不平整地面、给人行道和路缘石喷漆、改善照明、安装室外照明灯和地面防滑。

- 体育锻炼:参加健身项目,如太极拳、瑜伽、举重训练、有氧运动、游泳和定期到健身房进行锻炼有助于增加体能储备,防止或减轻跌倒造成的伤害(Taylor-Piliae et al.,2014)。此外,增强体力和平衡能力有助于参与家庭和社区活动,促进独立性和整体健康。

    2. 实践和研究的未来方向:尽管过去十几年脑科学领域的研究显示出了巨大的前景,但 TBI 与大脑老化之间的相互影响还有许多未解之谜。有一种综合的方法可以进一步帮助理解 TBI 和大脑老化之间的相互影响。影像学、神经生物学和生物统计学研究专家、治疗师（如职业、生理和言语治疗）、行为分析师和家庭成员之间的相互交流有助于发现脑损伤患者衰老过程中功能衰退的表现。此外，这一综合方法有助于制定干预措施，以尽量减少衰老和 TBI 之间的相互的影响。关于 TBI 和痴呆，尚需进行更深入的研究以了解遗传机制，发现增加 TBI 患者痴呆风险的共病因素（Jellinger，2004）。

临床医生应继续关注循证的疗法，进行药物梳理、患者教育、环境评估，以及力量和平衡练习，以最大限度地预防跌倒。另一个可以加强临床实践的研究领域是检查和确定治疗的精确剂量和频率，以达到最大的短期和长期康复效果。

结论

衰老是不可避免的，衰老与相关的疾病（如 TBI、AD）的共病可能给个人、家庭和社会造成重大的负担。尽管对 TBI 人群中的衰老尚有许多需要研究，但近期的研究进展已经显著地提高了我们对促进老龄化进程的因素的认识。保护性和预防性因素，如身体健康、认知（思维）锻炼和社会参与，可以促进恢复和减缓衰老过程中与脑损伤相关的功能衰退。包括治疗师在内的医疗保健提供者有机会和责任为个人和家庭提供整合的治疗，以更好地应对老龄化和 TBI。此外，一级和二级医疗卫生机构从业者应常规检查患有 TBI 的老年人是否有痴呆症状。TBI 与 AD 之间的关系复杂，我们还需要对有 TBI 病史的老年人进行研究，改进干预、预防和临床管理措施。

（唐天娇 译　莫莉 校）

参考文献

Adler, R. F., & Benbunan-Fich, R. (2012). Juggling on a high wire: Multitasking effects on performance. *International Journal of Human-Computer Studies, 70*(2), 156–168.

Albert, S. M. (2017). The aging brain and changes in daily function. In *Changes in the brain* (pp. 23–35). Springer, New York.

American Heart Association (AHA). (2017). *Heart disease and stroke statistics 2017 at-a-glance.* Retrieved from https://healthmetrics.heart.org/wp-content/uploads/2017/06/Heart-Disease-and-Stroke-Statistics-2017-ucm_491265.pdf

Ashman, T. A., Cantor, J. B., Gordon, W. A., Sacks, A., Spielman, L., Egan, M., & Hibbard, M. R. (2008). A comparison of cognitive functioning in older adults with and without traumatic brain injury. *The Journal of Head Trauma Rehabilitation, 23*(3), 139–148. doi. https://doi.org/10.1097/01.HTR.0000319930.69343.64

Baltes, P. B., & Baltes, M. M. (1990). Psychological perspectives on successful aging: The model of selective optimization with compensation. *Successful Aging: Perspectives from the Behavioral Sciences, 1*(1), 1–34.

Barney, K., & Perkinson, M. (2015). *Occupational therapy with aging adults: Promoting quality of life through collaborative practice.* St. Louis: Elsevier Health Sciences.

Barulli, D., & Stern, Y. (2013). Efficiency, capacity, compensation, maintenance, plasticity: Emerging concepts in cognitive reserve. *Trends in Cognitive Sciences, 17*(10), 502–509. https://doi.org/10.1016/j.tics.2013.08.012

Beeman, M. (1993). Semantic processing in the right hemisphere may contribute to drawing inferences from discourse. *Brain and Language, 44*, 80–120.

Bigler, E. D., Kerr, B., Victoroff, J., Tate, D. F., & Breitner, J. C. (2002). White matter lesions, quantitative magnetic resonance imaging, and dementia. *Alzheimer Disease & Associated Disorders, 16*(3), 161–170.

Buonomano, D. V., & Merzenich, M. M. (1998). Cortical plasticity: From synapses to maps. *Annual Review of Neuroscience, 21*(1), 149–186.

Cannizzaro, M. S., & Coelho, C. A. (2002). Treatment of story grammar following traumatic brain injury: A pilot study. *Brain Injury, 16*(12), 1065–1073.

Carvalho, A., Rea, I., Parimon, T., & Cusack, B. (2014). Physical activity and cognitive function in individuals over 60 years of age: A systematic review. *Clinical Interventions in Aging, 12*(9), 661–682. https://doi.org/10.2147/CIA.S55520

Center for Disease Control and Prevention (CDC). (2016). *TBI data and statistics.* Retrieved from https://www.cdc.gov/traumaticbraininjury/data/index.html

Chapman, S. B., Aslan, S., Spence, J. S., Hart, J. J., Jr., Bartz, E. K., Didehbani, N., … DeFina, L. F. (2013). Neural mechanisms of brain plasticity with complex cognitive training in healthy seniors. *Cerebral Cortex, 25*(2), 396–405.

Cicerone, K., Levin, H., Malec, J., Stuss, D., & Whyte, J. (2006). Cognitive rehabilitation interventions for executive function: Moving from bench to bedside in patients with traumatic brain injury. *Journal of Cognitive Neuroscience, 18*(7), 1212–1222.

Clemson, L., Mackenzie, L., Ballinger, C., Close, J. C., & Cumming, R. G. (2008). Environmental interventions to prevent falls in community-dwelling older people: A meta-analysis of randomized trials. *Journal of Aging and Health, 20*(8), 954–971.

Coelho, C. A. (2007, May). Management of discourse deficits following traumatic brain injury: Progress, caveats, and needs. In *Seminars in Speech and Language* (Vol. 28, No. 02, pp. 122–135). Copyright© 2007 by Thieme Medical Publishers, Inc., 333 Seventh Avenue, New York, NY 10001, USA.

Cole, J. H., Leech, R., & Sharp, D. J. (2015). Prediction of brain age suggests accelerated atrophy after traumatic brain injury. *Annals of Neurology, 77*(4), 571–581.

Conlon, R. F. (2011, November). Pragmatic evidence based review aging in moderate to severe TBI. *ACC.*

Corbetta, M., & Shulman, G. L. (2011). Spatial neglect and attention networks. *Annual Review of Neuroscience, 34*, 569–599.

Corkin, S., Rosen, T. J., Sullivan, E. V., & Clegg, R. A. (1989). Penetrating head injury in young adulthood exacerbates cognitive decline in later years. *Journal of Neuroscience, 9*(11), 3876–3883.

Coronado, V. G., Thomas, K. E., Sattin, R. W., & Johnson, R. L. (2005). The CDC traumatic brain injury surveillance system: Characteristics of persons aged 65 years and older hospitalized with a TBI. *The Journal of Head Trauma Rehabilitation, 20*(3), 215–228. https://doi.org/10.1097/00001199-200505000-00005 pii.

de la Plata, C. D. M., Hart, T., Hammond, F. M., Frol, A. B., Hudak, A., Harper, C. R., … Diaz-Arrastia, R. (2008). Impact of age on long-term recovery from traumatic brain injury. *Archives of Physical Medicine and Rehabilitation, 89*(5), 896–903.

Durmer, J. S., & Dinges, D. F. (2005, March). Neurocognitive consequences of sleep deprivation. In *Seminars in neurology* (Vol. 25, No. 01, pp. 117–129). Copyright© 2005 by Thieme Medical Publishers, Inc., 333 Seventh Avenue, New York, NY 10001, USA.

Erickson, K., & Kramer, A. (2009). Aerobic exercise effects on cognitive and neural plasticity in older adults. *British Journal of Sports Medicine, 43*(1), 22–24. https://doi.org/10.1136/bjsm.2008.052498

Ferstl, E. C. (2001). Learning from text. In N. J. Smelser, P. B. Baltes (Series Eds.) & W. Kintsch (Vol. Ed.), *International encyclopedia of the social and behavioral sciences*: Vol. 3.13, *Cognitive psychology and cognitive science*. Amsterdam: Elsevier.

Ferstl, E. C., & Kintsch, W. (1999). Learning from text: Structural knowledge assessment in the study of discourse comprehension. In H. Oostendorp & S. Goldman (Eds.), *The construction of mental models during reading* (pp. 247–277). Mahwah, NJ: Lawrence Erlbaum Associates.

Flanagan, S. R., Hibbard, M. R., Riordan, B., & Gordon, W. A. (2006). Traumatic brain injury in the elderly: Diagnostic and treatment challenges. *Clinics in Geriatric Medicine, 22*(2), 449–468.

Galski, T., Tompkins, C., & Johnston, M. V. (1998). Competence in discourse as a measure of social integration and quality of life in persons with traumatic brain injury. *Brain Injury, 12*(9), 769–782.

Goh, J. O., & Park, D. C. (2009). Neuroplasticity and cognitive aging: The scaffolding theory of aging and cognition. *Restorative Neurology and Neuroscience, 27*(5), 391–403.

Guskiewicz, K. M., Marshall, S. W., Bailes, J., McCrea, M., Cantu, R. C., Randolph, C., & Jordan, B. D. (2005). Association between recurrent concussion and late-life cognitive impairment in retired professional football players. *Neurosurgery, 57*(4), 719–726.

Guttman, M. (2001, Spring). The aging brain. *USC Health Magazine* (Online). Retrieved from http://www.usc.edu/hsc/info/pr/hmm/01spring/brain.html

Haring, R. S., Narang, K., Canner, J. K., Asemota, A. O., George, B. P., Selvarajah, S., … Schneider, E. B. (2015). Traumatic brain injury in the elderly: Morbidity and mortality trends and risk factors. *Journal of Surgical Research, 195*(1), 1–9.

Holliday, R., Hamilton, S., Luthra, A., Oddy, M., & Weekes, B. S. (2005). Text comprehension after traumatic brain injury: Missing the gist? *Brain and Language, 95*(1), 74–75.

Institute of Medicine. (2015). *Cognitive aging: Progress in understanding and opportunities for action.* Washington, DC: The National Academies Press.

Jellinger, K. A. (2004). Head injury and dementia. *Current Opinion in Neurology, 17*(6), 719–723.

Jessell, T. M., & Kandel, E. R. (1993). Synaptic transmission: A bidirectional and self-modifiable form of cell-cell communication. *Cell, 72*, 1–30.

Kalaria, R. N., Akinyemi, R., & Ihara, M. (2016). Stroke injury, cognitive impairment and vascular dementia. *Biochimica Et Biophysica Acta (BBA)-Molecular Basis of Disease, 1862*(5), 915–925.

Krueger, F., Barbey, A. K., & Grafman, J. (2009). The medial prefrontal cortex mediates social event knowledge. *Trends in Cognitive Sciences, 13*(3), 103–109.

Luchter, S., & Walz, M. C. (1996). Long-term consequences of head injury. *Restorative Neurology and Neuroscience, 3*(9), 184.

Mak, C. H., Wong, S. K., Wong, G. K., Ng, S., Wang, K. K., Lam, P. K., & Poon, W. S. (2012). Traumatic brain injury in the elderly: Is it as bad as we think? *Current Translational Geriatrics and Experimental Gerontology Reports, 1*(3), 171–178.

Masel, B. E., & DeWitt, D. S. (2010). Traumatic brain injury: A disease process, not an event. *Journal of Neurotrauma, 27*(8), 1529–1540.

Masliah, E., Crews, L., & Hansen, L. (2006). Synaptic remodeling during aging and in Alzheimer's disease. *Journal of Alzheimer's Disease, 9*(s3), 91–99.

Mayeux, R., Ottman, R., Maestre, G., Ngai, C., Tang,

M. X., Ginsberg, H., … Shelanski, M. (1995). Synergistic effects of traumatic head injury and apolipoprotein-epsilon4 in patients with Alzheimer's disease. *Neurology, 45*(3), 555–557.

McDonald, S. (2000). Exploring the cognitive basis of right-hemisphere pragmatic language disorders. *Brain and Language, 75*(1), 82–107.

Moretti, L., Cristofori, I., Weaver, S. M., Chau, A., Portelli, J. N., & Grafman, J. (2012). Cognitive decline in older adults with a history of traumatic brain injury. *The Lancet Neurology, 11*(12), 1103–1112.

Moscovitch, M., & Winocur, G. (1992). The neuropsychology of memory and aging. In F. I. M. Craik & T. A. Salthouse (Eds.), The handbook of aging and cognition (pp. 315–372). Hillsdale, NJ, US: Lawrence Erlbaum Associates, Inc.

Nudo, R. J. (2006). Plasticity. *NeuroRx, 3*(4), 420–427.

Nussbaum, J. F., Pecchioni, L. L., Robinson, J. D., & Thompson, T. L. (2000). *Communication and aging.* Routledge. Mahwah, NJ.

Park, D. C., & Reuter-Lorenz, P. (2009). The adaptive brain: Aging and neurocognitive scaffolding. *Annual Review of Psychology, 60*, 173–196.

Park, D. C., & Schwarz, N. (Eds.). (2000). *Cognitive aging: A primer.* New York, NY: Psychology Press.

Park, D. C., Welsh, R. C., Marshuetz, C., Gutchess, A. H., Mikels, J., Polk, T. A., … Taylor, S. F. (2003). Working memory for complex scenes: Age differences in frontal and hippocampal activations. *Journal of Cognitive Neuroscience, 15*, 1122–1134.

Salthouse, T. A. (1996). The processing-speed theory of adult age differences in cognition. *Psychological Review, 103*(3), 403.

Schneider, E. B., Sur, S., Raymont, V., Duckworth, J., Kowalski, R. G., Efron, D. T., … Stevens, R. D. (2014). Functional recovery after moderate/severe traumatic brain injury a role for cognitive reserve? *Neurology, 82*(18), 1636–1642.

Sendroy-Terrill, M., Whiteneck, G. G., & Brooks, C. A. (2010). Aging with traumatic brain injury: Cross-sectional follow-up of people receiving inpatient rehabilitation over more than 3 decades. *Archives of Physical Medicine and Rehabilitation, 91*(3), 489–497.

Stocchetti, N., & Zanier, E. R. (2016). Chronic impact of traumatic brain injury on outcome and quality of life: A narrative review. *Critical Care, 20*(1), 148.

Sugiura, M. (2016). Functional neuroimaging of normal aging: Declining brain, adapting brain. *Ageing Research Reviews, 30*, 61–72.

Sun, J. H., Tan, L., & Yu, J. T. (2014). Post-stroke cognitive impairment: Epidemiology, mechanisms and management. *Annals of Translational Medicine, 2*(8), 80. https://doi.org/10.3978/j.issn.2305-5839.2014.08.05

Taylor-Piliae, R. E., Hoke, T. M., Hepworth, J. T., Latt, L. D., Najafi, B., & Coull, B. M. (2014). Effect of Tai Chi on physical function, fall rates and quality of life among older stroke survivors. *Archives of Physical Medicine and Rehabilitation, 95*(5), 816–824.

Testa, J. A., Malec, J. F., Moessner, A. M., & Brown, A. W. (2005). Outcome after traumatic brain injury: Effects of aging on recovery. *Archives of Physical Medicine and Rehabilitation, 86*(9), 1815–1823.

Thompson, H. J., McCormick, W. C., & Kagan, S. H. (2006). Traumatic brain injury in older adults: Epidemiology, outcomes, and future implications. *Journal of the American Geriatrics Society, 54*(10), 1590–1595.

Ulatowska, H. K., Chapman, S. B., Highley, A. P., & Prince, J. (1998). Discourse in healthy old-elderly adults: A longitudinal study. *Aphasiology, 12*, 619–633.

Vas, A., Spence, J., & Chapman, S. (2015). Abstracting meaning from complex information (Gist reasoning) in adult traumatic brain injury. *Journal of Clinical and Experimental Neuropsychology, 37*(2), 152–161. https://doi.org/10.1080/13803395.2014.994478

Victoroff, J. I. (2002). *Saving your brain: The revolutionary plan to boost brain power, improve memory, and protect yourself against aging and Alzheimer's.* New York: Bantam.

Vincent, A. S., Roebuck-Spencer, T. M., & Cernich, A. (2014). Cognitive changes and dementia risk after traumatic brain injury: Implications for aging military personnel. *Alzheimer's & Dementia, 10*(3), S174–S187.

Wade, D. T., Hewer, R. L., David, R. M., & Enderby, P. M. (1986). Aphasia after stroke: Natural history and associated deficits. *Journal of Neurology, Neurosurgery & Psychiatry, 49*(1), 11–16.

Watson, N. L., Rosano, C., Boudreau, R. M., Simonsick, E. M., Ferrucci, L., Sutton-Tyrrell, K., … Harris, T. B. (2010). Executive function, memory, and gait speed decline in well-functioning older adults. *Journals of Gerontology Series A: Biomedical Sciences and Medical Sciences, 65*(10), 1093–1100.

第 12 章　老年人心理健康障碍

Ben Lippe and Brittany Hall

概述

随着"婴儿潮一代"时代的到来,美国老年人口急剧增加,因此探索和理解这一年龄段心理健康的作用至关重要。老年人群中的许多心理健康问题的发生率高于成人样本,包括神经认知障碍。此外,根据 Blazer(2003)的研究,老年患者中最普遍的精神疾病之一是抑郁症。据估计,老年人口中抑郁症的患病率高达 16%(Almeida & Almeida,1999)。此外,由于心理健康会影响一系列不同领域,包括社会关系和医疗结果,因此仔细评估和治疗精神疾病和行为问题可有助于优化影响这些因素并可能改善生活质量。认识老年人心理健康问题的历史背景,为进一步了解这一人群当前的心理健康问题奠定了基础。本章将简要介绍心理健康的历史,探讨老年人口中常见的心理健康问题,并描述老年人的抑郁症、治疗方案和临床研究的未来方向。

定义

有许多术语可用来描述成年人的老化。"老人""老年病"和"成熟"就是几个例子。但这些术语是如何定义的,又是由谁来做决定呢?在美国,大多数人都可以在 65 岁时使用养老保险,并且该年龄代表了定义老年人群最低年龄(American Psychiatric Association,2014)。老年人口的定义是我们研究的基础,不幸的是目前在老年人群特定年龄范围方面缺乏一致性。根据与美国心理学会(2014)相关的出版物,大多数老年病学家和研究人员认为年龄超过 65 岁即为老年人群。但是,有些人则在其他各个年龄段都设置了标记,甚至低至了 50 岁(Cole & Dendukuri,2003 年)。在本章中,现有材料和描述主要旨在描述 65 岁以上的人,尽管也包括一些年龄范围较低的文献。

同定义"老年人"相似,对"心理健康"的定义也很重要,这将指导随后有关老年患者心理健康问题的相对重要性和适用性的讨论。术语"心理健康"是否仅反映了精神疾病的存在与否?当然,该术语确实涵盖了是否存在与离散疾病相关的症状和临床表现,但该术语实际上涵盖范围更广。心理健康还反映了总体幸福感的心理状态,以及底层心理的多种行为表达。心理健康实际上影响着日常情绪状态、行为乃至生理反应的各个方面。当将此术语应用于精神健康问题以及老年患者的需求时,需要指出一些特殊的注意事项,本章将对此进行讨论。

毫不奇怪,精神健康问题和需求在整个生命周期中可能会有所不同。有些精神病性疾病仅在儿童时期出现,因为它们本质上是发育性的,而另一些则可以发生于整个生命周期的任何时间点。因此,在整个生命过程中对精神健康的关注必须包括对有助于发展和预防精神疾病的相关因素进行动态且可塑的概念化。在本章中,重点将放在最有可能起源于或显著影响老年人的疾病上。尽管一些儿童时期的疾病可能会持续一生直至成年,但是与其他儿童期以后发生的精神疾病相比,这些疾病的相对比例要少得多。

历史概述

　　从历史上看,老年人群的心理健康问题与"老年"联系在一起。在历史上,人们对衰老和认知能力的丧失还没有很好的了解,因此对这些人的治疗和护理管理不力也就不足为奇了。从历史背景来看,参考一些例子,可以帮助架起一座桥梁,理解当前老年人心理健康的概念。例如,在远古时代,人们认为疾病和行为异常是由头上的恶魔所致。因此,一种有助于解决该疾病的疗法称为颅骨环钻术。在颅骨环钻术中,实际上是在头骨上钻了一些洞,以便为患病的灵魂释放出辟邪的物理通道。不幸的副作用是由颅脑创伤和失血导致的死亡。显然,需要科学进步。

　　古希腊人,最著名的是希波克拉底,发展了一种体液致病理论。基本前提是"体液"之间的失衡,即某些体液(如血液)与身体、情绪和行为障碍有关。此理论自提出后一直被质疑。在中世纪的某些时期,理解和治疗疾病的主要理论在于宗教解释,包括因所犯下的罪而受到上帝的惩罚。在某些情况下,某些宗教机构对罪犯的惩罚包括绞刑或其他折磨手段,以帮助个人与上帝和解,或消灭自己的生命(Koenig,King & Carson,2012)。

　　在文艺复兴时期,出现了关于精神力量与健康之间关系的新思想,而对身体或情绪障碍的病因学的关注转移到了医学的新兴角色上。最终,在18世纪和19世纪,发现微生物并认识到它们在疾病的发生发展中的作用,促使人们探索了关于了解健康和疾病的新视角。正如好莱坞电影中关于早期心理健康治疗的经典描述,将老年患者送往"精神病院"并非罕见的做法,尽管这种方法有效治疗的具体原理和理解充其量是有限的(Grob,2014)。通常,这些精神病院被认为是造成社会成员感到不安全、具有破坏性或不知如何管理认知或行为异常老年人的"容纳箱"。随着更现代的评估、诊断和治疗的出现,与精神病机构相关的负面污名正在缓慢转变。现在,美国的精神病学机构对行为问题和神经认知障碍背后的潜在病因的认识得到提高,以及以患者为中心、注重安全和舒适的病院条件有了显著改善(Sharpe,2014)。

　　到20世纪时,以之前的医学历史知识为基础,已经建立了正式的心理治疗和精神科干预实践。但是,越来越清楚的是,对影响疾病的获得和发展的基本生物学因素的理解不足以解释可能影响身心健康的各种因素。从这种过于狭隘的生物还原论观点固有的信息鸿沟中,发展出了生物心理社会模型。

生物心理社会模型与心理健康状况

　　生物心理社会模型(Engel,1989)从理论上讲,疾病的生物生理、心理以及社会/文化方面都是相互关联的,它有助于人们更全面地理解疾病的预防、发生、发展或维持过程。生物学概念在此模型中仍然相关,并且可能包括身体发育、伤害或退化。例如,突触发生和修剪与婴儿和儿童期大脑发育有关,但是一旦大脑超过一定的发育阈值,突触和修剪就变得不那么相关了。与老年人群更相关的是预防性维护,以帮助限制基于脑的退化或损伤,这些退化或损伤可以在阿尔茨海默病等疾病中观察到。生物心理社会模型的心理成分包括精神疾病、情感应对能力和认知要素,例如理解和应用信息的能力。另外,社会因素用于描述与疾病增强或管理相关的环境因素。例如,获得医疗保健、疾病表达中的文化差异或财务考虑都属于"社会"相关性领域。生物心理社会模型描述的生物生理、心理和社会/文化领域的相互关联性质适用于整个生命周期的所有年龄段。随着人们越来越多地认识到该年龄段的特殊困难,对老年人群的心理健康需求和关注的认识在不断增加。随着有关影响成年人的心理健康问题的研究和整体知识的增加,人们越来越关注满足患有精神病和神经心理疾病的老年人的特殊需求。例如,Eyre 及其同事(2015)提出了强有力的预测,即随着世界人口的集体老化,与年龄相关的认知问题和老年抑郁症会增加。随着时间的推移,医疗保健相关成本稳步增长,与精神病相关的管理成本也不例外。作为一个有代表性的例子,市场上与痴呆相关的医疗保险的年度成本估计在 109 亿美元至 1 720 亿美元之间(Hurd,Martorell,Delavande,Mullen & Langa,2013)。

同样,用于评估和治疗精神疾病的支出也有所增加。造成这种情况增加的原因包括老年人总人数的增加,以及旨在帮助这些人的评估和治疗服务比例的增加。此外,在普通人群中,对心理健康的耻辱感也呈下降趋势,随着时间的推移,寻求心理健康问题专业帮助的态度有所改善。还发现,老年人(以及女性)与更积极的心理健康治疗态度相关(Parcesepe & Cabassa,2013)。总的来说,对老年人心理健康问题和需求的理解在历史过程中发生了变化,目前为实现这些目标所做的努力已改善了护理工作。尽管如此,在诊断、治疗和充分认识老年人独有的广泛的生物心理社会因素方面仍然存在挑战。

衰老的社会心理方面

如前所述,在整个生命周期中,精神健康障碍可能会给老年人带来严重的困扰和损害。与衰老有关的心理社会压力来源是多种多样的,给老年人的预防带来特有的挑战。当存在医学问题,包括精神病或神经认知问题时,这些社会心理压力源的作用就会加重。例如,提高医疗保险利用率的财务成本,包括家庭医疗服务或住宅治疗设施,对某些人来说几乎是不可负担的。最近的一项调查显示,退休的平均花费远远超过 70 万美元(Finances in Retirement,2017)。随着医疗保险费用的持续增长,这些数字可能会增加,特别是对于那些患有慢性或进行性疾病的老年人。

家庭和照顾者的压力可能是老年人精神疾病的另一个负担。照料者负担是一个重要的考虑因素,在文献中已被越来越多地视为影响健康结局的变量(Adelman,Tmanova,Delgado,Dion,& Lachs,2014)。对于照料者来说,很难始终如一地提供日常生活活动方面的协助(例如,当患者存在与心理健康问题相关的功能限制时)。由于患者可能会收到有关照料者负担的反馈,因此可能会产生怨恨或内疚,这可能会进一步加重压力并在亲密关系中造成人际关系紧张(Cousineau,McDowell,Hotz,& Hébert,2003)。适当和充分的自我照顾对于帮助减少照顾者的负担和更适应地管理相关情绪至关重要。“空杯难倒”这句话适用于这里。照顾者支持小组和其他心理社会团体干预措施有助于提供共同的社区意识,并有助于支持照顾者实际解决问题。

关注老年人的生理和认知能力下降,成功衰老的概念很容易被遗忘或忽略。尽管在文献中有不同的定义,但成功衰老的常见因素包括没有疾病和失能。更具体的模型可以帮助解释成功的衰老模式,表明衰老的“成功”可能与没有疾病和失能还是有细微的区别。文献中与成功衰老相关的因素包括运动量增加、不吸烟、收缩压降低和整体认知功能等方面。Depp 和 Jeste(2006)的一项荟萃分析发现,在纳入的研究中,成功衰老者的平均比例仅为老年人的 35.8%。

在讨论老年人获得的医疗保险时,还需考虑伦理因素。从社会经济角度看,退休后的老年人的年总收入往往比就业高峰期少。这可能导致患者选择理想保险计划的能力发生变化。

它还影响需要网络外医疗服务的可能性,这种情况经常发生在精神病学门诊和心理治疗私人执业领域。附加的社会心理障碍包括:是否负担得起去诊所就诊的交通、遇到衰弱或合并症时的交通问题,以及城市与农村地区之间可用资源的可变性(即诊所和医院往往建在人口中心,而那些位于农村环境的选择更少,距离治疗也更远)。此外,临床医生在直接为老年人提供护理时也会遇到伦理问题。O'Connell、Sommer 和 Dunn(2017)描述了一系列伦理考虑,通常涉及伦理原则之间的"不安状态",并提供了一些与老年患者一起工作的医务人员遇到的伦理困境的例子。这样的例子表明,老年患者可能有能力进行某些活动或做出某些决定,但同时却没有能力进行其他活动或决定。

常见的心理健康问题

心理健康障碍的具体标准可以在各种来源中找到,包括《国际疾病和相关健康问题的统计分类》(*International Statistical Classification of Diseases and Related Health Problems*,ICD-10)(World Health Organization,1992)。然而,在美国心理健康专业人员中,最常用的诊断标准来源是《精神障碍诊断和统计手册》(Diagnostic and Statistical Manual of Mental Disorders-5,DSM-5)(American Psychiatric Association,2013),本章中用于描述老年人群中常见的精神健康障碍的诊断也使用本诊断标准。

在 DSM-5 中,主要诊断类别从婴儿期和儿童期疾病到生命周期中或影响生命周期的疾病。在本章中,重点将放在最有可能发生在老年人口中或最严重影响老年人口的疾病。在 DSM-5 中诊断包括抑郁障碍、焦虑障碍、物质相关和成瘾性疾病、人格障碍、创伤和应激相关障碍、双性和相关疾病、精神分裂症谱系障碍。

在老年的背景下,神经认知障碍的类别尤为重要。轻度和重度神经认知障碍是指以认知为主要缺陷的神经心理学疾病,反映了获得性缺陷,而不是发育的缺陷。认知缺陷可能是由于潜在的医学问题造成,包括药物、物质诱发、阿尔茨海默病、血管问题、路易小体、帕金森病、额颞叶问题、创伤性脑损伤、艾滋病毒感染、亨廷顿病、朊病毒病,或其他潜在医疗问题(DSM-5,2013)。虽然诊断没有特定的年龄要求,但通常这些疾病都在生命后期出现。额颞叶损伤或恶化所致认知缺陷也会导致执行功能紊乱。实际上,这些人可能在组织、计划或者冲动控制方面有困难。

轻度的认知障碍可能被错误地归因于正常的年龄相关性下降,有时会错过诊断机会。像"我的记忆力在衰退,但这在我这个年龄是正常的"这样的说法可能事实上是正确的,但也可能表明存在进行性神经精神疾病。心理健康执业者进行的全面评估(有时包括神经心理学测试和诊断影像检查)可以帮助诊断和鉴别诊断。强调准确的评估、诊断和治疗的重要性是由于心理伦理问题相关的决策能力、胜任能力和解决边界问题的固有本质决定的(Moye,Marson,& Edelstein,2013)。精神疾病合并症也可能使诊断准确性变得复杂。如果没有仔细考虑和全面评估每种疾病,谵妄、痴呆和抑郁症状的重叠可能导致误诊(Downing,Caprio & Lyness,2013)。各个症状可以独立发生或同时发生,并且可能在各个时间点发生变化,如痴呆的特点是症状是渐进性,而谵妄特点是症状时好时坏。

患有慢性疼痛的人经常遭受衰老身体的身体困扰。慢性疼痛与抑郁症和焦虑症的风险增加有关,因为慢性疼痛可以通过各种心理社会压力感受到,包括失能(例如,工作和社会功能的损害)、治疗疼痛高医疗费用带来的财务困难(Gatchel & Okifuji,2006)。鉴于成年后期慢性疼痛的患病率较高,因此了解疼痛对情感的影响至关重要。躯体症状性疾病,包括身体不适相关的困扰(包括疼痛),通常在具有慢性疾病和慢性疼痛问题的人群中发现。在躯体症状性疾病中,与一种或多种躯体主诉相关的过度思考、感情或行为会导致临床上的重大困扰。关于躯体形式症状表现患病率的年龄相关差异的研究有限,一些研究表明,患病率在 65 岁后下降,尽管这种下降的原因尚不清楚(Hilderink,Collard,Rosmalen,& Voshaar,2013)。对于慢性疼痛,阿片类药物流行病学是文献中另一个令人关注的发展领域,一些研究表明年龄与阿片类药物滥用的可能性成反比(Papaleontiou et al.,2010)。似乎高龄与滥用行为的可能性降低有关,60 岁以上成年人滥用阿片的患病率低于年轻人。

越来越多的领域关注药物滥用在老年人口中的作用,这也反映了全国范围内关于大麻合法化的争论,并不是没有争议的。Wu 和 Blazer(2013)提出,与年龄相关的变化可能会增强药物使用的不利影响,此外,鉴于健康问题日益严重,使用药物(包括处方药和非法药物)进行自我治疗的可能性也在增加。与年轻人相比,65 岁以上人群滥用药物发生率往往较低,大麻和酒精分别是使用率最高的物质。药物使用障碍患者患精神疾病的相对风险较高(Kester,Strauss,Greenlee,Suzuki & Huang,2017)。老年人 1 个月发生率估计 1.0%。

与药物使用障碍类似,其他精神疾病的症状也可能在整个生命周期的不同时期出现。尽管躁郁症、躁狂症或抑郁发作的平均发作年龄为 18 岁,但首次发作可发生在 65 岁以上(American Psychiatric Association,2013)。当 I 型双相情感障碍症状主要涉及抑制性症状(例如性行为失调、社交抑制)时,应始终就其他医学因素的可能性进行评估,以防止误诊。例如,这些症状可能是神经认知(例如额颞痴呆)或药物使用导致。精神分裂症被认为是一种慢性疾病,典型的发作时间是 20 岁左右,尽管症状可能会持续一生。值得注意的是,精神病症状实际上在成年后期趋于减少,这被认为可能与多巴胺能活性的自然减少有关(American Psychiatric Association,2013)。根据 Tamminga,Buchanan 和 Gold(1998)的观点,与阳性症状(例如妄想或幻觉)相比,精神分裂症的阴性症状往往最持久并且与不良的总体预后相关。鉴于不良反应风险增加,包括心脏和代谢问题,Gareri 等(2014)对老年患者抗精神病药物的合理使用提供了建议,包括使用具有较低的锥体外系副作用风险的非典型抗精神病药物(与第一代抗精神病药物相比)。

尽管有关年龄和强迫症行为之间确切关系的文献报道不一致,但对于老年人而言,强迫症或相关疾病的症状可能会加重。例如,强迫性囤积症会导致跌倒、火灾或营养干预的风险增加(Ayers et al.,2014)。强迫症(obsessive compulsive disorder,OCD)往往在生命早期开始,老年人有时甚至遭受数十年的折磨。在老年人群中,持久性认知的内容可能与患有强迫症的年轻个体不同。强迫症的老年患者比非老年患者对厕所和用药时间表的强迫症认知更为常见(Dell'Osso et al.,2017)。

一些心理健康问题源于对生活压力的情绪调节困难,可能包括新的医学诊断或临终考虑。焦虑问题,包括广泛性焦虑症、特定的恐惧症和由医疗状况引起的焦虑症,在老年时仍具有挑战性。在患有内科疾病的老年患者中,焦虑症的发生率明显更高(Tolin,Robison,Gaztambide,& Blank,2005)。值得注意的是,由医疗疾病引起的焦虑障碍在历来被误认为焦虑是"关于"医学疾病的,而不是医学疾病的直接病理生理后果。与焦虑有因果关系的内科疾病包括维生素 B_{12} 缺乏、脑炎和甲亢。在老年精神病学背景下,准确诊断焦虑症状和相关疾病允许医疗工作者更加有效且准确地经验性治疗这些症状。

治疗焦虑症状的方法包括使用抗精神药物,如苯二氮䓬类药物,因此对于医疗工作者而言,考虑专门针对老年人的药物干预的风险和收益非常重要。苯二氮䓬类药物增加老年人跌倒和认知损害(如精神错乱)的风险,使用时应慎重考虑利弊。Ayers、Sorrell、Thorp 和 Wetherell(2007)描述了焦虑在老年人中的作用,并观察了有效循证心理治疗的效果。他们发现放松训练、认知行为疗法、支持疗法和认知疗法都显示出有效性,但他们认为鉴于研究中老年人样本量相对较小,需要进行额外的研究。

从整体上看,老年人群中明显存在一系列可能导致痛苦和功能损害的心理和精神因素。Blazer(2003)指出,在这些情绪失调中,抑郁可能是老年人情绪困扰的最常见原因。因此,有必要对老年人群中抑郁症的作用和影响进行更深入的研究。

抑郁症概述

在白话文中"抑郁症"一词通常是指更正式的"严重抑郁障碍"。尽管还有其他抑郁障碍,包括持续性抑郁障碍和由其他疾病引起的抑郁障碍,但出于本章的目的,术语"抑郁症"将反映有关重度抑郁障碍的文献(除非另有说明)。根据 DSM-5(American Psychiatric Association,2013),抑郁症的症状必须包括情绪低落或失去兴趣或愉悦。抑郁症的其他症状包括食欲或体重的显著变化、与睡眠有关的障碍、精神运动迟缓或躁动、疲劳,一文不值或过度内疚的感觉,思维、专注或决策的困难以及反复出现的死亡或自杀念头。情绪症状的持续时间必须持续至少 2 周,尽管抑郁发作可能持续更长的时间。抑郁症给个体患者带来了明显的痛苦,而且由于巨大的财政资源,包括直接费用(抑郁症的治疗费用)和间接的费用(失去工作时间;功能损害),也会对社会产生影响。

人们常见的由挑战生活的事件造成的"情绪低落"或经历负面情绪状态与抑郁症存在实质差异。根据 Depp 和 Jeste(2006)的分析,尽管定义不同,"成功"衰老与最低程度的失能以及无抑郁症有关。一旦一个人有过严重的抑郁发作,未来发生抑郁发作的风险就会增加。抑郁症复发的其他危险因素包括严重程度、合并症、女性以及与本章相关的高龄(Hoertel et al.,2017)。尽管诊断的标准已经建立,但是考虑到症状群、持续时间和严重程度范围等因素,准确地定义抑郁症仍然存在一些固有的挑战(Snowdon & Almeida,2013)。

老年抑郁的特有表现

大量研究表明,抑郁症的发作年龄会极大影响未来心理健康的发展轨迹。此外,抑郁发作时的年龄可能是抑郁发作进展的指标。在 Charlton 和同事的研究(2013)中,抑郁症的发作年龄分为早期发作(第一次发生在 30 岁之前)、中期发作(第一次发生在 30~49 岁)和晚期发作(第一次发生在 50 岁之后)。晚期发作组表现出更明显的体重减轻和胃肠道症状。此外,早发组和晚发组显示出更明显的自杀念头和早期失眠(与午夜失眠相对)。

研究反复表明,老年人的抑郁症以更多的认知症状为特征,而非情绪症状,这与年轻的抑郁症相反(Blazer,2002)。抑郁症的严重程度增加也与认知缺陷增加有关,并且这些缺陷在患有较晚发作的抑郁症的个体中可能尤为严重(Naismith et al.,2003;Salloway et al.,1996)。抑郁症老年人的认知症状表现可能仅归因于某种疾病或自然衰老。抑郁症状可能未被发现或未被注意到,因为主要的损害表现在认知方面,而不是情绪方面。因此,敏感的筛查十分重要,筛查应该考虑抑郁在整个生命周期中的表现如何不同,以便有效地识别和治疗症状。常见症状,如疲劳、食欲受限或睡眠中断,可能是由疾病或药物引起的,而不是明显的抑郁症。老年患者向初级保健医生提出这些躯体或失眠症状主诉的可能性高于任何其他提供者(Downing et al.,2013)。

老年抑郁的病因学

丧亲

有几个原因可以解释为什么老年人会面临更高比例的抑郁症。由于自然的衰老过程,许多老年人的社会支持会由于死亡而开始被剥夺。对于那些健康到老的人来说,他们对失去配偶、兄弟姐妹和朋友已经变得熟悉。老年人面对丧亲之痛的比例要高得多,并且拥有更少的资源(即社会支持、财务等)来帮助他们完成这一过程。过去,抑郁症状持续到亲人死亡后两个月内,则"排除"严重抑郁症(American Psychiatric Association,2000)。然而,现在诊断手册中更新认识到丧亲症状的严重性,如果符合诊断的症状要求,则不区分严重抑郁发作和丧亲。此外,因丧亲而起病的严重抑郁症与其他非丧亲抑郁症发作类似,其对心理社会和精神药物治疗的反应类似(American Psychiatric Association,2013)。

虽然亲人的死亡足以引发抑郁,但对于许多老年人来说,丧亲往往是自己生存危机的催化剂。其他人的死亡,特别是那些年龄相仿的人的死亡,促使人们思考自己生命的有限性。存在危机的概念在 Erik Erickson 的社会心理发展阶段(1970)中得到了证明。在一个发展阶段无法履行主要角色义务导致了存在性认同危机。晚期生存危机的特征是在疾病和死亡发生前要改善自己的生活,关注的主要领域围绕死亡、遗产和成就(Andrews,2016)。那些没有解决这些问题的人很可能会经历抑郁症。

可用资源的减少

抑郁的另一个危险因素是社会心理压力。老年人的经济压力和可用资源总体减少率过高。他们面临自然的身体成熟,以及更高患病率,阻碍了他们维持有利可图的工作的能力。如本章前面所述,仅退休成本就给老年人带来了过度的压力。根据美国全国老龄理事会,超过 2 500 万的 60 岁以上的美国人被认为在经济上没有保障,因为他们生活在联邦贫困线的25%或以下。

老年人在失去独立性和自主权的同时,也面临着社会支持和财政资源的损失。对许多老年人来说,这造成了他们无法在环境中得到积极的驱动力,感到无助而产生抑郁。例如,当一个老年人失去驾驶能力时,这可能意味着他或她失去了获得社会交往和其他有益的愉悦体验的主要手段。与低年龄人群相比,经济压力、身体限制和社会支持的减少更快地阻碍了他们获得其他形式的交通工具的能力。综合起来看,这些影响老年人的心理社会压力的比例过高,是抑郁症发展或发病的一个途径。

合并疾病

老年人抑郁的第三种病因是他们有较高概率面对疾病。研究表明,在有疾病的情况下,抑郁症的发病风险总体上会增加(Dew,1998),这种关系在本质上似乎是双向的。此外,与非抑郁症对照组(Katon,Lin,Russo,& Unutzer,2003)相比,患有抑郁症的老年人的医疗费用更高,这表明他们需要更密集和/或更频繁的医疗照护。

典型的老年疾病实际上可能由于大脑功能的改变而导致抑郁症状,这可能导致老年人抑郁症认知障碍加重。例如,血管性抑郁症是 1995 年(Hickie et al.)首次提出的抑郁症的一个亚型,其理论基础是大脑血管功能不全导致基底节和额叶结构的改变。血管性抑郁症的定义是血管疾病、认知障碍和晚发性抑郁症(Shear et al.,2005)。这种形式的抑郁症只发生在晚年,是与卒中相关的抑郁症的一个典型例子。

根据美国卒中协会的数据,至少三分之一的卒中幸存者患有抑郁症,而卒中后抑郁症的诊断不足。卒中和抑郁的风险是双向的,因为慢性抑郁是卒中的危险因素,卒中期间发生的血管功能不全也可能导致抑郁症状。医学领域的研究也在更密切地识别卒中后抑郁的标志物,卒中后精神健康问题的一些危险因素包括失语症和优势半球病变(Mitchell et al.,2017)。

阿尔茨海默病是另一种导致血管性抑郁症的医学疾病。抑郁症在阿尔茨海默氏症患者中很常见,然而,由于许多症状重叠,且仅归因于疾病,因此通常无法被发现。抑郁症和阿尔茨海默病的共同症状可能包括无食欲或对曾经令人愉快的活动失去兴趣、注意力不集中和睡眠障碍(嗜睡或失眠)。在这些被诊断的患者中,抑郁的自我报告可能受到记忆困难和交流或表达障碍的影响。此外,由于阿尔茨海默病的损害性质,医务工作者通常最关心的是管理"原发性疾病",而不一定要评估与可能加剧临床症状的心理健康问题有关的损害。

抑郁症的治疗：生物心理社会学方法

对 74 项研究的文献回顾得出结论,老年抑郁症患者的生活质量较差。随着时间的推移,这一发现似乎是稳定的,并且初次评估时认为生活质量较差的个体在后续护理中不太可能表现出抑郁症状的改善(Sivertsen,Bjoklof,Engedal,Selbaek,& Helvik,2015)。因此,改善生活质量可能是治疗抑郁症的首要目标。

根据抑郁症患者个人喜好进行治疗时,抑郁症治疗更为成功(Chilvers et al.,2001;Kwan,Dimidjian,& Rizvi,2010)。此外,最近的研究表明,抑郁会影响患者选择治疗方案,症状的严重程度会导致对治疗方案的犹豫不决(Luck-Sikorski et al.,2017)。在最近由 Luck Sikorski 等进行的一项研究中(2017),老年人(75 岁及以上的患者)将药物、心理治疗或两者的结合确定为首选治疗方法;然而,随着抑郁症状评分的提高,总体治疗的参与率下降。从逻辑上讲,人们可能会期望那些经历了更多损伤的人接受治疗。然而,抑郁症本质上是缺乏动机的。因此,老年人不太可能因为症状加重而增加治疗,这可能是抑郁这个疾病本身导致的。其他研究也表明,老年人心理治疗的使用最近有所减少(Marcus & Olfson,2010)。综上所述,这些发现对强调早期识别和宣传抑郁症各种治疗方案的重要性具有重要意义。鉴于衰老过程的性质和并发症(即与世隔绝时间延长、身体健康下降、独立性下降),症状较严重的老年人不太可能出现情绪的自然反弹;因此,如果患者的情绪功能迅速下降,可能会有一个有限的"时间窗口"让他们参与有效的治疗。老年人初级保健中的抑郁症干预(使用抗抑郁药物作为主要治疗,心理治疗作为替代治疗)已经被证明是成功的,特别是对于有更严重抑郁症状的患者(Bruce et al.,2004)。

精神类药物的有效性

抗抑郁药是研究最多、使用最多的治疗老年抑郁症的药物。研究表明,1/3 接受抗抑郁药治疗的老年人症状均能缓解(Kok,Nolen,& Heeren,2012)。虽然先前的研究表明抗抑郁药对老年人比安慰剂更有效,但一项对 34 项随机临床试验(60 岁及以上)进行的荟萃分析表明,随着年龄的增长,抗抑郁药的有效性降低(Calati et al.,2013)。另一个限制抗抑郁药成功的潜在因素可能是由于为老年人开处方的医生的错误或疏忽。在先前一项针对老年抑郁症门诊患者的研究中,10.9%的患者使用抗抑郁药,而这些患者中的大多数(59.6%)被开了亚治疗剂量的处方(Wilson,Copeland,Taylor,Donoghue,& McCracken,1999)。最近一项使用国家医疗保健调查的研究估计从 2002 年到 2012 年门诊寻求治疗的老年人中抗抑郁处方几乎翻了一番(从 5.2% 到 10.1%)。研究结果还表明,在每十次与抗抑郁药相关的诊疗中,就有一次老年人暴露在潜在可预防的不良反应中(Rhee,Schommer,Capistrant,Hadsell,& Uden,2017)。

老年患者通常比年轻患者具有更复杂的医学特征,这极大地影响了精神药物的处方方式。例如,对痴呆患者使用某些药物是禁忌。由于失眠,抑郁症状也可能被误认为是老年人的焦虑症,而使用苯二氮䓬类药物可能会影响认知功能。关于老年人药物治疗抑郁症的复杂性质的研究结果表明,随着人口平均年龄开始上升,老年精神病治疗提供者需要进行更有针对性的老年精神病治疗培训。上述研究的结果表明,对于大多数不适合或对精神药物无反应的老年抑郁症患者,需要进行单独和辅助治疗。

行为干预

Pinquart 及其同事(2006)的荟萃分析发现,患有轻度抑郁症(包括持续性抑郁症)的老年人从心理治疗中获得的收益可能大于精神病药物。与老年人进行治疗时,存在多个参与治疗的障碍,包括认知功能、医疗状况、医疗预约冲突、治疗费用、交通和服务的可获取性。考虑到这些障碍,最有效的行为干预措施可能是使具有不同认知能力的老年人参与并且可以在多种情况下使用的干预措施。当对老年抑郁症患者的行为疗法进行比较时,认知-行为疗法和回忆/生活回顾(回顾过去寻找现在的意义)显示出最大的效果,而人际心理疗法、短暂的心理动力疗法、心理教育、支持性干预和体育锻炼,则表现出中度到较小的影响(Pinquart,Duberstein,& Lyness,2007)。

在心理和医疗环境中广泛应用的认知行为疗法的一种形式是行为激活。干预的理论与老年人的生活很吻合,正如 Lewinsohn(1974)的理论所说,抑郁症是由于在环境中获得或参与积极强化的机会减少而引起的。行为激活试图增加对适应性活动的参与,减少对维持抑郁或产生抑郁风险的活动的参与,并解决限制获得积极强化的问题。通过参与有意义和有回报的活动,行为激活被证明是抑郁症状的有效干预措施(Alexopoulos et al.,2016);然而,老年人在促进行为激活方面的资源或途径可能有限,寻找这些机会的动机可能随着抑郁症状的增加而减轻。通过退伍军人事务部对接受行为激活干预的美国老年退伍军人进行的研究表明,亲自上门提供的服务与远程医疗服务在成本上没有显著差异(Egede et al.,2017)。此外,无论是通过远程医疗还是亲自上门服务,行为激活在减少抑郁症状方面都是等效的(Egede et al.,2015)。目前,正在进行一项研究,以检验精神卫生护士在为抑郁的老年人提供初级保健时提供的行为激活是否有效(Janssen et al.,2017)。这项研究的结果可能有助于医务服务者了解如何在初级保健环境中提供精神保健。

一项仅研究运动对抑郁症状影响的文献综述表明,进行运动锻炼的老年人表现出抑郁症状的明显减轻(Catalan-Matamoros,Gomez-Conesa,Stubss,& Vancampfort,2016)。此外,另一项研究观察了在通过初级保健、精神病学服务或其他精神卫生服务治疗至少6周后对抗抑郁治疗无反应的53岁及以上的患者中进行运动干预的有效性(Mather et al.,2002)。结果显示自我报告的抑郁症状减少了30%。运动干预不仅有益于心理健康也有利于身体健康。扩大这一人群的治疗选择,对于那些可能对典型的心理干预更具抵抗力并且可能负担不起传统心理治疗的人来说,是很重要的。在心理医生或传统心理健康提供者之外传播行为健康疗法,对日益增长的老年人口来说是必不可少的。创造力是能够为在经常居住的环境中经历抑郁的患者提供治疗的关键。

认知障碍干预

鉴于抑郁与神经精神缺陷常同时发生,尤其是在老年人中,认知训练任务可能是同时改善整体认知功能和抑郁的一种方法(Naismith & Mowszowski,2016)。认知训练通过绕过受损的认知过程和使用新的内部和外部技术,传授实现目标的新方法。研究表明,认知功能得到改善,抑郁症状随之改善(Diamond et al.,2015;Wolinksy et al.,2009)。此外,认知训练可能为老年人提供一种新的治疗选择,尤其是那些对传统的心理干预有抵抗力的老年人。需要注意的是,在考虑治疗时,血管性抑郁症和卒中或阿尔茨海默病引起的晚年认知障碍之间本质上是双向的。因此,认知功能可能会随着抑郁症状的改善而回升(McDermott & Ebmeier,2009)。

治疗的可获取性

鉴于生活条件和老年抑郁症患者获得资源的有限性,解决治疗方案的可获取性至关重要。在医院和疗养院的病人中发现晚年抑郁症的发病率增加(Helvik,Skancke,& Selbaek,2010;Luppa et al.,2012;Seitz,Purandare,& Conn,2010)。此外,既往研究发现在那些能够获得服务的人群中,寻求治疗的人数更多(Nurit,Dana,& Yuval,2016)。在疗养院内和长期住院期间进行的内部干预可以使患者更容易获得治疗,而且可能是最具成本效益的,因为在这些环境中,抑郁症的发病率更高。此外,许多治疗方案可由接受过干预培训的工作人员提供,从而降低了提供服务的成本。当这些患者被纳入门诊医疗就诊时,干预也可能是可行的,以便更有效地利用交通工具。

其他注意事项

自杀风险

Volkert 和同事(2013)认为老年人抑郁症的患病率较高,其自杀风险相对较高。最近的估计表明,老年人的自杀率为每 100 000 人中 15.01,每 96 分钟发生 1 次老年人自杀(American Association of Suicidology,2014)。这一发现有多种原因。老年人往往面临着与健康相关的挑战的增加、财务资源减少和悲伤的加剧,这是因为老年人很少有机会进行社会接触,而且与家人之间的地理距离也较远。研究表明,老年人自杀与缺乏积极的社交联系有关(Fassberg et al.,2012)。所有这些因素都会增加老年人的自杀风险;但是,这些症状通常无法评估,可能会被忽略。老年人常去的医疗机构可能是通过常规评估或筛查预防自杀的主要场所。例如,研究表明,越来越多的疾病与自杀风险的增加直接相关,死于自杀的老年人在死前一周内去看医生的可能性是正常人的两倍。大多数自杀身亡的人在死前一个月内与医生会面(Juurlink,Herrmann,Szalai,Kopp,& Redelmeier,2004)。也许最令人担忧的是,老年人的自杀行为尤为致命(Conwell,van Orden,& Caine,2011),在美国,老年人不太可能赞同他人的自杀意念(Duberstein et al.,1999)。

特别注意事项

具有多种危险因素,加上有自杀念头尤其是在有致命尝试而缺乏交流的老年人中,建议对其自杀意念、意图和计划进行全面而定期的评估。美国进行通用自杀筛查的第一个例子是在得克萨斯州达拉斯拥有 862 张床的县医院的帕克兰健康与医院系统实施的(Roaten,Johnson,Genzel,Khan,& North,2018)。在医院接受服务的每个病人都由一名工作人员进行一次简短的自杀筛查。对自杀风险呈阳性的人进行进一步的评估,并最终根据需要提供更高水平的护理,类似的评估可能更容易被较小的医疗机构采用,特别是那些为更多老年人服务的医疗机构。因此,培训工作人员进行自杀风险评估,并在医疗实践中提供常规和通用的自杀筛查,是减少老年人自杀死亡的重要一步。

家庭成员和照顾者在症状控制中的作用

老年人在治疗依从性方面面临更大的困难,家庭成员的参与可能会增加治疗依从性并改善抑郁症状(Unützer & Park,2012)。家庭成员和照料者在向医疗和心理健康服务提供者提供附带信息方面发挥着重要作用。当家庭成员或照料者注意到老年人的行为、活动水平和/或情绪发生变化时,他们可以向提供者报告这些信息,因为老年人可能不太愿意分享这些症状,或者不知道如何获取治疗。家庭成员和照料者可以针对晚年生活中抑郁症的患病率进行自我教育,并注意不要忽视或自动将抑郁症状归因于另一种疾病或衰老。此外,老年人的家人和朋友不需要成为心理健康方面的专家来帮助减少抑郁症状。例如,增加积极的社会支持是防止自杀行为的一个保护因素;因此,简单地与老年人进行积极和常规的接触可以减少自杀和抑郁症状。

文化考量

在评估精神疾病和心理社会压力源时,考虑文化的作用总是很重要的。在许多文化中,老年人因其智慧而受到尊敬和尊重。他们往往更多地参与家庭和社会运作,在家庭和文化体系中可以占据重要的领导地位。然而,在一些西方社会,老龄化被视为一种衰落、失败和漠不关心的负面情况。在这种文化中,老年人可能更容易被忽视,较少参与到有个人满足感的家庭或社会关系中。考虑到抑郁发展的一个显著的危险因素是社会孤立,每个人的文化背景和当前的地位必须适当地放在背景中,以帮助概念化抑郁症状。

进一步强调文化、女性以及少数民族种族和族裔地位的重要性,与较高的失业风险有关。在研究黑人和白人老年人(年龄大于 60 岁)抑郁症治疗反应的潜在差异时发现,不考虑整体健康和既往治疗参与的组间差异下,治疗精神治疗药物(文拉法辛)和支持性护理在组间缓解率上没有表现出显著的差异(Hall et al.,2015)。文化方面的考虑还包括宗教方面的因素,这似乎是抑郁症和自杀念头的一个保护因素。更具体地说,有组织的宗教活动和内在的宗教信仰可能间接影响抑郁和自杀意念,但还需要更多的研究来证明这种关系的力量(Jung,Roh,Moon,& Kim,2017)。

评估抑郁症

基于本章提供的有关老年抑郁症风险的信息,是否足以识别该年龄人口中的抑郁症?较高的医疗合并症率、抵触精神病评估、较差的自我报告和/或使用药物会混淆老年抑郁症的检测。然而,随着婴儿潮一代的衰老,进入生命晚期阶段人数的增加,抑郁症的检测变得越来越重要。敏感的筛选措施以及附带的信息可能有助于减少检测障碍。与在这一人群中进行自杀筛查类似,在养老院、医院和门诊医疗机构实施常规的抑郁症评估程序可能会产生显著的识别效果,因为这些环境中老年人抑郁的人数较多。从朋友、家人和照料者处获得有关老年人日常功能的辅助信息,将有助于理解评估结果,并增加检出的额外机会。这种方法特别适用于不愿报告抑郁症状的老年人,或者由于其他医疗或认知困难而难以提供准确的自我报告的老年人。

老年抑郁量表(Yesavage et al.,1983)作为筛选老年人抑郁的一个典型样本,可能是老年人中使用最广泛的抑郁自评量表。该量表具有良好的信度和效度,并对 55 岁以上的人进行了标准化。30 项"是/否"量表旨在评估身体健康和身体疾病患者以及轻度至中度认知障碍患者的症状。此外开发的一种 15 项简表(老年抑郁症量表简表)被证明与原始量表(老年抑郁症量表长表;Sheik & Yesavage,1986)有很强的一致性。

从研究到实践的关键信息

实践建议

在与老年人一起工作时,有多种方法可以帮助加强符合伦理的治疗和决策。例如,医疗服务提供者应仔细考虑并以金标准职业道德为目标,包括考虑信誉良好的专业组织提出的最佳实践指导原则,以及在适当情况下征求同事或咨询委员会的意见。在美国精神病协会(2014)的老年人工作指南中,作者的建议包括在适当的能力范围内工作,努力了解老龄化过程和相关的心理社会因素,以及进行关于健康和认知问题的知识现状的继续教育。探索和认识基于年龄相关因素对个人的偏见和偏倚,也可以促进有意义的改变,并有助于限制偏见行为的可能性。

例如,鼓励医疗服务提供者认识到认知症状在抑郁症中的广泛重要性,因为研究支持老年人的抑郁症状的更多以认知症状表现(相对于情绪症状)。鉴于年轻人和老年人之间的代谢和其他生理差异,还应仔细考虑和选择精神病药物。上述实践建议的指导主题是,在寻求理解、评估和向老年人群体提供符合伦理的治疗服务时,应适当承认与年龄有关的因素。

未来实践和研究的方向

目前还缺乏专门针对老年人抑郁症的研究;然而最近,由于"婴儿潮一代"的老龄化,老年人的健康问题受到关注。人们预计,日益增长的对身体和精神状况的认识,将促进对这些问题的理解和治疗不断取得进展。鉴于医疗保健蓝图的复杂性和不断变化的性质,建立在已有的研究为基础,努力改善老年人的心理健康状况的临床护理将是至关重要的。为实现这些目标所作的努力仍在继续,其中包括对优先研究领域的建议。Hoeft 及其同事(2016)提供了 3 个领域,旨在帮助改善针对晚年抑郁症的服务。主要内容为促进以病人为中心和文化敏感性的护理,包括纳入曾经被认为是临床护理团队以外的人员(如家庭成员、社区计划),以及纳入除初级保健以外的其他环境(如疗养院、社区环境)。

临床护理的未来方向可能包括非心理健康服务提供者传播抑郁症治疗方法,以帮助老年人在最常使用的医疗接触点(如综合初级护理)中增加获得护理的机会。这种方法的目的是增加获得护理的机会,从而可能为那些无法通过当前途径确定或获得护理的患者提供服务。展望未来,实施常规筛查程序以识别抑郁症和自杀意念的可行性也应成为临床关注的重点。

结论

无论是抑郁症还是其他一系列精神疾病,认识到老年人特有的与衰老有关的因素对于提供最佳治疗和护理至关重要。考虑到试图了解老年人心理健康的历史背景,目前努力寻求缓解情绪困扰和促进改善老年人生活质量的工作持续进行。随着所谓的"婴儿潮一代"老龄化浪潮的来临,人们继续认识到老年人独特的生物心理社会需求,包括心理健康在这一人群中的重要作用,持续发展以经验为基础的精神和心理治疗将是支持这一群体的关键。

(李颖　译　蒋彦星　校)

参考文献

Adelman, R. D., Tmanova, L. L., Delgado, D., Dion, S., & Lachs, M. S. (2014). Caregiver burden: A clinical review. *JAMA, 311*(10), 1052–1060.

Alexopoulos, G. S., Raue, P. J., Gunning, F., Kiosses, D. N., Kanellopoulos, D., Pollari, C., Banerjee, S., & Arean, P. A. (2016). "Engage" therapy: Behavioral activation and improvement of late-life major depression. *The American Journal of Geriatric Psychiatry, 24*(4), 320–326.

Almeida, O. P., & Almeida, S. A. (1999). Short versions of the geriatric depression scale: A study of their validity for the diagnosis of a major depressive episode according to ICD-10 and DSM-IV. *International Journal of Geriatric Psychiatry, 14*(10), 858–865.

American Association of Suicidology. (2014). *Elderly suicide fact sheet.* Retrieved from http://www.suicidology.org/Portals/14/docs/Resources/FactSheets/2011/ElderlySuicide2014.pdf

American Psychiatric Association. (2000). *Diagnostic and statistical manual of mental disorders* (4th ed., text rev.). https://doi.org/10.1176/appi.books.9780890423349

American Psychiatric Association. (2013). *Diagnostic and statistical manual of mental disorders: DSM-5.* Washington, DC: American Psychiatric Association.

American Psychological Association. (2014). Guidelines for psychological practice with older adults. *The American Psychologist, 69*(1), 34.

Andrews, M. (2016). The existential crisis. *Behavioral Development Bulletin, 21*(1), 104–109.

Ayers, C. R., Saxena, S., Espejo, E., Twamley, E. W., Granholm, E., & Wetherell, J. L. (2014). Novel treatment for geriatric hoarding disorder: An open trial of cognitive rehabilitation paired with behavior therapy. *The American Journal of Geriatric Psychiatry, 22*(3), 248–252.

Ayers, C. R., Sorrell, J. T., Thorp, S. R., & Wetherell, J. L. (2007). Evidence-based psychological treatments for late-life anxiety. *Psychology and Aging, 22*(1), 8.

Blazer, D. G. (2002). *Depression in late life.* New York, NY: Springer Pub.

Blazer, D. G. (2003). Depression in late life: Review and commentary. *The Journals of Gerontology Series A: Biological Sciences and Medical Sciences, 58*(3), M249–M265.

Bruce, M. L., Ten Have, T. R., Reynolds, C. F., Katz, I. I., Schulberg, H. C., Mulsant, B. H., Brown, G. K., McAvay, G. J., Pearson, J. L., & Alexopoulos, G. S. (2004). Reducing suicidal ideation and depressive symptoms in depressed older primary care patients a randomized controlled trial. *Archives of Internal Medicine, 291*(9), 1081–1091. https://doi.org/10.1001/jama.291.9.1081

Calati, R., Salvina Signorelli, M., Balestri, M., Marsano, A., Ronchi, D. D., Aguglia, E., & Serretti, A. (2013). Antidepressants in elderly: Metaregression of double-blind, randomized clinical trials. *Journal of Affective Disorders, 147*(1–3), 1–8.

Catalan-Matamoros, D., Gomez-Conesa, A., Stubss, B., & Vancampfort, D. (2016). Exercise improves depressive symptoms in older adults: An umbrella review of systematic reviews and meta-analyses. *Psychiatry*

Research, 244, 202–209.

Charlton, R. A., Lamar, M., Ajilore, O., & Kumar, A. (2013). Preliminary analysis of age of illness onset effects on symptom profiles in major depressive disorder. *International Journal of Geriatric Psychiatry, 28*, 1166–1174.

Chilvers, C., Dewey, M., Fielding, K., et al. (2001). Antidepressant drugs and generic counselling for treatment of major depression in primary care: Randomised trial with patient preference arms. *British Medical Journal, 322*, 772–775.

Cole, M. G., & Dendukuri, N. (2003). Risk factors for depression among elderly community subjects: A systematic review and meta-analysis. *American Journal of Psychiatry, 160*(6), 1147–1156.

Conwell, Y., van Orden, K., & Caine, E. D. (2011). Suicide in older adults. *Psychiatric Clinics of North America, 34*, 451–468. https://doi.org/10.1016/j.psc.2011.02.002

Cousineau, N., McDowell, I., Hotz, S., & Hébert, P. (2003). Measuring chronic patients' feelings of being a burden to their caregivers: Development and preliminary validation of a scale. *Medical Care, 41*, 110–118.

Dell'Osso, B., Benatti, B., Rodriguez, C., et al. (2017). Obsessive-compulsive disorder in the elderly: A report from the International College of Obsessive-Compulsive Disorders (ICOCS). *European Psychiatry, 45*, 36–40.

Depp, C. A., & Jeste, D. V. (2006). Definitions and predictors of successful aging: A comprehensive review of larger quantitative studies. *The American Journal of Geriatric Psychiatry, 14*(1), 6–20.

Dew, M. A. (1998). Psychiatric disorder in the context of physical illness. In B. P. Dohrenwend (Ed.), *Adversity, stress, and psychopathology* (pp. 177–218). London, UK: Oxford University.

Diamond, K., Mowszowski, L., Cockayne, N., et al. (2015). Randomised controlled trial of a health brain aging cognitive training program: Effects on memory, mood, and sleep. *Journal of Alzheimer's Disease, 44*(4), 1181–1191.

Downing, L. J., Caprio, T. V., & Lyness, J. M. (2013). Geriatric psychiatry review: Differential diagnosis and treatment of the 3 D's-delirium, dementia, and depression. *Current Psychiatry Reports, 15*(6), 365.

Duberstein, P. R., Conwell, Y., Seidlitz, L., Lyness, J. M., Cox, C., & Caine, E. D. (1999). Age and suicidal ideation in older depressed inpatients. *American Journal of Geriatric Psychiatry, 7*, 289–296.

Egede, L. E., Acierno, R., Knapp, R. G., Lejuez, C., Hernandez-Tejada, M., Payne, E. H., & Frueh, B. C. (2015). Psychotherapy for depression in older veterans via telemedicine: A randomized, open-label, noninferiority trial. *Lancet Psychiatry, 2*(8), 693–701.

Egede, L. E., Gebregziabher, M., Walke, R. J., Payne, E. H., Acierno, R., & Frueh, B. C. (2017). Trajectory of cost overtime after psychotherapy for depression in older veterans via telemedicine. *Journal of Affective Disorders, 207*, 157–162.

Engel, G. L. (1989). The need for a new medical model: A challenge for biomedicine. *Holistic Medicine, 4*(1), 37–53.

Erikson, E. H. (1970). Autobiographic notes on the identity crisis. *Daedalus, 99*, 730–759. Retrieved from http://www.jstor.org/stable/20023973

Eyre, H., Baune, B., & Lavretsky, H. (2015). Clinical advances in geriatric psychiatry: A focus on prevention of mood and cognitive disorders. *The Psychiatric Clinics of North America, 38*(3), 495.

Fassberg, M. M., van Orden, K. A., Duberstein, P., et al. (2012). A systematic review of social factors and suicidal behavior in older adulthood. *International Journal of Environmental Research and Public Health, 9*(3), 722–745. https://doi.org/10.3390/ijerph9030722

Finances in retirement: New challenges, new solutions. (2017, May 19). Retrieved from: https://mlaem.fs.ml.com/content/dam/ML/Articles/pdf/ML_Finance-Study-Report_2017.pdf

Gareri, P., Segura-García, C., Manfredi, V. G. L., et al. (2014). Use of atypical antipsychotics in the elderly: A clinical review. *Clinical Interventions in Aging, 9*, 1363.

Gatchel, R. J., & Okifuji, A. (2006). Evidence-based scientific data documenting the treatment and cost-effectiveness of comprehensive pain programs for chronic nonmalignant pain. *The Journal of Pain, 7*(11), 779–793.

Grob, G. N. (2014). *From asylum to community: Mental health policy in modern America*. Princeton, NJ: Princeton University Press.

Hall, C. A., Simon, K. M., Lenze, E. J., et al. (2015). Depression remission rates among older Black and White adults: Analyses from the IRL-GREY trial. *Psychiatry Services, 66*(12), 1303–1311.

Helvik, A. S., Skancke, R. H., & Selbaek, G. (2010). Screening for depression in elderly medical inpatients from rural area of Norway: Prevalence and associated factors. *International Journal of Geriatric Psychiatry, 25*(2), 150–159.

Hickie, I., Scott, E., Mitchell, P., Wilhelm, K., Austin, M. P., & Bennett, B. (1995). Subcortical hyperintensities on magnetic resonance imaging: Clinical correlates and prognostic significance in patients with severe depression. *Biological Psychiatry, 37*(3), 151–160.

Hilderink, P. H., Collard, R., Rosmalen, J. G. M., & Voshaar, R. O. (2013). Prevalence of somatoform disorders and medically unexplained symptoms in old age populations in comparison with younger age groups: A systematic review. *Ageing Research Reviews, 12*(1), 151–156.

Hoeft, T. J., Hinton, L., Liu, J., & Unützer, J. (2016). Directions for effectiveness research to improve health services for late-life depression in the United States. *The American Journal of Geriatric Psychiatry, 24*(1), 18–30.

Hoertel, N., Blanco, C., Oquendo, M. A., et al. (2017). A comprehensive model of predictors of persistence and recurrence in adults with major depression: Results from a national 3-year prospective study. *Journal of Psychiatric Research, 95*, 19–27.

Hurd, M. D., Martorell, P., Delavande, A., Mullen, K. J., & Langa, K. M. (2013). Monetary costs of dementia in the United States. *New England Journal of Medicine,*

368(14), 1326–1334.

Janssen, N., Hulbers, M. J., Lucassen, P., et al. (2017). Behavioural activation by mental health nurses for late-life depression in primary care: A randomized controlled trial. *BioMed Central Psychiatry, 17*, 230.

Jung, J., Roh, D., Moon, Y. S., & Kim, D. H. (2017). The moderating effect of religion on the relationship between depression and suicidal ideation in the elderly. *The Journal of Nervous and Mental Disease, 205*(8), 605–610.

Juurlink, D. N., Herrmann, N., Szalai, J. P., Kopp, A., & Redelmeier, D. A. (2004). Medical illness and the risk of suicide in the elderly. *Archives of Internal Medicine, 164*(11), 1179–1184. https://doi.org/10.1001/archinte.164.11.1179

Katon, W. J., Lin, E., Russo, J., & Unutzer, J. (2003). Increased medical costs of a population-based sample of depressed elderly patients. *Archives of General Psychiatry, 60*(9), 897–903.

Kester, R., Strauss, J., Greenlee, A., Suzuki, J., & Huang, H. (2017). Medical and psychiatric comorbidities associated with opiate use disorder in the geriatric population: A systematic review. *The American Journal of Geriatric Psychiatry, 25*(3), S111–S112.

Koenig, H. G., King, D., & Carson, V. B. (2012). *Handbook of religion and health*. New York, NY: Oxford University Press.

Kok, R. M., Nolen, W. A., & Heeren, T. J. (2012). Efficacy of treatment in older depressed patients: A systematic review and meta-analysis of double-blind randomized controlled trials with antidepressants. *Journal of Affective Disorders, 141*(2–3), 103–115.

Kwan, B. M., Dimidjian, S., & Rizvi, S. L. (2010). Treatment preference, engagement, and clinical improvement in pharmacotherapy versus psychotherapy for depression. *Behaviour Research and Therapy, 48*, 799–804.

Lewinsohn, P. M. (1974). A behavioral approach to depression. In R. J. Friedman & M. M. Katz (Eds.), *The psychology of depression: Contemporary theory and research* (pp. 157–185). New York, NY: Wiley.

Luck-Sikorski, C., Stein, J., Heilmann, K., et al. (2017). Treatment preferences for depression in the elderly. *International Psychogeriatrics, 29*(3), 389–398. https://doi.org/10.1017/S1041610216001885

Luppa, M., Sikorski, C., Luck, T., et al. (2012). Age- and gender-specific prevalence of depression in latest-life – Systematic review and meta-analysis. *Journal of Affective Disorders, 136*(3), 212–221. https://doi.org/10.1016/j.jad.2010.11.033

Marcus, S. C., & Olfson, M. (2010). National trends in the treatment for depression from 1998 to 2007. *Archives of General Psychiatry, 67*(12), 1265–1273. https://doi.org/10.1001/archgenpsychiatry.2010.151

Mather, A. S., Rodriguez, C., Guthrie, M. F., McHarg, A. M., Reid, I. C., & McMurdo, M. E. (2002). Effects of exercise on depressive symptoms in older adults with poorly responsive depressive disorder randomized controlled trial. *British Journal of Psychiatry, 180*, 411–415.

McDermott, L. M., & Ebmeier, K. P. (2009). A meta-analysis of depression severity and cognitive function.

Journal of Affective Disorders, 119(1–3), 1–8.

Mitchell, A. J., Sheth, B., Gill, J., Yadegrfer, M., Stubbs, B., Yadegarfar, M., & Meader, N. (2017). Prevalence and predictors of post-stroke mood disorders: A meta-analysis and meta-regression of depression, anxiety, and adjustment disorder. *General Hospital Psychiatry, 47*, 48–60.

Moye, J., Marson, D. C., & Edelstein, B. (2013). Assessment of capacity in an aging society. *American Psychologist, 68*(3), 158.

Naismith, S. L., & Mowszowski, L. (2016). Moving beyond mood: Is it time to recommend cognitive training for depression in older adults? In B. T. Baune & P. J. Tully (Eds.), *Cardiovascular diseases and depression: Treatment and prevention in psychocardiology* (pp. 365–394). Basel, Switzerland: Springer International Publishing.

Naismith, S. L., Hickie, I. B., Turner, K., Little, C. L., Winter, V., Ward, P. B., Wilhelm, K., Mitchell, P., & Parker, G. (2003). Neuropsychological performance in patients with depression is associated with clinical, etiological and genetic risk factors. *Journal of clinical and experimental neuropsychology, 25*(6), 866–877.

Nurit, G., Dana, P., & Yuval, P. (2016). Predictors of psychotherapy use among community-dwelling older adults with depressive symptoms. *Clinical Gerontologist, 39*(2), 127–138.

O'Connell, C., Sommer, B. R., & Dunn, L. B. (2017). Ethical challenges in geriatric psychiatry. *Focus, 15*(1), 59–64.

Papaleontiou, M., Henderson, C. R., Jr., Turner, B. J., Moore, A. A., Olkhovskaya, Y., Amanfo, L., & Reid, M. C. (2010). Outcomes associated with opioid use in the treatment of chronic noncancer pain in older adults: A systematic review and meta-analysis. *Journal of the American Geriatrics Society, 58*(7), 1353–1369.

Parcesepe, A. M., & Cabassa, L. J. (2013). Public stigma of mental illness in the United States: A systematic literature review. *Administration and Policy in Mental Health and Mental Health Services Research, 40*(5), 384–399.

Pinquart, M., Duberstein, P. R., & Lyness, J. M. (2006). Treatments for later-life depression conditions: A meta-analytic comparison of pharmacotherapy and psychotherapy. *The American Journal of Psychiatry, 163*(9), 1493–1501.

Pinquart, M., Duberstein, P. R., & Lyness, J. M. (2007). Effects of psychotherapy and other behavioral interventions on clinically depressed older adults: A meta-analysis. *Aging and Mental Health, 11*(6), 645–657.

Rhee, T. G., Schommer, J., Capistrant, B. D., Hadsell, R. L., & Uden, D. L. (2017). Potentially inappropriate antidepressant prescription among older adults in office-based outpatient settings: National trends from 2002 to 2012. *Administration and Policy in Mental Health and Mental Health Services Research, 2017*, 1–12.

Roaten, K., Johnson, C., Genzel, R., Khan, F., & North, C. S. (2018). Development and implementation of a universal suicide risk screening program in a safety-net hospital system. *The Joint Commission Journal on Quality and Patient Safety, 44*(1), 4–11.

Shear, K., Ginsberg, D. L., Roose, S. P., Lenze, E. J., Alexopoulos, G. S., & Hollander, E. (2005). Depression in the elderly: The unique features related to diagnosis and treatment. *Primary Psychiatry, 12*(8).

Salloway, S., Malloy, P., Kohn, R., Gillard, E., Duffy, J., Rogg, J., & Westlake, R. (1996). MRI and neuropsychological differences in early- and late-life-onset geriatric depression. *Neurology, 46*, 1567–1574.

Seitz, D., Purandare, N., & Conn, D. (2010). Prevalence of psychiatric disorders among older adults in long-term care homes: A systematic review. *International Psychogeriatrics, 22*(7), 1025–1039.

Sharpe, M. (2014). Psychological medicine and the future of psychiatry. *The British Journal of Psychiatry, 204*(2), 91–92.

Sheik, J. I., & Yesavage, J. A. (1986). Geriatric depression scale (GDS): Recent evidence and development of a shorter version. *Clinical Gerontologist, 5*, 165–173.

Sivertsen, H., Bjoklof, G. H., Engedal, K., Selbaek, G., & Helvik, A. (2015). Depression and quality of life in older persons: A review. *Dementia and Geriatric Cognitive Disorders, 40*, 311–339. https://doi.org/10.1159/000437299

Snowdon, J., & Almeida, O. P. (2013). The diagnosis and treatment of unipolar depression in late life. In *Late-life mood disorders* (pp. 79–103). Oxford, UK: Oxford University Press.

Tamminga, C. A., Buchanan, R. W., & Gold, J. M. (1998). The role of negative symptoms and cognitive dysfunction in schizophrenia outcome. *International Clinical Psychopharmacology, 13*, S21–S26.

Tolin, D. F., Robison, J. T., Gaztambide, S., & Blank, K. (2005). Anxiety disorders in older Puerto Rican primary care patients. *The American Journal of Geriatric Psychiatry, 13*(2), 150–156.

Unützer, J., & Park, M. (2012). Older adults with severe, treatment-resistant depression. *JAMA, 308*(9), 909–918.

Volkert, J., Schulz, H., Härter, M., Wlodarczyk, O., & Andreas, S. (2013). The prevalence of mental disorders in older people in Western countries – A meta-analysis. *Ageing Research Reviews, 12*(1), 339–353.

Wilson, K. C., Copeland, J. R., Taylor, S., Donoghue, J., & McCracken, C. F. (1999). Natural history of pharmacotherapy of older depressed community residents. The MRC-ALPHA study. *British Journal of Psychiatry, 175*, 439–443.

Wolinksy, F. D., Mahncke, H. W., van der Weg, M. W., et al. (2009). The ACTIVE cognitive training interventions and the onset of recovery from suspected clinical depression. *Journal of Gerontology: Psychological Sciences, 64B*(5), 577–585.

World Health Organization. (1992). *The ICD-10 classification of mental and behavioural disorders: Clinical descriptions and diagnostic guidelines*. Geneva, Switzerland: World Health Organization.

Wu, L. T., & Blazer, D. G. (2013). Substance use disorders and psychiatric comorbidity in mid and later life: A review. *International Journal of Epidemiology, 43*(2), 304–317.

Yesavage, J. A., Brink, T. L., Rose, T. L., Lum, O., Adey, M., & Leirer, V. O. (1983). Development and validation of a geriatric screening scale: A preliminary report. *Journal of Psychiatric Research, 17*(1), 37–49.

第 13 章　老年人群中多重用药的不恰当管理

Namirah Jamshed

概述

　　药物处方是老年照护中不可分割的一部分。药物用以控制患者的症状、治疗或管理疾病、改善患者的功能状态和生活质量,并可能提高生存率。然而,药物在老年人医疗过程中也经常滥用。本章将着重讲述老年人群中的药物不当管理及其后果。的确,老年人的药物管理不当与发生药物不良反应(adverse drug reactions,ADRs)的风险、医疗保健资源的利用和死亡率增加密切相关(Cahir, Bennett, Teljeur, & Fahey, 2014;Hamilton, Gallagher, Ryan, Byrne, & O' Mahony,2011;Laroche, Charmes, Nouaille, Picard, & Merle, 2007;Lau, Kasper, Potter, Lyles, & Bennett,2005;Passarelli,Jacob,& Figueras,2005)。在老年人中,与年龄增长相关的药代动力学改变、多病共存(multiple chronic conditions,MCC)、营养不良和多重用药使得老年人更容易发生药物不良反应(Mangoni & Jackson,2004;Spinewine et al.,2007)。老年人群的异质性也使得处方管理复杂化。与年龄增长相关的药物代谢的改变是基于遗传学、衰老生理学、疾病和环境之间复杂的相互作用。当这些因素相互作用时,为了避免老年人的药物管理不当,我们必须意识到多重用药的影响。随着老年人口的快速增长和 MCC 的增加,持续监测老年人的潜在不恰当用药(inappropriate prescribing,PIP)和潜在的处方疏漏势在必行。美国医疗保险和医疗补助服务中心(Centers for Medicare & Medicaid Services,CMS)利用医疗保险 D 部分的数据监测老年人群中的高危药物使用情况。被定义为高危的药品是根据药品治疗联盟的药品目录在 CMS 的 D 部分标记星号的药品和美国老年医学会(American Geriatrics Society,AGS)推荐的处方药品。2014 年的联邦数据显示每一个老年受助者高危药品的处方数量是 0. 86。美国南部地区的高危药品处方率更高。遗憾的是,尽管已就高危药品筛查达成共识,且有用于筛查 PIP 的工具,但是这些高危药品仍然在被开具(Fick et al.,2003)。

　　PIP 是药品管理不当的结果。它包括处方风险大于获益的药品和具有适应证却被遗漏的药品(Spinewine et al.,2007)。在初级医疗机构里 PIP 具有显著的发生率。在一项初级医疗机构的研究中,1/3 的 65 岁以上的老年患者被处方的药物是潜在不恰当的用药。同时,84. 8%的患者并未从这些药物中获益(Bruin-Huisman,Abu-Hanna,van HCPM,& Beers,2017)。在美国,这些处方药品仍在增加。联邦健康和营养检查研究(National Health and Nutrition Examination Survey,NHANES)的数据估计,39%的 65 岁以上的老年人多重用药的流行率从 1999—2000 年的 24%增加到 2011—2012 年的 39%。显著增加的药品种类主要包括降压药物、降脂药物和抗抑郁药（Kantor，Rehm，Haas，Chan，& Giovannucci，2015）。老年人慢性病患病率高，使其容易受到 ADRs 导致的潜在有害后果的影响，不仅降低患者治疗的依从性，还导致住院率增加，疾病恶化，增加养老院（nursing home，NH）的入住率，增加跌倒和骨折风险。一项利用 2003 年版 Beers 标准评估社区老人 PIP 流行率的研究发现，40% 的社区老人在服用不恰当的药物（Fick，Mion，Beers，& Waller，2008）。这项研究还发现和没有服用不恰当药物的老年人相比，服用不恰当药物的老年人的医疗服务的使用和药物相关问题的花费明显增加。PIP 还和居住在养老院的老年人的住院和死亡风险相关（Lau，Kasper，Potter，& Lyles，2004）。老年人群中药物使用的流行情况是决定多重用药管理不当的基本要素。

老年人药物使用的流行病学

老年人占总人口的 13%，但占所有医疗保健支出的 35%，占配发的所有处方药的 34% 和处方药支出的 42%（Fan，Sharpe & Hong，2003；Rubin，Koelln & Speas，1995）。在美国，有88% 的社区老年人使用一种或多种药物。此外，与其他国家相比，美国的平均用药数量更高。经常使用的药物包括心血管、胃肠道、中枢神经系统药物，止痛药和维生素。通常，女性比男性服用的药物更多（Giron 等，1999；Hanlon 等，1992；Hsu，Lin，Chou & Lin，1997；Nobili 等，1997；Nolan & O'Malley，1988）。非裔美国人和西班牙裔美国人使用的药物往往比白人少（Espino 等，1998；Hanlon 等，1992）。与社区居住的老年人相比，医院出院后的老年人用药数量略高（Beers，Dang，Hasegawa & Tamai，1989；Gonski，Stathers，Freiman & Smith，1993；Vankraaij，Haagsma，Go，& Gribnau，1994）。在长期照护机构（long-term care facility，LTCF）中，常规计划用药的数量平均为 6~7 种。在 LTCF 环境中，使用精神类药物是一个特殊的问题。在 LTCF 环境中，痴呆或精神疾病与这些药物的使用增加有关。1987 年，联邦立法规定在 LTCF 中使用的所有药物都必须有明确的医学适应证。1987 年的《综合预算和解法案》（The Omnibus Budget Reconciliation Act，OBRA）导致精神类药物的使用量大大减少（Beardsley，Burns，Thompson，Larson，& Kamerow，1989；Hughes，Lapane，& Mor，2000）。药物或药物与药物之间的相互作用如何损害或有益于老年人，取决于每个人如何使用该药物（药代动力学）以及该药物如何影响机体（药效学）。

老年药代动力学的一般原理

衰老会导致生理变化，从而可能损害器官功能。这种变化导致机体内稳态的生理储备功能减少，从而降低了应对应激的能力。图 13.1 显示了随着年龄的增长，机体内稳态逐渐狭窄的过程。主要变化发生在肾脏和肝脏清除率降低上。由于脂溶性药物的分布容积增加，药物清除的半衰期延长。对某类药物（如抗凝剂和抗精神病药物）的敏感性也有所增加（Mangoni & Jackson，2004）。尽管老年人之间存在差异，但是其药物的吸收、分布、蛋白质结合、代谢和清除都受到年龄增长的影响。因此，生理和器官水平上的综合作用导致了老年人的临床结局。表 13.1 总结了老年人的药代动力学。

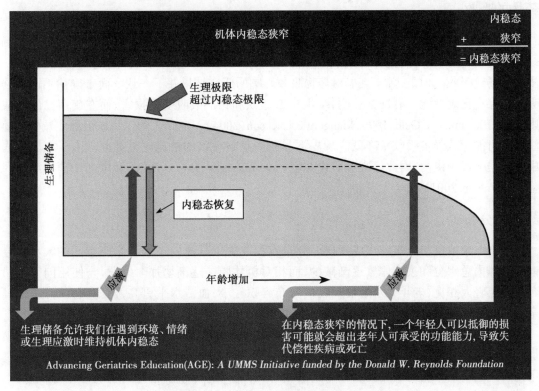

图 13.1　老年人的机体内稳态变化

表 13.1　老年人的药代动力学变化

吸收	
胃液 pH	发生萎缩性胃炎
胃排空延迟	20~70 岁使用抑酸药物的比例下降 30%~40%
肠血流量减少	主动吸收药物(如钙)可能会减少
被动扩散变化很小	普萘洛尔和吗啡等口服药物的生物利用度增加
肝脏首过效应减少	
分布	
水溶性(亲水药物)的分布容积减少	未结合的和总血浆药物浓度之间关系的改变使药物浓度的
脂溶性(亲脂性药物)的分布容积增加	解释更加困难
血清白蛋白降低	选择测量游离血浆药物浓度更好
代谢	
I 相代谢减少	清除率降低
缺乏 II 相反应	降低高肝摄取率药物的清除率
与年龄相关的肝血流量减少	
排泄	
肾脏重量,肾单位数量和大小减少	主要由肾脏排泄的药物的全身清除率减少[a],治疗范围狭窄
肾小球滤过率降低	的药物有发生 ADR 的风险[b]

　　[a] 血管紧张素转换酶抑制剂,乙酰唑胺,金刚烷胺,氨基糖苷,氯丙酰胺,西咪替丁,地高辛,呋塞米,锂,二甲双胍,普鲁卡因酰胺,雷尼替丁,万古霉素。

　　[b] 地高辛,氨基糖苷类,化疗药物。

药物的吸收

随着年龄的增长,肠道上皮表面积、肠蠕动、内脏血流量以及胃酸分泌均会降低。降低肠蠕动的药物,例如三环类抗抑郁药(tricyclic antidepressants,TCA)和阿片类药物,可能会进一步减慢肠道吸收。但是,关于衰老对药物吸收影响的研究结果并不一致。尚未确认不同药物吸收率存在显著变化。有证据表明,维生素 B_{12}、铁和钙的吸收受到损害,而左旋多巴的吸收则增加(Blechman & Gelb,1999;Mangoni & Jackson,2004)。老年人的组织血液灌注减少。灌注减少可能导致经皮吸收率降低。从皮下和肌肉组织吸收的情况也是如此。由于在老年人中吸收是不可预测的,因此应避免肌内注射(intramuscular,IM)。IM 还会增加无菌浸润的风险(Trautinger,2001)。

药物的分布

药物血浆浓度与分布容积成反比。分布容积取决于其体内亲水和亲脂空间的大小。衰老导致体内总水分和去脂体重逐渐减少,而相对机体脂肪逐渐增加。因此,与使用同等剂量药物的年轻人相比,老年人水溶性药物的分布容积较小,血清水平更高,例如庆大霉素、地高辛、乙醇、茶碱和西咪替丁(Redolfi,Borgogelli & Lodola,1979)。

白蛋白和 α 酸性糖蛋白浓度不会随着年龄增长而变化。但是,脂溶性药物的分布容积增加,导致半衰期延长,例如胺碘酮、地西泮和维拉帕米(Turnheim,1998)。在衰弱老人中,过度用药的风险增加。脂肪的比例随着年龄的增长而减少,这导致亲脂性药物的分布容积减少,从而增加了其血清浓度。因此,年龄较大的低体重患者有发生 PIP 的风险(Campion,Avorn,Reder,& Olins,1987;Turnheim,2003)。这些变化的临床相关性似乎有限(Mangoni & Jackson,2004)。但是,在严重营养不良且白蛋白非常低的老年患者中,游离药物浓度的增加可导致明显的药物毒性(Turnheim,2003)。

药物的首过代谢和生物利用度

随着年龄的增长,药物代谢的首过效应会降低,这可能是由于肝脏质量和血流量的减少。因此,大量通过首过效应的药物,其血药浓度显著增加,但对于需要在肝脏中激活的前药,其浓度却降低了。拉贝洛尔和普萘洛尔就是由于首过效应受损而浓度增加的药物(Castleden & George,1979)。ACE 抑制剂是前药,因此其血药浓度可能随着年龄的增长而减少(Davies,Gomez,Irvin & Walker,1984 年)。此外,一些通过肝脏代谢的药物治疗窗窄,如华法林,需要小心监测。

药物的清除

肾小球滤过率(glomerular filtration rate,GFR)随着年龄的增长而下降。减少的主要原因是 GFR 和肾小管功能的下降。GFR 的降低可能导致水溶性药物的排泄减少。药物不良反应(adverse drug reactions,ADR)的发生率增加可能是肾功能下降的一个结果。药物的清除率与肌酐清除率(creatinine clearance,CrCl)相关。测量 CrCl 有助于计算通过肾脏排泄的药物的给药剂量。然而,随着肌酐清除率的下降,肌肉质量降低可能会导致实验室测量的肌酐水平正常,但这并不是老年人真实的肾脏功能水平。CrCl 从 25 岁到 85 岁的平均下降幅度为 50%。建议根据 Cockcroft 和 Gault 公式计算 CrCl,以确定进行通过肾脏代谢的药物的给药剂量。重要的是不要忽略老年人通过肾脏代谢的药物的给药剂量（Papaioannou，Clarke，Campbell 和 Bédard，2000 年）。令人担心的是，该公式用于衰弱老年患者时可能不准确。肾脏清除能力受损会导致肾脏排泄药物的半衰期延长以及药物血清水平升高。因此，如地高辛、锂或氨基糖苷等治疗指数较窄的药物即使体内蓄积很少，也可能产生严重的不良反应（Anathhanam，Powis，Crackellell & Robson，2012；Beyth & Shorr，2002）。

老年药代动力学改变的临床意义

与年轻人相比，随着年龄的增长，药代动力学变化在临床上表现为对药物治疗的反应难以预测。临床医生在开药时应考虑这些变化，因为它们可能导致 ADRs。老年患者发生 ADR 的频率和严重性均明显增加。最常受影响的两个器官系统是心血管和中枢神经系统（Hammerlein，Derendorf，& Lowenthal，1998 年）。前者表现为，无论是在休息时，还是在运动时，心肌对儿茶酚胺和去甲肾上腺素的反应性均下降。β 受体介导的系统性心血管反应在老年人中也下降。随着年龄的增长，在中枢神经系统中会出现明显的结构性、电生理和生化改变，包括神经递质。使用精神类药物时要谨慎，因为其诱发谵妄的频率很高，可能导致住院。此外，另一个需要担心的是内源性神经递质的减少可能导致敏感性增加。很难从不包括老年患者的临床试验数据中推断出老年人群的反应（Hammerlein et al.，1998）。临床医生需要超越循证医学的空白。给正确的个体处方正确的药物和正确的剂量，这对老年人来说极为重要，且具有挑战性。

药效学的改变

目前仍然缺乏有关药效学随年龄变化的数据。药效学可以通过改变受体数量或质量引起的敏感性改变来影响人体。另外，机体内稳态环境狭窄可以影响药效学。有数据表明，一些老年人对某些药物的敏感性增加或降低。表 13.2 总结了这些药物。

老年人对 β 受体阻滞剂和 β 受体激动剂的反应均降低（Turner，Mier，Spina，Schechtman 和 Ehsani，1999；Vestal，Wood 和 Shand，1979）。而且，对呋塞米的最大反应也有所减弱（Feely & Coakley，1990）。特别令人感兴趣的是老年人对苯二氮䓬类药物（benzodiazepines，BDZ）的敏感性。心理运动测试表明，老年人对苯二氮䓬类药物更为敏感，如硝西泮、替马西泮、咪达唑仑和地西泮。老年人对阿片类药物、甲氧氯普胺、多巴胺激动剂、左旋多巴和传统抗精神病药物的敏感性也增加（Feely & Coakley，1990；Klotz，1998）。此外，自主神经功能

表 13.2　受药效学影响的药物

敏感性增加的药物	敏感性降低的药物
苯二氮䓬类药物	β 受体阻滞剂
钙通道阻滞剂	β 受体激动剂
多巴胺能药物	钙通道阻滞剂
H_1-抗组胺药	呋塞米
甲氧氯普胺	疫苗
精神安定类药物	
阿片类药物	
华法林	

紊乱、体温调节受损、营养摄入减少、认知储备降低、葡萄糖耐量受损和免疫衰老都可能会影响老年人对药物的反应。机体内稳态储备降低使老年人处于对多种药物产生不良反应的风

险中,例如降压药、TCA 和抗精神病药引起的直立性低血压/跌倒,抗胆碱能药物引起的尿潴留和便秘,以及任何镇静药物引起的谵妄和跌倒(Agostini,Han & Tinetti,2004;Collins,Exton-Smith,James & Oliver,1980;Johnson,Smith,Spalding,& Wollner,1965;Sheldon,1963;Souchet,Lapeyre-Mestre,& Montastruc,2005;Swift,1984)。药代动力学和药效学的变化都可能导致多重用药中药物之间的相互作用。

多重用药

多重用药可以定义为同时使用多种药物或给予比临床指征更多的药物。人口老龄化的变化、慢性病治疗的进展以及二级预防药物的使用是多重用药的一些原因。近一半(46%)的住院老年患者服用七种或以上的药物。频繁入院出院的老年患者在出院时至少额外增加一种药物。在美国,社区老年人平均服用 2.7~4.2 种处方药和非处方药(Hanlon,Schmader,Ruby,& Weinberger,2001)。英国的趋势与此类似,英国有 45% 的药物用于 65 岁以上人群(Wynne & Blagburn,2010)。给老年人开具没有明确适应证或无效的药物的情况并不罕见。随着人们寿命的延长,多重用药将是一个巨大的挑战。多病共存(multiple comorbid conditions,MCC)是多重用药最为显著的危险因素。老年人 MCC 发病率高,导致处方药和非处方药数量增加。在美国,年龄在 65 岁以上的人中有 80% 患有两种或以上的慢性病。其导致的后果包括药物之间的相互作用、药物和疾病之间的相互作用、功能下降、药物依从性下降、老年综合征增加和死亡率增加。老年综合征包括谵妄、跌倒、髋部骨折和尿失禁等。据估计,仅药物因素就占谵妄病例的大约 12%~39%,与此最相关的药物包括阿片类药物、苯二氮䓬类和抗胆碱能药(Alagiakrishnan & Wiens,2004)。诸如抗胆碱能认知负担量表(Indianapolis University Center for Aging Research,2012)之类的评分工具可用于评估这些药物引起认知障碍的风险。对照分析还表明,处方药物的数量与老年社区妇女的功能状态下降和中等程度的日常生活功能下降之间有相关性(Lau,Mercaldo,Shega,Rademaker,& Weintraub,2011)。除年龄外,其他危险因素包括白人、健康状况不佳以及就诊次数。

随着年龄的增长,药代动力学的变化会增加老年人发生 ADR 的风险。这与用药数量的增加密切相关。在美国,大约 28% 的老年人住院是由于药物相关的问题。A 型 ADR 是自然反应,与药物的作用机制有关,因此是可预测的。通常,A 型 ADR 是剂量相关的毒性,并且与药物的药理作用有关。这些也可能发生在肾脏或肝脏功能不全的情况下。A 型 ADR 发病率高、死亡率低。例如,使用降压药引起的直立性低血压。B 型 ADR 是个体化的和新出现的反应,无法通过药物已知的药理学机制进行预测。它们与剂量无关,而且很少见。B 型 ADR 发病率低、死亡率高。超敏反应就是 B 型 ADR 的一个例子。与住院相关的 ADR 有接近 80% 是 A 型反应(Schatz & Weber,2015)。由于它们是可预测的,因此也有可能被避免。表 13.3 列出了药物不良反应的详细分类(Edwards & Aronson,2000)。ADR 的风险随着药物数量的增加而增加。使用 2 种药物 ADR 的风险增加至 15%,使用 5 种药物 ADR 的风险增加至 58%,使用 7 种以上药物则增加至 82%(Prybys,Melville,Hanna,Gee & Chyka,2002)。与 ADR 引起的可预防性住院相关的最常见药物包括抗血小板药(16%)、利尿药(15.95%)、非甾体抗炎药(nonsteroidal anti-inflammatory drug,NSAID)(11%)和抗凝药(8.3%)(Howard et al.,2007)。因此,由于医疗资源利用增加和患者的治疗成本增加,多重用药会增加医疗成本。在门诊中,与药物相关的发病率和死亡率的年成本高达 766 亿美元(Ernst & Grizzle,2001)。

许多治疗建议均基于对年轻人的研究,而这些研究排除了 MCC 的老年人。根据此类指南,治疗的是疾病而非患者,可能会导致该人群的治疗风险和获益不清楚。"处方瀑布链"很常见,例如那些用一种药物治疗另一种药物的副作用。因此,管理老年人的 ADR 仍然具有挑战性,但却是医学实践中不可或缺的一部分。帮助老年人管理 PIP 的指导原则和工具可以弥补这些知识和实践上的差距。

表 13.3　药物不良反应的类型

反应类型	助记符	特点	举例	管理
A:剂量相关	增强	常见 与药物的药理作用有关 可预测 低死亡率	**毒性作用:** 地高辛毒性;选择性 5 羟色胺再摄取抑制剂有关的血清素综合征 **副作用:** 三环类抗抑郁药的抗胆碱作用	减少剂量或暂停考虑同时治疗的效果
B:非剂量相关	无法预估的	罕见 与药物的药理作用无关 不可预料的 高死亡率	**免疫反应:** 青霉素超敏反应 **特异反应:** 急性卟啉症 恶性高热 伪过敏症(例如氨苄西林皮疹)	暂停或以后避免
C:剂量相关和时间相关	慢性的	罕见 与累积剂量有关	糖皮质激素抑制下丘脑-垂体-肾上腺轴	减少剂量或暂停;撤药可能需要延长
D:时间相关	延迟的	罕见 通常与剂量有关 使用药物后一段时间出现或变得明显	致畸作用(如己烯雌酚与阴道腺癌) 致癌作用 迟发性运动障碍	通常很难处理
E:撤药	停止使用	罕见 使用不久之后发生	阿片戒断综合征 心肌缺血(β 受体阻滞剂撤药)	重新引入并缓慢撤药
F:无法预料的治疗失败	治疗失败	常见 剂量相关 常由药物相互作用引起	口服避孕药剂量不足,尤其是与特定的酶诱导剂一起使用时	增加剂量考虑伴随药物治疗的效果

老年患者处方的指导原则

药物治疗的适当性

一个处方是否适当是指这个药物是否具有临床疗效。药物的益处应大于风险。药物应是安全的,没有任何药物-药物或疾病-药物的相互作用。根据年龄增长的生理学机制,如果需要,应该对药物剂量进行正确处方和监测。最后,患者应该能够遵守用药时间表。给老年患者开药是一个复杂的过程。必须考虑照护目标，以优化药物治疗并满足患者需求。药物适当性的评估可以通过基于团队的方法来调和药物处方。通过这样做，我们可以避免没有明确临床指针和疗效的不必要的药物。可以使用经过验证的工具来治疗那些适合治疗的疾病。但是，这些药物的风险和益处应个体化。不恰当用药的最高风险往往发生在照护场所转移期间。最初，这些努力可能是巨大的；但是，这种方法将使患者受益并避免 ADR（Zullo，Gray，Holmes，& Marcum，2017）。

药物的初次使用

在住院的老年人中，可能有益的药物处方经常被遗漏。START 标准（Screening Tool to Alert doctors to the Right Treatment，START）是一个旨在解决此问题的筛查工具，共由 22 条经过验证的标准组成。它是经过老年药物治疗领域专家的共识开发的。START 标准最初建立于 2008 年，旨在评估欧洲老年人的处方。2015 年，START 标准更新，增加了因肾功能改变而需要的药物，以及根据肾脏功能调整后的给药剂量（O'Mahony，et al.，2015）。尽管有益处，但在老年患者中可能经常存在被其他人遗漏的药物治疗，包括他汀类药物、抗凝剂、血管紧张素转换酶抑制剂（angiotensin-converting enzyme inhibitors，ACEI）、阿司匹林、二甲双胍、抗抑郁药、降压药、左旋多巴和用于呼吸衰竭的家庭氧疗。不幸的是，"少处方"的药物的确定都是基于以疾病为导向的指南，并未考虑到大多数老年患者患有多种慢性病。有证据表明，冠心病、糖尿病和高脂血症患者可能受益于 β 受体阻滞剂、ACEI、阿司匹林、他汀类药物和降糖药。遵循以疾病为导向的指导方针可能会导致患者服用六种或更多种药物。因此，某些临床医生可能会以"少处方"来改善用药依从性和降低药物负担。另外，这种方式可以减少药物-药物相互作用的风险。但是，这样的方法需要以患者为中心的照护，优先考虑并关注患者的目标。临床医生开具的未充分药物治疗可能是由于对该药物对老年人的益处、患者的支付能力以及药物剂量的了解不足。在因急性疾病新住院的老年患者中，有 57.9% 的常规处方药清单中至少遗漏了一种合适的药物（Barry，Gallagher，& Ryan O'Mahony，2007）。在 85 岁以上的老年患者和女性患者中，未开出适当药物的可能性增加。不按治疗水平开处方或开处方不足可能会对临床预后产生不利影响。处方不足的一个典型例子是，尽管没有明确的禁忌证，但对于老年人的慢性心房颤动未开始抗凝治疗（Brophy et al.，2004）。这样的结果将导致卒中或死亡的发生率很高（Hylek，Evans-Molina，Shea，Henault & Regan，2007）。前瞻性观察性研究证实，预防卒中的风险超过了发生大出血的风险。然而，在这些弱势人群中，其处方模式正在改变，他们更愿意治疗老年房颤患者以预防卒中（Patti et al.，2017）。出于临床和经济学意义的考虑，优化老年人口药物管理的意义重大。

潜在的不恰当处方

老年人中不恰当处方包括老年人应避免使用的药物，危害大于获益的药物，大多数老年人耐受性差的药物，或可能加剧老年人临床问题的药物。它还包括如前所述未充分使用的恰当药物。不恰当的处方会增加老年人药物相关疾病的发病率和死亡率。在老年患者中，25%～40%的住院可能与药物相关的问题有关。另外，在美国，14%～27%的社区老年人仍在使用老年人应避免使用的药物。PIP 与不良结局相关，例如疗养院中的住院和死亡（Fialova，et al.，2005）。

目前已经发布了多个标准来解决潜在的不恰当处方（PIP）的问题。其中包括美国的 Beers 标准，该标准于 1991 年首次发布，随后在 1997 年、2003 年和 2012 年由美国老年医学学会的专家小组修改(Laroche et al.,2007)。修改后的 Beers 标准包括老年患者应避免的两种药物清单：独立于诊断之外的和考虑于诊断之中的药物。孕激素、格列本脲和按需胰岛素给药已被添加到老年人应避免使用的药物清单中(Gonski et al.,1993)。对于有晕厥和心动过缓风险的患者，应避免使用乙酰胆碱酯酶抑制剂(Gonski et al.,1993)。同样，临床医生应避免心力衰竭患者使用格列酮类药物，有跌倒病史的患者应避免使用选择性 5-羟色胺再摄取抑制剂(Gonski et al.,1993;Vankraaij et al.,1994)。可以在美国老年医学会的网站上访问 Beers 标准。该网站还允许打印 Beers 标准的袖珍卡或将其下载为智能手机应用程序，以检测潜在的处方错误和处方遗漏。

　　老年人处方筛查工具(Screening Tools of Older Persons' Prescriptions,STOPP)和提醒医生正确治疗的筛查工具(Screening Tool to Alert doctors to Right Treatment,START)量表的独特之处在于它们可以识别 PIP 的两个方面。START 根据老年人常见的疾病概述了 22 条基于证据的常见处方遗漏指示。STOPP 包含 65 个指标，这些指标主要包括可能导致副作用的重要的药物-药物和药物-疾病的相互作用，例如认知能力下降和跌倒，以及治疗重复。STOPP 标准中的药物与 ADR 相关(Hamilton et al.,2011)。STOPP/START 作为针对患有急性疾病住院的老年患者的用药筛查工具，可以改善出院后长达 6 个月持续使用药物的恰当性。此外，如果在入院后 72 小时内使用，它可以显著降低 ADR 的绝对风险 9.3%。常规应用 STOPP、START 和 Beers 标准是否有显著的临床意义和显著降低 ADR 尚有待进一步的研究(O'Mahony et al.,2015)。这些用于 PIP 的标准均不能替代临床判断。这些标准的目标是减少药物不良事件(adverse drug events,ADE)的发生并改善老年患者的管理。我们无法完全避免潜在的不恰当用药。很多时候，临床医生和患者会认为药物的益处大于风险。因此，应根据患者功能状态、认知状态、社会心理评估、生活质量和照护目标制定个体化的处方决策。预后在这种共同的决策过程中扮演着重要的角色(Pretorius,Gataric,Swedlund,& Miller,2013)。

　　常见的 PIP 是在住院患者中使用质子泵抑制剂(proton-pump inhibitor,PPI)预防应激性溃疡。自从 20 世纪 80 年代引入 PPI 以来，20 世纪 90 年代 PPI 的使用已增加了高达 456%(Guda,Noonan,Kreiner,Partington & Vakil,2004)。PPI 的过度使用与艰难梭菌感染的风险有关(Cunningham,Dale,Undy & Gaunt,2003)。这些患者中有许多是在住院期间入住非 ICU 病房而开始接受 PPI 的治疗，尽管缺乏继续使用的正当理由，但患者在出院后并未中断治疗。PIP 的其他示例包括有跌倒和骨折史的患者使用阿片类药物的风险增加，以及有痴呆和精神行为症状(behavioral or psychosocial disturbances,BPSD)的患者使用抗精神病药的情况(The American Geriatrics Society Beers Criteria Update Expert Panel,2015)。针对老年人不恰当用药的 Beers 标准已经用于指导临床医生对老年人开药(The American Geriatrics Society Beers Criteria Update Expert Panel,2015)。该标准适用于所有老年人，除了姑息治疗和临终关怀的患者。2015 年更新的版本包括有关需要依据肾功能情况调整剂量的药物和具有药物相互作用的药物。Beers 标准和 START/STOPP 都具有局限性，因为在大多数试验中老年患者的代表性不足。循证的方法可能会低估这些问题。"小剂量原则和缓慢增加原则"仍然在老年医学中应用。该原理适用于治疗指数狭窄的药物或在老年时药效增加的药物，例如阿替洛尔、奥昔布宁和赖诺普利。在老年患者中应尽可能避免使用可能增加出血、老年综合征或精神状态改变风险的药物。对于这些患者，应使用非药物疗法。在为老年人开药时，临床医生面临重大挑战。对老年患者的总体管理(包括开药)应基于患者的照护目标以及对药物风险和益处的讨论。

依从性

　　服药依从性对老年人多种慢性病的管理很重要。药物依从性一词的定义是,某人的行为与医疗服务提供者同意的药物治疗方案相吻合的程度。多重用药可能会导致药物不依从的机会增加。药物不依从性可能导致治疗剂量不充分化和慢性疾病恶化,从而增加发病率和医疗资源利用消耗。药物不依从是多种因素造成的。这些因素包括患者因素、药物治疗因素、社会经济因素,以及医疗保健系统和医疗服务提供者因素。多种患者因素可能会影响依从性,包括行为和态度、信念和心理健康因素。药物因素包括药物成本、复杂的给药时间表和药物不良反应。提供者因素倾向于缺乏沟通和信任,而医疗保健系统无法提供足够的随访和教育机会,从而导致这种现象。社会经济因素主要是缺少照护者或照护者负担。通过患者和照护人员的教育可以改善患者的用药依从性,例如传达药物预期的益处和可能的不良反应。如果可能的话,简单指导如何服用药物以及简化用药方案为一天一次将是有益的。如有相应的指征,应该给患者提供最适合他们需要的配方,例如液体制剂或粉末制剂。药盒或泡罩包装可改善对慢性病的用药依从性。为了使患者获得治疗益处,重要的是使他们的用药依从性达到最佳。但是,坚持用药一直是一个问题,尤其是在老年人中。重要的是要牢记患者、药物、医疗保健提供者、医疗保健系统和社会经济因素,以便能够提出合适的个体化解决方案来克服这些问题。有必要确保处方药的依从性,以便患者能够获得最大的治疗益处(Yap,Thirumoorthy & Kwan,2016)。

具有成本效益的处方

　　具有成本效益的处方是开具一种在临床和经济上均适合该疾病的药物。在美国,患者、开具处方者、付款人和政策决策者都在应对处方药成本的上涨。在美国,占总人口 12.5% 的 65 岁以上的老年人消费了 32% 的处方药的和 30% 的医疗保健总支出。美国在处方药上的支出比其他国家更多。2013 年,美国人均处方药支出为 858 美元,而 19 个发达国家的平均支出为 400 美元。药物成本的增加也使得医疗保健支出增加,并具有重大的临床意义。较高的自付额可能是缺乏负担能力,药物不依从和不良临床结局的驱动力。临床医生和患者需要熟悉药物费用。临床医生应该与患者讨论这些费用,以做出明智的决定。许多临床医生和患者坚持使用品牌药而不是非专利药。使用制药公司留下的免费的昂贵的药品样本,将导致继续使用这些品牌的药物,从而增加医疗保健系统和患者的用药成本。基于价值的处方应成为所有开处方的医疗保健专业人员继续医学教育不可或缺的一部分。电子病历中的即时照护提醒(point-of-care reminders)可用于改善处方知识、态度和实践(Kesselheim, Avorn, & Sarpatwari, 2016)。开具具有成本效益的药物的一些实际解决方案包括不要因为药物是市场上的最新药物就开处方。并非所有患者都能从昂贵的新药中受益。具有成本效益的处方提高了不增加医疗保健系统或患者负担的机会。应该对患者和护理人员进行仿制药的教育。现在,许多仿制药物是患者可以负担得起的。这些药物包括氟西汀、洛伐他汀、赖诺普利、安非他酮、二甲双胍、氯雷他定和奥美拉唑。大多数保险公司对仿制药品的自付额较低。最后,提供者可以使用循证医学的依据来指导他们的治疗选择。指南需要特别指出昂贵的药物何时才能使患者受益。俄勒冈州健康与科学大学(Oregon Health and Science University)的循证实践中心提供了指导方针,这些指导方针为处方药提供了循证方法。他们基于循证,简要总结了一种药物或一类药物相对于另一种药物的优势。网站还包括样本药品价格。当前,该网站上包含许多药物类别的信息,包括他汀类药物、ACEI、血管紧张素Ⅱ受体阻滞剂(angiotensin Ⅱ receptor blocker,ARB)、PPI、NSAID 和阿片类药物(Tseng,2004)。最近,衰弱老年人处方筛查工具(the Screening Tool of Older Persons Prescriptions Frail,STOPPFrail)确定了 27 种潜在的不恰当的处方项目。该标准的制定是为了帮助临床医生给预期寿命有限的衰弱老年人开具处方。该工具可在这种情况下帮助临床医生进行药物审查和评估治疗目标(Lavan,Gallagher,Parsons & O'Mahony,2017)。

药物导致的跌倒

跌倒与使用更多数量的药物有关。研究显示,与跌倒相关性最强的药物包括选择性 5 羟色胺再摄取抑制剂(selective serotonin reuptake inhibitor,SSRI)、TCA 抗抑郁药、抗精神病药、BDZ、抗惊厥药和ⅠA类抗心律失常药物。一项研究表明,逐渐减少和停止使用精神药物可以降低 39% 的跌倒率。跌倒的综合处理方法包括回顾药物并进行可能的修改。由于抗精神药物与跌倒有很强的相关性,因此在开具此类药物时应特别注意。将药物数量减少到 4 种或以下,对于预防跌倒有益。

痴呆与药物

全世界大约有 4 700 万人患有痴呆症。校正年龄和性别后,痴呆患者的共病和多重用药要比其他患者更高(Clague,Mercer,McLean,Reynish & Guthrie,2017)。其原因包括缺乏指南、不完整的病史、缺乏就医时间、决策能力下降、理解和沟通困难,以及建立照护目标的挑战(Reeve,Bell & Hilmer,2015)。许多研究排除了患有共病的老年患者,因此几乎没有证据为该人群优化用药提供指导。结合患者的照护目标和临床专业知识制定基于证据的照护计划可能有助于解决该人群的多重用药问题。

NSAID

临床医生经常为老年患者开具 NSAID。在高血压患者中,NSAID 可能会升高血压。由于这些药物可能引起血管收缩和细胞外液(extracellular fluid,ECF)体积膨胀,从而导致血压升高。反过来,这种效应将导致降压药物的使用数量增加。最好的方法是避免在老年高血压患者中使用 NSAID,并采用替代疗法进行治疗。如果需要治疗,临床医生应使用最低剂量。此外,应监测血压以发现任何的血压升高。这种方法可以避免使用多种药物治疗与 NSAID 使用相关的血压升高。

噻嗪类利尿剂

噻嗪类利尿剂是常用的降压药之一。欧洲高血压与心脏病学会(European Society of Hypertension and Cardiology)和联合国家委员会(Joint National Committee)的第八版指南均建议老年收缩期高血压患者使用这些药物(James et al.,2014;Mancia et al.,2014)。一项系统评价结果显示噻嗪类药物可降低卒中和心血管事件的风险(Sommerauer et al.,2017)。大多数噻嗪类药物起效时间为 2~3 小时。半衰期为 8~12 小时,这允许每天一次给药。氯噻酮的效力是氢氯噻嗪的两倍,清除半衰期为 50~60 小时。不良反应包括低钾血症、高尿酸血症、高血糖症、低钠血症和低镁血症(Practice,2010)。这类药物引起的高尿酸血症并非都会引起痛风(Rochon & Gurwitz,1997)。与 ACEI 或 ARB 联用时可以降低低钾血症的风险。在老年人中,开始使用这些药物后 1~2 周应监测电解质。与老年人使用的所有药物一样,应遵循起始低剂量和缓慢增加的原则,这将使老年患者在开始使用这些药物控制血压时获益。

甲氧氯普胺

甲氧氯普胺用于治疗胃轻瘫、恶心、呕吐和胃食管反流病(gastroesophageal reflux disease, GERD)。其主要不良反应与锥体外系体征和症状有关。如果将副作用误认为是帕金森氏症,患者可能会接受左旋多巴的治疗。可以通过使用非药物疗法治疗老年患者,使用最低有效剂量,并考虑对老年患者更安全的替代方案来避免这种处方药级联(Rochon & Gurwitz,1997)。

对乙酰氨基酚

对乙酰氨基酚是治疗非癌性疼痛的一线镇痛药。过量使用对乙酰氨基酚引起的肝损害占老年人药物事件的 55%。但是,这种损害是与剂量相关的。肝毒性的危险因素包括营养不良、长期饮酒和同时使用通过 CYP 诱导的药物。因此,对于衰弱老年人必须减少剂量(Mitchell,Kane & Hilmer,2011)。

总结

老年人的药物处方是一个复杂的过程,需要多学科的合作。由于缺乏包括 MCC 患者在内的研究,治疗老年人的临床医生不得不超越循证医学的空白。不恰当处方会增加 ADR 的风险,从而对患者产生不利影响,并增加医疗资源的消耗和医疗成本。我们需要针对可指导药物使用的过程和减少 PIP 策略的研究。

（莫莉　译　唐天娇　校）

参考文献

Agostini, J. V., Han, L., & Tinetti, M. E. (2004). The relationship between number of medications and weight loss or impaired balance in older adults. *Journal of the American Geriatrics Society, 52*(10), 1719–1723.

Alagiakrishnan, K., & Wiens, C. A. (2004). An approach to drug induced delirium in the elderly. *Postgraduate Medical Journal, 80*(945), 388–393.

Anathhanam, S., Powis, R. A., Cracknell, A. L., & Robson, J. (2012). Impact of prescribed medications on patient safety in older people. *Therapeutic Advances in Drug Safety, 3*(4), 165–174.

Barry, P. J., Gallagher, P., Ryan, C., & O'Mahony, D. (2007). START (screening tool to alert doctors to the right treatment) – An evidence-based screening tool to detect prescribing omissions in elderly patients. *Age and Ageing, 36*(6), 632–638.

Beardsley, R. S., Burns, B. J., Thompson, J. W., Larson, D. B., & Kamerow, D. B. (1989). Prescribing of psychotropics in elderly nursing-home patients. *Journal of the American Geriatrics Society, 37*(4), 327–330.

Beers, M. H., Dang, J., Hasegawa, J., & Tamai, I. Y. (1989). Influence of hospitalization on drug therapy in the elderly. *Journal of the American Geriatrics Society, 37*(8), 679–683.

Beyth, R. J., & Shorr, R. I. (2002). Principles of drug therapy in older patients: Rational drug prescribing. *Clinics in Geriatric Medicine, 18*(3), 577–592.

Blechman, M. B., & Gelb, A. M. (1999). Aging and gastrointestinal physiology. *Clinics in Geriatric Medicine, 15*(3), 429–438.

Brophy, M. T., Snyder, K. E., Gaehde, S., Ives, C., Gagnon, D., & Fiore, L. D. (2004). Anticoagulant use for atrial fibrillation in the elderly. *Journal of the American Geriatrics Society, 52*(7), 1151–1156.

Bruin-Huisman, L., Abu-Hanna, A., van HCPM, W., & Beers, E. (2017). Potentially inappropriate prescribing to older patients in primary care in the Netherlands: A retrospective longitudinal study. *Age and Ageing, 46*(4), 614–619.

Cahir, C., Bennett, K., Teljeur, C., & Fahey, T. (2014). Potentially inappropriate prescribing and adverse health outcomes in community dwelling older patients. *British Journal of Clinical Pharmacology, 77*(1), 201–210.

Campion, E. W., Avorn, J., Reder, V. A., & Olins, N. J. (1987). Overmedication of the low-weight elderly. *Archives of Internal Medicine, 147*(5), 945–947.

Castleden, C. M., & George, C. F. (1979). The effect of ageing on the hepatic clearance of propranolol. *British Journal of Clinical Pharmacology, 7*(1), 49–54.

Clague, F., Mercer, S. W., McLean, G., Reynish, E., & Guthrie, B. (2017). Comorbidity and polypharmacy in people with dementia: Insights from a large, population-based cross-sectional analysis of primary care data. *Age and Ageing, 46*(1), 33–39.

Collins, K. J., Exton-Smith, A. N., James, M. H., & Oliver, D. J. (1980). Functional-changes in autonomic nervous responses with aging. *Age and Ageing, 9*(1), 17–24.

Cunningham, R., Dale, B., Undy, B., & Gaunt, N. (2003). Proton pump inhibitors as a risk factor for Clostridium difficile diarrhoea. *The Journal of Hospital Infection, 54*(3), 243–245.

Davies, R. O., Gomez, H. J., Irvin, J. D., & Walker, J. F. (1984). An overview of the clinical-pharmacology of enalapril. *British Journal of Clinical Pharmacology, 18*, S215–S229.

Edwards, I. R., & Aronson, J. K. (2000). Adverse drug reactions: Definitions, diagnosis, and management. *Lancet, 356*(9237), 1255–1259.

Ernst, F. R., & Grizzle, A. J. (2001). Drug-related morbidity and mortality: Updating the cost-of-illness model. *Journal of the American Pharmacists Association, 41*(2), 192–199.

Espino, D. V., Lichtenstein, M. J., Hazuda, H. P., Fabrizio, D., Wood, R. C., Goodwin, J., … Markides, K. S. (1998). Correlates of prescription and over-the-counter medication usage among older Mexican Americans: The Hispanic EPESE study. Established population for the epidemiologic study of the elderly. *Journal of the American Geriatrics Society, 46*(10), 1228–1234.

Fan, J. X., Sharpe, D. L., & Hong, S. (2003). Health care and prescription drug spending by Senior. *Monthly Labor Review, 126*, 16–26.

Feely, J., & Coakley, D. (1990). Altered pharmacodynamics in the elderly. *Clinics in Geriatric Medicine, 6*(2), 269–283.

Fialova, D., Topinková, E., Gambassi, G., Finne-Soveri, H., Jónsson, P. V., Carpenter, I., … Bernabei, R. (2005). Potentially inappropriate medication use among elderly home care patients in Europe. *JAMA, 293*(11), 1348–1358.

Fick, D. M., Cooper, J. W., Wade, W. E., Waller, J. L., Maclean, J. R., & Beers, M. H. (2003). Updating the beers criteria for potentially inappropriate medication use in older adults – Results of a US consensus panel of experts. *Archives of Internal Medicine, 163*(22), 2716–2724.

Fick, D. M., Mion, L. C., Beers, M. H., & Waller, J. L. (2008). Health outcomes associated with potentially inappropriate medication use in older adults. *Research in Nursing & Health, 31*(1), 42–51.

Giron, M. S. T., Claesson, C., Thorslund, M., Oke, T., Winblad, B., & Fastbom, J. (1999). Drug use patterns in a very elderly population – A seven-year review. *Clinical Drug Investigation, 17*(5), 389–398.

Gonski, P. N., Stathers, G. M., Freiman, J. S., & Smith, T. (1993). A critical review of admission and discharge medications in an elderly Australian population. *Drugs & Aging, 3*(4), 358–362.

Guda, N. M., Noonan, M., Kreiner, M. J., Partington, S., & Vakil, N. (2004). Use of intravenous proton pump inhibitors in community practice: An explanation for the shortage? *The American Journal of Gastroenterology, 99*(7), 1233–1237.

Hamilton, H., Gallagher, P., Ryan, C., Byrne, S., & O'Mahony, D. (2011). Potentially inappropriate medications defined by STOPP criteria and the risk of adverse drug events in older hospitalized patients. *Archives of Internal Medicine, 171*(11), 1013–1019.

Hammerlein, A., Derendorf, H., & Lowenthal, D. T. (1998). Pharmacokinetic and pharmacodynamic changes in the elderly. Clinical implications. *Clinical Pharmacokinetics, 35*(1), 49–64.

Hanlon, J. T., Fillenbaum, G. G., Burchett, B., Wall, W. E., Jr., Service C, Blazer, D. G., & George, L. K. (1992). Drug-use patterns among black and nonblack community-dwelling elderly. *Annals of Pharmacotherapy, 26*(5), 679–685.

Hanlon, J. T., Schmader, K. E., Ruby, C. M., & Weinberger, M. (2001). Suboptimal prescribing in older inpatients and outpatients. *Journal of the American Geriatrics Society, 49*(2), 200–209.

Howard, R. L., Avery, A. J., Slavenburg, S., Royal, S., Pipe, G., Lucassen, P., & Pirmohamed, M. (2007). Which drugs cause preventable admissions to hospital? A systematic review. *British Journal of Clinical Pharmacology, 63*(2), 136–147.

Hsu, R. Y. C., Lin, M. S., Chou, M. H., & Lin, M. F. (1997). Medication use characteristics in an ambulatory elderly population in Taiwan. *Annals of Pharmacotherapy, 31*(3), 308–314.

Hughes, C. M., Lapane, K. L., & Mor, V. (2000). Influence of facility characteristics on use of antipsychotic medications in nursing homes. *Medical Care, 38*(12), 1164–1173.

Hylek, E. M., Evans-Molina, C., Shea, C., Henault, L. E., & Regan, S. (2007). Major hemorrhage and tolerability of warfarin in the first year of therapy among elderly patients with atrial fibrillation. *Circulation, 115*(21), 2689–2696.

James, P. A., Oparil, S., Carter, B. L., Cushman, W. C., Dennison-Himmelfarb, C., Handler, J., … Ortiz, E. (2014). 2014 evidence-based guideline for the management of high blood pressure in adults: Report from the panel members appointed to the Eighth Joint National Committee (JNC 8). *JAMA, 311*(5), 507–520.

Johnson, R. H., Smith, A. C., Spalding, J. M., & Wollner, L. (1965). Effect of posture on blood- pressure in elderly patients. *Lancet, 1*(7388), 731–733.

Kantor, E. D., Rehm, C. D., Haas, J. S., Chan, A. T., & Giovannucci, E. L. (2015). Trends in prescription drug use among adults in the United States from 1999–2012. *JAMA, 314*(17), 1818–1831.

Kesselheim, A. S., Avorn, J., & Sarpatwari, A. (2016). The high cost of prescription drugs in the United States: Origins and prospects for reform. *JAMA, 316*(8), 858–871.

Klotz, U. (1998). Effect of age on pharmacokinetics and pharmacodynamics in man. *International Journal of*

Clinical Pharmacology and Therapeutics, 36(11), 581–585.

Laroche, M. L., Charmes, J. P., Nouaille, Y., Picard, N., & Merle, L. (2007). Is inappropriate medication use a major cause of adverse drug reactions in the elderly? *British Journal of Clinical Pharmacology, 63*(2), 177–186.

Lau, D. T., Kasper, J. D., Potter, D. E., & Lyles, A. (2004). Potentially inappropriate medication prescriptions among elderly nursing home residents: Their scope and associated resident and facility characteristics. *Health Services Research, 39*(5), 1257–1276.

Lau, D. T., Kasper, J. D., Potter, D. E., Lyles, A., & Bennett, R. G. (2005). Hospitalization and death associated with potentially inappropriate medication prescriptions among elderly nursing home residents. *Archives of Internal Medicine, 165*(1), 68–74.

Lau, D. T., Mercaldo, N. D., Shega, J. W., Rademaker, A., & Weintraub, S. (2011). Functional decline associated with polypharmacy and potentially inappropriate medications in community-dwelling older adults with dementia. *American Journal of Alzheimer's Disease and Other Dementias, 26*(8), 606–615.

Lavan, A. H., Gallagher, P., Parsons, C., & O'Mahony, D. (2017). STOPPFrail (Screening Tool of Older Persons Prescriptions in Frail adults with limited life expectancy): Consensus validation. *Age and Ageing, 46*(4), 600–607.

Mancia, G., Fagard, R., Narkiewicz, K., Redon, J., Zanchetti, A., Böhm, M., ... Task Force for the Management of Arterial Hypertension of the European Society of Hypertension and the European Society of Cardiology. (2014). 2013 ESH/ESC practice guidelines for the management of arterial hypertension. *Blood Pressure, 23*(1), 3–16.

Mangoni, A. A., & Jackson, S. H. (2004). Age-related changes in pharmacokinetics and pharmacodynamics: Basic principles and practical applications. *British Journal of Clinical Pharmacology, 57*(1), 6–14.

Mitchell, S. J., Kane, A. E., & Hilmer, S. N. (2011). Age-related changes in the hepatic pharmacology and toxicology of paracetamol. *Current Gerontology and Geriatrics Research, 2011*, 14.

Nobili, A., Tettamanti, M., Frattura, L., Spagnoli, A., Ferraro, L., Marrazzo, E., ... Comelli, M. (1997). Drug use by the elderly in Italy. *Annals of Pharmacotherapy, 31*(4), 416–422.

Nolan, L., & O'Malley, K. (1988). Prescribing for the elderly: Part II. Prescribing patterns: Differences due to age. *Journal of the American Geriatrics Society, 36*(3), 245–254.

O'Mahony, D., O'Sullivan, D., Byrne, S., O'Connor, M. N., Ryan, C., & Gallagher, P. (2015). STOPP/START criteria for potentially inappropriate prescribing in older people: Version 2. *Age and Ageing, 44*(2), 213–218.

Papaioannou, A., Clarke, J. A., Campbell, G., & Bédard, M. (2000). Assessment of adherence to renal dosing guidelines in long-term care facilities. *Journal of the American Geriatrics Society, 48*(11), 1470–1473.

Passarelli, M. C. G., Jacob, W., & Figueras, A. (2005).

Adverse drug reactions in an elderly hospitalised population – Inappropriate prescription is a leading cause. *Drugs & Aging, 22*(9), 767–777.

Patti, G., Lucerna, M., Pecen, L., Siller-Matula, J. M., Cavallari, I., Kirchhof, P., & De Caterina, R. (2017). Thromboembolic risk, bleeding outcomes and effect of different antithrombotic strategies in very elderly patients with atrial fibrillation: A sub-analysis from the PREFER in AF (PREvention oF thromboembolic events-European Registry in Atrial Fibrillation). *Journal of the American Heart Association, 6*(7), e005657.

Practice, E.S.o.C.C.f.C. (2010). Thiazide diuretics in hypertension. *European Society of Cardiology, 8*(36). 02 June 2010. Thiazide diuretics in hypertension. Ferreira, R.; Vol. 8, N° 36.

Pretorius, R. W., Gataric, G., Swedlund, S. K., & Miller, J. R. (2013). Reducing the risk of adverse drug events in older adults. *American Family Physician, 87*(5), 331–336.

Prybys, K., Melville, K., Hanna, J., Gee, A., & Chyka, P. (2002). Polypharmacy in the elderly: Clinical challenges in emergency practice: Part 1: Overview, etiology, and drug interactions. *Emergency Medicine Reports, 23*(11), 145–153.

Redolfi, A., Borgogelli, E., & Lodola, E. (1979). Blood level of cimetidine in relation to age. *European Journal of Clinical Pharmacology, 15*(4), 257–261.

Reeve, E., Bell, J. S., & Hilmer, S. N. (2015). Barriers to optimising prescribing and deprescribing in older adults with dementia: A narrative review. *Current Clinical Pharmacology, 10*(3), 168–177.

Rochon, P. A., & Gurwitz, J. H. (1997). Optimising drug treatment for elderly people: The prescribing cascade. *BMJ, 315*(7115), 1096–1099.

Rubin, R. M., Koelln, K., & Speas, R. K., Jr. (1995). Out-of-pocket health expenditures by elderly households: Change over the 1980s. *The Journals of Gerontology. Series B, Psychological Sciences and Social Sciences, 50*(5), S291–S300.

Schatz, S. N., & Weber, R. J. (2015). *Adverse drug reactions.* American College of Clinical Pharmacology.

Sheldon, J. H. (1963). The effect of age on the control of sway. *Gerontology Clinics, 5*, 129–138.

Sommerauer, C., Kaushik, N., Woodham, A., Renom-Guiteras, A., Martinez, Y. V., Reeves, D., ... Sönnichsen, A. (2017). Thiazides in the management of hypertension in older adults – A systematic review. *BMC Geriatrics, 17*(Suppl 1), 228.

Souchet, E., Lapeyre-Mestre, M., & Montastruc, J. L. (2005). Drug related falls: A study in the French pharmacovigilance database. *Pharmacoepidemiology and Drug Safety, 14*(1), 11–16.

Spinewine, A., Schmader, K. E., Barber, N., Hughes, C., Lapane, K. L., Swine, C., & Hanlon, J. T. (2007). Appropriate prescribing in elderly people: How well can it be measured and optimised? *Lancet, 370*(9582), 173–184.

Swift, C. G. (1984). Postural instability as a measure of sedative drug response. *British Journal of Clinical Pharmacology, 18*, S87–S90.

The American Geriatrics Society Beers Criteria Update Expert Panel. (2015). American Geriatrics Society 2015 updated beers criteria for potentially inappropriate medication use in older adults. *Journal of the American Geriatrics Society, 63*(11), 2227–2246.

Trautinger, F. (2001). Mechanisms of photodamage of the skin and its functional consequences for skin ageing. *Clinical and Experimental Dermatology, 26*(7), 573–577.

Tseng, C.-W. (2004). When patients cannot afford their medications. *American Family Physician, 70*, 605–608.

Turner, M. J., Mier, C. M., Spina, R. J., Schechtman, K. B., & Ehsani, A. A. (1999). Effects of age and gender on the cardiovascular responses to isoproterenol. *The Journals of Gerontology. Series A, Biological Sciences and Medical Sciences, 54*(9), B393–B400; discussion B401-3.

Turnheim, K. (1998). Drug dosage in the elderly. Is it rational? *Drugs & Aging, 13*(5), 357–379.

Turnheim, K. (2003). When drug therapy gets old: Pharmacokinetics and pharmacodynamics in the elderly. *Experimental Gerontology, 38*(8), 843–853.

Vankraaij, D. J. W., Haagsma, C. J., Go, I. H., & Gribnau, F. W. (1994). Drug-use and adverse drug-reactions in 105 elderly patients admitted to a general medical ward. *Netherlands Journal of Medicine, 44*(5), 166–173.

Vestal, R. E., Wood, A. J., & Shand, D. G. (1979). Reduced beta-adrenoceptor sensitivity in the elderly. *Clinical Pharmacology and Therapeutics, 26*(2), 181–186.

Wynne, H. A., & Blagburn, J. (2010). Drug treatment in an ageing population: Practical implications. *Maturitas, 66*(3), 246–250.

Yap, A. F., Thirumoorthy, T., & Kwan, Y. H. (2016). Medication adherence in the elderly. *Journal of Clinical Gerontology and Geriatrics, 7*(2), 64–67.

Zullo, A. R., Gray, S. L., Holmes, H. M., & Marcum, Z. A. (2017). Screening for medication appropriateness in older adults. *Clinics in Geriatric Medicine, 34*, 39–54.

第三部分
老年人群的临床、职业疗法和功能康复

第 14 章 老年人就业策略

Susanne M. Bruyère, Sarah von Schrader and
Sara VanLooy

关注老年人就业的重要性

人们选择延迟退休,延长工作年限。高龄员工在工作场所可能面临更多的压力,他们为什么还要留下来呢? 多工作 5 年,退休收入就可以增加 50% 以上(Toder,Johnson,Mermin,& Lei,2008)。持续的收入是激励员工留在工作岗位上的一个重要因素,但非经济奖励的作用也不容小觑。那些认为就业能让他们持续成长、拥有有意义的人际关系、有认同感、有机会传递知识和价值观的人,在达到退休资格后更有可能留在工作岗位上(Sass,2016)。也有证据表明,延迟退休有助于身心健康,不与社会脱钩,让人有一种持续的贡献感和意义感(Toder et al.,2008)。

此外,人们的寿命越来越长,而且越来越健康,因此许多人根本不认为自己在"变老"。虽然一个人的实际年龄可能表明他们即将退休,但他们的机体年龄或心理年龄可能不会促使他们离开职场(Kooij,de Lange,Jansen,& Dikkers,2008)。那些确实感受到年龄对身体影响的人会以多种方式对其做出反应,有些人认为衰老过程中积累了经验和技能,这些经验和技能对公司和他人都是有用的(Ng & Law,2014)。还有一些面临退休的高龄职工则会选择去新公司做兼职工作,或以合同工的身份工作。

雇主从留住那些经验丰富的老员工中受益,这些员工对其本职工作和工作场所了如指掌,一直伴随着公司共同成长,可以指导年轻无经验的员工,让更多有才能的人加入公司。然而,很少有员工或雇主提前去处理那些伴随着自然老化过程出现的健康和失能问题。本章的目的是强调留住高龄员工的重要性,了解留住高龄员工所要面临的挑战,并讨论可以让这些员工在工作年限内保持高效率及积极性的公司规定及措施。

我们将从统计数据开始,这些数据记录了老龄化劳动力的人口统计特征、探讨了雇员愿意延迟退休的原因、雇主对老龄化劳动力所做的准备,以及工作场所雇员所面临的歧视。本章还会讨论基于文献查找和我们自己的研究所制订的增加高龄员工留任率的措施。虽然在申请和雇佣过程中高龄工作者面临的歧视值得进一步探讨,但本章的重点放在雇主在留住和接纳高龄工人方面所起的作用,以及如何提高劳动效率和工作满意度的方法。

劳动力老龄化和失能患病率

随着工业化国家人口寿命的延长,劳动力的平均年龄也在增加。在世界各地,人们的寿命和工作时间越来越长(Toossi,2009;Toossi & May,2017)。与此同时,慢性病的发病率也在增加;超过 40% 的美国工人患有慢性疾病,15%~20% 的人报告说其健康状况影响到了工作(Pransky et al.,2016)。

失能和慢性健康问题不仅与年龄有关,而且随着年龄的增长也会越来越普遍。虽然医学和公共卫生方面的进步改善了老年人的健康状况,但随着年龄的增长,许多疾病更为常见,如高血压、糖尿病、心脏病、癌症、关节炎和肌肉骨骼的失能。视力下降、听力下降等感觉障碍也更有可能发生(Kampfe, Wadsworth, Mamboleo, & Schonbrun, 2008; Pitt-Catsouphes, James, & Matz-Costa, 2015; Tishman, VanLooy, & Bruyère, 2012)。美国社区调查(American Community Survey, ACS)的统计数据显示,在美国,10.7% 的劳动人口(21~64 岁)报告某种形式的失能,超过四分之一(25.4%)、年龄在 65~74 岁之间的人口也报告了失能(Erickson, Lee, & von Schrader, 2016)。

尽管如此,无论是否患有失能,老龄员工都在推迟退休,有的是出于经济原因、有的是为了获得成就感和认同感。经济状况无疑是越来越多的人延迟退休的一个主要因素,但老龄员工也会高度投入工作,为他们的工作感到自豪,希望有机会发挥他们天赋、知识和技能,给公司和社会作出贡献。

为什么要留住年长员工?

公司留用高龄员工应是出于盈利目的;高龄职员一直是公司的宝贵资产。几十年如一日的工作丰富了他们的经验和技能,在他们的职业生涯中,他们还学习了额外知识和技术(Paullin,2014)。同时他们对公司有清楚的认知,在就业市场上有重要的人际关系,并且他们比年轻同事更有工作积极性(Hursh, Lui, & Pransky, 2006; Pitt-Catsouphes & MatzCosta, 2009; Toder et al.,2008)。就这一问题对国内专家进行的采访发现,企业正疲于应对大量即将退休的老年员工,许多人担心"人才流失"。即将退休的老年员工中有许多人担任高级职员和管理职位,他们的退休是原有制度和专有实践知识的巨大损失(Tishman et al.,2012)。

在美国人力资源管理协会(Society of Human Resource Management, SHRM)对人力资源专业人士进行的一项调查中,受访者指出,年长员工的优势排名前五的分别是:更丰富的工作经验(即更多的知识和/或技能)、更成熟/专业、更强的职业道德、能够担当年轻员工的导师、更可靠。受访者还认为,这一群体拥有最强的应用技能,包括专业水平/职业道德、批判性思维/解决问题能力、终身学习/自我指导能力、领导力和道德/社会责任(SHRM,2014)。

老龄化劳动力的留用对老龄化人口本身也有影响。"生产性老龄化"的思维模式支持这种观点,即老年人的能力可以得到更好的发展,从而使他们能够在经济上为社会作出贡献,这可能带来多重积极影响:抵消身体压力、为家庭和社会福利作出贡献、保持健康和经济上有保障(Gonzales, MatzCosta, & Morrow-Howell, 2015)。

雇主对老龄化劳动力的准备

尽管雇主努力留住有价值的年长员工的理由很充分,但目前的证据表明他们可能还没有准备好这样做。2011 年,康奈尔大学与失能管理雇主联合会(Disability Management Employer Coalition, DMEC)合作。DME 是一个由公司和供应商组成的全国性协会,致力于在失能或严重健康问题发生之前和发生时最大限度地提高工人的福利、保住他们的工作。这项合作的目的是对失能管理专业人员进行一个简短的调查,了解他们对老龄化劳动力的忧虑,各组织采取或计划采取何种措施来留住老年员工(von Schrader, Bruyère, Malzer, & Erickson, 2013)。

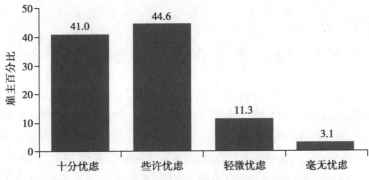

图 14.1 受访雇主:单位对老龄化劳动力影响的担忧

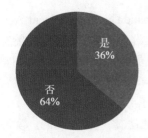

图 14.2 雇主:贵组织在设计其缺勤和失能管理计划时是否考虑了老龄化劳动力?(*N*=485 名雇主)

如图 14.1 所示,在 522 名雇主受访者中,超过 85% 的人表示,他们的公司对老年化劳动力所带来的影响表示担忧。然而,考虑到老年劳动力的缺席和失能管理计划的设计和实施,只有 36% 的组织将这转化为行动(图 14.2)。

不同行业的担忧程度有所不同,通常,老龄化职工更多的行业(如交通/公用事业/石油/天然气)比与平均劳动年龄更年轻的相关行业(如科技/金融/银行/保险)更为担忧(图 14.3)。这种担忧的程度与各行业的年龄分布大致相关,也就是说,那些劳动力年龄较大的行业更为担忧。例如,2012 年交通和公用事业行业的雇员年龄中位数为 45.4 岁,行业的雇员年龄中位数为 41.6 岁,金融行业的雇员年龄中位数为 44.3 岁,批发零售行业雇员年龄的中位数年龄为 39.3 岁(Bureau of Labor Statistics,2017)。

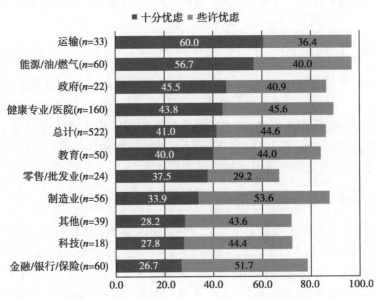

图 14.3 受访雇主:按行业划分来表现公司对老龄化劳动力所带来的影响的担忧程度

就业歧视和老年工人

雇主不愿解决老年职工的需求是一种职场歧视。美国退休人员协会(American Association of Retired Persons,AARP)在对其成员的调查中发现,三分之二的受访者看到过或经历过年龄歧视,90%以上的人认为,年龄歧视在如今职场中存在或者说十分普遍(AARP,2014)。然而只有一小部分人起诉年龄歧视,回顾那些已经审理的年龄歧视案例有助于更好地了解老龄员工和雇主是如何看待雇佣歧视的。因此,许多研究人员已经研究了向美国平等就业机会委员会(Equal Employment Opportunity Commission,EEOC)或州和地方公平就业实践机构(Fair Emploment Practice Agencies,FEPAs)提出的失能和年龄歧视案例的特点。这些指控提供了一个了解职场行为的窗口。

2010 年,美国根据 1967 年《就业年龄歧视法案》(Age Discrimination in Employment Act,ADEA)提起的年龄歧视指控超过 30 000 起。某些年龄组提起的诉讼率更高,尤其是年龄在 62~64 岁之间的即将退休职员。65 岁提起的诉讼要比 62 岁以下职员提起的诉讼要多(调整了年龄组的数量)(von Schrader & Nazarov,2015)。超过了 50% 的年龄歧视指控提到了最常见的问题是解雇。这两种情况都表明,年长的员工感觉自己被挤出了劳动力市场。

ADEA 的大部分指控是与《美国失能人法》或《民权法》等其他法律一起提交的。实际上,2010 年超过一半的 ADEA 指控是联合提起的,其中 21% 的指控引用了《美国失能人法》(Americans with Disabilities,ADA)中提及的失能歧视(von Schrader & Nazarov,2015)。与单独向 ADEA 提起的年龄歧视指控相比,联合向 ADA 提起的年龄歧视指控更有可能涉及解雇或雇佣关系方面的问题。这些指控可以为雇主提供信息,有助于他们主动考虑年长员工的需求来留住他们,从而降低被起诉的风险。关注某些与年龄有关的健康疾病也有助于留住有价值的老年职工;Bjelland 等(2010 年)研究了 ADA 涉及年龄歧视的指控案例,他们发现:与年龄有关的健康疾病的指控更为常见,如心脏病,而与心理健康相关的指控并不常见。

最大化留用职工的策略

在本章的前几页,我们讨论了老年人选择延长工作年限以及雇主们想要继续留用职员的原因。我们也记录了对这一共同期望结果的一些挑战,如迄今为止雇主的准备工作,以及对年长员工的歧视。现在我们来关注,雇主如何在各自的工作场所制订策略和方法,来提高让员工留用率及他们的工作效率,并让他们感受到真正的包容和被重视。我们将从职场适应改造、职场策略和做法以及职场包容氛围等方面进行描述。

留住老年员工策略:职场适应改造

由于年龄或健康状况而失能的员工可能需要适应改造才能继续高效工作。然而,雇员往往不要求所需的改造,特别是当他们认为这样的请求在他们的主管、同事或公司看来是"不适当的",也会增加成本。雇员认为他们的要求可能被认为"不适当"的可能性随着雇员年龄的增加而增加,特别是在他的工作场所没有其他职员有类似失能状况(Baldridge & Swift,2014)。

一项使用健康和退休研究对新残障工人的研究发现,雇主的特点是很少预测到职员是否需要场所改造,而职员的特点是对改造的需求表示肯定并公开交流(Hill, Maestas, & Mullen,

2016)。该研究进一步表明,如果增加改造率,老年职工会延迟退休(Hill et al.,2016)。Mc-Mullin 和 Shuey(2006)利用加拿大的数据发现,当年长的员工将他们的失能归因于年龄增长时,他们得到所需的改造的可能性更小。企业可以积极地为老龄化人口做准备,推进积极的改造政策和落地实施,比如指定一个负责人或办公室负责适应改造问题。通过了解老龄员工常见的要求和需求,雇主可以为人口老龄化做好充分准备。如果相关数据不是由各个部门或行政管理中心定期保存的,从主管和雇员收集的调查数据有助于了解年长职员需求的大概类别,不管他们是否患有失能。

了解员工日常所需的适应改造,以及员工选择不提出这些要求的原因(甚至害怕这样做),是做出必要改变的重要一步,提供老年员工所需要的支持,可以提高他们的生产力及能动性。成功的方案需要更精确地梳理出个人以及职场政策和做法中可能影响个人获得所需适应改造的可能性的因素。为了做到这一点,我们可以从有关工作经验的全国调查数据中得出推论,还可以检查雇主自己对良好做法的反馈。

康奈尔大学/DMEC 的调查要求受访者确定他们认为哪些是留住老年工人的主要做法,以及他们在制订考勤和失能管理计划时是否或者如何考虑老龄化劳动力问题。在分析他们的反应时,我们确定了一些互不相连的做法是留住老年工人的关键,其中包括适应性改造、工作的灵活性、职务描述更新、福利的维持和加强、健康和安全方案以及有效的失能管理和重返工作岗位政策和实施(von Schrader 等,2013)。

虽然这些做法针对的是年龄较大的员工,但留住年龄较大员工的良好做法通常适用于所有员工,无论年龄大小。

在这一系列做法中,有一种做法十分重要,也是奠定所有其他做法的基础。适应改造是最常见的留住年长员工的主要做法。受访者指出,"做出真诚的努力,探索并提供合理的适应改造"是多么重要,并表示希望通过提供方便因素来留住有经验的员工。受访者在谈到适应性改造时并没有描述适应改造的具体细节,尽管一些普遍熟知的做法在企业中得到广泛应用(例如,"电脑显示器更换为 23 英寸,大字体选项,为那些行动不便的人改善工作场所的长期规划/预算……")(von Schrader et al.,2013)。

其他留住老员工的与适应改造相关的方法包括对经理就适应改造方面进行培训、制订策略和提供支持系统,向当地资源寻求帮助,并确保工作内容准确以及正确地确定职位的基本功能。受访者还提到,在制订适应性改造时创造性和灵活性也是留住年长员工的好方法,例如,"为年长员工提供各种解决方案成为企业文化的一部分"(von Schrader et al.,2013)。

来自全国调查数据的信息可以作为这些调查结果的补充。2012 年 5 月,美国人口普查局(US Census Bureau)进行的现时人口调查(Current Population Survey,CPS)增加了失能一项。调查中有一个选项的问题是:"你曾经要求过改变你现在的工作环境来帮助你更好地完成工作吗?"例如,改变工作政策、更换设备或改变日程。这项调查的结果有助于了解在哪些方面需要方便因素以及雇主是如何反应的(von Schrader,Xu,& Bruyère,2014)。

图 14.4 显示了按年龄组划分的有失能和无失能两组人要求适应性改造的百分比。总的来说,除 65 岁及以上年龄组外,所有年龄组的失能人士比无失能人士更有可能提出此类要求。这可能反映了 65 岁以上的员工的一种担忧,即透露自己的失能状况并要求企业给予更多照顾可能会对他们的就业形势产生负面影响。这个群体可能也不太了解他们在失能人就业非歧视立法下的权利。然而,想要最大限度地留住老员工的雇主可能想要鼓励老员工寻求他们在工作中需要的支持。

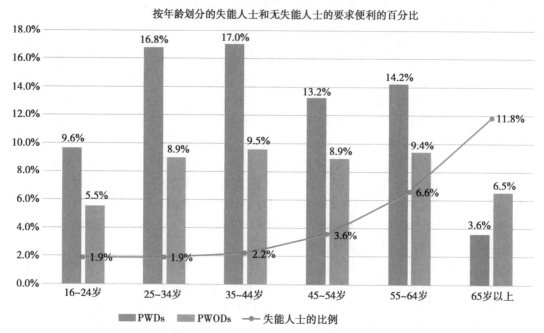

图14.4　按年龄划分的失能人士和无失能人士的要求便利的百分比,数据来源:该数据是由 Yang-Tan 研究所根据 2012 年 5 月《当前人口调查》(CPS)中新增失能选项的数据得出的。这些数据是基于这个问题的回答:你是否曾经要求改变你现在的工作环境来帮助你更好地工作? 例如,改变工作政策、更换设备或改变日程。有关调查项目和方法的更多信息请参见 von Schrader et al.,2014

　　如图 14.4 和表 14.1 所示,劳动力中失能人士的患病率随着年龄的增长而不断增加(趋势线),但失能人士要求适应性改造的百分比通常随着年龄的增长而下降。具体来说,25～44 岁的失能人士比 45～64 岁的失能人士更有可能提出适应性改造(分别为 17.0% 和 13.2%)。这与之前的研究结果一致,表明老年职员认为自己的工作局限性是因为年龄造成的,而不太可能要求企业提供便利(McMullin & Shuey,2006)。这也应该是雇主所担忧的问题,因为为员工提供便利通常是提高员工生产力和留住员工的低成本方式。如果年老的员工在要求提供便利和需要支持时犹豫不决,他们可能无法充分发挥自己的潜力,甚至可能被迫离开工作岗位,因为不能提供便利,他们就不能完成要求的工作任务。

表14.1　按年龄组分类以及在老年职工中有无失能状况要求提供便利和灵活安排工作的职员百分比

	按年龄组分类的工人百分比			55 岁以上失能人与非失能人百分比之间的差异	
	小于 55 岁	55 岁以上	P<0.05	55 岁以上	P<0.05
要求提供便利的百分比	8.7	8.9		1.8	
员工要求提供各种不同便利类型的百分比					
新的或改良的设备要求	35.8	38.3		2.6	
办公环境的改变	12.4	18.1	*	11.8	*
职场政策变化	22.3	24.7		-15.8	*

续表

	按年龄组分类的工人百分比			55 岁以上失能人与非失能人百分比之间的差异	
	小于 55 岁	55 岁以上	$P<0.05$	55 岁以上	$P<0.05$
工作任务、工作结构或日程的变化	47.1	15.4		-5.9	
交流或信息分享方面的变化	15.8	16.6		-6.4	
家庭或个人义务请求	13.0	9.9	*	-1.2	
训练	13.6	13.5		-5.9	
其他	10.4	12.1		6.8	
有弹性的工作安排					
在家工作的百分比	18.5	27.7	*	4.3	*
弹性工作时间百分比	33.9	42.0	*	8.0	*

数据来源:该表格由康奈尔大学 Yang-Tan 研究所的 Hassan Enayati 根据 2012 年 5 月《现时人口调查》(CPS)新增失能选项一项的数据编制而成。这个表格总结了对这些问题的回答:你是否曾经要求改变你现在的工作环境来帮助你更好地工作? 例如,改变工作政策、更换设备或改变日程。你要求哪些改变呢? (列表如上表所示。符合宗教信仰的变化类别不包括在内,因为只有不到 2% 的人需要这种类型的变化);你在家还需要继续工作吗? 你是否有灵活的工作时间,允许你改变工作开始或结束的时间? 关于调查项目和方法的进一步说明,请参见 von Schrader et al.,2014

雇主一直都在为员工提供便利,但通常不会把这些视为便利。帮助雇主认识到为职员提供便利是提供生产力和留住员工等职场良好做法的必要组成部分。表 14.1 显示了对当前人口调查的一些有趣的分析结果,表明在要求便利因素方面,55 岁以下和 55 岁及 55 岁以上的员工之间没有显著差异,55 岁以上的失能人和非失能人之间同样如此。在这两个年龄段中,接近 9% 的员工要求提供便利。除一些特别例子以外,甚至各年龄组要求的便利因素也很相似。具体来说,55 岁及以上的人更有可能要求对工作场所做出一些更改要求,而不太可能要求为家庭或个人义务提供便利。

在比较 55 岁以上年龄组的失能职工和无失能职工时(表 14.1 最后两列),在要求提供的便利类型上有一些差异。例如,在 55 岁及以上的人群中,失能员工要求改变办公环境的可能性为 11.8 个百分点,不太可能要求改变职场政策的可能性 15.8 个百分点。在其他类型的请求中,55 岁以上的失能人士和无失能人士之间没有显著差异。

同样在表 14.1 中,一套不同的 CPS 选项涉及灵活的工作安排;回顾其中的两个选项,有助于理解老年失能人如何使用这些安排。与 55 岁以下的员工相比,55 岁及以上的员工更有可能在家工作,工作时间也更灵活。55 岁以上的残障人士比非残障人士更有可能有这些安排。这些发现表明,像弹性工作地和弹性工作时间这样的做法可能对年龄较大的员工有用,本节将进一步讨论这些做法。

其他有助于留住员工的职场政策和实践

为员工提供便利对留住老员工,尤其是那些有或可能患有失能的员工具有重要意义,这就是为什么我们特别强调这一重要性的原因。然而,许多其他职场政策和做法也会对员工的去留产生重大影响。试图留住老员工的雇主可能会发现,某些人力资源管理实践在满足老员工的需求方面效果不太好,他们应该审视一系列以发展现有技能、保持现有功能水平、利用现有资源和适应新问题为中心的做法。

尽管美国的州和联邦法律都禁止基于年龄的就业歧视,但平等就业机会委员会(EEOC)的统计数据显示,年龄歧视起诉率正在上升,其中许多起诉是针对将年龄较大的雇员赶出劳动力市场的做法(Schrader & Nazarov,2016)。当管理层被迫削减员工开支时,其中普遍的做法是试图减少年龄较大、薪酬较高的员工数量。这可以通过提供提前退休计划来实现,但这退休计划没有考虑留住和发展老年员工、改变绩效评估的条款、或允许有偏见和歧视性的行为,从而创造了一个敌对的工作环境(Woolever,2013)。

在本节的其余部分,我们将讨论从文献和我们自己与失能管理雇主联盟成员投票的研究中得出的有助于留住老年工人的其他政策和做法。

职场政策和程序的灵活性　人力资源政策和程序设计的灵活性在关于保留老员工的文献中反复出现(Barusch,Luptak,& Hurtado,2009;Christensen & Pitt-Catsouphes,2005;Claes & Heymans,2008;Ng & Law,2014;Pitt-Catsouphes & MatzCosta,2009;Pransky et al.,2016;SHRM,2015;Timmons,Hall,Fesko,& Migliore,2011)。这也是康奈尔/DMEC调查的受访者保留的一个重要策略。在开放式回答中,参与者通常将灵活性视为一项关键策略,包括时间安排、工作地点和休假的灵活性,以及享受工作共享和分阶段退休。许多受访者指出,他们的单位已经执行了其中几项政策(von Schrader et al.,2013)。

灵活的工作时间安排被认为是至关重要的,这样老员工就可以照顾自己的健康,也有能力照顾父母。兼职的/季节性的工作安排和分阶段退休很受欢迎,包括为退休人员和不再全职工作的老年工人提供季节性或其他合同机会。

几位受访者确认弹性地点工作(远程办公或在家工作)可以让老员工更有可能留下来,例如,"我们的单位开发了教育项目支持使用远程办公及弹性办公,有助于受伤员工或失能员工更早回到工作岗位。"

许多受访者提到了弹性休假计划。照顾老人可能是请假的一个原因;个人健康问题可能是另一个原因。一些人指出,提供慷慨的休假和增加现有计划的灵活性对老年员工尤为重要,其中一人表示,"似乎有更多的雇主在决策过程中比较宽容,并在管理缺勤时采取'像对待家人一样'的态度。"

这方面的要点包括:

- 重视《家庭和医疗休假法》(Family and Medical Leave Act,FMLA),照顾家庭成员时可以休假。
- 根据《家庭和医疗休假法》提供工作保护和收入置换,其部分原因是为了"尊重我们的长期雇员"
- 如有需要,雇员可选择购买额外保险
- 提供更多的与《家庭和医疗休假法》《反歧视法》和州一级的休假法"一致的应用和遵守",并为不熟悉这些监管过程的管理人员和主管提供更多的培训和-以及对他们的表现期待。

一位受访者强调灵活做法的目标是"建立允许灵活/必要休假的缺勤管理方案,以及可以使我们的经理找到替代那些缺勤职工工作的人员配置做法"(von Schrader et al.,2013)。

维持及提高福利　退休金计划和健康福利计划的设计方式很可能促使雇员提前离开工作岗位。基于工作年限和收入的传统养老金计划不利于留住员工(Toder et al.,2008)。这些计划的设计本身就暗示了结束事业的最佳时间点。虽然灵活性对年长的工人有许多好处,但不再全职工作的人可能会失去所需或期望的福利,如可负担的医疗保健和休假保险。民意调查的受访者提到了雇主可以用多种方式来应对老年职工期待的福利,包括福利教育、弥补或提高福利以及短期和长期失能政策(von Schrader et al., 2013)。

一些受访者提到了福利教育。这包括需要对老年工人的福利需求做出敏感反应,并建议雇主在职工是否享有医疗保险资格方面提供咨询服务。

几位受访者提到弥补和增加福利,他们认为"提供 60~65 岁年龄段的兼职福利"对于正逐步退休但担心失去所需医疗保险的员工而言是一种有效的策略。一位受访者指出,在他们的单位中,休假的延续和/或扩展,提供 60~65 岁以上年龄的保险以及为普通退休人员和残障退休人员提供不同级别的福利都越来越普遍。

许多受访者都谈到了短期和长期失能假政策。许多民意调查参与者指出,短期失能(short-term disability, STD)和长期失能(long-term disability, LTD)应该涵盖所有类别的工人,包括兼职工人,并且应该以合理的成本获得长期失能津贴。

一位受访者还指出了自动将员工纳入残障保险的优势:"很少有工人了解因残障而长期缺勤的可能性如何随年龄增长而变化。因此,在担任计划发起人之前,我接受将员工自动纳入失能保险范畴。"

虽然许多受访者认为上述做法是有效的,但一个受访者指出这些做法与各单位的实际决策之间的紧张关系:

> 尽管需要留住年长的工人,但趋势是雇主正在减少长期雇员的福利,例如减少带薪休假。当雇员返重返工作岗位(离开一段时间后)时,雇主拒绝弥补离岗时间段的福利。我认为,在可以留住年长的工人方面,这些做法具有相反作用(von Schrader et al., 2013)。

健康项目　健康的员工是持续提高生产力的关键。除医疗保健之外,康奈尔/DMEC 调查的受访者还指出,保健、疾病管理、预防保健和员工协助计划都是维持和改善员工整体健康的有效方法。受访者报告说,员工数据不仅可以用于指导在制订健康和保健计划的有限资源的部署,还用于确定特定的医疗保健成本的因素(von Schrader et al., 2013)。

据报告,预防性健康项目是健康计划的重要方面。一个受访者的单位发现,通过教育、资源和培训来提高健康意识的保健计划可以有效地满足老龄化劳动力的需求。此外,一些受访者提到疾病管理计划有助于解决可能会使老年工人无法工作的状况。据指出,就近医疗保健对于增加职工参与度非常重要,包括预防保健计划和就近医务人员指导以及按摩和太极拳。

有人建议将健康与医疗保险相结合,这项策略有助于形成一支更健康的劳动力队伍,减少和更好地管理慢性病,方法是:

> 我们要采取积极的举措将健康项目纳入健康保险。员工及其配偶必须进行年度体检,被保险公司认定为患有慢性疾病的员工自动转为疾病管理(von Schrader et al., 2013)。

一个主要的做法是鼓励员工参与健康、预防照护和疾病管理规划。一个被调查的单位为员工提供实现特定健康目标的福利奖励。另一位员工描述其企业努力主动减少伤残索赔:"我们在一开始就通过激励员工通过健康的生活方式来降低他们的医疗保险费。另一个组织正在扩大"预防保健努力,为预防服务提供更好的资金支持,为医疗报销账户(Health Reimbursement Accounts, HRAs)提供奖励,并发起一场'了解你的数字'运动。"

其他工作生活资源包括为员工提供提高经济保障的方法,举办健康展览会,允许家庭参与健康活动以及赞助社区健康活动。

受访者强调了员工援助计划(employee assistance programs, EAPs)作为留住年长工人的主要做法的重要性,尤其是当其作为个人返回工作岗位的选择时。员工援助计划通过在一系列问题上提供咨询和推荐来支持工人,包括人际关系,心理健康,药物使用和个人理财。一位受访者指出,年长的员工在涉及老龄化、长期护理计划、应对年迈的父母、抑郁、焦虑和损失等问题上可能特别重视员工援助计划服务的使用。

许多受访者认为全面健康倡议也是主要的做法之一。但是,正如一位受访者所述,雇主的跟进是当务之急。有必要"在工作场所中更好地整合卫生措施,而不是简单地制订一项工作场所政策,而不付诸实践行动,抛之脑后。"(von Schrader et al.,2013)。

安全政策及程序　即使是在一个组织或行业内,工作场所和工作岗位也有很大的不同,从体力要求较高的蓝领工作到大部分时间都在办公桌前操作电脑的白领工作。持有不同观点的受访者指出,有必要对工作场所的安全进行前瞻性评估,包括定期评估和工作场所评估。适当的设备和技术的使用是确保工作场所安全的关键,特别是对体力要求较高的工作:提供适当的设备以保证安全的工作表现,更多地使用技术手段,购买辅助设备和符合人体工程学的设备以减少伤害。一名受访者补充说,雇主"必须认识到,我们需要把员工当作资产,而不是机器,这一点很重要。"

"创建安全文化"也被认为是预防和应对工伤的关键。受访者报告说,他们正在提供安全文化的工具,例如病人专门用电梯,检查人身危害,解决环境问题,将人体工程学评估作为日常工作的一部分,并通过增加培训和宣传来强调安全的重要性。

正如康奈尔/DMEC 报告一样,许多致力于解决老龄化劳动力问题的公司都结合使用了前瞻性规划。一位受访者说:"我们这个行业的繁重工作要求不会消失。我们必须在完成工作的方式上不断创新。"该报告人说,他与组织的其他部门紧密合作,以审查有关缺勤、安全措施和重返工作计划的数据,并且他们已经实施了安全措施计划和主动适应措施计划(von Schrader et al.,2013)。

重返工作计划　受访者提到了几种支持和加快员工缺勤后重返工作的策略,包括个性化案例管理、留在工作岗位和过渡性任务以及培训/再培训计划个性化的个案管理被认为在慢性病发作后尤为重要,因为"当他们因病而无法完成工作时,确保他们尽快获得医疗和职业病管理服务非常重要"。这些服务需要由熟悉雇主的环境和文化的专业人员提供。积极的案件管理方法强调早期干预,意味着可以快速,有效地解决早期并发症。

参与康奈尔/DMEC 研究中的雇主受访者指出,个案管理的个性化方法对于重返工作很重要。对于年长的工人来说,这可能意味着他们在重返工作岗位时会更好地理解和应对他们的工作动机。一位受访者认为,老年工人比年轻工人可能具有更低的重返工作动力:

> 我们有专门的"重返工作计划",该计划会根据每个员工的个人情况进行评估,重返工作的动力很重要。我们已经看到,即使有适应措施,年长的工人也很少有动力重返工作岗位,因此,弄清楚如何使这些雇员重返工作岗位变得越来越困难(von Schrader et al.,2013)。

作为个性化方法的一部分,一位受访者将其组织的方法描述为"整体性",他们解决整个员工的问题:家庭生活,压力源和诊断。该项目"提供的资源将帮助员工了解他们的病情以及可能来自医疗服务提供者的账单,使他们能够自行对其医疗情况进行决策。"

"留在工作岗位"计划和过渡性工作分配也被认为是一种主要策略。有大量证据表明,让员工早日重返工作会更好,但这必须注意员工的能力。建议制订一项以工人能力为重点的在职计划。几位受访者指出,在使包括老年人在内的个人重返工作岗位时,通常需要进行过渡性工作,包括工作修改和工作调动(von Schrader et al.,2013)。

如前所述,回归工作过程是一个整合结构,其中包含过渡性工作和个性化案例管理。一位受访者对此进行了描述:

> 我们提供内部重返工作协助,提供灵活的工作安排,改进工作分配,以及在不同部门的临时工作分配。因医疗条件、永久性限制等原因不能继续履行工作职责的员工,提供休假作为适应性措施,并协助其调到组织的其他职位(von Schrader et al.,2013)。

受访者指出的其他具体政策包括过渡安置和重返工作计划,这些计划允许员工在公司内部调动;为进展缓慢但稳定的员工提供较长期的过渡性工作;以及在员工能力下降时调整工作要求的计划。受访者一致认为是为了使员工有能力进行调整后的工作,有时必须进行工作培训和职业发展。这可能是重返工作流程的一部分,也可能是通过提供职业发展来使年长的工人工作的方法的一部分:"我们有一个强大的安置计划,其中包括培训和安置人员使其更适合他们的能力。根据需要使用适合设备。职业失能经理和作业治疗师将进行协助",并"提供培训机会,以便员工随着职业的发展,获得较少体力劳动的技能"。从单位的角度来看,一位康奈尔/DMEC 调查受访者指出,计划的重要意义在于"确定保留或准备继任计划所需的技能,并寻找机会将技术工人留在职位上,从而为员工提供更大的灵活性和更多组织内部的过渡的选择"(von Schrader et al.,2013)。

虽然再培训和职业发展规划经常被认为是留住老员工的主要做法,但一些受访者指出,单位必须对可能产生的影响保持敏感;年长员工转变到一个他们可以保持生产力的职位时,必须清楚地传达出这样的信息:不要觉得在单位内被降职或丢面子(von Schrader et al.,2013)。

为老年劳动力解决工作场所环境气氛问题

虽然建立支持和鼓励留住老年劳动力的有效改造程序和工作场所/人力资源政策和做法至关重要,但这些努力只有在检查了工作场所的环境气氛之后才会有效。在更大的工作场所偏见背景下,不愿寻求迁就的现象时有发生。在这种背景下,老员工被他们的经理和同事视为工作表现较差,成本更高(Ciampa & Chernesky,2012;Hursh et al.,2006)。这些看法并非基于事实,而是继续给希望留在劳动力市场中的老年劳动力带来障碍(Ciampa & Chernesky,2012;Ng & Law,2014;Truxillo,Cadiz,& Hammer,2015)。遭受年龄歧视的劳动力更有可能离开目前的工作环境,而继续受雇的可能性也较小。基于年龄的陈旧刻板观念使歧视行为长期存在,并阻碍了老年工人留在或重返工作岗位(Kampfe et al.,2008)。

康奈尔/DMEC 的许多民意评论都集中在单位的工作场所文化上。一些人指出,让一线管理人员了解老龄化问题并帮助他们改善问题,这至关重要。另一名受访者指出,需要了解老龄化劳动力问题并能让员工了解的管理人员。另一名员工指出,员工和经理培训是实现这一目标的一种方式:"我们公司有员工培训,其中纳入了老龄化的劳动力因素,因此我们的员工更了解这个问题。"然而,另一项建议是,培训的重点可以放在"与不同时代的人交谈时的不同沟通方式上。"通过更好地理解老龄化问题和沟通技巧,可以更轻松地解决棘手的问题,例如,"在认知问题变成安全问题之前认真对待它们"(von Schrader et al.,2013)。

几位受访者建议进行培训,以保持老年工人的敬业度。一位受访者指出:"我们还需要支持知识转移和继任规划,因此应该探索过渡性职位的机会来实现这一点"正如另一位受访者指出的那样,提供指导机会可以证明单位"重视他们的知识和经验"。

虽然培训可以是满足该领域工作人员和管理人员需求的一种方式,另一个有针对性的建议是:"我们已纳入专门针对老龄化的员工的技术援助。"几位受访者提到了沟通和认可,他们建议雇主确保年长的工人"参与进来,并感到他们的努力工作得到赞赏和奖励。"雇主需要充分认识到老年工人的重要贡献:"这不仅仅是简单地认识到员工在公司工作的年限,而是要认识到提供历史和连续性服务的重要性,这取决于老员工的经验。"

总结

虽然上面提到的主要策略有可能帮助留住老员工(和一般员工),但康奈尔/DMEC 调查的受访者和民意调查后的参与者也讨论了策略规划和实施在实现最佳结果中的作用。研究人员并没有尝试实施上述所有的实践,而是讨论了根据特定的组织需求从策略上选择方法的必要性。例如,一些组织可能从全组织的疾病管理规划中获益最多,而另一些组织可能通过专注于特定职位的继任规划而获得更好的结果。在 522 名雇主受访者中,超过 50% 的人表示,他们的单位对劳动力人口统计数据进行了分析;17.8% 的人报告说他们的单位不知道,28.9% 的人不知道。这样的劳动力分析可以让雇主了解劳动力趋势。例如,这些分析可以确定当前的问题(例如,对索赔的审查),并有助于预测将来可能出现的问题(例如,按职位、职能或地点划分的工人老龄化趋势),以便对资源应集中在何处作出明智的决策。

结论和下一步措施

本章的目的是讨论留用老员工对个人和雇主的价值,妨碍这一群体延长工作寿命的障碍,以及有助于更成功地使老年工人在劳动力队伍中茁壮成长的工作场所政策和做法。出于经济、身体、情感和社会福利等多种原因,工人们都希望在工作岗位上保持更长的时间。公司越来越容易接受这一点,但却没有准备好制订有助于员工个人和单位成功发展的政策和具体措施。这可能会导致被视为是歧视性的对老年工人的行为,以及阻碍而不是支持老年工人留在工作场所的政策和做法。在最后一节中,我们简要总结了文献和我们的研究中确定的许多有效的公司保留策略,并讨论了代表雇主,工作场所/人力资源专业人员和年长工人的利益的协会在提高认识方面可以发挥的作用,以及这些发现对快速变化的工作场所和相关未来研究的影响。

我们的文献综述,对国家调查数据的分析以及对雇主代表的调查都指出了已知的障碍和促进老年工人就业的方法。确定有效留住员工的关键做法包括:

- 为所有员工提供工作场所适应性改造,这传递了这样一个信息:适应性改造是就业流程的自然组成部分,每个人都可以使用。
- 灵活设计人力资源政策和程序,包括工作时间安排、工作地点、休假、工作分担和分阶段退休的可行性。
- 审查和修订职务说明,以确保其准确,并恰当地确定职务的基本职能和相关的职能能力。
- 维持和提高福利,包括设计退休金计划和健康福利计划,以鼓励留用人员,使用过渡性或非全日制工作的福利,延长假期以及提供短期(STD)和长期失能(LTD)的福利,以合理的费用覆盖所有类别的工人,以及福利教育。
- 健康和疾病管理,预防保健和员工援助计划,包括整合健康和健康保险、鼓励参与、提供雇员援助方案(EAP),以及在工作场所内更好地全面整合健康倡议。

- 安全计划,包括人体工程学评估和工作场所评估,使用恰当的设备和技术,提供恰当的设备以确保工作安全,更多地使用技术手段,购买辅助设备和人体工程学设备,以减少伤害。
- 有效的失能管理和重返工作岗位的政策和实践,包括个性化的案例管理,留在工作岗位和过渡性任务以及培训/再培训计划。
- 处理工作场所的气氛问题,以使年长工人融入其中。方法可包括对主管进行关于尊重沟通和适应性改造的培训,并采取进一步的策略(例如指导)来积极促进老年工人的参与和分享经验。

但是,工人本身及其用人组织或单位都没有利用这些一再确认的良好做法来提高留用率。各方都需要增强意识,而全国性的老年工人协会和商业利益集团,以及企业倡导者和商业专业人员,正在成为这一进程中的重要盟友。本章中提供的许多信息来自康奈尔大学与失能管理雇主联盟(DMEC)进行的一项研究,该组织的宗旨是提供工人的福利,健康和留用。其他主要信息来源包括:雇主和工作场所专业领导者,如人力资源管理协会(SHRM)。这些协会在描述有效的实践、记录这些最佳实践之间的差距以及强调工作场所实务方面发挥了宝贵的作用。此类组织还可以通过针对成员的教育活动来帮助他们提高认识,帮助他们提高对工作场所政策和做法的认识,以解决已发现的障碍。随着国际劳工组织和国际雇主组织等组织的探索,这些努力现已全球化。这些组织将在组织环境中发挥重要作用,告知雇主有效的工作场所政策和做法,以促进适应性改造和保留留用员工。

同时,协会代表老员工的利益,如美国退休人员协会和全球老龄化服务组织开始努力提高老员工对留在工作岗位的新的和不同机会的意识,有效增加雇主收益。这些努力对支持他们是至关重要的,如提高老年工人的信心,支持他们延长工作时间的愿望,并要求提供适应措施。

还需要进行认真的、有针对性的研究,以便在迅速变化的工作场所留用老年工人。最近对有效实践的回顾表明,所有工人都需要不断的职业发展和指导,以帮助他们保持最新的技术和社会技能,以适应不断变化的工作性质。对技术技能的需求持续增长-不仅要执行特定的技术工作任务,而且还要应对技术日益密集的工作场所流程。雇主必须积极设计培训和奖励制度,以激励其整个员工队伍获取维持生计和高效工作所需的技能和指导。此外,单位设计能够促进合作、相互尊重和指导工作的环境和工作场所文化也很重要。

例如,现在通常与技术行业环境相关的新兴工作场所设计,如协作项目和头脑风暴的开放式设计、弹性空间和弹性时间,往往被视为专门吸引年轻员工的福利,而不是面向所有员工的空间和设计元素,包括经验丰富的员工。然而,这些同样的空间设计特征可以促进建立跨越代沟的桥梁,并促进逆向传导。同样,促进所有员工在工作场所和时间上有灵活性的人力资源政策,可以为有失能或慢性健康问题的员工提供必要的便利。

为了实现可持续发展,我们必须进行更多的研究。这包括对公共政策的关注,这些公共政策需要塑造工人和雇主的激励机制,以朝着更长的工作组织政策和实践发展,从而有助于留住员工,并加深对员工动机和所需个人支持的理解。

进一步有关社会保障福利的调查显示,目前,医疗保险以及由雇主赞助的健康和养老金计划目前是如何激励个人离开或留在工作岗位上的,这无疑是难题的一部分,值得进一步调查(Toder et al.,2008)。Pransky 等(2016)提供了有关特定工作场所制订策略以改善留用员工的必要研究的示例。其提出建议,从在公司发展的早期阶段跟随关注员工个人,尽早确定患有慢性病的高风险工人,使用更具创新性和灵活性的适应性改造策略,将工作场所更有力地融入正在进行的康复工作,以及更好地了解工作中的耻辱感和其他社会因素。

　　最后,应持续关注有关老龄劳动力留用需要的研究,他们这样做对公司和员工的好处和利益,以及在员工个人层面促进留用的方法。只有让老员工自己参与研究问题的形成、设计、实施和对结果的分析/理解,我们才能找到有意义的答案,做出必要的改变,帮助老员工在就业方面取得成功。

(薛建良　译　蒋佼佼　校)

参考文献

AARP Research. (2014). *Staying ahead of the curve 2013: The AARP work and career study*. Washington, DC: Author.

Baldridge, D. C., & Swift, M. L. (2014). Age and assessments of disability accommodation request normative appropriateness. *Human Resource Management, 45*(3), 295–308. https://doi.org/10.1002/hrm.21679

Barusch, A. S., Luptak, M., & Hurtado, M. (2009). Supporting the labor force participation of older adults: An international survey of policy options. *Journal of Gerontological Social Work, 52*(6), 584–599. https://doi.org/10.1080/01634370802609221

Bureau of Labor Statistics. (2017). Household data annual averages: Table 18b, Employed persons by detailed industry and age. Retrieved from https://www.bls.gov/cps/cpsaat18b.htm

Bjelland, M. J., Bruyère, S. M., Von Schrader, S., Houtenville, A. J., Ruiz-Quintanilla, A., & Webber, D. A. (2010). Age and disability employment discrimination: Occupational rehabilitation implications. *Journal of Occupational Rehabilitation, 20*(4), 456–471. https://doi.org/10.1007/s10926-009-9194-z

Christensen, K., & Pitt-Catsouphes, M. (2005). Accommodating older workers' needs for flexible work options. *Ivey Business Journal*, (July/August), 1–4.

Ciampa, E., & Chernesky, R. (2012). Creating supportive workplace environments for older workers. In P. Brownell & J. J. Kelly (Eds.), *Ageism and mistreatment of older workers: Current reality, future solutions* (pp. 1–188). Dordrecht, Germany: Springer Science & Business Media. https://doi.org/10.1007/978-94-007-5521-5

Claes, R., & Heymans, M. (2008). HR professionals' views on work motivation and retention of older workers: A focus group study. *Career Development International, 13*(2), 95–111. https://doi.org/10.1108/13620430810860521

Erickson, W. Lee, C., & von Schrader, S. (2016). 2015 Disability Status Report: United States. Ithaca, NY: Cornell University Yang Tan Institute on Employment and Disability (YTI).

Gonzales, E., Matz-Costa, C., & Morrow-Howell, N. (2015). Increasing opportunities for the productive engagement of older adults: A response to population aging. *Gerontologist, 55*(2), 252–261. https://doi.org/10.1093/geront/gnu176

Hill, M. J., Maestas, N., & Mullen, K. J. (2016). Employer accommodation and labor supply of disabled workers. *Labour Economics, 41*, 291–303. https://doi.org/10.1016/j.labeco.2016.05.013

Hursh, N., Lui, J., & Pransky, G. (2006). Maintaining and enhancing older worker productivity. *Journal of Vocational Rehabilitation, 25*, 45–55.

Kampfe, C. M., Wadsworth, J. S., Mamboleo, G. I., & Schonbrun, S. L. (2008). Aging, disability, and employment. *Work (Reading, Mass.), 31*(3), 337–344. Retrieved from http://www.ncbi.nlm.nih.gov/pubmed/19029675

Kooij, D., de Lange, A., Jansen, P., & Dikkers, J. (2008). Older workers' motivation to continue to work: Five meanings of age. *Journal of Managerial Psychology, 23*(4), 364–394. https://doi.org/10.1108/02683940810869015

McMullin, J. A., & Shuey, K. M. (2006). Ageing, disability and workplace accommodations. *Ageing and Society, 26*(6), 831–847. https://doi.org/10.1017/S0144686X06004958

Ng, E. S. W., & Law, A. (2014). Keeping up! Older workers' adaptation in the workplace after age 55. *Canadian Journal on Aging, 33*(1), 1–14. https://doi.org/10.1017/S0714980813000639

Paullin, C. (2014). *The aging workforce : Leveraging the talents of mature employees. SHRM Foundation*. Alexandria, VA: Society for Human Resource Management. Retrieved from https://www.shrm.org/about/foundation/products/Documents/AgingWorkforce EPG-FINAL.pdf

Pitt-Catsouphes, M., James, J. B., & Matz-Costa, C. (2015). Workplace-based health and wellness programs: The intersection of aging, work, and health. *Gerontologist, 55*(2), 262–270. https://doi.org/10.1093/geront/gnu114

Pitt-Catsouphes, M., & Matz-Costa, C. (2009). Findings from the age & generations study. *Text, 9*(March), 1–33. https://doi.org/10.1016/j.biocon.2007.07.015

Pransky, G. S., Elyssa, J. F., Peter, B., Ekberg, K., Feuerstein, M., & Munir, F. (2016). Sustaining work participation across the life course. *Journal of Occupational Rehabilitation*. Published online ahead of print. https://doi.org/10.1007/s10926-016-9670-1

Sass, S. A. (2016). How do non-financial factors affect retirement decisions? (No. 16–3).

Society for Human Resource Management. (2014). *Preparing for an aging workforce*. Alexandria, VA: Author.

Society for Human Resource Management [SHRM]. (2015). *SHRM Survey findings: The Aging workforce-recruit-*

ment and retention. Alexandria, VA: Society for Human Resource Management. Retrieved from https://www.shrm.org/hr-today/trends-and-forecasting/research-and-surveys/Documents/2014-Older-Workers-Survey-Overall-Results-Part2-Recruitment-and-Retention.pdf

Tang, F., Choi, E., & Goode, R. (2013). Older Americans employment and retirement. *Ageing International, 38*(1), 82–94. https://doi.org/10.1007/s12126-012-9162-3

Timmons, J. C., Hall, A. C., Fesko, S. L., & Migliore, A. (2011). Retaining the older workforce: Social policy considerations for the universally designed workplace. *Journal of Aging & Social Policy, 23*(2), 119–140. https://doi.org/10.1080/08959420.2011.551623

Tishman, F. M., VanLooy, S. A., & Bruyère, S. M. (2012). *Employer strategies for responding to an aging workforce*. New Brunswick, NJ. Retrieved from http://www.dol.gov/odep/pdf/NTAR_Employer_Strategies_Report.pdf

Toder, E. J., Johnson, R. W., Mermin, G. B. T., & Lei, S. (2008). *Capitalizing on the economic value of older adults' work: An urban institute roundtable* (Occasional Paper No. 9). Washington, DC.

Toossi, M. (2009, November). Labor force projections to 2018: Older workers staying more active. *Monthly Labor Review: U.S. Bureau of Labor Statistics, 132*, 30–51.

Toossi, M., & May, E. T. (2017, May). Older workers: Labor force trends and career options. *BLS Career Outlook*, 1–12.

Truxillo, D. M., Cadiz, D. M., & Hammer, L. B. (2015). Supporting the aging workforce: A review and recommendations for workplace intervention research. *Annual Review of Organizational Psychology and Organizational Behavior, 2*, 351–381. https://doi.org/10.1146/annurev-orgpsych-032414-111435

von Schrader, S., Bruyère, S. M., Malzer, V., & Erickson, W. A. (2013). *Absence and disability management practices for an aging workforce*. Ithaca, NY. Retrieved from http://digitalcommons.ilr.cornell.edu/edicollect/1320/

von Schrader, S., & Nazarov, Z. E. (2015). Employer characteristics associated with discrimination charges under the Americans with disabilities act. *Journal of Disability Policy Studies, 26*(3). https://doi.org/10.1177/1044207314533385

von Schrader, S., & Nazarov, Z. E. (2016). Trends and patterns in Age Discrimination in Employment Act (ADEA) charges. *Research on Aging, 38*(5), 580–601. https://doi.org/10.1177/0164027515593989

von Schrader, S., Xu, X., & Bruyère, S. M. (2014). Accommodation requests: Who is asking for what? *Rehabilitation Research, Policy, and Education, 28*(4), 329–344. https://doi.org/10.1891/2168-6653.28.4.329

Woolever, J. (2013). Human resource departments and older adults in the workplace. In P. Brownell & J. J. Kelly (Eds.), *Ageism and mistreatment of older workers: Current reality, future solutions* (pp. 111–134). Dordrecht, Germany: Springer Science and Business Media. https://doi.org/10.1007/978-94-007-5521-5

第15章 工作与老龄化：雇主的视角

Mónica Herrera

> 我们不是因为年老而停止玩乐，而是因为停止玩乐才会变老。
>
> George Bernard Shaw

概述

现在的雇主越来越难招到合适的人了。2017年底，加拿大独立企业联合会公布的全国私营部门职位空缺数量超过36万。美国2017年夏季失业人数超过600万，欧洲也面临着类似的挑战，这凸显出全球劳动力日益短缺的问题。其中一个共同的特点是，这些职位主要是技术性工作。许多国家正在通过为建立临时外来务工人员方案、为年轻一代提供额外的培训和教育资源等措施努力缩小这一差距。然而，这还不够！年轻一代也将无法填补未来的空白。不过好消息是，雇主有机会缓解这种严峻的形势，他们可以通过向内寻求现有的劳动力来实现。成熟或年长员工掌握着变革的关键。本章将着重为雇主提供一个案例，阐述如何通过福利待遇、职业挑战和专业技能使中老年劳动力获得更长的职业生涯。

地区统计资料

所有雇主们是否意识到一个事实：几乎所有劳动参与率的增加，都是以牺牲55岁及以上的员工来实现？去年，对美国劳动力的预测显示，在2016年至2026年期间，总体增长率预计为每年0.6%，但对于65岁至74岁的工人，这一数字将增至4.2%；此外，对于75岁及以上的人群，年增长率将高达6.7%。具体来说，在2000年，65岁及以上的成年人中有12.5%在工作，到2016年，这一比例升至18.6%。1996年到2016年期间，虽然35岁以下的工人数量保持不变，而55岁以上的工人数量却增长了124%。2016年，这一群体（55岁以上）为3570万，到2026年将增至4210万，换句话说，到2026年，每4个美国工人中就有1个55岁或55岁以上的（Collins & Casey，2017）。另一方面，Bélanger（2016）讨论了加拿大的变化；1971年，65岁及以上的人口比例为8%，到2014年，这一比例增至15.7%，预计到2031年将增至23%。相比之下，从2001年到2009年，55岁及以上年龄段的劳动力参与率从10%上升到17%，到2016年，已增至20.7%（加拿大统计局，2016）。2010年之前，加拿大65岁及以上的人口超过了14岁及以下儿童的数量，预计这一差距还将扩大。到2063年，老年人的数量将是儿童的2倍（Alberta. Ministry of Labour，2016）。

预计日本和欧盟将是除美国和加拿大外，老年人口最多的国家。欧盟人口在增长，其预期寿命也在增长:从 1960 年到 2006 年,预期寿命增加了 8 年,预计到 2050 年还会增加 5 年。到 2050 年,15~64 岁的人口将减少 4 800 万,65 岁及以上人口将再增加 5 800 万。西班牙和意大利将是人口老龄化最严重的国家(8,16)。另一个瑞典的例子,60 至 64 岁年龄组的劳动力参与率在 75% 以上(Boot et al.,2015)。预计到 2020 年,英国三分之一的人口将超过 50 岁(Barnes,Smeaton,& Taylor,2009)。最后,2016 年,日本 65 岁以上的人口为 27%,预计到 2050 年将增至 35%(Japan Statistics Bureau, n. d.)。

还应指出一个重要的指数:老年抚养比率(old-age dependency retio,OADR),即每 100 名劳动年龄人口(15~64 岁)要负担 64 岁以上人口的人数。国际货币基金组织比较了不同国家 2010 年至 2050 年老年抚养比率的数据:美国从 19% 升至 36%,法国从 26% 升至 44%,意大利从 31% 升至 62%,德国从 32% 升至 60%,中国从 11% 升至 39%,日本从 36% 升至 72%,韩国从 15% 升至 66%,巴西从 10% 升至 36%,墨西哥从 9% 升至 32%,印度从 8% 升至 19%(2010 年和 2050 年的最低 OADR;Chockalingam,Thakur,& Varma,2017)。这些数据惊人地证明了世界各地老年人口的持续增长,我们确实正处在一个特殊的历史时刻:世界预期寿命在增加,世界范围内的劳动力正在老龄化!

"婴儿潮"效应

在美国,每天有 1 万名"婴儿潮"出生者步入 65 岁,到 2020 年之后,他们都将年满 55 岁。他们出生于 1946 年和 1964 年之间,是二战后出生的一代人,也是最早使用口服避孕药的一代人,这降低了生育率,也造成后面一代人的减少。20 世纪 60 年代,欧盟的生育率接近 3,到 21 世纪初,已下降至 1.63(Barnes et al.,2009)。这一代人经历并促使教育结构发生变化,初婚年龄提高,生活方式更健康,更长寿,工作生涯也更长。鉴于此,他们再次"推动变革"(如 Alberta. Ministry of Labour,2016;Ascentum,2014;Banerjee & Blau,2016;Eyster,Johnson,& Toder,2008;Hedge,Borman,& Lammlein,2006;Setting the stage,2014)。因此,结果是,我们这一代人的"老龄化"速度比以前的几代人要慢。此外,他们工作到 65 岁或更久。新技术降低了各行各业工作体力性质的需求,增加了工人继续从事正规或非正规工作的可能性。这一群体的自我雇佣率也高于年轻群体(Toossi & Torpey,2017)。其中的原因包括:工作给他们提供了一种目标感,帮助他们保持健康和精神敏锐,并有助于保持社会联系,反过来,提高他们的生活质量,延长他们的寿命(Roper,2016)。和前几代人一样,金钱是更重要的激励因素。被称为"三明治"一代(1981 年 Dorothy Miller 发明的一个名字),指的是这一代的人(大部分是工人)需要照顾他们的孩子和父母。因此,对这一代人中的许多人来说,储蓄不足以养老(Barnes et al.,2009;FICCDAT Conference,2011;Roper,2016)。"婴儿潮"是第一代能够比以前工作的时间更长的人,他们有很多原因,也有技术的优势。

退休的案例

更长的预期寿命给各国政府造成了一个经济难题,迫使它们根据寿命的延长来调整退休年龄,并推翻以往有关提前退休的政策和激励措施,或出台旨在推迟退休年龄的法规(Magnavita,2017)。例如,在英国,强制退休年龄在 2011 年被取消,国家发放养老金从 60 岁提高到 65 岁,到 2020 年变成 66 岁,2026 年到 2028 年变成 67 岁。英国将每 5 年对这些限制进行一次审查,以便根据当时的预期寿命进行平衡(BMA,2016)。与此同时,加拿大在2008年取消了强制性退休,并正在改变老年保障(Old Age Security,OAS)养老金,2029年将从65岁改为67岁(Belanger,Carriere,& Sabourin,2016;James,Kelly,& Blondin,2015)。欧盟也不例外。1999年,瑞典将其养老金计划改为灵活的福利计划。这样,在经济良好的时候,福利就不会减少,但是,如果经济出现衰退,福利就会减少。瑞典还没有经历过经济困难来检验这个方案(Manpower,2007)。在美国,1935年的《社会保障法》规定,65岁以上的人可以领取养老金,因为当时年轻劳动力充足,成本也不高。这一决定被认为更多是基于文化因素而不是生物医学原因(Hedge et al.,2006)。然后,在1986年,国会取消了强制退休。

有人建议,统计组织应扩大"中年"范围,使之与目前的预期寿命相一致。更健康的老年人口,以及养老金的变化,应该推动"中年"的定义延伸到65岁或70岁(Smith,2009)。其他政府举措包括与学术界、各种组织和雇主的合作,制定计划并提供研究,以支持如何延长人们的工作寿命,并为当前和未来的劳动力短缺找到有效的解决方案。即使这些战略在过去十年中变得更加普遍,但许多行业仍然没有意识到,也没有评估他们所面临的风险或这些问题如何影响他们,更没有产生解决方案(Collins & Casey,2017)。随之而来的是引发了退休人员重返工作岗位的现象。根据加拿大的一项调查,他们中有55%的人重返工作岗位,因为他们不喜欢退休,因为他们想在工作中帮忙或被需要,在社交、挑战性任务和有目标性中获得内在回报(The Mature Worker,2008)。有些人给这种现象起了个新名字,叫"未退休(unretirement)",即已经退休的工人以某种方式回到工作岗位,通常是在退休两年后。这种情况在较年轻的退休人群(55岁左右)中比在年龄较大的人群(65岁以上)中更常见。趋势显示出一种可称为"encore adulthood"的东西,这意味着在退休后,人们希望继续积极的生活方式,包括继续教育、有意义的活动、社区参与,以及以某种身份从事有偿或无偿工作(Chmiel,Fraccaroli,& Sverke,2017;Collins & Casey,2017)。在提供更稳定的退休福利(主要是与医疗相关的)的大公司中,提前退休更为常见。退休福利差或无福利的组织会无意中迫使年长员工一直工作到高龄(Collins & Casey,2017)。然而,对许多人来说,他们退休的那一天是梦想成真的一天,当那一天到来的时候,对大多数工人来说,退休不仅是一种合理的可能性,而且是一个应得的职业生涯的终点。

随着越来越多的人倾向于不退休,雇主们仍然试图领会如何将这些成员纳入他们的员工和劳动力战略,为所有相关方创造优势。

年长员工:一个重要的话题

这个话题越来越热门,关于雇主如何看待年长员工的讨论也越来越"开放和广泛"。许多研究成果推动了这一讨论,特别是在过去10年中,大量的研究成果来自欧洲,它们得到了不同国家政府的支持。在调查结果中,我们看到了澄清对老年劳动者的大量误解的愿望,这要从他们的年龄说起。如果我们回顾一下世界预期寿命图,就会发现"50年代是新40年代"的俗语正在变成现实,因为根据世界银行的数据(2016年),1970年50岁的人的死亡风险与今天61岁的人相同。现在人们的寿命更长,更注重身体健康和有意识性地参与包括工作在内的很多项目。这样一来,劳动力的整体能力一直在变化,随之而来的是他们参与工作的方式也在变化。

正如前面提到的,定义"年长员工"或"成熟员工"的术语几乎是可以互换的。他们所包含的年龄有不同的定义,这取决于使用这个术语的研究人员或组织。有些人将这一人群从 40 岁开始(根据美国年龄歧视法),45 岁、50 岁和 55 岁是最常见的,尽管退休年龄通常在 65 岁。在本章中,除非另有说明,否则我们以 55 岁为下限(Alberta Employment,2008)。

的确,工作场所正变得越来越多样化,年龄正帮助扩展这一概念。这正在改变雇主对理想员工的看法,比以前更多地基于专业知识和软技能,随之而来的是,年长员工将受到追捧,因为他们的这些技能更强(Carstensen,2014)。年长员工更多地从事"白领"职业,而不是"蓝领"职业,这一点很明显。不过,对于一些负面的刻板印象,还是不鼓励的,要突出积极的一面,让他们表现出效率和生产力,这两个关键因素对于雇主来说,仍然是提升工人价值的关键(Chiesa et al.,2016;Collins & Casey,2017;Turek & Perek-Bialas,2013)。

学习、培训和教育

其中一个说法是,年长员工将无法学习新技能,尤其是跟不上新技术进步的步伐;但这对很多已经接受了技术给他们带来的变化的人来说并不适用(the Mature Worker,2008)。

2015 年,Nielsen 一代生活方式调查显示,尽管我们可能认为千禧一代经常使用电子设备,但 52% 的"婴儿潮一代"和 42% 的"沉默一代"(即"千禧一代")使用电子设备。在接受调查的千禧一代中,有 40% 的人表示他们会在吃饭时使用电子设备。Norton Symantec 在 2016 年的一项调查中发现,44% 的婴儿潮一代使用安全密码,以此证明他们的技术知识。尽管如此,许多年长员工可能需要学习新的技能,以跟上他们自己的知识领域或当前职位的技术变化,或转换到其他领域。许多雇主可能不会直接提供这些机会,获得这些新技能可能并不容易,并可能造成失业的风险。根据 2016 年美国劳工统计局(US Bureau of Labor Statistics)的数据,22.1% 的长期失业人口(27 周或以上)年龄在 55 岁以上(Collins & Casey,2017)。

拥有崇尚速度和效率文化的雇主认为,这些学习需求是一种挑战,因为学习可能是缓慢和低效的,而且对于已经上了年纪的员工来说,获得他们需要的知识需要太长时间。因此,一些雇主认为这不是最好的投资,因为年长员工可能很快就会退休。一些雇主已经根据公司策略改变了这种模式,已经做好了准备,将其作为组织文化的一部分,早早开始培训,甚至更好地进行了持续的培训。美国退休人员协会(American Association of Retired People,AARP)发现,很多年纪较大的员工确实参加培训项目,表现出学习的愿望。在此基础上,一些组织正在进行创新,由年轻的同行以双向关系提供这种培训。对于这样的跨代职场项目,它对所有人都有优势和利益(Adapting to an aging workforce,2013 年;Employment Ontario,2009)。麻省理工学院大脑与认知科学系的博士后 Joshua Hartshorne 说:"在任何一个年龄段,你在一些事情上越来越好,在另一些事情上越来越差,在另一些事情上停滞不前。一个人在大多数事情上,可能没有在某个年龄段达到巅峰,更不用说所有的事情了"(麻省理工学院新闻,2015 年 3 月)。一个拥有受过培训的跨多代劳动力的雇主可能拥有的最大优势就是———一个互补的智力网络来支持企业!

维护员工积累的经验知识

这个网络可以帮助雇主避免在同一时间失去大量的年长员工群体,造成积累知识库的消耗。此外,年长员工可以帮助更年轻的群体,增加工作场所的多样性。有助于稳定一些行业给年轻的工人造成的压力(Carstensen,2014),正如美国心理学协会(American Psychology Association, APA)在 2012 年的报告《美国的压力》(Stress in America)所显示的。年轻一代可能比年长一代感受到更多的压力。重新构建关于年长员工的假设和陈规印象,认清他们的优势和局限,平衡他们的需求,提供教育,改善他们在工作中的关系,这些都将成为雇主的竞争优势和员工的利益。

年长员工的身体功能、风险、身体危害和相关成本

随着年龄的增长,身体的功能会下降(一些身体器官会降低它们的工作能力),身体机能也会退化,从而无法适应不同的环境和情况。视力会随着视敏度的下降而下降(从四五十岁开始),视觉适应能力也在减弱。当耳朵失去了听到高音调的能力时,声音辨别就会变得更加困难(Loretto & White, 2006)。尽管技术上的优势可以减轻工作对体力的要求,但对体力要求很高的工作对年长员工来说可能是一个工作障碍。年长员工面临工伤严重程度加重的风险,这可能会影响到需要大量体力劳动的雇主,因为这意味着他们有可能向保险公司和工人补偿委员会支付更高的赔偿金。例如,在加拿大,雇主根据自己以前的索赔经验和同一行业类别的雇主群体的经验,向工人赔偿制度支付高或低的分摊率。在不同国家,受伤风险和二次保险索赔最高的行业是"蓝领"行业(仓储、运输、采矿、建筑、制造和林业)。在"白领"群体中,医疗是一个风险更高的群体。

总的来说,职业伤害的频率随年龄的增长而下降:50~60 岁的男性和 40~60 岁的女性职业伤害的频率略有增加。60 岁以后,两组都出现下降。对老年人来说,那些确实发生的伤害更有可能是严重的或致命的(Japan Statistics Bureau, n. d. ; Simpson, 2012; Alberta. Ministry of labour, documents, 2016)。2012 年,全国赔偿保险委员会(Davis, 2012)在工人伤害的严重性和成本方面发现了一个根本性的变化。由于所有职业通常都是安全的,受伤频率在各个年龄段都有所下降。工人的损失成本已经显示出 3 个明显差异的群体。20~24 岁的工人严重程度和费用较低,35~65 岁的工人严重程度和费用较高,25~34 岁的工人处于两者的"中间地带"(James et al., 2015)。严重程度最大的驱动因素是按年龄组划分的伤害类型。例如,年长员工往往有更多的肩袖损伤和膝关节损伤,而年轻的工人有更多的背部和脚踝扭伤(James et al., 2015)。

当然,所有的工人都会受伤,雇主也明白这是职业,而不是年龄导致的风险,通过预防和危害控制来修正(Crawford, Davis, Cowie, & Dixon, 2016)。尽管一些与年龄有关的变化可能会增加风险,但重要的是工作和预防的能力。利用年长员工的经验,提供适当的风险识别和危害控制和预防(包括获得适当的适应措施)的雇主为这一挑战提供了积极的平衡。

慢性疾病的影响

多病患病率随年龄增加而增加。50 岁以后,近一半的人口将至少有一种慢性病,65 岁以后,这一比例将增加到 80% [Centers for Disease Control and Prevention(CDC), 2016]。在欧盟,15 岁或以上的人口中有三分之一有一种慢性疾病,从退休年龄开始,这一比例上升到三分之二。在美国,认为自己的健康状况"一般"或"很差"的人的百分比显然随年龄增长而增加,这与慢性病和失能的报告相似。在欧盟,50~65 岁的人群中,认为自己身体健康或非常健康的不到 60%(Eurostat, 2016;对于美国,见表 15.1)。

慢性疾病成为雇主的一个挑战,因为它们是增加旷工和缺勤的一个因素。雇主应通过与

工人及其工会的合作努力来解决这些情况,评估是否需要为工人提供适当的恢复和康复服务和/或正式的工作场所。对于患有慢性疾病和/或失能的老年工作者来说,在某种程度上衡量他们的功能和工作能力是至关重要的。抛开年龄的刻板印象不谈,提供必要的信息来支持员工在职场是很重要的。工作安排可以是临时的,也可以是永久性的,比如改变工作内容、日程安排、轮班或换班时间。他们可能还需要提供团队/同事支持、改造、视觉和听觉辅助、工作场所或环境的人体工程学调整。大多数人都能成功地适应,但是,少数人可能会适应不成功,退出工作场所,获得失能保险(表 15.2)。

表 15.1　认为自己健康状况一般或较差的年龄组,以及有两种或两种以上慢性疾病的年龄组的百分比[a]

年龄/岁	健康状况一般或较差/%	两种或两种以上慢性疾病/%
18~44	6.3	7
55~64	18.7	40
≥65	21.8	62

[a] 美国参议院老龄问题特别委员会在 2017 年报告中的总结:"美国老龄劳动力:机遇与挑战"。

表 15.2　按年龄组别划分的失能工人百分比[a]

年龄/岁	功能失能/%
18~34	6
35~64	13
65~74	25
≥75	50

[a] 美国参议院老龄问题特别委员会在 2017 年报告中的总结:"美国老龄劳动力:机遇与挑战"。

对于患有影响出勤率的慢性疾病的员工,雇主们越来越多地采用不同的方案来减少这些障碍的影响。最有效的方案是那些以参与为基础的方案,注重适当的医疗随访、预防保健的合规性、针对特定的医疗或慢性疾病的指导以及提供便利和/或灵活性。这样的结果是,一般医疗药房服务的使用量减少,向保险公司支付的非灾难性费用使用量减少(Martin-Matthews,2011;Steenstra et al.,2017)。在一些国家,雇主为员工提供长期失能保险而支付的保费价格高昂,随着年龄的增长,保险公司的失能索赔数量和成本也会增加(Appelbaum,Wenger,Buitrago,& Kaur,2016)。根据每项索赔应支付的数额,使人恢复正常生活和返回工作岗位的财政费用将高于让索赔在退休年龄时最后确定,这对雇主和工人都没有实质性的好处。劳动者、工会和雇主共同努力,通过关注改善工作环境,支持与慢性病抗争的劳动者改善健康状况(应对技能、自我管理工具、应变能力),可以在预防和/或减轻长期缺勤方面取得很大成就,让老年劳动者成功地度过老龄期(Pruchno & Carr,2017)。

需要注意的是,参加这些项目很大程度上受到工作动机的影响。不愿意参与的员工并不少见,因为他们认为这是"另一种"承诺,会占用他们仍然拥有的少量自由时间、资源或精力。此外,动机(与健康和生产力一样)是动态的,是随生命周期而变化的,这使得很难为每个雇主设置和定义这些方案。Steenstra 等(2017)发现,从工人那里收集最多参与的方案是多维度的。雇主可以为员工提供保持社会关系和保持积极的自我概念的机会,这是关键的激励因素。在审视支持性计划的设计和主要特征时,必须明白,个人应对生物-心理-社会压力源的能力,这会在其工作生涯结束时产生效果,使一些人做好更好的准备,拥有更多的内部资源来应对生活,因此,他们的幸福感和工作能力比其他人更高(Brooke,2005;Magnavita,2017)。正如 N. Magnavita(2017)如一句老话"工作影响健康,健康影响工作"所说,这不仅是正确的,而且是必要的。

三明治一代

非工作环境和社会问题对健康的影响日益严重。如前所述，尽管最初是为了界定 30 多岁和 40 多岁的人而创造的，但现在照顾父母和子女的同时还在工作的情况已经扩大到 50 多岁的人，甚至更多。由于 2017 年全球移民人数达到 2.58 亿，其中三分之二的人只在 20 个国家居住。居住在美国的人最多，其次是沙特阿拉伯人、德国人、俄罗斯人、英国人和北爱尔兰人，平均年龄为 39 岁。这具有特殊的重要性，因为这种联系和责任不再是地方性的，而是世界性的（联合国，2017 年）。预计许多移民将为留守的父母或孩子提供经济来源，这使得"三明治一代"的照料经历更加复杂。事实上，34% 的照顾者年龄在 50 到 64 岁之间，其中 60% 是全职工作。在美国，年龄超过 50 岁的雇员约占四分之一。按出生率（即图表显示，在欧盟和亚洲，首次为人父母的平均年龄为 27 岁，有 4 个国家超过了 30 岁；所以，50~60 岁的工人仍然有孩子住在家里是很常见的。2016 年，美国 18~34 岁的年轻人与父母同住的可能性超过其他任何居住安排，这是 130 年来的首次。

因此，这些工作中的老年人的慢性压力可能会增加，增加他们自身的医疗状况，如抑郁、焦虑、睡眠问题、疼痛和疲惫。他们的身心健康状况较差，比那些不提供照料的同龄人更多地使用雇主提供的服务。他们的压力导致更多的带薪或无薪旷工和/或请假。加拿大的估计成本为 100 亿美元，美国为 336 亿美元（FICCDAT Conference，2011）。这些工人必须在照顾自己的同时给家庭带来经济保障。一些雇主发现，在他们保持财务安全的情况下，为他们提供照顾他人的平衡，可以减少旷工成本并提高留职率（13，FICCDAT Conference，2011）。

以家庭为基础的照料为国家节省了医疗资源，但通常会消耗个人资源。慢性疾病和工人家庭中的失能（父母、配偶、公婆和其他人）是巨大的挑战。为他们提供照料应该是一个得到政府和雇主支持的问题。一些国家正在带头参与，并支持雇主和工人实现这一目标（FICCDAT Conference，2011）。尽管如此，要帮助减少给雇主和工人带来的经济负担，还有很长的路要走。雇主们正在逐渐认识到，这是一个重要的挑战，需要在它耗尽员工的精神和身体稳定性之前加以解决。应将满足照顾者的要求纳入人力资源战略，对工人和雇主都有重要的影响，可以改善生产和节省组织开支。

年长员工的优势

尽管存在挑战，但年长员工具有公认的优势，对雇主及其未来的作用越来越重要。一些雇主可能仍然认为年长员工比年轻的员工更缺乏灵活性，适应能力更差。态度和想法难以被影响，雇主可能会认为这是一种挑战，或者是工作中不同年龄层之间可能存在的紧张关系的来源。另一方面，成熟员工对工作感到非常自豪、传授经验、尊重权威、遵守工作场所的规章制度，雇主明白了可以从这些中获益。此外，团队合作、忠诚、奉献、服务和对组织的真诚尊重，无疑都是这个年龄段带来的好处。正如许多雇主最终看到的"神话被揭穿"一样，生产力和适应性可能不会随着年龄的增长而下降，年长员工可能比年轻的同事更有生产力（Crawford et al.，2016；Munnell，Sass，& Soto，2006；The Mature Worker，2008）。他们学习平衡他们的功能性能力，以保持竞争力（Abraham & Hansson，1995 年），雇主描述的其他优势包括更可靠、自我超越、经验、成熟、职业道德、为年轻一代提供指导的机会、高工作投入、较低的人员流动和较高的生产率、较高的承诺水平和稳重老成（Employment Ontario，2009；Wright，2006；Bureau of Labour Statistics，2015）。事实上，人们普遍认为，阅历可以促进更高的忠诚度和内部运营的稳定性，并为年轻一代提供许多指导机会。年长员工的两面性——挑战和优势——是很难比较的，因为它们同时呈现出数量和质量上的变量，这些变量在不同的组织中是不同的，有时甚至在组织内部，这使得创建平衡的对话变得更加困难。然而，这些员工的需求应该是所有讨论的重点，重点是突出他们的积极特征，并考虑如何减少工作场所的负面影响（Guzzo，2014）。说到底，留住年长员工可能会成为很多行业的成功之道。例如，对于一些以服务为基础的行业，他们会迎合同龄人的需求，反映所在社区的年龄多样性（Roper，2016）。对于大多数雇主来说，在工作中支持年长员工也是一个经济上合理的决定，而且，对于员工来说，工作是一个公认幸福因素，从长期来看，它将提供更好的心理和身体健康，并提高他们的生活质量（Collins & Casey，2017）。

健康计划、健康老龄化及安享晚年

可以看到，即使是朋友和家人，当一个人不再从事某项特定的活动时，他们的节奏会发生变化，继续从事某项活动（即使不工作）的可能性也会降低。其中一个中断的连续体，导致年长员工失去他们的惯性（Magnavita，2017）。从某种程度上说，工作具有治疗作用，可以逆转失业或长期病假造成的后果。总的来说，工作有益于健康（Hobson，2007）。我们看到个人满足感是年长员工——而不是老年人——找工作的主要原因之一（Nakai，Chang，Snell，& kinger，2010）。尽管如此，在 55~58 岁的工人中，最常被引用的不工作的原因是失能；然后，退休成为 61 岁不工作的主要原因。

重要的问题是"如何支持健康老龄化，减少失能事件？"自 20 世纪 80 年代中期以来，Rowe 和 Kahn（2015 年）提出的麦克阿瑟模型描述了成功老龄化的模式，将重点从由疾病和衰退组成的时期转变为强调三个要素：降低风险相关疾病和失能，保持较高的心理和生理功能，并拥有持续的参与性生活（包括社会和生产力方面；有偿活动与否）。从那时起，这一概念被世界各地的许多组织[世界卫生组织（World Health Organization，WHO）、联合国、经济合作与发展组织、欧洲委员会]（WHO，2002 年）接受和建议。健康老龄化被描述为"随着人们年龄的增长，充分利用机会，优化健康、参与和安全以提高生活质量的过程"（Schalk et al.，2010）。各组织、作者和政策制定者已经创造了一些概念，这些概念可以并行使用——有时也可以互换使用——比如积极老龄化、健康老龄化、成功老龄化和生产性老龄化。所有这些都是针对增强老年人保持福祉、参与和功能的陈述，并强调通过工作、提供照料和/或志愿服务为社会作出贡献的重要性（Magnavita，2017；Pruchno & Carr，2017）。这又是一个鼓励劳动者在晚年保持活跃和养老的概念（Crawford，Graveling，Cowie，& Dixon，2010）。

雇主们把福利和健康计划作为所有其他旨在支持年长员工的项目的基础。哈佛大学的一项分析发现，雇主在健康项目上每花费 1 美元，可以减少 3.27 美元的医疗费用，减少 2.73 美元的缺勤费用（Marsh & McLennan，2014）。尽管如此，针对年长员工的健康计划不能避免这个（或任何）年龄段的工人在工作中可能出现一定的管理缺失或使人不舒服的情况。只有当它们成为雇主全面战略的一部分时，积极的老年计划才会成功。带有这种策略的计划，本质上是多向的，被认为是最佳实践。许多计划是雇主健康和安全部门整体预防战略的一个组成部分。这些与年长员工有关的方案的新内容包括提供自我管理的技能和其他基于知识的选择，提供如何浏览卫生系统的工具，以及如何从他们的医生和专家、综合医学和支持健康建议中找到适当的护理的不同选择，以辨别非处方药（over-the-counter，OTC）的替代方案。

有人建议,年长员工可以从支持团体中受益,就像其他同龄人团体一样,这些团体可以分享和获得应对策略经验,以及影响工作政策的可见度(Milligan,2014)。当然,这增加了他们的社交网络,并提供了一种归属感和社区感,否则,在一个大型组织中,可能找不到这种感觉。这可以作为改善工人福利的保护性因素。雇主可能有不同的理由来支持年长员工、人权、公平和成本效益策略,或者因为他们想利用年长员工的经验和一致性作为组织的关键部分(Barnes et al.,2009)。在健康促进和教育方面进行投资的雇主认为,与工作相关的好处是提高了出勤率、工作表现和减少了工伤。一个方案的成功与否与它所针对的工人群体的信息关联度有关。更多样化的方案将惠及更多的工人。此外,这些计划需要明确的指标和结果的测量,以便有可能进一步重新规划、调整或验证。

无论哪种方案,总会有一批劳动者不遵守。健康需要终生积极地工作,而不仅仅是随着衰老的到来。要想过上健康、长寿、经济上有保障的生活,需要工作和自律,而有些人不会接受经证实的科学。有些年长员工会利用这些计划来提高自己的技能,过上更好的生活,有些则不会。找到资源并利用它们有助于解释为什么一些工人在上了年纪之前都有很强的能力胜任工作(Adapting to an aging work force,2014;Damman,2016)。

工作是一个人的社会网络的基本组成部分,"社会支持是健康的决定因素"(Chappell & Funk,2011),随着年长员工数量的增加,他们对工作和社区的影响也会越来越大。积极老龄化项目是基础,应该得到所有人的支持。正如老话所说,"举全村之力"将不再适用只是谈论"一个孩子"的需要,对于年长员工的成功,整个组织的支持是必要的。

工作需求

对于一个心态积极老龄化的员工来说,参与生产活动是很重要的。工作条件将决定对于年长员工是否可行,这将成为雇主的一个核心概念。

根据国际劳工组织(International Labour Organization,ILO)的定义,工作条件的范围从工作时间(时间表、工作时间和休息时间)到报酬、身体条件和工作中的精神需求。对于年长员工来说,工作对体力需求的增加是工作寿命缩短的一个标志(Gommans et al.,2016)。具有良好工作条件的高质量工作将对年长员工的健康产生积极影响,并提供保护作用。或者,一份低质量的工作可能会导致健康状况的下降和/或年龄效应的扩大(工作质量是根据工作结果、技能、工作内容、控制、安全、努力和奖励之间的平衡;Welsh,Strazdins,Charlesworth,Kulik,& Butterworth,2016)。为了将其转化为雇主的预防和管理策略,最好的方法是使用工作能力指数,该指数由芬兰的一个研究小组在90年代中期创建,是一个以证据为基础的概念,并被定义为人力资源和工作需求之间的平衡(Tuomi,Huuhtanen、Nykyri & Ilmarinen,2001)。该指数包含四个维度,按照影响程度来定义工作能力:工作需求和环境(物理组成部分)、工作组织和工作社区(工作中的关系;清晰的角色;控制、不满和知识的使用)、专业能力(工作能力、再培训和影响力)、生活方式(健康和健身)。这些维度可以用来改善对年长员工的支持,其中影响最大的是工作需求。关键是要提供与员工能力相平衡的工作职责,确定那些可能对年长员工来说不可持续的职责和任务,并提供改变的方向。年长员工尤其受到轮班工作和体力劳动的挑战。

工作中的人体工程学

年长员工的身体支撑着他们一生的工作。他们中的一些人已经工作了40或50多年。

在他们职业生涯的开始,他们可能没有我们现在所拥有的机械化或人体工程学支持的优势,而且他们中的许多人可能有很高的累积暴露,这可能是改善健康的一个障碍。让职责变得不那么繁重、降低工作的潜在风险、提供对他们来说更容易的岗位的行动,是雇主们普遍采用的相关策略(Crawford et al.,2016)。我们现在知道,视力、听力、体力和耐力的下降、认知因素和疲劳都可以通过符合人体工程学的环境设计和改变来降低明显的风险,改善职责和职能之间的关系。最好的做法是建立一个定期的正式流程,检测特定工作职责的人体工程学差异,并评估其对年长员工的影响,从而提出缓解和控制的建议。雇主已经在使用的做法(但重要的是要看到他们的改进,以及更广泛地使用)包括检查照明、温度、噪声和振动,使用支持性技术,如起重设备,减少重复和多任务,提高自动化,增加决策时间,提供工作任务的轮换,审查高度,以及工作面的保护屏障。工作场所温度的变化,增加的通风,方便饮水和洗澡,增加休息的频率,增加字体的大小,拥有更明亮的颜色也能让工作日变得更轻松(BMA,2016)。此外,穿合适的鞋也很重要,因为 65 岁或 65 岁以上的人有三分之一会滑倒或摔倒,可能会有严重的并发症。增加相应的教育和培训以增加这些变化的使用将提供最大的效益(Alberta. Ministry of Labour,2016;Čiutienė & Railaitė,2015;Enos,2009;Marsh & McLennan,2014)。

薪酬策略和积累的知识有助于年长员工在工作中获得令人满意的业绩,使他们可能有一定程度的认知能力下降。从事更复杂的智力活动的工作将有助于员工保持更好的逻辑和解决问题的能力(Loretto & White,2006)。然而,老年员工的过度压力、任务繁重和长期压力是一个风险因素。在需要进行认知评估的情况下,多伦多的工作需求分析工具是一个非常好的工具。这是在 1998 年 7 个城市合并后由人体工程学专家重新设计的工具,包括一个心理/认知需求评级系统,有助于识别潜在的危险因素。对雇主来说,该工具简单易行(多伦多:城市多伦多,2003)。

对有些人来说,使用这些类型的评估工具来确保年长员工在其能力范围内工作是一种安全的做法。

轮班工作

社交媒体质疑睡眠不足危害是否如同吸烟,过去几年的许多研究支持了这一观点,这些研究表明轮班工作可能对健康产生有害影响。进行轮班工作超过 10 年的积累会损害认知(Marquie,Tucker,Folkard,Gentil,& Ansiau,2014)。雇主们越来越意识到这一点,也意识到年长员工在轮班模式和工作时长方面的脆弱性。人们普遍认为,超过 8 小时的轮班对年长员工是有害的。研究者建议限制或避免夜班,如果可能的话,采用正班轮换(白班、晚班、夜班)、慢班轮换(天数为 6 周,然后倒班)与快班轮换(2 天 2 夜,3 天休息,重复),减少工作量,缩短工作时间,增加休息时间,每 2 年进行一次健康检查,并在睡眠、饮食、压力管理和非工作活动方面提供咨询支持(Alberta. Ministry of Labour,2016;BMA,2016;Bohle,Pitts,& Quinlan,2010;Costa,2005;Costa,Sartori,& Åkerstedt,2009)。

轮班工作对健康的影响似乎更多地与轮班工作的年数有关,而不是与工人本身有关。年长员工在早班比夜班的工作表现更好,并且在长时间的轮班后需要更长的恢复时间(12 小时)(BMA,2016)。对于那些每周 7 天每天 24 小时轮班工作的行业(如医院和其他酒店业务雇主)来说,大面积的改变是不可能的。提供 12 小时轮班的选择既困难又不划算,尤其是对医疗雇主而言。出于这个原因,人们注意到医疗行业并不像我们想象的那样健康(Barnes et al.,2009)。例如,对导致护士提前退休的因素进行的研究证实了工作量和轮岗的影响(Blakeley & Ribeiro,2008)。使他们能够延长工作时间的保护性因素:能够选择自己的工作时间,以及有一份较轻松和压力较小的工作。

雇主们尝试了不同的策略,以帮助留住轮班制组织中的年长员工。例如,奥地利制造商 Polyfelt geo-syn(Barnett,2008)增加了轮换组的数量,以便让一个组有时间参加"健康促进周",并接受自我管理方法(健身、饮食、睡眠、压力管理)的教育。这样一来,工人们的生活得到了改善,也减少了这个雇主的缺勤率。一般来说,睡眠教育是必要的,即使雇主没有夜班,因为年长员工的睡眠不好会产生与年龄相关的认知退化(Altena,Ramautar,Van Der Werf,& Van Someren,2010)。然而,不同的行业部门仍然需要轮班工作,在尝试新的策略和改变轮班方面还有很长的路要走。希望这些改变和充分的支持能够降低老年工作者的健康风险。

工作辅导

辅导为员工提供了一个重新构思的契机,也为他们提供了一个把个人和工作问题摆到桌面上的安全地方。有效的决策应该很容易,但对于一个不堪重负的员工来说,就不那么容易了。在当今这个拥有大量公共信息的世界里,员工所面临的选择可能会难以理解,决策可能不明确或被误导。为了引导积极的健康行为改变,包括改善睡眠问题,辅导已经显示出积极的结果。工人们可以提高他们继续工作的能力,或者为退休做准备,同时实现个人目标,缓解工作和个人生活的衔接。对于一些工作者来说,即使知道健康生活的目标是什么,他们可能不知道如何实现自己的目标;辅导可以提供这些支持(Adapting to an aging workforce,2014; CDC,2016)。这样的辅导可以让工作中的团队在提供同事支持时有更高的反应能力。压力和抑郁是紧密相连的;高压力的工作有更高的患病风险,但是,如果有同事和上司的支持,益处比我们想象的要重要得多。一项关于工作压力和出勤的研究表明,如果同事和上司都支持,那么两种情况(压力和出勤)都可以得到改善。当仅由主管提供支持时,只有工作压力得到改善,而出勤率没有改变。这突出了同事支持的力量(Taylor & Walker,1998)。

在工作中进行辅导还可以通过提高应对技能和建立有效工作的功能性支持团队来影响如何实现对年长员工的支持。对于解决五代人一起工作的现象,辅导也可以解决可能会引发一些代际间的冲突。这些情况可以成为跨代辅导关系的积极来源(Roper,2016),年长员工指导年轻的员工,反之亦然。对于那些难以接受老龄化,过于担心同事和组织如何看待他们,不能跟上技术,并正在努力平衡自己的内部资源的人(Ng & Law,2014),辅导服务可以提供安全的地方让其进行交流对话(提高他们利用自己的优势取得成功的能力),并制定策略,专注于自己的优势以获得成功。

工作适应措施

为年老的工人提供工作适应措施以增加员工保留率的重要性怎么强调都不过分。雇主目前的行动(或缺乏行动)导致 57% 的年长员工在 62 岁之前离开工作环境,另有 17% 的人不得不过渡到其他职业以维持就业(Collins & Casey,2017)。一些工人决定转行或退休,理由是体力下降、适应力下降、或某一兴趣的改变或丧失。然而,更多的年长员工(希望继续工作的人)将需要雇主的帮助。那些看重年长、更有经验的员工的雇主,将乐于为员工提供持续的发展和工作适应措施,反过来,通过成功地维持稳定的劳动力来获得回报。那些只看到年长员工价值下降的雇主,会专注于使用提前退休的策略将这些员工从劳动力中移除(Zacher,Kooij,& Beier,2018)。这些雇主的组织文化可以用术语"折旧与保守模式"来形容。不幸的是,根据 Van Dalen、Henkens 和 Wang(2014)2015 年的数据,这种策略——由于认为价值下降而将老年工人移除的策略——似乎仍然在欧盟雇主中占主导地位。

根据工作职责的性质,雇主收到正式适应措施要求的频率有所增加。其中一个主要原因是,来自需要长期体力劳动的行业和/或产业的工人往往更难找到符合他们身体需求的工作,因为他们与行业相关的技能不容易转移到其他行业偏向久坐不动性质的工作(Collins & Casey,2017)。通常,当这种情况发生在雇主的流程中,雇主、政府或保险公司将为工人提供支持、适应措施,如果需要,还将提供培训以获得所需的新技能。较大的组织可能具有多个站点和不同的工作岗位的优势,而规模较小的组织可能没有这样的优势。因此,后者在为工人提供适应性措施方面无法提供同样的灵活性。尽管立法对于所有的组织来说都是通用的,但正如前面提到的,有一些规定是支持小雇主的。例如,《美国失能人法》(AmericAns with Disabilities Act,ADA)的部分条款对雇用人数少于 15 人的企业有有限的豁免(Job Accommodation Network,n. d.)。

性别对某些行业可能也很重要,因为与女性主导的行业相比,男性主导的行业(金属机械、交通)提供与年龄相关的适应措施的可能性要小得多,而女性主导的行业提供年龄适应措施的可能性更大(Barneset al.,2009)。

就非正式就业或其他形式的就业(散工、临时工、兼职)而言,拥有或获得一份能够提供齐全的适应措施的工作的可能性并不常见。出于这个原因,提前退休的员工中有 42% 认为失能是他们做出决定的驱动因素。在 55 岁以上的人群中,13% 的人因为失能而没有工作,这是导致失业的最常见原因(Collins & Casey,2017)。2015 年对比利时私营部门 2 133 名经理的调查发现,17% 的人使用了适应改良措施来适应年长员工健康要求(Verbrugghe,Kuipers,Vriesacker,Peeters,& Mortelmans,2016)。

适应措施的基本准则

工作适应措施和调整是雇主用来通过提高技能和/或改变工作条件,允许不受歧视地获得工作机会的一种工具,从而增加了在符合工作要求和工作能力的新职位或改进后的职位上获得成功的可能性。

尽管根据不同的歧视理由可以提供适应措施,但最常见的原因是身体或精神受限。重要的是要理解,适应措施的存在是为了消除歧视性障碍,而不是为工人提供优先权。如果有不适当的困难,就不需要提供适应措施(如果所要求的适应措施是不合理的,无论是从成本还是从业务要求来看,或者对雇主造成了不成比例的负担或障碍,雇主都可以获得这种豁免)。同样,如果不符合真正的职业要求(工作岗位的核心要求,对工人有效和安全地开展工作至关重要),就不能提供适应措施。适应措施是由人权机构或组织设立的,专门为保护人们的权利提供框架。以美国为例,遵循 1990 年的《美国失能人法》,为工人和雇主提供信息和支持。他们没有失能的医疗疾病清单;所有的决定都是基于员工的工作能力。同样,对于年长员工也没有具体的规定。此外,《加拿大人权法案》(R. S. C. ,1985,c. H-6)和欧洲委员会(根据《联合国失能人权利公约》)都通过了具体的策略、委员会和教育机构来提供相同的背景或支助。

对雇主来说,工作调整或适应措施是基于正式的流程,通常在集体协议内进行。这对于大型雇主来说是一个事实，不管它们是不是私营企业。有些雇主的流程更依赖于员工提交的请求。Barnes等（2009）发现，很明显有不止一种方法可以帮助接受这种灵活的工作，因为与医疗相关的请求数量相比，与年龄相关的适应措施的请求数量是最少的。一般来说，雇主的答复可以分为3种：在非常特殊且少数的情况下批准，在认为是适当的情况下批准（通常是基于个人诉求的客观性或明显的主观性——不恰当的请求通常被拒绝），最后一种则给雇主留下了一个非常充足的接受标准的范围（从商业案例到家长制），并发现许多不同的动机是有效的（Barnes et al.，2009）。这些适应措施可以在临时或永久状态下提供：临时性的，以提供更多的时间来帮助一个漫长的恢复计划，或永久性的，以改变具体的职责或工作任务。它们解决了特定的局限和限制。但是，我们必须认识到，55岁以上的人口中有一半以上患有慢性病，一些研究人员认为"在发达国家，老龄化是人类疾病最重要的风险因素"（Martin-Matthews，2011）。随着时间的推移，这些慢性疾病成为增加了出勤、旷工和失能的风险的一个因素，这在体力密集型产业中更为明显。随着年龄的增长，人们无法在同一水平上应对这些问题，加上工作对身体的累积作用，这些因素可能会耗尽他们的能力。这一事实的证据在研究蓝领和白领之间的差异时得到了凸显，Barnes等（2009）发现同样程度的疾病的表现有20年的差距。在小型机构中，适应措施更加困难，因为很少有机会来调整职责或任务，此外，一些小雇主对他们所负责的尽职调查并不了解（Barnes et al.，2009）。尽管如此，在小型或大型组织中，我们看到非正式的适应措施是高度依赖于主管级别，而不是雇主的政策，它们因组织的规模和工作职责的不同而不同。"自适应"是另一种非正式的适应措施方式。当年老或生病的员工找到继续工作的方法，以一种（通常是微妙的）方式改变自己的职责，这种改变对工作场所的影响很小，甚至没有影响。通常不会有正式的要求或流程来改变这些职责，他们会被直接主管默默接受。只有当流程或工作场所发生变化，或者直接上司离职，而下一位上司发现情况不合适时，这些问题才会出现。

适应措施会产生冲突。如果只提供给年长员工选择权，在员工之间会产生冲突，那么一个可能的解决方案是将提供给所有员工的选项标准化，而不考虑年龄。该过程的重要部分将按标准列出，而没有具体的年龄范围（维多利亚州服务管理局，2008年）。适应措施应该基于对所有相关方的"双赢"的情况，并且，当他们被提供时，雇主期望工人将负责任，并尽其所能积极工作，使他们的适应措施获得成功（富有成效）的结果。

家庭适应措施

对于有家庭义务而妨碍上班的工人，有一些适应措施可以帮助他们。一些国家，如加拿大，在人权方面规定了对这批工人的支持。这不是一个"一刀切"的解决方案，而是向雇员提供一份问题清单，其中包括与接受照顾者的关系、所需照顾的具体内容、恢复的时间、由工人提供照顾的理由、为什么这是一项义务而不是一种选择、是否有其他替代办法、已经尝试过哪些其他努力，以及需要雇主提供哪些具体适应措施（Canadian Human Rights Commission，2014）。这些规定可能非常狭窄，而且通常很难提供适应措施，因为它们通常是针对极端情况的。这方面的挑战在于那些不符合所有先决条件和没有提供适应措施的工人，即使他们仍然有这种需要或坚信他们有这种需要。雇主们可以看到其他类型的适应措施对缺勤的影响，而不是家庭适应措施带来的影响。如果对这些情况实施更多的灵活性策略，给予进一步的支持，可能会产生积极的、大于预期的"涟漪"效应。随着这些情况在我们的社会中越来越常见，需要更多包括政府在内的研究来支持这些照顾者的情况。

工会

自战后以来，工会一直在与年龄歧视作斗争。他们注重采取直接和间接措施来减少年龄歧视：从年龄限制等明显的歧视表现到提供提前退休等不太明显的形式。这种压力（加上削减一些年长员工可能福利）使得工人更有可能退休（Banerjee &Blau，2016）。对工会来说，改变模式，支持年长员工继续工作，即使到了退休年龄也不退休，是一个新的篇章。虽然还不普遍，但一些工会开始呼吁雇主和政府改变协助老年人寻找工作的方式（Binstock，2010）。这是朝着正确方向迈出的一步。如果有时雇主似乎没有明确的途径，那么工会对这个问题的态度可能就不那么明确了。那些致力于提高工资、增加福利、改善工作条件的工会，现在必须开始倡导增加工作灵活性。这不是一项容易的任务，因为集体协议往往是同质化的，在这种情况下，个人需要屈从于集体需要。对于同一雇主内不同类型的工人和工作部门来说，灵活性需求是不同的。在工会游说员工在工作场所灵活变通的效率方面，工会的规模并不像它支持该倡议的热情那样重要（也是一个不太可靠的指标）。因此，很明显，即使是最小的工会也可以成功地游说增加工作场所的灵活性（Berg，Kossek，Misra，& Belman，2014）。例如，卫生部门的一组工会已同意与雇主共同努力支持适应措施进程。因此，工会发现，在加拿大 BC 省的失能管理项目中，出现的结果各不相同，且没有一个在全省医疗保健雇主中的标准。这引发了"强化失能管理计划"（Enhanced Disability Management Program，EDMP）的发展，这是一个以员工为中心的、积极主动的、定制化的失能管理计划，为患有职业性和非职业性疾病和伤害的员工提供服务。它包括适应措施，并涵盖"在工作中艰苦前行"要考虑的问题。这是一个成功的经验，改进了对参与工人的现有支持（HEABC，n. d.）。资历也是许多工会组织的一个重要话题。集体协议中现有的（而且相当严格的）资历规则将如何影响支持年龄管理的方式仍有待确定（Inder & Bryson，2007）。

人力资源和管理支持

对于雇主来说，年长员工既是挑战，也是大好机会。人力资源部门和顾问可能会使组织意识到年龄的差异，不带成见地看待年长员工。人力资源领导的交流有时很难进行，因为他们可能会引起相反的反应，被视为年龄歧视，产生抵制而不参与。理想情况是，这些谈话应该引起积极参与，但雇主仍可以拥有惩罚性的程序（比如迫使工人选择退休，而不是提供支持或评估需要的适应措施，或在工人请病假时不支付第一天或最初几天的费用）。在特定组织中关于年龄障碍的初步交流，包括讨论如何减少或消除这些障碍，已经被证明是一个很好的起点。雇主们已经认识到有必要努力制定策略，以促进老年工人的参与，只有一些雇主在这些讨论中采取行动。一项对雇主的调查显示，80% 的雇主支持 65 岁以上的员工，但只有 39% 的雇主允许员工轮班，只有 31% 的雇主允许员工从全职转为兼职（Collins & Casey，2017）。

2002 年一项关于年长员工和集体协议的研究（Fourzly，2002）发现以下问题对工会和雇主都很重要：
- 在确定灵活性和工作时间安排时，考虑特殊因素。
- 关于请假的规定，允许临时休息的时间。
- 教育和培训的规定——这些是针对所有工人的。
- 认识到资历权利（这是全组织范围内的，而不是全部门范围内的）更适合年长员工，因为他们允许更多的横向活动,而不是纵向活动。

- 支持就业公平和不歧视年长员工的条款。
- 支持从工作过渡到退休的规定。

为政府机构工作的人力资源与为私人公司工作的人力资源对所观察到的老龄化趋势的反应有所不同。例如,2017 年在美国,对雇主的抽样调查显示,50% 的雇主没有为年长员工做准备,而其他 50% [73%(政府)和 46%(私营)]已经开始为应对劳动力老龄化趋势做准备(Boot et al.,2015;Collins & Casey,2017)。在这个样本中还可以清楚地看到,有一些政府组织认识到并彻底遵守了与《美国失能人法》和《就业中的年龄歧视法》相关的职责(Brown,2017;Collins & Casey,2017;Roper,2016)。

这种准备和计划上的滞后应该促使我们重新审视(特别是在大型组织中,长时间的职业生涯很常见,而且我们可能会发现员工在 25 岁左右开始工作,可能会工作到超过 65 岁)。工作时间跨度超过 40 年的工人,可能已经从一个非常耗费体力的工作变成了一个完全不耗费体力的工作。员工如何在组织内调动的问题应该以增加所有相关人员的利益为目标,慎重考虑。当人力资源和管理人员界定新政策或新技术对年长员工的影响时,应寻求各种选项,例如能力和技能的调整。职业生涯中期的"考虑时刻"是一个最佳实践过程,可以包括在横向或替代职位上改变路径或兴趣。与此同时,组织应该清楚地知道它们希望或需要保留的关键角色在哪里或哪些是关键角色,以及这些交流如何保证其连续性。通过这种方式,组织可以改进随后几年的工作,为这些工人提供更协调的属性,并为组织提供更合适的角色(Manpower,2007)。

像前面所说的那些做法,可能会改变目前一些职业中期工作者渴望到 65 岁退休的想法,并鼓励他们留在工作岗位上,延长职业生涯。这样的改变可以防止那些工人留在那些不适合他们的岗位上,或者承受更大的压力和不适而不是成功,否则他们就会提前退休。现在,有了这些职业生涯中期的交流,可以为他们提供一个更长的工作-生活持续时间的机会。此外,成功的工人在其职业生涯中通常会晋升到主管职位(垂直移动),但这些类型的职位可能伴随着压力,对于一个原本稳定的老年工人来说,慢性病可能是一个负面的触发因素。雇主可以促进横向或水平移动的正常化,作为寻求较小压力的成熟的工人潜在成功和有效的选择。

所有的员工(尤其是年长员工)都应该在工作中有透明的、基于公平和正义的流程或策略。为年长员工提供更好的组织公正(Ybema,Van der Meer,& Leijten,2016),同时赋予他们权力,增加他们对工作的控制,使他们更容易管理工作需求和解决工作相关的问题。这将有助于减少"职业倦怠",并在整个工作生涯中促进选择转向其他职业道路,当退休时,将为员工提供一个优雅的过渡机会(Stynen,Jansen,& Kant,2017)。

年长员工对雇主构成了挑战,但预计这一群体将继续增长。雇主们还没有掌握年长员工所带来的挑战,也没有充分利用他们所能带来的好处。一些行业走在了其他行业的前面,但所有行业都必须拿出策略来提高年长员工的工作年限,并排除可能造成工作障碍的任何态度。最重要的是,许多这些策略不仅对年长员工有益,对所有年龄段的员工都有益,因为这些变化必须尽早在各代人中主动解决(Barnett,2008)。雇主可能会发现对一些年长员工进行绩效管理很困难,在大多数情况下,并不是因为年龄大,而是因为曾经出现过绩效问题,而这些问题与其他积极的生产特征是平衡的,一旦工人年龄大了,这些特征可能就不存在了(案例研究,2014)。然而,这并不是说要有一个简单的方法,或者允许表现不佳,或者对安全问题置之不理。这是关于包容、公平和支持,但也是生产力和安全工作(詹姆斯等人,2015;阿尔伯塔省。劳工部,2016 年)。教育和培训应该是解决方案的一部分,而不仅仅是用糟糕的表现换取一个退休的请求(Barnes et al.,2009)。

研究人员发现,一个人的表现是一生的特征。它可以比喻为一种寻求稳定的稳态平衡,当年龄或疾病破坏了这种平衡时,一个人会试图寻找其他技能(或替代工具)来弥补,并继续保持同样的表现水平。有时这是不现实的,或不令人满意或耗尽了雇主或工人可能拥有的所有资源。一个非常常见和困难的问题是如何区分表现和医疗需求。现在,这将有一个新的因素:年龄带来的衰退。这可能会增加我们在评估和促进持续绩效水平时已经存在的灰色区域,因此,雇主界定组织将如何管理年龄相关衰退是至关重要的。人力资源部门应带头确定价值观、使命和新的做法或政策,以及规划和执行,并寻求所有各方(包括雇主代表、工人和工会)的早期承诺。他们应该为员工评估提供方向,以及随之而来的年龄意识教育和培训,以便为沟通设定一个尊重的基调。最后,对变化的定期监测、评价和评估创造了一个动态的过程,因为下一代年长员工将不会具有与当前员工相同的特征。

灵活性及其好处

在欧洲,一组公司总共雇用了 340 多万名员工,84% 的雇主认识到需要在灵活性方面做出改变,以留住年长员工(BMA,2016)。然而,工人们可能不会要求这些改变,因为他们认为自己没有权利要求这些改变。另一个减少灵活机会的假设是,一些雇主认为年长员工想要尽可能多地工作,以便在退休前赚尽可能多的钱(Barnes et al.,2009)。美国一项针对雇主的调查(2017 年第 17 届年度调查)显示,略多于三分之一的雇主提供灵活的轮班,不到三分之一的雇主提供兼职工作,不到四分之一的雇主让他们换一个压力较小或要求较低的职位。这进一步证实,有很多机会可以正式增加更多的弹性工作给可能需要的工人。当然,这种灵活性也可以延伸到其他员工群体,促进积极的工作文化(Barnes et al.,2009;Costa 等人,2009)。例如,"桥梁工作"是一种提供退休后活动的好方法,同时也为雇主解决工人短缺的问题提供了一种方法(Chmiel et al.,2017)。在有能力找到兼职工作的国家,劳动力供应更高,这对雇主和工人都有好处(Been & Van Vliet,2017)。这些兼职工人可以促进指导年轻的同行,组织内知识管理(知识转换和保留)的选择(Čiutienė & Railaitė,2015)。"混合工作"是一种灵活的选择,包括地点灵活性和时间灵活性。它需要高水平的通信、连接管理,并精通所需的硬件和软件。在一个日益科技化的社会中,55~59 岁和 60~64 岁受过高等教育的年龄层(知识型或白领型)的劳动力参与率正在上升,而且能够继续工作的比例高于蓝领。对他们来说,这是一个很好的可能性,让他们能够留在工作岗位上,并发挥其生产力。对任何工人来说,它的缺点可能是私人生活和工作之间缺乏界限的划分,而对所有人来说,优势是获得舒适、自主,当然还有灵活性的前景(Damman,2016;Laun,2017)。表 15.3 列出了提供灵活性的不同可能性。

随着年龄的增长,自主创业越来越普遍,从 16~55 岁的 6.4% 增长到 65 岁以上的 15.5%。这是对年长员工工作情况的一种回应,因为老年劳动者的工作环境可能会呈现出不完全令人满意、不那么有趣、不那么具有挑战性、不符合他们的期望或报酬率较低的情况。自主创业比其他形式的晚年工作提供了更高的满意度,一些工人保留了与以前的雇主的关系——只是身份发生了变化,他们可以提供项目制工作,覆盖假期和节假日期间,提供咨询,或成为独立的承包商(Čiutienė & Railaitė,2015;Collins & Casey,2017;Inder & Bryson,2007)。退休的必然性正在改变,它应该被视为一个过程,而不是目的地。自主创业、未退休、返聘、灵活的过渡性工作,这些都改变了传统的工作结构,越来越多的雇主意识到了这一点,但很少有

表 15.3　提供工作灵活性的不同可能性

工作场所	工作时间	工作排程	职业生涯
调整工作时间和工作排程 远程办公：在家办公或者多点办公 雪鸟计划	放松：兼职、混合工作或减少工作量的另一种说法 定期放假或休假 缩短周工作日 工作分担 根据季节调整位置 每天安排工作、休闲时间	压缩工作时间 轮班制（全天制，半天制） 个性化日程排程 补偿时间 每年按小时安排工作（按段划分全年工作时间，以便有较长的休息时间）	长时间休假会降低你的责任 职业生涯辅导 横向借调（如成为健康和安全委员会的代表） 再培训 使工作适应工人的需要 横向移动 分阶段退休

Barnes et al., 2009；BMA, 2016；Carstensen, 2014；Čiutienė & Railaitė, 2015；Eyster et al., 2008；FICCDAT Conference, 2011；Inder & Bryson, 2007；Kuenen et al., 2011；Tishman, Van Looy, & Bruyère, 2012

人采取行动充分利用这些变化。这段过渡时期的可能性应该成为年度工作表现评估的一部分，以留出时间、合并、规划，并与经理和雇主进行协调。

传统的雇主福利计划对许多这样的安排来说都是一种阻碍，无论是对需要全额工资以继续为退休储蓄的工人，还是对雇主，因为支付两个福利计划来填补一个全职职位可能没有吸引力。雇主、政府和研究人员都在质疑薪酬结构应该如何改变，或者如何根据这些灵活的情况按比例分配薪酬。一些已经探讨过的想法是附加在工作表现和工作时间上，如工资的基数和奖金，以及保险方案或医疗福利的增加或改变（纽约州帕里）。管理不同的薪酬和福利差异的困难降低了将其中一些选择正式化的动机。也许这就是为什么在 2004 年，美国劳工统计局（Bureau of Labor Statistics）报告说，虽然有超过 25% 的劳动者拥有灵活的工作时间，但只有 10% 是正式项目的部分原因。

如表 15.3 和表 15.4 所示，许多组织已朝着正确的方向采取了步骤。表中列出了各组织采取的一些最相关的策略。特别值得一提的是 CVS 药店的美国"雪鸟"计划，该计划允许员工在一年中部分时间更换工作地点，还有 AT&T 公司，那里大约 30% 的管理人员是完全"虚拟"的。在加拿大，贝尔公司允许员工互换工作岗位，海岸山巴士公司（Coast Mountain Bus）重新聘用退休员工，以更灵活的时间安排驾驶小型社区巴士。来自荷兰的 Achmea 提供培训和员工 45 岁后的职业发展，并提供带薪假期学习。

表 15.4　不同公司提供的灵活性类型

提供的灵活性类型	工作场所	工作时间	工作排程	职业生涯
美国大众汽车公司	√	√		
李氏纪念医疗系统	√	√	√	√
雅培（美国、欧盟、日本）		√		
陶氏化学公司				√
美国电话电报公司	√			

续表

提供的灵活性类型	工作场所	工作时间	工作排程	职业生涯
兰开斯特实验室		√		
CVS 药店	√			
万豪国际			√	
中央浸信会医院				√
主教法冠公司				√
贝尔(加拿大)				√
德勤咨询				√
麻省理工学院		√		√
宝丽来		√		
海岸山巴士(加拿大)				√
Achmea(荷兰)				√
英国石油公司				√
第一集团		√		
罗氏公司				√
宝洁公司				√
通用电气				√

Eyster et al.,2008;James et al.,2015;Mitre,2011;Tishman et al.,2012

尽管如此,重新组织雇主设计流程的方式仍有更多的工作要做,以允许越来越多样化的机会。

主要建议和最佳实践

早点开始,要有意识。雇主们可以认真观察国家的劳动力市场,了解如何转化为产业分布和自己的劳动力构成。雇主是否掌握了规划、分析和决策的所有基本信息?雇主的人员结构是什么?工人在用人单位工作之初和退休时的年龄是多少?工人的老龄化进程可能会影响到哪些关键流程、知识转化或生产力?

之后,计划并实施。考虑制定一个短期计划来应对当前的年长员工群体,制定一个长期计划来应对下一代年长员工。这个计划应该吸引年轻工人和中年工人。理想情况下,这些策略应该尽早开始,因为拥有长久的成功工作生活(对工人和雇主而言)和健康老龄化的过程是一个终身的过程(Carstensen,2014)。雇主应该开发资源、定向帮助、支持并提供工具,以改善工人的职业和个人生活(Tuomi et al.,2001)。工人们工作的时间和他们与家人在一起的时间一样多,甚至更多,这是教育和支持的有利形势,从而提高生产和出勤率。其他领域如下:

- 开发专业资源。在需要开发的专业资源中,持续教育是一个中心要素。通过与学校、学院或大学的合作或伙伴关系,通过内部工作促进年轻员工和年长员工之间的双向指导来支持组织现代化后提高核心能力的技术培训(Carstensen,2014)。此外,Crawford 等(2016)

发现,对于年龄较大的群体(对于所有工人)至关重要的是在适当的工效学、工具、材料、工作流程和风险预防方面保持更新的技能和技术教育。

- 改善资源,使其符合人体工程学变化和适应年长员工的需求。这是必需的。需要对关键工作岗位进行工作需求分析(身体和认知),确定哪些工作岗位有可能成为年长员工的挑战。评估潜在的累积效应,包括精神上的和/或身体上的。根据行业的不同,至少有一些工作可能会脱颖而出,并且通常由卫生和安全部门进行协调,对这些功能差距进行评估。工作、任务调整或使用替代工具来减少身体或精神上的压力可能会让年长员工继续保持最佳状态。

- 人力资源需要制定政策来促进这些灵活的策略,并教育组织来支持这些策略。指导对年长员工的支持,并与健康和安全、失能团队和管理人员相结合,是改善工作环境和平衡年长员工的动机、态度和价值的关键(Crawford et al.,2010;Tuomi et al.,2001)。管理者和监督者是改变态度、假设和刻板印象的关键资源。与此同时,他们可能会发现组织中有更高挑战的趋势或工作岗位,可能需要对老龄工作者的功能进行更改。他们的评估将激活预防或减轻的方法,作为调节。管理人员和人力资源部门应准备好应对这些适应调整的增加。随着工作年限的延长,对他们的要求将会越来越普遍,过度重负应该是一个罕见的结果。无论是作为外部资源提供的短期失能保险还是作为一个内部资源,失能等管理团队应该提供保留工作(或恢复),早期恢复工作,工作调整或适应措施(永久或暂时)等方案,来减轻年长员工受伤或疾病后较长的恢复时间的影响。

- 开发个人资源。雇主应提供工具和技能,以促进维持良好的健康和工作能力,因为它们应是工人最重要的单一责任。提高身体活动(锻炼)和生活方式(营养、体重控制和充足的睡眠)的健康促进计划应该从年轻员工开始,并提供积极的老龄化技能和不同个人领域的指导(心理、社会和财务技能)。此外,处于职业生涯中期的人应该为以后的工作生活做计划,包括他们的职业目标。这些项目对于蓝领工人来说特别重要,他们通常是体力活动最少的,尽管这似乎是矛盾的(Bohle et al.,2010;Leopold,2016)。此外,由于年长员工更容易受到压力和倦怠的影响,健康项目为良好的心理健康增加了保护因素和积极因素(如增强适应力和应对技能),增加了健康的生活方式,增加了他们在社会关系中的参与度,包括可以保护年长员工免受压力和孤立的艺术性和娱乐性活动(Bohle et al.,2010)。成功的福利和健康项目是建立在多种干预措施的基础上的。霍布森(2017)为了强调成功所需要的各种要素,他发现提高老年工作者工作参与率的项目至少应该包括以下3个要素中的2个:卫生服务提供、服务协调和工作改进。由于这些服务中有一些是政府提供的,雇主可以与他们合作,扩大向年长员工提供的项目的范围,在改善机会的同时照顾其他人。专业和个人资源结合在年龄管理的概念中,是使工人的技能适应不断变化的能力和健康的动态过程,帮助保持最优功能与生产力(Tuomi et al.,2001)。

- 灵活性。社会、家庭和个人原因可能会对老年工作者产生巨大的影响,因此灵活性是唯一最相关的建议,以允许更好地应对策略、平衡健康、功能和延长工作寿命(Barnes et al.,2009)。灵活性应该是包括一级预防、教育、技能培训、健康和安全支持在内的多组成部分计划的一部分,可以确认护理需求、提供激励、个人成长以及来自领导、人力资源和管理人员的有力支持。有了灵活性,工人可以继续工作,同时有一个积极和健康的生活的额外优势(Alberta. Ministry of Labour,2016;CDC,2016;SHRM,2015)。

- 项目评估。组织应该努力定义自己的标准或最佳实践;组织或行业部门的最佳实践基准和交流；增加对项目实施成功要素的理解；定义关键绩效指标和衡量成功的变量；支持当前的行动方向，或为调整或改变方向提供信息。随着新精准医疗的发展趋势，一个适用于特定组织所有员工的流程规则应是根据个人风险和情况提供个性化的结果，对员工一视同仁。

研究方向

当我们在工作中实施年龄管理策略时，我们如何帮助阐明更好的成功方法？我们能做些什么来支持年长员工？欧洲研究机构在过去 20 年里做了大量的工作，引领了一些试验和计划，将需求和想法与雇主融合在一起，但仍有更多的问题需要回答。从工作组织到与政府和工会的伙伴关系，以下是一些想法和话题，旨在引发研究的兴趣和选择：

- 要求调整工作的人越来越多，甚至有更多的雇主发现很难找到适合做出适应性调整的工作岗位。工作组织（时间表、轮岗和可互换的职位）应该改变吗？以何种程度或方式改变？雇主应该有各种各样的可能性吗？工人和工会怎样才能接受这些可能性呢？特别是对于那些需要 24/7 的服务或劳动力的雇主来说，这将是一个更长远的方向。

- 其他公司，尤其是规模较大的公司，倾向于将员工分包给初级、基本技能职位或临时任务。这些职位不再提供适应措施，从而降低了雇主为需要更多基本职责或高度灵活性的工人寻找工作的能力。由于找不到合适的工作，工人可能会处于失能状态，这意味着保险或工人补偿委员会的保险费会增加。比较将这些工作岗位分包出去，与保留这些岗位以提供适应措施的做法，可以提供不同的做法，使工人和雇主都能受益。对于雇主来说，另一个常见的挑战是，通常情况下，适应措施是基于有症状的、确定的疾病/慢性疾病。一系列的"预防性"适应措施是必要的，目的是在员工需要更换工作之前为他们提供工作机会，以避免当前状况带来的疲惫或并发症。如何评估和分配它们？如何根据功能性客观失能重新制定规则？对福利和成本以及如何管理这些过程的进一步研究，将解决雇主、工人和工会目前面临的问题。此外，积极老龄化项目的指导方针和组成部分的明确，可以提高应对技能，增加或稳定出勤率，提高管理灵活性的机会，是可以从实际研究和最佳实践中进一步受益的问题。

- 另一种类型的缺勤，即由于工人是照料者而造成的缺勤，是另一个挑战，也是雇主的额外成本。这是一个根源于社会需要的问题，如果能进一步明确其影响，并进行成本效益分析，为政府和雇主提供信息，可能会受益匪浅。双方方案的选择可能减轻这些工人的负担，改变工作和照顾的机会，或提供关于政府和雇主支持的灵活选择的信息。

- 针对员工的不同健康项目，基于数字应用和短信的项目是目前特别受欢迎的产品。雇主们收到了很多这方面的提议，但没有一份是针对年长员工的，也没有一份是针对包含工作内容的长期健康管理的。将当前的数字世界与年长员工的需求结合起来，可能会给所有人带来好处，尤其是对于新一代的年长员工来说，他们可能能会更倾向于数字化。

- 最后，对提供灵活性的潜在工作选择的工资管理，目前是一个灰色地带，将受益于更明确的规定。这对雇主来说是必要的，但可能因国家而异，因为这取决于工人可获得的退休收入和失能结构的类型。关于如何定义和提供这些项目框架的信息和证据将受到雇主的欢迎。

- 仍在工作的年长员工正在改变雇主、工会、政府、非政府组织和工人补偿机构的做法和政策。雇主们面临的挑战是降低年长员工在工作中面临的障碍和阻碍,增加包容性和多样性。工人们需要有一种真诚的愿望,去拥抱主动老龄化所包含的活力,接受和承诺,去培养和拥抱新的可能性。这将保持组织内的技能和专业知识,并保证更健康的老年工作者,最终,这样的变化将对社会产生很大的积极影响。

总结和结论

目前,美国人口老龄化严重,劳动力老龄化严重,55 岁以上的劳动者比例最高。这是因为受教育的时间更长,其次是开始工作的时间更晚,同龄人的健康状况比前几代人更好,预期寿命更长,工作的自动化程度更高,对体力的要求更低,许多国家的退休年龄正在提高,以及越来越多的金融债务被带入退休生活。所有这些原因都解释了为什么年长员工的劳动力比例将继续增加,而其他部分(年轻和中年)在一些国家显示出保持不变甚至更低的趋势。因此,老年劳动者工作年限的增加并不是接替原本分配给年轻劳动者的工作(Carstensen,2014);相反,现实表明,低失业率正迫使雇主吸收年轻的新员工,同时仍需年长员工的专业技能和更广泛的参与。不管是哪个年龄段的工人,都需要有合适的技能。因此,改善老年人的留用和雇用办法是必要的。对雇主来说,帮助这些员工在过了现在的退休年龄后,在精神上和身体上都能保持高效率是个不错的策略。许多组织意识到了这一点,但在改善与这一群体接触的策略和管理工具方面仍然滞后。刻板印象仍然在发挥着强大的作用——认为年长员工没有生产力,或者认为他们缺乏学习或提高技术技能的欲望,但目前这批老龄工人的适应性比以前更强,应该正确看待他们的贡献,而不是像以前那样消极地看待他们。这是一个雇主应该在组织中积极重构的概念。老龄化工人应该是雇主的首要任务之一,但到目前为止,情况并非如此。令人担忧的是,没有多少雇主已经通过反思政策和流程来正式确定或解决这个问题。

雇主应该将教育和支持视为终身的义务。并不是所有人的变老都一样,因为遗传和环境——包括工作和生活方式——可能在我们年老之前就已经存在了。如果尽早开始预防和缓解这些因素,其结果将对工人和雇主更好。此外,就业提供了收入、自尊和社会关系,可以成为工人生活中的一个幸福元素,抵消执行功能上的损失,增加寿命,改善健康和社会关系。不歧视、尊重、角色明确、适当的报酬、职业发展的机会、再培训(或必要时提供便利)、在团队中的地位、得到认可、感觉自己处于合适的位置,这些都是有利于所有劳动者的雇主策略。最后,激励很重要。雇主可以提供支持,但每个工人都是自己健康的主人,是实现差异的人。

衰老不是失去青春,而是一个充满机遇和力量的新阶段。(Betty Friedan)

（薛建良　译　蒋佼佼　校）

参考文献

17th Annual Transamerica Retirement Survey. (2017). Retrieved from https://www.transamericacenter.org/retirement-research/17th-annual-retirement-survey

Abraham, J. D., & Hansson, R. O. (1995). Successful aging at work: An applied study of selection, optimization, and compensation through impression management. *The Journals of Gerontology Series B: Psychological Sciences and Social Sciences, 50B*(2), P94–P103. https://doi.org/10.1093/geronb/50b.2.p94

Alberta. Alberta Employment and Immigration. (2008). *Mature workers in Alberta and British Columbia: Understanding the issues and opportunities: A discussion document updated.* Edmonton, AB: Alberta Employment and Immigration and Industry.

Alberta. Ministry of Labour. (2016). HR series for employers: A guide to managing an aging workforce.

Retrieved from https://alis.alberta.ca/media/2894/agingworkforce.pdf

Alberta. Ministry of Labour, documents. (2016). Workplace injury, disease and fatality statistics provincial summary. Retrieved from https://work.alberta.ca/documents/2016-ohs-data.pdf

Altena, E., Ramautar, J. R., Van Der Werf, Y. D., & Van Someren, E. J. (2010). Do sleep complaints contribute to age-related cognitive decline? *Progress in Brain Research*, 181–205. https://doi.org/10.1016/b978-0-444-53702-7.00011-7

American with Disability Act, United States Department of Justice, Civil Rights Division. ADA.gov homepage. Retrieved from https://www.ada.gov/

Appelbaum, S. H., Wenger, R., Buitrago, C. P., & Kaur, R. (2016). The effects of old-age stereotypes on organizational productivity (part two). *Industrial and Commercial Training, 48*(5), 241–248. https://doi.org/10.1108/ict-02-2015-0014

Ascentum. (2014). *HRSDC consultations with older workers and employers: Summary of what we heard.* Labour Market Policy Directorate of Human Resources and Skills Development Canada. Retrieved from https://www.canada.ca/en/employment-social-development/services/consultations/older-workers-employers.html

Banerjee, S., & Blau, D. (2016). Employment trends by age in the United States: Why are older workers different? *Journal of Human Resources, 51*(1), 163–199. https://doi.org/10.3368/jhr.51.1.163

Barnes, H., Smeaton, D., & Taylor, R. (2009). *An ageing workforce*. Brighton, UK: Institute for Employment Studies.

Barnett, K. (2008). *Exploring the impact of an ageing workforce on the south Australian workers' compensation scheme*. The Australian Institute for Social Research, The University of Adelaide, Australia.

Been, J., & Van Vliet, O. (2017). Early retirement across Europe. Does non-standard employment increase participation of older workers? *Kyklos, 70*(2), 163–188. https://doi.org/10.1111/kykl.12134

Bélanger, A., Carrière, Y., & Sabourin, P. (2016). Understanding employment participation of older workers: The Canadian perspective. *Canadian Public Policy, 42*(1), 94–109. https://doi.org/10.3138/cpp.2015-042

Berg, P., Kossek, E. E., Misra, K., & Belman, D. (2014). Work-life flexibility policies: Do unions affect employee access and use? *ILR Review, 67*(1), 111–137. https://doi.org/10.1177/0019793914067700105

Binstock, R. H. (2010). From compassionate ageism to intergenerational conflict? *The Gerontologist, 50*(5), 574–585. https://doi.org/10.1093/geront/gnq056

Blakeley, J. A., & Ribeiro, V. E. (2008). Early retirement among registered nurses: Contributing factors. *Journal of Nursing Management, 16*(1), 29–37. https://doi.org/10.1111/j.1365-2934.2007.00793.x

BMA Occupational Medicine Committee. (2016). *Ageing and the workplace* (Report).

Bohle, P., Pitts, C., & Quinlan, M. (2010). Time to call it quits? The safety and health of older workers. *International Journal of Health Services, 40*(1), 23–41. https://doi.org/10.2190/hs.40.1.b

Boot, C. R., De Kruif, A. T., Shaw, W. S., Van der Beek, A. J., Deeg, D. J., & Abma, T. (2015). Factors important for work participation among older workers with depression, cardiovascular disease, and osteoarthritis: A mixed method study. *Journal of Occupational Rehabilitation, 26*(2), 160–172. https://doi.org/10.1007/s10926-015-9597-y

British Columbia. Ministry of Economic Development. (2008). It's about ability – The Mature Worker. Employer's tool kit: A resource for British Columbia Businesses.

Brooke, L. (2005). Older workers and employment: Managing age relations. *Ageing and Society, 25*(03), 415–429. https://doi.org/10.1017/s0144686x05003466

Brown, D. (2017). *Talkin' 'bout my generation: Just what does age and the ageing workforce mean for HR?* IES Perspectives on HR. IES, Institute for Employment Studies.

Bureau of Labor Statistics. (2015, September 1). Injuries, illnesses, and fatalities. Retrieved from https://www.bls.gov/iif/

Canadian Human Rights Commission. (2014). A guide to balancing work and caregiving obligations: Collaborative approaches for a supportive and well-performing workplace.

Carstensen, L. (2014, January 30–31). Aging workforces. In *Proceedings of Adapting to an Aging Workforce* (pp. 21–25). Financial Security Division, Stanford Center on Longevity. Retrieved from http://longevity.stanford.edu/2014/03/18/adapting-to-an-aging-workforce-new-york-2014/

Case Studies: The employer point of view. (2014, January 30–31). *Proceedings of Adapting to an Aging Workforce* (pp. 13–18). Financial Security Division, Stanford Center on Longevity. Retrieved from http://longevity.stanford.edu/2014/03/18/adapting-to-an-aging-workforce-new-york-2014/

Centers for Disease Control and Prevention. (2016, January 20). Multiple Chronic Conditions | Publications | Chronic Disease Prevention and Health Promotion | CDC. Retrieved from https://www.cdc.gov/chronicdisease/about/multiple-chronic.htm

Chappell, N. L., & Funk, L. M. (2011). Social support, caregiving, and aging. *Canadian Journal on Aging / La Revue canadienne du vieillissement, 30*(03), 355–370. https://doi.org/10.1017/s0714980811000316

Chiesa, R., Toderi, S., Dordoni, P., Henkens, K., Fiabane, E. M., & Setti, I. (2016). Older workers: Stereotypes and occupational self-efficacy. *Journal of Managerial Psychology, 31*(7), 1152–1166. https://doi.org/10.1108/jmp-11-2015-0390

Chmiel, N., Fraccaroli, F., & Sverke, M. (2017). *An introduction to work and organizational psychology: An international perspective*. Hoboken, NJ: John Wiley & Sons.

Chockalingam, A., Thakur, J., & Varma, S. (2017). Evolution of noncommunicable diseases: Past, present, and future. *International Journal of Noncommunicable Diseases, 2*(1), 1. https://doi.org/10.4103/jncd.jncd_13_17

Collins, S., & Casey, R. United States. Congress. Senate. Special Committee on Aging. (2017). *America's aging workforce: Opportunities and challenges: A report of the special committee on aging.* United States Senate.

Costa, G. (2005). Some considerations about aging, shift work and work ability. *International Congress Series, 1280,* 67–72. https://doi.org/10.1016/j.ics.2005.02.088

Costa, G., Sartori, S., & Åkerstedt, T. (2009). Influence of flexibility and variability of working hours on health and well-being. *Chronobiology International, 23*(6), 1125–1137. https://doi.org/10.1080/07420520601087491

Crawford, J., Davis, A., Cowie, H., & Dixon, H. Institute of Occupational Medicine. (2016). *The ageing workforce: Implications for occupational safety and health – A research review.* Executive summary. European Agency for Safety and Health at Work.

Crawford, J. O., Graveling, R. A., Cowie, H. A., & Dixon, K. (2010). The health safety and health promotion needs of older workers. *Occupational Medicine, 60*(3), 184–192. https://doi.org/10.1093/occmed/kqq028

Čiutienė, R., & Railaitė, R. (2015). Challenges of managing an ageing workforce. *Engineering Economics, 26*(4). https://doi.org/10.5755/j01.ee.26.4.7081

Damman, M. (2016). Blended work and employment participation of older workers: A further discussion. *Work, Aging and Retirement, 2*(4), 384–389. https://doi.org/10.1093/workar/waw022

Davis, J. (2012). Workers compensation claim frequency 2012 update. Retrieved from National Council on Compensation Insurance website: https://www.ncci.com/Articles/Documents/II_WC_Claim_Freq-2012.pdf

Department of Health and Human Services, Centers for Disease Control and Prevention, National Institute for Occupational Safety and Health. (2017). *Productive aging and work.* National Center for Productive Aging and Work.

Employment Ontario. (2009). *Older worker resource kit or employers.* Thunder Bay, ON: North Superior Training Board.

Enos, L. (2009). *Managing the aging workforce: Workplace safety for the aging workforce.* Oregon Nurses Association. Oregon Institute of Occupational Health Sciences, Outreach & Education sessions, HumanFit 2009.

Eurostat. (2016). Proportion of the population, by perceived health status and by age group. Retrieved from http://appsso.eurostat.ec.europa.eu/nui/submitViewTableAction.do

Eyster, L., Johnson, R. W., & Toder, E. (2008). *Current strategies to employ and retain older workers* (Final report). Washington, DC: The Urban Institute.

FICCDAT Conference. (2011). *Keeping older workers in the labour force and caring for a family member. Can we be in two places at once?* A report to the Ministry for Human Resources and Skills Development Canada (HRSDC).

Fourzly, M. (2002). *Collective agreements and older workers in Canada.* Ottawa, ON: Human Resources Development Canada.

Gommans, F. G., Jansen, N. W., Mackey, M. G., Stynen, D., De Grip, A., & Kant, I. (2016). The impact of physical work demands on need for recovery, employment status, retirement intentions, and ability to extend working careers. *Journal of Occupational and Environmental Medicine, 58*(4), e140–e151. https://doi.org/10.1097/jom.0000000000000687

Guzzo, R. (2014, January 30–31). *Discussion: The globalization of work and the workforce* (pp. 39–40). Financial Security Division, Stanford Center on Longevity. Retrieved from http://longevity.stanford.edu/2014/03/18/adapting-to-an-aging-workforce-new-york-2014/

Health Employers Association of British Columbia (HEABC). (n.d.). Enhanced Disability Management Program (EDMP). Retrieved February 1, 2018, from http://www.heabc.bc.ca/Page4557.aspx#.WtdlQJch2Uk

Hedge, J. W., Borman, W. C., & Lammlein, S. E. (2006). *The aging workforce: Realities, myths, and implications for organizations.* Washington, DC: American Psychological Association.

Hobson, J. (2007). Is work good for your health and well-being? *Occupational Medicine, 57*(3), 229–229. https://doi.org/10.1093/occmed/kql174

Hobson, J. (2017). A systematic review of interventions to promote work participation in older workers. *Journal of Safety Research, 60,* 93–102. https://doi.org/10.1016/j.jsr.2016.12.004

Inder, L., & Bryson, J. (2007). *The aging workforce: Retaining, utilising and challenging workers.* Wellington, New Zealand: Victoria Management School, Victoria University of Wellington.

James, K., Kelly, R., & Blondin, A. (2015, May). Age discrimination, inclusive design, and older workers. In *Proceedings of Employment Law Conference.*

Japan. Statistics Bureau, Ministry of Internal Affairs and Communications. (n.d.). Statistics Bureau Home Page/Population Estimates Monthly Report. Retrieved from http://www.stat.go.jp/english/data/jinsui/tsuki/index.html

Job Accommodation Network, U.S. Department of Labor, Office of Disability Employment Policy, & Loy, B. (n.d.). JAN's Accommodation and Compliance Series: Employees who are aging.

Kuenen, J. W., Van Osselaer, J., Berz, K., Kaye, C., Sander, A., Shouten, W. J., & Tsusaka, M. (2011). The impact of aging on the global economy. In *Global aging. How companies can adapt to the new reality.* Boston, MA: The Boston Consulting Group.

Laun, L. (2017). *The recent rise of labor force participation of older workers in Sweden* (IFAU working paper 2017:17). IFAU – Institutet för arbetsmarknads- och utbildningspolitisk utvärdering.

Leopold, R. (2016). How to help your senior employees thrive in the workplace. *Strategic HR Review, 15*(6), 275–277. https://doi.org/10.1108/shr-08-2016-0079

Loretto, W., & White, P. (2006). Employers' attitudes, practices and policies towards older workers. *Human Resource Management Journal, 16*(3), 313–330. https://doi.org/10.1111/j.1748-8583.2006.00013.x

Magnavita, N. (2017). *Productive aging, work engage-*

ment and participation of older workers. A triadic approach to health and safety in the workplace. Rome, Italy: Institute of Public Health, Università Cattolica del Sacro Cuore.

Manpower. (2007). *The new agenda for an older workforce.* Right Management. www.right.com

Marquié, J., Tucker, P., Folkard, S., Gentil, C., & Ansiau, D. (2014). Chronic effects of shift work on cognition: Findings from the VISAT longitudinal study. Occup Environ Med. 2015 Apr;72(4):258–64. https://doi.org/10.1136/oemed-2013-101993. Epub 2014 Nov 3.

Marsh & McLennan. Risk Management Research. (2014). Managing workers' compensation exposures as the workforce ages.

Martin-Matthews, A. (2011). Ten years of the CIHR Institute of Aging: Building on strengths, addressing gaps, shaping the future. *Canadian Journal on Aging / La Revue canadienne du vieillissement, 30*(02), 285–290. https://doi.org/10.1017/s0714980811000134

Milligan, P. (2014, January 30–31). *Tapping the full potential of the mature workforce* (pp. 59–63). Financial Security Division, Stanford Center on Longevity. Retrieved from http://longevity.stanford.edu/2014/03/18/adapting-to-an-aging-workforce-new-york-2014/

Mitre. (2011). Flex strategies to attract, engage & retain older workers.

Munnell, A., Sass, S., & Soto, M. (2006). *Employer attitudes towards older workers: Survey results. Work opportunities for older Americans.* Boston, MA: Center for Retirement Research at Boston College.

Nakai, Y., Chang, B., Snell, A. F., & Fluckinger, C. D. (2010). Profiles of mature job seekers: Connecting needs and desires to work characteristics. *Journal of Organizational Behavior, 32*(2), 155–172. https://doi.org/10.1002/job.697

Ng, E., & Law, A. (2014). Keeping up! Older workers' adaptation in the workplace after age 55. *Canadian Journal on Aging / La Revue canadienne du vieillissement, 33*(01), 1–14. https://doi.org/10.1017/s0714980813000639

Parry, E. (n.d.). *Managing an ageing workforce: Motivating, rewarding and retaining older workers* [PowerPoint slides]. Cranfield School of Management.

Pruchno, R., & Carr, D. (2017). Successful aging 2.0: Resilience and beyond. *The Journals of Gerontology: Series B, 72*(2), 201–203. https://doi.org/10.1093/geronb/gbw214

Roper, J. (2016). The HR challenges of an ageing workforce. Retrieved from https://www.linkedin.com/pulse/hr-challenges-ageing-workforce-jenny-roper-february-16-nowytarger/

Rowe, J. W., & Kahn, R. L. (2015). Successful aging 2.0: Conceptual expansions for the 21st century. *The Journals of Gerontology Series B: Psychological Sciences and Social Sciences, 70*(4), 593–596. https://doi.org/10.1093/geronb/gbv025

Schalk, R., Van Veldhoven, M., De Lange, A. H., De Witte, H., Kraus, K., Stamov-Roßnagel, C., … Bertrand, F. (2010). Moving European research on work and ageing forward: Overview and agenda. *European Journal of Work and Organizational Psychology, 19*(1), 76–101. https://doi.org/10.1080/13594320802674629

Setting the stage: Demographic context. (2014, January 30–31). *Proceedings of Adapting to an Aging Workforce* (pp. 13–18). Financial Security Division, Stanford Center on Longevity. Retrieved from http://longevity.stanford.edu/2014/03/18/adapting-to-an-aging-workforce-new-york-2014/

Simpson, A. (2012, February 20). How Workers' comp is handling aging workforce. Retrieved from https://www.insurancejournal.com/magazines/features/2012/02/20/235834.htm

Smith, A. P. (2009). *Aging and work: Issues and implications in a changing landscape.* Baltimore, MD: Johns Hopkins University Press.

Society for Human Resource Management (SHRM). (2015). *Preparing for an aging workforce. A gap analysis report comparing the SHRM Foundation's.* The Aging Workforce Effective Practice Guidelines Report with SHRM's Aging Workforce Survey Findings.

Statistics Canada. (2016). Chart 2.3 Demographic dependency ratio, 1971 to 2016, Canada, per 100 persons aged 15 to 64 years. Retrieved from http://www.statcan.gc.ca/pub/91-215-x/2016000/longdesc-ct004-eng.htm

Statistics Canada. (n.d.). Table 282-0002 – Labour Force Survey estimates (LFS), by sex and detailed age group, annual (persons unless otherwise noted), CANSIM (database). Accessed 24 May 2018.

Steenstra, I., et al. (2017). A systematic review of interventions to promote work participation in older workers. *Journal of Safety Research, 60*, 93–102. https://doi.org/10.1016/j.jsr.2016.12.004

Stynen, D., Jansen, N. W., & Kant, I. (2017). The impact of work-related and personal resources on older workers' fatigue, work enjoyment and retirement intentions over time. *Ergonomics, 60*(12), 1692–1707. https://doi.org/10.1080/00140139.2017.1334094

Taylor, P., & Walker, A. (1998). Employers and older workers: Attitudes and employment practices. *Ageing and Society, 18*(6), 641–658. https://doi.org/10.1017/s0144686x98007119

Tishman, F., Van Looy, S., & Bruyère, S. (2012). *Employer strategies for responding to an aging workforce.* The NTAR Leadership Center.

Toossi, M., & Torpey, E. (2017). *Older workers: Labor force trends and career options.* U.S. Bureau of Labor Statistics. Retrieved from https://www.bls.gov/careeroutlook/2017/article/older-workers.htm

Tuomi, K., Huuhtanen, P., Nykyri, E., & Ilmarinen, J. (2001). Promotion of work ability, the quality of work and retirement. *Occupational Medicine, 51*(5), 318–324. https://doi.org/10.1093/occmed/51.5.318

Turek, K., & Perek-Bialas, J. (2013). The role of employers opinions about skills and productivity of older workers: Example of Poland. *Employee Relations, 35*(6), 648–664. https://doi.org/10.1108/er-04-2013-0039

United Nations, Department of Economic and Social Affairs, Population Division. (2017). International migration report 2017: Highlights (ST/ESA/SER.A/404).

Van Dalen, H. P., Henkens, K., & Wang, M. (2014). Recharging or retiring older workers? Uncovering the age-based strategies of European employers.

The Gerontologist, 55(5), 814–824. https://doi.org/10.1093/geront/gnu048

Verbrugghe, M., Kuipers, Y., Vriesacker, B., Peeters, I., & Mortelmans, K. (2016). Sustainable employability for older workers: An explorative survey of Belgian companies. *Archives of Public Health, 74*(1). https://doi.org/10.1186/s13690-016-0128-x

Victorian State Services Authority. (2008). *Attracting and retaining an ageing workforce*. Melbourne, Australia: State Services Authority.

Welsh, J., Strazdins, L., Charlesworth, S., Kulik, C. T., & Butterworth, P. (2016). Health or harm? A cohort study of the importance of job quality in extended workforce participation by older adults. *BMC Public Health,*

16(1). https://doi.org/10.1186/s12889-016-3478-y

World Health Organization. (2002). *Active ageing: A policy framework*. Geneva, Switzerland: Author.

Wright, J. (2006). Crisis and opportunity: Coaching older workers in the workplace. *Work*, IOS Press, *26*, 93–96.

Ybema, J. F., Van der Meer, L., & Leijten, F. R. (2016). Longitudinal relationships between organizational justice, productivity loss, and sickness absence among older employees. *International Journal of Behavioral Medicine, 23*(5), 645–654. https://doi.org/10.1007/s12529-016-9546-y

Zacher, H., Kooij, D. T., & Beier, M. E. (2018). Active aging at work. *Organizational Dynamics, 47*(1), 37–45. https://doi.org/10.1016/j.orgdyn.2017.08.001

第16章 老年人跨学科疼痛和失能管理项目

Cynthia Trowbridge

概述

研究显示,随着老年人群中功能障碍的发生率逐年升高,康复训练已经成为老年人重要的治疗措施之一。由外伤、重复性运动损伤、运动过度、失用和(或)不良姿势引起的肌肉骨骼疼痛是老年人出现功能障碍的主要原因,会直接影响老年人的生活质量和生存率(Relieving Pain in America,2016)。慢性疼痛每年给美国造成高达6 350亿美元的医疗成本和劳动生产力损失(Relieving Pain in America,2016)。除此之外,存在肌肉骨骼疼痛的老年人还有可能存在更高的跌倒风险(Centers for Disease Control and Prevention,2005)。Burns、Stevens和Lee在2016年曾报告,在过去的几年里与跌倒相关的医疗费用在不断地增长。在2012年,跌倒引起的非致命性损伤的直接医疗开销是309.165亿美元(Burns et al.,2016)。截至2015年,接受跌倒相关治疗的人均治疗成本为9 780美元,跌倒引起的非致命性伤害的医疗成本为319.372亿美元(Burns et al.,2016)。一项全国性的研究表明,与对照组(年龄和性别均匹配)相比,因跌倒而接受相关的医疗保健的老年人处方中的中枢神经系统类药物明显更多。尽管目前对于老年疾病的治疗方式和循证支持方面均取得了明显进步,但是老年人的跌倒的次数、疼痛处方药物(French et al.,2006)和相关医疗的费用仍然在增加(Burns et al.,2016)。由于骨骼肌肉疼痛、跌倒、疼痛药物处方和医疗费用之间存在着密切联系,因此提高老年的疼痛管理策略以及医疗和康复的效果极其重要,同时通过使用跨学科干预的方式来预防老年人跌倒也十分重要,因为跨学科合作的干预方式可以将各个不同领域的医疗人员和患者更好地联系起来(Gatchel,McGeary,McGeary,& Lippe,2014)。

跨学科照护

跨学科照护的内容包括安排合适的医疗人员来提供必要的治疗和生活方式改变的建议,以达到最佳的康复效果,这样能更好地关注病人的整体情况。除此之外,跨学科照护还应该包括他们的服务整合以及各团队之间的有效沟通(Gatchel et al.,2014)。疼痛与功能障碍的多学科(multidisciplinary)合作项目和疼痛与功能障碍的跨学科(interdisciplinary)项目之间经常容易产生混淆(Gatchel et al.,2014)。虽然这两个项目都需要多个医疗护理团队与患者的互动来达成促进健康的目标,但目前大多数多学科合作项目缺乏真正的跨学科照护所必需的沟通整合(Gatchel et al.,2014)。跨专业协作实践(跨学科合作诊治项目)要求主管医生与其他医疗卫生专业人员以及患者、家属和社工一起制定、实施治疗计划以及评估照护和服务质量,以努力提高健康状况(Core Competencies for Interprofessional Collaborative Practice,2018)。

任何设计良好的跨学科诊治项目都采用的是生物-心理-社会治疗模式(图16.1),其中照护的重点是治疗疼痛和功能障碍所产生的身体反应,而不仅仅是治疗疼痛和功能障碍本身(Gatchel et al.,2014)。制定老年人的跨学科康复处方必须考虑到主要诊断和共病情况,以及老龄化和完全失用的影响,同时还应该包括社会因素(Roig,Worsowicz,Stewart,& Cifu,2004)。因此,制定老年人的跨学科康复处方最重要的事情就是先组建一支由各个亚专业方向医护人员组成的团队,这样

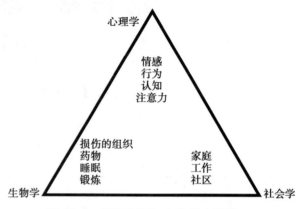

图 16.1　疼痛的生物-心理-社会模型

他们就能够解决主诊断和其他存在的共病问题。表16.1代表了一个典型的跨学科医疗团队的样本,以及他们在团队中的常见角色。针对不同临床环境,康复团队的成员应该是动态变化的(Stott & Quinn,2013),而且每种情况下都可能不同。然而,当患者遭受疾病或并发症而出现急性功能下降时,内科医生此时有必要带领整个跨学科的医疗团队(Stalt & Quinn,2013)。随着时间的推移和患者医疗问题的逐渐稳定,其他团队成员可能会起带头作用,因为重点更多地放在心理和社会方面,而不仅仅是生物学方面(Stalt & Quinn,2013)。不同的团队成员均应该参与与疼痛和功能障碍相关的康复计划,其中必须包括生物、心理和社会等各个方面。

表 16.1　跨学科疼痛和功能障碍管理中的医疗卫生人员[a]

医疗卫生人员	常见角色[b]
医生	医疗决策者 病人医疗管理的核心 协调跨学科照护 评估和监督治疗结果 指导团队成员的沟通
护士或护理人员	协助医生/个案管理人员 跟进团队工作流程 评估和监督治疗结果 积极参与团队成员间的交流
物理治疗师或运动教练	基于疼痛的生理学基础健康教育 实施治疗干预措施 指导和监督正确的运动 指导正确的躯体力学/工效学 评估和监督治疗结果 积极参与团队成员间的交流
作业治疗师	解决与残疾有关的职业问题 教授日常生活和工作中管理疼痛的技巧 与监护人进行生活设施改造沟通 评估和监督正确的运动习惯 积极参与团队成员间的交流

续表

医疗卫生人员	常见角色[b]
心理学家	提供全面的心理评估 评估病人心理优势和缺点 使用认知行为疗法治疗病人心理问题 评估和监督治疗结果 积极参与团队成员间的交流
社工	帮助病人处理日常生活问题 根据社会政策与家庭、社区等密切合作，来满足老人需求 临床上可以参与诊断和治疗行为和情绪问题 评估和监督治疗结果 积极参与团队成员间的交流
助理护士，物理治疗师助理	协助主管完成病人照顾相关的日常工作 积极参与团队成员间的交流

[a] 改编于 Gatchel et al.(2014)。

[b] 由于每个跨学科团队都会有独特的专业方向和职责分配,因此这些角色仅在一般情况下定义。

跨专业教育（IPE）和跨专业实践（IPP）

随着对医疗成本上升和患者安全问题的关注,跨学科照护是医疗保健中最优先考虑的问题(Bainbridge,2010)。跨学科照护由两个部分组成:跨专业教育(interprofessional education,IPE)和跨专业实践(interprofessional practice,IPP)。IPE 是指来自两个或更多专业的成员相互学习、向对方学习和共同学习,以实现更有效的合作并改善健康状况。IPP 是指来自不同专业背景的多名医疗卫生人员与患者、家属、护工和社工共同合作,提供最高质量的照护(Thistlethwaite & Moran,2010)。跨专业教育(IPE)应该是所有类似的医疗健康项目中专业和非专业教育项目的必备组成部分。2003 年度医学研究所的报告"卫生职业教育:通向质量的桥梁"中包括以下陈述:"所有医疗卫生人员都应该接受教育,向跨专业团队的成员传递以病人为中心的照护理念,强调在循证基础上的实践、质量改进方法以及信息共享"(Knebel & Greiner,2003)。不同专业间的合作与密切交流是医疗卫生人员专业教育的关键特征,而且与我们的医疗环境密切相关,因为任何成员都不应该独立实施治疗。根据 Barwell,Arnold 和 Berry(2003)的说法,IPE 包括 5 个要素:①团队成员需要了解他们自己的角色和其他专业人员的角色;②来自不同职业的成员必须学会相互协作、相互沟通,以及熟悉彼此的沟通方式;③团队成员要学会有效地处理不同职业间的矛盾;④团队成员必须学会与其他专业人员以及患者、家庭和社区合作来制定、实施治疗计划以及评估照护和服务质量,以改善老人健康状况;⑤团队成员需要了解团队的动态变化和团队工作的原则,以实现更有效的协作。除此之外,IPE 还有 5 个关键成果:①它得到世界卫生组织的承认,即多学科间的学习有助于更好地跨专业合作;②卫生专业人员之间更好的团队合作可以改善患者的预后;③帮助团队学员去认识到掌握不同学科医护成员个性和人际交往技巧的重要性;④帮助团队成员理解医疗机构内等级制度可能会阻碍沟通,并对病人照护产生负面影响;⑤鼓励更多人关注 IPE 的研究,以及鼓励在各级教育中实施 IPE,包括在专业院校的研究生教学中进行实施(Core Competencies for Interprofessional Collaborative Practice;Bainbridge,2010)。学生应该在课堂和临床实践中做好成为"团队成员"的准备,同时他们也应该像"团队成员"一样去进行思考、实践和操作。IPE的目标即是IPP。IPP是一种合作伙伴关系,为共同制定关于患者的健康和社会问题的决策提供了一种协作和协调的方法。IPP的成果包括团队成员可以畅所欲言,团队成员相互支持和信任,有效协作解决问题,有明确的方向,为达成病人的照护目标提供足够的建议(Core Competencies for Interprofessional Collaborative Practice,2018)。团队疗效是受专业知识储备、工作态度和专业技术共同影响(Clancy & Tornberg,2007;King et al.,2008)。Salas和Fiore(2004)曾报道,高效的医疗团队拥有一个共享式的跨学科照护模式,团队成员有明确的角色和责任,有明确和共同的价值观,最优化的资源,拥有强大的团队领导力,参与定期反馈,拥有强烈的信任感和信心,并能够创建合作-协调-管理为一体的最优化疗效的机制。在跨专业实践中,通过与患者及其家属的合作,让患者参与到他们自己的照护中来同样也是非常重要的事情。TeamSTEPPS®培训(Clancy & Tornberg,2007;King et al.,2008)中给的几个建议是:让患者参与到与其他医疗卫生人员的讨论,在患者面前进行特定类型的照护,为患者提供与医疗团队沟通的途径,让患者参与关键决策,以及积极鼓励患者的参与。Team-STEPPS®代表着一种可以提高疗效和患者安全的团队策略和工具。使用TeamSTEPPS® toolkit进行培训,其目的是鼓励所有团队成员了解彼此情况并进行有效沟通,并相互尊重,而不考虑他们在团队中的角色。它基于"公平"的理念,即重视来自团队所有成员的投入,无论他们所处的位置如何,并强调所有人都有义务表达对患者安全的担忧。总体而言,IPE和IPP可以鼓励学员和团队成员多去进行可以增进信任的沟通(如知识分享、良好的沟通态度、技术交流),这些行为可以使他们真正成为疼痛和功能障碍跨学科诊治项目中的一份子来进行协作(Bainbridge,2010)。IPE和IPP的框架在未来几年可能会继续发展和改变,但始终必须坚持强调团队合作和应用生物-心理-社会模式来造福患者(Clancy & Tornberg,2007)。

跨学科照护有效性的证据

许多研究已经调查了跨学科疼痛和功能障碍诊治项目的使用情况。本章的目的不是全面回顾这些研究,而是重点强调几项涉及肌肉骨骼康复的研究的结果。

10年前的一项系统回顾表明,综合的跨学科干预可以帮助老年人安全独立地继续在家中生活,同时由于跌倒率的降低,也有效地降低了老人对养老院的需求(Beswick et al.,2008)。作者还指出,每个跨学科照护项目都应该是个体化的,这样才能满足每个人不同的需求和偏好(Beswick et al.,2008)。Kurklinsky,Perez,Lacayo和Sletten(2016)研究显示,加拿大的一家疼痛减轻门诊(Pain Reduction Clinic,PRC)通过一个为期3周的项目,利用跨学科的方法治疗慢性疼痛的患者,在6分钟步行测试和主观作业活动行为评估中产生了积极的临床变化。该PRC的主要组成部分包括物理治疗、作业治疗、认知行为治疗和药物管理。医务人员不仅需要监督阿片类止痛药的合理使用,还需要同时监督其他各种对症的治疗方案。因此,这种将照护和沟通相结合的方法可以有效的使慢性疼痛患者的客观和主观的感受产生积极的变化。此外,Lee et al.(2011)调查了跨学科老年医疗团队对中国台湾住院患者中病情稳定但功能急剧下降的65岁以上的老年人的影响。结论显示,当社区医院采用跨学科老年团队进行治疗时,通过一个短期住院患者的干预计划可以有效改善急性期后患者的身心功能、步行能力、营养状况和情绪(Lee等人,2011年)。此外,Niemistö(2003和2005)报告显示,门诊随访和手法治疗,再加上稳定性训练,在降低慢性后背痛患者的疼痛程度和改善功能障碍方面比单独咨询医生更有效。在最初的研究中,204 名慢性下腰痛患者被分配到一个跨学科的照护团队,涉及物理治疗(4 周;4 次/周)或单独进行医生会诊和自我照护。在接受治疗时、治疗后 5 个月和 12 个月时完成问卷调查。Oswestry 功能残障指数评分中的疼痛和功能障碍程度在 5 个月和 12 个月时都显著降低,并且在跨学科照护组中更明显。对患有非癌症相关疼痛的老年和年轻患者的研究(Darchuk,Townsend,Roman,Bruce & Hooten,2010)也证明了为期 3 周的跨学科疼痛康复计划(基于认知行为模型,包含:物理治疗、作业治疗、生物反馈和放松训练、压力管理、健康教育[即饮食和睡眠]、疼痛管理培训以及基于阿片类药物戒断的健康教育)成功地改善了老年人和年轻人的躯体功能和心理、社会问题。另一项针对老年患者报告显示,出院时甚至在治疗结束后 6 个月,躯体和社会功能都有所增强,并明显感觉疼痛得到了控制(Darchuk et al.,2010)。因此,跨学科的疼痛和功能障碍诊治项目的有效性已经得到了强有力的支持,但在如何提供、监测和评估照护的最佳方式方面仍存在许多问题,特别是在老年人群中。Stott and Quinn(2013)确定了几个问题来指导未来的研究,包括以下几个问题:"康复的最佳内容是什么? 治疗的模式(如生物-心理-社会模式)重要吗? 要进行复杂的、多方面的康复评估,最好的方法是什么?"因此,鼓励大家继续在疼痛和功能障碍的跨学科诊治项目领域进行更深入的研究。最近,积极的疼痛应对和训练计划(Pain Program for Active Coping and Training,PPACT)已经在美国的几个初级诊疗机构启动(Debar et al.,2018),结果可能会在未来几年公布。跨学科干预旨在帮助患者发展自我管理病情的技能,包括由患者的主治医生协调的全面摄入量评估,然后参加为期 12 周的小组治疗,重点是认知行为疗法,以提高他们应对疼痛的技巧和适应性活动(Debar et al.,2018)。PPACT 研究由美国国立卫生研究院(National Institutes of Health,NIH)共同基金通过 NIH 主任办公室战略协调部门的合作协议(UH2A T007788,UH3NS088731)支持。

实践建议

正如上述回顾的那样,越来越多的证据表明,跨学科疼痛管理诊治项目对老年人是有效的。这些诊治项目大多是仿照那些成功的针对年轻人项目案例。唯一的区别是,老年人需要更多地关注特定的风险因素,如功能障碍问题、跌倒、多药共用、潜在的认知功能障碍,以及需要更多的社会支持问题等。

未来的实践和研究方向

同样,如何提供、监测和评估照护的最佳方式方面仍存在许多问题,Scott 和 Quinn(2013)已经描述了几个需要指导未来老年人临床研究的问题:康复的最佳内容是什么? 治疗的模式(如生物-心理-社会模式)重要吗? 要评估复杂的、多方面的康复内容,最好的方法是什么? 虽然像 PPACT 这样的研究已经开始,但对于老年人经常遇到的不同类型的疼痛,如肌肉骨骼疼痛和功能障碍、神经性疼痛和特定的疾病相关疼痛,还需要更多的研究。幸运的是,我们已经有了一个很好的基于生物-心理-社会的跨学科疼痛管理模型,可以作为开发这些老年人常见的其他类型疼痛的临床方法的"样本"。

结论

　　社会越来越关注老龄化人口的照顾成本增加的问题,给医疗卫生系统带来的经济压力(如 Stalt & Quinn,2013)。尽管照护方式的变化可能会降低医疗成本并改善结局,但它们并没有解决老年人在发生医疗事件后可能需要的必要服务。如跌倒后,康复可能是老年人最重要的治疗干预措施,因为跌倒后的老年人中普遍都存在功能障碍。因此,我们目前的医疗卫生工作者,以及我们的后代,必须得到正规的教育,并鼓励他们参与跨专业教育和跨专业实践,以努力开发丰富的、基于循证的干预计划,以便在治疗老年人时提供最好的跨学科照护(生物-心理-社会模式)。

(王任杰 译　蒋佼佼 校)

参考文献

Bainbridge, L. (2010). Competencies for interprofessional collaboration. *Journal, Physical Therapy Education, 24*(1), 6–11.

Barwell, J., Arnold, F., & Berry, H. (2003). How interprofessional learning improves care. *Nursing Times, 109*(21), 14–16.

Beswick, A. D., Rees, K., Dieppe, P., Ayis, S., Gooberman-Hill, R., Horwood, J., & Ebrahim, S. (2008). Complex interventions to improve physical function and maintain independent living in elderly people: A systematic review and meta-analysis. *Lancet, 371*(9614), 725–735. https://doi.org/10.1016/S0140-6736(08)60342-6

Burns, E. R., Stevens, J. A., & Lee, R. (2016). The direct costs of fatal and non-fatal falls among older adults – United States. *Journal of Safety Research, 58*, 99–103. https://doi.org/10.1016/j.jsr.2016.05.001

Centers for Disease Control and Prevention (2005). Web-based injury statistics query and reporting system (WISQARS). National Center for Injury Prevention and Control, Centers for Disease Control and Prevention. Available at http://www.cdc.gov/injury/wisqars/index.html. Accessed Apr 2018).

Clancy, C. M., & Tornberg, D. N. (2007). TeamSTEPPS: Assuring optimal teamwork in clinical settings. *American Journal of Medical Quality, 22*(3), 214–217.

Core Competencies for Interprofessional Collaborative Practice. https://ipecollaborative.org/uploads/IPEC-Core-Competencies.pdf. Accessed Apr 2018.

Darchuk, K. M., Townsend, C. O., Rome, J. D., Bruce, B. K., & Hooten, W. M. (2010). Longitudinal treatment outcomes for geriatric patients with chronic non-cancer pain at an interdisciplinary pain rehabilitation program. *Pain Medicine, 11*(9), 1352–1364. https://doi.org/10.1111/j.1526-4637.2010.00937.x

DeBar, L., Benes, L., Bonifay, A., Deyo, R. A., Elder, C. R., Keefe, F. J., … Vollmer, W. M. (2018). Interdisciplinary team-based care for patients with chronic pain on long-term opioid treatment in primary care (PPACT) – Protocol for a pragmatic cluster randomized trial. *Contemporary Clinical Trials, 67*, 91–99. https://doi.org/10.1016/j.cct.2018.02.015

French, D. D., Campbell, R., Spehar, A., Cunningham, F., Bulat, T., & Luther, S. L. (2006). Drugs and falls in community-dwelling older people: A national veterans study. *Clinical Therapeutics, 28*, 619–630. https://doi.org/10.1016/j.clinthera.2006.04.011

Gatchel, R. J., McGeary, D. D., McGeary, C. A., & Lippe, B. (2014). Interdisciplinary chronic pain management: Past, present, and future. *The American Psychologist, 69*(2), 119–130. https://doi.org/10.1037/a0035514

King, H. B., Battles, J., Baker, D. P., Alonso, A., Salas, E., Webster, J., Toomey, L., & Salisbury, M. (2008). TeamSTEPPS™: Team strategies and tools to enhance performance and patient safety. In K. Henriksen, J. B. Battles, M. A. Keyes (Eds.), *Advances in patient safety: New directions and alternative approaches* (Vol 3). Rockville, MD: Agency for Healthcare Research and Quality.

Knebel, E., & Greiner, A. C. (Eds.). (2003). *Health professions education: A bridge to quality* (pp. 1–13). Washington, DC: National Academies Press.

Kurklinsky, S., Perez, R. B., Lacayo, E. R., & Sletten, C. D. (2016). The efficacy of interdisciplinary rehabilitation for improving function in people with chronic pain. *Pain Research and Treatment, 2016*, 7217684. https://doi.org/10.1155/2016/7217684

Lee, W. J., Peng, L. N., Cheng, Y. Y., Liu, C. Y., Chen, L. K., & Yu, H. C. (2011). Effectiveness of short-term interdisciplinary intervention on postacute patients in Taiwan. *Journal of the American Medical Directors Association, 12*(1), 29–32.

Niemistö, L., Lahtinen-Suopanki, T., Rissanen, P., Lindgren, K. A., Sarna, S., & Hurri, H. (2003). A randomized trial of combined manipulation, stabilizing exercises, and physician consultation compared to physician consultation alone for chronic low back pain. *Spine, 28*(19), 2185–2191.

Niemistö, L., Rissanen, P., Sarna, S., Lahtinen-Suopanki, T., Lindgren, K. A., & Hurri, H. (2005). Cost-effectiveness of combined manipulation, stabilizing exercises, and physician consultation compared to physician consultation alone for chronic low back pain: A prospective randomized trial with 2-year follow-up. *Spine, 30*(10), 1109–1115.

Relieving Pain in America: A Blueprint for Transforming Prevention, Care, Education, and Research. (2016). *Military Medicine, 181*(5), 397–399. https://doi.org/10.7205/MILMED-D-16-00012

Roig, R. L., Worsowicz, G. M., Stewart, D. G., & Cifu, D. X. (2004). Geriatric rehabilitation. 3. Physical medicine and rehabilitation interventions for common disabling disorders. *Archives of Physical Medicine and Rehabilitation, 85*(7 Suppl 3), S12–S17; quiz S27-30.

Salas, E., & Fiore, S. M. (Eds.). (2004). *Team cognition: Understanding the factors that drive process and performance*. Washington, DC: American Psychological Association. https://doi.org/10.1037/10690-000

Stott, D. J., & Quinn, T. J. (2013). Principles of rehabilitation of older people. *Medicine, 41*(1), 1–4.

Thistlethwaite, J., & Moran, M. (2010). World Health Organization Study Group on Interprofessional Education and Collaborative Practice. Learning outcomes for interprofessional education (IPE): Literature review and synthesis. *Journal of interprofessional care, 24*(5), 503–513.

第17章 老年人疼痛的其他管理技术

Kelley Bevers and Robert J. Gatchel

概述

　　许多传统的疼痛管理方案包括药物治疗方案和身体活动方案。然而,对于老年人而言,传统的身体活动并不总是可行的。因为他们往往伴有活动限制,并且有时候运动反而会加剧疼痛,如背部和臀部的疼痛。因此,老年人往往会尽量避免去活动。很多研究证实了运动的好处,但持续和可耐受的运动才是"收获这些好处"的重要前提。例如,心血管疾病下的锻炼需要的是不止一次提高心率的活动。此外,有证据表明,抗阻运动与有氧训练的结合,能增强肌力、改善姿势和平衡,以及减少日常活动(如站立、弯腰、坐下或伸展)造成的伤害。如果老年人不经常锻炼或很少锻炼,他们不太可能会去进行举重训练,特别是以一种安全且有效的方式进行。原因之一是,患者即使知道该去锻炼,但许多人仍会犹豫不决,因为他们不相信这些活动会对他们有益,或者因为去健身房或其他设施会让他们害怕或者觉得可能难以接受。因此,可以通过适当的运动前教育和获取适当的资讯,避免这种焦虑。除此之外,锻炼还有明显的社会心理效益,包括降低抑郁和压力水平、改善睡眠、增加社交互动和感受社会支持等(Belvederi-Murri et al.,2015;Chennaoui, Arnal, Sauvet, & Leger, 2015;Knapen, V ancampfort, Morien, & Marchal,2014;Kvam,Kleppe,Nordhus, & Hovland,2016;Schuch et al.,2016)。

　　此外,一些诊所严重依赖药物干预来控制疼痛状况,有些老年人平均每天都要服用多种不同的药物,这也是目前疼痛管理所存在的问题(MacFarlane, et al., 2012;Polatin, Bevers, Gatchel,2017)。药物治疗也存在依赖性、耐受性、药物相互作用和与其他疾病共病的风险。老年人往往存在多种疾病,容易影响各个疾病本身的治疗疗程,在决定治疗方案时必须考虑这些情况。许多传统的疼痛管理方案都会包括一些药物治疗方案,这些药物大多有一些常见的,甚至是严重的副作用。许多药物会存在镇静作用,这对促进患者通过运动和锻炼以达到长期增强肌力和对抗疼痛方面没有任何帮助(Polatin et al.,2017)。其他的副作用,如恶心、视力问题和平衡问题,都可能导致进一步的损伤出现,如跌倒或呕吐等(Polatin et al.,2017)。

　　由于这些并发症的存在,许多患者决定寻找其他的替代方案。"补充与整合医学"(complementary and integrative medicine,CIM)这一概括性术语常被用来描述诸如针灸、按摩、东方医学或自然疗法等方法。以前的一项研究表明,大多数老年人更愿意使用CIM方法寻求护理,并且对其的兴趣还在持续增加[Astin,Pelletier,Marie,and Haskell(2000)]。许多CIM方法对老年人非常有吸引力,因为这些方法往往存在较少的侵入性,并且能与目前正在进行或将来需要的其他治疗合并治疗。例如,越来越多的人都在通过在其他治疗方案加入传统治疗或者直接换成传统治疗,来寻找其他出路。不同的物理干预、东方医学和整体方法在处理老年人疼痛方面正变得越来越流行。事实上,许多 CIM 方法作为一套方案中的一部分时都会产生最大的效果,而不是一个"独立的"治疗方案(Abdulla et al.,2013;Antall & Kresevic,2004;Middaugh & Pawlick,2002)。本章将重点介绍一些这样的选择,包括肌筋膜松解疗法,针灸,催眠,非传统药理学干预和一些新兴的方法。

按摩与肌筋膜松解疗法

按摩是当下非常流行的治疗方法,可以治疗多种疾病,如疼痛、关节炎和睡眠障碍等,也是一种放松的方法(Bervoets,Luijsterburg,Alessie,Buijs,& Verhagen,2015;Nelson & Churilla,2017;Qingguang et al.,2015)。通常,精神放松也可以对身体的其他部分产生积极的影响,如缓解压力、放松肌肉和缓解紧张、头痛、肌肉酸痛,以及促进身体健康等。Qingguang et al.(2015)发现按摩疗法在缓解疼痛、僵硬和提高身体功能方面有显著效果。Bervoets 等(2015)也发现,与没有治疗的患者相比,接受按摩治疗后患者的躯体功能有所改善。然而,有些情况下就需要更全面和更有针对性的方法,如肌筋膜松解疗法(massage and myofascial release therapy,MFRT)。这种方法针对的是硬化的、紧张的肌肉压痛点,这些压痛点会切断流向受影响区域的血液。通过释放这种压力,能让肌肉恢复正常的血液流动和放松肌肉,产生镇痛效果(Bevers,Brecht,Jones,& Gatchel,2018;Gerwin,Shannon,Hong,Hubbard,& Gevirtz,1997;Wolfe,Simons,& Fricton,1992)。先前的一项研究表明,MFRT 可以使功能显著增加,并减少疼痛严重程度、焦虑、抑郁和睡眠障碍(Castro-Sanchez,Mataran-Penarrocha,Arroyo-Morales,et al.,2011a;Castro-Sanchez,Mataran-Penarrocha,Granero-Molina,et al.,2011b)。康复专业人员有时会在治疗过程中加入牵伸和热疗,以增强缓解疼痛的效果。MFRT 也可以用于辅助其他技术,如针灸、经皮神经电刺激(transcutaneous electrical nerve stimulation,TENS)、中草药和/或脊椎减压治疗。此外,MFRT 能提供生理和心理社会效益,对疼痛患者而言是一个非常有吸引力的选择。此外,许多治疗方法只需要很少量的专业培训,就可以在家庭中继续进行(Gatchel et al.,2017;Hughes,2017)。但这当中值得我们特别注意的是,按摩疗法并不一定适合所有人,特别是老年人。MFRT 可能在某些情况下会加重症状,如出血倾向、神经损伤、继发于帕金森病等疾病的肌肉僵硬或如抗凝类药物等某些药物的服用。所以在开始 MFRT 课程之前,仔细了解老年人当前的身体状况和药物使用是十分必要的。

瑜伽、普拉提和太极

像瑜伽、普拉提和太极这样的活动作为放松和缓解疼痛的策略越来越受到人们欢迎。随之对这一领域的研究也逐渐兴起,但目前仍需要做更多的研究来明确疼痛减轻和这些运动方式之间的关系。有一些证据表明瑜伽和太极可以缓解中等程度疼痛和紧张(Aboagye,Karlsson,Hagberg,& Jensen,2015;Hall,Maher,Lam,Ferreira,& Latimer,2011;Nambi,Inbasekaran,Khuman,Devi,& Shanmugananth,& Jagannathan,2014;Qaseem,Wilt,McLean,& Forciea,2017;Sherman et al.,2011;Sherman,Cherkin,Erro,Miglioretti,& Deyo,2005;Tekur,Nagarathna,Chametcha,Hankey,& Nagendra,2012;Weifen,Muheremu,Chaohui,Wenge,& Lei,2013;Williams et al.,2009)。另一项研究结果显示,与安慰剂镇痛组相比,正念和冥想可以减少疼痛,这支持了瑜伽等冥想疗法是有效的疼痛管理疗法的观点(Zeidan et al.,2015)。此外,Keosaian 等

（2016）发现瑜伽可以改善情绪，减轻压力，使人更加放松，提高了正念能力和疼痛的耐受能力，这再次表明瑜伽可能是一种有效的疼痛管理疗法。但另一项为期一年的跟踪调查研究却发现，瑜伽会导致肌肉骨骼疼痛，尽管只有 10% 的样本会出现这种情况（Campo，Shiyko，Kean，Roberts，Pappas，2017）。该研究还发现，瑜伽练习者中下背部区域的疼痛缓解效果最好（Campo et al.，2017）。遗憾的是，没有证据支持普拉提能缓解疼痛（Gagnon，2005；Qaseem et al.，2017；Rajpal，Arora，Chauhan，2008）；（Wajswelner，Metcalf，Bennell，2012），这可能是由于该活动需要相对更加苛刻的身体条件。

肌肉电刺激

神经电刺激（electrical muscle stimulation，ENS）是一种将脉冲电以不同的频率和振幅传递给肌肉神经的方法（Bevers et al.，2018；Johnson & Martinson，2007）。经皮电刺激神经疗法（TENS）和透皮电刺激神经疗法（percutaneous electrical nerve stimulation，PENS）都涉及对疼痛区域的低电压刺激。反复的电刺激已经显示出在促进伤口愈合、促通神经信号和改善疼痛水平方面的益处。神经电刺激（ENS）治疗的荟萃分析发现，与对照组相比，ENS 治疗可以使慢性肌肉骨骼的疼痛明显减轻（Bevers et al.，2018；Johnson & Martinson，2007）。而且该方法无创，操作简便，对老年人有一定的吸引力。这种治疗是否在年龄方面显示出特定的结果目前尚不清楚，还需要进行更多专门针对老年人的研究。

针灸

针灸是一种古老的东方医学，结合了放松技术和在穴位上插入细针。当针灸结合其他治疗方法，如 MFRT、整脊疗法或电刺激方法（Abdulla et al.，2013；Bevers et al.，2018；Cevik，Anil，& Iseri，2015；Vernooij & Marcelissen，2017；Vickers et al.，2017；Yap，2016；Yuan，Guo，Liu，Sun，& Zhang，2015），通常显示出更大的疗效。据报道，在针灸治疗后，患有慢性腰痛的老年人的疼痛程度和焦虑程度都有所减轻（National Center for Complementary and Integrative Health，2017）。但另一项荟萃分析却发现，实际提供治疗组和假装提供治疗组产生了相似的结果，但实际提供治疗组仍然比不治疗更加有效（Yuan et al.，2008）。因此，这些效果可能是患者的"心态"或安慰剂效应的力量，尽管有证据表明这些观点可能并不正确（Gatchel et al.，2017；National Center for Complementary and Integrative Health，2017）。最近的一项荟萃分析发现，针灸作为一种慢性疼痛治疗的支持疗法，强调不能完全用安慰剂效应来解释（Vickers et al.，2017）。并且，针灸治疗有效的证据支持还在持续增加，更多的研究致力于评估对长期缓解疼痛的作用，甚至在一些慢性疾病中的止痛作用（Vernooij & Marcelissen，2017；Vickers et al.，2017）。

针灸有时会包括在商业保险内，但不包含在普通医疗保险内，这可能会影响老年人选择针灸治疗的热情。此外，虽然针刺并不会引起疼痛，但通常还是推荐使用多种治疗方法来控制疼痛。另外，对于作用机制和外部变量控制，特别是对老年人，还需要进行更多的研究来明确。

整脊疗法

整脊治疗在这些年已经变得越来越流行，应用在治疗几种常见的骨骼肌肉疾病中，仅在

2012 年就有超过 1 800 万人寻求治疗（Clarke，Black，Stussman，Barnes，Nahin，2015）。整脊可以带来十分多的好处，例如让气体从骨头之间的肌肉连接中逸出，放松紧绷的肌肉和肌腱。但是目前整脊作为一种疼痛管理方法是否真正有效仍存在争议，在是否可以考虑将它作为一个"独立"的治疗方法上仍然存在一些问题（Bishop，Quon，Fisher，& Dvorak，2010；Dagenais，Haldeman，& Manga，2014；Lyons et al.，2013；Weigel，Hockenberry，Bentler，& Wolinksky，2014）。对于老年人来说，这种方法可能特别有吸引力，因为它对身体的灵活性要求不高，而且有时还会包括在医疗保险报销范围之内。然而，就缓解疼痛而言，整脊疗法的结果可能是短暂的，这就需要专业人士进行反复、持续的治疗。除此之外，该疗法还显示出在减少慢性下腰痛（Chronic low back pain，CLBP）患者的疼痛和增加灵活性方面的效果（Bishop et al.，2010；Lyons et al.，2013；Meade，Dyer，Browne，Townsend，& Frank，1990）。然而，整脊疗法也可能存在副作用，包括暂时的不适或疼痛的加剧、头痛、睡眠障碍和嗜睡（National Institutes of Health，2017）。整脊疗法治疗后暂时的不适或有时持续的疼痛可能会让一些患者产生恐惧心理，尤其是行动不便又正在寻求缓解疼痛方法的老年患者。就像逃避运动一样，患者会觉得这些方法会让他的疾病恶化，即使这些疼痛只是暂时的，也足以让他们完全不愿尝试这种治疗方法。还有报道整脊疗法可能会出现严重的并发症，如卒中，但尚不清楚这些严重并发症是否与整脊疗法有关（Gatchel et al.，2017；National Institutes of Health，2017）。

催眠疗法

另一项存在争议的治疗方法是催眠疗法。它在戒烟和减肥等特定领域获得了一些认可，并显示出可能减轻疼痛的希望（Cuellar，2005；Gatchel et al.，2017；Stoelb，Molton，Jensen，& Patterson，2009）。催眠被认为是一种意识状态的改变，在这种状态下一个人更容易接受暗示。临床医生把患者放在一个放松的环境中，同时让他/她把注意力集中在一个物体上，或者按照建议缩小视野范围。这对疼痛患者可能是有益的，因为疼痛通常有心理成分，态度和思想可以产生很大的影响。例如，一项荟萃分析发现，大约 75% 的老年人可以从催眠暗示中受益，以减轻疼痛（Montgomery，DuHamel，& Redd，2000）。这种说法似乎是由对患者的暗示性评估引起的，因为那些暗示性高的人最容易接受催眠，因此，他们比那些暗示性低的人从治疗中获益更多（Montgomery et al.，2000）。这种方法对老年人特别有吸引力，因为这种治疗很容易实施，有时也被包括在保险内（American Society of Clinical Hypnosis，2017；Cuellar，2005；Stoelb et al.，2009）。先前的研究已经注意到，催眠疗法通常会降低疼痛强度和出现的频率，并且可以减少患者对疼痛药物的需求（Stoelb et al.，2009）。许多催眠疗法的研究都是针对女性的分娩和产后疼痛进行的（Smith，Collins，Cyna，Crowther，2006）。然而，目前仍然需要更多针对老年人的研究来评估对这一人群的可行性。

"天然"药物与非传统止痛药物

东方医学长期使用中草药来解决包括疼痛在内的各种健康问题，而西方的治疗风格往往围绕于药物、手术、物理治疗或者注射治疗，但其实在如草药、茶叶、针灸或营养的"自然"疗法方面，东方医学拥有更久的历史。一些从业人员采用了一种混合的方法以寻求东方自然疗法和西方综合疗法之间的平衡，并试图寻找一种有效的方法来满足患者个体化的需求。他们在尝试更多的诸如手术、药物治疗的西式方案之前,他们更倾向尝试更多"自然"的疗法。但是草药并不一定会被食品药品管理局(Food and Drug Administration,FDA)批准和管制,并且也没有完全被医学界所认同。草药中的某些化合成分已在临床上进行了研究,并显示出有益的特性,但许多其他化合物质缺乏有效的证据支持(Hosseinzadeh,Jafarikukhdan,Hosseini,& Armand,2015;Lee et al.,2015;Xue & O'Brien,2015)。常用的自然药物包括大蒜、人参、紫锥菊、银杏叶和氨基葡萄糖补充剂。一项研究表明大概有五分之一的成年人会使用自然药物作为补充治疗方法(Barnes,Powell-Griner,McFann,& Nahin,2004)。

抗抑郁药物

相当长的一段时间抗抑郁药物都被作为疼痛管理计划的一部分。然而,这种药物治疗的方法,在老年人使用之前有一些特别需要注意的问题。主要包括药物并发症、是否有服用其他药物、认知功能、心理健康史、社会支持和依从性。首先,一些在老年人中常见的问题会严重影响服用抗抑郁药物缓解疼痛的有效性和安全性,如心脏病、多发性硬化症、帕金森病、痴呆、精神错乱和代谢紊乱等(Polatin et al.,2017)。帕金森可能会导致谵妄和痴呆,并且会加重疼痛,导致依从性降低(Polatin et al.,2017)。

虽然老年人往往也想要服用更多的药物,但药物不良反应(adverse drug reactions,ADRs)是他们最担心的问题。抗抑郁药物本身也有风险和副作用,如心脏病、青光眼、口干、头痛、抑郁、镇静、震颤、肌肉无力、食欲增加、失眠、眩晕、皮疹、光敏性、胃灼热、水肿、癫痫发作、胃部症状、躁动、恶心和尿潴留。服用这些药物的老年人需要定期查血随访医生,以评估精神状态和进展情况。遗憾的是,抗抑郁药物对于许多因痴呆而引起抑郁的患者往往无效。

局部制剂

局部制剂有时是一个很好的选择,因为它们的给药风险很低。尽管需要反复地涂抹,甚至有时不能充分到达患处,但这些药物使用起来非常简单。针对浅表性疼痛,这些药物效果很好,价格也便宜,而且作为非处方药很容易买到。外用制剂药物经常和一些诸如冷疗、热疗、运动和牵伸等传统的物理治疗一起使用。另外一种给药途径是透皮贴片,可以很好地贴于皮肤上,药物也能很好地渗入身体。目前,有几种常用贴片药物,比如止吐、产热贴片和丁丙诺啡这样的强止痛药。然而,某些合成药物需要特定的释放时间才能有效地控制疼痛并且不破坏系统。另外需要注意的是,不是每种药物都有这两种可供选择的给药形式,也不是都可以用这些给药方式。

脑深部电刺激术在减轻疼痛中的应用

通过刺激大脑组织来治疗疼痛是一种常用的方法。脑深部电刺激术(deep brain stimulation,DBS)是一种需要外科手术将电极放置脑部组织来减轻疼痛状况的技术。通常由外科医生完成整个过程,即通过将电极片放到指定位置,通常是放置于肩部或者是锁骨区域,并且将线连接到刺激接收器上。根据患者疼痛的类型,电极片可以放置在几个不同的区域。先前的研究发现了一些这样的区域,如前扣带回(anterior cingulate,AC)、伏隔核(nucleus accumbens,NAc)、丘脑躯体感觉区(somatosensory thalamus,ST)、中央中核-束旁核复合体(centromedian-parafascicular comlex,CMPf)、脑室灰质(periventricular gray matter,PVG)、中脑导水管周围灰质(periaqueductal gray,PAG)、运动皮层(motor cortex,MC)、内囊(internal capsule,IC),以及试图通过脑深部电刺激术(DBS)来控制疼痛的这些大脑区域的组合(Hollingworth,Sims-Williams,Pickering,Barua,& Patel,2017)。PVG 和 PAG 常作用于伤害性疼痛,MC 常作用于中枢性疼痛,ST、IC 和 CMPf 为神经病理性疼痛最常见的首选刺激部位(Adams,Hosobuchi,& Fields,1974;Barua & Patel,2018;Bittar et al.,2005;Hollingworth et al.,2017)。一项关于缓解疼痛的荟萃分析表明有 50% 的患者要经历长期的缓解疼痛的过程(Barua & Patel,2018)。然而,成功率从 19% 到 79%,范围非常广,虽然仍然指出长期疼痛管理的成功,但主要针对那些有伤害性疼痛的患者(Barua & Patel,2018;Levy,Lamb,& Adams,1987)。

　　DBS 手术在治疗几种疼痛状况方面显示出很高的长期成功率,如三叉神经病,腰背部手术失败综合征,皮质切除术后感觉异常,下背部和骨骼疼痛,非典型性面部疼痛和腰椎蛛网膜炎(Bittar et al.,2005;Hosobuchi,1986;Kumar,Toth,& Nath,1997;Levy et al.,1987;Richardson & Akil,1977;Turnbull,Shulman,& Woodhurst,1980;Young,Kroening,Fulton,Feldman,& Chambi,1985)。例如,一项 2005 年的荟萃分析表明 DBS 治疗外周和伤害性疼痛有最高的成功率(Bittar et al.,2005)。然而,PAG/PVG 也可能会受到耐受性的影响,在长期的疼痛管理中不成功(Hollingworth et al.,2017)。此外,虽然手术取得了一定的成功,但依然存在失败的概率和副作用。自 20 世纪 50 年代 DBS 的设备和流程就一直在改进,并为围绕慢性疼痛和 DBS 作为治疗手段的跨学科照护的必要性提供了宝贵的见解。这样的必要性之一就是在进行 DBS 手术之前对认知功能障碍和精神状态进行心理筛查(Barua & Patel,2018)。对于老年人来说心理筛查特别重要,因为随着疾病的进展和年龄相关的衰退,老年人往往会有更高概率出现认知功能障碍(MacFarlane,et al.,2012;Patel,Guralnik,Dansie,& Turk,2013)。现在 DBS 已成为治疗一些其他疾病(如帕金森病)的常见手段,并且技术得到了改善,但仍需要更多有关疼痛治疗的研究。

富血小板血浆注射

　　富血小板血浆(platelet-rich plasma,PRP)治疗是从血液样本中分离患者的血小板,然后将其注入受损区域以促进愈合。血小板含有大量生长因子蛋白可以刺激修复,即使注射到非特定部位也能起作用。一项双盲独立随机对照研究通过 8 周的随访证实将 PRP 直接注射到损伤部位能够有效地提高疼痛阈值。在同一项对照研究中,对照组患者不满意的数量可能是接受过治疗患者的 6 倍之高。那些接受过治疗的患者在随后的 1 年中极大地提高了功能和减轻疼痛,也没有报道过注射引起的副作用、形成疤或者其他一些损伤(Tuakli-Wosornu et al.,2016)。接下来的研究重点是接受治疗的患者和对照组长期的跟踪。其他研究应该集中在老年人群上,以确定这种疗法在老年患者中是否有效和持续。

增生疗法

　　增生疗法是一种将溶液(通常是葡萄糖溶液)注射到受影响区域的方法,通过刺激炎症反应促进愈合(称为生长因子刺激注射或再生性非手术重建)(Hackett,Hemwall,& Montgomery,1991;Rabago,Slattengren,& Zgierska,2010)。根据使用的溶液和注射周期不同,这种类型的治疗会有很多种方案。大多数研究使用的是每周、每两周和每月一次的葡萄糖和利多卡因注射（Klein，Eek，DeLong，& Mooney，1993；Ongley，Klein，Dorman，Eek，& Hubert，1987；Yelland，Glaszious，Bogduk，Schuler，& McKernon，2004）。Rabago 等将 90 名膝关节疼痛患者随机分配到增生疗法组和运动干预组以及对照组进行疗效对比，研究表明增生疗法组在西方大略麦克马斯特大学骨关节炎指数（Western Ontario McMaster Universities Osteoarthritis Index，WOMAC）与疼痛相关的生活质量评分有很大提高和非常高的满意度。但是许多研究排除了服用过阿片和有共病的患者，因此这些结果可能不大适合于老年人（Dagenais，Mayer，Haldeman & Borg-Stein，2008；Slattengren，Christensen，Prasad，& Jones，2014）。另外，增生治疗一般都不在医疗保险范围内，患者需要接受不止一次的注射，并且找到一个能够提供增生治疗的机构也很困难。考虑到老年人独特的健康问题，需要特别针对老年人进行更多的研究。

老年患者的特有注意事项

当管理疼痛时，绝对不可以忽略社会和情感支持。就老年人而言，社会支持对于老年患者锻炼和治疗至关重要。由于许多疾病与年龄有关，因此老年人共病的患病率也是一个重要的考虑因素。常见疾病包括带状疱疹、癌痛、类风湿关节炎、骨关节炎和营养不良（Kaye et al.，2014）。老年人也经常会出现运动功能障碍，如帕金森病、多发性硬化、阿尔茨海默病或痴呆导致的认知功能缺陷。由于这些状况，必须仔细检查患者的治疗依从性，特别是当有药物作为疼痛管理的一部分时。

此外，老年人往往有肌肉萎缩、体脂增高和体内的代谢改变（特别是肝脏和肾脏），所有的这些都会影响药物在体内的吸收以及药效（Kaye et al.，2014；Polatin et al.，2017）。诸如这些变化都会导致过度用药、疼痛管理效果不佳、加重副作用和合并症。出于这些原因，老年人在接受药物管理计划时应该更仔细、更频繁地进行监测。

研究到实践重点信息

跨学科的个体化策略对于老年人的疼痛管理是至关重要的。在设计一个方案时，必须考虑个体的健康因素和生活方式，使患者的收益最大化。疼痛管理不能依靠药物或者采用"一刀切"的方式。老年人所面临的独特挑战使得传统的疼痛管理策略复杂化，持续了解当前的研究和互补的方式至关重要。

未来实践和研究的方向

未来的研究应包括研究非侵入性和侵入性的方法，以找到最有效的疼痛管理策略。例如，对于重症患者，进一步探索 DBS 手术来管理疼痛状况是值得研究的，因为这是一种持续的且可改进的方法，可以刺激其他方法无法达到或维持的大脑区域。有效的无创方法是理想的，随着越来越多的研究支持，我们应该继续研究针灸和瑜伽等选择，特别是在长期疼痛管理。此外，减少或消除滥用和成瘾可能性的药理学方法，如前药物，或反奖励途径的药物方法也可以考虑。专门针对老年人群的研究应该包括适合该人群的方法，而不是依赖于剧烈的身体活动。

总结和结论

为每个患者设计最有效的疼痛管理方案,个性化和跨学科的护理是必要的。虽然这种方法留有自由决定的余地,但它也足够灵活,可以考虑个体差异。很明显,没有一种"一刀切"的方法来治疗疼痛。每个患者都将面临特殊挑战,而这些挑战可能改变传统治疗过程。考虑到合并症的频率、平均服药次数和他们独特的心理社会问题,这对老年人尤其如此。考虑到这些障碍,一些传统疗法将不适合老年人,应该考虑一些不太传统的方法。正如本章所讨论的,针灸、按摩疗法、外科手术、注射疗法、替代药物和催眠是一些目前可用来缓解疼痛的方法。寻找有效和可管理的替代方案可能需要一些样本研究,并应由合格的从业人员监督其安全性。

（王任杰 译　蒋彦星 校）

参考文献

Abdulla, A., Adams, N., Bone, M., Elliott, A. M., Gaffin, J., Jones, D., … Schofield, P. (2013). Guidance on the management of pain in older people. *Age and Ageing, 42*, il–57.

Aboagye, E., Karlsson, M. L., Hagberg, J., & Jensen, I. (2015). Cost-effectiveness of early interventions for non-specific low back pain: A randomized controlled study investigating medical yoga, exercise therapy and self-care advice. *Journal of Rehabilitation Medicine, 47*(2), 167–173. https://doi.org/10.2340/16501977-1910

Adams, J. E., Hosobuchi, Y., & Fields, H. L. (1974). Stimulation of the internal capsule for relief of chronic pain. *Journal of Neurosurgery, 41*, 740–744.

American Society of Clinical Hypnosis. ASCH Certification Program. http://www.asch.net/Certification/CertificationUpdate.aspx. Accessed 1 Dec 2017.

Antall, G. F., & Kresevic, D. (2004). The use of guided imagery to manage pain in an elderly orthopaedic population. *Orthopaedic Nursing, 23*(5), 335–340.

Astin, J. A., Pelletier, K. R., Marie, A., & Haskell, W. L. (2000). Complementary and alternative medicine use among elderly persons: One-year analysis of a blue shield Medicare supplement. *Journal of Gerontology, 55A*(1), M4–M9.

Barnes, P. M., Powell-Griner, E., McFann, K., & Nahin, R. L. (2004). Complementary and alternative medicine use among adults: United States, 2002. *Seminars in Integrative Medicine, 2*(2), 54–71. https://doi.org/10.1016/j.sigm.2004.07.003

Barua, N. U., & Patel, N. K. (2018). Chapter 73: Deep brain stimulation for pain. In *Neuromodulation* (2nd ed., pp. 903–908). Academic Press. Waltham, MA.

Belvederi-Murri, M., Amore, M., Menchetti, M., Toni, G., Neviani, F., Cerri, M., … Zanetico, S. (2015). Physical exercise for late-life major depression. *The British Journal of Psychiatry, 207*(3), 235–242. https://doi.org/10.1192/bjp.bp.114.150516

Bervoets, D. C., Luijsterburg, P. A. J., Alessie, J. J. N., Buijs, M. J., & Verhagen, A. P. (2015). Massage therapy has short-term benefits for people with common musculoskeletal disorders compared to no treatment: A systematic review. *Journal of Physiotherapy, 61*(3), 106–116. https://doi.org/10.1016/j.jphys.2015.05.018

Bevers, K., Brecht, D., Jones, C., & Gatchel, R. J. (2018). Pain intervention techniques for older adults: A biopsychosocial perspective. *EC Anaesthesia, 4*(3), 75–88.

Bishop, P. B., Quon, J. A., Fisher, C. G., & Dvorak, M. F. (2010). The chiropractic hospital-based interventions research outcomes (CHIRO) study: A randomized controlled trial on the effectiveness of clinical practice guidelines in the medical and chiropractic management of patients with acute mechanical low back pain. *The Spine Journal, 10*(12), 1055–1064.

Bittar, R. G., Kar-Purkayastha, I., Owen, S. L., Bear, R. E., Green, A., Wang, S., & Aziz, T. Z. (2005). Deep brain stimulation for pain relief: A meta-analysis. *Journal of Clinical Neuroscience, 12*(5), 515–519. https://doi.org/10.1016/j.jocn.2004.10.005

Campo, M., Shiyko, M. P., Kean, M. B., Roberts, L., & Pappas, E. (2017). Musculoskeletal pain associated with recreational yoga participation: A prospective cohort study with 1-year follow-up. *Journal of Bodywork and Movement Therapies*. In press. https://doi.org/10.1016/j.jbmt.2017.05.022

Castro-Sanchez, A. M., Mataran-Penarrocha, G. A., Arroyo-Morales, M., Saavedra-Hernandez, M., Fernandez-Sola, C., & Moreno-Lorenzo, C. (2011a). Effects of myofascial release techniques on pain, physical function, and postural stability in patients with fibromyalgia: A randomized controlled trial. *Clinical Rehabilitation, 25*(9), 800–813.

Castro-Sanchez, A. M., Mataran-Penarrocha, G. A., Granero-Molina, J., Aguilera-Manrique, G., Quesada-Rubio, J. M., & Moreno-Lorenzo, C. (2011b). Benefits of massage-myofascial release therapy on pain, anxiety, quality of sleep, depression, and quality of life in patients with fibromyalgia. *Evidence-based Complementary and Alternative Medicine, 2011*, 561753.

Cevik, C., Anil, A., & Iseri, S. O. (2015). Effective chronic low back pain and knee pain treatment with acupuncture in geriatric patients. *Journal of Back and Musculoskeletal Rehabilitaion, 28*(3), 517–520. https://doi.org/10.3233/BMR-140550

Chennaoui, M., Arnal, P. J., Sauvet, F., & Leger, D. (2015). Sleep and exercise: A reciprocal issue? *Sleep Mediciine Reviews, 20*, 59–72. https://doi.org/10.1016/j.smrv.2014.06.008

Clarke, T. C., Black, L. I., Stussman, B. J., Barnes, P. M., & Nahin, R. L. (2015). Trends in the use of complementary health approaches among adults: United States, 2002–2012. *National Health Statistic Report, 79*, 1–15. https://www.cdc.gov/nchs/data/nhsr/nhsr079.pdf. Accessed 12 Dec 2017

Cuellar, N. G. (2005). Hypnosis for pain management in the older adult. *Pain Management Nursing, 6*(3), 105–111.

Dagenais, S., Haldeman, S., & Manga, P. (2014). A systematic review comparing the costs of chiropractic care to other interventions for spine pain in the United States. *BMC Health Services Research, 15*(1), 474.

Dagenais, S., Mayer, J., Haldeman, S., & Borg-Stein, J. (2008). Evidence-informed management of chronic low back pain with prolotherapy. *The Spine Journal, 8*(1), 203–212.

Gagnon, L. (2005). *Efficacy of pilates exercises as therapeutic intervention in treating patients with low back pain [dissertation]*. Knoxville, TN: University of Tennessee.

Gatchel, R. J., Hulla, R., Vanzzini, N., Bevers, K., Salas, E., & Garner, T. (2017). Pain management and the elderly. *Practical Pain Management, 17*(1), 1–4.

Gerwin, R. D., Shannon, S., Hong, C. Z., Hubbard, D., & Gevirtz, R. (1997). Interrater reliability in myofascial trigger point examination. *Pain, 69*(1–2), 65–73.

Hackett, G. S., Hemwall, G. A., & Montgomery, G. A. (1991). *Ligament and tendon relaxation treated by prolotherapy* (5th ed.). Oak Park, IL: Institute in Basic Life Principles.

Hall, A. M., Maher, C. G., Lam, P., Ferreira, M., & Latimer, J. (2011). Tai chi exercise for treatment of pain and disability in people with persistent low back pain: A randomized controlled trial. *Arthritis Care Res (Hoboken), 63*(11), 1576–1583. https://doi.org/10.1002/acr.20594

Hollingworth, M., Sims-Williams, H. P., Pickering, A. E., Barua, N., & Patel, N. K. (2017). Single electrode deep brain stimulation with dual frequency for the treatment of chronic pain: A case series and review of the literature. *Brain Sciences, 7*(1), 9. https://doi.org/10.3390/brainsci7010009

Hosobuchi, Y. (1986). Subcortical electrical stimulation for control of intractable pain in humans. Report of 122 cases (1970-1984). *Journal of Neurosurgery, 64*, 543–553.

Hosseinzadeh, S., Jafarikukhdan, A., Hosseini, A., & Armand, R. (2015). The application of medicinal plants in traditional and modern medicine: A review of Thymus vulagaris. *International Journal of Clinical Medicine, 6*, 635–642. https://doi.org/10.4236/ijcm.2015.69084

Hughes, M. (2017). Myofascial release (MFR): An overview. https://www.hss.edu/conditions_myofascial-release-overview.asp. Accessed 6 Dec 2017.

Johnson, M., & Martinson, M. (2007). Efficacy of electrical nerve stimulation for chronic musculoskeletal pain: A meta-analysis of randomized controlled trials. *Pain, 130*(1), 157–165. https://doi.org/10.1016/j.pain.2007.02.007

Kaye, A. D., Baluch, A. R., Kaye, R. J., Niaz, R. S., Kaye, A. J., Liu, H., & Fox, C. J. (2014). Geriatric pain management, pharmacological and nonpharmacological considerations. *Psychology & Neuroscience, 7*(1), 15–26. https://doi.org/10.3922/j.psns.2014.1.04

Keosaian, J. E., Lemaster, C. M., Dresner, D., Godersky, M. E., Paris, R., Sherman, K. J., & Saper, R. B. (2016). "We're all in this together": A qualitative study of predominantly low income minority participants in a yoga trial for chronic low back pain. *Complementary Therapies in Medicine, 24*, 34–39. https://doi.org/10.1016/j.ctim.2015.11.007

Klein, R. G., Eek, B. C., DeLong, W. B., & Mooney, V. (1993). A randomized double-blind trial of dextrose-glycerin-phenol injections for chronic, low back pain. *Journal of Spinal Disorders, 6*, 23–33.

Knapen, J., Vancampfort, D., Morien, Y., & Marchal, Y. (2014). Exercise therapy improves both mental and physical health in patients with major depression. *Disability and Rehabilitation, 37*(16), 1490–1495. https://doi.org/10.3109/09638288.2014.972579

Kumar, K., Toth, C., & Nath, R. K. (1997). Deep brain stimulation for intractable pain: A 15-year experience. *Neurosurgery, 40*, 736–746.

Kvam, S., Kleppe, C. L., Nordhus, I. H., & Hovland, A. (2016). Exercise as a treatment for depression: A meta-analysis. *Journal of Affective Disorders, 202*, 67–86. https://doi.org/10.1016/j.jad.2016.03.063

Lee, J., Lee, W. B., Kim, W., Min, B., Lee, H., & Cho, S. (2015). Traditional herbal medicine for cancer pain: A systematic review and meta-analysis. *Complementary Therapies in Medicine, 23*(2), 265–274. https://doi.org/10.1016/j.ctim.2015.02.003

Levy, R. M., Lamb, S., & Adams, J. E. (1987). Treatment of chronic pain by deep brain stimulation: Long term follow-up and review of the literature. *Neurosurgery, 21*, 885–893.

Lyons, K. J., Salsbury, S. A., Hondras, M. A., Jones, M. F., Andersen, A. A., & Goertz, C. M. (2013). Perspectives of older adults on co-management of low back pain by doctors of chiropractic and family medicine physicians: A focus group study. *BMC Complementary and Alternative Medicine, 13*(1), 225.

Macfarlane, G. J., Beasley, M., Jones, E. A., Prescott, G. J., Docking, R., Kelley, P., … MUSICIAN Study Team. (2012). The prevalence and management of low back pain across adulthood: Results from a population-based cross-sectional study (the MUSICIAN study). *Pain, 153*(1), 27–32.

Meade, T. W., Dyer, S., Browne, W., Townsend, J., & Frank, A. O. (1990). Low back pain of mechanical origin: Randomized comparison of chiropractic and hospital outpatient treatment. *BMJ, 300*(6737),

1431–1437.

Medicare.gov. Chiropractic services. https://www.medicare.gov/coverage/chiropracti-services.html. Accessed 5 Dec 2017.

Montgomery, G. H., DuHamel, K. N., & Redd, W. H. (2000). A meta-analysis of hypnotically induced analgesia: How effective is hypnosis? *International Journal of Clinical and Experimental Hypnosis, 48*(2), 138–153. https://doi.org/10.1080/00207140008410045

Middaugh, S. J., & Pawlick, K. (2002). Biofeedback and behavioral treatment of persistent pain in the older adult: A review and a study. *Applied Psychophysiology and Biofeedback, 27*, 185–202. https://doi.org/10.1023/A:1016208128254

Nambi, G. S., Inbasekaran, D., Khuman, R., Devi, S., Shanmugananth, & Jagannathan, K. (2014). Changes in pain intensity and health related quality of life with Iyengar yoga in nonspecific chronic low back pain: A randomized controlled study. *International Journal of Yoga, 7*(1), 48–53. https://doi.org/10.4103/0973-6131.123481

National Center for Complementary and Integrative Health. (2017). Acupuncture: In depth. https://nccih.nih.gov/health/acupuncture/introduction#hed1. Accessed 9 Dec 2017.

National Institutes of Health. NIH Senior Health. (2017). https://nihseniorhealth.gov/complementaryhealthapproaches/safetyofmindandbodypractices/01.html. Accessed 5 Dec 2017.

Nelson, N. L., & Churilla, J. R. (2017). Massage therapy for pain and function in patients with arthritis: A systematic review of randomized controlled trials. *American Journal of Physical Medicine & Rehabilitation, 96*(9), 665–672. https://doi.org/10.1097/PHM.0000000000000712

Ongley, M. J., Klein, R. G., Dorman, T. A., Eek, B. C., & Hubert, L. J. (1987). A new approach to the treatment of chronic low back pain. *Lancet, 2*, 143–146.

Patel, K. V., Guralnik, J. M., Dansie, E. J., & Turk, D. C. (2013). Prevalence and impact of pain among older adults in the United States: Findings from the 2011 National Health and Aging Trends Study. *Pain, 154*(12), 2649–2657.

Polatin, P., Bevers, K., & Gatchel, R. J. (2017). Pharmacological treatment of depression in geriatric chronic pain patients: A biopsychosocial approach integrating functional restoration. *Expert Review of Clinical Pharmacology, 10*(9), 957–963. https://doi.org/10.1080/17512433.2017.1339602

Qaseem, A., Wilt, T. J., McLean, R. M., & Forciea, M. A. (2017). Noninvasive Treatments for acute, subacute, and chronic low back pain: A clinical practice guideline from the American College of Physicians. *Annals of Internal Medicine, 166*(7), 514–530. https://doi.org/10.7326/M16-2367

Qingguang, Z., Min, F., Li, G., Shuyun, J., Wuquan, S., Jianhua, L., & Yong, L. (2015). Gait analysis of patients with knee osteoarthritis before and after Chinese massage treatment. *Journal of Traditional Chinese Medicine, 35*(4), 411–416. https://doi.org/10.1016/S0254-6272(15)30117-5

Rabago, D., Patterson, J. J., Mundt, M., Kijowski, R.,

Grettie, J., Segal, N. A., & Zgierska, A. (2013). Dextrose prolotherpy for knee osteoarthritis: A randomized controlled trial. *Annals of Family Medicine, 11*, 229–237.

Rabago, D., Slattengren, A., & Zgierska, A. (2010). Prolotherapy in primary care practice. *Primary Care, 37*, 65–80.

Rajpal, N., Arora, M., & Chauhan, V. (2008). The study on efficacy of Pilates and McKenzie exercise in postural low back pain – a rehabilitative protocol. *Physiotherapy and Occupational Therapy Journal, 1*, 33–56.

Richardson, D. E., & Akil, H. (1977). Pain reduction by electrical brain stimulation in man. Part 2: Chronic self-administration in the periventricular grey matter. *Journal of Neurosurgery, 47*, 184–194.

Schuch, F. B., Vancampfort, D., Rosenbaum, S., Richards, J., Ward, P. B., & Stubbs, B. (2016). Exercise improves physical and psychological quality of life in people with depression: A meta-analysis including the evaluation of control group response. *Psychiatry Research, 241*, 47–54. https://doi.org/10.1016/j.psychres.2016.04.054

Sherman, K. J., Cherkin, D. C., Erro, J., Miglioretti, D. L., & Deyo, R. A. (2005). Comparing yoga, exercise, and a self-care book for chronic low back pain: A randomized, controlled trial. *Annals of Internal Medicine, 143*, 849–856.

Sherman, K. J., Cherkin, D. C., Wellman, R. D., Cook, A. J., Hawkes, R. J., Delaney, K., & Deyo, R. A. (2011). A randomized trial comparing yoga, stretching, and a self-care book for chronic low back pain. *Archives of Internal Medicine, 171*(22), 2019–2026. https://doi.org/10.1001/archinternmed.2011.524

Slattengren, A. H., Christensen, T., Prasad, S., & Jones, K. (2014). Prolotherapy: A nontraditional approach to knee osteoarthritis. *The Journal of Family Practice, 63*(4), 206–208.

Smith, C. A., Collins, C. T., Cyna, A. M., & Crowther, C. A. (2006). Complementary and alternative therapies for pain management in labour. *The Cochrane Library, 4*, 1–32.

Stoelb, B. L., Molton, I. R., Jensen, M. P., & Patterson, D. R. (2009). The efficacy of hypnotic analgesia in adults: A review of the literature. *Contemporary Hypnosis, 26*(1), 24–39.

Tekur, P., Nagarathna, R., Chametcha, S., Hankey, A., & Nagendra, H. R. (2012). A comprehensive yoga program improves pain, anxiety and depression in chronic low back pain patients more than exercise: An RCT. *Complementary Therapies in Medicine, 20*(3), 107–118. https://doi.org/10.1016/j.ctim.2011.12.009

Tuakli-Wosornu, Y. A., Terry, A., Boachie-Adjei, K., Harrison, J. R., Gribbin, C. K., LaSalle, E. E., … Lutz, G. E. (2016). Lumbar Intradiskal Platelet-Rich Plasma (PRP) Injections: A prospective, double-blind, randomized controlled study. *PM&R, 8*(2016), 1–10.

Turnbull, I. M., Shulman, R., & Woodhurst, W. B. (1980). Thalamic stimulation for neuropathic pain. *Journal of Neurosurgery, 52*, 486–493.

Vernooij, M., & Marcelissen, F. (2017). Measuring patient reported outcomes of acupuncture treatment on pain patients' health status. *Complementary Therapies in Clinical Practice, 28*, 192–199. https://doi.org/10.1016/j.ctcp.2017.06.005

Vickers, A. J., Vertosick, E. A., Lewith, G., MacPherson, H., Foster, N. E., Sherman, K. J., … Linde, K. (2017). Acupuncture for chronic pain: Update of an individual patient data meta-analysis. *The Journal of Pain,* (in press). https://doi.org/10.1016/j.jpain.2017.11.005

Wajswelner, H., Metcalf, B., & Bennell, K. (2012). Clinical Pilates versus general exercise for chronic low back pain: Randomized trial. *Medicine and Science in Sports and Exercise, 44*, 1197–1205.

Weifen, W., Muheremu, A., Chaohui, C., Wenge, L., & Lei, S. (2013). Effectiveness of tai chi practice for non-specific chronic low back pain on retired athletes: A randomized controlled study. *Journal of Musculoskeletal Pain, 21*, 37–45.

Weigel, P. A., Hockenberry, J., Bentler, S. E., & Wolinksky, F. D. (2014). The comparative effect of episodes of chiropractic and medical treatment on the health of older adults. *Journal of Manipulative and Physiological Therapeutics, 37*(3), 143–154.

Williams, K., Abildso, C., Steinberg, L., Doyle, E., Epstein, B., Smith, D., … Cooper, L. (2009). Evaluation of the effectiveness and efficacy of Iyengar yoga therapy on chronic low back pain. *Spine, 34*(19), 2066–2076. https://doi.org/10.1097/BRS.0b013e3181b315cc

Wolfe, F., Simons, D. G., & Fricton, J. (1992). The fibromyalgia and myofascial pain syndromes: A preliminary study of tender points and trigger points in persons with fibromyalgia, myofascial pain syndrome and no disease. *The Journal of Rheumatology, 19*(6), 944–951.

Xue, C. C., & O'Brien, K. A. (2015). Chapter 1: Modalities of Chinese medicine. In *A comprehensive guide to Chinese medicine* (2nd ed., pp. 1–28). China: The Chinese University of Hong Kong/World Scientific. https://doi.org/10.1142/9789814667081_0001

Yap, S. H. (2016). Acupuncture in pain management. *Anaesthesia and Intensive Care Medicine, 17*(9), 448–450. https://doi.org/10.2016/j.mpaic.2016.06.004

Yelland, M. J., Glaszious, P. P., Bogduk, N., Schuler, P. J., & McKernon, M. (2004). Prolotherapy injections, saline injections, and exercises for chronic low-back pain: A randomized trial. *Spine, 29*, 9–16.

Young, R. F., Kroening, R., Fulton, W., Feldman, R. A., & Chambi, I. (1985). Electrical stimulation of the brain in treatment of chronic pain. Experience over 5 years. *Journal of Neurosurgery, 62*, 389–396.

Yuan, J., Purepong, N., Kerr, D. P., Park, J., Bradbury, I., & McDonough, S. (2008). Effectiveness of acupuncture for low back pain: A systematic review. *Spine, 33*(23), E887–E900.

Yuan, Q. I., Guo, T. M., Liu, L., Sun, F., & Zhang, Y. G. (2015). Traditional Chinese medicine for neck pain and low back pain: A systematic review and meta-analysis. *PLoS One, 10*(2), e0117146. https://doi.org/10.1371/journal.pone.0117146

Zeidan, F., Emerson, N. M., Farris, S. R., Ray, J. N., Jung, Y., McHaffie, J. G., & Coghill, R. C. (2015). Mindfulness meditation-based pain relief employs different neural mechanisms than placebo and sham mindfulness meditation-induced analgesia. *Journal of Neuroscience, 35*(46), 15307–15325. https://doi.org/10.1523/JNEUROSCI.2542-15.2015

第 18 章　心脏康复

John D. Akins and R. Matthew Brothers

前言

　　心脏康复(cardiac rehabilitation,CR)在康复医学领域中可追溯到 200 多年前。在此期间,心脏康复在实践中经历了一些本质上的变化,才成为了现今多学科的综合康复治疗。心脏康复的重点是改善首次或反复多次发作的心脏健康问题,使患者可以不受疾病的影响回归日常生活。尽管目前几乎所有医疗手段都可以实现这一目标,但心脏康复拥有治疗技术的最佳组合,这些技术可以极大改善干预中患者的寿命和生活质量。心脏康复不局限于心脏病类型,从心力衰竭到冠心病再到心肌梗死,都可以进行心脏康复。心脏康复对有心脏问题的老年人也很重要。衰老过程中内在的生理变化可能使老年人在以后的生活中更容易发生心血管事件和心血管疾病。此外,心血管事件可能会使身体变得虚弱,从而使久坐行为增多,进一步促进心血管疾病的发生。心脏康复旨在防止疾病发展到使人丧失能力或者致命的程度。为了把患者从病床上恢复到正常的社会活动中,由专业人员、朋友和家人组成团队来采取运动、饮食调整和咨询等干预措施。随着干预的进行,每个患者都有希望恢复到最好的状态。本章将会从心脏康复的发展史来讲述心脏康复干预措施的起源、是怎样发展成现在的模式;本章还将描述各类患者的临床表现以及心脏康复的干预手段。

心脏康复发展史

　　心脏康复是一个不断发展的领域,它源自基于科学研究和临床发现的多学科综合康复治疗。心脏康复经历了一系列的转变,最终成为了今天的现代心脏康复。18 世纪末一位叫 Heberden 的医生首次提出了心脏康复,他观察并记录了一名被诊断为胸部疾病后还参加了广泛体育锻炼的受试者。在这几十年里,Parry(1799)就运动减轻心绞痛症状的效果提出了很多的建议。此外,在科学发现心血管疾病之前,这些非常早期的概念就已经将体育活动与心绞痛或胸部疾病联系在一起了。

　　在这一时期以后,当与晚期心脏病患者的症状联系起来时,人们对身体活动和锻炼的积极态度有所下降,并且关于心脏康复的文献十分稀少。然而,在 19 世纪末 20 世纪初,研究者再次建立起心肌梗死、心绞痛以及身体活动或锻炼与心脏病患者之间的关系。尽管 Heberden 和 Parry 观察认为早期运动疗法对人体是有益的,但是 Mallory 等观察细胞坏死以及瘢痕组织形成的过程后建议在心肌梗死后至少需要 3 周的卧床休息。缺乏体育活动对心脏病患者来说是一种损害,患者很少咨询专业人士,经常被误导,最终功能会下降到无法回归工作的状态。在早期心脏康复史上,几乎没有为患者建立的机构。然而,这种情况很快就会改变。

　　1940 年纽约心脏协会协助创建了工作分类单元,用来评估工作能力、协助就业安置、作为教育单位研究心脏病患者。但随着心脏康复的进步,它经历了短暂的收益后效率再次下降。然而,一系列研究发现简单的体位改变会引起功能下降以及心理健康障碍,这引发了关于适当管理心脏病患者的讨论。经过了几年的研究,Turell 和 Hellerstein(1958)提出了一系列不同的运动测量方法来评估心功能,并为心脏病患者提供了适当的运动处方。这篇论文所描述的内容是在告诫那些习惯于卧床休息的患者和缺乏提出指导性意见的医生们。他们认为,完全不运动是有害的,最好的做法是在强调安全的条件下进行适当运动,而不是完全避免运动。

关于心脏病患者治疗方法的讨论上,研究者明确了身体功能和身体活动是心脏康复的重要组成部分。这些项目似乎也受到了一些观念的推动,诸如重返工作岗位,特别是在适合心脏病患者的岗位、烟草使用的改变、饮食教育以及心理咨询等。这些观念表明适当的心脏康复的共识正在改变。另有研究表明,长期卧床休息会导致身体功能下降,并指出,当心血管事件发生后立即住院,是降低死亡率最有效的方式。早期康复的重要性引导并制订了各种旨在改善患者生活质量的住院和门诊康复方案。这项研究在先前延长卧床休息时间的思想转变过程中变得至关重要,并强调了身体活动对心脏康复的必要性。

随着医学能够进一步地确定危险因素和可控因素来改善治疗,心脏康复的重点逐渐扩大到其组成部分。值得注意的是,尽管早期有关于心肌梗死或其他心血管事件后活动存在不同观点,心脏康复并不仅仅是把注意点放在运动上,还包括前面提到的组成部分和风险因素管理(例如,血脂、高血压、体重、糖尿病和吸烟)、职业咨询、补充心脏保护药物。对于患者群体的多样化,干预手段的种类也有所增加,每一种手段都旨在满足患者的需求,具有针对性。鉴于大量的研究和证据,最好将现代心脏康复定义为一项长期方案,包括运动参与、医疗评估、降低风险因素、患者教育和咨询以及药物治疗,其目的是改善与心脏疾病相关的长期结果,最大可能地稳定或逆转症状和预防新疾病的形成(图 18.1)。

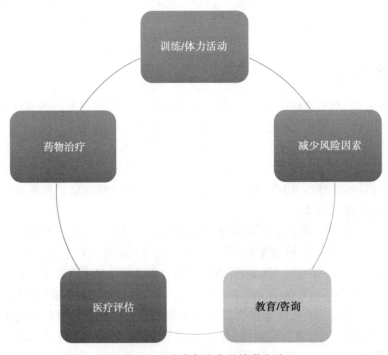

图 18.1　心脏康复方案的推荐方法

心脏康复的转诊患者：患者群体

　　尽管早期心脏康复关注点主要集中在心肌梗死上，但治疗方法和心血管手术的种类已经大大增加，这意味着心脏康复将对更多的患者来说是必不可少的。包括那些曾有心脏瓣膜问题、心肌梗死和心肌病的人，以及有其他心脏疾病症状、手术或治疗中的人（表 18.1）。尽管患者亚型多种多样，也没有迹象表明某种类型的心脏康复可能比另一种更有效，但这并不意味着对心脏康复要采取一刀切的方法。对患者而言，最大的限制可能在于他们从事运动和体力活动的能力。每个人都应该根据自己的身体能力、情感和心理健康状况以及经济状况制订一个方案，尽可能地提供最好的护理。由于心血管功能在大多数情况下会明显降低，可能无法充分满足日常生活的代谢消耗。因此，预测这些限制并制订一个能够使他们恢复正常功能的方案是很重要的。然而要达到这一点是很困难的，因为心脏病患者常常没有得到合适的心脏康复方案，严重影响了康复和预防的过程。除此之外，把心脏康复重点放在老年人和老龄化人口中也是至关重要的。2015 年，美国 65 岁以上的人口大约占比 15%，预计最快在 2030 年将达到 20%，再加上不断增加的总人口，预计 2023 年老年人口将超过 7 000 万人。与此同时，心血管疾病对老年人的影响比例也在增长。早在 21 世纪初，各种病因导致的老年人心血管疾病死亡率约占心血管疾病死亡总数的 84%，其中很大一部分来自心脏病。老年人口的增加以及心血管疾病发病率的增加，强调了全面的心脏康复计划对改善心脏发病后情况的必要性。

表 18.1　部分心血管疾病涉及心脏康复

疾病	心脏康复的选择
心脏瓣膜病	药物治疗（抗高血压、预防感染、抗凝），运动/身体活动，咨询
冠心病	药物治疗（β 受体阻滞剂、阿司匹林），改善肥胖、血脂和血压，运动/身体活动，咨询
心肌病	药物治疗（β 受体阻滞剂、利尿剂、血管紧张素转换酶抑制剂），中度活动/身体活动，咨询
心力衰竭	药物治疗（血管紧张素转换酶抑制剂、β 受体阻滞剂、利尿剂、抗血栓药物），与心力衰竭有关的疾病的管理，运动/与能力相关身体活动，咨询
心肌梗死	药物治疗（阿司匹林、β 受体阻滞剂、硝酸甘油、华法林和他汀类药物），运动/身体活动，降低风险因素
心脏移植	药物治疗（免疫抑制、糖皮质激素、预防感染），运动/身体活动

心脏瓣膜病

　　心脏瓣膜病最常来源于二尖瓣疾病，也可能出现在一个或多个其他心脏瓣膜。在考虑为这些患者制订心脏康复方案时，尤其是在确定运动和体力活动的组成部分时，应考虑 4 个主要因素：①所用的手术方式或假体；②使用的抗凝治疗；③心肌的整体功能；④患者的身体条件。

　　手术或介入治疗中对瓣膜定位的能力是很重要的，因为保守的态度会对建议的内容产生较大的影响。例如，接受主动脉瓣置换术的患者会比接受二尖瓣置换术的患者表现出更好的运动耐受性，这又回到了个体化治疗的概念上。药物治疗是预防感染和预防高血压的首要治疗途径之一。抗凝血剂也被高度推荐用于术后治疗，降低血栓形成的风险。但重要的是采取适当的预防措施,因为抗凝血剂可能会增加因运动或与运动相关的损伤产生严重并发症的风险。最后,心肌功能和患者的身体条件都会影响身体活动和运动的能力。要为受试者设计适当的心脏康复流程。运动能力的评估和心脏康复的运动处方将在后面讨论。

冠状动脉疾病

冠状动脉疾病(coronary artery disease,CAD)是指由于冠状动脉粥样硬化使管腔狭窄或阻塞,导致心肌缺血、缺氧而引起的疾病。冠心病有几种常见的临床表现:①心绞痛;②急性冠状动脉综合征;③无症状的心肌缺血。每种表现都源自动脉粥样硬化。心绞痛是由心脏血流量减少而引起的胸痛。另一方面,静息性心肌缺血对心脏血流量同样减少,只是没有症状(如心绞痛)。据估计,2%~4%的中年男性有严重的冠心病症状,当这些人有两个或更多的危险因素时,患病率上升到大约10%。急性冠状动脉综合征是由覆盖内皮下斑块的保护性纤维囊破裂引起的。当这种斑块脱落时,会导致严重的血栓形成。还有其他一些可能导致急性冠状动脉综合征的情况,如斑块内出血、浅表糜烂和钙结节侵蚀。

谈到冠状动脉疾病的治疗,外科手术是一种选择,以恢复闭塞的动脉血流。同其他心脏疾病和心脏手术一样,冠状动脉疾病患者除了药物治疗(如β受体阻滞药或阿司匹林等)外,做心脏康复也是一个很好的选择。运动可以降低风险因素,如降低胆固醇、改善肥胖和血压、血管内皮功能(冠心病患者的血管内皮通常是受损状态),改善患者的预后和降低冠心病的总死亡率,应当被纳入心脏康复方案。

心肌病

心肌病主要有以下几种:①充血性/扩张型心肌病(dilated cardiomyopathy,DCM);②肥厚型心肌病(hypertrophic cardiomyopathy,HCM);③限制型心肌病(restrictive cardiomyopathy,RCM);④心律失常性右心室心肌病(arrhythmogenic right ventricular cardiomyopathy,ARVC)(McNally,Golbus,& Puckelwartz,2013;Olsen,1975)。DCM通常指心脏4个腔室的增大,特别是在肌肉功能下降的情况下,心脏瓣膜或隔膜没有任何改变。HCM是心肌增厚的过程,尤其是左心室的增厚,而心室容积无改变。RCM可能是最不常见的情况,但它最接近心脏的正常形态。在这类心肌病中,可能会发生心内膜的轻度增厚,但最显著的改变是纤维组织的浸润,这将损害心脏的充盈。最后,由于右心室细胞壁易变薄和受纤维组织浸润的影响,致心律失常型右心室心肌病(ARVC),它表现出与DCM和RCM相同的变化。

心肌病的治疗包括手术、移植、间隔复位治疗和植入式心律转复除颤器;药物治疗对于那些不选择手术路径的患者,是一个常见的选择。最合适心肌病患者使用的药物是血管紧张素转换酶(angiotensin-converting enzyme,ACE)抑制剂、β受体阻滞剂和利尿剂。除了药物之外,运动似乎也是不错的选择,因为它可能通过心血管适应性锻炼来预防和逆转心肌病的严重程度。然而,运动强度需要仔细监测,并保持在中等或中等以下强度。这是由于当强度增加到中等水平以上时,心脏性猝死的可能性增加。

心力衰竭

心力衰竭不一定是单独的疾病,可能是同时发生的多种不同心脏疾病的集合,如心肌病、高血压性心衰、瓣膜性心脏病和心室功能不全等。考虑到心衰的多因素特性,为患者提供全面的CR方案具有挑战性,但也是可能实现的。首先需要注意的是,心衰患者的运动能力通常是下降的状态[以最大摄氧量($\dot{V}O_{2max}$)为代表指标]。这归因于心输出量的减少和代谢活跃性组织后灌注过低。随着年龄的增长，$\dot{V}O_{2max}$ 持续下降，这个问题会在老年人中加剧（Rogers，Hagberg，Martin，Ehsani，& Holloszy，1990；Schopfer & Forman，2016）。虽然看起来似乎是矛盾的，但对运动耐力差的患者制订良好的心脏康复计划时，运动也应包括在内。

运动训练在这一人群中被认为是安全的，训练所带来的众多好处被认为是大于风险的。随着运动耐受性的提高，心衰患者在功能容量、内皮功能、外周摄氧量、乳酸阈和住院次数减少方面也有改善。除了运动训练以外，心脏康复计划中还应包括药物治疗（血管紧张素转换酶抑制剂、β 受体阻滞剂、利尿药、抗血栓药物）、与心力衰竭相关疾病的管理、患者咨询/教育和心理支持。这种联合方法很重要，因为心力衰竭的恶性程度已经可以与许多常见癌症相比较了。

心肌梗死

心肌梗死被认为是冠心病中的一类疾病，也可能是急性冠状动脉综合征的一个分支，它有两种表现形式：ST 段抬高（ST-segment elevation，STEMI）和非 ST 段抬高（non-ST-segment elevation，NSTEMI），主要的区别在于 ST 段的分化。因为坏死的生物标志物，如肌酸激酶-MB（creatine kinase-MB，CK-MB）或心肌肌钙蛋白的释放，这两种情况下都会发生。急性心肌梗死后，立即住院治疗是最理想的，因为缩短治疗时间会带来更好的结果。在这种医学干预过程中，药物的使用（如纤溶剂和抗凝剂），外科手术（如冠状动脉搭桥术）以及非手术方法（如经皮冠状动脉介入治疗）都是立即解决心肌梗死的常见方法。医疗干预后，这些患者是 CR 的主要候选对象，因为实施良好的 CR 计划可以改善发病率和死亡率，同时还可以减轻症状和改善生活质量。

患者出院后应该采取 CR 干预措施。这种干预措施一部分是持续使用药物来控制症状和预防再次发生梗死。其中常用的药物是抗血小板药物（如阿司匹林）、β 受体阻滞剂、硝酸甘油、华法林和他汀类药物。另一部分是生活方式的改变，如增加体育活动、饮食的改变和降低危险因素。此外，为患者制订处方时，应仔细检测运动强度。长期的运动心脏康复计划可能会进一步降低心肌梗死后患者的发病率和死亡率。

心脏移植

在某些情况下，心脏移植是改善患者病情的唯一选择。当谈到移植患者的 CR 时，该治疗需要解决两个问题：移植前和移植后康复。关于移植前，目前似乎缺乏相关文献。由于器官持续短缺，不一定能够及时移植。但这些患者极有可能被列入等待移植的名单里，因此这段时间的目标是减轻进一步的心脏损害和功能障碍。这是通过类似于标准 CR 流程的方法实现的，包括锻炼、患者教育和风险因素管理。随着该技术的不断发展，左心室辅助装置（left ventricular assist devices，LVADs）越来越多地被应用于移植前治疗。尽管 LVADs 存在风险，但考虑到其在生活质量、功能状态和至少 6 个月生存能力方面的改善，仍被推荐作为许多患者的最终治疗，尤其是那些不适合移植的患者。而对于那些接受了移植的患者，则需要不同的治疗重点。从长期来看，年龄是心脏移植最常见的禁忌证之一，年纪大的人更容易出现并发症。然而，也有研究表明，与年轻人相比，60~70 岁的老年人的发病率和/或死亡率并没有增加。

对心脏移植患者尽早实施 CR 可确保充分康复和回归日常生活。在术后稳定阶段，排斥反应和感染的风险增加。早期使用免疫抑制剂有助于降低排斥反应的风险。免疫抑制剂分为诱导治疗和维持治疗两个阶段。前者是为了减少移植后免疫反应最强时产生排斥反应的风险，而后者指的是在降低感染风险的同时，通过低剂量治疗达到宿主-移植物适应的目的。在维持阶段，通常使用糖皮质激素、钙调磷酸酶抑制剂和抗增殖剂组成的三联疗法。由于免疫抑制剂的性质，在此期间感染的风险很高，必须充分控制，采取联合方法减少感染。建议改变生活方式以避免感染，如勤洗手、避免接触感染人群以及避免接触环境中病毒和细菌携带者（如公共澡堂、堆肥等），并提供药物预防处方以减少并发症。然而，某些药物可能会降低免疫抑制效应，因此需要考虑一种平衡的方法来充分预防排斥反应和感染。

与大多数其他需要康复的心脏疾病一样，心脏移植的 CR 也应强调患者力所能及的身体活动和锻炼。这主要是由于患者倾向于避免使症状恶化的活动。然而，这种回避会导致机体缺乏活动和本已不稳定的症状的恶化。移植患者运动的好处已经被多次提出，它可以提高 $25\% \sim 50\%$ 的 $\dot{V}O_{2max}$/峰值摄氧量（$\dot{V}O_{2peak}$），也可以大大提高这些患者的生活质量。虽然 $3 \sim 4\,\text{mL}/(\text{kg} \cdot \text{min})$ 的绝对变化可能较小，但这对这一人群来说是一个巨大的进步，也为生活质量的提高提供了更大的发展空间。

心脏康复转介成功的障碍

尽管有不同类型的心脏患者被推荐接受 CR，但在成功转诊到一个治疗上仍然存在差异。大约 $70\% \sim 80\%$ 的符合条件的患者没有被转介或不参与 CR 计划。这种差异是多因素的，是由人口统计相关因素、患者健康和生活方式造成的（表 18.2）。

CR 转介和保留率的差异被描述为转介和进行康复治疗的偏差，这很好地表现了 CR 的性别差异。尽管 CV 发病率和死亡率很高，尤其是在老龄化中，但女性往往较少被转介到 CR。即使成功的转介，妇女的参与率仍较低，这可能与妇女承担较多传统的家庭责任、独居以及能够独立驾驶汽车的比例较低有关。虽然这些因素在女性中已被强调，但其中一些可能同样适用于男性，而较低的社会经济地位，以及重返工作的压力，都影响 CR 转介保留。随着年龄的增长，转介率和依从率下降，老年人参与 CR 的比例严重不足，这意味着老年人也有类似的偏向。然而，这一差异究竟是由年龄增长导致的心血管并发症发生率越来越高，还是作为老龄化过程附带产生的结果（例如，开车的可能性降低，退休期间的财务状况等），这似乎没有被讨论过。许多老年人可能患有糖尿病、关节炎和慢性阻塞性肺疾病，这增加了他们参与 CR 的难度，导致许多老年人选择退出。因此，需要一种能保证需要康

表 18.2 成功心脏康复（CR）计划中的障碍

CR 阶段	限制因素
转诊	性别（女性）
	种族（非白人）
	年龄（老龄）
	地理位置（农村）
	社会经济地位（低）[SES]
	慢性疾病（如肾脏疾病、糖尿病、慢性阻塞性肺疾病等）
参与和保留	很少有医生建议
	体重指数（高）
	功能能力差
	烟草的使用（主要是吸烟）
	情绪低落
	无法理解
	很少的患者宣教/咨询
	重返工作的压力
	高额保费（以 SES 为基础）
	慢性疾病（如肾病、糖尿病）

复的患者转介和保留率的办法,将重点放在健康状态不佳的患者上,特别是老年人。

为了解决所有人口中普遍存在的转介和保留问题,建议采用一种自动和基于联络的转介策略。这一自动化系统将符合条件的患者转介增加到 93%,包括一些医生可能不建议进行 CR 的患者。基于联络的转诊策略也显著提高了 CR 患者的转介率,更多的研究表明,使用当前研究的策略可产生最佳的结果。一旦这些患者加入了 CR 计划,将能通过随访和电话来强化和鼓励以及进行具体的 CR 咨询,这也是提高保留率的最好方法。这些干预措施的目标是提高患者的保留率,并显示出效果。因此,为了提高 CR 的参与率,应采用自动转介、基于联络的转介/支持和咨询相结合的方法以获得最佳结果。

实施心脏康复服务

如前所述,CR 将多个学科结合成一个综合项目,旨在减轻 CV 患者的症状,逆转疾病进展和提高生活质量。从不同人群中 CR 处方的多样性可以看出,CR 可以从每个领域中提取所需部分。例如,由于体能的限制,并非所有的患者都能严格完成体育活动或运动方案。因此,在实施时需要仔细考虑以下内容,以确保相应的有效性。

运动

即使受到患者病情的限制,增加锻炼仍被认为是 CR 计划成功的基石。纳入运动主要是由心血管危险因素的减少和心血管功能的改善决定。当提到与 CR 相关的运动时,最主要的形式是心肺训练。因为涉及心脏人群,他们心肺功能的下降可能会使病情进一步恶化,所以这种训练形式是合理的。为了改善心肺功能下降,一些指南已经开始实施。建议每周锻炼至少 3~5 天,150 分钟以上,强度中等。

虽然这些建议是初步的,但坚持一个精心设计的方案在改善心肺健康方面影响是巨大的。遵循这些指导方针,可使患者 $\dot{V}O_{2max}/\dot{V}O_{2peak}$ 增长 25%~50%。一些研究强调了高强度间歇训练(high-intensity interval training,HIIT)对改善心肺健康的影响。正常情况下,这些改善常常是使用推荐锻炼方法的两倍,而不会增加可观测到的风险。无论采用何种方法,重要的是这种运动训练有助于改善其他心血管危险因素,如内皮功能、血脂、胰岛素敏感性、炎症和收缩压等。除了增强心血管功能和改善危险因素外,在 CR 方案中增加心肺运动极大地降低了这些患者的死亡率,死亡率整体下降 20%~30%。其他研究也注意到,死亡率的下降来自于可测量的心肺功能的改善。具体来讲,对于健康状况很差的人群来说 $\dot{V}O_{2peak}$ 每改善 1mL/(kg·min)可导致死亡率下降 9%~10%。更合理的估计是,每提高一个代谢当量(metabolic equivalent,MET)的能力,就能降低大约 10% 的死亡率。如前所述,这些心肺功能的改善对老年人至关重要,因为他们的心肺功能会随着年龄的增长而自然衰退。改善 $\dot{V}O_{2max}/\dot{V}O_{2peak}$ 不仅可以帮助老年心脏患者规避疾病的有害影响,还可以帮助老年人通过扩大个人康复的机会来提高生活质量。

心肺运动对心脏病患者的发病率和死亡率有着巨大的影响,抗阻训练也起着至关重要的作用。目前对抗阻训练的建议是每周 2~3 次,在此期间患者重复进行 8~10 种不同的运动,10~15 次 1 组,进行 1~3 组,这些运动应该针对上半身和下半身的肌肉,可以单独抗自身重力,也可以使用各种自由重量、阻力带和器械来抗阻(表 18.3)。增加抗阻训练可以提高力量、灵活性和协调性,极大地提高生活质量和独立性。由于缺乏与心脏的直接联系,抗阻训练

表 18.3 心血管康复运动建议

	成分	建议
心肺	总持续时间	每周≥150min 理想状态每周 3~4h
	频率	每周 3~5 次
	持续时间	20~60min/次
	强度	中等至高强度,从 $\dot{V}O_{2max}$ 或最大工作负荷的 50% 开始,逐渐增加到 80%
	模式	步行、慢跑、骑自行车或其他的一些耐力活动
抗阻	频率	每周 2~3 次
	持续时间	1~3 组,8~10 种上肢、下肢及躯干练习的动作
	强度	10~15 次,中度疲劳
	模式	结合体重、阻力带和自由重量练习

可能不会被视为 CR 中的关键因素,但它有助于改善患者的活动能力,使患者能够充分利用心肺运动改善有氧能力。此外,由于抗阻训练具有预防肌少症和全身虚弱以及增强力量的能力,它在促进老年心脏病患者整体健康方面起着关键作用。在老年人中,抗阻训练极大地提高肌肉力量,从而改善心肺测试测得的体能结果,防止日常生活活动能力的丧失,并改善身体结构。总的来说,这些改善使患者能够充分参与到日常活动(如搬运食品、上楼梯等),同时也可以预防跌倒和久坐时间增加所导致的伤害。

在进行任何形式的锻炼或体育活动之前,应该对每个患者进行充分的测试,以确定个人的极限。尽管许多心脏病患者会有许多绝对禁忌证和相对禁忌证,但运动训练和检测的益处大于这些患者存在的风险。事实上,当 150 万患者进行运动时,心血管疾病的风险仅为两例。因此,我们的目标是在每次治疗期间,对每位患者进行安全监测和评估,以确保成功地进行锻炼和体育活动。患者通常要接受 12 导联心电图,并在跑步机或自行车测力计上使用斜坡方案进行测试,来获得关键信息,包括心率/节律、血压、出现的症状、ST 段变化,在某些情况下还应观测肺或瓣膜的压力梯度。这些压力测试可能还有助于病情的诊断,但它们主要是确定患者是否有能力进行锻炼。

身体活动干预

尽管人们普遍认为运动是良药,但它可能并不是降低未来心血管并发症风险或改善当前状况的唯一活动。大多数 CR 患者的体力活动目标是每周至少 3~4 天,每次 30~60 分钟的中度到剧烈活动。增加身体活动是为了避免过多的久坐时间,久坐是代谢/血管功能和骨骼健康改变而导致死亡率增加的一个危险因素。此外,作为自然衰老过程的副作用,老年患者久坐行为的可能性增加,而这一过程再加上身体功能和心脏事件后健康状况的下降,就构成了一种危险情况。因此,建议患者在一天中多做一些身体活动,比如把车停得远一点以增加步行时间,用走楼梯代替坐电梯,以及在午餐后散步。增加身体活动在减少危险因素方面与运动干预一样有益。随着体力活动的增加,可能发生的生理变化包括血脂水平的降低、压力和抑郁的减轻、内皮功能的改善(主要由一氧化氮驱动)以及血液抗血栓特性的改善。然而这些建议可能不足以完全降低风险因素。目前的研究开始强调,无论患者是否在锻炼,都需要增加体力活动,以充分降低某些危险因素和死亡率。其次,患者可能需要得到建议,以便他们明白,他们应该达到的身体活动目标与他们所做的运动是分开的,应该尽可能尝试用运动替代久坐。

饮食和药物

合理的饮食和药物治疗是 CR 的两大分支,常被用来进一步减少危险因素和缓解症状,所有 CR 患者都该有相应的处方。首先,饮食对这些患者至关重要,因为微量元素和微量营养素的不平衡会导致心血管疾病的发展或疾病状态的恶化。例如,高胆固醇血症、高甘油三酯血症,以及由饮食中脂肪和盐的混合不良而导致的钠摄入量增加,都可能导致动脉粥样硬化和高血压。特别是由于社会、经济和身体方面的诸多因素,阻碍了健康食品的充分获取,老年人这种不良饮食的习惯只会加剧。为了预防心血管疾病的风险增加和改善 CR 期间的恢复,研究提出了一些饮食建议。最大的饮食变化包括减少摄入含有高浓度饱和脂肪、反式脂肪、胆固醇、钠和精制碳水化合物的食物,尤其是含糖的食物。虽然其中一些建议仍存在争议,但实现这些建议的潜在方法是避免或限制深加工食品、红肉、含糖饮料和食品,以及精制谷物的过多摄入。为了取代这些食物,可使用那些含有单一不饱和脂肪和多元不饱和脂肪的蔬菜和海产品,其消耗的卡路里不应超过来自脂肪的 30% ,而其中脂肪热量不到饱和脂肪的三分之一。此外,应多吃水果、蔬菜、坚果类、某些乳制品和全谷类食品。

这种从富含饱和脂肪、钠和精制碳水化合物的食物的转变也有助于使饮食中含有更多对生命至关重要的微量营养素。钙、锌、铜、硒和镁等微量营养素缺乏已被报道为各种心脏疾病的副作用或致病因素。改善这些缺乏可能会产生心脏保护作用,并改善心脏病患者的长期预后。虽然这些建议有助于指导 CR 患者,但仍有一些问题需要解决。考虑到老年人饮食不良的可能性较高,这些患者可能还需要某种社会或家庭支持以确保他们获取这些推荐食物的途径,来实现这些指南(表18.4)。

表 18.4　心脏康复患者的饮食建议

建议	种类和来源
多食用	多元不饱和脂肪(蔬菜和海产品)
	水果/蔬菜
	坚果类
	某些类型的乳制品
	全麦
少食用	饱和/反式脂肪/胆固醇
	钠
	精制碳水化合物(特别是糖类)
	精加工食品
	红肉

其次,适当的药物处方可以帮助改善生活质量,减缓症状的进展和预防未来的心脏事件。在前面提到的几种用于 CR 治疗的药物中已经表明,要根据每个患者的情况提供不同的药物使用方法。抗高血压药物通常是 CR 患者最常规的药物,来减少复发的风险。抗高血压药物有多种形式:利尿剂(噻嗪类、环磷酰胺、抗醛甾酮药)、β 受体阻滞剂、钙通道阻滞剂(二氢吡啶类、维拉帕米、地尔硫草)、血管紧张素转换酶抑制剂和血管紧张素受体激动剂/血管紧张素受体阻滞剂(agonists/angiotensin receptor blockers,ARBs)都较为常用。不幸的是,这些药物在高剂量时通常难以耐受。然而,大多数患者开始时低剂量地服用一种药物,如果这种单一药物不能有效降低血压,那么就需要服用低剂量的第二种药物,以降低出现副作用的风险。此

外,一些联合治疗特别有效(如利尿剂和血管紧张素转换酶抑制剂、钙通道阻滞剂和 ARBs 等),当与生活方式的改变相结合时,可以充分控制高血压。抗高血压药物也被用于各种患者群体(如心衰、心肌梗死后、冠心病等),以试图限制症状进展到晚期疾病的状态。

除了抗高血压药物外,他汀类药物是另一种常用的药物,因为它能够降低高胆固醇血症,并有希望降低心血管疾病导致的死亡率。这些药物专门用于血脂异常的人,特别是那些有 10 年严重心血管疾病,风险大于 5% 的人。一旦使用他汀类药物,CR 患者的首要目标是将低密度脂蛋白(low-density lipoprotein, LDL)胆固醇降到低于 100mg/dL,理想情况下低于 80mg/dL。除了低密度脂蛋白(LDL)的降低,男性高密度脂蛋白(high-density lipoprotein, HDL)胆固醇应大于 40mg/dL,女性应大于 45mg/dL;总胆固醇应低于 175mg/dL,最好低于 155mg/dL;空腹甘油三酯应低于 150mg/dL。虽然有多种他汀类药物,包括辛伐他汀、普伐他汀和洛伐他汀,但他们针对的都是胆固醇在肝脏方面的生成,他汀类药物的普遍应用具有良好的效果,使既往患心血管疾病(cardiovascular disease, CVD)患者的死亡风险降低了 30%。然而,他汀类药物有一些严重的副作用需要考虑,这些副作用包括骨骼肌肉、代谢和神经症状。尤其是相关的肌肉症状需要关注,因为患者可能会出现大肌群的疼痛、痉挛或无力,包括大腿、臀部、背部和肩胛带的肌群。由于老年患者已经有患上肌少症的风险,因此应该对老年 CR 患者他汀类药物的管理进行良好的监控,以确保他们的病情不会恶化,并可继续独立生活。幸运的是,通过改变饮食、运动和体力活动来降低血脂能使他汀类药物使用剂量减少,从而避免了可能的副作用。

其他主要的药物治疗包括抗血小板药物和抗缺血性药物。抗血小板药物包括阿司匹林、噻吩并吡啶、潘生丁、血小板 $\alpha II \beta\beta_3$(糖蛋白 II b/ III a)受体拮抗剂。阿司匹林是最常用的抗血小板药物,而其他三种药物用于补充阿司匹林的治疗效果。这些药物的目的是预防血栓形成和随后的心脏并发症。谈到抗局部缺血药物,最常用的 3 种药物是硝酸盐/硝酸甘油、钙通道阻滞剂和 β 受体阻滞剂。前两类药物的目的是影响冠状动脉和外周动脉的血管扩张,而后一类药物的目的则是减慢心率,使心肌的供氧量增加,需求量减少,从而有助于预防缺血。最后一类用于 CR 的药物是抗心律失常药物。然而,研究表明外科治疗心律失常的方法比使用这些药物效果更好,从而减少了在 CR 中的需求(表 18.5)。

尽管上述提到的许多药物的使用情况有所改善,但药物治疗在 CR 中仍未被充分利用。例如,降压药和他汀类药物仅被 40% 或更少的患者使用。虽然部分差距是利用其他药物弥补的,但当超过一半的人不使用药物治疗作为 CR 的一部分时,就形成了赤字。这

表 18.5 心脏康复中药物类型的选择及应用实例

药物种类	例如
抗高血压药物	血管紧张素转换酶抑制剂
	血管紧张素受体阻滞剂
	利尿剂(噻嗪类、环类、抗醛固酮)
	β 受体阻滞剂
	钙通道阻滞剂(二氢吡啶类、维拉帕米、地尔硫草)
他汀类药物	辛伐他汀
	普伐他汀
	洛伐他汀
抗血小板药物	阿司匹林
	噻吩并吡啶
	潘生丁
	血小板 $\alpha II \beta\beta_3$(糖蛋白 II b/ III a)受体拮抗剂
抗局部缺血药	硝酸盐/硝酸甘油
	钙通道阻滞剂
	β 受体阻滞剂

种赤字似乎主要是由人们的社会经济因素造成的。与高收入国家的患者相比,低收入国家的患者使用药物治疗的可能更小。在比较城乡地区时,这种差距可能会进一步扩大。值得庆幸的是,年龄较大的患者(约 32%)比年龄较小的患者(约 25%)更有可能接受药物治疗,但参与率仍然极低。为了提高总体使用率,需要采取某种干预措施,以增加获得可负担的且有效的药物的机会,并改进这些药物的处方。

其他生活方式的改变

除了讨论在活动水平、饮食和药物方面的变化之外,一个成功的 CR 计划还需要进行的措施包括体重管理、烟草使用、糖尿病监测和改善。首先,建议超重或肥胖的 CR 患者(男性体重指数为>25kg/m^2 或腰围为>102cm,女性体重指数>35kg/m^2 或腰围>88cm)减轻体重,因为其他心脏危险因素通常与肥胖相关,包括高血压、血脂异常和心力衰竭。幸运的是,通过 CR 进行减肥被确认是有效的。身体活动和锻炼的增加,加上饮食的积极改善,构成了减肥方法的三分之二,并且通常包含在一开始的 CR 计划中。饮食的改变,除了健康的饮食习惯外,还应该包括热量限制。最后一个部分是体重管理咨询,旨在帮助患者做出积极的行为改变,使他们专注于设定的目标、饮食和活动的改变。要记住的一件事是,老年人减肥并不总是积极的结果。因为随着体重的下降,身体虚弱的可能性增加,同时伴随着运动耐受力性下降。与增加体力活动和运动相结合的减肥才是有价值的。

烟草使用(特别是吸烟)仍然是 CVD 发生的一个巨大危险因素。但很少有人赞成完全停止烟草使用成为 CR 的一部分。事实上,戒烟的患者可以将复发性 CV 的概率降低近一半。然而,戒烟并不是一个简单的过程,由于烟草中尼古丁的成瘾性,CR 团队应该给予足够的支持。应向患者提供医疗咨询以及由 CR 团队、家人和朋友组成的支持。此外,药理学支持可以克服短期的尼古丁戒断。最后,应遵循“询问”“建议”“评估”“协助”和“安排”的步骤,来确保坚持戒烟和避免复发计划的实施。前 3 步是为患者意识到他们需要停止吸烟奠定了基础,并为他们提供了一个停止吸烟的平台。第 4 步(“协助”)确保患者有足够的支持,而第五步(“安排”)帮助建立一个长期的随访计划,旨在防止复发。

最后,考虑到糖尿病和心血管疾病需要监测和控制的性质,也需要对正在接受 CR 的糖尿病(diabetes mellitus,DM)患者进行特殊的考虑。糖尿病的主要问题是它自身作为 CVD 发展的独立危险因素。与一般的 CR 一样,糖尿病也有一个推荐的治疗方案,包括活动、饮食和生活方式的改变,必要时还需要额外的药物治疗。总的来说,这些干预措施降低了 CV 并发症的风险。然而,这些减少的证据不是百分百确定的,可能是由于这些干预引起的其他生理变化,而不是单纯的糖尿病治疗。尽管如此,仍建议患有糖尿病的 CR 患者至少达到与其他 CR 人群相同的身体活动和锻炼量,同时改变饮食,特别关注低糖碳水化合物来源和不饱和脂肪,并接受患者咨询。需要特别注意的是运动时患者要避免异常的血糖变化,尤其是低血糖。接受胰岛素药物治疗的糖尿病患者需要适当的时间进行锻炼,因为胰岛素注射和运动联合会使细胞摄入过多葡萄糖从而导致低血糖。此外,如果运动前血糖水平低于 100mg/dL,应避免运动。这些建议主要适用于接受胰岛素治疗的患者。服用其他药物,包括二甲双胍、α-葡萄糖苷酶抑制剂或噻唑烷二酮类药物的患者,应在运动前、运动后和运动后数小时进行 6～10 个疗程的血糖测量,以确定个体化血糖反应。总的来说,糖尿病患者应遵循与标准 CR 方案相似的指导原则,但更应注意饮食和药物治疗与其他 CR 成分的相互作用(表 18.6)。

表 18.6　其他心脏康复患者的改良建议和可能的干预

改良	干预
体重管理	饮食(健康饮食/热量限制)
	运动/体力活动
	行为咨询
戒烟	药物治疗(尼古丁替代)
	支持系统(医务人员、朋友、家人)
	咨询
糖尿病管理	饮食(健康饮食/热量限制),重点关注碳水化合物和脂肪
	药物治疗(胰岛素、二甲双胍、α-葡萄糖苷酶抑制剂或噻唑烷二酮类药物)
	运动/体力活动

患者教育和咨询

　　患者教育和咨询是 CR 的重要基石,有助于确保前面的建议和改变被尽可能地遵守。可以采取营养咨询/教育、体重管理咨询、药物治疗咨询、活动咨询、职业咨询和心理社会管理等形式。其中一些咨询的相关主题已经在如何管理中涉及,但重要的是要强调个人咨询有助于确保遵守 CR 方案。例如,营养咨询可以帮助更好地识别健康食品,并帮助降低 LDL 胆固醇。而这种咨询在坚持适当饮食方面的有效性仍然存在冲突,但这可能是由缺乏行为改变而导致的。除此之外,其他形式的咨询也通过预期的结果来引导患者坚持这些生活方式的改变,提高他们的独立性和生活质量。

　　在提到的这些方式中,唯一有待讨论的是 CR 患者的社会心理方面。鉴于 CVD 的诊断可能会给患者的生活带来实质性的改变,可能经常伴随社会心理的困扰。此外,每天的压力可能会增加心血管事件的风险,特别是对于已存在疾病的个体。通常,患者会发现自己处于抑郁、愤怒、焦虑或充满敌意的状态,或者是社交孤立、药物滥用、家庭/婚姻不幸或性功能障碍/适应的状态。由这些社会心理问题导致 CV 症状进展或恶化的潜在原因通常来自于 CR 方案中其余部分的整体依从性降低和避免风险因素的可能性降低。为了解决这个问题,首先应该对患者进行测试,以确定是否存在这些社会心理状况。当得到一个肯定的结果后,患者应该被引导到个人或小组内咨询,给他们提供信息和支持,以调理心血管疾病,管理压力,并改变他们的生活方式。此外,某些情况,如抑郁,可能需要额外的药物治疗来减轻症状。虽然研究仍在试图确定社会心理咨询对未来减少 CV 事件的有效性,但有明确的证据表明,这一组成部分有助于提高生活质量,这意味着它仍然是 CR 中不可分割的一部分。

心脏康复的效果

　　如果没有一定程度的有效性就让患者接受 CR 治疗,并让他们经历一个希望达到的康复过程,将会徒劳无功。也许确定 CR 有效性的最佳方法是观察患者人群的发病率和死亡率的改善情况。正如本章所讨论的,CR 的不同组成成分可以导致不同程度的死亡率降低水平。

心肺功能中 $\dot{V}O_{2peak}$ 1mL/(kg·min)或 1MET 的改善能使死亡率减少 9%~10%。然而,心肺功能改善可能不是 CR 死亡率有效降低的唯一促成因素。

在 CR 中,通过运动来改善整体心肺功能和风险(如血脂、体重等),在参与 1 年后可以帮助患者降低 20%~30% 的死亡率。脂类(如总胆固醇、甘油三酯等)降低 5%~15%,肥胖指数降低 2%~5%,残余冠状动脉狭窄 30%,复发性心脏事件 29%,这些都是 CR 通过减少个人风险因素从而影响死亡率的实例。如前所述,这些改进是由整个 CR 方案控制的。这意味着饮食和药物在其中起着重要的作用。例如,食用多脂肪的鱼类(如多元不饱和脂肪)可以降低 30% 的死亡率,而减少钠的摄入可以使血压下降 5mmHg,最终降低 16% 的死亡率。此外,适当的药物治疗也能起到辅助作用。适当使用他汀类药物可以降低 30% 的死亡率。

总的来说,CR 有助于延长心脏病患者的寿命,特别是在术后 12 个月。患者不仅活得更长,而且活得更好。参与 CR 的患者,术后生活质量优于对照组。这也意味着疼痛、能量水平、身体功能、幸福感、一般健康和心理健康也优于对照组。老年人的生活质量也得到了改善,这对老年 CR 患者来说是个好兆头,同时预示着该项目的有效性。此外,参与 CR 的患者再次住院次数减少,这意味着整体健康状况有所改善。寿命和生活质量的提高,意味着 CR 是任何新的或复发心脏疾病患者重返健康状态与生活的第一选择。

研究到实践的重点

实践的建议

前面关于不同 CR 模式有效性的讨论为当前的实践奠定了基础。使用严格的转诊计划对为新的心脏病患者制订一个有效的方案是必不可少的。如果没有有效地转介到一个治疗方案中,随后的实践建议就无法得到利用。一般来说,CR 应联合药物治疗、锻炼/身体活动、生活方式的改变和咨询来进行(见表 18.1)。治疗 CR 的典型药物管理包括降压药、利尿剂、β 受体阻滞剂,但也可根据情况扩展到免疫抑制剂、抗凝血剂和根据情况预防感染的药物(见表 18.1 和表 18.5)。CR 的运动建议与一般人群的处方相似,但需要额外的监督。目前的做法是同时进行心肺和抗阻训练。前者的目标是在一种较好的运动模式下,以中等强度达到每周超过 150 分钟的运动量,而后者的目标是每周在不同肌肉群中进行 2~3 次运动,同样选择合适的模式(见表 18.3)。

最常见的生活方式改变包括饮食改变、控制体重、戒烟和糖尿病管理。具体的饮食变化包括多不饱和脂肪、水果/蔬菜和全谷物,同时减少钠、精制碳水化合物和加工食品的摄入(见表 18.4)。另一种生活方式的改变往往是药物治疗、锻炼和饮食改变的副产物(见表 18.6),但它们也有助于改善患者的预后。最后,患者咨询应以提供给患者信息为目标,以便他们在前面提到的部分取得成功。此外,咨询应提供一种方法来克服 CVD 的社会心理危害,包括抑郁、愤怒、焦虑、敌意或社会孤立、药物滥用、家庭/婚姻不幸或性功能障碍/适应的情况。这些成分的全面有效实施应该能改善参与 CR 患者的预后。

未来的实践和研究方向

尽管当前的 CR 标准很全面,但仍有发展和扩大的空间。针对心脏病患者的新药物治疗方案还在研究中,这可能为 CR 参与者的治疗开辟新的途径。例如,心力衰竭患者的病因可分为两种：射血分数降低（HFrEF）和保留射血分数（HFpEF）。在前者中，几种药物治疗模式已被证明不仅可以改善症状，还可以提高患者的生存能力。然而，在 HFpEF 中，这些药物只能缓解症状。因此，目前开发的药物不仅要能减轻 HFpEF 患者症状，还要能提高患者生存能力。虽然目前的运动建议概括了一个相当广泛的活动范围，但具体的干预措施可能需要更明确。例如，研究表明高强度间歇训练（HIIT）可能是 CR 患者的一个合适选择。然而，HIIT 在世界各地尚未得到充分应用。考虑到许多患者在运动方面的局限性，HIIT 在 CR 中的实施强调了优化心肺和肌肉健康之间的运动训练方式的必要性。此外，久坐行为对死亡率和心血管疾病风险因素的负面影响会带来更多问题。继续追踪非运动身体活动对心血管健康的影响，特别是与心血管疾病相关的影响，应作为进一步改善这些患者干预结果的一种手段。也许需要进行的最重要的研究途径是提高 CR 的转诊率。尽管已证明 CR 在各种人群中有效，但转诊障碍仍然使许多患者不能充分认识到 CR 提供的益处。因此，应进行大规模试验，调查不同形式的转诊或这些方法组合后的效果。

结论

心血管康复包含的治疗手段对提高心脏病患者的生活质量提供了一个行之有效的方法。虽然从表面上看，CR 似乎是一个简单的流程，因为它的各个部分都很简单，但是每个部分的附加作用提供了巨大的功能。对比其他方法，即使患者决定放弃部分 CR，仍然可以降低死亡率和改善患者的生活质量。这些改善需要精心制订的适用于不同心脏病患者的 CR 计划。此外，CR 对那些 CVD 风险高的老年人群非常有益，尤其是在早期心脏事件之后。要积极地对患者进行治疗，尽可能地延长患者的寿命，否则患者可能会在之后所有时间内都无法舒适地生活。我们通过 CR 来给他们提高生活质量和潜在的生存机会是十分重要的。遗憾的是，CR 仍不是一个完美的治疗方案，它还有发展空间。重要的是要知道每个组成部分对发病率和死亡率的影响有多大，才能了解什么是 CR 最有效的组成部分。此外，可能存在单个组成部分间的协同作用，也可能有重叠，在这种重叠中，除了第一次干预外，第二次干预并不能提供实质性的改善。了解这些答案可以确保为每个患者设计出最佳的方案。总的来说，CR 是一种对年轻和年老的心脏病患者均有效的治疗方式，有助于改善预后和最终生存。

（李磊 译 王苗 校）

参考文献

Abecassis, M., Bridges, N., Clancy, C., Dew, M., Eldadah, B., Englesbe, M., … Gill, J. (2012). Solid-Organ Transplantation in Older Adults: Current Status and Future Research. *American Journal of Transplantation, 12*(10), 2608–2622.

Afilalo, J., Duque, G., Steele, R., Jukema, J. W., de Craen, A. J., & Eisenberg, M. J. (2008). Statins for secondary prevention in elderly patients: A hierarchical bayesian meta-analysis. *Journal of the American College of Cardiology, 51*(1), 37–45.

American Diabetes Association. (2014). Diagnosis and classification of diabetes mellitus. *Diabetes Care, 37*(Supplement 1), S81–S90.

Anderson, J. L., Adams, C. D., Antman, E. M., Bridges, C. R., Califf, R. M., Casey, D. E., … Levin, T. N. (2007). ACC/AHA 2007 guidelines for the management of patients with unstable angina/non–ST-elevation myocardial infarction: A report of the American College of Cardiology/American Heart Association Task Force on Practice Guidelines (Writing Committee to Revise the 2002 Guidelines for the Management of Patients With Unstable Angina/Non–ST-Elevation Myocardial Infarction) developed in collaboration with the American College of Emergency Physicians, the Society for Cardiovascular Angiography and Interventions, and the Society of Thoracic Surgeons endorsed by the American Association of Cardiovascular and Pulmonary Rehabilitation and the Society for Academic Emergency Medicine.

Journal of the American College of Cardiology, 50(7), e1–e157.

Arias, E., Anderson, R. N., Kung, H. C., Murphy, S. L., & Kochanek, K. D. (2003). Deaths: Final data for 2001. *National Vital Statistics Reports, 52*(3), 1–115.

Balady, G. J., Fletcher, B. J., Froelicher, E. S., Hartley, L. H., Krauss, R. M., Oberman, A., ... Taylor, C. B. (1994). Cardiac Rehabilitation Programs: A Statement for Healthcare Professionals from the American Heart Association. *Circulation, 90*(3), 6.

Balady, G. J., Williams, M. A., Ades, P. A., Bittner, V., Comoss, P., Foody, J. M., ... Southard, D. (2007). Core components of cardiac rehabilitation/secondary prevention programs: 2007 update. *Circulation, 115*(20), 2675–2682.

Behan, M., & Storey, R. (2004). Antiplatelet therapy in cardiovascular disease. *Postgraduate Medical Journal, 80*(941), 155–164.

Boyden, T., Rubenfire, M., & Franklin, B. (2010). Will increasing referral to cardiac rehabilitation improve participation? *Preventive Cardiology, 13*(4), 192–201.

Braunwald, E. (2015). The war against heart failure: The Lancet lecture. *The Lancet, 385*(9970), 812–824.

Bruce, R. A. (1957). Evaluation of functional capacity in patients with cardiovascular disease. *Geriatrics, 12*(5), 317–328.

Butchart, E. G., Gohlke-Barwolf, C., Antunes, M. J., Tornos, P., De Caterina, R., Cormier, B., ... Exercise Physiology, European Society of Cardiology. (2005). Recommendations for the management of patients after heart valve surgery. *European Heart Journal, 26*(22), 2463–2471. https://doi.org/10.1093/eurheartj/ehi426

Certo, C. M. (1985). History of cardiac rehabilitation. *Physical Therapy, 65*(12), 1793–1795.

Chodzko-Zajko, W. J., Proctor, D. N., Singh, M. A. F., Minson, C. T., Nigg, C. R., Salem, G. J., & Skinner, J. S. (2009). Exercise and physical activity for older adults. *Medicine & Science in Sports & Exercise, 41*(7), 1510–1530.

Cohn, P. F., Fox, K. M., & Daly, C. (2003). Silent myocardial ischemia. *Circulation, 108*(10), 1263–1277. https://doi.org/10.1161/01.CIR.0000088001.59265.EE

Colbert, J. D., Martin, B.-J., Haykowsky, M. J., Hauer, T. L., Austford, L. D., Arena, R. A., ... Stone, J. A. (2015). Cardiac rehabilitation referral, attendance and mortality in women. *European Journal of Preventive Cardiology, 22*(8), 979–986.

Costanzo, M. R., Dipchand, A., Starling, R., Anderson, A., Chan, M., Desai, S., ... Martinelli, L. (2010). The International Society of Heart and Lung Transplantation Guidelines for the care of heart transplant recipients. In: *The Journal of Heart and Lung Transplantation, 29*(8), 914–956.

Daneshvar, D., Czer, L. S., Phan, A., Schwarz, E. R., De Robertis, M., Mirocha, J., ... Trento, A. (2011). Heart transplantation in patients aged 70 years and older: A two-decade experience. *Transplantation Proceedings, 43*(10), 3851–3856. https://doi.org/10.1016/j.transproceed.2011.08.086

Deitrick, J. E., Whedon, G. D., Shorr, E., Toscani, V., & Davis, V. B. (1948). Effects of Immobilization Upon Various Metabolic and Physiologic Functions of Normal Men. *American Journal of Medicine, 4*(1), 3–36. https://doi.org/10.1016/0002-9343(48)90370-2

Dorn, J., Naughton, J., Imamura, D., & Trevisan, M. (1999). Results of a multicenter randomized clinical trial of exercise and long-term survival in myocardial infarction patients. *Circulation, 100*(17), 1764–1769.

Dugmore, L., Tipson, R., Phillips, M., Flint, E., Stentiford, N., Bone, M., & Littler, W. (1999). Changes in cardiorespiratory fitness, psychological wellbeing, quality of life, and vocational status following a 12 month cardiac exercise rehabilitation programme. *Heart, 81*(4), 359–366.

Ekelund, U., Steene-Johannessen, J., & Brown, W. J. (2016). Does physical activity attenuate, or even eliminate, the detrimental association of sitting time with mortality? A harmonised meta-analysis of data from more than 1 million men and women (vol 388, pg 1302, 2016). *Lancet, 388*(10051), E6–E6.

Fitzmaurice, D. A., & Machin, S. J. (2001). Recommendations for patients undertaking self management of oral anticoagulation. *BMJ, 323*(7319), 985–989.

Fletcher, G. F., Ades, P. A., Kligfield, P., Arena, R., Balady, G. J., Bittner, V. A., ... Gerber, T. C. (2013). Exercise standards for testing and training. *Circulation, 128*(8), 873–934.

Garber, C. E., Blissmer, B., Deschenes, M. R., Franklin, B. A., Lamonte, M. J., Lee, I. M., ... American College of Sports, M. (2011). American College of Sports Medicine position stand. Quantity and quality of exercise for developing and maintaining cardiorespiratory, musculoskeletal, and neuromotor fitness in apparently healthy adults: Guidance for prescribing exercise. *Medicine and Science in Sports and Exercise, 43*(7), 1334–1359. https://doi.org/10.1249/MSS.0b013e318213fefb

Gersh, B. J., Maron, B. J., Bonow, R. O., Dearani, J. A., Fifer, M. A., Link, M. S., ... Rakowski, H. (2011). 2011 ACCF/AHA guideline for the diagnosis and treatment of hypertrophic cardiomyopathy. *Circulation*, 2011;124:e783–e831.

Gohlke-Barwolf, C., Gohlke, H., Samek, L., Peters, K., Betz, P., Eschenbruch, E., & Roskamm, H. (1992). Exercise tolerance and working capacity after valve replacement. *The Journal of Heart Valve Disease, 1*(2), 189–195.

Grace, S. L., Evindar, A., Kung, T. N., Scholey, P. E., & Stewart, D. E. (2004). Automatic referral to cardiac rehabilitation. *Medical Care, 42*(7), 661–669.

Grace, S. L., Russell, K. L., Reid, R. D., Oh, P., Anand, S., Rush, J., ... Stewart, D. E. (2011). Effect of cardiac rehabilitation referral strategies on utilization rates: A prospective, controlled study. *Archives of Internal Medicine, 171*(3), 235–241.

Grant, A., & Cohen, B. S. (1973). Acute Myocardial-Infarction - Effect of a Rehabilitation Program on Length of Hospitalization and Functional Status at Discharge. *Archives of Physical Medicine and Rehabilitation, 54*(5), 201–207.

Guiraud, T., Nigam, A., Gremeaux, V., Meyer, P., Juneau, M., & Bosquet, L. (2012). High-intensity interval training in cardiac rehabilitation. *Sports Medicine, 42*(7), 587–605. https://doi.org/10.2165/11631910-000000000-00000

Haeck, M., Beeres, S., Höke, U., Palmen, M., Couperus, L., Delgado, V., ... Schalij, M. (2015). Left ventricular assist device for end-stage heart failure: Results of the first LVAD destination program in the Netherlands. *Netherlands Heart Journal, 23*(2), 102–108.

Hambrecht, R., Wolf, A., Gielen, S., Linke, A., Hofer, J., Erbs, S., ... Schuler, G. (2000). Effect of exercise on coronary endothelial function in patients with coronary artery disease. *The New England Journal of Medicine, 342*(7), 454–460. https://doi.org/10.1056/NEJM200002173420702

Hannan, A. L., Hing, W., Simas, V., Climstein, M., Coombes, J. S., Jayasinghe, R., ... Furness, J. (2018). High-intensity interval training versus moderate-intensity continuous training within cardiac rehabilitation: A systematic review and meta-analysis. *Open access journal of sports medicine, 9*, 1.

Hanson, M. A., Fareed, M. T., Argenio, S. L., Agunwamba, A. O., & Hanson, T. R. (2013). Coronary artery disease. *Primary Care, 40*(1), 1–16. https://doi.org/10.1016/j.pop.2012.12.001

Heitzer, T., Schlinzig, T., Krohn, K., Meinertz, T., & Munzel, T. (2001). Endothelial dysfunction, oxidative stress, and risk of cardiovascular events in patients with coronary artery disease. *Circulation, 104*(22), 2673–2678.

Heran, B. S., Chen, J. M., Ebrahim, S., Moxham, T., Oldridge, N., Rees, K., ... Taylor, R. S. (2011). Exercise-based cardiac rehabilitation for coronary heart disease. *Cochrane Database of Systematic Reviews, 7*(7), CD001800. https://doi.org/10.1002/14651858.CD001800.pub2

Herrick, J. B. (1912). Clinical features of sudden obstruction of the coronary arteries. *Journal of the American Medical Association, 59*(23), 2015–2022.

Hsu, C.-J., Chen, S.-Y., Su, S., Yang, M.-C., Lan, C., Chou, N.-K., ... Wang, S.-S. (2011). *The effect of early cardiac rehabilitation on health-related quality of life among heart transplant recipients and patients with coronary artery bypass graft surgery.* Paper presented at the Transplant Proc.

Hunt, S. A., & Haddad, F. (2008). The changing face of heart transplantation. *Journal of the American College of Cardiology, 52*(8), 587–598.

Jaïs, P., Cauchemez, B., Macle, L., Daoud, E., Khairy, P., Subbiah, R., ... Bordachar, P. (2008). Catheter ablation versus antiarrhythmic drugs for atrial fibrillation. *Circulation, 118*(24), 2498–2505.

Jefferies, J. L., & Towbin, J. A. (2010). Dilated cardiomyopathy. *Lancet, 375*(9716), 752–762. https://doi.org/10.1016/S0140-6736(09)62023-7

Jneid, H., Anderson, J. L., Wright, R. S., Adams, C. D., Bridges, C. R., Casey, D. E., ... Lincoff, A. M. (2012). 2012 ACCF/AHA focused update of the guideline for the management of patients with unstable angina/non–ST-elevation myocardial infarction (updating the 2007 guideline and replacing the 2011 focused update). *Circulation*, 2012;126:875–910.

Johnston, A. P., De Lisio, M., & Parise, G. (2007). Resistance training, sarcopenia, and the mitochondrial theory of aging. *Applied Physiology, Nutrition, and Metabolism, 33*(1), 191–199.

Katz, L. N., Bruce, R. A., Plummer, N., & Hellerstein, H. K. (1958). Rehabilitation of the cardiac patient. *Circulation, 17*(1), 114–126.

Kavanagh, T., Mertens, D. J., Hamm, L. F., Beyene, J., Kennedy, J., Corey, P., & Shephard, R. J. (2002). Prediction of long-term prognosis in 12 169 men referred for cardiac rehabilitation. *Circulation, 106*(6), 666–671.

Kavanagh, T., Mertens, D. J., Hamm, L. F., Beyene, J., Kennedy, J., Corey, P., & Shephard, R. J. (2003). Peak oxygen intake and cardiac mortality in women referred for cardiac rehabilitation. *Journal of the American College of Cardiology, 42*(12), 2139–2143.

Kavanagh, T., Yacoub, M. H., Mertens, D. J., Kennedy, J., Campbell, R. B., & Sawyer, P. (1988). Cardiorespiratory responses to exercise training after orthotopic cardiac transplantation. *Circulation, 77*(1), 162–171.

Kim, I. Y., Park, S., Chou, T. H., Trombold, J. R., & Coyle, E. F. (2016). Prolonged sitting negatively affects the postprandial plasma triglyceride-lowering effect of acute exercise. *American Journal of Physiology. Endocrinology and Metabolism, 311*(5), E891–E898. https://doi.org/10.1152/ajpendo.00287.2016

Kobashigawa, J. A., Leaf, D. A., Lee, N., Gleeson, M. P., Liu, H., Hamilton, M. A., ... Herlihy, E. (1999). A controlled trial of exercise rehabilitation after heart transplantation. *New England Journal of Medicine, 340*(4), 272–277.

Konhilas, J. P., Watson, P. A., Maass, A. H., Boucek, D. M., Horn, T., Stauffer, B. L., ... Leinwand, L. A. (2006). Exercise can prevent and reverse the severity of hypertrophic cardiomyopathy. *Circulation Research, 98*(4), 540–548. https://doi.org/10.1161/01.Res.0000205766.97556.00

Kuck, K.-H., Cappato, R., Siebels, J., & Rüppel, R. (2000). Randomized comparison of antiarrhythmic drug therapy with implantable defibrillators in patients resuscitated from cardiac arrest. *Circulation, 102*(7), 748–754.

Lacroix, S., Cantin, J., & Nigam, A. (2017). Contemporary issues regarding nutrition in cardiovascular rehabilitation. *Annals of Physical and Rehabilitation Medicine, 60*(1), 36–42.

Lavie, C. J., & Milani, R. V. (2011). Cardiac rehabilitation and exercise training in secondary coronary heart disease prevention. *Progress in Cardiovascular Diseases, 53*(6), 397–403. https://doi.org/10.1016/j.pcad.2011.02.008

Leon, A. S., Franklin, B. A., Costa, F., Balady, G. J., Berra, K. A., Stewart, K. J., ... Pulmonary, R. (2005). Cardiac rehabilitation and secondary prevention of coronary heart disease: An American Heart Association scientific statement from the Council on Clinical Cardiology (Subcommittee on Exercise, Cardiac Rehabilitation, and Prevention) and the Council on Nutrition, Physical Activity, and Metabolism (Subcommittee on Physical Activity), in collaboration with the American association of Cardiovascular and Pulmonary Rehabilitation. *Circulation, 111*(3), 369–376. https://doi.org/10.1161/01.CIR.0000151788.08740.5C

Levine, S. A., & Lown, B. (1952). "Armchair" treatment of acute coronary thrombosis. *Journal of the American Medical Association, 148*(16), 1365–1369.

Libby, P., & Theroux, P. (2005). Pathophysiology of coronary artery disease. *Circulation, 111*(25), 3481–3488. https://doi.org/10.1161/CIRCULATIONAHA.105.537878

Mallory, G. K., White, P. D., & Salcedo-Salgar, J. (1939). The speed of healing of myocardial infarction - A study of the pathologic anatomy in seventy-two cases. *American Heart Journal, 18*(6), 647–671.

McNally, E. M., Golbus, J. R., & Puckelwartz, M. J. (2013). Genetic mutations and mechanisms in dilated cardiomyopathy. *The Journal of Clinical Investigation, 123*(1), 19–26. https://doi.org/10.1172/JCI62862

Menezes, A. R., Lavie, C. J., Forman, D. E., Arena, R., Milani, R. V., & Franklin, B. A. (2014). Cardiac rehabilitation in the elderly. *Progress in Cardiovascular Diseases, 57*(2), 152–159. https://doi.org/10.1016/j.pcad.2014.01.002

Menezes, A. R., Lavie, C. J., Milani, R. V., Forman, D. E., King, M., & Williams, M. A. (2014). Cardiac rehabilitation in the United States. *Progress in Cardiovascular Diseases, 56*(5), 522–529. https://doi.org/10.1016/j.pcad.2013.09.018

Miller, L. W., Pagani, F. D., Russell, S. D., John, R., Boyle, A. J., Aaronson, K. D., ... Delgado, R. M. (2007). Use of a continuous-flow device in patients awaiting heart transplantation. *New England Journal of Medicine, 357*(9), 885–896.

Milley, K., Evrard, S., Lewis, G., D'Alessandro, D., MacGillivray, T., Wiafe, S., ... Perkins, K. (2016). Quality of Life among LVAD Recipients: A Comparison of Bridge-to Transplant vs. Destination Therapy Patients. *The Journal of Heart and Lung Transplantation, 35*(4), S341.

Moss, A. J., DeCamilla, J., & Davis, H. (1977). Cardiac Death in the first 6 months after myocardial infarction: Potential for mortality reduction in the early posthospital period. *The American Journal of Cardiology, 39*(6), 816–820.

Mozaffarian, D. (2016). Dietary and policy priorities for cardiovascular disease, diabetes, and obesity. *Circulation, 133*(2), 187–225.

Mozaffarian, D., Benjamin, E. J., Go, A. S., Arnett, D. K., Blaha, M. J., Cushman, M., ... Turner, M. B. (2016). Heart disease and stroke statistics-2016 update: A report from the American Heart Association. *Circulation, 133*(4), e38–e48. https://doi.org/10.1161/CIR.0000000000000350

Nishimura, R. A., Otto, C. M., Bonow, R. O., Carabello, B. A., Erwin, J. P., Guyton, R. A., ... Sorajja, P. (2014). 2014 AHA/ACC Guideline for the management of patients with valvular heart disease: Executive summary. *Circulation*, 2014;129:2440–2492.

Ockene, I. S., Hebert, J. R., Ockene, J. K., Saperia, G. M., Stanek, E., Nicolosi, R., ... Hurley, T. G. (1999). Effect of physician-delivered nutrition counseling training and an office-support program on saturated fat intake, weight, and serum lipid measurements in a hyperlipidemic population: Worcester Area Trial for Counseling in Hyperlipidemia (WATCH). *Archives of Internal Medicine, 159*(7), 725–731.

O'Gara, P. T., Kushner, F. G., Ascheim, D. D., Casey, D. E., Chung, M. K., De Lemos, J. A., ... Franklin, B. A. (2013). 2013 ACCF/AHA guideline for the management of ST-elevation myocardial infarction. *Journal of the American College of Cardiology, 61*(4), e78–e140.

Oldridge, N. B., Guyatt, G. H., Fischer, M. E., & Rimm, A. A. (1988). Cardiac rehabilitation after myocardial infarction. Combined experience of randomized clinical trials. *JAMA, 260*(7), 945–950.

Olsen, E. G. (1975). Pathological recognition of cardiomyopathy. *Postgraduate Medical Journal, 51*(595), 277–281.

Ortman, J. M., Velkoff, V. A., & Hogan, H. (2014). *An aging nation: The older population in the United States.* United States Census Bureau, Economics and Statistics Administration, US Department of Commerce.

Parry, C. H. (1799). *An inquiry into the symptoms and causes of the syncope anginosa, commonly called angina pectoris: illustrated by dissections*: R. Cruttwell; and sold by Cadell and Davies, London.

Payette, H., Gray-Donald, K., Cyr, R., & Boutier, V. (1995). Predictors of dietary intake in a functionally dependent elderly population in the community. *American Journal of Public Health, 85*(5), 677–683.

Penninx, B. W., Messier, S. P., Rejeski, W. J., Williamson, J. D., DiBari, M., Cavazzini, C., ... Pahor, M. (2001). Physical exercise and the prevention of disability in activities of daily living in older persons with osteoarthritis. *Archives of Internal Medicine, 161*(19), 2309–2316.

Perk, J., Gohlke, H., Hellemans, I., Mathes, P., McGee, H., Monpère, C., ... Sellier, P. (2007). *Cardiovascular prevention and rehabilitation.* London: Springer.

Piepoli, M. F., Corra, U., Benzer, W., Bjarnason-Wehrens, B., Dendale, P., Gaita, D., ... Zwisler, A.-D. O. (2010). Secondary prevention through cardiac rehabilitation: From knowledge to implementation. A position paper from the Cardiac Rehabilitation Section of the European Association of Cardiovascular Prevention and Rehabilitation. *European Journal of Cardiovascular Prevention & Rehabilitation, 17*(1), 1–17.

Pogosova, N., Saner, H., Pedersen, S. S., Cupples, M. E., McGee, H., Höfer, S., ... Von Känel, R. (2015). Psychosocial aspects in cardiac rehabilitation: From theory to practice. A position paper from the Cardiac Rehabilitation Section of the European Association of Cardiovascular Prevention and Rehabilitation of the European Society of Cardiology. *European Journal of Preventive Cardiology, 22*(10), 1290–1306.

Price, K. J., Gordon, B. A., Bird, S. R., & Benson, A. C.

(2016). A review of guidelines for cardiac rehabilitation exercise programmes: Is there an international consensus? *European Journal of Preventive Cardiology, 23*(16), 1715–1733.

Racine, E., Troyer, J., Warren-Findlow, J., & McAuley, W. J. (2011). The effect of medical nutrition therapy on changes in dietary knowledge and DASH diet adherence in older adults with cardiovascular disease. *The Journal of Nutrition, Health & Aging, 15*(10), 868–876.

Rogers, M. A., Hagberg, J. M., Martin, W. H., 3rd, Ehsani, A. A., & Holloszy, J. O. (1990). Decline in VO2max with aging in master athletes and sedentary men. *J Appl Physiol (1985), 68*(5), 2195–2199.

Saltin, B., Blomqvist, G., Mitchell, J. H., Johnson, R. L., Jr., Wildenthal, K., & Chapman, C. B. (1968). Response to exercise after bed rest and after training. *Circulation, 38*(5 Suppl), VII1–VI78.

Schopfer, D. W., & Forman, D. E. (2016). Cardiac rehabilitation in older adults. *The Canadian Journal of Cardiology, 32*(9), 1088–1096. https://doi.org/10.1016/j.cjca.2016.03.003

Sigal, R. J., Kenny, G. P., Wasserman, D. H., Castaneda-Sceppa, C., & White, R. D. (2006). Physical activity/exercise and type 2 diabetes. *Diabetes Care, 29*(6), 1433–1438.

Squires, R. W., Gau, G. T., Miller, T. D., Allison, T. G., & Lavie, C. J. (1990). *Cardiovascular rehabilitation: Status, 1990.* Paper presented at the Mayo Clinic Proceedings.

Stewart, K. J. (2005). Physical activity and aging. *Annals of the New York Academy of Sciences, 1055*(1), 193–206.

Stewart, S., MacIntyre, K., Hole, D. J., Capewell, S., & McMurray, J. J. (2001). More 'malignant'than cancer? Five-year survival following a first admission for heart failure. *European Journal of Heart Failure, 3*(3), 315–322.

Suaya, J. A., Shepard, D. S., Normand, S. L. T., Ades, P. A., Prottas, J., & Stason, W. B. (2007). Use of cardiac rehabilitation by medicare beneficiaries after myocardial infarction or coronary bypass surgery. *Circulation, 116*(15), 1653–1662. https://doi.org/10.1161/Circulationaha.107.701466

Sullivan, M. J., Knight, J. D., Higginbotham, M. B., & Cobb, F. R. (1989). Relation between central and peripheral hemodynamics during exercise in patients with chronic heart-failure – Muscle blood-flow is reduced with maintenance of arterial perfusion-pressure. *Circulation, 80*(4), 769–781.

Thomas, R. J., King, M., Lui, K., Oldridge, N., Piña, I. L., Spertus, J., … Grady, K. L. (2007). AACVPR/ACC/AHA 2007 performance measures on cardiac rehabilitation for referral to and delivery of cardiac rehabilitation/secondary prevention services: Endorsed by the American college of chest physicians, American college of sports medicine, American physical therapy association, Canadian association of cardiac rehabilitation, European association for cardiovascular prevention and rehabilitation, inter-American heart foundation, national

association of clinical nurse specialists, preventive cardiovascular nurses association, and the society of thoracic surgeons. *Journal of the American College of Cardiology, 50*(14), 1400–1433.

Thompson, A. M., Hu, T., Eshelbrenner, C. L., Reynolds, K., He, J., & Bazzano, L. A. (2011). Antihypertensive treatment and secondary prevention of cardiovascular disease events among persons without hypertension: A meta-analysis. *JAMA, 305*(9), 913–922.

Thompson, P. D., Buchner, D., Piña, I. L., Balady, G. J., Williams, M. A., Marcus, B. H., … Franklin, B. (2003). Exercise and physical activity in the prevention and treatment of atherosclerotic cardiovascular disease. *Circulation, 107*(24), 3109–3116.

Thompson, P. D., Panza, G., Zaleski, A., & Taylor, B. (2016). Statin-associated side effects. *Journal of the American College of Cardiology, 67*(20), 2395–2410.

Tobis, J. S., & Zohman, L. R. (1968). A rehabilitation program for inpatients with recent myocardial infarction. *Archives of Physical Medicine and Rehabilitation, 49*(8), 443–448.

Tremblay, M. S., Colley, R. C., Saunders, T. J., Healy, G. N., & Owen, N. (2010). Physiological and health implications of a sedentary lifestyle. *Applied Physiology, Nutrition, and Metabolism, 35*(6), 725–740.

Trivedi, J. R., Cheng, A., Singh, R., Williams, M. L., & Slaughter, M. S. (2014). Survival on the heart transplant waiting list: Impact of continuous flow left ventricular assist device as bridge to transplant. *The Annals of Thoracic Surgery, 98*(3), 830–834.

Turell, D. J., & Hellerstein, H. K. (1958). Evaluation of cardiac function in relation to specific physical activities following recovery from acute myocardial infarction. *Progress in Cardiovascular Diseases, 1*(2), 237–250.

Vincent, K. R., Braith, R. W., Feldman, R. A., Kallas, H. E., & Lowenthal, D. T. (2002). Improved cardiorespiratory endurance following 6 months of resistance exercise in elderly men and women. *Archives of Internal Medicine, 162*(6), 673–678.

Wenger, N. K. (1969). The use of exercise in the rehabilitation of patients after myocardial infarction. *Journal of the South Carolina Medical Association (1975), 65*(12), Suppl 1, 66–68.

Wenger, N. K. (2008). Current status of cardiac rehabilitation. *Journal of the American College of Cardiology, 51*(17), 1619–1631. https://doi.org/10.1016/j.jacc.2008.01.030

Williams, B., & White, P. D. (1961). Rehabilitation of the cardiac patient. *The American Journal of Cardiology, 7*, 317–319.

Wilson, J. R., Martin, J. L., Schwartz, D., & Ferraro, N. (1984). Exercise intolerance in patients with chronic heart failure: Role of impaired nutritive flow to skeletal muscle. *Circulation, 69*(6), 1079–1087.

Wylie, C., Copeman, J., & Kirk, S. (1999). Health and social factors affecting the food choice and nutritional intake of elderly people with restricted mobility. *Journal of Human Nutrition and Dietetics, 12*(5), 375–380.

Yancy, C. W., Jessup, M., Bozkurt, B., Butler, J., Casey, D. E., Drazner, M. H., … Januzzi, J. L. (2013). 2013 ACCF/AHA guideline for the management of heart failure. *Circulation*, 2013;128:e240–e327.

Yusuf, S., Islam, S., Chow, C. K., Rangarajan, S., Dagenais, G., Diaz, R., … Avezum, A. (2011). Use of secondary prevention drugs for cardiovascular disease in the community in high-income, middle-income, and low-income countries (the PURE Study): A prospective epidemiological survey. *The Lancet, 378*(9798), 1231–1243.

第 19 章　老年乳腺癌患者的运动康复

Mark J. Haykowsky, Rhys I. Beaudry, and Wesley J. Tucker

概述

在过去的 25 年间,由于预防、早期诊断及治疗方法的进步,乳腺癌的死亡率下降了 40%。尽管存活率提高,但乳腺癌患者与年龄和性别相匹配的非癌症对照组相比,患心血管疾病(cardiovascular disease,CVD)的风险明显更高。心血管疾病造成的死亡率增加,在某种程度上归因于久坐不动的生活方式导致的心血管功能失调。的确,老年乳腺癌患者的峰值耗氧量(VO_{2peak})与年龄相匹配的健康对照组相比降低接近 20%。本章的目的在于着重阐述老年乳腺癌患者峰值耗氧量受损的机制,以及探讨运动康复在提高峰值耗氧量、加强肌肉力量和功能、增强耐疲劳能力和改善生活质量中的作用。

总体而言,在美国,乳腺癌是女性最常见的恶性肿瘤,也是女性患癌症导致死亡的第二大原因(DeSantis, Ma, Goding Sauer, Newman, & Jemal, 2017)。超过 80% 的女性在被诊断为乳腺癌的时候年龄大于 50 岁(乳腺癌诊断时的年龄中位数为 62 岁)(DeSantis et al., 2017)。正如前面所提到的,在 1989 年至 2015 年间,由于预防、早期诊断及治疗方法的进步,乳腺癌的总死亡率下降了 40%(DeSantis et al., 2017)。因此,乳腺癌正在演变成一种老年患者的疾病,这些患者将面临一系列新的医疗保健挑战(Haykowsky, Scott, Hudson, & Denduluri, 2017)。具体而言,与年龄和性别相匹配的非癌症对照组相比,乳腺癌患者患心血管疾病的风险更高,尤其是心肌病和心力衰竭(Armenian et al., 2016)。同时,Patnaik 等研究证明,心血管疾病是老年乳腺癌患者死亡的主要原因(Abdel-Qadir et al., 2017; Park et al., 2017; Patnaik, Byers, DiGuiseppi, Dabelea, & Denberg, 2011)。

在某种程度上,心血管疾病造成的死亡率增加与久坐不动的生活方式导致的心血管功能失调相关(Jones, Haykowsky, Swartz, Douglas, & Mackey, 2007)。的确,乳腺癌患者的峰值耗氧量与年龄相匹配的非癌症对照组相比降低 19%(Haykowsky et al., 2016)。此外,近三分之一的患者其峰值耗氧量低于完全独立生活所需的最低水平(Jones et al., 2012)。

运动耐力下降的机制：心脏功能的作用

只有少数研究测量了乳腺癌患者进行心肺运动测试时,运动强度增加到最大的过程中其急性血流动力学改变。因此,导致峰值耗氧量下降的机制尚不明确。我们团队率先测量了乳腺癌患者以及与其年龄和性别相匹配的健康人群峰值耗氧量及其决定因素。主要发现,与健康人群相比,乳腺癌患者的峰值耗氧量、心输出量和储备量明显降低,分别为 19%、11% 和 11%。心输出量较低可能是由于左心室后负荷增加或者收缩力下降造成。具体来说,我们发现乳腺癌患者的运动系统血管阻力峰值比健康人群高 11%。此外,Koelwyn 等报道,与健康对照组相比,乳腺癌患者在直立蹬车运动(50% 和 75% 最大负荷)过程中收缩末期弹性(一项衡量左心室收缩力的指标)明显降低(Koelwyn et al.,2016)。

运动耐力下降的机制：血管和骨骼肌功能的作用

峰值耗氧量的降低也可能是由非心脏因素所造成,最终导致氧气的输送和/或主动肌对于氧气的利用率下降。Didier 等测量了 11 名癌症幸存者(乳腺癌,$n = 10$)进行最大握力运动(最大主动收缩力的 20%)期间的前臂血流量,报道发现乳腺癌患者的前臂血流量比对照组的低 23%(Didier et al.,2017)。一些研究表明,乳腺癌患者与健康对照组相比,中央和外周脉搏波速、颈动脉顺应性、扩张性和血流介导的肱动脉扩张几项指标均无明显差异(Jones et al.,2007;Koelwyn et al.,2016)。因此,迄今为止有限的研究表明,乳腺癌患者的大导管动脉内皮功能和动脉硬度并未受损。需要进一步的研究来监测老年乳腺癌患者的微血管功能。

假设在运动过程中,绝大部分的氧气消耗在工作肌肉中,则峰值耗氧量的降低可能是由骨骼肌总量或质量的下降所致。Weinberg 等近期报道,与年龄<50 岁的乳腺癌患者相比,老年(≥65 岁)乳腺癌患者的骨骼肌面积明显降低,且骨骼肌的脂肪浸润明显增加(Weinberg et al.,2018)。再者,Toth 与其同事发现,19 名癌症患者(乳腺癌,$n = 6$)与健康对照组相比,其慢肌肌球蛋白重链 I 和快肌肌球蛋白重链 II A 的单肌纤维横截面积均有下降(分别为−21% 和−17%)(Toth et al.,2016)。受试者 6 分钟步行测试的距离与其肌球蛋白重链 I/II A 比率呈正相关(Toth et al.,2016)。最后,O'Donnell 等报道说峰值耗氧量与老年乳腺癌患者的腿部力量相关(O'Donnell et al.,2016)。

运动训练改善峰值耗氧量

表 19.1 列出了一些研究,这些研究主要考察在已经完成或正在接受辅助治疗的乳腺癌患者(≥55 岁)中,运动训练改善其峰值耗氧量,肌肉力量和功能的作用。这些研究包括单独进行有氧运动训练的或与阻力训练相结合的,中值为 3 天/周,每次 43 分钟(范围 15~75 分钟),运动强度在峰值耗氧量的 50% 至 80% 间,持续 16 周(范围 6~52 周)。如图 19.1 所示,运动训练使测得的最大摄氧量平均增加 2.5mL/(kg·min)(约增加 11%)(Arem et al.,2016;Courneya et al.,2003;Dolan et al.,2016,2017),使最大摄氧量估算值平均增加 4.8mL/(kg·min)(约增加 20%)(Di Blasio et al.,2017;Hsieh et al.,2008;Kolden et al.,2002;Schneider et al.,2007)(图 19.2)。虽然这种改善的预后相关性在老年乳腺癌患者中仍不明确,但是峰值耗氧量改善增加了代谢当量,一个代谢当量的增加[相当于 3.5mL O_2/(kg·min)]与健康女性全因死亡率下降 17% 相关(Gulati et al.,2003)。

老年乳腺癌患者的峰值耗氧量改善幅度似乎与其运动量和运动依从性相关(Beaudry et al.,2015;McNeely et al.,2006)。具体而言,我们曾经报道过,与峰值耗氧量临床显著增加相关的阈值水平为 600 强度-分钟(相当于每周进行 90 分钟强度保持在 70% 峰值耗氧量的运动训练,持续 10 周)(Beaudry et al.,2015;McNeely et al.,2006)。癌症治疗状态可能影响改善峰

表 19.1 老年乳腺癌幸存者（≥55 岁）运动训练研究，评估其心肺健康（VO_{2peak}），肌肉力量和柔韧性、疲劳和生活质量的变化情况

研究	组 (n)	年龄/岁	治疗	运动模式	运动频率、时长、强度、持续时间	健康结果/主要发现
Kolden et al. (2002)	AET+RET (40)	55	手术, CT 进行中/RT/HT	步行, 自行车, 重物（以组为单位）	3 天/周, 60 分钟, 40%~70% VO_{2max}, 16 周	↑估算的 VO_{2max}, 肌力和柔韧性, QoL
Courneya et al. (2003)	AET (25)	59	手术, CT 完成/RT 伴随或不伴随 HT	自行车	3 天/周, 15~35 分钟, VT（约70% VO_{2max}）, 15 周	↑ VO_{2peak}, 能量输出峰值, VT, QoL ↓疲劳
	UC (28)	58				↔ VO_{2peak}, 能量输出峰值, VT, QoL
Schneider, Hsieh, Sprod, Carter, and Hayward (2007)	AET+RET (17)	55	CT 进行中/RT	步行, 自行车, 重物	2~3 天/周, 40 分钟, 40%~75% HRR 26 周	↔ 估算的 VO_{2max}, FVC, FEV,（肺功能）跑步机 ↑疲劳, 静息 SBP
	AET+RET (96)	57	CT 完成/RT			↑估算的 VO_{2max}, 跑步机, FVC, FEV1 ↓疲劳, 静息 SBP, DBP, HR
Hsieh et al. (2008)	AET+RET (22)	56	术后	步行, 自行车, 重物	2~3 天/周, 40 分钟, 40%~75% HR_{max} 26 周	↑ 预估的 VO_{2max}, 跑步机 ↓疲劳
	AET+RET (30)	56	术后+CT			
	AET+RET (17)	57	术后+RT			
	AET+RET (27)	63	术后+CT+RT			
Winters-Stone et al. (2011)	RET (52)	62	RT 完成后 1 年以上/CT	重物	3 天/周, 45~60 分钟, 8~12 次一组重复 1~3 组, 60%~80% 1RM, 52 周	↔脊柱及髋部 BMD, 骨钙素 ↑服用 AIs 患者体重减少
	安慰剂 (54)	62		牵拉	3 天/周, 60 分钟, 52 周	↓脊柱 BMD ↑骨钙素

续表

研究	组(n)	年龄/岁	治疗	运动模式	运动频率,时长,强度,持续时间	健康结果/主要发现
Winters-Stone et al.(2012)	RET(52)	62	>1年,完成RT/CT	重物	3天/周,45~60分钟,1~3次,每次重复8~12个,60%~80%1RM,52周	↑全身肌肉强度 ↔SPPB,LLFDI(主观和客观功能)
	Placebo(54)	62		牵伸	3天/周,60分钟,52周	↔全身肌肉强度,SPPB,LLFDI(主观和客观功能)
Steindorf et al.(2014)	RET(77)	55	CT/RT/HT进行中	重物	2天/周,60分钟,3次,每次重复8~12个,60%~80%1RM,12周	↑QoL ↓疲劳
	Placebo(78)	56		牵伸/肌肉放松	2天/周,60分钟,牵拉/肌肉放松,12周	↔QoL,疲劳
Dolan et al.(2016)	AIT(12)	56	术后,完成CT/RT/HT	跑步机步行	3天/周,80%~100% VO2max,6周	↑VO2peak,肌肉力量 ↓体重,WHR,静息HR
	CMT(11)	56		跑步机步行	3天/周,55%~70% VO2max,6周	
	UC(10)	59				↔VO2peak,肌肉力量,静息HR,体重,WHR
Foley and Hasson(2016)	AET+RET(52)	60	术后,完成CT/RT/HT	跑步机步行,重物	2天/周,90分钟,70%~85% HRmax,12周	↑肌肉力量,功能水平,柔韧性
Di Blasio et al.(2017)	AET(23)	57	术后	步行	3天/周,45分钟,10~14RPE(Borg主观疲劳程度量表),12周	↑估算的VO2max,QoL,睡眠时间

↑=增加,↓=减少,↔=保持一样,AET=有氧运动训练,AIs=芳香化酶抑制剂,BMD=骨密度,CT=化疗,DBP=舒张压,FEV$_1$=第1秒用力呼气量,FVC=用力肺活量,HR=心率,HR$_{max}$=最大心率,HRR=储备心率,HT=内分泌治疗,LLFDI=老年功能和残疾问卷测定仪,QoL=生活质量,RET=阻力运动训练,RPE=疲劳程度度(Borg主观疲劳程度量表),RT=放疗,SBP=收缩压,SPPB=简短体能系列评分,UC=常规护理,VO$_{2max}$=最大摄氧量,VO$_{2peak}$=峰值耗氧量,VT=呼吸阈,WHR=腰臀比,1RM=最大重复力量。

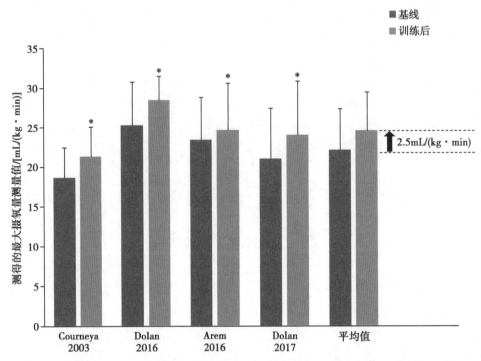

图 19.1   ≥55 岁的乳腺癌患者进行运动训练后最大摄氧量测量值变化

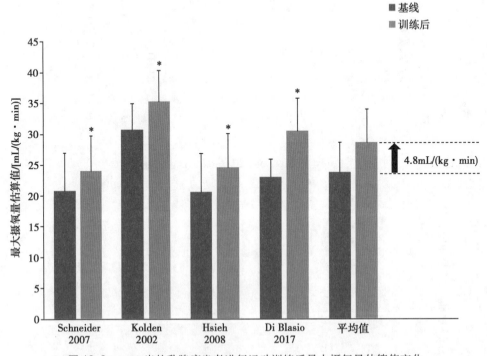

图 19.2   ≥55 岁的乳腺癌患者进行运动训练后最大摄氧量估算值变化

值耗氧量的运动训练效果,在细胞毒性治疗期间进行运动训练时观察到的改善就较小(Jones et al.,2011)。抗肿瘤治疗引起的疲劳、关节疼痛和其他不良反应导致的运动依从性差也是化疗或放疗期间观察到的峰值耗氧量降低的一个重要原因(Blanchard et al.,2008;Jones et al.,2011)。这不应成为阻挠患者遵循体力活动指南的理由,因为与久坐的乳腺癌患者相比,在化疗期间进行运动的老年乳腺癌患者不太可能在后期出现峰值耗氧量减低现象(Courneya et al.,2003;Jones et al.,2011;Schneider et al.,2007)。更重要的是,在化疗期间进行运动的乳腺癌患者很少经历治疗方案调整,其治疗效果更好,生存率更高(Courneya et al.,2003;Holmes, Chen,Feskanich,Kroenke,& Colditz,2005;Jones et al.,2011;McNeely et al.,2006;Schneider et al.,2007)。

运动训练改善峰值耗氧量:心脏功能的作用

目前,训练介导的峰值耗氧量增加的机制尚不明确。Haykowsky 等报道,进行 4 个月耐力运动训练并没有明显改善运动峰值心率或峰值耗氧量(Haykowsky,Mackey,Thompson, Jones,& Paterson,2009)。另外,在静息期和多巴酚丁胺负荷峰值期,左心室舒张末期容积和收缩末期容积明显增高,同时射血分数明显降低(Haykowsky et al.,2009)。琼斯及其同事随后进行的一项研究发现,12 周的耐力训练可以明显增加峰值耗氧量和氧脉冲,而不会改变静息时左心室容积、心输出量、射血分数或血流介导的肱动脉扩张(Hornsby et al.,2014;Jones et al.,2013)。最后,Giallauria 等报道说,1 年的运动训练可以明显改善峰值耗氧量、运动氧脉冲峰值和耗氧量,以及反应性充血指数,而对照组并无此明显改变(Giallauria et al.,2016)。关于氧脉冲增加的机制尚无相关研究,不过可能是由一个较大的运动储备量峰值和/或肌肉氧摄取量所造成的。

运动训练改善肌肉力量和功能

单独进行阻力运动或与有氧训练相结合,可以增强老年乳腺癌患者上、下肢肌肉力量(表 19.1)(Foley & Hasson,2016;Kolden et al.,2002;Winters-Stone et al.,2012)。肌肉力量的增强可使患者在功能上获益,体现在活动能力、柔韧性和平衡能力的提高(Foley & Hasson,2016; Kolden et al.,2002)。实际上,Foley 和 Hanson(2016)证明,老年乳腺癌患者进行 12 周有氧运动和阻力训练可以提高腿部推举和卧推的最大重复力量(one repetition maximum,1RM), TUG 测试(time up and go)速度,6 分钟步行测试距离(评估功能活动性和有氧运动耐力),以及测试肩关节后伸距离(评估上肢柔韧性)和单腿站立时间(评估平衡能力)。相反,Winter-Stone 等(Winters-Stone et al.,2012)发现,1 年的阻力训练带来的腿部和胸部力量的增强不能改善简短体能系列评分和身体功能[通过老年功能和残疾测定表(late-life function and disability instrument,LLFDI)和健康状况问卷(36-item short-form health survey,SF-36)评估]。然而,阻力运动训练组中的女性还显示出腰椎骨密度的保持(+0.47%),而对照组显著降低(-2.1%)。这可能具有重要的临床意义,因为乳腺癌确诊后脊柱和髋部骨折的风险增加高达 55%(Chen et al.,2009),这是两种高发病率和高死亡率的骨折类型(Boonen & Singer, 2008;Morin et al.,2011)。

总之,单独进行阻力训练,或与有氧训练相结合,对于肌肉力量和骨密度有良性的影响,有助于提高老年乳腺癌患者身体功能。此外,观察进行阻力运动的男性和女性癌症患者发现,运动训练带来的临床功能改善使其全因死亡率降低 33%(Hardee et al.,2014)。

运动训练改善生活质量和抗疲劳能力

疲劳是癌症治疗最常见和最令人烦恼的症状,化疗或放疗后其发病率高达 96%(Hickok,Morrow,McDonald,& Bellg,1996;Nail,Jones,Greene,Schipper,& Jensen,1991)。疲劳的存在通常使日常体能活动减少,相应的导致进一步的不适和生活质量下降(Hsieh et al.,2008)。对于正在进行或者已经完成抗癌治疗的老年乳腺癌幸存来说,运动训练是一种有效降低其疲劳水平和提高总体生活质量的治疗方式(表 19.1)(Courneya et al.,2003;Di Blasio et al.,2017;Dolan et al.,2018;Hsieh et al.,2008;Kolden et al.,2002;Schneider et al.,2007;Steindorf et al.,2014)。Hsieh 等(2008)使用 Piper 疲劳量表(一种有效测量癌症相关疲劳的可靠工具)评估正在接受各种形式临床治疗的老年乳腺癌患者,报道 6 个月有氧运动和阻力训练使他们的行为、情感、感觉、认知和总体疲劳评分明显降低。在结束治疗后才开始运动训练的乳腺癌患者中也有相同的发现(Schneider et al.,2007)。进行运动训练的老年乳腺癌患者还报告了疲劳的心身和情绪症状改善,以及工作和日常生活中疲劳感的降低(Hsieh et al.,2008;Schneider et al.,2007)。此外,运动带来的疲劳感降低与总体生活质量的提高(Courneya et al.,2003;Dolan et al.,2018;Steindorf et al.,2014)和抑郁的改善(Dolan et al.,2017)相一致。

研究到实践的关键信息

实践建议

根据《2010 年美国运动医学学会(American College of Sports Medicine,ACSM)癌症患者运动指南》(Schmitz et al.,2010)以及本章节所提供的科学证据,建议乳腺癌患者每周进行150 分钟中等强度或 75 分钟较大强度有氧运动,因为这种水平的运动可以降低全因死亡和癌症相关死亡风险、增强身体功能和身体素质以及使癌症患者生活质量提高(BallardBarbash et al.,2012;Jones et al.,2011)。此外,考虑到本章概述的阻力运动训练所带来的大量与健康相关的好处,建议乳腺癌患者在安全的前提下,每周进行至少两次阻力运动训练(Schmitz et al.,2010)。有意向为乳腺癌患者提供运动训练指导的健身和保健专业人士应遵循运动处方指南。

针对乳腺癌患者的运动处方应高度个性化,根据患者的癌症诊断、治疗和生理局限来制定,从而满足每位患者的特定需求。因此,鼓励面向乳腺癌患者的健身专业人士和/或保健专业人士在开始任何运动计划之前详细了解每一位乳腺癌患者的医疗和癌症病史。每次训练之前,健身专业人士应评估上一次运动训练之后患者的药物、治疗或生理局限/症状是否有任何变化,这些变化可能需要应用干预措施进行相应的调整。淋巴水肿是一种常见的乳腺癌治疗副作用,它会导致患者手臂和腿部肿胀,限制运动范围。发生了淋巴水肿的乳腺癌患者应在运动时佩戴压力袖套来预防水肿加重和辅助引流(Schmitz et al.,2010)。应严密监测手臂/肩膀的症状变化或肿胀,如果症状恶化,则停止上半身的运动。

大多数针对乳腺癌患者的运动干预措施都符合前面所述的美国运动医学学会对于癌症

患者的建议(Schmitz et al.,2010),包括每周在监督下进行 40~60 分钟有氧运动和 2~4 天阻力运动。尽管每次运动都是个性化制定的,但是乳腺癌患者运动训练通常需要包含 10 分钟热身,40 分钟中等强度有氧运动,阻力运动,并以 10 分钟"冷却"环节结尾。一般来说,有氧运动的强度是根据患者在跑步机或功率自行车上进行的运动测试结果来决定。如果这种方法不可实现,则可以使用公式[$HR_{max}=220-年龄$]获得最大心率(maximal heart rate,HR_{max})的估计值来规定训练强度。对于乳腺癌患者来说,制定运动处方最准确的方法是使用最大心率的百分比来规定运动强度(Scharhag-Rosenberger et al.,2015)。理想的有氧运动模式是可以考虑到每一个体的生理局限性,并为其提供最大预期收益的模式。运动形式可以是户外活动,在跑步机上步行,或者立式或卧式自行车。阻力运动训练应由着重训练主要肌群的运动组成,从非常低的阻力开始,并在可耐受的情况下逐渐增加重量。大多数阻力运动训练计划包含 6 种或更多运动(胸推、侧方下拉、坐姿划船、腿推、伸腿、屈腿),每个运动以患者可以举起 8~12 次的重量练习 1~3 组。

未来实践和研究的方向

正如本章所强调的,与年龄匹配的非癌症对照组相比,老年乳腺癌患者的运动峰值耗氧量更低(Haykowsky et al.,2016)。然而,很少有研究来说明这种峰值耗氧量下降及其在运动康复训练中得到改善的机制。因此,未来的研究应关注中枢(心脏)和外周(血管和骨骼肌)对于耗氧量的决定因素,以便制定最佳的运动干预措施来改善老年乳腺癌患者峰值耗氧量和生活质量。最佳模式(单独进行有氧运动或阻力训练,还是二者组合)和训练强度(中等强度的连续性运动或高强度的间歇训练,还是将二者组合)也尚不明确。最后,未来的研究需要考察运动介导的功能性的改善是否转化为老年乳腺癌患者生存率的改善。

总结

尽管在过去的 25 年里老年乳腺癌患者的生存率提高,但是与年龄和性别相匹配的非癌症对照组相比,其心血管疾病风险更高。这一发现在某种程度上归因于癌症治疗期间和治疗后久坐(心血管)的导致的心血管功能下降。具体而言,迄今为止的证据表明,老年乳腺癌患者的峰值耗氧量降低是中枢和外周异常共同引起的,最终导致运动肌氧气的输送和/或利用降低。运动训练可以使老年乳腺癌患者的峰值耗氧量提升 11%。此外,患者在化疗期间进行运动训练还可以减少治疗方案的改变,治疗效果更好,生存率更高。运动训练还可以增强肌肉力量,保持骨密度,以及后续的功能改善(TUG 测试和 6 分钟步行距离)。最后,老年乳腺癌患者还报告了运动后其抗疲劳能力和生活质量的改善。

（王妙维　译　蒋彦星　校）

参考文献

Abdel-Qadir, H., Austin, P. C., Lee, D. S., Amir, E., Tu, J. V., Thavendiranathan, P., … Anderson, G. M. (2017). A population-based study of cardiovascular mortality following early-stage breast cancer. *JAMA Cardiology, 2*, 88–93.

Arem, H., Sorkin, M., Cartmel, B., Fiellin, M., Capozza, S., Harrigan, M., … Irwin, M. L. (2016). Exercise adherence in a randomized trial of exercise on aromatase inhibitor arthralgias in breast cancer survivors: The Hormones and Physical Exercise (HOPE) study. *Journal of Cancer Survivorship, 10*, 654–662.

Armenian, S. H., Xu, L., Ky, B., Sun, C., Farol, L. T., Pal, S. K., … Chao, C. (2016). Cardiovascular disease among survivors of adult-onset cancer: A community-based retrospective cohort study. *Journal of Clinical Oncology, 34*, 1122–1130.

Ballard-Barbash, R., Friedenreich, C. M., Courneya, K. S., Siddiqi, S. M., McTiernan, A., & Alfano, C. M. (2012). Physical activity, biomarkers, and disease outcomes in cancer survivors: A systematic review. *Journal of the National Cancer Institute, 104*, 815–840.

Beaudry, R., Kruger, C., Liang, Y., Parliament, M., Haykowsky, M., & McNeely, M. (2015). Effect of supervised exercise on aerobic capacity in cancer survivors: Adherence and workload predict variance in effect. *World Journal of Meta-Analysis, 26*, 43–53.

Blanchard, C. M., Courneya, K. S., Stein, K., & American Cancer Society's SCS, II. (2008). Cancer survivors' adherence to lifestyle behavior recommendations and associations with health-related quality of life: Results from the American Cancer Society's SCS-II. *Journal of Clinical Oncology, 26*, 2198–2204.

Boonen, S., & Singer, A. J. (2008). Osteoporosis management: Impact of fracture type on cost and quality of life in patients at risk for fracture I. *Current Medical Research and Opinion, 24*, 1781–1788.

Chen, Z., Maricic, M., Aragaki, A. K., Mouton, C., Arendell, L., Lopez, A. M., … Chlebowski, R. T. (2009). Fracture risk increases after diagnosis of breast or other cancers in postmenopausal women: Results from the Women's Health Initiative. *Osteoporosis International, 20*, 527–536.

Courneya, K. S., Mackey, J. R., Bell, G. J., Jones, L. W., Field, C. J., & Fairey, A. S. (2003). Randomized controlled trial of exercise training in postmenopausal breast cancer survivors: Cardiopulmonary and quality of life outcomes. *Journal of Clinical Oncology, 21*, 1660–1668.

DeSantis, C. E., Ma, J., Goding Sauer, A., Newman, L. A., & Jemal, A. (2017). Breast cancer statistics, 2017, racial disparity in mortality by state. *CA: A Cancer Journal for Clinicians, 67*, 439.

Di Blasio, A., Morano, T., Cianchetti, E., Gallina, S., Bucci, I., Di Santo, S., … Napolitano, G. (2017). Psychophysical health status of breast cancer survivors and effects of 12 weeks of aerobic training. *Complementary Therapies in Clinical Practice, 27*, 19–26.

Didier, K. D., Ederer, A. K., Reiter, L. K., Brown, M., Hardy, R., Caldwell, J., … Ade, C. J. (2017). Altered blood flow response to small muscle mass exercise in cancer survivors treated with adjuvant therapy. *Journal of the American Heart Association, 6*.

Dolan, L. B., Campbell, K., Gelmon, K., Neil-Sztramko, S., Holmes, D., & McKenzie, D. C. (2016). Interval versus continuous aerobic exercise training in breast cancer survivors – A pilot RCT. *Supportive Care in Cancer, 24*, 119–127.

Dolan, L. B., Barry, D., Petrella, T., Davey, L., Minnes, A., Yantzi, A., … Oh, P. (2018). The cardiac rehabilitation model improves fitness, quality of life, and depression in breast cancer survivors. *Journal of Cardiopulmonary Rehabilitation and Prevention, 38*, 246–252.

Foley, M. P., & Hasson, S. M. (2016). Effects of a community-based multimodal exercise program on health-related physical fitness and physical function in breast cancer survivors: A pilot study. *Integrative Cancer Therapies, 15*, 446–454.

Giallauria, F., Vitelli, A., Maresca, L., Santucci De Magistris, M., Chiodini, P., Mattiello, A., … Vigorito, C. (2016). Exercise training improves cardiopulmonary and endothelial function in women with breast cancer: Findings from the Diana-5 dietary intervention study. *Internal and Emergency Medicine, 11*, 183–189.

Gulati, M., Pandey, D. K., Arnsdorf, M. F., Lauderdale, D. S., Thisted, R. A., Wicklund, R. H., … Black, H. R. (2003). Exercise capacity and the risk of death in women: The St James Women Take Heart Project. *Circulation, 108*, 1554–1559.

Hardee, J. P., Porter, R. R., Sui, X., Archer, E., Lee, I. M., Lavie, C. J., & Blair, S. N. (2014). The effect of resistance exercise on all-cause mortality in cancer survivors. *Mayo Clinic Proceedings, 89*, 1108–1115.

Haykowsky, M. J., Beaudry, R., Brothers, R. M., Nelson, M. D., Sarma, S., & La Gerche, A. (2016). Pathophysiology of exercise intolerance in breast cancer survivors with preserved left ventricular ejection fraction. *Clinical Science (London, England), 130*, 2239–2244.

Haykowsky, M. J., Mackey, J. R., Thompson, R. B., Jones, L. W., & Paterson, D. I. (2009). Adjuvant trastuzumab induces ventricular remodeling despite aerobic exercise training. *Clinical Cancer Research, 15*, 4963–4967.

Haykowsky, M. J., Scott, J. M., Hudson, K., & Denduluri, N. (2017). Lifestyle interventions to improve cardiorespiratory fitness and reduce breast cancer recurrence. *American Society of Clinical Oncology Educational Book, 37*, 57–64.

Hickok, J. T., Morrow, G. R., McDonald, S., & Bellg, A. J. (1996). Frequency and correlates of fatigue in lung cancer patients receiving radiation therapy: Implications for management. *Journal of Pain and Symptom Management, 11*, 370–377.

Holmes, M. D., Chen, W. Y., Feskanich, D., Kroenke, C. H., & Colditz, G. A. (2005). Physical activity and survival after breast cancer diagnosis. *Journal of the American Medical Association, 293*, 2479–2486.

Hornsby, W. E., Douglas, P. S., West, M. J., Kenjale, A. A., Lane, A. R., Schwitzer, E. R., … Jones, L. W. (2014). Safety and efficacy of aerobic training in operable breast cancer patients receiving neoadjuvant chemotherapy: A phase II randomized trial. *Acta Oncologica, 53*, 65–74.

Hsieh, C. C., Sprod, L. K., Hydock, D. S., Carter, S. D., Hayward, R., & Schneider, C. M. (2008). Effects of a supervised exercise intervention on recovery from treatment regimens in breast cancer survivors. *Oncology Nursing Forum, 35*, 909–915.

Jones, L. W., Courneya, K. S., Mackey, J. R., Muss, H. B., Pituskin, E. N., Scott, J. M., … Haykowsky, M. (2012). Cardiopulmonary function and age-related decline across the breast cancer survivorship continuum. *Journal of Clinical Oncology, 30*, 2530–2537.

Jones, L. W., Fels, D. R., West, M., Allen, J. D., Broadwater, G., Barry, W. T., … Dewhirst, M. W. (2013). Modulation of circulating angiogenic factors and tumor biology by aerobic training in breast cancer patients receiving neoadjuvant chemotherapy. *Cancer Prevention Research (Philadelphia, Pa.), 6*, 925–937.

Jones, L. W., Haykowsky, M., Peddle, C. J., Joy, A. A., Pituskin, E. N., Tkachuk, L. M., … Mackey, J. R. (2007). Cardiovascular risk profile of patients with HER2/neu-positive breast cancer treated with anthracycline-taxane-containing adjuvant chemotherapy and/or trastuzumab. *Cancer Epidemiology, Biomarkers & Prevention, 16*, 1026–1031.

Jones, L. W., Haykowsky, M. J., Swartz, J. J., Douglas, P. S., & Mackey, J. R. (2007). Early breast cancer therapy and cardiovascular injury. *Journal of the American College of Cardiology, 50*, 1435–1441.

Jones, L. W., Liang, Y., Pituskin, E. N., Battaglini, C. L., Scott, J. M., Hornsby, W. E., & Haykowsky, M. (2011). Effect of exercise training on peak oxygen consumption in patients with cancer: A meta-analysis. *The Oncologist, 16*, 112–120.

Koelwyn, G. J., Lewis, N. C., Ellard, S. L., Jones, L. W., Gelinas, J. C., Rolf, J. D., … Eves, N. D. (2016). Ventricular-arterial coupling in breast cancer patients after treatment with anthracycline-containing adjuvant chemotherapy. *The Oncologist, 21*, 141–149.

Kolden, G. G., Strauman, T. J., Ward, A., Kuta, J., Woods, T. E., Schneider, K. L., … Mullen, B. (2002). A pilot study of group exercise training (GET) for women with primary breast cancer: Feasibility and health benefits. *Psycho-Oncology, 11*, 447–456.

McNeely, M. L., Campbell, K. L., Rowe, B. H., Klassen, T. P., Mackey, J. R., & Courneya, K. S. (2006). Effects of exercise on breast cancer patients and survivors: A systematic review and meta-analysis. *Canadian Medical Association Journal, 175*, 34–41.

Morin, S., Lix, L. M., Azimaee, M., Metge, C., Caetano, P., & Leslie, W. D. (2011). Mortality rates after incident non-traumatic fractures in older men and women. *Osteoporosis International, 22*, 2439–2448.

Nail, L. M., Jones, L. S., Greene, D., Schipper, D. L., & Jensen, R. (1991). Use and perceived efficacy of self-care activities in patients receiving chemotherapy. *Oncology Nursing Forum, 18*, 883–887.

O'Donnell, D. E., Webb, K. A., Langer, D., Elbehairy, A. F., Neder, J. A., & Dudgeon, D. J. (2016). Respiratory factors contributing to exercise intolerance in breast cancer survivors: A case-control study. *Journal of Pain and Symptom Management, 52*, 54.

Park, N. J., Chang, Y., Bender, C., Conley, Y., Chlebowski, R. T., van Londen, G. J., … Kuller, L. H. (2017). Cardiovascular disease and mortality after breast cancer in postmenopausal women: Results from the Women's Health Initiative. *PLoS One, 12*, e0184174.

Patnaik, J. L., Byers, T., DiGuiseppi, C., Dabelea, D., & Denberg, T. D. (2011). Cardiovascular disease competes with breast cancer as the leading cause of death for older females diagnosed with breast cancer: A retrospective cohort study. *Breast Cancer Research, 13*, R64.

Scharhag-Rosenberger, F., Kuehl, R., Klassen, O., Schommer, K., Schmidt, M. E., Ulrich, C. M., … Steindorf, K. (2015). Exercise training intensity prescription in breast cancer survivors: Validity of current practice and specific recommendations. *Journal of Cancer Survivorship, 9*, 612–619.

Schmitz, K. H., Courneya, K. S., Matthews, C., Demark-Wahnefried, W., Galvao, D. A., Pinto, B. M., … Schwartz, A. L. (2010). American College of Sports Medicine roundtable on exercise guidelines for cancer survivors. *Medicine and Science in Sports and Exercise, 42*, 1409–1426.

Schneider, C. M., Hsieh, C. C., Sprod, L. K., Carter, S. D., & Hayward, R. (2007). Effects of supervised exercise training on cardiopulmonary function and fatigue in breast cancer survivors during and after treatment. *Cancer, 110*, 918–925.

Steindorf, K., Schmidt, M. E., Klassen, O., Ulrich, C. M., Oelmann, J., Habermann, N., … Potthoff, K. (2014). Randomized, controlled trial of resistance training in breast cancer patients receiving adjuvant radiotherapy: Results on cancer-related fatigue and quality of life. *Annals of Oncology, 25*, 2237–2243.

Toth, M. J., Callahan, D. M., Miller, M. S., Tourville, T. W., Hackett, S. B., Couch, M. E., & Dittus, K. (2016). Skeletal muscle fiber size and fiber type distribution in human cancer: Effects of weight loss and relationship to physical function. *Clinical Nutrition, 35*, 1359–1365.

Weinberg, M. S., Shachar, S. S., Muss, H. B., Deal, A. M., Popuri, K., Yu, H., … Williams, G. R. (2018). Beyond sarcopenia: Characterization and integration of skeletal muscle quantity and radiodensity in a curable breast cancer population. *The Breast Journal, 24*, 278–284.

Winters-Stone, K. M., Dobek, J., Bennett, J. A., Nail, L. M., Leo, M. C., & Schwartz, A. (2012). The effect of resistance training on muscle strength and physical function in older, postmenopausal breast cancer survivors: A randomized controlled trial. *Journal of Cancer Survivorship, 6*, 189–199.

Winters-Stone, K. M., Dobek, J., Nail, L., Bennett, J. A., Leo, M. C., Naik, A., & Schwartz, A. (2011). Strength training stops bone loss and builds muscle in postmenopausal breast cancer survivors: A randomized, controlled trial. *Breast Cancer Research and Treatment, 127*, 447–456.

第 20 章　脑损伤后的康复

C. Swank，Marsha Neville，and Asha Vas

引言

本章的重点是颅脑损伤后的康复治疗,我们将重点讲述颅脑损伤后的临床康复治疗、常见临床病征、康复管理核心原则以及颅脑损伤后遗症的长期照护。如前几章所述,颅脑损伤定义较为广泛,但一般分为两大类:创伤性颅脑损伤和获得性颅脑损伤。即便如此,这两大类颅脑损伤的康复,特别是对于获得性颅脑损伤的诊断(如卒中、缺氧、肿瘤和感染),过程较为复杂、难度大,故无法在单个章节中全面描述。因此,本章节主要描述创伤性颅脑损伤(traumatic brain injury,TBI)和最常见的获得性颅脑损伤,如卒中或者脑血管意外(cerebrovascular accident,CVA)等的康复治疗。也有人会觉得即便这两者均浓缩在一个章节中讲述,限于篇幅,也会略显宽泛,毕竟这两者(TBI 和 CVA)差异显著,难以同时呈现。而且这两者的病因、病理、个体特征(如年龄、种族等)及早期医疗管理方式也明显不同。此外,这两大类疾病范畴内本身就存在显著差异,如 TBI 的不同损伤严重程度、开放性与闭合性头部损伤、穿透性与非穿透性和 CVA 的缺血性与出血性、溶栓性与栓塞性、血管受累程度等。基于以上观点,我们认识到本章内容的局限在于对这两者深度和广度的描述难以两全。尽管如此,TBI 和 CVA 患者通常在照护的连续性、症状表现上存在共同点,在长期护理问题上也会有很多相似性。此外,目前的康复管理是也建立在共同的基础原则上。因此,本章关于颅脑损伤后康复的范围将仅限于 TBI 和 CVA。在适当的情况下,我们也会对两者相关的特征进行比较说明。

康复治疗：连续护理

脑部损伤患者的连续护理包括:急诊医疗、急性住院治疗、亚急性住院康复、专业护理、居家护理、家庭健康服务以及门诊康复治疗,其中门诊康复包括认知康复以及职业训练等。照护方式的选择取决于颅脑损伤的严重程度,患者在不同阶段的照护方式可以相互组合。有很多因素都会影响最佳照护方式的选择,如颅脑损伤的严重程度、当地医疗资源、并发症、年龄和社会支持系统等。对于轻度损伤的患者可能会直接从急性照护过渡到门诊康复,但中度或重度损伤的患者会在很长一段时间内都要进行全程全方位的照护(Andelic et al.,2012;Doig et al.,2011;Jourdan et al.,2013)。

急性照护

临床治疗从急诊室开始,急性照护也随之同步进行。在治疗的各个阶段,由整个医疗团队为患者提供全面的照护,团队成员包括临床医师、作业治疗师、物理治疗师、言语治疗师、护士、营养师及社会工作者。急性住院照护的周期从几天(对于轻度损伤)到几周(对于严重的、医学上复杂的损伤)不等。在住院治疗的急性照护阶段,医务人员着重处理紧急医疗问题,进行诊断测试,促进患者病情稳定以达到下一步出院照护目标,医疗团队将与患者及其家属共同商讨下一步的照护计划。从急性照护过渡到下一阶段要兼顾医疗复杂性、运动障碍的严重程度、认知、进食、吞咽、交流和认知等功能障碍。下文将进一步解释不同阶段的护理。

康复治疗

住院患者急性期后康复治疗的重点是每日进行 3~6 小时的综合强化治疗,包括作业治疗、物理治疗、言语和娱乐治疗。其目标是提高患者日常生活独立能力。患者必须能够承受每日高强度的治疗安排,对于难以参加每日高强度治疗的患者,术后可以从急性照护阶段直接过渡到亚急性期进行康复。在亚急性康复期(专业照护),治疗重点与急性后期康复类似,但对于急性后期的康复强度可以不做要求。亚急性康复是针对耐力较差且难以承受 3~6 小时长时间的治疗,病情进展缓慢,过渡期迟缓的患者康复。患者通常后续会从亚急性期过渡到急性后康复期或回到家中继续治疗,进一步的治疗也可以选择在门诊进行。

门诊和家庭保健

医院和诊所都可以为患者提供门诊治疗。在门诊治疗期间,患者将会接受一系列的康复治疗,包括作业治疗、物理治疗、言语治疗、娱乐和心理治疗等。这些治疗的重点是进一步对功能进行强化训练,以帮助患者实现更大的生活独立性。而患者能够从家中到达治疗室是实施门诊康复的基本要求。如果患者交通存在问题,那么家属和病人可以选择在家里接受治疗,称之为家庭照护。除了在门诊治疗中提供的治疗外,家庭照护还可以提供家庭护理、家务服务和家庭保健辅助等业务。患者还可根据个人和家庭的具体需求在家庭照护和门诊治疗之间作出适合自己的选择。

长期照护

对于重伤的患者,从急性照护过渡的阶段中,长期照护医院(LTCH)为首选推荐的照护方式。长期照护较适合基本日常生活需求(洗澡、穿衣、进食、梳妆等)难以自理,需要他人长期辅助的患者。LTCH 提供了一系列的医疗服务,主要是为了满足患者的日常照护需求,患者将会接受基本的康复治疗和生活自理需求的满足。而当患者想进一步恢复时,他们可以从LTCH 过渡到其他治疗环境中以适应新的功能需求。

对于严重颅脑损伤的患者,则需要专业护理机构的辅助。护理机构可以为不需要住院治疗但难以在家由他人照顾的患者提供护理服务。由于行为、认知和/或运动的问题,严重颅脑损伤的患者不得不被安置在护理机构,这些机构会提供来自护理助理和护士的 24 小时护理服务,此外康复治疗师也会提供物理、作业和语言的治疗服务。

重返社区

除了医院的临床治疗环境,颅脑损伤患者更需要支持性的日常生活环境,可以从医院慢慢过渡到家居及社区环境中。有保障的家居及社区环境能够提供一定程度的监督,以保障患者基本的日常基本活动可以独立完成。社区环境往往是促进患者独立的一种选择,社区可以提供治疗、职业培训和社区重返等康复计划。社区重返计划的重点在于强化治疗,目的是使患者在社区生活和职业参与方面获得更大的独立性。日间治疗计划的安排通常根据患者以往的工作与生活习惯来制定。随着患者在日常治疗项目中的进步，他们慢慢会过渡到职业能力的训练。针对颅脑损伤患者的职业培训计划包括职业能力探索和培训、工作环境的监督适应、工作指导、与雇主反馈改良工作等。其中职业探索和培训包括对感兴趣的领域和优势的评估，以及对包括工作行为在内的特定技能的培训。除了培训项目外，部分项目还提供工作环境的监督，重点关注从事特定工作的人，这些工作通常是与大公司签约的。工作指导是另一种形式的监督，目的是提供现场工作培训。工作指导员帮助患者熟悉工作。对于已经失业或者难以返回工作的患者，志愿者参与计划则是重新融入社区的另一种选择（Sander et al.，2010）。

从急性照护再到全程一系列的照护需要医疗团队、患者、家庭和相关亲属之间的共同沟通协作。虽然医疗团队可以帮助教育患者和影响其他人的选择，但最终决策的制定必须基于患者的需求、愿望和能力。促进患者功能的持续进步是团队的最终目标。

颅脑损伤特征

在大多数情况下，与房地产公理相似，位置极为重要，颅脑损伤后神经系统的受损部位决定了患者功能的残损程度。例如，在原发性运动皮质区发生挫伤或颅内出血时，患者会出现身体对侧的运动功能障碍。临床医生根据损伤定位就可以对患者残存的功能有个大致的判断，因为大脑中不同的结构承担着特定的功能。创伤性脑外伤（即穿透性损伤）和CVA的某些机制都会导致脑组织局部的损伤，相应部位的损伤则会带来对应的功能障碍。

然而，上述房地产公理在实际临床中也不全然如此，至少有两方面的原因。首先，大脑的所有区域都与其他区域通过密密麻麻的纤维束紧密相连。大脑不同部位的这一系列的互联互通被称为"功能连通性"。功能连通性允许大脑的多个脑区可以同时同步被激活，以最大限度地执行人类的认知行为和执行能力。因此，对特定大脑区域的损伤不仅可能影响对应的大脑区域，而且可能影响与另一区域相关的功能网络（Andelic et al.，2010；Bercaw et al.，2011）。

第二个方面原因，则是一个具体的脑外伤的例子-弥漫性轴索损伤（DAI）。在TBI中，DAI是由头部遭受加速性旋转外力导致的广泛性脑组织损伤。由于脑组织损伤广泛，意识障碍是DAI的主要症状。DAI发生在大约一半的严重颅脑损伤中，并且后遗症比较明显（Carney et al.，2017；Corrigan et al.，2014；Hagen et al.，1972）。

颅脑损伤后运动功能障碍

无论哪种类型的颅脑损伤，都会导致一定的功能障碍。其中包括认知功能障碍、个性/行为改变、感觉障碍和运动障碍等。本节主要关注运动功能障碍。

颅脑损伤后的运动功能障碍较为常见（Murphy & Carmine，2012；Pattuwage et al.，2017）。运动功能障碍的严重程度往往与颅脑损伤的严重程度有关。表20.1列出了常见的运动障碍。

脑外伤后应该立即常规评估运动功能，并在恢复过程中持续监测功能变化。运动功能的初步评估由受过训练的医务人员进行。在急性卒中的情况下，用美国国立卫生研究院卒中量表

表20.1　颅脑损伤后常见运动障碍

运动障碍可能包括以下任何或所有情况：
• 瘫痪或轻瘫
• 脑神经损伤
• 协调性差
• 反射异常
• 肌肉张力不良
• 运动启动困难
• 平衡功能减退
• 膀胱及大小便控制障碍

（National Institutes of Health Stroke Scale，NIHSS）初步临床评估患者神经系统状况。NIHSS是一个包含15项内容的量表，用于评估运动强度、眼球运动以及认知水平、语言、忽略、视野丧失、构音障碍、感觉丧失。作为衡量卒中严重程度的指标，NIHSS是卒中患者短期和长期预后的可靠预测指标。而对于颅脑损伤患者，颅脑损伤的严重程度一般用格拉斯哥昏迷量表（Glasgow Coma Scale，GCS）评估。为了将 TBI 分为轻度、中度或重度，GCS 通过眼、运动和言语反应评估脑干和大脑功能。

初步评估后，运动功能在整个康复治疗过程中由训练有素的康复人员（即康复医师、物理治疗师、作业治疗师等）定期进行中期评定。在康复过程中，根据世界卫生组织认可的国际功能、残疾和健康分类模型，用该模型系统评估患者运动功能。ICF 模型以残疾的生物-心理-社会模型为主，允许对功能活动与环境和个人背景因素之间的相互作用进行多维测量（图20.1）。鉴于颅脑损伤后运动功能障碍很少独立出现，在特定活动和参与中观察患者运动功能表现，可以更全面地了解运动功能障碍对颅脑损伤患者的影响（Bernabeu et al.，2009）。选择适当的康复治疗策略以对颅脑损伤患者实行个体化的治疗，最大限度发挥功能潜力。

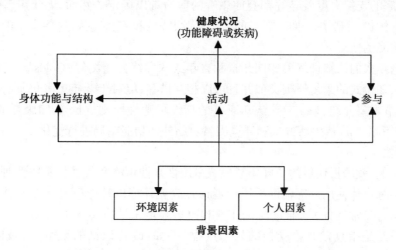

图 20.1 功能、残疾和健康（ICF）的国际分类框架

现代的运动功能康复技术是建立在运动控制和运动学习理论基础上的。当代的临床康复干预也是基于与这些理论相关的基本假设上创立的。运动控制技术是基于 3 个假设的运动控制理念：①正常运动源于多个身体系统的协同作用；②运动必须围绕特定目标来设计；③运动任务的完成会受到周围环境的约束。运动学习理论是综合运用复杂运动、认知和感觉系统来制定有效策略以完成功能性的任务。运动学习过程需要不断地练习与反馈。运动控制技术和运动学习理论的应用是通过任务导向的方法来实现的。在任务导向训练中，康复治疗师会结合 ICF 模型来观察完成任务时身体各部分的运动表现（Brett et al.，2017；Turner-Stokes et al.，2015；Sandhaug et al.，2010）。然后根据运动表现与正常运动的差异来设计运动策略，再通过特定任务的实践和适当的反馈，帮助患者有效地完成行为目标。

基于运动控制和运动学习理论的当代康复干预技术中两个最具特征的例子是减重跑步机训练（有时也称为运动训练）和强制性运动疗法。减重跑步机训练（BWSTT）是卒中或脑外伤后步行训练最常用的方法，作为一种任务导向训练方法，减重跑步机有 3 个基本原则：①任务必须具有足够的挑战性，需要重新学习和关注；②该任务可以循序渐进地适应患者现有能力和环境；③该任务需要卒中或脑外伤患者的主动参与。BWSTT 训练过程中需要治疗师向卒中或 TBI 患者即时提供反馈并适当改变任务以促进步态的矫正学习。最终，针对特定任务的步行训练需要过渡到各种环境中进行，以适应社会环境，可以在各种环境中维持步行功能。

基于运动控制和运动学习理论干预的第二个例子是强制性运动疗法（CIMT）。该疗法是一种改善卒中或 TBI 偏瘫患者上肢功能的强化治疗手段。CIMT 采用双手活动的方法，通过促进上肢粗大和精细运动功能从受影响较小的肢体向受影响较大的肢体转移，防止受影响的手臂和手的习得性废用。CIMT 在功能性任务治疗中强制患者在一定空间和时间内完成运动目标，以使偏瘫患者能够运用最佳的运动表现来完成行为目标（如伸手去抓一杯水）。

认知功能

老年脑外伤患者的认知康复

老年人颅脑损伤后的认知康复过程挑战与机遇并存。挑战在于颅脑损伤本身结构损伤的复杂性，包括损伤的严重程度、位置和导致的相关并发症等。此外，患者个人康复意愿不同，社会和家庭的支持力度差异等都会使患者的愈后难以确定。然而，老年患者康复过程也有自己的相对优势，主要在于拥有较多的生活经验、智慧和家庭支持，这些丰富的经历都有助于患者认知功能的恢复。

大多数老年人的认知训练模式同儿童和青年人的训练方式类似（Goldstein，2005）。尽管不同年龄段认知模式的康复原则类似并且可以相互借鉴，但对于老年患者仍具有其独特的地方。因此，本节主要介绍：（a）指导认知康复的神经可塑性原则；（b）认知康复的行为方法；（c）跌倒预防策略；（d）从生活方式和环境因素对脑外伤功能结局进行优化。

认知康复/补救

传统意义上，颅脑损伤后的认知康复一般采用恢复性策略和代偿性策略两种方法。代偿性策略通常训练个体使用外部辅助手段或者通过改变环境以补偿患者认知困难（例如，用日历提醒个体执行日常任务）。通过简化任务和改造环境来适应患者的策略可以称为代偿策略。恢复性策略是指直接改善受损的认知过程（例如，改善记忆的策略）或技能（如烹饪）（Park & Ingles，2001；Sohlberg et al.，2000）。这两种方法相辅相成，甚至可以相互促进。例如，同时使用两种策略加上日历可以增强记忆力，从而能够独立完成烹饪。也就是说，代偿性和恢复性策略都能促进神经的可塑性。因此，研究人员越来越淡化这两种策略的区分，将研究重点放在了神经可塑性的机制上，相关研究有助于最大限度改善患者日常活动能力。

根据神经可塑性机制有一种自上而下的康复方法。该方法侧重于运用目标导向、内部驱动、自主配合的认知原则，将注意力集中在与任务相关的刺激上，同时可以忽略无关的干扰（Gazzaley et al.，2005）。在神经系统层面，这种自上而下的方法根据目标的相关性以增强或者抑制大脑的相关刺激（Buschmann et al.），有助于激活大脑中的额叶网络，即大脑中最容易受到颅脑损伤的区域。采用这种自上而下康复方法的治疗案例并不多：

- 目标管理训练（goal management training，GMT）。GMT 针对的是颅脑损伤后患者的行为紊乱，在临床中较为常见。该计划旨在通过目标导向训练提高患者的行为管理能力，把行为目标进行分解，同时结合患者病情以及注意力分配，选择适当的目标将其作为子目标，在康复治疗中监控目标的进展。
- 目标导向注意力自我调节训练（goal-oriented attention self-regulation training，GOALS）是 GMT 的一个改良版，利用日常生活中的目标导向行为来进行注意力、正念和问题解决能力的干预。该项目侧重于整合多种认知策略,以减少注意力分散,强调正念原则,最终将认知过程转向与目标相关的活动。

- 问题解决训练(problem-solving training,PST)强调在日常社会环境中解决问题。具体来说,该治疗方案在以下思考步骤中训练患者社会性问题的解决技能:①定义问题和制定目标(确定问题情况的条件和局限并设定现实的目标);②产生备选方案(集思广益,找出一系列可能的解决方案);③决策(仔细考虑备选方案的潜在后果并选择最佳方案,兼顾问题的可行条件和约束条件);④实施和验证解决方案(制定解决方案,监测其有效性,并根据需要进行修改)。

- 策略性记忆高级推理训练(SMART)旨在提高个体的批判性思维技能,包括:(a)策略注意力(抑制不相关信息);(b)综合推理(通过将现有知识与相关事实结合来抽象概念);(c)创新(灵活且流畅地进行思维延伸,并通过不同角度对信息进行解读)。

　　认知康复的另一个途径是建立认知储备,这一途径正在引起人们的注意,并与成人颅脑损伤的康复息息相关。认知储备理论认为,个体的经验会影响其神经大脑网络的传递效率。认知水平较高、经常进行身体活动的人一般不容易因正常衰老或者颅脑损伤而出现认知能力下降。因此,开发"建立认知储备"是一种弥补认知缺陷的康复策略和认知保护机制。基于对环境丰富性的研究,认知储备的支持者认为高水平的教育、有趣的职业以及较高的智商都可以一定程度促进大脑突触连接和增加脑细胞的数量。在颅脑损伤后要积极建立认知储备,可以将"学习新鲜事物"作为减轻认知缺陷的一种保护策略。

生活方式

　　日常生活活动参与的积极性代表了一个人的生活态度。家庭、工作和社区中的活动、行为、角色以及责任都会影响一个人的思维、情绪和日常功能。所有这些生活方式都会直接影响思维,从而有可能在大脑中引起积极的变化。换句话说,我们的生活方式也会导致神经可塑性。生活中有很多因素都可以促进大脑健康,增强患者认知康复意愿,包括:

　　(a)压力缓解:研究人员发现,压力过大会损害动物和人类的学习和记忆。运动是缓解压力较好的方法,如瑜伽、太极等。

　　(b)健康维持:俗话说:"对心脏好的,对大脑也有好处。"总的来说,身体健康促进大脑健康。体育锻炼和健康的生活方式可以促进颅脑损伤后的神经可塑性。有研究强调了体育活动和认知之间的联系,通过识别一种特定的生长因子的作用来促进运动后大脑的神经可塑性和结构变化。换句话说,在认知康复策略中加入体育锻炼可以显著提高认知康复的效果。

　　(c)睡眠:越来越多的研究证明良好的睡眠对改善身体健康和认知健康有很大帮助。充足的睡眠(每晚 7~9 小时)有助于减轻压力,巩固记忆,提高身体功能水平,以实现最佳的个体功能。

　　(d)日常生活活动的参与:尽可能多地参与日常生活活动,促进整体健康和功能康复。除此之外,也可以用日历、提醒和适应性工具,以及寻求他人的帮助来增强自身参与能力。我们大脑的奖励系统是通过成功参与和完成一项任务而激活的,这样就可以促进治疗任务重复完成。因此,完全回避或不参与日常活动不利于日常康复过程。

　　(e)心理社会活动:随着个人年龄的增长,他们的社交网络逐渐缩小,患者家属及照顾者将会承受更大的负担。因此,康复工作和支持性服务对颅脑损伤患者及家属来说都非常重要(Uomoto et al.,2008)。在康复治疗期间,家庭关怀和社会照顾援助对老年患者的心理健康起着举足轻重的作用,有助于老年人焦虑情绪的缓解。有效的康复治疗需要家庭成员共同参与,发挥各自解决问题技能、沟通技能等做好老年患者的家庭照护。他们可以得到社会长期的支持治疗和照护教育,教会其如何面对亲人可能经历的康复心路历程(Anderson et al.,2002)。此外,照护人员也应该成为未来治疗和服务规划过程的一部分(Dikmen et al.,2001)。

跌倒预防

老年人 TBI 的主要原因是跌倒。因此,预防跌倒对患有创伤性颅脑损伤的老年人至关重要。对近期手术后的患者也同等重要,他们需要从并发症中走出来恢复健康(Bouras et al.,2007;Rutland-Brown et al.,2006)。几项预防跌倒的研究考察了预测跌倒的认知和物理模型,并建立了新的指导模型,可以准确预测哪些人将来容易跌倒,哪些人需要治疗以减少未来颅脑损伤的风险(Felicetti,2009;Medley,Thompson,& French,2006)。

其中颅脑损伤风险因素包括:(a)感觉运动障碍:平衡和步态不稳定、身体耐力和力量下降;(b)认知和社会心理障碍:抑郁、注意力缺陷、执行功能障碍、自我意识下降、冲动等。

(a)　体育锻炼:从事体育锻炼——由专业人士系统化指导。

(b)　用药管理:药物的副作用会导致血压变化。例如,三环类抗抑郁药通常用于治疗创伤后头痛,其中的抗胆碱能副作用可能导致老年患者出现并发症。同样,通常用于治疗肌肉痉挛的药物也可能导致镇静作用。事实上,一般认为老年 TBI 患者对任何集中作用的药物更敏感,建议谨慎使用苯二氮平类药物和包括氟哌啶醇在内的典型抗精神病药物,其可能延缓 TBI 的恢复。用笔记本整理好医疗信息,如医疗记录、药物清单和治疗建议等。提前准备好问题,让专业人士把他们的答案记在笔记本上或使用录音机记录。

(c)　家庭和周围环境改变:将近一半的跌倒发生在家里。因此,整洁和有序是一个安全的家庭环境的关键。应移动或整理可能导致人绊倒/滑倒的物品、家具、衣服和鞋子。可以用一些简单的技巧,如使用双面胶带,以防止地毯滑动。物品要放置在人够得着的地方(避免使用凳子),这点再怎么强调都不为过。购置质量良好的支撑性鞋,在瓷砖和浴缸旁以及楼梯上安装扶手,在浴缸中放置不粘垫,安装淋浴设施都是营造安全环境的策略性措施。改善家庭照明有助于弥补老年人的视力缺陷,保证安全。

(d)　回归驾驶:回归驾驶通常是颅脑损伤患者的一个期望目标。TBI 造成的身体和认知缺陷会影响一个人在驾驶车辆时的安全。颅脑损伤不仅影响患者操控方向盘的能力,也会影响感知距离的能力,保持车道位置的能力,以及处理多种视觉和听觉刺激、反应时间、导航地图和整体安全意识和判断的能力。在返回驾驶之前,患者应该提前与医生和治疗师沟通,并参加由训练有素的驾驶评估员进行的驾驶评估。当地的康复医院,尤其是作业治疗机构可以为评估提供现场信息。

美国疾病控制中心(CDC)的伤害预防和控制中心提供相关信息资源和材料,目的是预防伤害和减少残疾、死亡以及与伤害相关的治疗成本。

社会心理

颅脑损伤是导致长期残疾的主要原因,许多人永远无法完全康复。研究表明,颅脑损伤患者必须依赖家庭的支持和照顾,颅脑损伤患者常出现性情改变和情绪紊乱,术语“神经行为障碍”就是用来描述人格和性格的异常(Wood,2001)。家庭关系会导致患者情绪和性格变化,患者会在人际关系中感觉有压力,而患者这样的变化也会给家庭增添负担,甚至危及亲密关系和婚姻。当家属角色从伙伴关系转变为照料关系时,可以从不同角度满足彼此的需求。此外,失业和持续的医疗费用也会增加压力。在一项定性研究中,影响颅脑损伤患者压力大小的关键因素在于家人和朋友的支持力度,患者对所发生之事的接受和理解程度,以及对颅脑损伤与其他伤害的不同之处和原因的理解程度。患者意识到他们不再是从前的自己,但却不知道如何做以及为什么不一样(Snell, Martin, Surgenor, Siegert, & Hay-Smith, 2018)。那些没有得到社会支持和认可,以及对正在发生之事没有清晰认识的人表示,他们感到被社会孤立、自尊心低、困惑和失败。

　　病人和家属可以通过加入当地的颅脑损伤支持团体来获得帮助。可通过美国颅脑损伤协会(Brain Injury Association of America)或联系最近的康复中心找到这些支持团体。此外,当地的医院和康复中心经常为颅脑损伤和卒中患者组织支持团体。支持团体是由颅脑损伤相关人员组成的组织,他们聚集在一起分享他们的故事,共享相关资源和想法。支持小组通常都有来自社区的嘉宾分享对患者有价值的信息。支持团体使患者及患者家属认识到,还有其他人也有类似的问题和顾虑,他们并非孤军奋战。

康复原则

神经可塑性

神经可塑性原理

　　在过去的二三十年里,针对动物和人类的研究已经证实了神经可塑性的原理。神经可塑性是指大脑根据行为、环境或药物作用进行改变的能力。大脑的这种变化,尤其在认知康复期间,通常表现为神经传导通路的再利用和激活,这些通路是由于损伤或新通路的重建而重整联结的。其中最常被提及的原则之一就是"用进废退"。一个人完成一项任务的熟练程度,无论是认知任务(如数学),还是身体活动任务(如行走),都取决于其对这项技能的熟练应用程度。不经常或完全不使用该任务,该任务的熟练程度就会削弱,甚至可能消失。从积极的方面来说,在颅脑损伤之后,只要频繁地进行某项任务或者使用某项技能就会带来积极的改变,也可以潜在地引导掌握和简化任务的执行。这个原则称为"循序渐进原则"。研究表明,重复性任务导向训练是一种有恢复认知和身体功能的有效康复策略。然而,如果不是在熟悉的环境中进行重复性任务导向训练,那么这种重复可能不会产生预期的积极可塑性。因此,在熟悉的经验环境中促进神经可塑性十分重要,这也称为"经验特异性",也就是说,重复一项熟悉技能的经验应该与个人突出的功能性任务相关(例如,计划一天的日程安排)。此外,将所掌握的技能泛化到其他环境中(例如,计划一个即将到来的家庭活动)可以为技能的重复提供机会。重复是神经可塑性的一个关键原则。与体育锻炼相似,认知变化也是由重复的行为引起的。特别是,在多种个人熟悉的功能情境中不断重复是神经可塑性的关键。最近也有影像证据开始引导认知策略,从而促进相关大脑网络的激活。具体而言,技能的强度和复杂性在大脑激活过程中起着至关重要的作用。例如,一个稍具挑战性的任务可能比那些相对容易完成、简单熟悉的任务更有益。例如,一位颅脑损伤老人在阅读一篇报纸文章时,有以下两个不同的要求:一是知道这篇文章讲了何人在何时做了何事;二是排除不相关信息,找到该文章的主题和更深层的含义。相对于前者只要求知道文章中明确陈述的事实,后者显然更加费力,需要大脑进行推理和灵活的思维反应。

"最优方法"

康复专业人员的团队协作

普遍认为,团队医疗协作可根据患者需要提供医疗服务,从而使治疗效果更好,而且不需要增加额外的医疗费用(Lancet 2002;360:1280-86)。团队医疗协作有助于患者尽早由住院康复过渡到社区康复,也可以更大程度地回归家庭重返社会。多学科团队协作由来已久,一直是医院主要的工作模式。在这种面向多学科的团队协作中,各专业人员各司其职,共同参与患者的诊治过程,促进患者的全面康复。医生是团队的领导者,与每个团队成员都有交流,但团队成员之间的交流较少。最近,一个跨学科的团队方法备受欢迎,该方法可以改善团队合作,增强团队效能,使患者受益。在跨学科团队方法中,康复专业人员定期开会讨论并共同制定患者治疗目标和实施治疗计划(Prescott et al.,2018;Dean et al.,2016)。该跨学科团队由具有不同背景的医疗保健专业人员组成(医师、药师、物理治疗师、作业治疗师、营养师等)。各专业人员就患者的临床情况,密切沟通,共同讨论制定治疗方案。

实际生活中的康复(个人方法 vs 群体方法)

每个人都是独一无二的,同样地,每个卒中或颅脑损伤的患者也是独一无二的。虽然不同患者的颅脑损伤机制(比如,大脑动脉闭塞)或理论上的干预(比如,任务特异性约束诱导运动疗法)可能相似,但每个患者的具体治疗方法必定是唯一的。这在一定程度上是因为每个患者 ICF 模型中的个人因素和环境因素有所不同。每位患者从住进医院或康复中心起,都会拥有独一无二的康复支持(比如,充分的家庭支持和护理者支持,经济支持,恢复力支持)和康复障碍(比如,多楼层的住宅、长期抑郁、无医疗保险),因此需要医疗团队为每位患者提供针对其具体情况的医疗服务,以达到最优的康复效果。此外,尽管不同患者的损伤机制可能相似,但他们在肌肉力量、活动耐受力、感觉、知觉,认知状态,以及功能性活动和社会角色的参与能力全然不同。因此,建议进行个性化的康复治疗,从而促进身体功能康复。

团体治疗也是常用的治疗方法。该治疗方法可以提高患者的社会参与能力,帮助其重建社会生存技能、稳定情绪,促进身心健康。在团体治疗中,单个患者能够与经历相似的同伴相互交流,相互鼓励。许多康复中心试图将个体化治疗和团体治疗结合起来。康复专业人员应鼓励卒中或 TBI 患者在出院后经常参加团体活动,以消除在慢性残疾人群中普遍存在的社会孤立感。

案例分析 1

病史

J. S. 先生 59 岁,在 3 年前的一场车祸中遭受了创伤性颅脑损伤。他的朋友和司机在车祸中去世。他未系好安全带,被甩出车外,头部闭合性损伤,弥漫性轴索损伤,双侧额颞部挫伤,右侧多处骨折,包括眶部骨折、桡骨骨折、肋骨骨折。他被送往当地一级创伤中心,在那里接受紧急医疗护理,医生诊断为创伤性脑外伤,Glas 量表评分为 5 分。临床上清除脑血肿、放置脑室导管以监测颅内压,J. S. 先生经历了 1 个月的昏迷,这期间由神经外科医护团队共同照护。J. S. 自费在急诊室住院 4 周后被转到一家康复医院。

在康复医院住院期间,由新的专业康复团队为 J. S. 进行康复治疗。这个团队由康复医师主导,团队成员有物理治疗师、作业治疗师、语言治疗师、心理治疗师、娱乐治疗师和相关护理人员。在最初几周的住院康复治疗中,J. S. 的治疗重点是感官刺激训练,增加其大脑的反应功能,试图唤醒大脑去感受周围的环境和与人沟通交流。随着他认知功能的进步,治疗的重点慢慢转移到已习得功能的重复与强化,这样有助于 J. S. 重新理解所处的环境,减少他的认知困惑。在为期 8 周的住院康复治疗中,J. S. 表现出明显的认知、运动、功能和行为障碍。在住院康复 8 周后,J. S. 的认知状况虽有所改善,但仍然存在短期记忆困难、复合指令完成困难、自我认知局限以及在立体复杂环境中注意力难以集中的问题。虽然运动功能得到改善,但 J. S. 仍存在轻微的左侧偏瘫,协调能力受损,肌力 4 级,运动启动困难和平衡障碍。

这时,J. S. 可以从住院康复中心出院回家,由家属给予 24 小时的监督和协助,每日由他的妻子和小儿子照护。此外,J. S. 还参与了专门为 TBI 患者设置的急性后期日间项目继续进行康复治疗。

急性后期康复治疗

J. S. 的急性后期康复治疗包括 4 个月的每日持续治疗以及之后为期 6 个月每周间歇进行的门诊康复随访。这段时间,最重要的康复目标是做好社区回归的功能准备,尽可能让患者早日回归家庭,回归社会,重新担任社会角色。整个康复过程也将由医疗和相关专业人员组成的康复团队来指导。此外,当患者出院后,照顾者这一角色变得更加重要。

自我管理

参与治疗 J. S. 的多学科团队中的每个成员都会鼓励患者在进行康复治疗期间尽可能独立自主完成活动,学会自我管理技能。学会自我管理对于患者非常重要,原因在于:第一,虽然他的康复团队已经付出最大的努力,康复计划周密,但结束康复治疗后,J. S. 不得不面临自主管理长期运动和认知方面的功能障碍。第二,患有 TBI(以及由此导致的慢性病)的患者经历二次健康问题的风险更大,如肥胖、糖尿病和心血管疾病,后期健康管理至关重要。

在他的妻子和小儿子的帮助和鼓励下,J. S. 开始进行自我管理。J. S. 自主制定了每周的日程表,每周安排自主训练 3 天,同时,安排了常规的睡眠计划表,保证每晚 8 小时的睡眠,以及 3 项社交活动(教堂礼拜、与朋友共进午餐和颅脑损伤支持小组会议)。他的服药时间也被纳入日程表进行统一管理。

康复结果

3 年后,J. S. 已经能够独立完成各种转移,各项日常生活活动能力也明显改善。他可以帮忙做一些家务活,如洗衣服、打扫卫生和修剪草坪等。此外,J. S. 也开始重拾起业余爱好,可以弹吉他和玩纸牌游戏。唯一遗憾在于 J. S. 不能胜任原来所在金融公司的会计工作,也不能管理家庭预算(他的妻子现在负责家里的财务),但 J. S. 一直在附近小学的图书馆做志愿者。他自己明年的目标是找到一个适合自己的工作。

目前找工作的一个挑战是 J. S. 还没有重新开始驾驶车辆。受到一些创伤后情绪问题的困扰,再次开车对他来说一直是一个挑战。因此,虽然 J. S. 自主训练后不需要接受物理治疗、作业治疗或语言治疗,但他每月都会去看康复心理师,每 6 个月接受一次康复医师和康复治疗师的随访。

案例分析 2

病史

　　T 女士 74 岁,她丈夫在客厅发现她晕倒,立即将她送往急诊科接受治疗,医生诊断为右侧大脑中动脉缺血性卒中。大脑动脉阻塞阻止血液进入大脑区域,从而导致缺血性卒中。右侧大脑中动脉阻塞导致了身体左侧的运动功能障碍,而且患者的视觉、注意力、判断力和某些语言功能也可能受到影响。

　　T 女士之后被转移到神经重症监护病房(ICU)。在最初的几天里,T 女士接受治疗稳定病情,并咨询了物理和作业治疗师。物理治疗提供体位管理以防止关节挛缩,预防压疮,维持关节活动范围和促进感觉刺激。作业治疗通过环境干预技术以预防 ICU 认知异常。当患者在 ICU 时,没有正常的睡眠和觉醒周期,过度暴露在光线中,失去了以往正常的生活节奏,对白天与黑夜完全没有感觉时,就会发生 ICU 认知异常。作业治疗师通过设置探访时间表,指导安排家属的探望时间和其他医疗团队的治疗时间。这样的安排有助于患者在封闭的 ICU 环境中依然可以在不同时间段接受不同种类的感觉刺激,防止 ICU 认知异常的发生。

急性干预

　　病情一稳定,T 女士就转移到专门治疗神经系统缺陷患者的病房,进行物理治疗、作业治疗和语言治疗的综合评估。评估结果是,T 女士左侧中度瘫痪,上肢功能相对下肢更差。她能够用患侧下肢负重,但上肢的自主运动微乎其微,判断力和视野中度受损。T 女士对自己的功能缺陷知之甚少,她每天在治疗室接受治疗,病程进展缓慢但相对稳定。T 女士的丈夫、女儿和医疗团队进行了一次沟通,T 女士在卒中前,生活态度独立积极,故医疗团队建议其转到住院康复机构(IRF)进行强化治疗。家属听取了医生的建议,随后转院继续康复治疗。

急性康复干预

　　入院后,T 女士再一次由新的康复团队进行康复评定。这次物理治疗师对 T 女士的移动能力进行评估,包括在床上活动、坐位、站位以及床椅转移;作业治疗师评估了 T 女士的基本卫生能力:刷牙、梳头、穿衣、如厕、淋浴和一般认知能力;语言治疗师评估了 T 女士的认知和交流能力。评估后,治疗团队开会讨论了评定结果,为 T 女士制定了至少两周的康复治疗方案。物理治疗过程中,T 女士重新学习坐位和站位的平衡,并且开始一些支撑性步行训练,通过辅助支具来支撑患腿进行负重,她很快过渡到使用四脚单拐进步步行。在作业治疗方面,T 女士重新学习如何运用健侧手和针对患手的任务训练来进行日常活动。因为她是右利手,左侧是患侧,治疗师将治疗重点放在她的左手上,促进非优势手功能的恢复。刷牙时,T 女士的左手会协助拿着牙膏并挤压。她学习了健侧穿衣技术,技术关键点在于如何用健侧给患侧套上衣裤。最初,T 女士很难完成日常生活的基本步骤,经常颠倒涂牙膏和刷牙的顺序。她也很难独立完成自己的着装,因为视觉分辨不出哪里是袖口哪里是衣领。为了让 T 女士重新学会基本生活所需,治疗师运用了重复任务训练的方法,治疗师让其重复的进行穿衣和卫生任务训练。坚持一周后,T 女士在卫生和着装方面有所改善,仅需要最低限度的帮助即可。她在如厕方面取得了较大进步,患手能够作为辅助手,并能在最低限度的辅助下洗澡。言语治疗师慢慢发现,她也能够用唇形表达自己的需求。

　　T 女士、她的治疗师和家人一起制定了出院后的康复计划。T 女士特别希望能够回家,回到以往的生活环境中,回到以往的生活轨迹上来:逛超市、做饭,聚餐,参加每周一次的桥牌游戏小组,玩电脑纸牌游戏,并通过电子邮件和电话与家人交流。物理治疗师指导训练 T 女士换乘汽车、在不平整的路面进行步行训练以及其他适合的锻炼以保证每天 30 分钟的有氧运动。T 女士对妇女保龄球协会和舞蹈表演较为感兴趣,将其相关动作融入物理治疗中。而作业治疗师则指导 T 女士书写购物清单,去超市购物,以及在厨房做饭,这些都视为治疗方式,有意识训练她的日常生活能力。T 女士在治疗表现出很好的问题解决能力和判断力,以及在困难时寻求帮助的能力,虽然在家务训练的开始阶段,需要一些辅助,但后续患者的独立能力越来越强。在娱乐治疗方面,T 女士会玩一些电脑游戏,但是她并不满意自己缓慢的操作速度,她认为在重新加入桥牌俱乐部之前,她需要更多的游戏练习以提高速度。

　　T 女士在康复治疗 18 天后出院。她和她的家人已经获得当地医疗资源的支持,出院后她将接受免费家庭保健护理和康复治疗。治疗师建议其每天坚持进行有氧运动,使用左臂进行更深入的任务训练,去训练玩电脑游戏和日常生活活动能力。

康复效果

　　两年后,T 女士和 T 先生决定搬到一个退休社区。这个社区有许多便利设施,有餐厅、桥牌小组、高尔夫球队、读书俱乐部等,还可以参观当地的博物馆和开展其他活动。T 女士现在可以灵活使用拐杖,并学会了用左臂来帮助抓握和稳定物体。她也一直在打桥牌,并且加入了一个为当地医院的儿童筹备礼品盒的志愿者团体。尽管存在身体残疾并且有时需要别人辅助,但她已经适应了新的自己。

（梁玉祥　译　蒋彦星　校）

参考文献

Andelic, N., Bautz-Holter, E., Ronning, P., Olafsen, K., Sigurdardottir, S., Schanke, A., et al. (2012). Does an early onset and continuous chain of rehabilitation improve the long-term functional outcome of patients with severe traumatic brain injury? *Journal of Neurotrauma, 29*(1), 66–74.

Andelic, N., Sigurdardottir, S., Schanke, A., Sandvik, L., Sveen, U., & Roe, C. (2010). Disability, physical health and mental health 1 year after traumatic brain injury. *Disability and Rehabilitation, 32*(13), 1122–1131.

Anderson, P. (2002). Assessment and development of executive function (EF) during childhood. *Child Neuropsychology, 8*(2), 71–82.

Bercaw, E. L., Hanks, R. A., Millis, S. R., & Gola, T. J. (2011). Changes in neuropsychological performance after traumatic brain injury from inpatient rehabilitation to 1-year follow-up in predicting 2-year functional outcomes. *The Clinical Neuropsychologist, 25*(1), 72–89.

Bernabeu, M., Laxe, S., Lopez, R., Stucki, G., Ward, A., Barnes, M., et al. (2009). Developing core sets for persons with traumatic brain injury based on the international classification of functioning, disability, and health. *Neurorehabilitation and Neural Repair, 23*(5), 464–467.

Bouras, T., Stranjalis, G., Korfias, S., et al. (2007). Head injury mortality in a geriatric population: Differentiating an "edge" age group with better potential for benefit than older poor-prognosis patients. *Journal of Neurotrauma, 24*(8), 1355–1361.

Brett, C. E., Sykes, C., & Pires-Yfantouda, R. (2017). Interventions to increase engagement with rehabilitation in adults with acquired brain injury: A systematic review. *Neuropsychological Rehabilitation, 27*(6), 959–982.

Carney, N., Totten, A. M., O'reilly, C., Ullman, J. S., Hawryluk, G. W., Bell, M. J., et al. (2017). Guidelines for the management of severe traumatic brain injury. *Neurosurgery, 80*(1), 6–15.

Corrigan, J. D., Cuthbert, J. P., Harrison-Felix, C., Whiteneck, G. G., Bell, J. M., Miller, A. C., et al. (2014). US population estimates of health and social outcomes 5 years after rehabilitation for traumatic brain injury. *The Journal of Head Trauma Rehabilitation, 29*(6), E1–E9. https://doi.org/10.1097/HTR.0000000000000020

Dean, S., Levack, W., Weatherall, M., Hay-Smith, E., McPherson, K., & Siegert, R. J. (2016). Goal setting and strategies to enhance goal pursuit in adult rehabilitation: Summary of a cochrane systematic review and meta-analysis. *European Journal of Physical and Rehabilitation Medicine, 52*(3), 400–416.

Dikmen, S., Machamer, J., Miller, B., Doctor, J., & Temkin, N. (2001). Functional status examination: A new instrument for assessing outcome in traumatic brain injury. *Journal of Neurotrauma, 18*(2), 127–140.

Doig, E., Fleming, J., Kuipers, P., Cornwell, P., & Khan, A. (2011). Goal-directed outpatient rehabilitation following TBI: A pilot study of programme effectiveness and comparison of outcomes in home and day hospital settings. *Brain Injury, 25*(11), 1114–1125.

Gazzaley, A., Cooney, J. W., Rissman, J., & D'Esposito, M. (2005). Top-down suppression deficit underlies working memory impairment in normal aging, *Nature neuroscience, 8*(10), 1298–1300.

Hagen, C., Malkmus, D., & Durham, P. (1972). *Levels of cognitive functioning.* Downey, CA: Rancho Los Amigos Hospital.

Jourdan, C., Bayen, E., Bosserelle, V., Azerad, S., Genet, F., Fermanian, C., et al. (2013). Referral to rehabilitation after severe traumatic brain injury: Results from the PariS-TBI study. *Neurorehabilitation and Neural Repair, 27*(1), 35–44.

Medley, A., Thompson, M., & French, J. (2006). Predicting the probability of falls in community dwelling persons with brain injury. *Brain Injury, 20*(13–14), 1403–1408.

Murphy, M. P., & Carmine, H. (2012). Long-term health implications of individuals with TBI: A rehabilitation perspective. *NeuroRehabilitation, 31*(1), 85–94.

Park, N. W., & Ingles, J. L. (2001). Effectiveness of attention rehabilitation after an acquired brain injury: A meta-analysis. *Neuropsychology, New York, 15*(2), 199–210.

Pattuwage, L., Olver, J., Martin, C., Lai, F., Piccenna, L., Gruen, R., & Bragge, P. (2017). Management of spasticity in moderate and severe traumatic brain injury: Evaluation of clinical practice guidelines. *The Journal of Head Trauma Rehabilitation, 32*(2), E1–E12. https://doi.org/10.1097/HTR.0000000000000234

Prescott, S., Fleming, J., & Doig, E. (2018). Rehabilitation goal setting with community dwelling adults with acquired brain injury: A theoretical framework derived from clinicians' reflections on practice. *Disability and Rehabilitation, 40*(20), 2388–2399.

Rutland-Brown, W., Langlois, J. A., Thomas, K. E., & Xi, Y. L. (2006). Incidence of traumatic brain injury in the United States, 2003. *Journal of Head Trauma Rehabilitation, 21*, 544–548.

Sander, A. M., Clark, A., & Pappadis, M. R. (2010). What is community integration anyway?: Defining meaning following traumatic brain injury. *The Journal of Head Trauma Rehabilitation, 25*(2), 121–127. https://doi.org/10.1097/HTR.0b013e3181cd1635

Sandhaug, M., Andelic, N., Vatne, A., Seiler, S., & Mygland, A. (2010). Functional level during sub-acute rehabilitation after traumatic brain injury: Course and predictors of outcome. *Brain Injury, 24*(5), 740–747.

Snell, D. L., Martin, R., Macleod, A. D., Surgenor, L. J., Siegert, R. J., Hay-Smith, E. J. C., … Anderso n, T. (2018). Untangling chronic pain and post-concussion symptoms: The significance of depression. *Brain Injury, 32*(5), 583–592. https://doi.org/10.1080/02699 052.2018.1432894

Sohlberg, M. K. M., McLaughlin, K. A., Pavese, A., Heidrich, A., & Posner, M. I. (2000). Evaluation of attention process training and brain injury education in persons with acquired brain injury. *Journal of Clinical Experimental Neuropsychology, 22*, 656–676.

Strangman, G., O'Neil-Pirozzi, T., Burke, D., Cristina, D., Goldstein, R., Rauch, S., … Glenn, M. (2005). Functional neuroimaging and cognitive rehabilitation for people with traumatic brain injury. *American Journal of Physical Medicine & Rehabilitation, 84*(1), 62–75. https://doi.org/10.1097/01.PHM.0000150787.26860.12

Turner-Stokes, L., Pick, A., Nair, A., Disler, P. B., & Wade, D. T. (2015). Multi-disciplinary rehabilitation for acquired brain injury in adults of working age. *The Cochrane Library.* 12:1–67.

Uomoto, J. (2008). Older adults and neuropsychological rehabilitation following acquired brain injury. *NeuroRehabilitation, 23*(5), 415–424.

Wood, E. (2001). Dispute resolution and dementia: Seeking solutions. *Georgia Law Review, 35*, 785.

第 21 章 老年人用药管理：如何避免阿片类药物滥用

R. Robinson, C. Noe, and S. Jones

概述

约 25% ~ 50% 的老年人患有慢性疼痛疾病，即使住在养老院，也有约 80% 的老年人患有慢性疼痛（Helme & Gibson，2001）。由于各方面的因素影响，如阿片类药物滥用的风险不断上升，老年人慢性疼痛治疗的用药管理充满挑战。据估计，11% 的女性老年人误用处方药（Simoni-Wastila & Yang，2006；Weiner & Herr，2002）。而且，在过去 10 年间，医生给老年患者开出更多的中枢神经系统功能药物。美国老年人使用阿片类药物急速增长的情况已经出现，更重要的是，多重用药增长不止 1 倍（Maust et al.，2017）。例如，在一项关于高龄创伤患者的调查中，有一项数据令人咋舌，即 18% 的患者对酒精和药品持有积极的态度（Ekeh et al.，2014）。由此可见，多重用药在老年人中已成定律。

阿片类药物使用

在一项关于手术患者长期使用阿片类药物的研究中，阿片类药物使用率最高的年龄组是 50 ~ 59 岁，占 11%；60 ~ 69 岁的患者中有 8% 在服用阿片类药物；70 ~ 79 岁的患者中有 7%，80 岁以上的患者中有 6% 在长期服用阿片类药物（Jiang et al.，2017）。因此，在当前的处方阿片类药物流行中，老年人也不能幸免。此外，医生们识别高风险患者的能力非常差，因为他们使用的是常规的病史和查体流程。在一份针对高危患者的调查中，医生确定只有 5% 的患者有高风险，而其中 20% 的高危患者则被判定能降低风险（Brown et al.，2011）。此等不成熟的行为，加之诸如《顽固性疼痛治疗法案》（Intractable Pain Treatment Act）的法律自由化，为处方阿片类药物的泛滥创造了有利的环境。在 20 世纪 90 年代，医生便开始得到支持，他们可以自由开出阿片类药物治疗疼痛，而患者们则开始"习惯性"期待需要的阿片类物质处方药，并从不同的医生那里不断得到此类药物。

然而，20 世纪 90 年代的几个想法现都已被证实不可信。有人认为对长效疼痛并服用阿片类物质的患者的短期（12 ~ 16 周）研究成果可能只适用于长效阿片类物质治疗。但有人又认为，慢性疼痛患者对阿片类物质的上瘾率很低，仅为 1%。还有人认为，阿片类药物不存在"天花板效应"，所以，此类药物的剂量可按需增加，无须担心毒性。同时，有人认为，随着对镇痛作用耐受性的出现，此类药物对呼吸抑制的耐受性也可能出现，从而保护患者避免过量服用。然而不幸的是，在美国这样一个有着 3. 14 亿人的国家，截止到 2012 年，就有 2. 59 亿张阿片类药物处方（Centers for Disease Control and Prevention，2014）。与瑞典、以色列、法国及其他工业化国家相比,美国平均有五倍甚至更多的患者长效使用阿片类药物治疗(Humphreys,2017;International Narcotics Control Board,2016)。而且,从 1999 年至 2014 年期间,美国阿片类处方药售卖近乎翻了 4 倍(Centers for Disease Control and Prevention,2011)。阿片类处方药增加的意外后果包括与阿片类药物相关的死亡及依赖阿片类药物治疗也相应地增加(Sullivan & Howe,2013)。不过,美国人报告疼痛人群的数量却没有总体下降(Chang,Daubresse,Kruszewski,& Alexander,2014;Daubresse et al.,2013)。事实上,为了获得治疗疼痛的药物,美国人可能会声称他们疼痛比以往加剧。另外,长期随机安慰剂控制实验中,并没有证据支持用于止痛的长效阿片类药物治疗,也不能证明慢性疼痛患者能获得功能改善(Chou et al.,2015)。事实上,现有数据表明阿片类药物与剂量依赖性伤害有关。

阿片类药物处方新规定

2012 年,负责开阿片类药物的医生呼吁将阿片类药物的治疗限制在重度疼痛和 90 天内,并将剂量限制在 100mg MED。当时,阿片类药物标识了中度和重度疼痛的适应证,没有剂量和治疗时间的限制。2016 年美国疾病预防控制中心的指导方针鼓励将该药物的剂量限制在每天等量 50mg 吗啡,且提倡无阿片类药物治疗和停用该类药物。考虑到大多数长效阿片类药物用于治疗急性疼痛,但是在不同的病症中,许多患者为了不同的问题而继续阿片类药物,这些条款具有一定的意义(Callinan,Neuman,Lacy,Gabison,& Ashburn,2017)。此外,该研究表明超过 50% 的患者开始使用阿片类药物治疗急性疼痛,但对于停用该药物却没有详细的计划。这就造成了目前处方阿片类药物的泛滥,甚至对美国人民预期寿命产生了负面影响(Dowell et al.,2017)。在 1999 年至 2014 年期间,超过 16.5 万人死亡的原因为过量服用阿片类处方药物(Centers for Disease Control and Prevention,2016)。同时,每 32 个患者之中就有一个患者大剂量服用阿片类药物(最小 200MED),并死于过量服用(Kaplovitch et al.,2015)。

面临的挑战与困难

因此,很难有理由继续保持目前的阿片类药物消费水平。事实上,我们有理由将美国的阿片类药物消费减少一大半。要实现这一目标,存在一些挑战。挑战之一便是 1 600 万美国人正在使用阿片类药物治疗慢性疼痛(International Narcotics Control Board,2016)。他们中的许多人对减少他们的剂量有抵触情绪,许多人需要接受药物使用障碍的治疗。2012年,据估计有 210 万美国人对阿片类药物上瘾,而另有 50 万美国人对海洛因上瘾(Substance Abuse and Mental Health Services Administration,2013)。据估计,另有 250 万美国人有药物使用障碍,但这些人并不能算作是成瘾人群的一部分,因为他们使用的是合法的治疗疼痛的处方药(Kolodny et al.,2015)。毫无疑问,数量庞大且长效服用阿片类药物的患者需要完全戒掉此类药物。服用高剂量阿片类药物的患者需要减少剂量以此来降低风险。另一个挑战便是不通过阿片类药物来治疗慢性疼痛患者。只有 19% 的公众认为阿片类药物存在安全风险,过量的阿片类类处方药则是致死的主要诱因。与之相比,商业航空旅游与极端气候没那么致命,但却让公众更加担心(Colorado Chapter American College of Emergency Physicians,2017)!

疾病预防控制中心指南

美国疾病预防控制中心的阿片类药物处方指南提出了一些建议,以帮助医生避免为慢性疼痛患者开具阿片类药物的问题。以下是对慢性疼痛患者的建议(Dowell, Haegerich, & Chou,2016)。阿片类药物治疗并不是首选治疗方案,非药物与非阿片类药物治疗更适用于治疗慢性疼痛。非药物与非阿片类药物治疗包括:

- 不含阿片类药物,如对乙酰氨基酚、布洛芬(异丁苯丙酸)或是其他某种用于癫痫病或抑郁的药物;
- 物理疗法(如运动疗法、减肥等);
- 行为疗法(如认知行为疗法);
- 介入疗法(如注射)。

最后,只有在预期对疼痛和功能的益处大于对患者的风险时,临床医生才应考虑阿片类药物治疗。如果使用阿片类药物,应与非药物治疗和非阿片类药物治疗相结合(Dowell et al., 2016)。

急性疼痛管理

术后慢性疼痛始于急性疼痛,治疗急性疼痛在预防慢性疼痛方面十分重要(Gilron & Ke-hlet,2014)。实际上,22.5%的慢性疼痛与手术相关,而有 18.7%则是与创伤有关(Crombie, Davies,& Macrae,1998)。因此,急性疼痛(特别是术后急性疼痛)使用多模式疼痛治疗,起到解热镇痛效果,此类治疗无论是整个手术期间还是术后,效果十分理想(Chou et al.,2016)。术前剂量的口服对乙酰氨基酚、非甾体抗炎药、加巴喷丁类和其他药物常用于围手术期的镇痛。全身麻醉和局部麻醉正在被更多地使用,不仅是为了减少麻醉剂需求,同时也是为了缓解术后疼痛。手术中联合使用的静脉药品包括利多卡因、氯胺酮及左旋美托咪定。术后药物有对乙酰氨基酚、非甾体抗炎药、全身麻醉、利多卡因和氯胺酮。阿片类药物则是"储备救援药物",除了可预见疼痛类手术,如复杂的脊柱手术和胸腔手术,阿片类药物可当作是麻醉和术后疼痛治疗的一部分进行使用。同一术后的不同患者报告的疼痛水平有实质性差异,我们也不能很好地明白剧烈疼痛的风险因素(Gerbershagen et al.,2013)。而且,无阿片效果的治疗更值得考虑,因为即使阿片类药物的剂量十分少,它也与呼吸抑制及肠梗阻(ileus)有关(Barletta,2012)。

腰背疼痛

新的术后急性疼痛指南中反映了这一远离阿片类药物趋势,该指南提倡非药物治疗技术,如经皮神经电刺激器和认知行为治疗仪器(Chou,et al.,2016)。同时,术前减少阿片类药物的剂量与改进术后效果息息相关(Nguyen,Sing,& Bozic,2016)。此外,一项近期关于非药物治疗腰背疼痛的方针支持阿片类药物的多种替代方法,即下述几种方法(Chou et al.,2017):

- 太极;
- 正念减压疗法;
- 瑜伽;
- 运动;
- 心理疗法;
- 多学科康复治疗;

- 脊柱推拿术；
- 按摩；
- 针灸。

另一个关于背部疼痛的非侵入性治疗的指南赞同对急性和亚急性疼痛进行多种非阿片类药物治疗（Qaseem，Wilt，McLean，Forciea，& for the Clinical Guidelines Committee of the American College of，2017）：

- 浅层热疗；
- 按摩；
- 针灸；
- 脊柱推拿术；
- 非甾体抗炎药；
- 骨骼肌松弛药。

这些指南继续支持额外的非阿片类药物治疗慢性背痛的方法。包括以下几种：

- 运动；
- 多学科康复治疗；
- 针灸；
- 正念减压疗法；
- 瑜伽；
- 运动控制训练；
- 渐进式放松训练；
- 肌电生物反馈；
- 弱激光操作疗法；
- 认知行为疗法；
- 脊柱推拿术；
- 非甾体抗炎药；
- 曲马多；
- 度洛西汀。

这些指南为患者保留了阿片类药物，但只有当他们处于低风险并被告知非阿片类药物治疗失败后的风险时，才能使用阿片类药物。

其他方法/考虑因素

饮食

此外，以植物为基础的饮食可能具有抗炎和镇痛的作用（Kjeldsen-Kragh et al.，1991）。抗炎饮食基于水果、蔬菜、鱼类、坚果（杏仁和核桃）鹰嘴豆、黑豆及全麸谷类食品。促炎食物包括淀粉类食物、肉类及奶制品。抗炎饮食的基础是水果、蔬菜、鱼、树坚果（杏仁和核桃）和豆类、深色食品。

非阿片类药物

将经过验证的非阿片类药物用于特定的诊断是避免过度处方的一个重要方法。越来越多的文献介绍了针对慢性和神经性疼痛的诊断性药物治疗。需治人数(NNT)是一个有用的指标,用于在不同的研究中比较药效且确定特殊诊治需要的一线药品。需治人数是根据绝对风险降低的倒数计算得来。需治人数越少,则该治疗就越有效。需治人数为 4 或小于 4 通常认为是好的治疗。需治人数是 4 意味着 4 个治疗的患者中有 1 个患者对治疗有良好的反应。多项研究中得出的特定诊治表与需治人数如表 21.1 中所列(Finnerup et al.,2015;Finnerup,Sindrup,& Jensen,2010)。

表 21.1　特殊疼痛障碍的需治人数

疼痛周围神经病变	
阿米替林	1.6,3,6.1,50
去郁敏	2.2,7.0
马普替林	11
丙咪嗪	2.4
文拉法辛	4.1,4.5
度洛西汀	2.2,4.2,4.8,6.1,30
普瑞巴林	3.4,3.9,4.0,4.2,10.8,20.2,-12.6,-26.7
加巴喷丁	4.5,7.0,7.0,12.5
糖尿病神经病变的一线推荐药物为三环类抗抑郁药、度洛西汀或加巴喷丁。在 65 岁以上的患者中,三环类抗抑郁药受抗胆碱能和镇静副作用及跌倒风险的限制。如果使用三环类抗抑郁药,起始剂量应较低,滴度应缓慢至每天 75mg 以下	
带状疱疹后遗神经痛	
阿米替林	1.6
去郁敏	1.9
去甲替林	4.0
普瑞巴林	3.4,4.0,4.2,5.6,5.6
加巴喷丁	3.4,5.1,6.0,6.5,9.0,12.8
治疗带状疱疹后神经痛的一线推荐药物是三环类抗抑郁药或加巴喷丁。5-羟色胺甲肾上腺素再摄取抑制剂(SNRI)抗抑郁药尚未得到充分的研究	
中枢卒中后疼痛	
阿米替林	1.7
普瑞巴林	27.0
周围神经损伤	
阿米替林	2.5
普瑞巴林	8.3
加巴喷丁	2.7,24.5
多发性硬化	
阿米替林	3.4
度洛西汀	15.1
脊神经根炎	
去甲替林	18.6
脊髓损伤后疼痛	
阿米替林	4.4
普瑞巴林	3.3,7.0
加巴喷丁	无限

组合用药

　　组合用药被广泛使用,但是有数据表明该方法目前有一些局限性。然而,下列的几项研究十分重要。

- 在一项患者患有纤维性肌痛的研究中,单用度洛西汀比单用普瑞巴林要好,联合使用则更好,这表明具有叠加的镇痛作用(Gilron et al.,2016)。
- 未能通过度洛西汀或普瑞巴林单一药物治疗的糖尿病神经病变患者,需要将普瑞巴林添加至度洛西汀中,改善痛觉过敏。只增加度洛西汀会改善感觉异常和感觉迟钝。将度洛西汀添加至普瑞巴林中,镇痛效果要比增加普瑞巴林效果好很多(Bouhassira et al.,2014)。
- 去甲氨基比林与加巴喷丁对于慢性疼痛都有使人上瘾的镇痛效果(Gilron,Jensen,& Dickenson,2013)。
- 对于神经性疼痛,抗惊厥药物加上阿片类药物也显示有成瘾效果,因此可以作为减少阿片效应的一种可能替代(Chaparro,Wiffen,Moore,& Gilron,2012)。
- 但曲马多和抗抑郁药的组合与血清素综合征有关,且并不鼓励大剂量使用该类药物(Lokesh,2012)。

标签上的适应证

　　度洛西汀与普瑞巴林都有美国食品药品管理局(FDA)对糖尿病神经病变和纤维肌痛症患者的标示。加巴喷丁用于疱疹后神经痛。度洛西汀贴有用于慢性骨骼肌疼痛的标签。普瑞巴林用于脊髓损伤疼痛。三环内抗抑郁药为更古老、更通用的药品,其功效局限于治疗抑郁,但有数据表明该药物的使用对许多慢性和神经性疼痛阶段意义重大。

为疼痛和功能设立目标

　　开始使用阿片类药物治疗慢性疼痛之前,临床医生应与患者建立治疗目标(包括疼痛和功能的现实目标)。临床医生也应该考虑如果使用阿片类药物,其带来的效益不能超过风险。只有在疼痛和功能有临床意义上的改进大于患者安全风险时,临床医生才能继续采取阿片类药物治疗(Dowell et al.,2016)。

阿片类药物及功能

　　阿片类药物治疗慢性疼痛的研究在改善功能方面没有定论(Noble et al.,2010)。而且,在劳工保险国家,早期的阿片类药物与不断增加的职业性残疾有关,服用阿片类药物 3 个月的大多数患者在 5 年之后仍旧服用该类药物(Martin et al.,2011;Washington State Agency Medical Directors' Group,2016)。这就造成了一个矛盾的局面,因为有些指南要求必须有功能改善的记录,才可以继续使用阿片类药物(Washington State Department of Labor and Industries,2013)。同时,许多老年患者的慢性疼痛,如椎管狭窄,并没有随着时间推移、治疗或阿片类药物使用而得到有效改善。这一类患者通常是姑息治疗患者,但他们又不是需要生命终期护理的患者。因此他们并不在临终保护的"避风港"内,医生在临终保护阶段开出的阿片类药物并不用担心患者上瘾的情况。这与通过服用阿片类药物来得到功能性改善的患者情况并不相像,或许这一群体之所以中断阿片类药物服用就是因为此类药物不能为他们带来功能改善。然而,对慢性疼痛患者功能改善的最好治疗便是跨学科疼痛管理。跨学科疼痛管理是解决阿片类药物泛滥尚未得到充分利用的利器,该治疗方案会在本章末进行讨论。

患者教育

患者应接受教育,了解他们对疼痛、康复和恢复活动的期望。应告知患者阿片类药物可对镇痛带来递增的效果,劝诫患者避免为了达到完全缓解疼痛而不断增加阿片类药物的剂量。应告知腰背疼痛患者阿片类药物在缓解急性腰背疼痛方面并不能起作用,并且在缓解慢性腰背疼痛方面的效果十分有限(Abdel Shaheed, Maher, Williams, Day, & McLachlan, 2016)。避免阿片类药物问题的最佳方法是,不要在腰背疼痛或阿片类药物没有显示出获益大于风险的其他情况下而开出此类药方(Ballantyne, 2016)。对长效阿片类药物治疗风险进行教育不失为一种获得患者对其态度和自行用药的潜在风险的反馈的好方法。对要求阿片类药物的患者说"不"令人难受,但通常,通过有效的教育,向患者和他们的家人传达了关心的信息,有助于维持医患关系的信任。在合适的时间向患者说"不"要比在失去几次机会或尝试之后再说要容易得多。大多数患者可以明白长效阿片类药物治疗风险的信息,医生应关注那些不理会这一信息且要求更高剂量的患者。

长期试验

第一个阿片类药物的长期随机试验表明,与非阿片类药物治疗相比,阿片类药物没有功能性益处(Krebs et al., 2018)。而且,使用阿片类药物治疗的患者的疼痛明显更加严重。这一特定研究的患者群体包括腰背疼痛和髋关节和膝关节的关节炎患者。事实上,许多使用长效阿片类药物治疗的患者都患有腰背疼痛和其他肌肉骨骼疼痛,但幸运的是,该项研究结果可能在使用阿片类药物治疗慢性疼痛方面带来重大改变。没有药物使用障碍的患者可能只需要"逐渐减少"阿片类药物,以此避免阿片类药物治疗的风险,因为阿片类药物治疗慢性疼痛并没有显现出效果。还应注意的是,虽然缺少显示阿片类镇痛作用的长期随机安慰剂对照试验,但两项比较阿片类和纳洛酮联合与阿片类镇痛作用的随机试验已经延长,并显示镇痛作用在维持。有些特定患者会从长期阿片类药物治疗中受益,这似乎说得过去(Sandner Kiesling et al., 2010; Simpson et al., 2008; Vondrackova et al., 2008)。

不合理的阿片类药物注射

目前还不清楚哪些慢性疼痛患者是阿片类药物治疗的合适人选。盲目的阿片类药物注射曾用来测试阿片类药物反应性(Portenoy, Foley, & Inturrisi, 1990; Racz, Heavner, & Noe, 1996)。也有一些工具可以用来记录阿片类药物的反应性,并证明阿片类药物治疗慢性疼痛的合理性。

不良反应

常见的不良反应包括便秘、镇静、判断力和反应时间受损、过敏、恶心、身体依赖、成瘾、内分泌变化(包括男性睾丸激素水平降低)和胎儿对阿片类药物的潜在依赖。

剂量及过量风险

阿片类药物治疗的风险包括剂量依赖的过量风险。假设 1～19MED 剂量的相对风险为 1,剂量在 20～49MED 时的相对风险增加到 1.5,剂量在 50～99MED 之间时,风险增加到 4。

七分之一的过量使用则会致命（Dunn et al.，2010）。其他风险包括滥用、成瘾和药物转移，除这些问题外，老年患者还存在一些其他风险。

老年人的风险

在 65 岁以上的成年人中，过度用药可能是解释 2 年患病率的一个重要因素，从 1998 年的 28.2% 上升到 2010 年的 36.3%（Cigolle et al.，2015）。对阿片类相关骨折研究的荟萃分析显示，服用阿片类药物的患者骨折风险增加 88%（Teng et al.，2015），最终，应考虑以下几点：

- 阿片类药物导致睡眠呼吸暂停加重（Javaheri & Randerath，2014）；
- 阿片类药物可改变睡眠呼吸暂停患者的疼痛处理和对阿片类药物的敏感性（Lam，Kunder，Wong，Doufas，& Chung，2016）；
- 有肺部问题的患者也会使其使用阿片类药物用于治疗时，风险更高；
- 癌症患者服用阿片类药物可加重认知功能障碍和谵妄（Lawlor，2002）；
- 在姑息治疗中，阿片类药物可使患者产生镇静和睡眠障碍，患者的思维过程和反应能力可能改变，且认知和精神运动障碍也会随之而来。肌阵挛、痛觉过敏和耐受性也可随阿片类药物的使用逐渐加重（Vella-Brincat & MacLeod，2007）；
- 慢性腰背疼痛与较长的信息处理时间有关。使用阿片类药物治疗的患者表明他们的空间记忆能力、概念改变的灵活性及工作记忆都下降或者更加严重（Schiltenwolf et al.，2014）；
- 便秘是阿片类药物的一大副作用，即使是很小的剂量，也会增加肠梗阻的风险，由此导致住院时间的延长和相关费用的增加（Barletta，2012）；
- 长期阿片类药物治疗可能导致呼吸系统疾病和嗜睡症；
- 肾功能不全与阿片类药物的代谢，如吗啡和哌替啶增加有关。肾功能衰竭患者使用阿片类药物的最佳方案尚不明确，但已有若干建议；
- 应避免使用可待因、吗啡和哌替啶。提倡将阿芬太尼用于静脉使用。提倡将曲马多、氢吗啡酮和氧可酮作为口服给药（Conway，Fogarty，Nelson，& Doherty，2006）；
- 提倡使用美沙酮和芬太尼，但这两类药物也是透析性最差的阿片类药物（Dean，2004）；
- 提倡曲马多和芬太尼以较低的剂量和较长的给药间隔使用（Murtagh，chai，Donohoe，Edmonds，& Higginson，2007）；
- 阿片类药物也与肾脏疾病有关（Barbosa-Leiker et al.，2016；Mallappallil，Sabu，Friedman，& Salifu，2017）；
- 当开始对慢性疼痛使用阿片类药物治疗时，临床医生应使用即时释放的阿片类药物，而不是缓释/长效（ER/LA）阿片类药物（Dowell et al.，2016）；
- 由于没有研究表明长效阿片类药物具有更好的镇痛效果，且长效阿片类药物与过量的高风险相关，所以阿片类药物初治患者禁忌使用长效阿片类药物（Bohnert et al.，2011）；
- 这一观点也适用于阿片类药物耐受的慢性非癌性疼痛患者，因为他们有大量的阿片类药物消耗和过量的风险。

使用最低有效剂量

当开始使用阿片类药物时，临床医生应开出最低有效剂量。临床医生在开任何剂量的阿片类药物时都应谨慎，在考虑将剂量增加到 ≥50mg 吗啡当量（MME）/d 时应仔细重新据实评估个体利益和风险，并避免将剂量增加到 ≥90mg MME/d，或为将剂量滴定到 ≥90mg MME/d

的决定提供谨慎合理的证据(Dowell et al.,2016)。

药物使用障碍的剂量与风险

低剂量时,药物使用障碍的相对风险增加 15 倍(每日服用<35mg MME);相对于非阿片类药物,中等剂量为 29 倍(36~120MED);高剂量时增加 122 倍(>120MED)(Edlund et al.,2014)。大多数研究的剂量都低于 100MED,所以服用超过 100MED 的患者不仅有过的高风险,而且他们还需要接受异常剂量的治疗。20 世纪 90 年代宣传的"没有上限剂量"的概念现在已经淡出人们的视线。但癌症或烧伤患者是这一原则的例外,他们通常需要超过 100MED 的剂量。

阿片类药物的标签适应证

- 几种阿片类缓释片的适应证已被修改,以限制对阿片类药物耐受的患者使用;
- 已修改鞘内吗啡的适应证,以限制严重疼痛患者对静脉阿片类药物的使用;
- 即时释放、短效阿片类药物适用于中度至重度疼痛,并已用于对乙酰氨基酚和非甾体抗炎药无效的癌症疼痛的辅助治疗。

针对急性疼痛的短时处方药

长期服用阿片类药物往往始于治疗急性疼痛。当阿片类药物用于急性疼痛时,临床医生应开出最低有效剂量的即刻释放阿片类药物,且不得开出超过预期疼痛持续时间所需剂量的阿片类药物。通常 3 天或 3 天以下就足够了;很少需要超过 7 天的时间(Dowell et al.,2016)。

初始处方的持续时间和长期服用阿片类药物的风险

长期使用的风险似乎在 4~5 天的暴露期之后增加。延长阿片类药物使用的风险与最初处方的天数有关。例如,一份 30 天的初始处方可有 35% 的机会使用阿片类药物保持 1 年及有 20% 的机会在 3 年后依旧保持使用阿片类药物(Shah,Hayes,& Martin,2017)。同时,患者通常不会在手术后服用足够多的药片,而剩余的药片可能会被误用或挪作他用(Bartels et al.,2016;Hill,McMahon,Stucke,& Barth,2017)。

经常评估益处和危害

临床医生应在开始使用阿片类药物治疗慢性疼痛或剂量增加后 1~4 周内与患者评估益处和危害,并应每 3 个月或更频繁地与患者评估继续治疗的益处和危害。如果继续阿片类药物治疗的益处小于其危害,临床医生应优化其治疗方法,与患者合作减少和停止阿片类药物的用量(Dowell et al.,2016)。

结束长期阿片类药物治疗

剂量增加而无明显镇痛作用的患者应逐渐减少到先前的剂量。剂量的增加应该是小而不频繁的。减少阿片类药物显然更容易从低剂量和短期治疗后进行。其他需要考虑的因素是:

- 鞘内阿片类药物泵的患者难以将药物转化为非阿片类药物。他们经常使用未经 FDA 批准的鞘内药物治疗,如氢吗啡酮、芬太尼、舒芬太尼、丁哌卡因和氯尼定,并在设备和植入手

术费上花费数千美元;

- 不断寻找新处方医生的患者通常是高危人群,除非处方医生已经安排转移治疗,并且新处方医生已经做了彻底的评估,否则不应该在第一次就诊时就开阿片类药物。在戒断期或有戒断危险的患者,应被转到有戒毒单位和成瘾治疗计划的医院急诊室。被发现转移注意力的患者不应该再服用阿片类药物;

- 临床医生应该考虑与之前的开药者进行交流,谈话内容包括异常行为、转移、过量用药史、自杀企图、因疼痛而急诊、离开诊所的原因、转移风险因素、犯罪活动以及其他重要的患者历史;

- 在开始使用阿片类药物治疗前,以及阿片类药物治疗期间,临床医生应评估阿片类药物相关伤害的危险因素。临床医生应将降低风险纳入治疗计划策略,包括考虑当存在增加阿片类药物过量风险的因素时提供纳洛酮,这些因素如过量史、药物使用障碍史、更高的阿片类药物剂量(≥50MME/d)或同时使用苯二氮䓬类药物(Dowell et al.,2016)。

- 长期服用阿片类药物并同时存在药物使用障碍的患者更容易出现药物过量(Bohnert et al.,2011)。然而,过量也可能发生在低剂量和短时间的治疗后(Fulton-Kehoe et al.,2013);

- 许多高危慢性疼痛患者患有抑郁或其他重大精神问题,并有自杀的风险,以及意外过量服用。评估患者的精神问题和有效地治疗抑郁症,不仅可以帮助治疗疼痛,也可以降低与阿片类药物过量相关的风险,无论该风险是故意还是意外所致;

- 2017年,美国国家医学委员联合会关于阿片类镇痛药长期使用的指导方针(包括所用语言)作了新的规定:
  - 一种或多种公认的医学适应证和无社会心理禁忌证;
  - 疾病的客观标志物或诊断性指明的标志物;
  - 有酗酒或吸毒的家族史;
  - 有身体、情绪或性虐待史;
  - 有 DSM-5 规定的药物使用障碍;
  - 有精神健康障碍家族史;
  - 筛查抑郁症和其他精神健康障碍(Federation of State Medical Boards,2017);
  - 有阿片类药物过量史、阿片类药物成瘾史或滥用药物史者,应视为长效阿片类药物治疗的禁忌证。有阿片类药物成瘾家族史的患者,使用该药物是一种相对禁忌。纳洛酮可以在过量时使用,提倡对家庭成员进行心肺复苏(CPR)培训;
  - 家庭成员所给的信息可以为转移和虐待的危险因素提供独特见解。

疼痛药物问卷

疼痛药物问卷(Pain Medication Questionnaire,PMQ)是用于评估阿片类药物治疗和滥用风险的筛选工具之一,PMQ 得分高与药物滥用史、社会心理压力和功能失调相关(Adams et al.,2004)。PMQ 可靠且有效,可识别功能失调的思想和行为,而这些思想和行为对治疗产生负面影响(Dowling,Gatchel,Adams,Stowell,& Bernstein,2007)。PMQ 还可以预测跨学科疼痛治疗的结果(Holmes et al.,2006)。PMQ 有助于监测正在服用阿片类药物患者的进展(Passik,Kirsh,& Casper,2008)。

回顾国家处方药监测计划数据

临床医生应该审查患者的受控药物处方史,使用国家处方药监测计划(prescription drug

monitoring program,PDMP)数据,以此来确定是患者接受的阿片类药物剂量还是其危险的药物组合导致患者处于过量的高风险境地。开始使用阿片类药物治疗慢性疼痛时,及在使用该药物治疗期间,临床医生应该定期回顾 PDMP 数据,回顾频率应分别为每开处方时回顾一次和治疗期间每 3 个月一次(Dowell et al.,2016)。同时还应注意:

- 从多个不同医师处得到阿片类药物的患者有更高的风险可能会服用过量药物(Jena,Gold-man,Weaver,& Karaca-Mandic,2014);
- 即使在低剂量和短时间治疗之后,仍有很大比例的患者药物过量;遵循指导方针可能无法阻止这种情况的发生(Fulton-Kehoe et al.,2013);
- 检查电子处方记录有助于防止重复处方和危险药物组合,这可能不会反映在电子医疗记录中,也可能不会在尿液药物筛查中检测到;
- 在急性疼痛、癌症疼痛、慢性疼痛和共存物质滥用的患者群体中,共存物质滥用患者的服药过量风险最高。急性疼痛患者是第二高风险组,癌症疼痛患者是最低风险组(Bohnert et al.,2011)。

药物转移

药物转移是指将受控药物从合法渠道转移到非法分销或使用渠道,如伪造处方、偷药或出售配药处方。药物转移风险因素包括剩余药物、未上锁药柜、家中青少年、有吸毒史或贩毒史的朋友或看护者等。当地的药房和警署部门负责药品回收项目。

药物转移还包括无合法医疗目的的处方或配药。"医生购买"和以虚假的名义获取处方是临床医生要避免的特别重要的药物转移机制(Gilson,Ryan,Joranson,& Dahl,2004)。一项对电子处方记录的分析发现,有 13.5 万名医生购买了来自 10 个不同医生的 32 份处方。医生购买在处方购买中占比 0.7%,占 428.5 万张处单方的 1.9%,占阿片类药物处方单重量的4%(Gilson et al.,2004)。然而,对于监管机构而言,任何 3 名处方医生、3 家药店、自掏腰包购买药品或处方重叠的情况都是"飘红旗",它们很容易在电子处方记录中被识别出来。此外,相对于同行来说,可根据开出的处方药物数量来确定所开处方医生的身份。

使用尿液药物检测

当使用阿片类药物治疗慢性疼痛时,临床医生应在此之前进行尿液药物检测,并考虑至少每年进行尿液药物测试,以评估处方药物、其他受管制的处方和非法药物(Dowell et al.,2016)。行尿液药物测试对大多数患者来说就够了;但对于高危患者还应考虑是否需要进行血清药物检测,以避免样本替换、样本篡改和不准确的检测。药物过量筛选试验不是为慢性阿片类药物治疗监测设计,也不适用于监测长效使用阿片类药物治疗的患者。

大麻根据司法管辖权的规定,具有争议性。在大麻合法化的州,如果药物检测结果对大麻呈阳性,只要没有出现与大麻使用相关的诊断,就可以允许开阿片类药物。除此情况外,大麻和表 1 所列药物一样,在开药时应禁止开阿片类药物治疗(Gourlay,Heit,& Caplan,2012;Passik,Heit,Pesce,Mikel,& Kirsh,2013)。

避免同时开阿片类和苯二氮䓬类药物

无论什么时候,临床医生应尽量避免同时开阿片类止痛药和苯二氮䓬类药物(Dowell et al.,2016)。同时服用阿片类药物和苯二氮䓬类药物的患者过量的风险明显更高,服用两种药物的患者应逐渐减少一种或两种药物。服用苯二氮䓬类药物的患者通常会受益于焦虑和/或抑郁评估以及苯二氮䓬类药物治疗的替代方案。苯二氮䓬类药物的服用时间比阿片类药物要长得多,停药可能危及生命并伴有癫痫发作。

为阿片类药物使用障碍者提供治疗

临床医生应该为阿片类药物使用障碍患者提供或安排基于循证的治疗(通常是丁丙诺啡或美沙酮与行为治疗相结合的药物辅助治疗)(Dowell et al.,2016)。《精神疾病诊断与统计手册》(第 5 版)对药物使用障碍的标准是发生了重大变化,因为该版本允许医生在患者疼痛的情况下进行诊断。

药物使用障碍

轻度药物使用障碍诊断至少需要符合 2~3 项标准,符合 4~5 项为中度,而符合 6~7 项为重度。

1. 服用阿片类药物的数量比预期的多及服用时间长于预期;

2. 想要减少或放弃该类药物使用,但却有心无力;

3. 花费大量时间获取阿片类药物;

4. 渴望或有强烈使用阿片类药物的欲望;

5. 由于服用阿片类药物,导致在工作、学校或家庭中多次无法尽到应尽职责;

6. 尽管阿片类药物的使用导致或加重了持续反复出现的社会或人际问题,但仍继续使用该类药物;

7. 因使用阿片类药物而停止或减少重要的社会、职业或娱乐活动;

8. 在身体危急情况下反复使用阿片类药物;

9. 尽管承认使用阿片类药物导致持续或复发的生理或心理困难,但仍持续使用阿片类药物;

10. * 耐受的定义是需要显著增加剂量以达到中毒或预期效果,或持续使用相同剂量后效果显著减弱(不适用在使用得当的医疗监督下的减效情况);

11. * 脱瘾表现为特征性综合征或使用该药物以避免脱瘾(在医疗监督下适当使用时不适用)。

* 对于那些在适当的医疗监督下单独服用阿片类药物的患者,这一标准并不符合该类患者的情况(American Psychiatric Association,2013 年)。在一项研究中,91% 服用过量的患者再次服用阿片类药物。这些患者中有相当一部分再次服药过量(Larochelle,Liebschutz,Zhang,Ross-Degnan,& Wharam,2016)。

临床阿片类药物戒断量表

认识阿片类药物戒断十分重要。临床阿片类药物戒断量表(linical Opioid Withdrawal Scale,COWS)用于区分阿片类药物戒断,即表 21.2。还应注意,加强对阿片类药物审查的一个问题是,处方医生可能被视为"抛弃患者"。开阿片类药物的医生应该对患者负责,讨论并开始逐步减少阿片类药物的剂量。如果患者的病史包括其医生继续开处方感到不舒服,就应该考虑到出现了异常行为,因此在收集到更多信息之前不要开处方。

表 21.2　临床阿片类戒断量表（COWS）

静止心率（记录每分钟心跳次数）	流鼻涕或流泪　不是由感冒症状或过敏引起
在患者坐着或躺着 1 分钟后测量	0 不存在流鼻涕或流泪
0 每分钟跳动 80 次或 80 次以下	1 鼻塞或眼睛异常湿润
1 每分钟跳动 81~100 次	2 流鼻涕或流泪
2 每分钟跳动 101~120 次	4 不停地流鼻涕或眼泪从脸颊流下
4 每分钟跳动 120 次以上	肠胃不适　超过 1/2 个小时
出汗　超过 1/2 小时且不能用室温或患者活动来解释	0 没有肠胃不适症状
0 无发冷或潮红的报告	1 胃痉挛
1 发冷或脸红的主观报告	2 恶心或便溏
2 脸发红或脸上稍有汗水	3 呕吐或腹泻
3 额头或脸上有汗珠	5 多次腹泻或呕吐
4 汗如雨下	震颤　观察伸出的手
躁动 评估期间观察	0 没有震颤
0 可以安静坐着不动	1 可以感觉到震颤，但无法观察到
1 声称难以保持静坐状态，但是还是可以做到	2 可观察到轻微颤振
3 频繁地移动或做腿或胳膊以外的动作	4 剧烈震颤或肌肉抽搐
5 无法静坐几秒钟以上	打呵欠　评估期间观察
瞳孔大小	0 不打呵欠
0 在室内灯下，瞳孔固定或大小正常	1 在评估观察期间打一两次哈欠
1 在室内灯下，瞳孔可能比正常的尺寸稍大	2 在评估观察期间打哈欠 3 次或 3 次以上
2 瞳孔适度扩张	4 每分钟打哈欠好几次
5 瞳孔扩大到只能看到虹膜的边缘	焦虑或易怒
骨头或关节疼痛　如果患者以前有过疼痛，则只评分与阿片类药物戒断有关的附加成分	0 没有焦虑或易怒情况
0 不存在疼痛	1 患者报告易怒或焦虑有所增加
1 轻度弥漫性不适	2 患者有明显的焦虑易怒情况
2 患者报告关节/肌肉严重弥漫性疼痛	4 患者过于急躁或焦虑，导致难以参与评估
4 由于不舒服而不能坐着不动，患者正在摩擦关节或肌肉	皮肤是否有鸡皮疙瘩
	0 皮肤很光滑
	3 可感受到皮肤或手臂有立毛
	5 立毛突出

分数：5~12 分=轻度；13~24 分=中度；25~36 分=中重度；36 分以上=戒断症状严重。
引自 Wesson and Ling（2003）。

同时，更换保险或搬家的患者通常希望他们的新医生只是继续他们之前的用药方案。这是改变慢性疼痛治疗方向的好机会。此外，更多的医生需要获得认证才能开丁丙诺啡，以便处理需要转换使用丁丙诺啡的患者数量。成瘾学课程的容量不足以应付如此大的容量，强化成瘾学课程的保险覆盖范围也不全面。

可选择开丁丙诺啡治疗疼痛,但为成瘾患者开丁丙诺啡需要医生完成培训,并获得 DEA X 豁免,才能合法地为成瘾患者开出丁丙诺啡。禁止不按标示开处方丁丙诺啡/纳洛酮制剂。根据 X 弃权协议,医生可以同时治疗的患者数量有限,但必须保留特殊记录(Jones,Campopiano,Baldwin,& McCance-Katz,2015)。

新兴技术

在不影响镇痛的同时,新技术缓解阿片类药物泛滥的潜力一片光明(Volkow & Collins,2017)。可用鼻内纳洛酮、缓释片纳曲酮和抗滥用阿片类制剂。正在研发治疗呼吸抑制的干预措施,如 5-羟色胺 1A 型激动剂、安帕金、膈神经刺激剂和纳洛酮自动注射器。同时也在研发其他几个类药物,如长效(6 个月)丁丙诺啡植入、神经激肽-1 受体拮抗剂、卡巴阿片类拮抗剂、$5-HT_{2C}$ 受体激动剂、α_{2A}-肾上腺素受体激动剂。此外,正在开发无瘾阿片类镇痛药。疫苗可能即将问世,用于阻止阿片类药物穿过血脑屏障并对强效阿片类药物产生抗体。可穿戴生物传感器可以实时检测异常药物使用情况,并实时向反应小组发出警报(Carreiro et al.,2015)。

总结:治疗慢性疼痛的阿片类药物

通过干预手段来研究阿片类药物处方的指导原则,以提高指导原则的依从性。干预组的阿片类药物消耗量较低,但效果有限,停药率为 21.3%,而对照组则为 16.8%,继续服用阿片类药物的患者减少了 10% 的剂量(Liebschutz et al.,2017)。这表明,尽管为阿片类药物的继续使用建立成效高的指导方针,但该方针对药物治疗时间和剂量的大幅度下降并不起作用。同时,美国退伍军人事务部(Veterans Affairs)和国防部(Department of Defense)于 2017 年发布指导方针,该指南建议不要对慢性疼痛患者进行长效阿片类药物治疗(The Opioid Therapy for Chronic Pain Work Group,2017)。这些指南也表明,对于目前正在接受长效阿片类药物治疗并有证据表明存在有未经治疗的药物使用障碍患者,我们建议密切监测,包括参与药物使用障碍治疗,并通过适当的逐渐减少阿片类药物治疗来终止疼痛。对于遗留的阿片类药物患者,应该考虑逐渐减少阿片类药物的使用,或者至少减少到每天 50mg 以下的吗啡当量剂量。用药过量的患者应逐渐减少用药。住院患者可在 7~10 天内逐渐减少用药。如果患者不稳定或缺乏动力,就应该住院治疗。那些可靠和毅力坚定的患者可以以每周 10% 的速度减少,并成为门诊患者。其他需要考虑的因素是:

- 新型慢性疼痛患者在治疗时不应该使用阿片类药物,且基于证据的药物应用作为镇痛药;
- 头痛、纤维肌痛、慢性腰背疼痛和腹痛使用慢性阿片类药物治疗的效果不佳。对于不能服用消炎药的患者,慢性阿片类药物治疗炎症性疼痛可能更恰当。与此同时,医生应提高使用非阿片类药物镇痛和阿片类处方药的技能,除非此类药物能得到有效预防。

2017 年,国家医学委员联合会关于阿片类镇痛药长期使用的指南指出,新的指南"不用于治疗急性疼痛、围手术期急性疼痛管理、急诊护理、癌症相关疼痛、姑息治疗或临终护理"。"这是重要的新规定,因其澄清适用的限制人群是慢性疼痛患者。癌症疼痛患者通常需要阿片类药物来止痛,而在下一节将讨论这一人群。

癌症相关疼痛老年患者的安全阿片类药物治疗

一半以上的癌症患者年龄超过 65 岁(National Cancer Institute,2017)。由于许多原因,老年患者的癌症疼痛经常得不到合适的治疗。原因之一便是许多老年患者向他们的医生虚报病情,因为他们担心他们会被认为是"坏患者"。在老年人口中,还有许多对疼痛概念有误解。老年人经常认为疼痛是"自然老化进程"的一部分,并且他们应该忍受这一进程(Fairchild,2010)。然而,在老年癌症疼痛患者中,尚未得到缓解的疼痛有许多有害影响,疼痛治疗不当会增加患者的抑郁率,降低这些患者的希望,并系统地增加医疗保健利用率及随之而来的医疗成本。即使是训练有素的医疗专业人员也经常对老年患者的疼痛感知和老年患者忍受疼痛的能力存在误解。许多医生担心老年患者会得阿片类药物的并发症,且这些因素导致治疗不当。

虽然许多调查显示老年人使用的镇痛药较少,表明这一人群的疼痛患病率较低,但没有数据表明老年患者在痛觉方面出现任何生理变化(Mercadeante & Arcuri,2007)。事实上,老年患者报告疼痛的次数较少可能是由于寡欲主义或沟通困难(某些少数群体存在反应迟缓、认知障碍或语言障碍)(Gibson & Farrell,2004)。

良好的症状治疗对于提高老年癌痛患者的生活质量至关重要。为了优化疼痛控制,医生需要必要的技能来适当地配发止痛药,这包括阿片类药物,以及有防止与阿片类药物相关副作用的能力。与年轻患者相比,老年患者往往有更多的并发症,而这往往使治疗变得复杂。医生还应该根据老年患者的生理年龄来进行治疗,而不仅仅是根据他们的实际年龄。由于阿片类药物仍然是癌症疼痛人群中疼痛治疗的主要手段,所以医生还必须了解长期阿片类药物治疗的固有风险,如异常使用和阿片类药物滥用。据估计,阿片类药物成瘾在癌症疼痛人群中占 7.7%(Fairchild,2010)。因此,医师必须了解这些风险,并知道如何安全地管控这类患者中的阿片类药物。

癌症疼痛老年患者的药物治疗

镇痛药被分为两大类:非阿片类镇痛药和阿片类镇痛药。适当的镇痛药物选择应以世界卫生组织(WHO)的三级镇痛阶梯为指导。WHO 在 1986 年制定该方针,以指导与癌症相关的疼痛治疗(World Health Organization,1986)。

第一步:简单非阿片类镇痛药+/-辅助镇痛药

对于轻度疼痛,应使用非阿片类镇痛药,并将其作为首要治疗方案。减少阿片类药物滥用的一个步骤是适时优化非阿片类药物治疗。对于轻度疼痛,通常在小于利克特量表(Likert scale)上 4/10 的严重程度,医生应遵循 WHO 镇痛指南,并开始使用不含阿片类镇痛药,例如,对乙酰氨基酚有镇痛作用,但没有抗炎作用。虽然确切的作用机制尚不完全清楚,但似乎是集中作用(前列腺素合成的集中抑制)。由于在老年人中有最小认知影响和不变的消除率,所以这被认为是相对安全的选择,但长时间服用高剂量的对乙酰氨基酚会导致肝脏和肾脏中毒。每日最大剂量不应超过 4g,但老年患者应考虑更低的剂量;对于所有体重超过 68kg 的患者,每日 3g 通常被认为是安全剂量,但对那些同时存在肝功能障碍、营养不良、同时使用促酶药物和慢性酒精使用的患者来说,每日 2g 便是最大的剂量了(O'Neil,Hanlon,& Marcum,

2012）。

　　非甾体抗炎药（NSAIDs）要通过减少前列腺素的合成来起外围作用。非甾体抗炎药单独使用时，也有镇痛效果，与阿片类药物联合使用可产生协同镇痛作用。然而，它们有许多潜在的副作用，如胃效应、肾脏效应和凝血效应，这些副作用在老年患者中更甚。老年患者承担着中毒的风险，因此这些药物在老年人群中使用时应谨慎，特别是在那些有共病的患者（如癌症患者）中。虽然选择性 COX-2 抑制剂对胃肠道的影响较小，但它们仍与患心血管疾病的风险有关，因此这在老年人群治疗中也不是长效良方。因此，虽然非甾体类抗炎药是治疗癌症相关疼痛的有效镇痛药，但在老年人群中应谨慎使用。接受非甾体类抗炎药治疗的老年癌症患者应密切监测胃肠道或肾脏的反应，这些患者应适当地了解非甾体类抗炎药治疗的风险，并了解胃肠道出血的迹象（O'Neil et al.，2012）。

第二步：“弱”阿片类药物治疗中度癌痛或低剂量“强”阿片类药物

　　当疼痛严重程度大于利克特量表的 4/10 时，则被认为是“中等”疼痛，但强度不严重；医生应该使用“弱”阿片类药物或低剂量的强阿片类药物来治疗癌症相关的疼痛。

可待因

　　可待因被认为是一种弱阿片类药物，对轻度至中度癌症相关疼痛有帮助。不足 10% 的可待因通过脱甲基化代谢成吗啡。然而，可待因的镇痛作用主要依赖于可待因转化为吗啡。大约 10% 的患者由于遗传多态性而代谢不良，因此可待因的镇痛作用非常小（Chen，Somogyi，Reynolds，& Bochner，1991）。

曲马多

　　曲马多有多种作用机制。作为一种弱阿片类物质（在 mu 受体的主要活动），它也抑制血清素和去甲肾上腺素的再摄取。曲马多的代谢和排泄都高度通过肾脏来完成。因此，对于肝肾功能受损的患者，应适当减少剂量（通常通过增加给药间隔）。曲马多可降低癫痫发作阈值，有癫痫发作病史的患者应避免使用。曲马多的镇痛效果约为吗啡的 10%。与强阿片类药物相比，曲马多的滥用潜力和便秘率似乎要低（Grond & Sablotzki，2004）。在阿片类药物滥用率较高的患者中，应优先使用滥用率较小的阿片类药物。

第三步：严重的癌症疼痛-强阿片类药物

　　当癌症疼痛严重，且对非阿片类药物和弱阿片类药物无反应时，WHO 镇痛阶梯的下一步建议使用强阿片类药物。

吗啡

　　吗啡使用有多种形式，包括直肠、口腔、舌下和肠外注射。由于其广泛的可用性和悠久的使用历史，在严重癌症疼痛药物使用时，它被认为是“黄金标准”，与其他新型阿片类药物相比，吗啡通常也更便宜。吗啡可高度代谢，其代谢物主要是吗啡-3-葡糖苷（M3G）和吗啡-6-葡糖苷（M6G）。肝功能障碍并不会显著改变吗啡的作用，即使是在重大的肝脏疾病的情况下，吗啡作用也不会改变，因为肝葡萄糖会高度醛酸化。然而，肾功能不全会严重影响吗啡活性代谢物的排泄，并导致产生药物毒性。M6G 可穿过血脑屏障，是一种有效的镇痛药。M3G 无镇痛作用，但可拮抗镇痛作用，其积聚可导致肌阵挛等症状的神经毒性作用。吗啡及其代谢物经肾排出，因此对肾功能严重障碍的患者使用吗啡可导致产生药物毒性和不良反应。因此，对于正在接受吗啡治疗的老年患者，必须仔细监测肾功能。

氢吗啡酮

氢吗啡酮比吗啡更有效。它在肝脏中代谢为氢吗啡酮-3-葡萄糖醛酸(H3G),然后通过肾脏排出。与 M3G 一样,H3G 具有神经毒性,因此氢吗啡酮在肾功能不全患者中也应谨慎使用。

羟考酮

羟考酮是一种半合成阿片类药物,可代谢为去甲氧可酮和羟吗啡酮(一种更有效的代谢物)。最近,羟吗啡酮也成为一种镇痛药。虽然羟考酮由肾排泄代谢物,但其药物代谢动力主要与年龄和肾功能无关,因此在老年人群中经常选择此类药物用于治疗。

芬太尼

芬太尼可透皮给药。透皮给药是指在 72 小时内作为皮肤药库给予药物,此方法对那些持续疼痛或难以耐受口服镇痛药的患者有用。芬太尼的主要代谢物无活性且无毒,通过尿液排泄。因此,对于患有严重癌症疼痛和肾功能障碍的老年患者来说,相比于其他阿片类药物(如吗啡和氢吗啡酮)的危险性,芬太尼不失为此类患者的一种选择(Ahn et al.,2017)。尽管可能滥用可透皮给药的芬太尼,但与其他阿片类制剂相比,它通常更难以被滥用,因此有时更适合阿片类药物滥用风险较高的患者。

丁丙诺啡

丁丙诺啡是一种独特的阿片类药物,只有部分激动剂活性。最近,有研究表明,该药物在治疗中度和重度癌症疼痛中有效。它可透皮给药,即使是严重的肾功能不全患者使用,该药物也是安全的,因此该药物为肾损伤患者提供可行的选择。它似乎对呼吸抑制有天花板效应,而且由于与 mu 受体的缓慢分离,滥用的可能性较低。丁丙诺啡经皮给药对阿片类药物滥用高危患者来讲,是更好的选择(Ahn et al.,2017)。

阿片类药物剂量及给药

老年患者对阿片类镇痛药及其不良反应更为敏感。因此,阿片类药物应从低剂量开始并缓慢滴入使用。虽然这类患者通常比年轻患者需要更低的剂量,但阿片类镇痛药应该根据个体反应进行滴定,而且医生不应该因为担心副作用而限制增加剂量。医生还应开始使用短效阿片类药物进行治疗,以便更容易地进行滴定。在确定患者对阿片类药物的需求之前,应谨慎增加剂量。在癌症疼痛人群,对于持续不断的疼痛,首选将阿片类药物治疗过渡到长效配方。成功的策略是将患者每日至少 50% 的阿片类药物需求转化为长效制剂,并将约 20% 的每日阿片类药物剂量转化为短效制剂,每 24 小时一次,用于任何突发疼痛发作阶段。

案例:一位转移性前列腺癌老年患者使用吗啡即时释放(IR)可以很好地控制疼痛,每 4 小时使用 30mg,但必须持续地使用来控制疼痛,平均每天 5 次。他每日口服吗啡当量为 150mg。为了改善基础镇痛控制,患者转而使用缓释吗啡,60mg,每日 2 次(120mg)。对于突发疼痛,20% 的 150mg 剂量应计算为 30mg,医生给他开了 IR 吗啡,每 4 小时 30mg,以缓解突发疼痛。在这种新疗法下,他可以整晚安睡,不被痛醒而服用止痛药。他继续使用 IR 吗啡治疗突发疼痛,但平均每天只需要 1~2 次剂量。

由于老年患者接受阿片类药物治疗后出现不良反应的风险较高,在阿片类药物滴定期间应密切监测他们。这些患者应该定期检查以评估阿片类药物治疗的疗效和潜在的并发症。药物代谢动力研究评估了老年人群使用的阿片类药物。在 70~90 岁,所有器官系统功能都会自然衰退。由于多种生理变化,阿片类药物在老年人群中的药物代谢动力可能发生明显变化。然而,研究未能证明老年患者静脉注射芬太尼或吗啡后,其药物代谢动力有何差异(Gupta,Krejcie,& Avram,2011)。研究表明,老年人群阿片类药物(特别是吗啡)敏感性增加最常见的原因是肾功能下降,导致吗啡及其活性代谢物(如吗啡-6-葡糖苷)清除能力下降(Prostran et al.,2016)。

药效学研究揭示了与年龄相关的阿片类镇痛药敏感性增加及其副作用,如呼吸抑制。EC50(效应大小浓度产生一半的临床效果)随年龄增加而线性下降。根据这些模型,一个80岁的患者需要的剂量大约是一个40岁患者需要的阿片类药物剂量的50%(Aubrun,Salvi,Coriat,& Riou,2005;Chau,Walker,Pai,& Cho,2008;Gupta & Avram,2012)。从业人员应了解老年癌症人口中药物代谢和药效学的差异,并谨慎配发阿片类药物。然而,当老年癌症人群快要达到重度疼痛时,医生应该积极使用阿片类药物滴定。

管理阿片类药物治疗对老年癌症患者产生的副作用

虽然确切的发生率尚不清楚,但大量研究表明,与年轻患者相比,老年患者发生药物不良反应的风险更高(Gurwitz et al.,2003)。老年患者尤其容易出现阿片类药物治疗的不良反应(Swart,van der Zanden,Spies,de Rooij,& van Munster,2017)。导致老年人出现这些不良反应的因素包括生理变化,如肾功能损害,这在老年患者中很常见。许多阿片代谢物通过肾排出,活性代谢物积累,增强毒性。并发病症如心力衰竭和慢性肝病的患病率较高,也可能增加老年患者药物积累的风险。此外,先前患有痴呆症的老年患者,服用阿片类药物后出现嗜睡和认知功能障碍的风险也会增加(Papaleontiou et al.,2010)。与阿片类药物治疗相关的最常见的不良反应包括恶心和呕吐、便秘、镇静、神志不清,但很少出现呼吸抑制。

恶心和呕吐

在癌症人群中,阿片类药物所引起的恶心和呕吐难以治疗,而且在同步化疗的情况下往往是多种因素导致。阿片类药物可通过多种机制引起恶心和呕吐,如增加的前庭敏感性(症状可能包括眩晕和运动时更严重的恶心),对化学感受器触发区的直接影响,以及胃排空延迟(早期饱腹和腹胀的症状)(Smith & Laufer,2014)。特别是老年患者,似乎更不容易有阿片类药物引起恶心的症状。在阿片类药物治疗中,恶心往往更为常见,大多数患者对这种不良反应的耐受性发展得很快。当恶心症状严重时,应该用止吐药治疗。在阿片类药物引起的恶心/呕吐的治疗中,有疗效的特殊抗吐药物包括多巴胺受体拮抗剂、非典型抗精神病药和5-HT$_3$受体拮抗剂。

认知紊乱

认知紊乱是使用阿片类镇痛药的癌症晚期患者最常见的精神并发症之一。虽然阿片类药物对认知功能有副作用,但抗胆碱能药物是导致老年患者认知混乱的主要药物(Gloth,2000)。由于代谢异常、脱水、败血症和其他药物效应,阿片类药物可导致老年癌症患者谵妄,而控制不当的疼痛也可导致老年患者(尤其是基线痴呆患者)的躁动和认知障碍。在这种情况下,低剂量的阿片类药物实际上可以减轻焦虑(Manfredi et al.,2003)。

镇静作用

镇静作用通常发生在阿片类药物首次使用或快速剂量滴定期间。患者通常会对阿片类药物治疗产生的镇静作用产生耐受性(Dhingra,Ahmed,Shin,Scharaga,& Magun,2015)。然而,如果镇静作用持续,应在仔细考虑患者舒适水平的情况下,减少剂量。镇静作用与阿片类药物相关的呼吸抑制有关。一种策略是将阿片类药物与镇痛药联合使用,以期减少阿片类药物的需求或考虑阿片类药物的轮换。然而,在镇静的难治性和阿片类药物的必要性的情况下,精神刺激剂可能使疼痛得到稍稍缓解(Reissig & Rybarczyk,2005)。具体来说,右苯丙胺、哌醋甲酯、多奈哌齐和莫达非尼都有一定的疗效。然而,特别是在老年并发并疾病患者中,若会并发心脏病、高血压或癫痫,那这些药物应谨慎使用。

便秘

便秘仍然是慢性阿片类药物治疗最常见的副作用。虽然患者对阿片类药物治疗的许多其他副作用产生了耐受性,但对阿片类药物治疗的便秘效果却没有生理耐受性。便秘是由于胃肠道中 mu 受体的结合,导致运动减慢,结肠吸收液体增加,最终形成硬便。由于较少的活动和功能性便秘,老年癌症患者有更高的风险发展与阿片类药物显著相关的便秘。在这些接受阿片类药物治疗的患者中,应开始肠道治疗,如软化剂和刺激性泻药治疗。应鼓励增加液体摄入和步行。较新的阿片类相关便秘的药物包括甲基纳曲酮,它是一种外周阿片类拮抗剂。然而,这种药物应该谨慎使用,因其会导致胃穿孔(Nelson & Camilleri,2016)。

呼吸抑制

阿片类药物可通过脑干活动引起呼吸抑制,降低呼吸对高碳酸血症和缺氧的反应。初次使用阿片类的患者发生阿片类药物引起呼吸抑制的风险最高。但是对阿片类药物耐受性高的患者,很少出现呼吸抑制症状(Mercadante,Ferrera,Villari,& Casuccio,2006)。阿片类药物致死性和非致死性呼吸事件的危险因素是过量或严重阿片类药物诱导的呼吸抑制危险指数的基础。在美国退伍军人事务部对近 9 000 名退伍军人患者进行的病例对照分析中,RIO-SORD 版本的预测率极高(近 90%)。阿片类药物导致呼吸抑制的强预测因子包括前 6 个月的药物使用障碍(最强预测因子)、双相情感障碍或精神分裂症、脑血管疾病、肾脏疾病、心力衰竭、非恶性胰腺疾病以及同时会出现苯二氮䓬或抗抑郁药物处方。许多活动性恶性肿瘤患者表现出抑郁的症状,且他们通常同时使用抗抑郁药物和苯二氮䓬类药物治疗。医师应了解此种情况下与阿片类药物相关的呼吸抑制的风险,并密切监测这些患者。

阿片类相关呼吸抑制的中度预测因子包括周期性头痛、慢性肺病、睡眠呼吸暂停、100mg以上的每日吗啡剂量的缓释长效阿片类制剂。虽然高龄并不能很好地预测与阿片类药物相关的呼吸事件,但接受阿片类药物治疗的癌症相关疼痛老年患者经常需要使用大剂量(大于100mg) 阿片类药物,而且此类阿片类药物通常是长效的。这两种因素都与呼吸系统不良的风险增加有关。因此,这些患者应该意识到可能会出现与阿片类药物相关的呼吸抑制症状,并了解阿片类药物过量的迹象[如呼吸频率减慢,反应性降低(Webster,2017)]。为了减少阿片类药物引起的呼吸症状和过量使用,CDC 现在建议当在面对有更高风险出现与阿片类药物相关的呼吸症状的患者时[包括患者的过量史,药物使用障碍史,更高的阿片类药物剂量(每天大于或等于 50MME),或同时使用苯二氮䓬类药物],医师应考虑使用纳洛酮(Centers for

Disease Control and Prevention，2017）。建议使用高剂量阿片类药物治疗的癌症老年疼痛患者接受纳洛酮治疗，以此防止可能出现的阿片类药物过量情况。

风险缓解

虽然与活动性癌症相关的中度至重度疼痛的黄金标准是阿片类药物治疗，但医生也必须认识到老年人群中长期阿片类药物治疗的风险，并努力减少这种风险。减轻这些风险的方法包括对药物依从性的仔细评估和认识。尽管阿片类药物在治疗癌症相关疼痛时很有必要，但药物提供者也必须认识到，某些患者有滥用阿片类药物的风险，且这些患者可能需要更密切的监控，在某些情况下，甚至需要成瘾专家参与监控。与阿片类药物滥用相关的因素包括：非癌性疼痛患者、男性、年龄小于 65 岁、个人阿片类药物滥用史、抑郁、家族药物滥用史、吸烟史、监禁史和创伤后应激障碍（Bradford et al.，2012；Liebschutz et al.，2010）。

在使用长效阿片类药物治疗癌症疼痛之前，依从性监测包括使用受控药物协议、审查处方药监测项目的数据、定期药物检测和教育。如果滥用阿片类药物的风险低，而且疼痛严重到需要阿片类药物治疗时，医生可以放心地开阿片类药物。然而，如果滥用的风险很高，医生应该评估疼痛的严重程度，看其是否可用阿片类药物治疗，尽管有风险，也要尝试整合合理的替代方案。但是，如果疼痛严重，没有其他合适治疗方案，且滥用和/或转移的风险适中时，可以考虑尝试使用阿片类药物。无论风险水平如何，应始终考虑并优化非阿片类药物和非药物治疗。如果继续使用阿片类药物，应继续监测依从性，监测频率由风险水平决定。然而，在国家阿片类药物危机的背景下，老年癌症患者成为非法索取阿片类药物的潜在目标。医生应该意识到老年癌症疼痛人群药物转移的明显可能性，并尽力识别这种情况。现已证明，对阿片类镇痛药的安全储存和丢弃的教育能够改善患者的安全做法。如果正在使用长效阿片类药物治疗癌症相关疼痛的患者表现出与阿片类药物滥用有关的行为[如多次提前补充请求、自我升级疼痛等级、尿检阳性（非法物质）]，则应考虑让成瘾专家参与，以帮助医师安全地管理这些患者（Bennett，Paice，& Wallace，2017）。

临床实践建议

由于美国正处于阿片类药物危机之中，医生在开处阿片类药物时应小心谨慎。事实上，对于急性疼痛，很少需要开阿片类药物。阿片类药物有许多副作用和潜在的成本成瘾。应首先考虑其他药物和治疗方式，如跨学科疼痛治疗项目。对于所有患者，特别是老年人，应遵循WHO 的三级镇痛阶梯方法。

老年人疼痛有治疗不足的病史，主要是因为他们低估了自己的疼痛。因此，应仔细询问他们可能需要的治疗，然后评估治疗开始后的潜在副作用和改善情况。

未来实践和研究的方向

迫切需要开发更新、更安全的药物，以取代阿片类药物这一主要治疗慢性疼痛的方法。对老年人来说，尤其如此，因为他们由于共病而面临更大的不良反应风险。目前，新技术正在开发，以减轻阿片类药物泛滥，同时不影响镇痛效果（e. g. ，Volkow & Collins，2017）。一些新的药物正在开发，如不会导致上瘾的阿片类镇痛药。此外，为了防止阿片类药物穿过血脑屏障、产生对强效阿片类药物的抗体，专门针对此类的疫苗可能很快就会出现。穿戴生物传感器可以实时检测异常使用情况并对响应团队发出警报，未来需要更多这样的技术。

总结

　　癌症相关疼痛老年患者治疗不足的风险增加。治疗这些患者的医生应该了解与衰老相关的独特的生理变化，因为这些变化可能会影响安全的药物治疗。阿片类药物是治疗中度至重度癌症疼痛的主要药物，其处方应部分遵循 WHO 的三步止痛法。医生应该意识到使用长效阿片类药物治疗，会有许多潜在的不良反应，并准备好治疗相关药物不良反应的药物。此外，在全国性的阿片类药物危机中，医生还必须有所准备，识别那些有滥用阿片类药物风险的患者，并制订安全阿片类药物治疗方案，同时也要认识到有可能异常的阿片类药物使用。

（梁玉祥　译　蒋佼佼　校）

参考文献

Abdel Shaheed, C., Maher, C. G., Williams, K. A., Day, R., & McLachlan, A. J. (2016). Efficacy, tolerability, and dose-dependent effects of opioid analgesics for low back pain: A systematic review and meta-analysis. *JAMA Internal Medicine, 176*(7), 958–968. https://doi.org/10.1001/jamainternmed.2016.1251

Adams, L. L., Gatchel, R. J., Robinson, R. C., Polatin, P., Gajraj, N., Deschner, M., & Noe, C. E. (2004). Development of a self-report screening instrument for assessing potential opioid medication misuse in chronic pain patients. *Journal of Pain and Symptom Management, 27*(5), 440–459. https://doi.org/10.1016/j.jpainsymman.2003.10.009

Ahn, J. S., Lin, J., Ogawa, S., Yuan, C., O'Brien, T., Le, B. H., … Ganapathi, A. (2017). Transdermal buprenorphine and fentanyl patches in cancer pain: A network systematic review. *Journal of Pain Research, 18*(10), 1963–1972. https://doi.org/10.2147/JPR.S140320

American Psychiatric Association. (2013). *Diagnostic and statistical manual of mental disorders* (5th ed.). Washington, DC: American Psychiatric Association.

Aubrun, F., Salvi, N., Coriat, P., & Riou, B. (2005). Sex- and age-related differences in morphine requirements for postoperative pain relief. *Anesthesiology, 103*(1), 156–160.

Ballantyne, J. C. (2016). Avoiding opioid analgesics for treatment of chronic low back pain. *JAMA, 315*(22), 2459–2460. https://doi.org/10.1001/jama.2016.6753

Barbosa-Leiker, C., McPherson, S., Daratha, K., Alicic, R., Short, R., Dieter, B., … Tuttle, K. R. (2016). Association between prescription opioid use and biomarkers of kidney disease in US adults. *Kidney and Blood Pressure Research, 41*(4), 365–373.

Barletta, J. F. (2012). Clinical and economic burden of opioid use for postsurgical pain: Focus on ventilatory impairment and ileus. *Pharmacotherapy: The Journal of Human Pharmacology and Drug Therapy, 32*(9pt2), 12S–18S. https://doi.org/10.1002/j.1875-9114.2012.01178.x

Bartels, K., Mayes, L. M., Dingmann, C., Bullard, K. J., Hopfer, C. J., & Binswanger, I. A. (2016). Opioid use and storage patterns by patients after hospital discharge following surgery. *PLoS One, 11*(1), e0147972. https://doi.org/10.1371/journal.pone.0147972

Bennett, M., Paice, J. A., & Wallace, M. (2017). Pain and opioids in cancer care: Benefits, risks, and alternatives. *American Society of Clinical Oncology Educational Book, 37*, 705–713. https://doi.org/10.14694/EDBK_180469

Bohnert, A. B., Valenstein, M., Bair, M. J., Ganoczy, D., McCarthy, J. F., Ilgen, M. A., & Blow, F. C. (2011). Association between opioid prescribing patterns and opioid overdose-related deaths. *JAMA, 305*(13), 1315–1321. https://doi.org/10.1001/jama.2011.370

Bouhassira, D., Wilhelm, S., Schacht, A., Perrot, S., Kosek, E., Cruccu, G., … Tölle, T. (2014). Neuropathic pain phenotyping as a predictor of treatment response in painful diabetic neuropathy: Data from the randomized, double-blind, COMBO-DN study. *PAIN®, 155*(10), 2171–2179. https://doi.org/10.1016/j.pain.2014.08.020

Bradford, R. J., White, A. G., Birnbaum, H. G., Schiller, M., Brown, D. A., & Roland, C. L. (2012). A model to identify patients at risk for prescription opioid abuse, dependence, and misuse. *Pain Medicine, 13*(9), 1162–1173. https://doi.org/10.1111/j.1526-4637.2012.01450.x

Brown, J., Setnik, B., Lee, K., Wase, L., Roland, C. L., Cleveland, J. M., … Katz, N. (2011). Assessment, stratification, and monitoring of the risk for prescription opioid misuse and abuse in the primary care setting. *Journal of Opioid Management, 7*(6), 467–483.

Callinan, C. E., Neuman, M. D., Lacy, K. E., Gabison, C., & Ashburn, M. A. (2017). The initiation of chronic opioids: A survey of chronic pain patients. *The Journal of Pain, 18*(4), 360–365. https://doi.org/10.1016/j.jpain.2016.11.001

Carreiro, S., Smelson, D., Ranney, M., Horvath, K. J., Picard, R. W., Boudreaux, E. D., … Boyer, E. W. (2015). Real-time Mobile detection of drug use with wearable biosensors: A pilot study. [journal article]. *Journal of Medical Toxicology, 11*(1), 73–79. https://doi.org/10.1007/s13181-014-0439-7

Centers for Disease Control and Prevention. (2011). Vital signs: Overdoses of prescription opioid pain relievers-United States, 1999–2008. In MMWR (Ed.), (Vol. 60, pp. 1487–1492). Centers for Disease Control and

Prevention.

Centers for Disease Control and Prevention. (2014). Opioid painkiller prescribing, where you live makes a difference. Retrieved October 20, 2017, from http://www.cdc.gov/vitalsigns/opioid-prescribing/

Centers for Disease Control and Prevention. (2016). Multiple causes of death data on CDC WONDER. Retrieved October 20, 2017, from http://wonder.cdc.gov/mcd.html

Centers for Disease Control and Prevention. (2017). CDC guidelines for prescribing opioids for chronic pain. Retrieved October 1, 2017, from https://www.cdc.gov/drugoverdose/prescribing/guideline.html

Chang, H., Daubresse, M., Kruszewski, S. P., & Alexander, G. C. (2014). Prevalence and treatment of pain in EDs in the United States, 2000 to 2010. *The American Journal of Emergency Medicine, 32*(5), 421–431. https://doi.org/10.1016/j.ajem.2014.01.015

Chaparro, L. E., Wiffen, P. J., Moore, R., & Gilron, I. (2012). Combination pharmacotherapy for the treatment of neuropathic pain in adults. *Cochrane Database of Systematic Reviews, 7*. https://doi.org/10.1002/14651858.CD008943.pub2

Chau, D. L., Walker, V., Pai, L., & Cho, L. M. (2008). Opiates and elderly: Use and side effects. *Clinical Interventions in Aging, 3*(2), 273–278.

Chen, Z. R., Somogyi, A. A., Reynolds, G., & Bochner, F. (1991). Disposition and metabolism of codeine after single and chronic doses in one poor and seven extensive metabolisers. *British Journal of Clinical Pharmacology, 31*(4), 381–390. https://doi.org/10.1111/j.1365-2125.1991.tb05550.x

Chou, R., Deyo, R., Friedly, J., Skelly, A., Hashimoto, R., Weimer, M., … Brodt, E. D. (2017). Nonpharmacologic therapies for low back pain: A systematic review for an American college of physicians clinical practice guideline. *Annals of Internal Medicine, 166*(7), 493–505. https://doi.org/10.7326/m16-2459

Chou, R., Gordon, D. B., de Leon-Casasola, O. A., Rosenberg, J. M., Bickler, S., Brennan, T., … Wu, C. L. (2016). Management of postoperative pain: A clinical practice guideline from the American Pain Society, the American Society of Regional Anesthesia and Pain Medicine, and the American Society of Anesthesiologists' Committee on Regional Anesthesia, Executive Committee, and Administrative Council. *The Journal of Pain, 17*(2), 131–157. https://doi.org/10.1016/j.jpain.2015.12.008

Chou, R., Turner, J. A., Devine, E. B., Hansen, R. N., Sullivan, S. D., Blazina, I., … Deyo, R. A. (2015). The effectiveness and risks of long-term opioid therapy for chronic pain: A systematic review for a national institutes of health pathways to prevention workshop. *Annals of Internal Medicine, 162*(4), 276–286. https://doi.org/10.7326/m14-2559

Cigolle, C. T., Ha, J., Min, L. C., Lee, P. G., Gure, T. R., Alexander, N. B., & Blaum, C. S. (2015). The epidemiologic data on falls, 1998–2010: More older Americans report falling. *JAMA Internal Medicine, 175*(3), 443–445. https://doi.org/10.1001/jamainternmed.2014.7533

Colorado Chapter American College of Emergency Physicians. (2017). Colorado ACEP. Retrieved October 20, 2017, from http://coacep.org/docs/COACEP_Opioid_Guidelines-Final.pdf

Conway, B. R., Fogarty, D. G., Nelson, W. E., & Doherty, C. C. (2006). Opiate toxicity in patients with renal failure. *BMJ, 332*(7537), 345–346. https://doi.org/10.1136/bmj.332.7537.345

Crombie, I. K., Davies, H. T. O., & Macrae, W. A. (1998). Cut and thrust: Antecedent surgery and trauma among patients attending a chronic pain clinic. *Pain, 76*(1), 167–171. https://doi.org/10.1016/S0304-3959(98)00038-4

Daubresse, M., Chang, H., Yu, Y., Viswanathan, S., Shah, N. D., Stafford, R. S., … Alexander, G. C. (2013). Ambulatory diagnosis and treatment of nonmalignant pain in the United States, 2000–2010. *Medical Care, 51*(10), 870–878. https://doi.org/10.1097/MLR.0b013e3182a95d86

Dean, M. (2004). Opioids in renal failure and dialysis patients. *Journal of Pain and Symptom Management, 28*(5), 497–504. https://doi.org/10.1016/j.jpainsymman.2004.02.021

Dhingra, L., Ahmed, E., Shin, J., Scharaga, E., & Magun, M. (2015). Cognitive effects and sedation. *Pain Medicine, 16*(suppl_1), S37–S43. https://doi.org/10.1111/pme.12912

Dowell, D., Guy, G. P., Losby, J. L., Baldwin, G., Arias, E., Kochanek, K., & Anderson, R. (2017). Contribution of opioid-involved poisoning to the change in life expectancy in the United States, 2000–2015. *JAMA, 318*(11), 1065–1067. https://doi.org/10.1001/jama.2017.9308

Dowell, D., Haegerich, T. M., & Chou, R. (2016). *CDC Guideline for prescribing opioids for chronic pain* (Vol. 65, pp. 1–49). Atlanta, GA: U.S. Department of Health & Human Services.

Dowling, L. S., Gatchel, R. J., Adams, L. L., Stowell, A. W., & Bernstein, D. (2007). An evaluation of the predictive validity of the Pain Medication Questionnaire with a heterogeneous group of patients with chronic pain. *Journal of Opioid Management, 3*, 257–266.

Dunn, K. M., Saunders, K. W., Rutter, C. M., Banta-Green, C. J., Merrill, J. O., Sullivan, M. D., … Von Korff, M. (2010). Overdose and prescribed opioids: Associations among chronic non-cancer pain patients. *Annals of Internal Medicine, 152*(2), 85–92. https://doi.org/10.1059/0003-4819-152-2-201001190-00006

Edlund, M. J., Martin, B. C., Russo, J. E., DeVries, A., Braden, J. B., & Sullivan, M. D. (2014). The role of opioid prescription in incident opioid abuse and dependence among individuals with chronic noncancer pain: The role of opioid prescription. *The Clinical Journal of Pain, 30*(7), 557–564. https://doi.org/10.1097/ajp.0000000000000021

Ekeh, A. P., Parikh, P. P., Walusimbi, M., Woods, R. J., Hawk, A., & McCarthy, M. C. (2014). The prevalence of positive drug and alcohol screens in elderly trauma patients. *Substance Abuse, 35*(1), 51–55. https://doi.org/10.1080/08897077.2013.797539

Fairchild, A. (2010). Under-treatment of cancer pain.

Current Opinion in Supportive and Palliative Care, 4(1), 11–15. https://doi.org/10.1097/SPC.0b013e328336289c

Federation of State Medical Boards. (2017). Guidelines for the chronic use of opioid analgesics. Retrieved October 10, 2017, from https://www.fsmb.org/Media/Default/PDF/Advocacy/Opioid%20Guidelines%20As%20Adopted%20April%202017_FINAL.pdf

Finnerup, N. B., Attal, N., Haroutounian, S., McNicol, E., Baron, R., Dworkin, R. H., … Wallace, M. (2015). Pharmacotherapy for neuropathic pain in adults: A systematic review and meta-analysis. *The Lancet Neurology, 14*(2), 162–173. https://doi.org/10.1016/S1474-4422(14)70251-0

Finnerup, N. B., Sindrup, S. H., & Jensen, T. S. (2010). The evidence for pharmacological treatment of neuropathic pain. *Pain, 150*(3), 573–581. https://doi.org/10.1016/j.pain.2010.06.019

Fulton-Kehoe, D., Garg, R. K., Turner, J. A., Bauer, A. M., Sullivan, M. D., Wickizer, T. M., & Franklin, G. M. (2013). Opioid poisonings and opioid adverse effects in workers in Washington State. *American Journal of Industrial Medicine, 56*(12), 1452–1462. https://doi.org/10.1002/ajim.22266

Gerbershagen, H. J., Aduckathil, S., van Wijck, A. J., Peelen, L. M., Kalkman, C. J., & Meissner, W. (2013). Pain intensity on the first day after surgery: A prospective cohort study comparing 179 surgical procedures. *Anesthesiology, 118*(4), 934–944. https://doi.org/10.1097/ALN.0b013e31828866b3

Gibson, S. J., & Farrell, M. (2004). A review of age differences in the neurophysiology of nociception and the perceptual experience of pain. *The Clinical Journal of Pain, 20*(4), 227–239.

Gilron, I., Chaparro, L. E., Tu, D., Holden, R. R., Milev, R., Towheed, T., … Walker, S. (2016). Combination of pregabalin with duloxetine for fibromyalgia: A randomized controlled trial. *Pain, 157*(7), 1532–1540. https://doi.org/10.1097/j.pain.0000000000000558

Gilron, I., Jensen, T. S., & Dickenson, A. H. (2013). Combination pharmacotherapy for management of chronic pain: From bench to bedside. *The Lancet Neurology, 12*(11), 1084–1095. https://doi.org/10.1016/S1474-4422(13)70193-5

Gilron, I., & Kehlet, H. (2014). Prevention of chronic pain after surgery: New insights for future research and patient care. [journal article]. *Canadian Journal of Anesthesia/Journal canadien d'anesthésie, 61*(2), 101–111. https://doi.org/10.1007/s12630-013-0067-8

Gilson, A. M., Ryan, K. M., Joranson, D. E., & Dahl, J. L. (2004). A reassessment of trends in the medical use and abuse of opioid analgesics and implications for diversion control: 1997–2002. *Journal of Pain and Symptom Management, 28*(2), 176–188. https://doi.org/10.1016/j.jpainsymman.2004.01.003

Gloth, F. M. (2000). Geriatric pain. Factors that limit pain relief and increase complications. *Geriatrics, 55*(10), 46–48, 51–44.

Gourlay, D., Heit, H. A., & Caplan, Y. H. (2012). Urine drug testing in clinical practice: The art & science of patient care. Retrieved October 10, 2010, from http://eo2.commpartners.com/users/ama/downloads/udt5_Copy.pdf

Grond, S., & Sablotzki, A. (2004). Clinical pharmacology of tramadol. [journal article]. *Clinical Pharmacokinetics, 43*(13), 879–923.

Gupta, D. K., & Avram, M. J. (2012). Rational opioid dosing in the elderly: Dose and dosing interval when initiating opioid therapy. *Clinical Pharmacology & Therapeutics, 91*(2), 339–343. https://doi.org/10.1038/clpt.2011.307

Gupta, D. K., Krejcie, T. C., & Avram, M. J. (2011). Pharmacokinetics of opioids. In A. Evers, M. Maze, & E. D. Kharasch (Eds.), *Anesthetic pharmacology: Physiologic principles and clinical practice* .(2 ed. (pp. 509–530). Cambridge, UK: Cambridge University Press.

Gurwitz, J. H., Field, T. S., Harrold, L. R., Rothschild, J., Debellis, K., Seger, A. C., … Bates, D. W. (2003). Incidence and preventability of adverse drug events among older persons in the ambulatory setting. *JAMA, 289*(9), 1107–1116. https://doi.org/10.1001/jama.289.9.1107

Helme, R. D., & Gibson, S. J. (2001). The epidemiology of pain in elderly people. *Clinics in Geriatric Medicine, 17*(3), 417–431.

Hill, M. V., McMahon, M. L., Stucke, R. S., & Barth, R. J. J. (2017). Wide variation and excessive dosage of opioid prescriptions for common general surgical procedures. *Annals of Surgery, 265*(4), 709–714. https://doi.org/10.1097/sla.0000000000001993

Holmes, C. P., Gatchel, R. J., Adams, L. L., Stowell, A. W., Hatten, A., Noe, C., & Lou, L. (2006). An opioid screening instrument: Long-term evaluation of the utility of the pain medication Questionnaire. *Pain Practice, 6*(2), 74–88.

Humphreys, K. (2017). Americans use far more opioids than anyone else in the world. Retrieved October 20, 2017, from https://www.washingtonpost.com/news/wonk/wp/2017/03/15/americans-use-far-more-opioids-than-anyone-else-in-the-world/?utm_term=.b21070bf9a78

International Narcotics Control Board. (2016). *Narcotic drugs: estimated world requirements for 2017.*

Javaheri, S., & Randerath, W. J. (2014). Opioid-induced central sleep apnea. *Sleep Medicine Clinics, 9*(1), 49–56. https://doi.org/10.1016/j.jsmc.2013.10.003

Jena, A. B., Goldman, D., Weaver, L., & Karaca-Mandic, P. (2014). Opioid prescribing by multiple providers in Medicare: Retrospective observational study of insurance claims. *BMJ: British Medical Journal, 348*, 348. https://doi.org/10.1136/bmj.g1393

Jiang, X., Orton, M., Feng, R., Hossain, E., Malhotra, N. R., Zager, E. L., & Liu, R. (2017). Chronic opioid usage in surgical patients in a large academic Center. *Annals of Surgery, 265*(4), 722–727. https://doi.org/10.1097/sla.0000000000001780

Jones, C. M., Campopiano, M., Baldwin, G., & McCance-Katz, E. (2015). National and state treatment need and capacity for opioid agonist medication-assisted treatment. *American Journal of Public Health, 105*(8), e55–e63. https://doi.org/10.2105/ajph.2015.302664

Kaplovitch, E., Gomes, T., Camacho, X., Dhalla, I. A., Mamdani, M. M., & Juurlink, D. N. (2015). Sex differences in dose escalation and overdose death during chronic opioid therapy: A population-based cohort study. *PLoS One, 10*(8), e0134550. https://doi.org/10.1371/journal.pone.0134550

Kjeldsen-Kragh, J., Borchgrevink, C. F., Laerum, E., Haugen, M., Eek, M., Frre, O., … Hovi, K. (1991). Controlled trial of fasting and one-year vegetarian diet in rheumatoid arthritis. *The Lancet, 338*(8772), 899–902. https://doi.org/10.1016/0140-6736(91)91770-U

Kolodny, A., Courtwright, D. T., Hwang, C. S., Kreiner, P., Eadie, J. L., Clark, T. W., & Alexander, G. C. (2015). The prescription opioid and heroin crisis: A public health approach to an epidemic of addiction. *Annual Review of Public Health, 36*(1), 559–574. https://doi.org/10.1146/annurev-publhealth-031914-122957

Krebs, E. E., Gravely, A., Nugent, S., Jensen, A. C., DeRonne, B., Goldsmith, E. S., … Bair, M. J. (2018). Effect of opioid vs nonopioid medications on pain-related function in patients with chronic back pain or hip or knee osteoarthritis pain: The space randomized clinical trial. *JAMA, 319*(9), 872–882. https://doi.org/10.1001/jama.2018.0899

Lam, K. K., Kunder, S., Wong, J., Doufas, A. G., & Chung, F. (2016). Obstructive sleep apnea, pain, and opioids: Is the riddle solved? *Current Opinion in Anesthesiology, 29*(1), 134–140. https://doi.org/10.1097/aco.0000000000000265

Larochelle, M. R., Liebschutz, J. M., Zhang, F., Ross-Degnan, D., & Wharam, J. (2016). Opioid prescribing after nonfatal overdose and association with repeated overdose: A cohort study. *Annals of Internal Medicine, 164*(1), 1–9. https://doi.org/10.7326/m15-0038

Lawlor, P. G. (2002). The panorama of opioid-related cognitive dysfunction in patients with cancer. *Cancer, 94*(6), 1836–1853. https://doi.org/10.1002/cncr.10389

Liebschutz, J. M., Saitz, R., Weiss, R. D., Averbuch, T., Schwartz, S., Meltzer, E. C., … Samet, J. H. (2010). Clinical factors associated with prescription drug use disorder in urban primary care patients with chronic pain. *The Journal of Pain, 11*(11), 1047–1055. https://doi.org/10.1016/j.jpain.2009.10.012

Liebschutz, J. M., Shanahan, C. W., La Rochelle, M., Beers, D., Guara, G., O'Connor, K., … Crosson, J. (2017). Improving adherence to long-term opioid therapy guidelines to reduce opioid misuse in primary care: A cluster-randomized clinical trial. *JAMA Internal Medicine, 177*(9), 1265–1272. https://doi.org/10.1001/jamainternmed.2017.2468

Lokesh, S. (2012). Tramadol precipitating serotonin syndrome in a patient on antidepressants. *The Journal of Neuropsychiatry and Clinical Neurosciences, 24*(4), E52–E52. https://doi.org/10.1176/appi.neuropsych.11110343

Mallappallil, M., Sabu, J., Friedman, E., & Salifu, M. (2017). What do we know about opioids and the kidney? *International Journal of Molecular Sciences, 18*(1), 223.

Manfredi, P. L., Breuer, B., Wallenstein, S., Stegmann, M., Bottomley, G., & Libow, L. (2003). Opioid treatment for agitation in patients with advanced dementia. *International Journal of Geriatric Psychiatry, 18*(8), 700–705. https://doi.org/10.1002/gps.906

Martin, B. C., Fan, M., Edlund, M. J., DeVries, A., Braden, J. B., & Sullivan, M. D. (2011). Long-term chronic opioid therapy discontinuation rates from the TROUP study. [journal article]. *Journal of General Internal Medicine, 26*(12), 1450–1457. https://doi.org/10.1007/s11606-011-1771-0

Maust, D. T., Gerlach, L. B., Gibson, A., Kales, H. C., Blow, F. C., & Olfson, M. (2017). Trends in central nervous system–active polypharmacy among older adults seen in outpatient care in the United States. *JAMA Internal Medicine, 177*(4), 583–585. https://doi.org/10.1001/jamainternmed.2016.9225

Mercadante, S., Ferrera, P., Villari, P., & Casuccio, A. (2006). Opioid escalation in patients with cancer pain: The effect of age. *Journal of Pain and Symptom Management, 32*(5), 413–419. https://doi.org/10.1016/j.jpainsymman.2006.05.015

Mercadeante, S., & Arcuri, E. (2007). Pharmacological management of cancer pain in the elderly. *Drugs & Aging, 24*(9), 761–776.

Murtagh, F. E., chai, M. O., Donohoe, P., Edmonds, P. M., & Higginson, I. J. (2007). The use of opioid analgesia in end-stage renal disease patients managed without dialysis: Recommendations for practice. *Journal of Pain & Palliative Care Pharmacotherapy, 21*(2), 5–16.

National Cancer Institute. (2017). Cancer stat facts: Cancer of any site. Retrieved October 1, 2017, from https://seer.cancer.gov/statfacts/html/all.html

Nelson, A. D., & Camilleri, M. (2016). Opioid-induced constipation: Advances and clinical guidance. *Therapeutic Advances in Chronic Disease, 7*(2), 121–134. https://doi.org/10.1177/2040622315627801

Nguyen, L. L., Sing, D. C., & Bozic, K. J. (2016). Preoperative reduction of opioid use before total joint arthroplasty. *The Journal of Arthroplasty, 31*(9, Supplement), 282–287. https://doi.org/10.1016/j.arth.2016.01.068

Noble, M., Treadwell, J. R., Tregear, S. J., Coates, V. H., Wiffen, P. J., Akafomo, C., … Chou, R. (2010). Long-term opioid management for chronic noncancer pain. *Cochrane Database of Systematic Reviews*, (1). https://doi.org/10.1002/14651858.CD006605.pub2

O'Neil, C. K., Hanlon, J. T., & Marcum, Z. A. (2012). Adverse effects of analgesics commonly used by older adults with osteoarthritis: Focus on non-opioid and opioid analgesics. *The American Journal of Geriatric Pharmacotherapy, 10*(6), 331–342. https://doi.org/10.1016/j.amjopharm.2012.09.004

Papaleontiou, M., Henderson, J. C. R., Turner, B. J., Moore, A. A., Olkhovskaya, Y., Amanfo, L., & Reid, M. C. (2010). Outcomes associated with opioid use in the treatment of chronic noncancer pain in older adults: A systematic review and meta-analysis. *Journal of the American Geriatrics Society, 58*(7), 1353–1369. https://doi.org/10.1111/j.1532-5415.2010.02920.x

Passik, S., Heit, H. A., Rzetelny, A., Pesce, A., Mikel, C., & Kirsh, K. (2013). *Trends in drug and illicit use from urine drug testing from addiction treatment clients*. Boston, MA: Proceedings of the International Conference of Opioids.

Passik, S. D., Kirsh, K. L., & Casper, D. (2008). Addiction-related assessment tools and pain management: Instruments for screening, treatment planning, and monitoring compliance. *Pain Medicine, 9*, S145–S166. https://doi.org/10.1111/j.1526-4637.2008.00486.x

Portenoy, R. K., Foley, K. M., & Inturrisi, C. E. (1990). The nature of opioid responsiveness and its implications for neuropathic pain: New hypotheses derived from studies of opioid infusions. *Pain, 43*(3), 273–286. https://doi.org/10.1016/0304-3959(90)90025-9

Prostran, M., Vujović, K. S., Vučković, S., Medić, B., Srebro, D., Divac, N., ... Cerovac, N. (2016). Pharmacotherapy of pain in the older population: The place of opioids. [review]. *Frontiers in Aging Neuroscience,* 8(144). https://doi.org/10.3389/fnagi.2016.00144

Qaseem, A., Wilt, T. J., McLean, R. M., Forciea, M., & for the Clinical Guidelines Committee of the American College of, P. (2017). Noninvasive treatments for acute, subacute, and chronic low back pain: A clinical practice guideline from the American college of physicians. *Annals of Internal Medicine, 166*(7), 514–530. https://doi.org/10.7326/m16-2367

Racz, G. B., Heavner, J. E., & Noe, C. E. (1996). Definitions, classification and taxonomy: An overview, physical medicine and rehabilitation: State of the art reviews. In C. D. Tollison & J. R. Satterthwaite (Eds.), *Sympathetic pain syndromes: Reflex sympathetic dystrophy and Causalgia* (Vol. 10, pp. 195–306). Philadelphia, PA: Hanley & Belfus.

Reissig, J. E., & Rybarczyk, A. M. (2005). Pharmacologic treatment of opioid-induced sedation in chronic pain. *Annals of Pharmacotherapy, 39*(4), 727–731. https://doi.org/10.1345/aph.1E309

Sandner-Kiesling, A., Leyendecker, P., Hopp, M., Tarau, L., Lejcko, J., Meissner, W., ... Reimer, K. (2010). Long-term efficacy and safety of combined prolonged-release oxycodone and naloxone in the management of non-cancer chronic pain. *International Journal of Clinical Practice, 64*(6), 763–774. https://doi.org/10.1111/j.1742-1241.2010.02360.x

Schiltenwolf, M., Akbar, M., Hug, A., Pfuller, U., Gantz, S., Neubauer, E., ... Wang, H. (2014). Evidence of specific cognitive deficits in patients with chronic low back pain under long-term substitution treatment of opioids. *Pain Physician, 17*(1), 9–20.

Shah, A., Hayes, C. J., & Martin, B. C. (2017). Characteristics of initial prescription episodes and likelihood of long-term opioid use-United States, 2006–2015. *MMWR. Morbidity and Mortality Weekly Report, 66*, 265–269. https://doi.org/10.15585/mmwr.mm6610a1

Simoni-Wastila, L., & Yang, H. K. (2006). Psychoactive drug abuse in older adults. *The American Journal of Geriatric Pharmacotherapy, 4*(4), 380–394. https://doi.org/10.1016/j.amjopharm.2006.10.002

Simpson, K., Leyendecker, P., Hopp, M., Müller-Lissner, S., Löwenstein, O., De Andrés, J., ... Reimer, K. (2008). Fixed-ratio combination oxycodone/naloxone compared with oxycodone alone for the relief of opioid-induced constipation in moderate-to-severe noncancer pain. *Current Medical Research and Opinion, 24*(12), 3503–3512. https://doi.org/10.1185/03007990802584454

Smith, H. S., & Laufer, A. (2014). Opioid induced nausea and vomiting. *European Journal of Pharmacology, 722.*(Supplement C, 67–78. https://doi.org/10.1016/j.ejphar.2013.09.074

Substance Abuse and Mental Health Services Administration. (2013). *Results from the 2012 National Survey on Drug Use and Health: Summary of National Findings NSDUH Series H-46*. Rockville, MD: Substance Abuse and Mental Health Services Administration.

Sullivan, M. D., & Howe, C. Q. (2013). Opioid therapy for chronic pain in the US: Promises and perils. *Pain, 154*(01), S94–S100. https://doi.org/10.1016/j.pain.2013.09.009

Swart, L. M., van der Zanden, V., Spies, P. E., de Rooij, S. E., & van Munster, B. C. (2017). The comparative risk of delirium with different opioids: A systematic review. [journal article]. *Drugs & Aging, 34*(6), 437–443. https://doi.org/10.1007/s40266-017-0455-9

Teng, Z., Zhu, Y., Wu, F., Zhu, Y., Zhang, X., Zhang, C., ... Zhang, L. (2015). Opioids contribute to fracture risk: A meta-analysis of 8 cohort studies. *PLoS One, 10*(6), e0128232. https://doi.org/10.1371/journal.pone.0128232

The Opioid Therapy for Chronic Pain Work Group. (2017). VA/DoD clinical practice guideline for opioid therapy for chronic pain. Retrieved October 10, 2017, from https://www.healthquality.va.gov/guidelines/Pain/cot/VADoDOTCPG022717.pdf

Vella-Brincat, J., & MacLeod, A. D. (2007). Adverse effects of opioids on the central nervous systems of palliative care patients. *Journal of Pain & Palliative Care Pharmacotherapy, 21*(1), 15–25. https://doi.org/10.1080/J354v21n01_05

Volkow, N. D., & Collins, F. S. (2017). The role of science in addressing the opioid crisis. *New England Journal of Medicine, 377*(4), 391–394. https://doi.org/10.1056/NEJMsr1706626

Vondrackova, D., Leyendecker, P., Meissner, W., Hopp, M., Szombati, I., Hermanns, K., ... Reimer, K. (2008). Analgesic efficacy and safety of oxycodone in combination with naloxone as prolonged release tablets in patients with moderate to severe chronic pain. *The Journal of Pain, 9*(12), 1144–1154. https://doi.org/10.1016/j.jpain.2008.06.014

Washington State Agency Medical Directors' Group. (2016). Interagency guideline on prescribing opioids for pain. Retrieved October 20, 2017, from http://www.agencymeddirectors.wa.gov/Files/2015AMDGOpioidGuideline.pdf

Washington State Department of Labor and Industries. (2013). Guideline for prescribing opioids to treat pain in injured workers effective July 1, 2013. Retrieved October 10, 2017, from http://www.

lni.wa.gov/ClaimsIns/Files/OMD/MedTreat/
FINALOpioidGuideline010713.pdf

Webster, L. R. (2017). Risk factors for opioid-use disorder and overdose. *Anesthesia & Analgesia, 125*(5), 1741–1748. https://doi.org/10.1213/ane.0000000000002496

Weiner, D. K., & Herr, K. (2002). Comprehensive assessment and interdisciplinary treatment planning: An integrative overview. In D. K. Weiner, K. Herr, & T. Rudy (Eds.), *Persistent pain in older adults: An interdisciplinary guide for treatment* (Vol. 2002, p. 18). New York, NY: Springer Publishing.

Wesson, D. R., & Ling, W. (2003). The Clinical Opiate Withdrawal Scale (COWS). *Journal of Psychoactive Drugs, 35*(2), 253–259. https://doi.org/10.1080/02791072.2003.10400007

World Health Organization. (1986). *Cancer pain relief.* Geneva, Switzerland: World Health Organization.

第 22 章　痴呆及其前驱症状的非药物管理

Sherri Hayden

全球痴呆症患病率已超出历史预测,2015 年,痴呆患者达到 4 680 万,预计在接下来的 20 年里,这一数字将翻一番。此外,痴呆症的发病率随着年龄的增长而显著增加,约 2% 的患者年龄在 65 岁以下,此后每 5 年患病率就翻一番(Prince,Wimo,Guerchet,Ali,& Wu,2015)。由于阿尔茨海默病(Alzheimer's disease,又称老年痴呆症)和其他类型痴呆症的患病人数不断增加,由此产生了显而易见的经济和社会成本,预计这些成本在 2018 年将达到 1 万亿美元(Wimo et al.,2017)。

这些神经退化性疾病由其不同的认知、心理和行为症状来定义。对这些问题的了解被疾病过程中痴呆固有症状的演变而进一步复杂化。对痴呆行为和心理症状(behavioral and psychological symptoms of dementia,BPSD)的有效治疗的挑战包括治疗疾病过程的这些因素的异质性。前驱症状阶段固有的心理问题,如临床前痴呆(preclinical dementia,PCD)和轻度认知障碍(mild cognitive impairment,MCI),可包括抑郁和焦虑变异症状(Caselli et al.,2018),而这可能演变为悲伤。在早期痴呆患者中,也有适应认知变化的难题。但这些问题与中、晚期痴呆所面临的问题不同(Cerejeira,Lagarto,& Mukaetova-Ladinska,2012;Muller-Spahn,2003),这些问题包括行为问题,如焦虑不安和不遵医嘱或增加跌倒的风险,都随着认知能力的下降而增加。因此,BPSD 所需的评估形式和干预措施必须在整个病程中不断调整。尽管药理干预对认知、心理和行为的痴呆症状及其前驱症状有效,但重心应放在非药物干预,如将药物治疗的限制和消极的副作用降到最低,心理和行为干预也十分重要(Oliveira et al.,2015)。本章将重点讨论从前驱症状到晚期疾病整个痴呆过程中的非药物干预。

痴呆前驱症状的心理因素

痴呆有各种形式的前驱症状,包括临床前痴呆(PCD——在客观证据表明存在认知障碍之前)和轻度认知障碍(MCI——表现出认知障碍的客观证据,但没有达到痴呆的完整诊断标准)可能会出现需要区别于未来疾病进展的不同的心理问题,例如,抑郁情绪和焦虑的症状可能是对新出现的认知问题的反应。最近的一项就 PCD 和 MCI 研究的人格因素显示,神经质的增加、开放的减少与亚临床指标相关的心理因素包括躯体化、抑郁、焦虑、易怒和侵略性,这些被认为与新型疾病有内在关联,因为这些因素在从 PCD 转到 MCI 变化之前就已经存在(Caselli et al.,2018)。我们得出结论,这些心理因素与临床前记忆衰退的早期发现之间可能存在某种联系,而临床前记忆衰退的早期发现排除了 15~20 年的预测诊断。

这些发现证实了对前驱症状人群进行综合非药物治疗的必要性。越来越多的公众可以获得关于痴呆症及其危险因素的信息,尽管这些信息在一定程度上有益,但由于缺乏监管(如网上信息),可能会使获取信息的消费者面临增加焦虑和/或对危险因素的误解的风险(Lawless,Augoustinos,& LeCouteur,2017)。因此,针对 PCD 和/或 MCI 人群的临床医生有必要询问其对认知状态和风险的认识,并提供相应的、符合事实要求的心理教育,以减轻痴呆中可能出现的焦虑或抑郁。

无论如何,在临床实践中,MCI 人群对抑郁和焦虑的认知十分混乱。从古至今,尽管抑郁症一直是痴呆临床前治疗的重点(McAllister,1983),但新出现的一些文献(Rozzini et al.,2009)支持焦虑在该异质群体中依然十分普遍。众所周知,焦虑在老年人群中普遍存在,据估计,60 岁及以上的成年人中有高达 15% 的症状符合焦虑障碍的标准(Tampi & Tampi,2014),另外还有 15%~20% 的亚临床焦虑症状。因此,对于临床医生来说,向未确诊人群(如 PCD 或 MCI 患者)提供除神经退行性过程之外的其他影响因素(包括可能影响认知的焦虑)的信息也很重要。对情绪因素的认知影响的讨论,以及正常的衰老过程对认知的影响,必须是痴呆前驱症状的临床护理以及任何对痴呆风险因素讨论的一部分。

使痴呆症前驱阶段的诊断特异性复杂化的与晚年焦虑有关,它可能与某种程度的认知障碍有关(Beaudreau & O'Hara,2008)。由于认知表现是大多数痴呆诊断所依赖的标准,因此将这些心理因素与认知功能评估结合起来进行正式评估至关重要,而该评估在痴呆护理诊断过程中更为标准。理想情况下,这将采取综合神经心理学评估形式,包括客观测量认知的各个方面(如总体智力、注意力、视觉/非文字记忆、视觉空间技能,执行功能),以及情绪和人格的完整客观评价(如抑郁症的症状、焦虑、躯体化、情绪稳定、性格特征)。这种客观的评估与半结构化的临床访谈相结合,即使是在心理因素的影响下,也可以提供更高的认知缺陷诊断特异性。

在前驱症状人群的情绪问题评估中,与临床最相关的区别之一便是区分反应性焦虑与原发性焦虑。反应性焦虑是对可测量的认知能力下降的结果的反应或预期,而原发性焦虑是可能与认知变化偶然相关的焦虑。然而,由于在 PCD 和 MCI 患者中缺乏关于焦虑的正式研究,以及缺少痴呆方面的研究,导致我们的认知受限。一些研究表明,焦虑是转化为痴呆的风险因素(Gulpers et al.,2016),并以上文提到的反应性焦虑为代表,焦虑最常出现在受影响个体经历特定认知变化时。其他研究并没有重复这一发现(Devier et al.,2009),这表明在 MCI 人群中可能存在一个主要的焦虑组,其中焦虑有助于感知认知变化,而不是对客观认知下降的反应。PCD 人群和 MCI 人群在焦虑方面的这种模棱两可的发现反映了这一人群中这种心理因素的复杂性,这些可能只是反映了导致目前焦虑的多种因素,如对不确定性的不耐受(即通常在延长的诊断过程中所经历的不确定感),对变化的不耐受(即,如对 MCI 的认知发生任何变化),或预期性焦虑(即,与认知变化的预期后果和/或与痴呆症相关的未来失能预期有关)。

需要对焦虑进行适当的识别和治疗,以提高 MCI 诊断的特异性,有助于预测转化为痴呆的可能性。认知行为治疗(CBT)已被证明是治疗一般焦虑和 MCI 患者的最有效的方法。然而,为了适应 MCI 组存在的客观认知损害,可能需要修改此类治疗的标准方案,包括需要更多地重复这种心理治疗中进行的信息和练习。上述对认知强项和弱项的综合神经心理学评估将为此类治疗方案的调整提供有效信息,以确保在任何形式的心理治疗中都能提供准确的补充策略。

有了这样的方案,MCI 组中的个体能够更好地应对未来诊断中的不确定性。此外,焦虑症状的稳定将有助于更准确地为诊断目的形成认知评估。但是,正式的焦虑治疗在痴呆门诊治疗中并不常见。然而,将心理治疗(如 CBT 干预)纳入痴呆管理的标准实践中,将更有可能进一步研究这种治疗形式的疗效,其重点是提高诊断特异性的潜力和可能的转归预测。

值得注意的是,卫生保健资源的使用增加和功能性失能在焦虑人群中普遍不可避免(Roy-Byrne,1996)。对于那些处于痴呆前驱症状阶段的人来说,这也没有什么不同,这只会进一步增加该地区的医疗成本。在痴呆症领域,在满足正式标准之前,该诊断的不确定性可能持续数年,因此,必须更有效地利用卫生资源,通过不同的护理途径(如通过精神病学或心理学资源,而不是通过神经病学)来治疗原发性焦虑患者。

除了解决以上提到的心理问题,在缓解认知问题方面,神经康复起着重要的作用,它一直是中老年人重要关注领域,包括痴呆及其前驱症状。对于 PCD 和 MCI 人群,主要涉及基于神经可塑性理论的计算机"脑力游戏"。神经可塑性是一种通过认知活动产生神经通路的理论,被认为可以提高神经弹性。虽然有证据表明这种训练对目标认知技能有好处,但没有始终如一的证据表明这种技能可普遍适用于日常生活功能(Sherman, Mauser, Nuno, & Sherzai,2017)。因此,在讨论这些通常有相关成本的神经康复项目时,如通过网站或临床医生提供此类项目,强调尚缺乏逆转认知症状或疾病的证据极其重要。这种有根据的干预方式对于确保参与此类项目不会成为对弱势群体的掠夺或误导至关重要。关于使用在线测试和对关于阿尔茨海默病在线文章的质量的深度研究是有必要的,因为在不受监管的痴呆神经康复行业中存在伦理问题(Robillard & Feng,2016;Robillard et al.,2015)。应对临床人群进行持续的正式审查和心理教育。

早期痴呆的行为和心理症状

早期痴呆的心理因素可能包括 PCD 组和 MCI 组中存在的持续焦虑症状。然而,在正式诊断之后,可能出现其他心理因素,如悲伤、沮丧和愤怒,这就需要明确的干预和/或支持。这些由此产生的心理因素往往是对早期疾病中认知变化的更大认识和随之而来的功能能力挑战的反应。此外,对一些人来说,对预期的未来衰退的恐惧(例如,认知能力、功能)会导致过度的专注和/或沉思,进而导致情绪障碍或焦虑。这类问题往往能很好地在已建立的临床关系范围内就恐惧和沮丧的性质进行直接讨论。对于卫生保健人员来说,如果受影响的人员表达了此类悲痛形式,当在早期和直接处理这些问题时,充分的以证据为基础的教育和情感支持至关重要。在某种程度上,这在痴呆护理概念中,已经定型。它为心理社会干预提供了频繁审查,以减轻受影响的个人及其家庭由于未来护理的不确定性而遭受到的固有痛苦(Samsi & Manthorpe,2014)。

显然,对早期痴呆患者来说,在诊断适应期获得充分和个性化的心理教育和支持极其重要。这一阶段疾病的标准护理包括对早期痴呆症患者及其家庭提供各种形式的支持小组(Logsdon,McCurry,& Teri,2007),有文献表明,在此干预措施下,他们的生活质量得到改善,而且还减少了家庭矛盾冲突。在许多领域,可通过阿尔茨海默病协会获得这样的支持团体,在此疾病的这个阶段,这是提供必要的心理教育和支持的有效手段。然而,一部分早期痴呆群体经历了一定程度的心理挣扎与痛苦,而这部分患者就需要比支持群体更多的指导治疗。Cheston 和 Ivanecka(2017)最近对该组心理治疗干预的回顾表明,在痴呆诊断后,最有效的是短期的团体心理治疗,这肯定了对这些早期痴呆人群的团体心理干预模式的益处。

然而,有些患者不舒服或不愿参与群体形式的心理社会干预,这可能会导致此类患者由于回避支持团体或群体治疗形式而面临情绪症状的风险。最近,挪威有一项针对早期痴呆患者的适应性 CBT 的研究,该研究明确了此类社会干预对日常生活和生活满意度提高之后带来的益处(Saubo,Misvaer,Tonga,Kvigne,& Ulsetin,2017)。同时,也有证据表明 CBT 在早期痴呆中的有效性,它可以与认知康复技术相结合。虽然后者没有显示出对参与者日常活动的显著影响,但在一项研究中,它对生活满意度的积极影响显而易见(Kurz et al.,2012)。其他形式的心理治疗干预,如确认疗法、回忆治疗和支持性心理治疗,也展现出积极的益处,但迄今为止的正式研究往往基于小样本群体(Birtwell & Dubrow-Marshall,2017;Gatz et al.,1998)。当然,对早期痴呆的各种心理治疗干预的有效性需要进一步的研究。

除了对早期痴呆心理因素的多种干预形式外,此痴呆症状可能导致由逐渐发展的认知变化造成的行为问题。因此,如前所述,在实施行为矫正和认知适应技术时,辅以对个体认知状况的理解(包括可通过正式的神经心理学评估加以识别认知优势和认知劣势)至关重要。以后,这些行为干预可以通过使用辅助设备进行症状治疗,这些辅助设备可以通过作业疗法服务提供,并有文献证明该疗法对患者和家属都有好处(Gitlin et al.,2010)。

中晚期痴呆患者行为问题的演变

随着痴呆症不断加重,患者对自身状况的洞察力往往会减弱,这往往会导致在应对疾病症状时,他们会减少可识别的心理应激。对心理治疗干预来处理焦虑或悲伤反应的需求减少了,需要转向对认知和行为问题的治疗,这直接影响护理照料。然而,客观认知障碍的增加反过来又增加了行为障碍的风险(图 22.1)。

在痴呆症的这些阶段中,对护理人员进行有关可能导致问题行为的认知因素的心理教育,进而制定具体的行为干预至关重

图 22.1　导致痴呆行为干扰障碍的因素

要。例如,这将有助于照顾者了解具体患者痴呆症的典型行为类型。对患者进行行为观察和对照料者的反应观察,并结合认知筛选量表(如 MMSE、3MS、MoCA、严重障碍量表),对仍可进行此类正式测试的患者进行测试,可进一步探索。这种方法可使医护人员了解行为挑战的环境,如可能导致行为问题的环境诱因。在此情况下,教育照顾者区分受影响的个体对环境诱因的行为反应,以及他们现在的症状如何不同于先前对早期疾病的悲伤、焦虑或抑郁的心理问题,至关重要。下面提供了一些由认知变化引起的有可能导致行为问题的例子(表 22.1)。随着对这些诱因的进一步了解,护士或护理人员可以提供个性化和适当的行为干预。

在这个阶段,替代的非药物治疗,如艺术或音乐治疗,对 SOMC 痴呆人群的行为也有良好益处(Svansdottir & Snaedal,2006;Tucknott-Cohen & Ehresman,2016)。然而,必须认识到,这方面的研究仍到限制。此外,对于某些类型的痴呆症,如额颞叶痴呆的某些变体,暴露于这些干预可能导致由于过度刺激而导致的行为障碍加重。个性化检查和治疗计划是决定干预结果的关键。

表 22.1　行为问题及其认知诱因

认识诱因	行为表现
难以用语言表达需求	挫折;挑衅/躁动;抑郁;焦虑
难以理解指示	不服从规则;护理问题;指示;恐惧;疑虑
过渡/认知转换方面有问题	躁动;戒断;短暂模糊;间接性健忘
健忘	不服从规则;重复性;日常生活活动缺乏连续性;
注意力问题	过度刺激;健忘;持久性差
视觉感知问题	跌倒风险;走失;对目视提示的错误知觉

痴呆症照料中存在的家庭问题

有充分的证据表明,护理人员心理问题的风险增加,反过来会对向患者提供的照料产生消极影响。对如无薪护理人员提供心理干预(如 CBT)的荟萃分析发现,此方式对护理人员群体有显著的益处(Brodaty,Green,& Koschera,2003;Kwon,Ahn,Kim,& Park,2017)。此外,对家庭和护理人员提供相应的支持团体也显示有一定益处,尽管这些不同的心理干预措施的益处往往只出现在特定领域,只针对照顾过程中固有的心理需求部分(Sörensen & Conwell,2011)。该研究确定了寻找高危护理人员需要更高的特异性,以及需要了解到照护过程中的生物和社会因素。

临床医生必须认识到,护理人员对那些由痴呆导致的中晚期疾病所做反应的异质性,应对措施的多样性给提供适当有效的干预措施带来了额外的挑战。提供有关其亲人所经历症状性质的心理教育相当重要。基于客观测试中反映的认知和/或行为问题的客观证据,提出了个性化的治疗方法,如神经心理评估、认知筛查和行为测量,将最有效地增进家庭成员对痴呆症状、相关干预措施及其功能限制的了解。在痴呆和行为挑战方面提供以基于证据的教育以及临床医生对任何误解的理解至关重要。

未来的研究和实践方向

尽管本章对痴呆行为和心理问题的非药物干预措施的综述并不全面,但本综述主要表明,有必要将心理护理的协调计划纳入不同阶段痴呆症及其前驱症状患者的标准护理实践。贯穿于疾病的整个过程的正式客观的认知评估,只要可完成这种测试,就可以在疾病的前驱期和早期阶段采取综合神经心理学评估。随着痴呆症不断加重,正式的认知评估可能会局限于筛查任务和/或行为观察。但无论如何,患者认知技能的信息可对非药物干预(如 CBT 和基于支持的治疗)产生一定影响。这些治疗的目的在于,在痴呆症的前驱期和早期阶段减少情绪困扰,并随着疾病的进展提供所需的行为干预和认知补充策略。

为了促进这种服务整合,需要进一步探索痴呆症前驱期(PCD 和 MCI)中焦虑或其他情绪/个性因素的影响,以确定其与未来转化为痴呆症的关系。在这些群体中,还需要对焦虑症状的亚型有更高的特异性研究,且还需要进行更多其他研究,包括神经或认知康复项目对痴呆症及其前驱症状的疗效进行纵向研究,以确保对这一弱势群体的适当使用。此外,需要对未受监管的行业内道德问题进行持续性调查。最后,需要进行纵向干预研究,以确定心理治疗的影响（如 CBT、行为干预、认知互补性指导），这些研究既可以独立于药理学治疗，也可以与药理学治疗相结合。

（梁玉祥 译　蒋佼佼 校）

参考文献

Beaudreau, S., & O'hara, R. (2008). Late-life anxiety and cognitive impairment: A review. *American Journal of Geriatric Psychiatry, 16*(10), 790–803.

Birtwell, K., & Dubrow-Marshall, L. (2017). Psychological support for people with dementia: A preliminary study. *Counseling & Psychotherapy Research, 18*(1), 79–88.

Brodaty, H., Green, A., & Koschera, A. (2003). Meta-analysis of psychological interventions for care-givers of people with dementia. *Journal of American Geriatrics Society, 51*(5), 657–664.

Caselli, R., Langlais, B., Dueck, A., Henslin, B., Johnson, T., Woodruff, B., … Locke, D. (2018). Personality changes during the transition from cognitive health to mild cognitive impairment. *Journal of the American Geriatrics Society, 66*(4), 671–678.

Cerejeira, J., Lagarto, L., & Mukaetova-Ladinska, E. (2012). Behavioral and psychological symptoms of dementia. *Frontiers in Neurology, 3*(73). https://doi.org/10.3389/fneur.2012.00073

Cheston, R., & Ivanecka, A. (2017). Individual and group psychotherapy with people diagnosed with dementia: A systematic review of the literature. *International Journal of Geriatric Psychiatry, 32*(1), 3–31.

Devier, D., Pelton, G., Tabert, M., Liu, X., Cuasay, K., Eisenstadt, R., … Devanand, D. (2009). The impact of anxiety on conversion from mild cognitive impair-ment to Alzheimer's disease. *International Journal of Geriatric Psychiatry, 24*(12), 1335–1342.

Gatz, M., Fiske, A., Fox, L. S., Kaskie, B., Kasl-Godley, J. E., McCallum, T. J., & Wetherell, J. L. (1998). Empirically validated psychological treatments for older adults. *Journal of Mental Health and Aging, 4*(1), 9–46.

Gitlin, L., Winter, L., & Dennis, M. (2010). Assistive devices caregivers use and find helpful to manage problem behaviors of dementia. *Geron, 9*(3), 408–414.

Gulpers, B., Ramakers, I., Hamel, R., Köhler, S., Oude Voshaar, R., & Verhey, F. (2016). Anxiety as a pre-dictor for cognitive decline and dementia: A system-atic review and meta-analysis. *American Journal of Geriatric Psychiatry, 24*(10), 823–842.

Kurz, A., Thöne-Otto, A., Cramer, B., Egert, S., Frölich, L., Gertz, H. J., … Werheid, K. (2012). CORDIAL: Cognitive rehabilitation and cognitive-behavioral treatment for early dementia in Alzheimer disease: A multicenter, randomized, controlled trial. *Alzheimer Disease & Associated Disorders, 26*(3), 246–253.

Kwon, O., Ahn, H., Kim, H., & Park, K. (2017). Effectiveness of cognitive behavioral therapy for care-givers of people with dementia: A systematic review

and meta-analysis. *Journal of Clinical Neurology, 13*(4), 394–404.

Lawless, M., Augoustinos, M., & LeCouteur, A. (2017). "Your brain matters": Issues of risk and responsibility in online dementia prevention information. *Qualitative Health Research.*

Logsdon, R., McCurry, S., & Teri, L. (2007). Time-limited support groups for individuals with early stage demen-tia and their care partners. *Clinical Gerontologist, 30*(2), 5–19.

McAllister, T. W. (1983, May). Overview: Pseudode-mentia. *American Journal of Psychiatry, 140*(5), 528–533.

Muller-Spahn, F. (2003). Behavioral disturbances in dementia. *Dialogues Clinical Neuroscience, 5*(1), 49–59.

Oliveira, A., Radanovic, M., Cotting, P., de Mello, H., Cardoso Buchain, P., Vizzotto, A., … Forlenza, O. (2015). Nonpharmacological interventions to reduce behavioral and psychological symptoms of dementia: A systematic review. *Biomed Research International.*

Prince, M., Wimo, A., Guerchet, M., Ali, G., & Wu, Y. (2015). The global impact of dementia: An analysis of prevalence, incidence, cost and trends. *Alzheimer's Disease International.*

Robillard, J. M., & Feng, T. L. (2016). Digital health advice: Quality of online articles about the prevention of Alzheimer disease. *Journal of Alzheimer's Disease, 55,* 219–229.

Robillard, J. M., Illes, J., Arcand, M., Beattie, B. L., Hayden, S., Lawrence, P., … Jacova, C. (2015). Scientific validity and ethics of online tests for Alzheimer disease. *Alzheimer's Disease and Dementia: Diagnosis, Assessment and Disease Monitoring, 1*(3), 281–288.

Roy-Byrne, P. (1996). Generalized anxiety and mixed anxiety-depression: Association with disability and health care utilization. *The Journal of Clinical Psychiatry, 57*(Suppl 7), 86–96.

Rozzini, L., Chilovi, B. V., Peli, M., Conti, M., Rozzini, R., Trabucchi, M., & Padovani, A. (2009). Anxiety symptoms in mild cognitive impairment. *Journal of Geriatric Psychiatry, 24*(3), 300–305.

Samsi, K., & Manthorpe, J. (2014). Care pathways for dementia: Current perspectives. *Clinical Interventions in Aging, 27*(9), 2055–2063.

Saubo, H., Misvaer, N., Tonga, J., Kvigne, K., & Ulsetin, I. (2017). People with dementia may benefit from adapted cognitive behavioural therapy. *Forskning,* 10–42. https://sykepleien.no/en/forskning/2017/12/people-dementia-may-benefit-adapted-cognitive-behavioural-therapy.

Sherman, D., Mauser, J., Nuno, M., & Sherzai, D. (2017). The efficacy of cognitive intervention in mild cognitive impairment (MCI): A meta-analysis of outcomes on neuropsychological measures. *Neuropsychological Review, 27*(4), 440–484.

Sörensen, S., & Conwell, Y. (2011). Issues in dementia caregiving: Effects on mental and physical health, intervention strategies, and research needs. *American Journal of Geriatric Psychiatry, 19*(6), 491–496.

Svansdottir, H. B., & Snaedal, J. (2006). Music therapy in moderate and severe dementia of Alzheimer's type: A case–control study. *International Psychogeriatrics, 18*(4), 613–621.

Tampi, R., & Tampi, D. (2014). Anxiety disorders in late life: A comprehensive review. *Healthy Aging Research*, (14), 3, 1–8.

Tucknott-Cohen, T., & Ehresman, C. (2016). Art therapy for an individual with late stage dementia: A clinical case description. *Art Therapy, 33*(1), 41–45.

Wimo, A., Guerchet, M., Ali, G., Prina, A., Winblad, B., Jonsson, L., … Prince, M. (2017). The worldwide costs for dementia 2015 and comparisons with 2010. *Alzheimers & Dementia, 13*(10), 1–7.

第 23 章　老年人的综合能力评估

Douglas Cohen, Izabela Z. Schultz, Amir A. Sepehry, and Alison M. Stewart

概述

在当今的"老龄化时代",心理能力的评估已经变得越来越重要。随着人口预期寿命的增加,全世界的人口结构正在发生着变化(de Grey,2015;He,Goodkind,& Kowal,2016;Magnus,2015;Nikolich-Zugich et al. ,2016;Pardasani,2018;Soliman & Hall,2015)。由于老龄人口的财富转移增加,这些转变可能会伴随着法院对遗嘱能力的挑战增加(Peisah & Shulman,2012)。增加法律和卫生领域中围绕受托责任的道德和负责任的专业实践的重视,实际上确保了在老年人进行心理能力评估时更加注重最佳实践。事实上,不断变化的人口结构和增加的应对人口老龄化的社会压力已经引起了公众、专业人员和科学界关于老龄化和相关挑战的热烈讨论(Kincannon,He,& West,2005;Magnus,2015)。这些问题包括围绕着通过遗嘱和遗产规划转移财富的决策;认知功能减退的患者以及脑损伤和慢性病患者,对护理人员、医院和护理设施的需求增加;延长痴呆症患者的寿命以及老年劳动力在工人和专业人员中的比例增高。例如,老年人(65 岁以上的人)现在占美国劳动力的 18.8%(DeSilver,2016)。因此,关于退休的社会和经济观点正在发生变化,从"蓝领"到各专业领域的老年人在就业市场服务的时间更长,换句话说就是延迟退休。

再加上具有潜在认知影响的严重伤害和疾病的更高存活率,如脑外伤和神经退行性和脑血管疾病(Morley,2017;Tsiouris,Patti,& Flory,2014;Waljee,Greenfield,Dimick,& Birkmeyer,2006;Zaloshnja,Miller,Langlois,& Selassie,2008),我们预计,在劳动力和普通人群中,认知相关功能障碍的患病率会越来越高。(Morley,2017;Tsiouris,Patti,& Flory,2014;Waljee,Greenfield,Dimick,& Birkmeyer,2006;Zaloshnja,Miller,Langlois,& Selassie,2008)。鉴于对医疗和社会的影响,不可避免地增加了人们对认知能力下降人群的关注,他们对护理和社会支持的需求迅速增长,相关社会成本不断攀升,对卫生和法律制度的需求也在增加(Darba,Kaskens,& Lacey,2015;Holmerova,Hort,Rusina,Wimo,& Steffl,2017;Swedish Council on Health Technology Assessment,2008)。随着对能力评估的需求不断扩大,缺乏明确的基于证据的评估准则和标准可能会对老年人、其家人和公众造成重大伤害。虽然在提供能力评估指导方面已经取得了很大进展(American Bar Association Commission on Law and Aging & American Psychological Association,2008;Spar & Garb,1992)。然而,到目前为止,这些评估中最常见的类型都缺少有效的实践标准。尽管缺乏有效的实践指南所带来的对社会、道德和哲学的影响,但心理学家、医生、护士和社会工作者越来越多地被要求在广泛的医疗保健、法律和工作能力背景下进行能力评估(Sousa,Simoes,Firmino,& Peisah,2014)。然而,能力评估是复杂和具有挑性的。此类评估中的评估结构可以互换使用，并进行定义和测量。由于评估涉及到全面的认知、情感和身体功能，它们通常需要根据各自领域进行详细、全面、精准的评估，这可能会对被评估者产生深远的、改变人生的甚至是终生的影响（Marson，Hebert，& Solomon，2011；Moberg & Gibney，2005；Schultz & Greer，2016；Sullivan，2004a；Weinstock，Leong，& Silva，2003；White & Lofwall，2015）。最后，由于缺少公认的能力评估标准或流程，制定基于共识的实践指南可能会很困难（Kocha，2013），这可能反映了能力评估领域潜在的观念和实践差异。

尝试进行全面有效的能力评估时，实际挑战不胜枚举。第一，能力因人而异。个人可能无法胜任一种任务，但这并不一定意味着他们不能胜任其他任务（Kontos，Querques，& Freudenreich，2015；Soliman & Hall，2015）。例如，一个人可能没有能力处理他们的财务，但可能有足够的能力对他（她）的健康作出决定（Weinstock et al.，2003）。尽管在试图评估一个特定的能力领域时，一个人的能力仍然会因相关任务、各种能力要求的背景以及评估技能而有所不同。例如，在法律决策能力范围内，签署遗嘱、作出医疗决定或提供研究参与知情同意方面，可能涉及的能力水平和类型与在法庭上受审或作证的能力明显不同（Schwartz & Mack，2003）。

第二，具有不同心理测量特征的多个评估量表可被视为等效的测量方法，或由临床医生统一使用。例如，公认的认知功能的筛选方法，最常用的就是简易精神状态检查（MMSE）（Folstein，Folstein，& McHugh，1975），被认为对轻微的认知衰退相对不敏感，但它可以对许多精神能力进行评估并具有敏感性（例如，注意力、记忆力、定向力）（Billick，Perez，& Garakani，2009；Guilmette & Krupp，1999）。事实上，要正确评估认知功能的每一个方面，可能需要多个客观指标。第三，在研究文献中，关于一些客观的标准和访谈过程如何与现实生活功能（即生态有效性）相联系，如何将评估或临床结果与执行某些任务的能力相结合，或者在某一方面，哪一种衡量标准最能区分一个人是否是有能力的，这些在研究文献中都缺乏一致的意见（Moberg & Gibney，2005）。即使使用了多种标准化的认知测量方法，也有可能无法正确地捕捉到个人在现实世界中的精神能力。最近，改进的能力评估框架汇总了以下内容，包括：①关于使用决策能力标准化评估措施的结果和指南；②高级护理规划指南的标准化评估结果（McPherson & Koltai，2018）。第四，由于缺乏有效的标准化测试程序，可能出现神经心理学和相关健康专业人员的评估实践不一致（Moberg & Gibney，2005；Sullivan，2004a）。认知能力评估存在不同的评估方法和情景标准（Schwartz & Mack，2003；Whiting，2015）。为了提高调查结果的公正性和客观性，并提供更易于进行适当事后分析的可衡量结果，认知能力评估需要：①在设计评估时应用一致的概念框架；②更多地使用标准化程序；③开发有效和全面的评估单元。例如，使用标准化测试[如蒙特利尔认知评估（MoCA）]（Nasreddine et al.，2005）可以为其他筛查评估工具提供借鉴，这些测试能够更有效地检测老年人的轻微认知缺陷。此外，教育专业人士如何正确建构及运用有效和公平的能力评估方法，将最大限度地减少可能存在的有效性、可靠性和公平性问题。

为了推进认知能力评估领域的发展，本章将探讨评估老年人认知能力的关键因素；回顾认知能力评估的高风险性；并为医疗专业人员提供一个评估框架，该框架的目的是确定老年人是否有能力理解一项任务或程序，完成一项工作，或做出一个重大决定。本章后面的小节还将进一步阐述认知能力评估最佳做法的重要因素和未来的评估方向。

能力的定义及其功能组成

简单地说,能力(competency)是理性地执行法律认可的行为所需的精神和认知能力(Bisbing,1998)。确定能力是一个法律问题,通常由法官在法律程序中决定。能力(capacity),经常与认知/精神能力(competency)混为一谈,最合理的是将其概念化为一项基本技能,该技能就是能够胜任某一工作或做出决策的能力(Demakis 2012b)。能力(capacity),在法律意义上,指的是个人形成理性决策和执行理性行为的心理社会能力,以及个人理解和利用信息并形成理性决策的能力。与能力(capacity)相关的评估和决策由临床医生执行,而认知/精神能力(competency)是由法官就个人的法律地位判决的(McPherson & Koltai,2018)。

在评估文献中,精神/认知能力(competency)和能力(capacity)经常混淆使用(McPherson & Koltai,2018),但其具有不同的定义和重大的法律意义(Appelbaum,2007)。反过来,神经心理学家经常以同样的方式使用认知能力(competency)来决定各种能力(capacity)(Marson et al.,2011)。然而,当与功能受限的老年人一起工作时,区分精神/认知能力的临床和法律方面尤为重要(Moberg & Gibney,2005),其中,清楚了解正在进行的评估范围是构建有效和适当评估的关键组成部分,这可能会对老年人的独立性和生活产生深远的影响(Demakis,2012a,b)。此外,决策能力被定义为个人明白和理解治疗信息的能力,以及推理和理解决策后果的能力(American Bar Association Commission on Law and Aging & American Psychological Association,2008)。

为此,可以强调几种类型的相关能力领域,包括遗嘱能力(立遗嘱的法律和精神能力)、驾驶能力、财务能力(管理财产、订立合同、转让委托书、捐赠)、医疗相关能力(例如同意某一程序或治疗),与心理健康相关能力(例如,与现实的接触程度以及对自身和他人的潜在风险)、认知能力(与同龄人群相比,是否存在智商较低,智力和适应能力较差)、监护和托管问题(决定是否需要指派监护人或受托人代为行事)以及个人护理和独立性(Ciccone,2003;McPherson & Koltai,2018)。为了突出老年人能力评估的关键方面,本章将详细介绍其中的一些领域。

在其他法律或临床背景下,能力(competency)也有不同的定义。民事行为能力(不同于法律能力)涉及个人的行为能力(例如,同意一项严重的外科手术或拒绝治疗)或在民事领域处理财务等一系列活动(Moberg & Gibney,2005)。因此,签署遗嘱的能力、作出医疗决定的法律能力或签署研究项目知情同意书的能力不同于在法庭上受审或作证的能力(Schwartz & Mack,2003)。必须强调的是,在法医精神病学评估以及会诊联络精神病学的背景下,除非另有判决,否则成年人被认为是有能力的(Schwartz & Mack,2003;White & Lofwall,2015)。此外,能力领域的列表可以扩展到对一个人思维能力的评估之外,包括工作场所的功能能力,或执行工作的能力,这可能需要认知和功能能力。工作场所的功能能力,包括工作适应能力,决策能力,而且要具备执行特定体力任务和特定认知任务的技能(包括学习能力、执行推理、判断和决策能力、回忆和应用专业知识库的能力、洞察力、心理灵活性和适应能力)。工作能力不足不仅关系到雇主和盈利能力,也可能会给公众和其他员工和监管者带来风险。在老龄化对安全敏感专业人员(如医生、护士、牙医、紧急救援和航空公司人员)的职责造成影响的情况下,这一问题尤为严重。图23.1说明了能力(capacity)和精神能力(competency)之间的关系。

因此,胜任能力(competency)不是一个单一的结构,在这个结构中,一个人不一定非是有能力或者无能力。能力可以跨多个领域也可以不跨多个领域,能够执行一种行为或决策的能

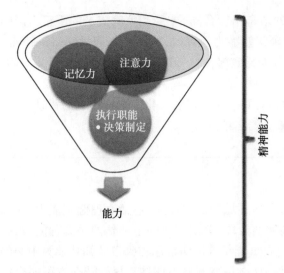

图 23.1　能力（capacity）和认知能力（competency）的关系：认知因素

力可以存在于一个领域,但可能不存在于另一个领域。例如,个人可能没有能力对投资或其财务未来作出决策,但完全有能力处理日常生活中涉及基本计算和其他技能的大部分活动(例如,准备食物、保持良好的卫生、打扫房间、购买杂货、乘公共汽车)。即使在领域之内,能力也可能不同。一个人可能无法对其精神药物或接受精神病住院作出充分的知情决定,但可能有足够的能力决定是否为治疗目的而截肢(Weinstock,et al.,2003)。综合能力评估通常是临床神经心理学专家的工作(Moberg & Gibney,2005),使用多种方法,如评分量表、访谈、相关数据、认知测试和回顾记录。尽管神经心理学专家因其在神经认知评估和心理病理学方面的专业知识而为能力评估做了特别准备,(Demakis,2012a,b),但也可能需要许多其他医疗专业人员进行这些评估,包括作业治疗师、护士、社会工作者和医生。

　　因此,临床神经心理学家和其他对老年人进行能力评估的从业者必须对其能力进行一系列具体的评估,以尽可能全面地挖掘其能力(Ciccon,2003)。特别值得关注的是执行功能,但随着年龄的增长,其他认知能力也会下降(Persad,Jones,Ashton-Miller,Alexander,& Giordani,2008)。无论是否患有痴呆症,能力上的改变都可能发生,能力的改变可以与代谢或神经精神疾病同时发生,也可以在代谢或神经精神疾病之外发生(如抑郁症)(Alexopoulos,Kiosses,Murphy,& Heo,2004;Lockwood,Alexopoulos,& van Gorp,2002)。同意进行医疗治疗的能力的开创性概念模型继续为这些评估中必须检查的基本功能领域提供信息(Grisso & Applebaum,1998)。通常,作为评估重点的老年人需要证明他们能够了解情况及其后果,理性地利用信息,并做出明智的决定,从而得出合理的结果(能够推理和权衡选择)。他们还必须了解与决策或行动相关的信息(Schwartz & Mack,2003)并能够充分传达决策或选择和/或执行任务(Ciccone,2003;Marson et al.,2011)。

老年人精神能力评估中关注的具体因素

　　如上所述,当检查在某一特定水平上工作或曾在某一特定水平上工作的老年人时,精神能力评估的评估重点往往变得更加复杂,但现在人们担心,他们在某些方面的能力较差。例如,一个专业人士或高成就者可能会表现出症状,使他们不能继续在这个水平上工作(Schultz & Greer,2016),或患有精神疾病,如情绪或焦虑障碍,或药物使用障碍,它们对功能的影响各不相同。成就卓著的人,包括一些年长的专业人员,可能拥有更大程度的认知储备和应对能力,在某些方面可能运作得相当好,因此此执行更复杂的职责或任务时,能够很好地代偿甚至掩盖他们的困难。然而,在有轻微的认知缺陷的情况下,受损的专业能力可能无法立即被观察到或通过其他方式发现,因此可能会被忽视。还有一些问题可能与衰老和健康的影响有关,尤其是身体虚弱的人在各种情况下更容易被人利用(例如,处于被取消继续驾驶资格的边缘,但被销售人员说服签订了一份为期几年的新车租赁合同)或受到家庭成员的不正当影响(例如,对其财务或资产处置的控制)。当怀疑认知能力下降时,例如疑似痴呆症(Filakovic,Eric,Mihanovic,Glavina,& Molnar,2011)或可能导致轻微认知障碍和功能缺陷的相关疾病,精神能力评估变得更加复杂。有些缺陷可能是暂时的或可逆转的,例如用药过量或受到感染。老年人功能的多变性或多样性意味着评估者必须在不同的文化和家庭影响的背景下,对广泛的认知、情感和功能领域的能力进行检查并给出结论。

与老年人相关的能力领域

以下是与老年人相关的一些重要的能力评估领域的简要概述,包括心理健康能力、认知能力和其他重要的功能能力。在最初的规划评估阶段,关键是要确定评估的是哪种能力,并确保有关团队对将要解决的问题达成一致。例如,当精神疾病被添加到以认知功能为中心的各种问题中时,很难区分什么是心理健康评估,什么是财务能力评估。尽管转介方可能会担心老年人的心理健康,但他们可能需要该信息来确定委托人是否有能力签署遗嘱或出售财产。最后,在开始评估之前,需要仔细检查评估的目的,并且在与转介方交流中解决其对评估者这个角色的任何问题(Purser & Rosenfeld,2014)。与老年人能力相关的问题经常出现在与影响认知的衰老相关的疾病过程中,如阿尔茨海默病、血管性痴呆和卒中,但也可能包括身体虚弱、疼痛和其他疾病过程(如痴呆或卒中引起的失语症)的影响,以及严重的情绪或精神障碍和创伤性脑损伤。在下面介绍的所有能力评估中,都可能涉及心理健康检查,包括结构化临床访谈和完成问卷测量、智力评估和更高级的认知测试(Kutcher,Chehil,Cash,& Millar,2005)。

心理健康能力

失去为自己做决定和控制自己生活的能力对老年人和他们的照顾者影响很大。身体虚弱和健康状况下降、随着年龄或疾病进程认知功能的变化、易受贫困或低收入影响,以及被他人无良利用的可能性,都会使老年人面临痛苦和心理健康问题,这些问题会迅速压倒他们的决策能力(Peisah & Shulman,2012)。对可能发生的虐待、缺乏法律保护和对监护过程监督不力的担忧导致了相关法律和政策的变化,以保护老年人和其他可能失去独立决策权的人(Demakis,2012a,b)。当老年人不再能够照顾自己或自己的事务时、当他们拒绝帮助时、当有可能受到伤害时,确定心理健康能力可能是必要的。当人们开始关注个人护理和独立能力时,心理健康能力问题通常出现在确定医疗决策能力的背景下或者在财务和遗嘱能力的背景下。特别的是,如果存在安全问题或需要在法律背景下证明能力,例如,如果有人想要对先前发现的精神不健全质疑或者需要完成遗嘱的准备,则需要进行此类评估(Peisah & Shulman,2012)。

心理健康的常见概念包括存在幸福感和不存在精神障碍。个人独立决策的能力,良好的现实交往能力,以及不存在由于精神状态、判断能力或自我照顾能力差而对自己和他人产生的潜在重大风险都有助于心理健康。一旦对能力进行调查,心理健康受损会导致一系列改变生活的结果,从家人或其他照护者的非侵入性间歇监督,到违背个人意愿进入医院或护理机构,失去了独立和自主做决定的自由。在后一种情况下,法官或其他法律小组可以把受影响的老年人指定给成年人监护,其中法院赋予监护人为无行为能力的人作决定的责任和权力

（Demakis，2012a，b）。

一个典型的案例，一个独居或以其他方式远离社交的老年人，表现出越来越沮丧的情绪，开始在自我照顾或完成正常的日常生活方面遇到困难，如做饭、购物和打扫房间。在这种情况下，家人、朋友和邻居向社会服务机构表达关切是很常见的。社工的来访可能会发现家里一片混乱，老年人显得抑郁、无所事事，并且没有能力表达出满足他（她）需求的合适计划。在与家属取得联系后，可以决定让老年人到医院进行进一步的心理健康评估，并检查其独立生活和自理的能力。

认知能力

思维能力是日常工作的组成部分，也是独立生活的能力。它包括各种任务，从简单地决定什么天气适合穿什么衣服，到利用最高级别的执行功能完成复杂任务，例如，为自己的财务未来做计划或者执行复杂的工作任务。因此，任何能力评估都必须包括测量被检查领域内的认知需求水平，并选择适当的认知和功能评估水平。老年人认知能力下降通常与独立功能下降有关（Plehn，Marcopulos，& McLain，2004）。认知能力可能受到智力或发育障碍、或神经退行性疾病的影响，例如痴呆症及相关疾病、心理健康障碍、医疗条件和药物。推理、判断和决策方面的困难会对独立功能产生不利影响（Lezak，Howieson，Bigler，& Tranel，2012；Strauss，Sherman，& Spreen，2006）。然而，重要的是，不要自动地将疾病过程，如痴呆症或精神病诊断，等同于认知功能障碍。鉴于痴呆症等疾病的渐进性，处于痴呆症或阿尔茨海默病的初始或潜伏期阶段的个体可能会表现出轻度认知障碍（MCI）的迹象（Dubois et al.，2014；McKhann et al.，2011；Scheltens et al.，2016）但仍可能独立并能够进行日常生活。随着病情的发展，通常会出现决策能力和自我护理能力的恶化（Bertrand et al.，2017；Hegde & Ellajosyula，2016）。另一种情况是，患有严重精神疾病（如精神分裂症）的人可能会在某个时间点上能力下降，但随着治疗的进行，这种情况可能会改变（Peisah & Shulman，2012）。认知功能下降会导致日常生活活动（activities of daily living，ADLs）（Atienza-Martin et al.，2013；Willis，1996）、财务能力、医疗决策、遗嘱能力或行驶能力的损害。此外，随着疾病的进展，对护理人员（或有见识的代理人）和额外支持的影响也会增加。值得注意的是，在患有痴呆样神经退行性疾病的个体中，随着时间的推移，决策能力恶化的相关风险中包括了虐待老人的可能性增加（Dong，Simon，Rajan & Evans，2011）。此外，决策能力受损的个人通常会求助于他人进行决策（Kim & Kjervik，2005），这进一步增加了虐待、忽视或利用的风险。

认知能力评估需要成为大多数财务、医疗决策、遗嘱或个人护理和独立能力评估的一部分。评估需要测量几个认知领域，包括理解相关概念的能力、记忆功能、语言表达能力、表达理性选择的能力和执行功能（如理解概念、逻辑推理、思维灵活性）。认知能力和心理健康能力之间有很大的重叠，其中抑郁、焦虑和与社会接触过少等问题会在其他认知过程中影响注意力、记忆力和启动任务的能力。在许多对心理健康影响特别敏感的任务上，这种重叠是显而易见的，包括计算、理解交易、计划或决策以及作出判断（Karlawish，2008；Wang & Ennis，1986）。一个与潜在认知能力评估相关的典型案例，老年人在谈话中表现得越来越迷失方向，处理和保留信息的能力越来越差，并且在进行基本的数学运算（尤其是围绕购买和金融交易方面）时遇到困难。值得注意的是，急性疾病，如肺炎或尿路感染，可导致更多的意识混乱和住院治疗。随后，医护人员和家属可能会要求进行初步和后续测试，以确定老年人的意识混乱是否会消除，或者他们是否有认知能力下降的迹象。

健康与医疗决策能力

在法医学领域,健康和医疗决策是道德上最敏感和最令人担忧的领域之一。医疗和保健人员往往是第一个提出此类问题的人,因为他们可能是第一个与老年患者相处的客观观察者。在寻求同意进行手术、联系亲属或提供服务时,主治医师可能会担心老年患者没有完全理解做出这些决定的过程。广泛的医疗疾病可能会影响一个人在这些方面给予同意的能力,包括卒中、脑损伤、痴呆和情感障碍(如严重抑郁症)。身体健康状况也会影响一个人给予同意的能力,包括脑肿瘤、代谢性痴呆、帕金森病、正常颅压脑积水、肝脏或肾脏疾病、激素功能紊乱、感染、发育障碍(如唐氏综合征)、神经精神疾病(如晚发性精神分裂症和其他精神疾病包括幻觉和妄想),以及谵妄、低氧和金属中毒。评估患者的健康状况和同意医疗程序或治疗的能力对于维持患者的护理至关重要(Appelbaum,2007),并且可能有助于确定额外的治疗需求,从而提高医疗决策能力或生活质量。此外,做出医疗和其他健康决定的能力与独立生活的能力和人的认知能力密切相关。健康决策包括患者能够了解自己的情况,特别是他们的身体状况和主要症状;保留和理解提供给他们的信息(特别是医生和其他医疗专业人员提供的信息);认识到在作出治疗决策时潜在风险与收益的概率和重要性;权衡任何替代选择的成本和收益;沟通选择的能力;并且能够理解所确定的治疗或护理目标实际上能够实现的可能性(Palmer,Savla,& Harmell,2012)。

一个涉及医疗和健康决策的典型案例可能是这样的情况:一名老年人被送进重症监护病房接受重要的治疗,例如手术,然后住进长期照料机构。在入院时,主治医生可能会注意到患者在交谈中表现出困惑,这使患者做出合理医疗决定的能力受到质疑。鉴于在道德和法律上要求医务人员在进行手术前必须获得知情同意,可能会请其家人协助了解老人的情况。然后,通常会为神经认知评估做好转介准备,以帮助确定患者是否能够做出合理的医疗决定,或者是否需要某种形式的成人监护。

个人护理和独立生活能力

自我照顾的基本要素是能够独立完成日常生活活动(ADL),这取决于个人安全地独立生活或在某种程度的帮助下生活的能力(Edemekong & Levy,2018;Rockwood,2007)。基本的日常生活能力包括应对工作所需的认知和运动技能,如吃饭、洗澡、穿衣、如厕、转移和大小便的控制,以及能够识别家庭和社区中的危险(Everhart,Lehockey,Moran,& Highsmith,2012)。根据个人的生活环境,评估者可能会关注基本日常生活能力以外的问题。一些活动被称为工具性日常生活活动(instrumental activities of daily living,IADL)(Graf,2008),包括更高级和更困难的日常任务,如准备食物、做家务、洗衣、购物、使用电话、交通、独立服药以及处理基本财务的能力。在老年人必须完全或大部分自给自足的情况下,评估 IADL 能力的重要性变得显而易见。

能够完成大多数基本和工具性的日常生活能力要求能够合理、熟练、可靠地完成那些确定的具体任务。完全独立的客户必须能够展示出确保住所、食物和衣物安全的能力,以及保持一个安全可靠的环境的能力。对老年人优势和劣势的洞察、自我护理史、对自我护理和医疗护理以及心理健康状况的判断和决策能力的额外分析通常是评估的重点(American Bar Association Commission on Law and Aging & American Psychological Association,2008),尤其是在进行长期护理计划时。因此,个人护理和独立生活评估经常涉及对财务和医疗决策能力的评估。

以独立性和日常生活技能为重点的能力评估通常包括直接评估或者对日常生活活动信息的观察,直接评估资金管理技能,询问老年人是否能够知道如何以及何时请求医疗或紧急帮助,以及询问社会和社区功能(Everhtart et al.,2012)。在单个 ADL 任务的测量或观察中表现不佳可能意味着一个人没有能力独立生活,但这也仅仅是可能。正是多重缺陷的累积效应,而不是一个特定的损伤,才使个人在日常生活活动方面丧失能力。有一系列的独立生活量表可用于能力评估;证据表明,这些量表可能比单独的间接认知测量有更好的预测价值(Quickel & Demakis,2013)。然而,认知功能的下降与独立功能的下降有关(Plehn et al.,2004)。评估者必须区分认知能力下降的影响和那些可能由身体失能引起的影响(Everhart et al.,2012)。在后一种情况下,如果能得到身体上的帮助或环境上的适应,在自我照顾方面有困难的个体也许能够保持独立。值得注意的是,核心的基本个人护理技能并不一定涉及显著的高阶认知能力。更确切地说,大多数基本的日常生活活动技能都是过度学习的,本质上是程序性的,涉及认知负荷较低,并且是自动执行(除非身体失能的限制)。事实上,个人护理表现在神经退化过程中的恢复能力相对较强,只是在个体认知衰退的早期可能不会很明显。因此,建议完成日常生活活动能力的观察性和/或自我信息评价表(American Bar Association Commission on Law and Aging & American Psychological Association,2008)。此外,尽管认知能力的整体评估与 ADL 能力的下降相关,但许多具体的神经认知测量并不相关。视觉空间技能的具体评估,反过来,又与工具的使用有关,因此,在评估独立生活能力时,能够执行许多个人护理任务和整体筛查措施(如简易精神状态检查)可能特别重要(Everhart et al.,2012)。

当家庭成员开始担心是否有能力照顾日益依赖自己生活的老人时,一个与独立生活能力评估相关的案例就出现了。这个家庭可能会更频繁地去看望他们年迈的家人,并为他们完成更多的工作。他们可能会担心,因为这个年老的家庭成员的体重正在减轻。他们可能会开始怀疑他们的家庭成员是否能适当地照顾他(她)自己,并且开始想办法,比如搬进家庭的时机。如果家庭认为他们不能通过提供护理或家庭护理援助来满足老年家庭成员的需要,他们也可以考虑提供一个辅助的(半独立的)生活环境。

财务能力

评估老年人的认知能力通常包括对预算和资金管理技能的评估。然而,在资金管理和财务决策方面的能力本身就是一个重要的领域。理财困难会直接影响老年人的安全保障(Price,2014)。经济能力差可能对老年人的长期健康和幸福感产生负面影响,使他们容易受到不良家庭和其他人的虐待和利用。财务能力是高度认知介导的(Marson,Triebel,& Knight,2012),容易受到注意力和记忆功能下降的影响(Widera,Steenpass,Marson,& Sudore,2011),是容易受伤和能力丧失的早期预警信号。财务能力不足会影响签订合同(包括与住房、贷款担保和其他交易有关的合同)、管理遗产、管理财产、立遗嘱、为他人担任受托人或转让授权书的能力。除了能够理解和执行基本的数学运算外,财务能力评估还需要检查客户的判断和决策历史,如财务判断不良的迹象(如过度赌博、变卖资产、突然分配财产等),以及任何可能被家庭成员利用的警告信号,包括检查是否有任何不正当家庭或其他社会压力释放资产的迹象。财务能力既包括表现方面(如完成付款、购物等财务任务),也涉及判断方面(如能够保护自己的资产、长期支出计划)。与财务能力相关的认知技能包括数学技能、视觉运动跟踪和执行推理。然而,间接认知测量不能取代直接测试数学技能的生态有效性(Marson et al.,2012)。在这种情况下,通常会出现这样的临床情况,一对夫妻中的一方死亡或失能,无法帮助或以其他方式平衡资产分配和支出。

法律决策能力

除非在所有成年人身体上或精神上有其他证明,否则均假定具有法律行为能力。有关方或参与方几乎总是开始审查这种能力。它包括确定当事人是否对法庭听证会或程序的确切性质和目标有足够的了解。在刑事诉讼中,评估者和法院面临的首要问题是,法院面前的个人是否对特定的刑事诉讼有足够的基于事实的知识,使该程序得以进行。法律决策的这些方面不同于"民事"能力。法律决策能力延伸到如聘请法律顾问、送礼、提名委员会、签订合同或结婚等问题(Kolva & Rosenfeld,2012)。

关于相关的"民事"行为能力,也有遗嘱行为能力或决定死亡后财产处置的能力。除了就遗嘱问题做出具体决定的能力外,在其他情况下的法律决策能力还包括了解法院程序的可能结果和/或他们自己参与诉讼,能够与律师沟通,接受指示,向律师和法庭表达自己的愿望。尽管有一些旨在评估法律能力的具体测量(Filakovic et al.,2011;Kirshner,2013;Whiting,2015),但没有一项测量措施是足够的。检查隐含的认知功能需要更广泛的评估。与民事能力一样,法律决策能力可能会受到严重精神障碍、与神经退行性变化和发育障碍相关的医疗疾病以及脑损伤的影响。最终,评估者必须将法律问题作为可接受客观评估的心理社会结构来操作(Peisah & Shulman,2012)。法律决策能力是通过评估认知功能来解决的,包括测试工作记忆、方向感、注意力和数学技能,以及临床访谈,其中可能包括针对法律环境的理解的特定问题。关于遗嘱能力,老年人必须理解与遗嘱准备有关的基本细节和程序,理解遗嘱的性质,了解自己的财产,知道遗嘱指向谁,以及知道处置自己资产的计划。

涉及法律决策和遗嘱能力的情况是审查老年人能力的一些较为常见的情况。通常情况下,一位老年人会去律师事务所准备遗嘱。他们可能有相当多的资产要处理,或者资产安排复杂,或者遗嘱中的资产分配可能存在家庭矛盾和冲突。在接受资产时,律师可能会担心当事人是否充分了解其资产的深度和广度,或者担心某个家庭成员对资产处置的不当影响。事实上,一旦似乎在控制或以其他方式向当事人施压的亲属被排除在会议之外,当事人可能看起来不确定他们为什么在那里,不愿意表达独立的意见,或者更明显的是,在单独采访时感到困惑。在这些情况下,律师可以要求对当事人的认知功能进行评估,以确定他们是否有能力准备和签署遗嘱。

高压力下的决策能力

随着被称为"死亡权"的各种说法的泛滥,由于弱势老年人做出了不可逆转的健康和生活决定,死亡医疗救助(Schuklenk et al.,2011)或协助自杀(Sperling,2018)、西方国家的安乐死立法(Gathere & V Ollmann,2013)、公众关注和伦理争议一直在高速增长。以患者最大利益行事的原则常常与尊重患者自主权的原则相冲突。然而,两者都需要在高压力决策中保持平衡。

具体需要平衡的是什么?值得注意的是,幸福的定义是指所提议的东西的风险和好处。在高压力的决策中,法律能力所需的能力水平随着风险大于收益的程度而上升(Buchanan,2004)。然而,令人关切的是,在实践中可能有其他途径获得同样的利益,却没有被考虑到,例如,对寻求生命终结的抑郁症患者进行心理健康治疗,或对癌症晚期患者进行药物改善的疼痛控制。图 23.2 用平衡法说明了决策的严重性与法律能力所必需的能力之间的关系(Buchanan,2004)。

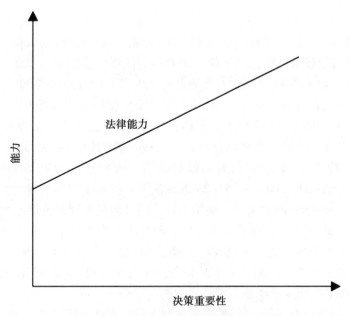

图 23.2 平衡方法:决策重要性和法律能力

从概念上讲,在高压力的决策情景下确定风险的合理性是一项复杂的任务。它要求确定 5 个组成部分:损害的概率;损害的价值;需要冒着损害的风险,但目标将会实现的可能性;归因于这一目标的价值;以及采取其他策略(例如治疗)时承担风险的必要性。由于结构的复杂性,高压力下的决策能力的衡量转化为能力评估中的方法复杂性。需要确定以下基本认知成分:患者保留有关决策信息的能力;权衡信息并做出决策的能力;当前决策与过去决策、愿望和信念的一致性;能够以可靠的方式传达选择的能力;以及在不受过度影响的情况下做出决策的能力(Stewart,Peisah,& Draper,2011)。由于衰老、神经退行性疾病、脑损伤、精神健康障碍、疼痛、疲劳或药物的副作用,老年人的部分或全部高级认知过程可能受到损害。

医助自杀(physician-assisted suicide,PAS)预测因素的研究强调了在能力评估中需要适当考虑的多种心理社会因素。这些因素包括:①抑郁、绝望和自杀倾向;②焦虑;③抑郁与轻度阿片类物质的相互作用;④精神健康低下;⑤社会支持不足和挫败归属感;⑥自卑;⑦自我负担感;⑧抑郁症患者的经济情况(Berghmans, Widderswoven, & Widderswoven-Heerding, 2013;Bulow et al.,2012;Gather & Vollmann,2013;Jansen van der Weide,Onwuteaka-Philipsen,& van der Wal,2005;Johnson,Cramer,Conroy, & Gardner,2014;Johnson、Cramer,Gardner, & Nobles,2015;Macleod,2012;Smith,Harvath,Goy, & Ganzini,2015;Tucker,Buchanan、O'Keefe,& Wingate,2014)。与普遍的看法相反,临终患者的自杀意念与疼痛强度没有直接关系,但与抑郁有强烈关系(Levene & Parker,2011)。严重疼痛可能是 PAS 的预测因素,但主要是在抑郁症患者中(Mystakidou et al.,2005)。事实上,抑郁是评估能力的一个关键因素,尤其是在高压力的情况下。一般来说,晚期疾病越严重,抑郁症的患病率

就越高,这与影响认知的悲观偏见(Mystakidou et al.,2005)有关。研究表明,抑郁症患者在预测不良事件时会受到不精确性因素的影响(Strunk,Lopez,& DeRubeis,2006),这容易对他们做出健康和生活决定的能力产生不利影响。值得注意的是,抑郁症的改善减少了对加速死亡的渴望(Rodin et al.,2007)。

正如本章所讨论的,痴呆症通过推理、判断和决策方面的困难,以及随着时间的推移决策能力的恶化,对法律能力产生了特别不利的影响。(Okonkwo,Griffith,Copeland et al.,2008)。更复杂的是,研究规定痴呆患者比晚期癌症患者接受的疼痛控制更少。此外,其他人经常为他们做决定。而且,根据 2017 年对加拿大魁北克 306 名看护者的调查,相当一部分看护者希望痴呆患者能加速死亡(Bravo et al.,2017)。在这个易受伤害的人群中,这些因素为高压力下决策能力评估中的有效性、可靠性和公平性方面的挑战奠定了基础。PAS 请求的不稳定性是老年人高压下决策中的另一个争议领域。对临终患者的研究表明,大约一半的患者认为PAS 改变了他们的想法。重要的是,有抑郁症状的患者更容易在几个月内改变主意(Emanuel,Fairclough,Emanuel,2000),而老年抑郁患者往往在 6 个月后拒绝他们的决定(Blank,Robison,Prigerson,& Schwartz,2001)。决策不稳定的其他相关因素包括男性、高痛苦、低健康和低支持(Blank et al.,2001)。决策不稳定性问题对现有的在住院日或数周内进行单次或重复 PAS 评估的医疗保健实践造成了挑战。决策能力评估人员需要认识到,在潜在外部压力和导致决策不稳定的多种其他因素的背景下,决策的不可逆性和最终性可能会破坏"知情"同意原则。利害关系确实改变了法律能力所必需的能力水平。

然而,老年人的高压力、不可逆转的决定受到多种心理社会因素的影响,这些因素使得能力评估成为一个具有多重内在心理测量局限性的可疑过程。决策环境起着特别重要的作用,包括:①某一天的时间、疾病或诊断的近况、当前症状或精神状态;②提供信息的人以及如何提供信息和提供信息的内容是什么;③家庭、医疗、精神和社会的支持;以及④来自家庭、医疗机构和社会的外部压力。因此,评估者不仅要评估认知能力和心理健康,还要评估已知影响决策能力的语境因素的影响。老年患者可能同意 PAS,但可能存在可提供但昂贵或难以达到的治疗方法;医疗诊断和预后可能不准确;或者是家庭或医疗团队的不易察觉的胁迫。患者也可能对创伤或损失做出反应,缺乏社会支持,感觉像是一种负担。

从实际能力评估的角度来看,要被视为有能力进行高压力决策,老年患者必须证明有能力辨别"选择"和选择的合理结果,有能力基于合理的理由做出选择,以及理解选择和情况的能力。然而,尽管此类决策具有不可逆性和生死性,但还没有制定出基于共识或经验性支持的指南来评估高压力决策能力,特别是对于 PAS。世界各地的不同司法管辖区使用不同的方法、测量工具和评估员的专业资格。这类工具的心理测量特性通常鲜为人知,评估者潜在的偏见令人担忧。一种有前景的标准化能力工具是同意治疗能力量表(Consent to Treatment Instrument,CCTI)(Marson & Hebert,2008)它针对 4 个治疗同意领域:表达选择、推理、理解和作出合理的选择。研究表明,在轻度认知障碍的情况下,短期记忆测量预测了这 4 个标准中的 3 个,其次是执行功能(Okonkwo,Griffith,Belue et al.,2008 年)。CCTI 使用了两个特殊的插图(肿瘤和心血管疾病),每个插图都与两种治疗方案及其风险和益处相关。研究发现,轻度认知障碍的患者在决策能力的测量方面表现出明显的缺陷(Okonkwo et al.,2007),这些缺陷在转化为阿尔茨海默病期间发生恶化(Okonkwo,Griffith,Copeland et al.,2008)。关于脑瘤,尽管患者可能表现出轻微的失能,但他们在医疗决策能力方面表现出损害(Martin,Gerstenecker,Nabors,Marson,& Triebel,2015)。值得注意的是,尚未专门开发出用于评估高压力决策能力的同意治疗能力量表,例如 PAS,但它们代表了此类工具的未来发展方向。

简言之,决定能力确定的重要性越高,预期采用的法律和衡量标准就越高。目前,用于高压力决策能力评估的标准化方法受到许多局限。其中包括对单一方法的依赖,这些方法往往没有对有效性、可靠性和公平性进行适当的调查,对影响易受伤害老年人的背景心理社会因素认识不足,以及决策的内在不稳定性。此外,在这个复杂且不断发展的实践领域,为专业医疗评估者提供的培训有限,评估者的个人偏见值得关注。这种情况使老年人,特别是那些患有痴呆症、抑郁症和晚期疾病的老年人,面临着不可逆转的风险,而这些风险又是错误的、有偏见的或其他方面不充分的能力决定。重要的是,为了提高评估的客观性,"如果这样"假设的临床思维需要用于 PAS 和其他高压力决策:如果能够提供有效的干预、治疗或支持,从而改变个人决策的基本原理,会怎样? 在评价中还需要系统地采用其他消除偏见的方法:多方法;使用有效、可靠和公平的工具;避免匆忙和简化;探索替代假设;认识复杂性和背景;熟悉当前研究、方法和最佳实践指南。

老年人能力评价模型的构建

对老年人能力的医学心理学和精神病学评估越来越受到重视,这给心理社会评估领域带来了压力,要求其改进概念、设计和实施可靠、有效和实用的能力评估方法(Sullivan,2012)。将能力领域与其基本能力之间的关系付诸实施是法医学评估中最具挑战性的概念问题之一。实质上,评估者必须确定哪些心理能力是做出哪些有能力的决定所必需的,并找到评估每个关键能力的最佳措施或分析。为了完成这项任务,评估医疗专业人员必须对被评估能力领域的法律基础、实践道德和人类认知、测试设计和访谈方法有一个全面的理解(Demakis,2012a,b;Kolva & Rosenfeld,2012)[如心理肿瘤患者能力和不称职评估测试和排名量表(SICIA TRI)(Akechi et al.,2015)]。这一过程的关键是确定要测量的心理社会功能,然后将其与有效的心理测量工具和/或临床和附带采访方面相匹配。本文概述的方法是一个实用的概念指南,用于指导在处理能力评估时要考虑的关键领域。

在开始评估之前,临床医生将描述其预期方法的细节,包括确定调查范围、需要评估的核心认知、情感和心理社会领域,确定每个领域必须检查的关键变量,并选择适当的措施和访谈方法(临床和半结构化访谈)进行评估。尽管评估方法是根据心理社会和神经认知评估的背景而制定的,但心理健康和医学其他领域的专家可能拥有进行这些评估所需的培训和专门知识。认知评估方面的培训可能是任何在这一领域工作的评估人员必须具备的技能。

本方法基于 Grisso 法律行为能力评估模型(Grisso,1986)和美国律师协会心理专家手册对该模型的扩展(American Bar Association Commission on Law and Aging & American Psychological Association,2008),根据老年人神经心理学和能力评估的临床经验进行额外修改。开发一个定制的、系统的、有效的评估框架是必不可少的,因为:①被评估的人的能力领域是多样的,在某一特定的评估中可能重叠,并且不会采用千篇一律的方法;②在与老年人一起工作时,能力评估面临独特的挑战,例如需要克服身体上的限制或需要在现实世界中观察功能性行为;③考虑到这些问题的严重性,必须采用逻辑和生态上有效的方法进行全面评估,并尽可能作出合理和临床上合理的决定,解决所提出的法律问题。

步骤一:建立能力评估框架

附图描述了评估者在进行能力评估时必须采取的平衡措施。评估者应考虑功能要素,之前的诊断,形成合理意见必不可少的认知基础,以及精神或情感状况或神经系统状况对能力的影响。这些因素必须与受试者对生活的价值观和偏好以及相似类型的决策相平衡,考虑决定可不可以进行某项活动后的风险等级,考虑如果受试者的能力在某些方面出现不足,可以采取哪些措施来提高受试者的能力。

在确定能力评估的调查范围时,首先在开始评估过程之前,主治医生必须明确调查的所有重要限制或界限。因此,评估者必须通过客户的律师或者是私人转介(通常通过家庭成员)或者是医疗或社会服务机构熟悉在有关民事行为能力的特别介绍中裁定的法律标准。由于法律和心理学对能力的概念不同,与提供给临床医生的临床因素(详情如下)相比,必须特别注意检查的法律标准。主治医生还必须开发一种临床上合理的方法,将他们的发现映射到预期的法律概念上,并意识到他们在这方面检查的局限性。为了全面了解现行标准,可能需要咨询法律专家。在可能的情况下,尤其是在从律师或医疗机构介绍的情况下应提供明确的书面介绍(指示函),概述那些应在评估中说明的转介问题。

步骤二:确定被评估的能力类型

临床医生列出能力评估的核心考虑因素后,下一步是实施评估程序。认知和行为变量是能力评估最容易操作的方面。关键变量详述如下,包括理解、信息处理、决策和沟通技巧。评估者必须决定如何衡量或以其他方式评估所审查能力领域的这些核心方面。适当的标准化认知评估工具最适合于测试信息处理和决策的主要认知功能的相关方面,但本身并不能提供关于能力的完整答案。当结合全面访谈(可能的话还有旁听访谈)和相关背景资料的审查,可以更全面地了解受试者在特定心理社会背景下特定功能领域的能力。从实践的角度来看,这里概述的各种能力可以根据对个人的认知需求水平以及相关的潜在能力或技能来划分。在这个模型中,在进行能力评估时,首先确定这两种主要类型中哪一种最能反映可能涉及的评估类型:第一种最简单的类型或者是第二种比较复杂的类型。每一项都是由被评估的技能水平来定义的,范围从最简单的日常任务(如自我打扮)到人类能力中最复杂的任务(如进行脑部手术)。

类型一:基本能力评估　主要集中在评估个人如何进行日常生活中的各种基本活动,主要以体力或任务为导向的工作技能、程序性或过度学习的工作技能,以及不需要进行延伸的执行级认知处理的活动。第一种类型基本能力的例子包含如下:

- 以执行简单、常规、重复或其他不涉及独立判断的有限任务的能力为中心的职业功能。
- 以了解资金的日常使用和基本预算(财务能力)为中心的财务管理。
- 基本的独立生活技能。
- 身体和日常自理活动。

类型二:复杂的能力评估　是指那些侧重于评估个人做出决策的能力,这些决策涉及复杂或多方面的信息处理和执行复杂和更高级职业和其他职能的能力,这些职能要么对特定技能的依赖性降低,要么主要涉及智力,执行推理和判断力的应用。第二种类型复杂认知能力的例子包含如下:

- 独立生活和做出非常规决定的能力。

- 在法律诉讼中指导律师的能力。
- 遗嘱或法律行为能力,包括遗嘱、合同和重要采购。
- 医疗决策,包括医疗保健和临终前指导。
- 涉及专业或复杂技术技能的工作场所功能。这可能包括由于认知能力受损或运动、感觉或身体受损而丧失专业人员或其他高技能的人士的职责的能力。

为了区分基本认知能力和复杂认知能力,临床医生可能会问以下问题:①能力是否主要涉及执行日常任务? ②是否涉及复杂的决策或判断? ③被评估人是否负责他人的健康、福利或监督? ④是直接测试技能还是通过测量潜在的认知能力来确定个人是否有能力执行(通常更复杂的)任务或基本职责?

步骤三:实施评估程序

一旦确定评估是否涉及基本能力或复杂能力,下一步就是操作所涉及能力的关键组成部分。美国律师协会指南建议检查 3 个核心要素,包括个人功能的主要方面——与这一能力领域相关的认知基础,个体的精神和情绪状态,以及他们的日常功能(American Bar Association Commission on Law and Aging & American Psychological Association,2008)。还建议评估者通过确定执行相关行动或任务所需的认知或行为技能,并列出相关认知能力,将目标元素分解为最小的有意义成分。在日常功能领域内,必须对老年人执行特定任务的能力进行评估。这项任务的范围是从检查能力到执行 ADL 和 IADL 的能力,通过考察他们的实际工作表现,来考察决策的认知成分。功能性能力所涉及的评估不同于神经心理学的能力评估。值得注意的是,测量 ADL/IADL 表现是老年人独立生活评估的主要组成部分。有一系列现成的方法,通过旁证或自我报告或直接观察实现[例如,功能状态直接评估(Direct Assessment of Functional Status,DAFS)]来实施这些任务)(Loewenstein et al.,1989)。

在确定工作能力时,特别是在基本能力评估中,具体就业技能的类型首先可以细分进行正式的工作或任务分析(Kirwan & Ainsworth,1992)。在其最简单的层面上,这种分析包括准备一份具体的任务完成行为清单,然后让被评估的个人、他们的工作主管或经验丰富的人对每项任务的重要性和频率进行评估。工作分析表很容易在网上找到。稍微复杂一点的任务分析包括列出工作中涉及的各种能力,对其重要性进行评级,确定有效工作表现所需的每项能力,最后,添加一个区分价值量表(区分高级能力和仅可接受或最低能力)。任务分析更为全面,但价值尺度在确定个人能够达到或保持的能力水平时尤其重要。在可能的情况下,对雇主/主管进行访谈并且获得对工作要求的正式描述可能会有帮助。管理先前开发的技能测试也可以为个人工作或行业设计提供具体的信息(Kirwan & Ainsworth,1992)。无论任务复杂度如何,建议评估者制定或选择有针对性的日常工作任务或工作职责的评分表,并就其任务表现与受试者进行面谈。在完成所列任务期间观察受试者;或与雇主、家庭成员或护理团队成员面谈,详细了解他们的能力。在检查复杂能力和基本能力时,还必须评估潜在的认知技能,而不是仅仅依靠直接测试技能。使用任务分析方法将有助于评估者选择与评估中的各种关键技能类似的认知功能标准化测量方法。评估潜在的认知功能是至关重要的,因为有些能力,如同意医疗程序或准备遗嘱,都是高度认知介导的(Marson, Chatterjee, Ingram, & Harrell,1996)。影响一个人在某一领域的能力的认知障碍会直接影响到与能力相关的关键功能领域,而不仅仅是执行特定任务的能力,而且也包括洞察力和意识到自己有能力完成某些任务,并在适当的时候做出相应的判断。此外,一些能力是高度复杂的,涉及到心理和行为因素,这些因素以不太清楚的方式与决定认知因素混合在一起,需要将这些因素"梳理"。例如,精神健康问题,例如抑郁和动机因素,包含低努力和可能的夸张或伪装(为了获得服务、履行"病态"角色或以其他方式寻求关注)会影响独立于认知能力的功能,需要进行调查。考虑可能影响到受试者能力的认知基础是必不可少的,因此必须彻底描述。关于此的第一步是确定评估者认为支撑被评估能力的核心认知领域。这些领域很容易为神经心理学家、作业治疗师和其他在评估认知功能方面有经验的专业人士所熟悉,包括:感觉运动活动,处理速度,注意力,工作记忆,短期记忆,长期记忆,接受性语言和表达性语言,算术,口头推理,视觉空间推理,视觉结构推理和能力,以及执行功能。

尽管 MMSE 在许多能力评估环境中可能不够敏感。但韦氏成人智力量表、记忆量表和 MMSE 是神经心理学家在能力评估中最常用的测验,这里不会全面回顾认知功能的具体测量方法(Sullivan K,2004)。一旦识别出关键的认知能力,就需要确定评估这些能力的方法。对于与智力能力有关的能力问题,即做出决定和对自己的福利做出决定的能力,核心认知功能能力包括:①对正在考虑的一项或多项任务的理解(例如,"我必须做出什么决定或必须做什么?");②处理相关信息的能力(例如,关注、处理和理解对他们提出的要求的能力,专注和完成任务或决定的能力,以及面对来自环境的反馈调整他们的表现的能力);③学习并运用所学知识做出决策的能力(例如,选择适当的事情来做)和执行完成任务所需的行为;④向其他重要的人传达他们的决策和执行相关任务的能力(Kolva 和 Rosenfeld,2012;Sullivan,2004b)。此外,一些能力包括计算能力、阅读理解能力、理解社会情况和表现社会判断的能力,以及能够控制冲动和情绪的能力。例如,保留信息的能力可以通过言语或视觉记忆来评估,计算能力或阅读理解能力通过标准化学业测验评估,执行推理测验再通过逻辑推理能力测试评估。评估与社会判断和自我控制有关的技能可能更难使用标准化的措施进行评估,可能必须依赖面谈和附加的信息。

对老年高功能专业尤其是那些对安全敏感的职业人员的评估,是复杂能力的一个单独方面,值得在这里简要提及。在这方面进行审查时,需要考虑 3 个重要因素:①专业人员的培训水平(如果他们仍然能够重新学习或学习所需的其他技能);②同样重要的是,他们的专业经验水平;③他们在自己的实践领域内进行专业判断的能力。对于判断或决策问题,使用标准化的执行功能衡量标准可以直接提供客观的评估手段,也可以通过他们在推导、分类和概念推理方面的技能提供客观的评估手段。但值得注意的是,这里的生态有效性起着至关重要的作用,需要加以考虑。除了认知功能的测量外,能力评估还包括全面的临床访谈、观察数据、适应性功能的附带信息以及心理健康和人格功能的测量。特别是与精神健康相关的问题,存在特定的精神、情感和人格因素会削弱能力,主要是那些直接影响思维的因素(如精神病和错误信念的发展、与抑郁相关的认知减慢、焦虑及其与冲动性和降低挫折容忍度的关系)(Everhart et al.,2012;Grisso 和 Appelbaum,1995)。然而,必须强调的是,精神疾病不一定会导致全面能力下降。临床抑郁症患者可能仍然能够对他们的生活做出合理的决定。相反,急性精神病会损害个人做出决定或执行任务的能力。提供治疗建议,以及预后和恢复时间估计,对于诉讼的裁决者或协助其他专业人员确定某人是否仍能胜任所审查的领域至关重要。需要评估的情绪、行为和人格因素包括抑郁、焦虑、双相情感障碍、强迫倾向、精神病和随之而来的无组织思维、幻觉和妄想、洞察力和自我监控能力以及冲动和不顺从行为等临床水平。建议在综合能力评估中使用半结构化或其他综合性临床诊断面谈和具有内在反应效度和一致性度量的个性测试。评估者必须再次审查个人之前的医疗和心理健康诊断。在这一点上,必须考虑个人的疾病、任何药物效应和身体限制可能对他们在评估期间的能力产生潜在影响的程度。在这样做时,确定诊断的疾病的性质尤为重要,是否是渐进性(如阿尔茨海默病)、稳定(如发育性智力障碍),或可能可逆的(如谵妄、抑郁等),因为这种差异将对结论和建议的性质产生影响。

步骤四:整合主观因素和情境因素

在这种情况下,就影响能力的因素而言,临床判断涉及临床医生权衡重要的认知和心理数据,确定评估中最显著和最相关的因素的能力。然而,作为临床判断"平衡行为"的一个重要组成部分,标准化的测试数据和客观信息需要与个体的价值观、偏好、处境风险和预后相平衡,才能得到改善。最后,评估者必须平衡这些不同的考虑因素,并就个人能力做出决定。因此,必须将这些认知和情感因素与更主观的影响、因素和背景进行权衡。个人的价值观和偏好受到种族、文化、种族、性别、性取向和宗教等因素的影响,从而影响和引导行为、判断和情绪反应(American Bar Association Commission on Law and Aging & American Psychological Association,2008)。价值观和偏好是指导个人决策的基本看法和方法,在确定过去的偏好时可以提供信息(Wood & O'Bryan,2012),并且可能与家庭和社会的规范、期望和要求相冲突。即使是功能减退的人,也可能在生活方式、个人偏好以及必须考虑和尊重的生死问题上,深深地持有核心的个人、文化或宗教价值观。此外,重要的是,评估者不能让自己的价值观成为决定他人是否有能力对自己的幸福做出决定的基础(特别是关于临终决定和非传统生活方式的选择)。还必须评估和判断对自己或他人造成身体伤害的风险、社会孤立、家庭安全、经济损失或剥削风险以及家庭或他人手中的脆弱性。这是评估的"互动"部分(Grisso,1986;Grisso,Borum,Edens,Moye,& Otto,2003),管理对评估结果具有既得利益的各方的交易要素。必须仔细审查损害的风险水平,特别是与给定情况下的决定或行为相关的风险水平。这一评价最终决定了所审议事项的严重性和调查的彻底性;它也有助于解释任何可用的外部支持,以及减轻这种风险可能需要的监督(American Bar Association Commission on Law and Aging & American Psychological Association,2008)。

最后,提供有可能加强个人职能的建议是大多数能力评估的一个重要组成部分。例如,应列举可能的医疗、工具和实践步骤的使用(如使用提醒、获得听力检查和助听器)、心理教育支持和直接临床治疗(咨询、物理治疗、作业治疗),有相应的改善预测和现实的时间表。这一信息可以影响某一事项的裁决者是否需要在合理的时间框架内重新审查关于能力的决定。这一信息指出,能力的潜在变化取决于环境和个人的健康和福祉,并可能直接影响客户的护理计划(American Bar Association Commission on Law and Aging & American Psychological Association,2008)。

步骤五:选择评估工具和技术

大多数标准化评估使用一系列技术来评估所审议的职能领域。在认知评估方面训练有素的专家可以使用的各种测试可以很容易地覆盖认知功能的大多数核心方面,包括韦氏成人智力量表(WAIS-Ⅳ)、韦氏记忆量表(WMS-Ⅳ)、Delis-Kaplan 执行功能系统(D-KEFS)及神经心理学评估量表(NAB)。建议对努力程度或反应效度进行测试,以发现与精神病理曲解相关的不一致或不太可能的反应模式,或因损害以外的原因而出现的低努力[如记忆欺骗测验(TOMM)诈病症候学结构式量表(SIMS)]。然而,需要强调的是,常规的认知评估工具不一定会直接测试所涉及的功能技能,特别是对于 ADLS(Everhart et al. ,2012)。比使用特定的测试或一系列事情更重要的是,评估人员是否有能力在被检查的功能领域生成有效的结果,在这些功能领域中,所执行的每个测试都有助于整体结果的准确性。这样,就可以确保所有相关的认知领域都得到了充分的测试,并增强了受试者之间评估实践的一致性。在确定特定能力领域下的各种关键功能要素方面,这些要素至少包括被检查的大多数个人执行 ADL(如梳洗、穿衣或如厕)和 IADL(如理财、健康决策、社区和家庭功能)的能力水平。ADL 和 IADL 与基本能力密切相关。测试功能性技能还包括测量执行简单工作任务或业余爱好的能力,甚至是基本的沟通技能。评估人员必须直接评估这些技能和能力,并在评估过程中检查所涉及的一般认知技能(如智力)和受试者展示实际技能的能力。

对于功能要素,建议使用标准化的评估工具,特别是评估 ADL 和财务技能的一系列工具(审查见 Everhart et al. ,2012);此外,DAFS(Karagiozis,Gray,Sacco,Shapiro,& Kawas,1998)、验证的独立生活量表(Independent Living Scales,ILS)(Quickel & Demakis,2013)和 Vineland 适应行为量表(第 3 版)(Vineland-3)等也可以使用。最后,评估者可以选择一种专门用来评估某一特定职能领域的能力的方法。特别是对于法律能力,以及一般的能力评估,没有一个单独的标准是足够的。所有评估还必须包括临床访谈和标准化测试,从亲戚或朋友或同事处获得相关信息,以及对现有的医疗、心理健康、教育和职业背景信息的审查。可以在实地部署一系列既定的具体措施,以帮助评估法律能力。它们不仅有助于直接评估这方面的能力,而且有助于组织评价。例如,麦克阿瑟能力评估工具——刑事判决(Hoge et al. ,1997;Otto et al. ,1998)在美国被广泛使用,而在加拿大则使用健康面谈测试(FIT-R)(Roesch & McLachlan,2008;Roesch,Zapf,& Eaves,2006)(对判定健康的定义与美国不同)。心理健康问卷广泛应用于评估领域,包括全面[如人格评估库存(Personality Assessment Inventory,PAI)]和疾病相关问卷[患者健康问卷(Patient Health Questionnaire,PHQ)-9](Kroenke,Spitzer,& Williams,2001)、老年抑郁量表(Geriatric Depression Scale,GDS)-30)(Yesavage et al. ,1982)和老年抑郁量表(GDS-IF)(Brown & Schinka,2005)。对主要精神卫生疾患的结构化临床访谈包括 DSM-5(SCID-5)的结构化临床访谈,并提供全面的法医诊断评估。关于财务能力,以前的财务能力表(Prior Financial Capacity Form,PFCF)和现在的财务能力表(Current Financial Capacity Form,CFCF)在研究文献中被引用为可能有效并且有用的(Marroni,Radaelli,Silva Filho,& Portuguez,2017),财务能力量表(Financial Capacity Instrument,FCI)也是如此,尤其是对阿尔茨海默病患者(Marson et al. ,2000)。

实践的建议

本章试图描述综合能力评估的一些关键要素,并提出一个框架,以便使评估过程的方法概念化。现有的指导方针,如 ABA 手册中的心理学家(American Bar Association Commission on Law and Aging & American Psychological Association,2008)所概述的,是建立能力评估最佳实践指南的重要一步。随着围绕老年人的法律和机构治疗的道德和专业问题的增多,为确保正当程序而加大的宣传力度,以及围绕知情同意和道德实践的法律和卫生从业人员标准的出现,已经出现了一场老年人走向自我决策的不可阻挡的社会运动。因此,至关重要的是建立一种新的全面和系统的能力评估方法,以便越来越多地进行成果研究。特别是,确保评估者了解特定司法管辖区内的法律资格标准,以及通过能力评估要求评估员提供的信息,是为老年人进行潜在的严重和不可逆转的能力评估的第一步。仔细检查评估的范围,不仅可以评估认知功能和心理病理学,而且可以检查进行评估的整个环境。因此,必须对文化、家庭和生活方式因素进行适当的检查和解释。这项调查超出了家庭成员的意愿,包括仔细检查家人和/或其他人对老年受试者产生的任何可能的影响。

此外,对评估因素与所审查的能力领域之间的关系进行清晰、简明的分析是评估者最基本的责任,以便报告的使用者(通常是法官或其他事实的审判者)了解评估员得出结论的理由。这种清晰性使得消费者对报告结果进行基于证据的批判性分析变得更加容易。评估员还负责描述由于评估范围的限制、完成检查的问题、有限的信息来源或特殊的可减轻处罚的情况而对其调查结果造成的所有重要限制。评估者不仅必须提到这些限制,而且还必须估计这些限制对得出的任何结论的确定性的影响程度。重要的是,评估意见需要消除偏见,如本章的高压力决策部分所示。

实践与研究的未来方向

在制定有效、可靠和公平的能力衡量标准时,研究工作的主要重点必须是确定评估应衡量哪些因素,并制定最佳和最适当的方法。在更好地理解能力评估中衡量的是什么的过程中,重要的是制定基于证据的外部有效性标准,然后收集关于如何进行这些评估的数据,以便进行比较。在可预见的未来,不太可能发展出一个能够涵盖所有能力形式的标准化评估量表。研究将需要侧重于制定评估各种能力的标准,特别是评估患有特定疾病的老年人的标准,如严重的精神病或创伤性脑损伤。患有进行性神经认知障碍的人在病程上也可能有所不同,早发和晚发人群在能力变化方面呈现不同的路径。此外,还需要更好地了解其他具体因素的影响,如疼痛、疲劳、药物和药物使用、疾病或其他方面的病理过程、未来康复的可能性以及健康状况的其他变化对老年人能力的影响。进一步了解家庭、文化和其他背景因素,并对认知能力和能力的跨文化定义进行研究是有帮助的。在公共政策方面,研究人员和公共卫生官员需要综合研究结果,促进相关道德考虑、法律能力标准和哪些能力工具能够衡量之间的高度一致。

最后,我们注意到研究制定公共安全岗位老年工人强制性能力评估的重要性(如急救人员、医疗和其他公共卫生职业、工程和法律职业,以及为公众提供驾驶和飞行执照的进一步工作)。丧失证书或执照对老年人心理健康的影响,以及使老年人重返工作岗位或社会角色的康复和支持的潜力,代表着从能力评估的当前社会和医疗法律趋势中出现的一些潜在的未来研究方向。

讨论和结论

能力评估是"高风险"的,评估的利害关系越大,对评估的方法和法律标准就越高。不充分或不正确的能力测定可能会对易受伤害的老年人产生严重、不可逆或未知的结果,特别是那些患有抑郁症、痴呆、慢性疼痛、晚期疾病和其他失能的老年人。心理健康或医学诊断并不意味着能力下降,老年人的自主性和独立性需要适当的支持和承认。能力是在时间、情境和心理社会背景下被理解的特定领域,而不是一种特质。因此,对特定能力相关的心理社会属性的评估需要与情境的评估相平衡。能力往往不稳定,需要在很长一段时间内反复评估,包括考虑社会、经济、家庭和机构压力。

　　建议采用多种方法进行能力评估，使用证据支持、有效、可靠和公平的工具，同时避免匆忙和过于简单化。它应该依赖于当前的研究、工具开发和最佳实践指南。在能力评估领域的进一步研究和最佳实践进展对于解决目前的差距和挑战至关重要，特别是考虑到与这种评估相关的复杂性和潜在的危害以及风险。加强对评估者的培训和教育，对于避免对老年人的伤害尤为重要。

（陈宝玉 译　王茁 校）

参考文献

Akechi, T., Okuyama, T., Uchida, M., Sugano, K., Kubota, Y., Ito, Y., … Kizawa, Y. (2015). Assessing medical decision making capacity among cancer patients: Preliminary clinical experience of using a competency assessment instrument. *Palliative & Supportive Care, 13*(6), 1529–1533. https://doi.org/10.1017/S1478951513000588

Alexopoulos, G. S., Kiosses, D. N., Murphy, C., & Heo, M. (2004). Executive dysfunction, heart disease burden, and remission of geriatric depression. *Neuropsychopharmacology, 29*(12), 2278–2284. https://doi.org/10.1038/sj.npp.1300557

American Bar Association Commission on Law and Aging, & American Psychological Association (2008). *Assessment of older adults with diminished capacity: A handbook for psychologists.* Retrieved from: https://www.apa.org/pi/aging/programs/assessment/capacity-psychologist-handbook.pdf

Appelbaum, P. S. (2007). Clinical practice. Assessment of patients' competence to consent to treatment. *New England Journal of Medicine, 357*(18), 1834–1840. https://doi.org/10.1056/NEJMcp074045

Atienza-Martin, F. J., Garrido-Lozano, M., Losada-Ruiz, C., Rodriguez-Fernandez, L. M., Revuelta-Perez, F., & Marin-Andres, G. (2013). Evaluation of the capacity of elderly patients to make decisions about their health. *SEMERGEN, 39*(6), 291–297. https://doi.org/10.1016/j.semerg.2012.11.008

Berghmans, R., Widdershoven, G., & Widdershoven-Heerding, I. (2013). Physician-assisted suicide in psychiatry and loss of hope. *International Journal of Law and Psychiatry, 36*(5–6), 436–443. https://doi.org/10.1016/j.ijlp.2013.06.020

Bertrand, E., van Duinkerken, E., Landeira-Fernandez, J., Dourado, M. C. N., Santos, R. L., Laks, J., & Mograbi, D. C. (2017). Behavioral and psychological symptoms impact clinical competence in Alzheimer's disease. *Frontiers in Aging Neuroscience, 9*, 182. https://doi.org/10.3389/fnagi.2017.00182

Billick, S. B., Perez, D. R., & Garakani, A. (2009). A clinical study of competency to consent to hospitalization and treatment in geriatric inpatients. *Journal of Forensic Sciences, 54*(4), 943–946. https://doi.org/10.1111/j.1556-4029.2009.01047.x

Bisbing, S. B. (1998). Competency and capacity: A primer. In S. S. Sanbar, A. Gibofsky, M. H. Firestone, & et al (Eds.), *Legal medicine* (4th American College of Legal Medicine ed., pp. 32–43). St. Louis, MO: Mosby-Year Book.

Blank, K., Robison, J., Prigerson, H., & Schwartz, H. I. (2001). Instability of attitudes about euthanasia and physician assisted suicide in depressed older hospitalized patients. *General Hospital Psychiatry, 23*(6), 326–332.

Bravo, G., Rodrigue, C., Arcand, M., Downie, J., Dubois, M. F., Kaasalainen, S., … Van den Block, L. (2017). Are informal caregivers of persons with dementia open to extending medical aid in dying to incompetent patients? Findings from a survey conducted in Quebec, Canada. *Alzheimer Disease and Associated Disorders*. https://doi.org/10.1097/WAD.0000000000000238

Brown, L. M., & Schinka, J. A. (2005). Development and initial validation of a 15-item informant version of the Geriatric Depression Scale. *International Journal of Geriatric Psychiatry, 20*(10), 911–918. https://doi.org/10.1002/gps.1375

Buchanan, A. (2004). Mental capacity, legal competence and consent to treatment. *Journal of the Royal Society of Medicine, 97*(9), 415–420. https://doi.org/10.1258/jrsm.97.9.415

Bulow, H. H., Sprung, C. L., Baras, M., Carmel, S., Svantesson, M., Benbenishty, J., … Nalos, D. (2012). Are religion and religiosity important to end-of-life decisions and patient autonomy in the ICU? The Ethicatt study. *Intensive Care Medicine, 38*(7), 1126–1133. https://doi.org/10.1007/s00134-012-2554-8

Ciccone, J. R. (2003). Civil competencies. In R. Rosner (Ed.), *Principles and practice of forensic psychiatry* (2nd ed., pp. 308–315). Boca Raton, FL: Hodder Arnold/ Taylor & Francis Group, CRC Press.

Darba, J., Kaskens, L., & Lacey, L. (2015). Relationship between global severity of patients with Alzheimer's disease and costs of care in Spain; results from the co-dependence study in Spain. *European Journal of Health Economics, 16*(8), 895–905. https://doi.org/10.1007/s10198-014-0642-0

de Grey, A. D. (2015). Aging is no longer a "first-world problem". *Rejuvenation Research, 18*(6), 495–496. https://doi.org/10.1089/rej.2015.1799

Demakis, G. J. (2012a). Adult guardianship. In G. J. Demakis (Ed.), *Civil capacities in clinical neuropsychology: Research findings and practical applications* (pp. 163–184). Oxford, UK/New York, NY: Oxford University Press.

Demakis, G. J. (2012b). Introduction to basic issues in civil capacities. In G. J. Demakis (Ed.), *Civil capacities in clinical neuropsychology: Research findings and practical applications* (pp. 3–16). Oxford, UK/New York, NY: Oxford University Press.

Desilver, D. (2016). More older Americans are working, and working more than they used to. In Pew Research Center (Ed.). Washington, DC: PewResearchCenter. Retrieved from: http://www.pewresearch.org/facttank/2016/06/20/more-older-americans-are-working-and-working-more-than-they-used-to/.

Dong, X., Simon, M., Rajan, K., & Evans, D. A. (2011). Association of cognitive function and risk for elder abuse in a community-dwelling population. *Dementia and Geriatric Cognitive Disorders, 32*(3), 209–215. https://doi.org/10.1159/000334047

Dubois, B., Feldman, H. H., Jacova, C., Hampel, H., Molinuevo, J. L., Blennow, K., … Cummings, J. L. (2014). Advancing research diagnostic criteria for Alzheimer's disease: The IWG-2 criteria. *Lancet Neurology, 13*(6), 614–629. https://doi.org/10.1016/S1474-4422(14)70090-0

Edemekong, P. F., & Levy, S. B. (2018). *Activities of daily living (ADLs)*. Treasure Island, FL: Stat Pearls.

Emanuel, E. J., Fairclough, D. L., & Emanuel, L. L. (2000). Attitudes and desires related to euthanasia and physician-assisted suicide among terminally ill patients and their caregivers. *JAMA, 284*(19), 2460–2468.

Everhart, E. D., Lehockey, K. A., Moran, A. M., & Highsmith, J. M. (2012). Personal care and independence. In G. J. Demakis (Ed.), *Civil capacities in clinical neuropsychology: Research findings and practical applications* (pp. 139–162). Oxford, UK/New York, NY: Oxford University Press.

Filakovic, P., Eric, A. P., Mihanovic, M., Glavina, T., & Molnar, S. (2011). Dementia and legal competency. *Collegium Antropologicum, 35*(2), 463–469.

Folstein, M. F., Folstein, S. E., & McHugh, P. R. (1975). "Mini-mental state". A practical method for grading the cognitive state of patients for the clinician. *Journal of Psychiatric Research, 12*(3), 189–198.

Gather, J., & Vollmann, J. (2013). Physician-assisted suicide of patients with dementia. A medical ethical analysis with a special focus on patient autonomy. *International Journal of Law and Psychiatry, 36*(5–6), 444–453. https://doi.org/10.1016/j.ijlp.2013.06.016

Graf, C. (2008). The Lawton instrumental activities of daily living scale. *American Journal of Nursing, 108*(4), 52–62.; quiz 62-53. https://doi.org/10.1097/01.NAJ.0000314810.46029.74

Grisso, T. (1986). *Evaluating competencies*. New York, NY: Plenum.

Grisso, T., & Appelbaum, P. S. (1995). The MacArthur treatment competence study. III: Abilities of patients to consent to psychiatric and medical treatments. *Law and Human Behavior, 19*(2), 149–174.

Grisso, T., & Applebaum, P. S. (1998). *Assessing competency to consent to treatment: A guide for physicians and other health care professionals* (1st ed.).

New York, NY/Oxford, UK: Oxford University Press.

Grisso, T., Borum, R., Edens, J. F., Moye, J., & Otto, R. K. (2003). *Evaluating competencies: Forensic assessments and instruments* (Vol. 16, 2nd ed.). New York, NY: Kluwer Academic Publishing.

Guilmette, T. J., & Krupp, B. H. (1999). The role of mental status measures in civil competency determinations. *Journal of Forensic Neuropsychology, 1*(3), 1–16. https://doi.org/10.1300/J151v01n03_01

He, W., Goodkind, D., & Kowal, P. (2016). An aging world: 2015. In U.S. Census Bureau (Ed.). https://census.gov/content/dam/Census/library/publications/2016/demo/p95-16-1.pdf. U.S. Census Bureau.

Hegde, S., & Ellajosyula, R. (2016). Capacity issues and decision-making in dementia. *Annals of Indian Academy of Neurology, 19*(Suppl 1), S34–S39. https://doi.org/10.4103/0972-2327.192890

Hoge, S. K., Bonnie, R. J., Poythress, N., Monahan, J., Eisenberg, M., & Feucht-Haviar, T. (1997). The MacArthur adjudicative competence study: Development and validation of a research instrument. *Law and Human Behavior, 21*(2), 141–179.

Holmerova, I., Hort, J., Rusina, R., Wimo, A., & Steffl, M. (2017). Costs of dementia in the Czech republic. *European Journal of Health Economics, 18*(8), 979–986. https://doi.org/10.1007/s10198-016-0842-x

Jansen-van der Weide, M. C., Onwuteaka-Philipsen, B. D., & van der Wal, G. (2005). Granted, undecided, withdrawn, and refused requests for euthanasia and physician-assisted suicide. *Archives of Internal Medicine, 165*(15), 1698–1704. https://doi.org/10.1001/archinte.165.15.1698

Johnson, S. M., Cramer, R. J., Conroy, M. A., & Gardner, B. O. (2014). The role of and challenges for psychologists in physician assisted suicide. *Death Studies, 38*(6–10), 582–588. https://doi.org/10.1080/07481187.2013.820228

Johnson, S. M., Cramer, R. J., Gardner, B. O., & Nobles, M. R. (2015). What patient and psychologist characteristics are important in competency for physician-assisted suicide evaluations? *Psychology, Public Policy, and Law, 21*(4), 420–431. https://doi.org/10.1037/law0000058

Karagiozis, H., Gray, S., Sacco, J., Shapiro, M., & Kawas, C. (1998). The direct assessment of functional abilities (DAFA): A comparison to an indirect measure of instrumental activities of daily living. *Gerontologist, 38*(1), 113–121.

Karlawish, J. (2008). Measuring decision-making capacity in cognitively impaired individuals. *Neurosignals, 16*(1), 91–98. https://doi.org/10.1159/000109763

Kim, S. H., & Kjervik, D. (2005). Deferred decision making: Patients' reliance on family and physicians for CPR decisions in critical care. *Nursing Ethics, 12*(5), 493–506. https://doi.org/10.1191/0969733005ne817oa

Kincannon, C. L., He, W., & West, L. A. (2005). Demography of aging in China and the United States and the economic well-being of their older populations. *Journal of Cross-Cultural Gerontology, 20*(3), 243–255. https://doi.org/10.1007/s10823-006-9015-1

Kirshner, H. S. (2013). Determination of mental competency, a neurological perspective. *Current Neurology and Neuroscience Reports, 13*(6), 356. https://doi.org/10.1007/s11910-013-0356-1

Kirwan, B., & Ainsworth, L. (1992). *A guide to task analysis: The task analysis working group* (1st ed.). Boca Raton, FL: CRC Press & Taylor and Francis Group.

Kocha, H. (2013). The use of operational criteria for evaluations of mental competency. *Seishin Shinkeigaku Zasshi, 115*(10), 1057–1063.

Kolva, E. A., & Rosenfeld, B. (2012). Legal perspectives on civil capacity and competence. In G. J. Demakis (Ed.), *Civil capacities in clinical neuropsychology: Research findings and practical applications* (pp. 17–38). Oxford, UK/New York, NY: Oxford University Press.

Kontos, N., Querques, J., & Freudenreich, O. (2015). Capable of more: Some underemphasized aspects of capacity assessment. *Psychosomatics, 56*(3), 217–226. https://doi.org/10.1016/j.psym.2014.11.004

Kroenke, K., Spitzer, R. L., & Williams, J. B. (2001). The PHQ-9: Validity of a brief depression severity measure. *Journal of General Internal Medicine, 16*(9), 606–613.

Kutcher, S., Chehil, S., Cash, C., & Millar, J. (2005). A competencies-based mental health training model for health professionals in low and middle income countries. *World Psychiatry, 4*(3), 177–180.

Levene, I., & Parker, M. (2011). Prevalence of depression in granted and refused requests for euthanasia and assisted suicide: A systematic review. *Journal of Medical Ethics, 37*(4), 205–211. https://doi.org/10.1136/jme.2010.039057

Lezak, M. D., Howieson, D. B., Bigler, E. D., & Tranel, D. (2012). *Neuropsychological assessment* (5th ed.). Oxford, UK: Oxford University Press.

Lockwood, K. A., Alexopoulos, G. S., & van Gorp, W. G. (2002). Executive dysfunction in geriatric depression. *American Journal of Psychiatry, 159*(7), 1119–1126. https://doi.org/10.1176/appi.ajp.159.7.1119

Loewenstein, D. A., Amigo, E., Duara, R., Guterman, A., Hurwitz, D., Berkowitz, N., et al. (1989). A new scale for the assessment of functional status in Alzheimer's disease and related disorders. *Journal of Gerontology, 44*(4), P114–P121.

Macleod, S. (2012). Assisted dying in liberalised jurisdictions and the role of psychiatry: A clinician's view. *Australian and New Zealand Journal of Psychiatry, 46*(10), 936–945. https://doi.org/10.1177/0004867411434714

Magnus, G. (2015). The age of aging. In G. Magnus (Ed.), The age of aging: How demographics are changing the global economy and our world (1st ed., pp. 33–56). Hoboken, NJ: Wiley.

Marroni, S. P., Radaelli, G., Silva Filho, I. G. da, & Portuguez, M. W. (2017). Instruments for evaluating financial management capacity among the elderly: An integrative literature review. *Revista Brasileira de Geriatria e Gerontologia, 20*, 582–593.

Marson, D. C., Chatterjee, A., Ingram, K. K., & Harrell, L. E. (1996). Toward a neurologic model of competency: Cognitive predictors of capacity to consent in Alzheimer's disease using three different legal standards. *Neurology, 46*(3), 666–672.

Marson, D. C., Hebert, K., & Solomon, A. C. (2011). Assessing civil competencies in older adults with dementia: Consent capacity, financial capacity, and testamentary capacity. In G. J. Larrabee (Ed.), *Forensic neuropsychology: A scientific approach* (2nd ed., pp. 401–437). New York, NY: Oxford University Press.

Marson, D. C., & Hebert, K. R. (2008). Capacity to consent to treatment instrument (CCTI). In B. L. Cutler (Ed.), *Encyclopedia of psychology and law*. Thousand Oaks, CA: SAGE Publications, Inc.

Marson, D. C., Sawrie, S. M., Snyder, S., McInturff, B., Stalvey, T., Boothe, A., … Harrell, L. E. (2000). Assessing financial capacity in patients with Alzheimer disease: A conceptual model and prototype instrument. *Archives of Neurology, 57*(6), 877–884.

Marson, D. C., Triebel, K., & Knight, A. (2012). Financial capacity. In G. J. Demakis (Ed.), *Civil capacities in clinical neuropsychology: Research findings and practical applications* (pp. 39–68). Oxford, UK/New York, NY: Oxford University Press.

Martin, R. C., Gerstenecker, A., Nabors, L. B., Marson, D. C., & Triebel, K. L. (2015). Impairment of medical decisional capacity in relation to Karnofsky Performance Status in adults with malignant brain tumor. *Neuro-oncology Practice, 2*(1), 13–19. https://doi.org/10.1093/nop/npu030

Masand, P. S., Bouckoms, A. J., Fischel, S. V., Calabrese, L. V., & Stern, T. A. (1998). A prospective multicenter study of competency evaluations by psychiatric consultation services. *Psychosomatics, 39*(1), 55–60. https://doi.org/10.1016/S0033-3182(98)71381-7

McKhann, G. M., Knopman, D. S., Chertkow, H., Hyman, B. T., Jack, C. R., Jr., Kawas, C. H., … Phelps, C. H. (2011). The diagnosis of dementia due to Alzheimer's disease: Recommendations from the National Institute on Aging-Alzheimer's Association workgroups on diagnostic guidelines for Alzheimer's disease. [Research support, Non-U.S. Gov't]. *Alzheimer's & Dementia: The Journal of the Alzheimer's Association, 7*(3), 263–269. https://doi.org/10.1016/j.jalz.2011.03.005

McPherson, S., & Koltai, D. (2018). Capacity. In S. McPherson & D. Koltai (Eds.), *A practical guide to geriatric neuropsychology* (pp. 87–103). New York, NY: Oxford University Press.

Moberg, P. J., & Gibney, M. (2005). Decision-making capacity in the impaired older adult. In S. Bush & T. A. Martin (Eds.), *Geriatric neuropsychology: Practice essentials* (pp. 491–506). London, UK: Taylor & Francis Group.

Morley, J. E. (2017). Vicissitudes: Retirement with a long post-retirement future. *Generations, 41*(2), 101–109.

Mystakidou, K., Rosenfeld, B., Parpa, E., Katsouda, E., Tsilika, E., Galanos, A., & Vlahos, L. (2005). Desire for death near the end of life: The role of depression, anxiety and pain. *General Hospital Psychiatry, 27*(4), 258–262. https://doi.org/10.1016/j.

genhosppsych.2005.02.004

Nasreddine, Z. S., Phillips, N. A., Bedirian, V., Charbonneau, S., Whitehead, V., Collin, I., … Chertkow, H. (2005). The Montreal cognitive assessment, MoCA: A brief screening tool for mild cognitive impairment. *Journal of the American Geriatrics Society, 53*(4), 695–699. https://doi.org/10.1111/j.1532-5415.2005.53221

Nikolich-Zugich, J., Goldman, D. P., Cohen, P. R., Cortese, D., Fontana, L., Kennedy, B. K., … Fain, M. J. (2016). Preparing for an aging world: Engaging biogerontologists, geriatricians, and the society. *The Journals of Gerontology. Series A, Biological Sciences and Medical Sciences, 71*(4), 435–444. https://doi.org/10.1093/gerona/glv164

Okonkwo, O., Griffith, H. R., Belue, K., Lanza, S., Zamrini, E. Y., Harrell, L. E., … Marson, D. C. (2007). Medical decision-making capacity in patients with mild cognitive impairment. *Neurology, 69*(15), 1528–1535. https://doi.org/10.1212/01.wnl.0000277639.90611.d9

Okonkwo, O. C., Griffith, H. R., Belue, K., Lanza, S., Zamrini, E. Y., Harrell, L. E., … Marson, D. C. (2008). Cognitive models of medical decision-making capacity in patients with mild cognitive impairment. *Journal of the International Neuropsychological Society, 14*(2), 297–308. https://doi.org/10.1017/S1355617708080338

Okonkwo, O. C., Griffith, H. R., Copeland, J. N., Belue, K., Lanza, S., Zamrini, E. Y., … Marson, D. C. (2008). Medical decision-making capacity in mild cognitive impairment: A 3-year longitudinal study. *Neurology, 71*(19), 1474–1480. https://doi.org/10.1212/01.wnl.0000334301.32358.48

Otto, R. K., Poythress, N. G., Nicholson, R. A., Edens, J. F., Monahan, J., Bonnie, R. J., … Eisenberg, M. (1998). Psychometric properties of the MacArthur competence assessment tool-criminal adjudication. *Psychological Assessment, 10*(4), 435–443. https://doi.org/10.1037/1040-3590.10.4.435

Palmer, B. W., Savla, G. N., & Harmell, A. L. (2012). Healthcare decision-making capacity. In G. J. Demakis (Ed.), *Civil capacities in clinical neuropsychology: Research findings and practical applications* (pp. 69–94). Oxford, UK/New York, NY: Oxford University Press.

Pardasani, M. (2018). Motivation to volunteer among senior center participants. *Journal of Gerontological Social Work, 61*(3), 313–333. https://doi.org/10.1080/01634372.2018.1433259

Peisah, C., & Shulman, K. I. (2012). Testamentary capacity. In G. J. Demakis (Ed.), *Civil capacities in clinical neuropsychology: Research findings and practical applications* (pp. 95–120). Oxford, UK/New York, NY: Oxford University Press.

Persad, C. C., Jones, J. L., Ashton-Miller, J. A., Alexander, N. B., & Giordani, B. (2008). Executive function and gait in older adults with cognitive impairment. *Journals of Gerontology. Series A, Biological Sciences and Medical Sciences, 63*(12), 1350–1355.

Plehn, K., Marcopulos, B. A., & McLain, C. A. (2004). The relationship between neuropsychological test per-formance, social functioning, and instrumental activities of daily living in a sample of rural older adults. *Clinical Neuropsychology, 18*(1), 101–113. https://doi.org/10.1080/13854040490507190

Price, T. (2014). Clinical assessment of financial decision making capacity. In R. M. Factora (Ed.), *Aging and money: Reducing risk of financial exploitation and protecting financial resources* (pp. 67–74). New York, NY: Springer New York.

Purser, K. J., & Rosenfeld, T. (2014). Evaluation of legal capacity by doctors and lawyers: The need for collaborative assessment. *Medical Journal of Australia, 201*(8), 483–485.

Quickel, E. J., & Demakis, G. J. (2013). The independent living scales in civil competency evaluations: Initial findings and prediction of competency adjudication. *Law and Human Behavior, 37*(3), 155–162. https://doi.org/10.1037/lhb0000009

Rockwood, K. (2007). The measuring, meaning and importance of activities of daily living (ADLs) as an outcome. *International Psychogeriatrics, 19*(3), 467–482. https://doi.org/10.1017/S1041610207004966

Rodin, G., Zimmermann, C., Rydall, A., Jones, J., Shepherd, F. A., Moore, M., … Gagliese, L. (2007). The desire for hastened death in patients with metastatic cancer. *Journal of Pain and Symptom Management, 33*(6), 661–675. https://doi.org/10.1016/j.jpainsymman.2006.09.034

Roesch, R., & McLachlan, K. (2008). *Fitness interview test–revised (Fit–R) encyclopedia of psychology and law* (Vol. 1, pp. 322–324). Retrieved from: http://simbi.kemenag.go.id/pustaka/images/materibuku/encyclopedia-ofpsychology-and-law.pdf

Roesch, R., Zapf, P. A., & Eaves, D. (2006). *Fitness interview test-revised: A structured interview for assessing competency to stand trial.* Sarasota, FL: Professional Resource Press.

Scheltens, P., Blennow, K., Breteler, M. M., de Strooper, B., Frisoni, G. B., Salloway, S., & Van der Flier, W. M. (2016). Alzheimer's disease. *Lancet, 388*(10043), 505–517. https://doi.org/10.1016/S0140-6736(15)01124-1

Schuklenk, U., van Delden, J. J., Downie, J., McLean, S. A., Upshur, R., & Weinstock, D. (2011). End-of-life decision-making in Canada: The report by the Royal Society of Canada expert panel on end-of-life decision-making. *Bioethics, 25*(Suppl 1), 1–73. https://doi.org/10.1111/j.1467-8519.2011.01939.x

Schultz, I. Z., & Greer, S. (2016). Neuropsychological, psychological, and vocational assessment of high achievers in a medicolegal context. *Psychological Injury and Law, 9*(2), 154–165. https://doi.org/10.1007/s12207-016-9260-8

Schwartz, H. I., & Mack, D. D. (2003). Informed consent and competency. In R. Rosner (Ed.), *Principles and practice of forensic psychiatry* (2nd ed., pp. 97–106). Boca Raton, FL: Hodder Arnold/ Taylor & Francis Group, CRC Press.

Smith, K. A., Harvath, T. A., Goy, E. R., & Ganzini, L. (2015). Predictors of pursuit of physician-assisted death. *Journal of Pain and Symptom Management,*

49(3), 555–561. https://doi.org/10.1016/j. jpainsymman.2014.06.010

Soliman, S., & Hall, R. C. (2015). Forensic issues in medical evaluation: Competency and end-of-life issues. *Advances in Psychosomatic Medicine, 34*, 36–48. https://doi.org/10.1159/000369083

Sousa, L. B., Simoes, M. R., Firmino, H., & Peisah, C. (2014). Financial and testamentary capacity evaluations: Procedures and assessment instruments underneath a functional approach. *International Psychogeriatrics, 26*(2), 217–228. https://doi.org/10.1017/S1041610213001828

Spar, J. E., & Garb, A. S. (1992). Assessing competency to make a will. *American Journal of Psychiatry, 149*(2), 169–174. https://doi.org/10.1176/ajp.149.2.169

Sperling, S. K. (2018). Oregon's death with dignity act. *JAMA Oncology, 4*(5), 747–748. https://doi.org/10.1001/jamaoncol.2017.5302

Stewart, C., Peisah, C., & Draper, B. (2011). A test for mental capacity to request assisted suicide. *Journal of Medical Ethics, 37*(1), 34–39. https://doi.org/10.1136/jme.2010.037564

Strauss, E., Sherman, E. M. S., & Spreen, O. (2006). *A compendium of neuropsychological tests: Administration, norms, and commentary* (3rd ed.). New York, NY: Oxford University Press.

Strunk, D. R., Lopez, H., & DeRubeis, R. J. (2006). Depressive symptoms are associated with unrealistic negative predictions of future life events. *Behaviour Research and Therapy, 44*(6), 861–882. https://doi.org/10.1016/j.brat.2005.07.001

Sullivan, K. (2004a). Neuropsychological assessment of mental capacity. *Neuropsychology Review, 14*(3), 131–142.

Sullivan, K. (2004b). Neuropsychological assessment of mental capacity. *Neuropsychology Review, 14*(3), 131–142.

Sullivan, K. A. (2012). Civil capacity instruments: Research trends and recommendations for future research. In G. J. Demakis (Ed.), *Civil capacities in clinical neuropsychology: Research findings and practical application* (pp. 206–227). Oxford, UK/New York, NY: Oxford University Press.

Swedish Council on Health Technology Assessment. (2008). *Dementia – Caring, ethics, ethnical and economical aspects: A systematic review.* Stockholm: Swedish Council on Health Technology Assessment (SBU). Copyright (c) 2008 by the Swedish Council on Health Technology Assessment.

Tsiouris, J. A., Patti, P. J., & Flory, M. J. (2014). Effects of antidepressants on longevity and dementia onset among adults with Down syndrome: A retrospective study. *Journal of Clinical Psychiatry, 75*(7), 731–737.

https://doi.org/10.4088/JCP.13m08562

Tucker, R. P., Buchanan, C. A., O'Keefe, V. M., & Wingate, L. R. (2014). Does the experience of interpersonal predictors of suicidal desire predict positive attitudes toward Physician Assisted Suicide? *Omega (Westport), 69*(2), 137–149. https://doi.org/10.2190/OM.69.2.c

Waljee, J. F., Greenfield, L. J., Dimick, J. B., & Birkmeyer, J. D. (2006). Surgeon age and operative mortality in the United States. *Annals of Surgery, 244*(3), 353–362. https://doi.org/10.1097/01.sla.0000234803.11991.6d

Wang, P. L., & Ennis, K. E. (1986). Competency assessment in clinical populations: An introduction to the cognitive competency test. In B. P. Uzzell & Y. Gross (Eds.), *Clinical neuropsychology of intervention* (pp. 119–133). Boston, MA: Springer US.

Weinstock, R., Leong, G. B., & Silva, A. J. (2003). Competence assessments. In R. Rosner (Ed.), *Principles and practice of forensic psychiatry* (2nd ed., pp. 85–88). Boca Raton, FL: Hodder Arnold/Taylor & Francis Group, CRC Press.

White, M. M., & Lofwall, M. R. (2015). Challenges of the capacity evaluation for the consultation-liaison psychiatrist. *Journal of Psychiatric Practice, 21*(2), 160–170. https://doi.org/10.1097/01.pra.0000462609.10101.2a

Whiting, D. (2015). Evaluating medico-legal decisional competency criteria. *Health Care Analysis, 23*(2), 181–196. https://doi.org/10.1007/s10728-013-0258-z

Widera, E., Steenpass, V., Marson, D., & Sudore, R. (2011). Finances in the older patient with cognitive impairment: "He didn't want me to take over". *Journal of the American Medical Association: JAMA, 305*(7), 698–706. https://doi.org/10.1001/jama.2011.164

Willis, S. L. (1996). Everyday cognitive competence in elderly persons: Conceptual issues and empirical findings. *Gerontologist, 36*(5), 595–601.

Wood, S., & O'Bryan, M. (2012). Assessment of civil capacities: An evaluative framework. In G. J. Demakis (Ed.), *Civil capacities in clinical neuropsychology: Research findings and practical applications* (pp. 185–205). Oxford, UK/New York, NY: Oxford University Press.

Yesavage, J. A., Brink, T. L., Rose, T. L., Lum, O., Huang, V., Adey, M., & Leirer, V. O. (1982). Development and validation of a geriatric depression screening scale: A preliminary report. *Journal of Psychiatric Research, 17*(1), 37–49.

Zaloshnja, E., Miller, T., Langlois, J. A., & Selassie, A. W. (2008). Prevalence of long-term disability from traumatic brain injury in the civilian population of the United States, 2005. *Journal of Head Trauma Rehabilitation, 23*(6), 394–400. https://doi.org/10.1097/01.HTR.0000341435.52004.ac

第 24 章　临终问题的管理

Janice Kishi Chow, M. Heather McKay, and Noralyn Davel Pickens

概述

　　康复专业人员很少谈及临终与死亡的话题,他们的工作目标通常在于功能恢复。然而,为了满足那些严重或晚期疾病患者的需求,需要转变"传统"康复模式,拓展康复专业人员在临终管理中(包括临终关怀和缓和照顾)的作用(Kanach,Brown,& Campbell,2014)。转变康复服务方式,使之用于临终管理,可以使患有严重或晚期疾病的人们获得尊严和舒适感,提高他们及其家属的生活质量,同时也对临终关怀和缓和照顾产生积极影响,为参与治疗的人们提供有意义的经历(Barawid,Covarrubias,Tribuzio,& Liao,2015;Case,Blackwell,& Sprong,2016;Pollens,2012)。(注:本章使用"家属"或"家庭"一词时,指的是患者认定为家属的所有亲人)

　　专业协会认为康复治疗师(即作业、物理、言语治疗和康复咨询)是临终关怀和缓和照顾多学科团队的一部分(American Occupational Therapy Association,2016;美 American Physical Therapy Association,2012;American Speech-Language-Hearing Association,n. d. ;Commission on Rehabilitation Counselor Certification,2017b)。在临终关怀和缓和照顾的环境中整合各种形式的疗法成为临终照护的一种流行趋势。康复治疗师在临终与死亡问题上为患者提供各种专业意见,最大程度上使他们活得更有尊严(Jeyaraman,Kathiresan,& Gopalsamy,2010)。许多临终关怀和姑息照护(hospice and palliative care,HPC)机构逐渐意识到治疗师有充分的能力来满足严重或晚期疾病患者及其家庭的需求,使他们的生活质量最大化。

　　尽管如此,仍需进一步明确临终患者康复服务的目的,并聚焦于各个学科的实践方法。无论医学预后和病情好坏,临终患者也应获得同样的医疗服务,康复专业人员应始终坚持这一点。本章涉及慢性疾病模式的概述和临终关怀的实践目标,并论述该阶段的康复服务。患者生死之间的复杂与动态变化是由一系列因素构成,通过增强对这些因素的认识,康复从业人员能更好地改善患者及其家庭的生活质量。本书第 1 章已对慢性病作了更全面的概述。

临终

轨迹

　　慢性疾病影响了 45% 的美国人,占美国所有死亡人口的三分之二(National Association of Chronic Disease Directors,2016)。了解常见慢性病的模式以及疾病过程中形成的需求,有助于临床医生制订恰当的干预与支持措施,使患者的临终生活更有意义。在一项前瞻性研究中,Lunney、Lynn、Foley、Lipson 和 Guralnik(2003)采访了 4 190 位美国临终患者及其照护人员,确定了癌症患者、器官衰竭和虚弱患者的 3 种普遍的衰退模式或临终轨迹。随后的研究继续验证了该发现(Bostwick et al.,2017;Kendall et al.,2015;Lloyd,Kendall,Starr,& Murray,2016;Morin et al.,2017)。正如本章所言,了解这些临终轨迹,临床医生能更好地满足患者的需求,并改善医疗服务。

癌症

在生命最后的 5~6 个月以前,癌症患者通常仍会保留一部分功能,直到最后数月或数周内的功能状态才会迅速下降(Lunney et al.,2003)。除了身体上的症状,患者还常常遭遇心理痛苦。Murray 等(2007)发现肺癌患者的心理和精神在诊断期、治疗后出院、疾病进展和终末期时有明显的变化。通常癌症患者比非癌症患者更易出现厌恶情绪,这会导致自我厌弃、回避、抑郁和焦虑等不良情绪(Azlan,Overton,Simpson,& Powell,2017;Reynolds,Bissett,Porter,& Consedine,2016)。他们通常会坚持记录发病时间,标注抗癌治疗的变化,在害怕死亡的同时又保持希望(Kendall et al.,2015)。他们普遍的期望是在家中去世,免受痛苦,不给他人造成负担,以及向生命中重要的人告别(Khan,Gomes,& Higginson,2014)。鉴于整个疾病过程中身体和心理上需求的复杂性,最紧要的是在抗肿瘤治疗的同时,及早加入姑息照护。

尽管三种衰退模式容易预测,但最近的研究表明癌症患者的衰退模式因癌症类型而各异。在对 10 位乳腺癌患者的纵向混合法研究中,Reed 和 Corner(2015)观察到一种具有长时间高功能性的衰退模式(2003),类似于 Lunney 等的发现。而第二种衰退模式是随着突发的疾病进展(症状不受控制和症状缓解较少),功能快速下降。第三种模式持续 2~5 年,功能变化情况与器官衰竭模式类似。尽管衰退模式都表现为下降趋势,但康复治疗师应敏锐地发现由癌症类型不同而带来的独特变化。

器官衰竭

器官衰竭包含肺部疾病和心衰。器官衰竭的衰退模式是渐进的,急性加重期超过 6~24 个月,功能在最后 3 个月显著下降(Lunney et al.,2003)。患者通常难以恢复到恶化之前的功能状态,死亡常由急性事件引起。患者及其照护者难以确定发病时间,难以公开讨论死亡,只能聚焦于"战胜困难"(Kendall et al.,2015)。临床医生可以看到疾病恶化的明显转变,但患者难以发现衰退的表现,除非医生提醒他们病危。不幸的是,由于预测困难和为了保持患者期望,医生即使在生命最后一年也会推迟临终谈话(Houben,Spruit,Schols,Wouters,& Janssen,2015)。由于毫无准备,患者因急性事件死亡通常会让人觉得突然。此时,治疗干预需要用适应性策略和辅助设备来帮助患者实现最大的独立性(Cooper & Kite,2015);当然,也需要社会心理方面的支持来帮助患者进行临终谈话,并为死亡做好准备(Lowey,Norton,Quinn,& Quill,2013)。

衰弱

无器官衰竭或癌症的患者常常发展为痴呆或全身多系统衰退(Lunney et al.,2003)。他们的衰退模式难以预测,可能在 6~8 年内变化。病情转变不像癌症或器官衰竭那么明显,这使得预测变得困难。痴呆以认知和功能下降为特征。衰弱被定义为虚弱、体重下降,疲劳和活动减慢。通常患者害怕经历认知下降,给他人造成负担,以及失去自理能力(Lloyd et al.,2016)。治疗性干预能帮助患者逐渐适应认知和功能下降,维持自我意识和社会关系,并建立社会网络。应在下降过程中尽早整合姑息照护,以便支持患者、家庭及其照护者(Lloyd et al.,2016)。

尽管每个人的死亡是独一无二的,但死亡轨迹清楚地阐明了癌症、器官衰竭和衰弱的模式,并构建了康复干预的框架。康复治疗师在帮助患者与晚期疾病共存方面发挥着重要作用。衰退模式可帮助康复治疗师敏锐地发现疾病发展导致的需求变化,发现与典型模式的不同之处,整合适当的、以患者为中心的干预措施,并提高患者终末期的生活质量。

临终时期

临终期是指生命的最后几天至最后几小时(Hui et al.,2014):患者变得孤僻与反应迟钝,也可能精力高涨与烦躁不安(美国临终关怀基金会 Hospice Foundation of America, HFA, 2011)。进食由减少变为无进食、肢体末端冰冷发紫、脉搏减弱、少尿(HFA,2011;Lacey, 2015)。呼吸可能变得浅快、费力(Harlos,2010)。咽喉液体积聚,胸部出现水泡音,通常被称为"临终喉鸣"(Lacey,2015)。在最后的几分钟到几小时,可能出现潮式呼吸,在浅快呼吸过程中伴随 1~3min 的无呼吸(呼吸暂停)(Harlos,2010)。心跳在呼吸停止后几分钟也随之停止(Harlos,2010)。确认死亡是基于对声音或触摸无反应、瞳孔固定散大,以及心脏和呼吸功能停止(Morrow,2014)。

临终关怀与姑息照护

关于临终照护的专业术语常使患者和康复治疗师迷惑,康复治疗师应何时、何地以及如何服务于临终患者? 临终照护(end-of-life care)是在生命最后阶段提供的,这一术语包含姑息照顾和临终关怀。常规的姑息照顾方式和经认证的临终关怀计划密切相关。这两种照护方法都是以实现患者和家庭的生活质量最大化为中心。国家临终关怀和姑息照顾机构(National Hospice and Palliative Care Organization,NHPCO,2015)认为姑息照顾是一种全面的照护方法。对于严重疾病患者及其家属来说,姑息照顾可通过早期识别、评估和治疗症状(如疼痛或其他身体、心理和精神问题)来预防和减轻痛苦,提高生活质量。患者选择姑息照顾或临终关怀的区别在于时间。不同于临终关怀,无论预后如何,姑息照顾能在疾病的任何阶段进行(World Health Organization,2016)。例如,对于患有无法治愈的神经变性疾病患者,从确诊之日开始进行的治疗就是姑息性的。康复治疗师在第一次接触病人时就开始提供姑息照护。此外,在癌症早期,姑息照护可与治疗干预相结合。

临终关怀的重点是全面缓解症状,最大程度提高患者和家庭的生活质量。临终关怀与姑息照护的不同之处在于,临终关怀用于疾病末期(Baxter et al.,2014)。同时接受姑息照护和治疗干预的患者,如果不愿继续治疗或治疗无效,可转为临终关怀(American Occupational Therapy Association,2016)。国家临终关怀和姑息照护机构(2013)在《临终关怀计划实施标准》中描述了临终关怀理念,具体如下:

> 临终关怀为患有不治之症的晚期患者提供支持和照顾,使他们好好生活,并尽可能舒适。临终关怀认为死亡过程是生命正常过程的一部分,注重提高剩余生命的质量。临终关怀肯定生命,既不加速死亡,也不延迟死亡。临终关怀坚持这样的希望和信念,通过合适的照顾,并提升照护团队对患者需求的敏感度,使患者及其家属能在一定程度上更好地面对死亡。临终关怀认为人类的成长和发展是一个终身的过程。在生命的末期,临终关怀追求的是保持和提升个体与家庭的内在成长潜力。因此,临终关怀不是等死,而是一种照护的环境和理念,只要符合临终关怀资格指南,就能在所在地获得临终关怀服务(NHPCO,2013)。

伦理

生命末期(end of life)是生命的发展过程,人们以"剩余时间"的心态来度过这段时间(Papalia,Feldman,& Martorell,2015)。这是一种很有用的视角,能帮助康复治疗师确定何时介入这些生命末期的人。有些人健康状况相对较好,因急性或慢性疾病需要接受康复治疗;但是,对另一些人来说,进行康复治疗可能提示他们接近死亡。当临终照护的医生发现患者的心理和精神需求,康复团队应及时介入,进行能量节约教育、环境改造和自我管理来帮助患者应对健康状况的下降。

伦理原则指导专业实践,但是这仍有争议,因此康复团队常面临伦理问题。经典伦理原则包括自主(自我决定)、有益(为他人最大利益而行事)、无害(不伤害)和公正(公平和平等)。康复团队在临终照护时面临的伦理困扰正是源于使用这些伦理原则来分析问题(Beauchamp & Childress,2014)。伦理以道德为基础,能透视人们的性格和意图,但并不是行动指南,它与职业行为的价值观和标准密切相关(Pozgar,2016)。医疗卫生环境所期望的是忠诚、诚实、洞察力和尊重这样的价值观。但是,生命末期时这些价值观与伦理原则是矛盾的。

自主是"高质量死亡(good death)"的关键(McCaffrey,Bradley,Ratcliffe,& Currow,2016)。康复治疗师以患者为中心、以患者为导向来促进患者的管理。医疗团队认为患者面临死亡时,他们的某些行为会使其处于危险之中,这就是典型的照护难题。由于患者容易感染,他们想离开医院去孩子学校都困难重重。在这种情况下,自主与无害的伦理相互矛盾,并出现关于尊重、自由和同情的价值问题。此外,还有更多复杂问题,失能患者一心求死,是否应该提供帮助? 选择权是否包括决定生死,这些由什么来决定? 虽然康复团队不会直接参与这些决定,但密切的医患关系会使患者与康复治疗师分享他们对于临终问题的想法和感受。

在有益的原则下,康复治疗师的作用是做对患者有利的事情。然而,这会导致"家长作风"被过度应用。康复治疗师会自认为某些事情对患者有益,而代替他们做出决定,却忽略了患者自我决策的自主权。此时应充分告知患者医疗项目的内容、益处和风险,包括哪些项目可能无效或方向错误,这样才能减少家长式作风带来的风险。康复团队应认识到帮助临终患者生活是具有两面性的(AOTA,2016)。当无法治愈时,治疗策略应转变为保持力量、耐力或增加舒适来提高患者的生活质量。

文化与宗教考虑

自主与其他"基于原则"的伦理一样,是一种广义的西方观念。例如,自我决策是与文化相关的,年龄、家庭制度和种族差异会影响决策和规划。文化信仰、传统和价值观增加了临终关怀的复杂性(Case et al.,2016)。为了充分的表达,康复治疗师必须体现自己的价值观并意识到潜在的偏见(如"独立第一"的西方思想)。

从文化的视角有利于促进更敏锐和富有同情心的照护方法。在临终照护时,康复治疗师缺乏培训是造成文化不敏感的原因之一。护士和医生培训项目发展出了专业的临终关怀课程体系,这能帮助他们满足姑息或临终患者及家属的复杂需求(Boucher,2016)。康复治疗师也需要同样的培训。

在各个康复阶段提供具有文化特色和敏锐性的医疗是很重要的,特别是临近死亡时。临终照护面临的文化问题是多种多样的,需要人们具有敏锐性来理解文化共享群体的复杂需求。如家庭传统食物被认为是特殊饮食。治疗计划应加入能反映个人信仰和价值观的精神活动。语言障碍、家庭价值观不同以及宗教信仰差异会阻碍拉丁美洲人获得高质量临终关怀,例如对神秘事物的关注(Cruz-Oliver & Sanchez-Reilly,2016)。另外,由于历史上的违规行为和由此产生的对医疗机构的不信任以及对积极治疗的偏见,会阻碍美国非裔早期参与临终关怀和姑息照护(LoPresti,Dement,& Gold,2016;Williams & Harvey,2013)。

临终照护的康复概念

当跨学科团队将工作重点从恢复正常转变为减少损失或延缓失能,使患者和家属的生活质量最大化,这样的基本原则更适合康复治疗(Javier & Montagnini,2011)。临终照护中姑息康复的理念符合以下临终关怀价值观:

- 接受死亡是生命的自然过程
- 以患者和家庭为中心
- 将整个家庭作为照护单元
- 照护者的教育
- 整体、循证的跨学科照护
- 减轻症状的代偿策略
- 环境改造和适应
- 支持的范围延伸至亡者的照护者

人们的行为应符合姑息照护和临终关怀的原则,阐明行为与这些原则的联系有利于康复团队全面实践临终关怀。

为确保康复服务与综合临终照护相一致,临床医生应考虑临终关怀的特殊领域,如疼痛和症状控制、生活质量、诊断信度以及对幸存者居丧关怀的随访。除了医疗和药物干预以外,不治之症患者能从跨学科、多模式和个体化的疼痛管理中获益(LaPointe,2012)。因此,疼痛的预防和管理是着力点。具体来说,作业治疗能帮助患者重返日常角色,参与职业(有意义的事)能转移疼痛感受(Hoffman,2017;LaPointe,2012)。作业治疗师在这方面强调主动倾听、教育、预防、解决问题和提供经验性学习(LaPointe,2012)。为了加强对临终照护的支持,Javier和 Montagnini(2011)搜集了一系列资料来评估晚期癌症和心肺疾病患者进行康复的益处。研究发现对 34 名临终关怀和姑息照护的癌症患者进行 6 周的躯体运动训练能改善躯体表现、疲劳和生活质量(Oldervoll et al.,2006)。

康复服务在临终照护中的作用

在临终关怀医保(Hospice Medicare Benefit)中提到康复服务的目的:"物理治疗、作业治疗和语言治疗可用于控制症状或确保个体能维持日常生活活动和基本技能"(Centers for Medicare and Medicaid Services,2015,Chapter 9,Section 40.1.8)。除了临终关怀核心服务(医疗服务、护理服务、医疗社会服务和咨询),康复服务也必须由临终关怀机构直接或根据安排提供,以满足患者及家庭的需求(Chapter 9,Section 40.5)。美国医保和医助服务中心(2016)确保康复服务是基于技能需求,而不是基于患者的诊断或恢复潜力。医疗保险福利政策手册有相关解释,即使患者病情处于慢性或末期状态,技能训练也是必要的,这些可以改善患者状况。例如，晚期疾病的患者会有自我照顾、移动能力和安全性的需求，需要对此进行技能训练。即使不能完全恢复或只能部分恢复，也可以通过技能训练来改善患者状况……决定的因素在于是否为合理的、有效的治疗，是否由康复治疗师进行，或者未经培训的人员能否在无专业人士监督下安全有效的执行？（Centers for Medicare and Medicaid Services，2013）。了解这些法律法规能促进和增加获得康复服务的机会，并确保其他医疗人员意识到康复服务的价值，特别是已经预估会出现身体衰退的人群。临终关怀团队中的所有人，包括患者或家属，在临终关怀期间的任何时候都可以通过转诊来寻求康复介入。仔细研究每个学科的作用，有助于理解综合临终照护。

作业治疗

作业治疗在临终关怀中的独特价值在于通过参与作业活动来提高患者和家庭的生活质量（AOTA，2016）。Russell 和 Bahle Lampe（2016）追溯了临终照护中作业治疗的起源。在过去的 30 年里，一系列研究探讨了职业、患者、家庭和临终关怀团队成员的本质，强调了作业活动有助于更好地面对死亡。作者的综合研究扩展了对作业的认识，在生命末期，除了日常生活的基本活动，还包括用更动态的作业活动来支持患者和家庭进行有意义的事。临终患者及其家属可选择进行一些熟悉和常规的活动，如共享最后的家庭餐或参加社交例会。同样，这段时间的作业活动与留下遗物有着特殊的联系，如为朋友和家人制作有意义的礼物或留存个人故事。在艰难的照护期间，照护者可能希望再从事期望的职业来激励自己并维持平衡。在这种情况下，参与有意义的活动有助于患者和照护者面对困难，并与生活建立联系（Hammill，Bye，& Cook，2014）。作业治疗师运用多种干预措施，从恢复躯体障碍到适应任务或环境来确保患者重返职业（Benthall & Holmes，2011）。作业治疗师应意识到作业活动的双重价值，它是一种工具，使患者和家人能平静地面对死亡，并做好准备（AOTA，2016）。

转介至作业治疗师后，先进行初步评估，确定患者的职业经历、角色、兴趣、价值观和寻求作业治疗服务的原因。在初步评估时，患者选择作业活动的优先级和关注点不同，这决定了哪些评估与患者的参与密切相关。根据患者的选择优先级和关注点，作业治疗师收集各种信息，分析患者在当前情境中的参与情况，发现活动需求、特定问题或潜在的挑战，以及环境中存在的助力和障碍。例如，在生命接近尾声时，由于身体疼痛，运动、感觉和认知能力下降，或情绪困扰，患者难以参与有意义的日常工作。曾经从事的活动，就现状来看可能负荷过大，需要调整。作业治疗师会考虑环境和背景因素（如环境中物体或场所的可及性、护理人员培训、保持社会接触避免隔绝），以及影响患者参与能力与满意度的个人因素（如耐力下降、焦虑增加）（AOTA，2016）。

作业治疗在临终关怀中的作用不仅是直接照顾患者。由于作业治疗师受过小组活动培训，了解应对机制和减压的知识，他们可以引导临终关怀团队以健康方式来应对日常压力和情绪。这同样适用于帮助家庭成员和照顾者度过亲人逝世的阶段（Russell & Burle-Lampe，2016）。

物理治疗

物理治疗师是临终关怀和姑息照护团队中不可或缺的成员，但通常未充分发挥自身作用。虽然临终关怀和姑息照护机构通常会雇佣物理治疗师，但在这些机构中接受物理治疗的患者却相对较少，并且不同环境中物理治疗的使用率不同（Drouin，Martin，Onowu，Berg，&

Zuellig,2009）。2012 年,美国物理治疗协会更新了物理治疗师在临终关怀和姑息照护中的作用,并加入了持续照护的相关概念,确保患者无论预后如何都能获得物理治疗,阐明了跨学科方法的重要性,加强对从业者和学生的教育,以及争取对物理治疗服务进行适当的医保覆盖和支付（美国物理治疗协会,2012）。从那时起,越来越多的研究认为物理治疗能改善危重患者的功能和生活质量（Wilson,Stiller,Doherty,& Thompson,2017）。《美国临终关怀与姑息医学杂志》发表了的一篇系统综述来阐述物理治疗在临终关怀和姑息照护中的作用。作者发现了患者多种功能和症状的改善,包括但不限于疼痛、移动性、日常生活能力、耐力、情绪、疲劳、淋巴水肿,以及生活质量（Putt et al.,2015）。此外,当患者在临终关怀中心接受物理治疗时,家属对照顾患者和个人安全方面的信心有所增加（Drouin et al.,2009）。

为了促进物理治疗在这一领域的发展,Wilson 等（2017）提出了一个概念框架,描述了物理治疗师在临终关怀和姑息照护中的作用,以及区别于传统物理治疗实践的因素。作者模型的基础是物理治疗的方法演变,不再拘泥于"传统康复",临床重点从恢复性医疗转变为姑息和支持干预。随着临终照护的重点发生变化,需要物理治疗师运用专业知识来使患者功能最大化,或延缓因疾病进展而出现的躯体功能下降。物理治疗师受到许多个人和环境因素的影响,减少了恢复性干预措施,更重视舒适、倾听、同情和支持性护理,使之逐渐达到平衡。根据该模型,物理治疗师对患者和家庭的直接作用分为三个方面:患者管理;支持家属和照料者;以及对患者和家庭的倡导。物理治疗师与患者及家属的合作涉及文化、宗教、喜好、期望、安全和预防（在提供舒适和疼痛控制的同时,还有照护者伤害预防教育、安全搬运和体位摆放,以及安全的日常生活活动）。在对患者的倡导方面,物理治疗师关注的是优化就诊和资源,在患者功能下降时提供所需的长期医疗设备,帮助患者联系其他社会支持团体,在符合政策和功能评估结果的情况下确保医疗费用合理（Wilson et al.,2017）。

除了直接照顾患者和家庭之外,物理治疗师还有其他方面的重要作用。例如,物理治疗师作为跨学科团队的一员承担了自己的角色责任。物理治疗师的角色反映了在生命末期时治疗重点的转变,从典型传统康复的单一患者转变为家庭和跨学科团队协作。在跨学科团队中,物理治疗师提供咨询和教育,如筛查、复诊信息、安全搬运和移动、人体工程学、预防职场伤害的评估和方案,以及向同事宣传物理治疗的作用。此外,作为姑息照护或临终关怀团队的一员,物理治疗师还能为死者家属提供额外的支持性护理（Wilson et al.,2017）。

言语治疗

言语治疗师是生命末期医疗团队的另一重要成员。鉴于大部分死亡发生在医疗或专业护理环境中,言语治疗师经常面对临终和死亡问题（Stead & McDonnell,2015）。因此,言语治疗师必须"充分了解执业范围、伦理界限、咨询技能和与死亡相关的生理过程"（Stead & McDonnell,2015,p.12）。他们必须在尊重患者及家属意愿和文化的同时,对他们的情感、社会心理问题有深刻的理解。言语治疗师通过专注于吞咽和交流来提高患者的整体生活质量（ASHA,n.d.）。言语治疗师与患者和护理人员合作,制订代偿策略使患者尽可能经口进食,调整食物稠度以降低误吸风险,或推荐其他摄入营养的方式。言语治疗师在促进有意义的沟通中发挥着重要作用,建立替代的沟通策略,让患者表达期望和需要,同时维持社会关系（ASHA,n.d.）。

除了制订吞咽和交流策略外,言语治疗师还承担咨询作用,与其他医疗人员交流患者的医疗和生活质量,联合家属进行教育并收集患者的偏好信息（Pollens,2012）。与其他从事临终照护的医务工作者一样,言语治疗师将参与预立遗嘱的谈话。言语治疗师在预设遗嘱中涉及一些特殊治疗,包括营养和保湿、气管切开和通气方面(Stead & McDonnell,2015)。

鉴于言语治疗师具有专业的沟通知识以及与患者相处时间较多,他们比医生更能理解患者的期望(Stead & McDonnell,2015)。因此,言语治疗师在制订临终前的医疗计划方面能提供很多帮助(ASHA,n. d.)。

康复咨询

康复顾问有着不同的临床背景,具有如社会工作、心理学、护理和某些疗法的资格证书。康复顾问的认证需要通过残疾人服务相关的高级培训和考试。康复咨询的业务范围包括个人和团体咨询、个案管理、评估和获得所需资源。培训包括增强对医疗、社会心理状况、个人和机构文化问题的认识(CRCC,2017a,2017b)。

《康复顾问道德规范》帮助患者:

(1) 获得高质量的临终关怀,以满足他们的身体、情感、社会和精神需求;

(2) 尽可能行使最高程度的自主权;

(3) 在临终阶段,尽可能让他们参与决策制订;

(4) 由具有丰富临终关怀实践经验的心理健康专业人员进行完整、充分的评估,了解患者能否做出可胜任的、合理的自我决策(CRCC,2017a,2017b,p. 8)。

康复顾问有两种方法帮助患者面对死亡:第一,通过个案管理的方式,协助患者做好法律和社会方面的临终准备;第二,提供咨询(Case,Blackwell,& Sprong,2016)。CRCC 支持为牧民、犹太教徒或僧侣提供精神和伦理问题的咨询,如自杀等。然而,咨询内容不仅关注财务、告别、遗产的社会/物质过渡,还关注临终准备的内在过渡。对于许多残疾人来说,已经经历了多重损失。康复顾问应在临终准备前对此进行解释说明(Case et al. ,2016)。

临终时期的照护者

当老年人临近生命末期,他们的照护需求不断增加,照护范围不断扩大(Ornstein,Kelley,Bollens-Lund,& Wolff,2017)。2011 年,全国 90 万老年人在生命的最后 1 年需要 230 万照护者的帮助。绝大多数的临终关怀是由近 200 万个家属无偿提供的。约有 26 万名照护者受雇加入家属以满足需求,这一费用通常由患者和家属承担。那些生命垂危的人每星期接受照料的时间是其他老年人的两倍。照顾临终亲人的 200 万家属中,约 30% 的人是 65 岁及以上,其中许多人(15%)有重大的健康问题。

照护者的负担

虽然许多家庭照护者具有积极的作用,但临终照护给家庭带来了巨大的情感、社会和身体负担(Stajduhar,2013)。照护者的健康状况恶化和生活质量下降源于"平衡"日常生活压力(照顾其他家庭成员、财务状况、维持工作或学校职位、社会义务)和照顾患者(Pickens,O' Reilly,& Sharp,2010)。不知道如何、何时实施照护,他们常因此对未来感到沮丧和无助(Stajduhar,2013)。临终关怀者最常见的压力源包括:

- 正常生活中的干扰
- 等待死亡的不确定性

- 无助和脆弱
- 连续性打击的悲痛
- 心理困扰（通常多于临终者）
- 社会孤立
- 疲劳
- 失眠
- 缺乏足够的营养
- 错过医疗预约
- 财政紧张
- 转移
- 人际关系困难

康复治疗师可以为那些临终者的家属提供重要的，甚至是维持生命的支持。康复治疗师与患者和家属建立协作关系，将家属和日常照护者纳入护理计划和教育中，这种方法是将家庭照护者本身视为一种健全的患者。通过了解照护者的观点，康复治疗师为家属和雇佣的照护者提供卫生与健康理念，以满足照护者的需求（Forbat，McManus，& Haraldsdottir，2012；Pickens et al.，2010）。例如，让家属明白照顾患者的最佳策略，并适时地引导临终决策，有益于提高患者和家属的生活质量。对照护者和患者的其他有益干预包括：

- 制订预立遗嘱和预立医疗计划（Wilson，2016）
- 联系资源，如夜间或日间喘息服务（Stajduhar，2013）
- 安全患者照护训练，以防止损伤（Wilson et al.，2017）
- 尽量减少护理障碍（Wilson et al.，2017）
- 设计方案应提高家庭照护者的务实性或"务实的希望"（Feldman & Kravetz，2014）
- 确保患者和家属有选择在哪接受临终关怀的权利（Stajduhar，2013）
- 将熟悉的、喜欢的活动或家庭仪式纳入当下（Pickens et al.，2010）
- 帮助回顾人生和讲述事迹（Akard et al.，2015；Pickens & Long，2016）
- 指导自我管理技术（Pickens & Long，2016）
- 节约能量方面的教育（Pickens & Long，2016）
- 长期医疗设备使用的教育（Pickens & Long，2016）
- 提供环境改造（Pickens & Long，2016）

帮助家庭照护者

康复治疗师在实践中使用个体化家庭评估，帮助进行照护者的需求、偏好和解决方案方面的谈话。避免非正式的、无记录的讨论，以系统的方式评估和解决家庭照护者的需求，为家属带来积极的结果，并为重要的团队成员提供关于持续发展服务的证据基础（Aoun et al.，2015）。学者建议使用临床有效的工具来评估家庭照护者在姑息照护中的需求，在亲人接近生命末期时，识别和减轻照料者可能面临的负担（Stajduhar，2013）。一种工具是照护者未满足需求问卷（caregiver's unmet needs questionnaire），包含 30 种常见的医疗、心理、社会和家庭需求（Buscemi，Font，& Viladricht，Buscemi，Font，& Viladricht，2010）。该测量工具侧重于评估家庭照护者未满足的需求，以便更好地了解家庭照护者承受的负担以及对身体、社会和情绪幸福感的影响。照护者填写简单的问卷，说明有或没有这些需求。最后，照护者列出前五位最重要的需求(Buscemi et al.,2010)。另一个工具是照护者支持性需求评估工具(the carer support needs assessment tool),包含对家庭照护者身体、心理、社会、实践、财务和精神方面的支持性需求(Aoun et al.,2015)。在选择评估工具和让家庭照护者参与需求讨论时,康复治疗师应注意评估过程的一些关键方面:(a)照护者注重评估工具的实用性;(b)照护者注重相应的情绪反应;(c)照料者重视效度、信度和授权;以及(d)照护者在利用其他资源时倾向于自身经验(Aoun et al.,2015)。更加系统性地评估照护者需求是很重要的,这些循证证据有利于进行有效的、个体化的服务。服务包括直接援助、喘息护理和照护者教育,可满足家庭照护者的明确需求(家庭照顾者联盟,2006;Ornstein et al.,2017)。

帮助家庭照护者做出知情决定

在临终照护时,照顾亲人的家属需要做出一系列极具压力的决定,包括但不限于决定症状管理的方法,是否转到长期照护或临终关怀,医疗方案的选择或是否雇佣额外照护者(Ornstein et al.,2017)。康复治疗师能够促进家庭交流,包括家庭内部和医疗人员之间,并减轻决策负担。另外,康复治疗师进行照护者评估可说明照顾中的难点;加强与照护者的合作;最大限度地促进家庭成员间的良好沟通,理解家庭情感和关系,关注哀痛和居丧。例如,康复治疗师会与患者及其照护者一起讨论如何共度余生。他们想做什么,与谁一起,需要什么帮助?应确保康复治疗师的目标由这些活动构成。康复治疗师通过建立同理心,以家庭为中心的沟通,能最大限度地提高患者剩余生命的生活质量(Pickens & Long,2016)。

临终照护的成果

康复治疗师必须考虑治疗效果和效率。在这种医疗模式的背景下,常常通过功能表现的改善来评价康复服务。尽管有专门针对临终关怀和姑息照护的功能评估,如姑息表现量表第2版(PPSv2)(维多利亚临终关怀协会 Victoria Hospice Society,2006)和改良埃德蒙顿功能评估工具(EFAT-2)(Kaasa & Wessel,2001),但患者的功能因疾病进展而下降,使临床医生无法基于功能提高来评价康复服务。虽然功能下降,但生活质量、希望或满意度等全面系统的评估可以显示出积极的改变。这些改善因多学科协作而很难计算单学科的贡献(Cooper & Kite,2015)。

为了获得积极的治疗效果,治疗目标应该以患者为中心,采用特定学科的干预措施,并且强调参与性。Cooper 和 Kite(2015)建议使用具体的、可量化的、可达成的、现实的和有时限性的 SMART 目标(Specifc,Measurable,Attainable,Realistic,and Time-sensitive)。目标必须与干预直接联系,以显示特定学科的成果。考虑到功能下降,干预目标应关注参与而非功能表现,这样才能使患者参与有意义的活动(Koenig,2014)。

以患者为中心的评估方法能更好地检测以患者为中心的治疗效果。标准化评估是根据标准预先设定分级(Turner-Stokes,2009)进行的。以患者为中心的评估是根据患者的优势来量身定制,使患者能监督治疗方案并发现标准化评估遗漏的细节(Koenig,2014;Turner-Stokes,2009)。例如,患者可设定一个目标,如转移到轮椅上,并在帮助下走出门廊。考虑到患者的虚弱状况,治疗师可以调整轮椅,使患者能通过天花板升降器进行转移,减少转移至椅子时产生的疼痛。在康复模式中,根据功能独立性量表(Functional Independence Measure,FIM),患者在转移的开始和结束阶段的表现属于 FIM 的 1 级依赖。在这个评估中,功能没有任何改善迹象。使用以患者为中心的评估方法,如目标达成度量表 goal attainment scaling

(Kiresuk & Sherman,1968),根据患者的目标和优势将目标划分为 5 级,可获得治疗效果的进步,但这些进步常常无法被 FIM 评估发现(见表 24.1 和表 24.2)。

表 24.1 分级

评分等级	级别描述
-2	远远少于预期结果
-1	比预期结果少一点
0	预期结果
+1	超出预期结果一些
+2	超过预期结果很多

Adapted from"Goal Attainment Scaling:A General Method of Evaluating Comprehensive Mental Health Programmes," by Kiresuk and Sherman(1968)

表 24.2 示例:设立目标,使用目标达成度量表来评估结果

评分等级	级别描述
-2	患者能清楚地表达想要起床到轮椅上
-1	患者通过升降器能转移到轮椅上
0	患者能轻松地坐到床边的轮椅上
+1	患者能轻松地坐轮椅移动到外面走廊
+2	患者在走廊上能轻松地坐轮椅 1h

临床医生根据疾病末期患者的个人目标来定制治疗方案,这不同于传统康复做法。Corr 和 Corr(2013)提出了基于任务的模型(the task-based model),定义了临终者应对死亡时可能涉及的 4 个基本任务。躯体任务关注身体需求和应对躯体痛苦。心理任务涉及建立和维持心理"安全、自主和丰富的生活"(Corr & Corr,2013,p. 158)。社会任务寻求维持和建立人际关系和与社会群体的互动。精神任务帮助发掘价值、归属感、超越和希望。任务的选择和完成基于个人价值观(Corr & Corr,2013)。了解患者的价值观和任务模型能帮助制订有意义的目标,充分利用剩余时间。

处于临终关怀和姑息照护的患者的治疗性干预可能不适用于标准康复模型。疾病恶化常常导致无法发现功能表现的改善。因此,应关注参与而不是功能表现,这样才能发现结果的改善。以患者为中心的目标和结果评估才能确定和实现临终愿望,并验证治疗方案。

悲伤与丧亲

人们经常反思 Elisabeth Kübler-Ross 的悲伤的 5 个阶段(Kübler-Ross,1970)来理解悲伤的过程。历史上,否认、愤怒、协商、沮丧和接受的阶段被描述为随时间推移的线性过程,接受是解决悲伤的标志(Stroebe,Schut,& Boerner,2017)。然而,实证研究推翻了阶段性发展顺序。在自然(n =441)和暴力(n =173)因素而丧亲的年轻人中,进行失落和悲伤的 5 阶段相关性研究,发现阶段性发展的证据是有限的(Holland & Neimeyer,2010)。人们发现,经历巨大痛苦(如不相信、渴望、愤怒和沮丧)与接受的感受并非同时出现,而是并列的,表明痛苦和接受是不同的状态,而不是不同的阶段(Holland & Neimeyer,2010)。专家建议康复治疗师忽略阶段理论,以避免悲伤反应的普遍化,并提倡个体应对过程(Corr,2015;Stroebe et al.,2017)。

生命末期的患者经历了从技能、能力到人际关系的一系列损伤。治疗师能迅速识别到躯体上的损伤,但也需要认识到情感上的持续损伤和对参与日常生活的影响,包括对治疗的影响。一个人的悲伤程度受到生活经历和社会支持的影响(NHPCO,2016)。患者和家属会经历可预见的痛苦,感受失去亲人所带来的躯体和情感痛苦。

医患关系随着患者的死亡而结束,但这只是家庭临终关怀过程的一部分。临终关怀服务为家属提供一年或更长的居丧关怀。定期的电话、支持交谈和追悼会,为丧亲家庭建立"健康空间",使他们能从富有学识和爱心的社团中获得支持。

研究到实践的重点信息

实践建议

对于严重疾病患者、家庭和康复团队来说,临终问题是广泛的。为了让康复治疗师管理这些问题并改善人们在生命最后一程的生活,需要进行标志性的转变。康复治疗师应做到在任何环境下都能提供临终关怀服务,这必须超越传统的功能康复服务,专注于患者和家庭的全方位需求。临终关怀需要关注患者和家庭需求、文化价值观和微妙的道德问题。康复治疗师在临终关怀方面发挥着重要作用,他们通过一系列干预措施(如疼痛管理)来提高临终关怀的质量。

- 体位摆放
- 适合的自我照顾和移动
- 吞咽和进食
- 节约能量
- 环境改造
- 照护者教育
- 制订遗嘱

康复治疗师与临终关怀和姑息照护的其他专家一起整合治疗,能减少对患者的负面作用,赋予更多自主性和鼓励患者改善生活质量,强化临终关怀和缓和照顾方案,提供丰富的、理论导向的、知情研究的实践(Barawid et al.,2015)。临终关怀和姑息照护团队配合全面康复服务才能满足不同患者群体的短期和长期需求。对于康复治疗师来说,与临终的患者和家属一起工作是一种具有挑战性和有价值的经历。

未来实践和研究的方向

为改善医疗质量,应制订和验证疗效评估方式、评估最佳实践策略、开展患者和家属教育。探索康复对患者、家属和医疗团队产生的意义,以及评估临终关怀和姑息照护的服务效果,才能强化实践。最后,需要更多的研究来证明,多机构系统如何通过增加康复服务利用率来提供具有成本效益的、循证的临终关怀。

总结

康复治疗师在照顾临终病人方面发挥着重要作用。将标志性转变从提高表现能力转为参与有意义的活动,康复治疗师可以帮助患者适应死亡的过程,使患者能够实现有意义的、以患者为中心的目标。康复治疗师还帮助支持家庭成员和照护者度过临终和丧亲时期。未来关于结果测量、最佳实践、照护者培训和多机构系统的研究将推动实践并提高临终关怀的质量。

（张霞 译　王茁 校）

参考文献

Akard, T. F., Dietrich, M. S., Friedman, D. L., Hinds, P. S., Given, B., Wray, S., & Gilmer, M. J. (2015). Digital storytelling: An innovative legacy-making intervention for children with cancer. *Pediatric Blood and Cancer, 62*(4), 658–665. https://doi.org/10.1002/pbc.25337

American Occupational Therapy Association. (2016). The role of occupational therapy in end-of-life care. *American Journal of Occupational Therapy, 70*(Suppl. 2), 7012410075. https://doi.org/10.5014/ajot.2016.706S17

American Physical Therapy Association. (2012). *The role of physical therapy in hospice and palliative care* HOD P06-11-14-11 [Position]. Retrieved from http://www.apta.org/uploadedfiles/aptaorg/about_us/policies/hod/health/roleofptinhospiceandpalliativecare_hod_p06-11-14-11.pdf

American Speech-Language-Hearing Association (ASHA). (n.d.). *End-of-life issues in speech-language pathology.* Retrieved from www.asha.org/slp/clinical/endoflife/

Aoun, S., Deas, K., Toye, C., Ewing, G., Grande, G., & Stajduhar, K. (2015). Supporting family caregivers to identify their own needs in end-of-life care: Qualitative findings from a stepped wedge cluster trial. *Palliative Medicine, 29*(6), 508–517. https://doi.org/10.1177/0269216314566061

Azlan, H. A., Overton, P. G., Simpson, J., & Powell, P. A. (2017). Differential disgut responding in people with cancer and implications for psychological well-being. *Psychology & Health, 32*(1), 19–37. https://doi.org/10.1080/08870446.2016.1235165

Barawid, E., Covarrubias, N., Tribuzio, B., & Liao, S. (2015). The benefits of rehabilitation for palliative care patients. *American Journal of Hospice & Palliative Medicine, 32*(1), 34–43. https://doi.org/10.1177/1049909113514474

Baxter, S., Beckwith, S., Clark, D., Cleary, J., Falzon, D., Glaziou, P., & Wenk, R. (2014). *Global atlas on palliative care at the end of life.* Retrieved from http://www.who.int/nmh/Global_Atlas_of_Palliative_Care.pdf

Beauchamp, T. L., & Childress, J. F. (2014). *Principles of biomedical ethics* (7th ed.). Oxford, UK: Oxford University Press.

Benthall, D., & Holmes, T. (2011). End of life care – Facilitating meaningful occupations. *OT Practice, 16*(9), 7–10.

Bostwick, D., Wolf, S., Samsa, G., Bull, J., Taylor, D. H., & Johnson, K. S. (2017). Comparing the palliative care needs of those with cancer to those with common non-cancer serious illness. *Journal of Pain and Symptom Management, 53*(6), 1079–1084.31. https://doi.org/10.1016/j.jpainsymman.2017.02.014

Boucher, N. A. (2016). Direct engagement with communities and interprofessional learning to factor culture into end-of-life health care delivery. *American Journal of Public Health, 106*(6), 996–1001. https://doi.org/10.2105/AJPH.2016.303073

Buscemi, V., Font, A., & Viladricht, C. (2010). Focus on the relationship between caregivers unmet needs and other caregiving outcomes in cancer palliative care. *Psicooncologia, 7*(1), 109–125.

Case, J. C., Blackwell, T. L., & Sprong, M. E. (2016). Rehabilitation counselor ethical considerations for end-of-life care. *Journal of Rehabilitation, 82*(1), 47–57.

Centers for Medicare and Medicaid Services. (2013). *Jimmo v. Sebelius settlement agreement program manual clarifications fact sheet.* Available online at http://www.cms.gov/Medicare/Medicare-Fee-for-Service-Payment/SNFPPS/Downloads/Jimmo-

Centers for Medicare and Medicaid Services. (2015). Coverage of hospice services under hospital insurance. In *Medicare benefit policy manual.* (rev. 121). Available online at https://www.cms.gov/manuals/Downloads/bp102c09.pdf

Centers for Medicare and Medicaid Services. (2016). Covered medical and other health services. In *Medicare benefit policy manual.* (rev. 228). Available online at https://www.cms.gov/Regulations-and-Guidance/Guidance/Manuals/Downloads/bp102c15.pdf

Commission on Rehabilitation Counselor Certification. (2017a). *Code of ethics,* section A.9 adopted 2016, effective Jan1 2017. Retrieved May 4, 2017, from https://www.crccertification.com/

Commission on Rehabilitation Counselor Certification. (2017b). *CRC certification guide.* Retrieved May 4, 2017, from https://www.crccertification.com/filebin/pdf/CRCCertificationGuide102017.pdf

Cooper, J., & Kite, N. (2015). Occupational therapy in palliative care. In E. Cherny, M. Fallon, S. Kaasa, R. K. Portenoy, & D. C. Currow (Eds.), *Oxford textbook of palliative medicine* (pp. 177–183). Oxford, UK: Oxford University Press.

Corr, C. A. (2015). Let's stop "staging" persons who are coping with loss. *Illness, Crisis & Loss, 23*(3), 226–241. https://doi.org/10.1177/1054137315585423

Corr, C. A., & Corr, D. M. (2013). *Death & dying, life & living* (7th ed.). Belmont, CA: Wadsworth.

Cruz-Oliver, D. M., & Sanchez-Reilly, S. (2016). Barriers to quality end-of-life care for Latinos. *Journal of Hospice and Palliative Nursing, 18*(6), 505–511. doi: 10.1097.NJH.000000000000277.

Drouin, J., Martin, K., Onowu, N., Berg, A., & Zuellig, L. (2009). Physical therapy utilization in hospice and palliative care settings in Michigan: A descriptive study*. *Rehabilitation Oncology, 27*(2), 3–8.

Family Caregiver Alliance. (2006). *Caregiver assessment: Principles, guidelines and strategies for change.* Report from a National Consensus Development Conference (Vol. I). San Francisco: Family Caregiver Alliance. https://www.caregiver.org/sites/caregiver.org/files/pdfs/v1_consensus.pdf

Feldman, D., & Kravetz, L. D. (2014). Super survival of the fittest. *Psychology Today, 47*(4), 78–86.

Forbat, L., McManus, E., & Haraldsdottir, E. (2012).

Clinical implications for supporting caregivers at the end-of-life: Findings and from a qualitative study. *Contemporary Family Therapy, 34*, 282–292. https://doi.org/10.1007/s10591-012-9194-6

Hammill, K., Bye, R., & Cook, C. (2014). Occupational therapy for people living with a life-limiting illness: A thematic review. *The British Journal of Occupational Therapy, 77*(11), 582–589. https://doi.org/10.4276/030802214X14151078348594

Harlos, M. (2010). The terminal phase. In G. Hanks, N. Cherny, N. Chistakis, M. Fallon, S. Kaasa, & R. Portenoy (Eds.), *Oxford textbook of palliative medicine* (pp. 1549–1559). New York, NY: Oxford University Press.

Hoffman, A. O. (2017). *Living life to its fullest: Managing chronic pain with occupational therapy*. Retreived August 4, 2017, from https://www.aota.org/About-Occupational-Therapy/Professionals/HW/Articles/Chronic-Pain.aspx

Holland, J. M., & Neimeyer, R. A. (2010). An examination of stage theory of grief among individuals bereaved by natural and violent causes: A meaning-oriented contribution. *Omega, 61*(2), 103–120. https://doi.org/10.2190/OM.61.2.b

Hospice Foundation of America. (2011). *A caregiver's guide to the dying process*. Retrieved March 6, 2017, from http://hospicefoundation.org/hfa/media/Files/Hospice_TheDyingProcess_Docutech-READERSPREADS.pdf

Houben, C. H., Spruit, M. A., Schols, J. M., Wouters, E. F., & Janssen, D. J. (2015). Patient-clinician communication about end-of-life care in patients with advanced chronic organ failure during one year. *Journal of Pain and Symptom Management, 49*(6), 1109–1115. https://doi.org/10.1016/j.painsymman.2014.12.008

Hui, D., Nooruddin, Z., Didwaniya, N., Dev, R., De La Cruz, M., Kim, S. H., ... Bruera, E. (2014). Concepts and definitions of "actively dying," "end of life," "terminally ill," "terminal care," and "transition of care": A systematic review. *Journal of Pain and Symptom Management, 47*(1), 77–89. Retrieved from http://dx.doi.org/10/1016/j.jpainsymman.2013.02.021

Javier, N. S. C., & Montagnini, M. L. (2011). Rehabilitation of the hospice and palliative care patient. *Journal of Palliative Medicine, 14*(5), 638. https://doi.org/10.1089/jpm.2010.0125

Jeyaraman, S., Kathiresan, G., & Gopalsamy, K. (2010). Hospice: Rehabilitation in reverse. *Indian Journal of Palliative Care, 16*(3), 111–116. https://doi.org/10.4103/0973-1075.73640

Kaasa, T., & Wessel, J. (2001). The Edmonton functional assessment tool: Further development and validation for use in palliative care. *Journal of Palliative Care, 17*(1), 5–11.

Kanach, F. A., Brown, L. M., & Campbell, R. R. (2014). The role of rehabilitation in palliative care services. *American Journal of Physical Medicine & Rehabilitation / Association of Academic Physiatrists, 93*(4), 342. https://doi.org/10.1097/PHM.0000000000000005

Kendall, M., Carduff, E., Lloyd, A., Kimbell, B.,

Cavers, D., Buckingham, S., ... Murray, S. A. (2015). Different experiences and goals in different advance diseases: Comparing serial interviews with patients with cancer, organ failure, or frailty and their family and professional carers. *Journal of Pain and Symptom Management, 50*(2), 216–224. doi: http://ezproxy.twu.edu:2079/10.1016/j.jpainsymman.2015.02.017

Khan, S. A., Gomes, B., & Higginson, I. J. (2014). End-of-life care: What do cancer patients want? *National Review of Clinical Oncology, 11*, 100–108. https://doi.org/10.1038/nrclinonc.2013.217

Kiresuk, T., & Sherman, R. (1968). Goal Attainment Scaling: A general method of evaluating comprehensive mental health programmes. *Community Mental Health Journal, 4*(6), 443–453. https://doi.org/10.1007/BF0153

Koenig, K. P. (2014). Contextual evaluation to support participation. In J. Hinojosa & P. Kramer (Eds.), *Evaluation in occupational therapy* (4th ed., pp. 103–120). Bethesda, MD: AOTA Press.

Kübler-Ross, E. (1970). *On death and dying*. London, UK: Tavistock Publications Ltd.

Lacey, J. (2015). Terminal phase. In E. Cherny, M. Fallon, S. Kaasa, R. K. Portenoy, & D. C. Currow (Eds.), *Oxford textbook of palliative medicine* (pp. 1125–1133). Oxford, UK: Oxford University Press.

LaPointe, J. (2012). Cancer-related pain: The role of occupational therapy in prevention and management. *Occupational Therapy Now, 14*(5), 10–12. Retrieved from http://ezp.twu.edu/docview/1117530909?accountid=7102

Lloyd, A., Kendall, M., Starr, J. M., & Murray, S. A. (2016). Physical, social, psychological and existential trajectories of loss and adaptation towards the end of life for older people living with frailty: A serial interview study. *BMC Geriatrics, 16*(176), 1–15. https://doi.org/10.1186/s12877-016-0350-y

LoPresti, M. A., Dement, F., & Gold, H. T. (2016). End-of-life care for people with cancer from ethnic minority groups: A systematic review. *American Journal of Hospice & Palliative Medicine, 33*(3), 291–305. https://doi.org/10.1177/1049909114565658

Lowey, S. E., Norton, S. A., Quinn, J. R., & Quill, T. E. (2013). Living with advanced heart failure or COPD: Experiences and goals of individuals nearing the end of life. *Research in Nursing and Health, 36*, 349–358. https://doi.org/10.1002/nur.21546

Lunney, J. R., Lynn, J., Foley, D. J., Lipson, S., & Guralnik, J. M. (2003). Patterns of functional decline at the end of life. *Journal of the American Medical Association, 289*(10), 2387–2392. https://doi.org/10.1001/jama.289.18.2387

McCaffrey, N., Bradley, S., Ratcliffe, J., & Currow, D. C. (2016). What aspects of quality of life are important from palliative care patients' perspectives? A systematic review of qualitative research. *Journal of Pain and Symptom Management, 52*, 318–328.e5. https://doi.org/10.1016/j.jpainsymman.2016.02.012

Morin, L., Aubry, R., Frova, L., MacLeod, R., Wilson, D. M., Loucka, M., ... Cohen, J. (2017).

Estimating the need for palliative care at the population level: A cross-national study in 12 countries. *Palliative Medicine, 31*(6), 526–536. https://doi.org/10.1177/0269216316671280

Morrow, J. (2014). Last days of life: Care for the patient and family. In S. Z. Pantilat, W. Anderson, M. Gonzales, & E. Widera (Eds.), *Hospital-based palliative medicine: A practical, evidence-based approach* (pp. 223–236). Holboken, NJ: Wiley Blackwell.

Murray, S. A., Kendall, M., Grant, E., Boyd, K., Barclay, S., & Aziz, S. (2007). Pattern of social, psychological, and spiritual decline toward the end of life in lung cancer and heart failure. *Journal of Pain and Symptom Management, 34*(4), 393–402. https://doi.org/10.1016/j.jpainsymman.2006.12.009

National Association of Chronic Disease Directors. (2016). *Why public health is necessary to improve healthcare.* Retrieved from http://c.ymcdn.com/sites/www.chronicdisease.org/resource/resmgr/white_papers/cd_white_paper_hoffman.pdf

National Hospice and Palliative Care Organization. (2013). *Standards of practice for hospice programs.* Retrieved from http://www.nhpco.org/ethical-and-position-statements/preamble-and-philosophy

National Hospice and Palliative Care Organization. (2015). *An explanation of palliative care.* Retrieved from http://www.nhpco.org/palliative-care-4

National Hospice and Palliative Care Organization. (2016). *Grief and bereavement.* Retrieved from https://www.nhpco.org/resources/grief-and-bereavement

Oldervoll, L. M., Loge, J. H., Paltiel, H., Asp, M. B., Vidvei, U., Wiken, A. N., ... Kaasa, S. (2006). The Effect of a physical exercise program in palliative care: A phase II study. *Journal of Pain and Symptom Management, 31*, 421–430.

Ornstein, K. A., Kelley, A. S., Bollens-Lund, E., & Wolff, J. L. (2017). A national profile of end-of-life caregiving in the United States. *Health Affairs, 36*(7), 1184–1192. https://doi.org/10.1377/hlfhaff.2017.0134

Papalia, D. E., Feldman, R., & Martorell, G. (2015). *Experience human development* (13th ed.). Columbus, OH: McGraw Hill.

Pickens, N., & Long, T. (2016). Occupational therapy practitioners working with caregivers in adult palliative care and end-of life care. *OT Practice, 21*(3), CE1–CE7.

Pickens, N. D., O'Reilly, K. R., & Sharp, K. C. (2010). Holding on to normalcy and overshadowed needs: Family caregiving at end of life. *Canadian Journal of Occupational Therapy, 77*(4), 234–240. https://doi.org/10.2182/cjot.2010.77.4.5

Pollens, R. D. (2012). Integrating speech-language pathology services in palliative end-of-life care. *Topics in Language Disorders, 32*(2), 137–148. https://doi.org/10.1097/TLD.0b013e3182543533

Pozgar, G. D. (2016). *Legal and ethical issues for health professionals* (4th ed.). Burlington, MA: Jones & Bartlett Learning.

Putt, K., Faville, K. A., Lewis, D., Mcallister, K., Pietro, M., & Radwan, A. (2015). Role of physical therapy intervention in patients with life-threatening illnesses: A systematic review. *American Journal of Hospice & Palliative Medicine.* https://doi.org/10.1177/1049909115623246

Reed, E., & Corner, J. (2015). Defining the illness trajectory of metastatic breast cancer. *BMJ Supportive & Palliative Care, 5*, 358–365. https://doi.org/10.1136/bmjspcare-2012-000415

Reynolds, L. M., Bissett, I. P., Porter, D., & Consedine, N. S. (2016). The "ick" factor matters: Disgust prospectively predicts avoidance in chemotherapy patients. *Annual of Behavioral Medicine, 50*, 935–945. https://doi.org/10.1007/s12160-016-9820-x

Russell, M., & Bahle-Lampe, A. (2016). The care for the dying: A critical historical analysis of occupational therapy in hospice. *Open Journal of Occupational Therapy, 4*(2). https://doi.org/10.15453/2168-6408.1216

Stajduhar, K. I. (2013). Burdens of family caregiving at the end of life. *Clinical and Investigative Medicine, 36*(3), E121. https://doi.org/10.25011/cim.v36i3.19722

Stead, A., & McDonnell, C. (2015). Discussing end-of-life care: An opportunity. *Perspectives On Gerontology, 20*(1), 12–15. https://doi.org/10.1044/gero20.1.12

Stroebe, M., Schut, H., & Boerner, K. (2017). Cautioning health-care professionals: Bereaved persons are misguided through the stages of grief. *Omega, 74*(4), 455–473. https://doi.org/10.1177/0030222817691870

Turner-Stokes, L. (2009). Goal Attainment Scaling (GAS) in rehabilitation: A practical guide. *Clinical Rehabilitation, 23*(4), 362–370. https://doi.org/10.1177/0269215508101742

Victoria Hospice Society. (2006). Palliative performance scale (PPSv2). In M. G. Downing & W. Wainwright (Eds.), *Medical care of the dying* (pp. 120–121). Victoria, BC: Victoria Hospice Society.

Williams, S. W., & Harvey, I. S. (2013). Culture, race, and SES: Application to end of life decision making for African-American caregivers. *SIG 15 Perspectives on Gerontology, 18*(2), 69–76.

Wilson, C. M. (2016). Advance directives, advance care planning, and the physical therapist's role in these challenging conversations. *Rehabilitation Oncology, 34*(2), 72–74. https://doi.org/10.1097/01.REO.0000000000000012

Wilson, C. M., Stiller, C. H., Doherty, D. J., & Thompson, K. A. (2017). The role of physical therapists within hospice and palliative care in the United States and Canada. *American Journal of Hospice & Palliative Medicine, 34*(1), 34–41. https://doi.org/10.1177/1049909115604668

World Health Organization. (2016). *Cancer. WHO Definition of palliative care.* Retrieved from http://www.who.int/cancer/palliative/definition/en/

第四部分
未来的研究和实践方向

第 25 章　入住长照机构对功能独立延续的影响

Kathryn M. Daniel

概述

　　人类从呱呱落地开始,通过学习获得各种生存所需的技能逐渐成长直到独立;却又随着机体衰老逐渐失去这些独立生存所需的能力。除了少部分人可能因为各种突发事件或意外造成失能或死亡,绝大部分人都会经历随着机体衰老,逐渐失去各项能力以至无法继续独立生存的过程。与人类在成长过程中先后习得各种技能的顺序相反,人们在晚年往往会先由于认知功能减退而逐步丧失需要发展到青壮年甚至中年才能获得的某些能力,如自我认知或自我约束等;而例如摄食、吞咽等人们在出生时就获得的能力却往往可以维持到失能进程的末期甚至延续到生命的终点。

　　个体的躯体功能以及认知能力与维持并延长个体的独立能力有很强的相关性。由于急性创伤或者突发疾病导致失能的患者往往可以保留认知功能,患者依旧可以相对独立地对自己的日常照护和生活方式进行选择和决策。而那些由于躯体功能受限需要依赖他人照顾的个体,如果在财务和社会资源(如朋友或家庭)方面仍保持完好的认知与决策功能,通常还可以在有充足的财务或社会支持的情况下维持在社区独立生活的状态。

　　人们在从依赖逐渐变得独立的成长过程中,都需要家庭给予充分的物质条件和成长环境;而在随着衰老逐步失去独立、生活变得需要依赖的阶段,同样也需要家庭为其提供大部分的照顾。因此,家庭所能提供的人力、经济和环境支持水平在个体从小长大和由老渐衰的过程中都有着很重要的影响。通常情况下,成年的亲属,如配偶、兄弟姊妹们会首先来承担照顾的责任。拥有许多成员的大家庭,往往得益于充足的家庭成员来为需要照护的个体提供支持并满足其所需;而那些成员不多的家庭会由于人手的限制,可能无法为之提供充足的支持。当然,拥有丰富财产资源的家庭往往还可以通过雇佣陪护人员来满足家庭成员的照料所需,从而弥补家庭成员不足的劣势。老年人对自身日常照护和生活决策的能力往往会随着年龄增长或认知功能受损的加重而变得更差。因此,在那些重视生活质量并强调独立自主的传统西方社会中,通常都会以尽可能地维持独立和自理作为老人健康的目标。

　　据估算,29%居住在美国社区的老人们曾接受过家庭成员不同形式的帮助(美国国家科学工程医学院,2016)。家庭成员作为照顾者主要负责老人的一日三餐、各种与医疗相关或不相关的交通转运、进行简单的医学处置与管理、实施伤口护理等稍复杂的医学处置流程、财务管理以及日常监护等。随着老人逐渐虚弱和认知受损加重,照顾者的责任也日益增多。即使部分家庭可以提供如驻家的照顾者等资源,繁重的照护工作与责任也会对照顾者的幸福和健康造成负面的影响（Bucki, Spitz, Etienne, Le Bihan, & Baumann, 2016; Sayegh & Knight, 2011）。据估算，美国的家庭成员们在照护患有痴呆的老人过程中提供了超过 2 亿 2 千 1 百万美元价值的免费照料工作（2016 Alzheimer's disease facts and ffgures, 2016）。

躯体功能受限和罹患痴呆可能是影响老年人群体维持其长期独立能力最常见的原因（Kojima, 2018; Middleton, Li, Kuo, Ottenbacher, & Goodwin, 2018; Tanuseputro et al., 2017）。那些没有子女的老人们缺乏可以为其提供照顾的家庭成员，又或者成年的子女不具备充足的社会或财务资源来满足年迈的父母的需求等，都是老年人无法长期保持独立的原因。成年的子女们往往无法持续满足父母们由于年迈虚弱或神志不清而逐渐增加的各种需求；家庭成员间的关系也可能会因此变得疏远，以致部分子女最后会选择与老人分居或远离需要照顾的老人。逐渐变得衰弱并经常需要帮助的老人们通常缺乏对自身健康情况的正确认识，而那些已经关注到自身需求已经在日益增长的老人们，通常都会强烈地希望自己不成为家庭的负担从而被边缘化，会努力地试图隐藏他们日益加重的虚弱。

因此，对于部分已经不能维持自己独立生活方式的老人们来说，住进养老机构可能是他们最好甚至是唯一的选择（Betini et al., 2017; Tanuseputro et al., 2017）。而其他具有同等功能状态的老人们可以凭借其拥有更多家庭或财务资源的优势，能够更好地满足其维持相对更独立的生活方式所需。本章节旨在讨论住进养老机构对老年人群维持或延长其独立能力的影响。在本章节中，制度化的养老机构主要指具有为老人提供长期居家相关或退休后照料服务资质的机构。

养老机构的作用

与普通人应当自力更生的观点相同，鼓励老年人群尽量独立自主的观念在近年来受到了大量的关注。Hillcoat-Nallétamby（2014）从 3 种不同的居住状态来阐述了老年人群独立自主的含义：①在社区拥有的设备物资支持下老人在自己家里能够独立生活；②在可以满足老年人群体简单的医疗、功能和认知方面需求，但不包括更高级的护理需求的社会托管机构中实现独立生活；③在其他照护环境，例如在可以进行聚餐等社交活动或能够提供专人全天候帮扶服务的私人生活空间中独立生活。虽然该项研究中的有效数据均来自于威尔士，对老人居家生活所需的设施的定义可能存在一定的片面性，但仍可以大致反映西方社会的现状。在美国，这 3 种状态可以被描述为：①在社区中独居；②在照护机构中生活；③退休后独立生活。

贯穿上述 3 种养老生活类型，作者从中发现了 5 个共同的关键词："接受触手可及的帮助""独自完成事情""拥有可以提供帮助的资源、家庭或朋友""有能力支付有偿的帮助"以及"储存精力与体能"。而其他一些关键词如："自己做决定""孤立""陪伴""对养老机构的恐惧""避免成为负担"以及"无聊"等，同样也出现在了一种或两种养老生活类型中。

Hillcoat-Nallétamby 在上述 2014 年的研究中共纳入了 91 名老人，其中 75% 的老人（68 人）平均年龄达到 80 岁、77% 的老人（70 人）为单身、离异或丧偶状态；虽然这些老人均来自威尔士，但享受的福利待遇均类似于美国。在美国，官方批准退休后需要长期照护的主要人群为女性或者丧偶者，其平均年龄高达 85 岁（Harris-Kojetin et al., 2016）。患有痴呆是美国养老院中老年人群内最常见的一个特点，而那些在专业的护理机构照护下的老年人几乎都因为身体条件衰弱而无法独立；那些居住在独立的退休公寓或在帮助下独立生活的老人发生痴呆或衰弱的状况则会相对较少。被官方批准进入美国护理照料机构的老人往往在进食、装饰、如厕、沐浴、二便控制以及转移等基础日常生活能力方面存在一项或多项功能受限。而那些在帮助下生活或者独立居住的老人在基础日常生活能力方面则可能完全独立,但是在例如做饭、使用交通工具、服用药物、购物等工具性日常生活能力时需要帮助。需要指出的是,那些能够在社区物资设备支持下维持独立生活的老人,在护理机构中同样可以保持其独立生活的能力水平;那些失能状况越轻的老人不论在不在养老机构中都表现出更高的独立生活能力水平(Patomella,Sandman,Bergland,& Edvardsson,2016)。

有相当一部分护理院中的老年人会在疾病住院后需要在专门的照料机构中进行康复(Resnick,2016)。与普通医保患者住院治疗时最常见的诊断相同,护理院中老年人最常见的住院诊断有心肌梗死、卒中、充血性心衰、肺炎、全髋或全膝关节置换术以及高坠引发的骨盆或股骨骨折等(Rockwood,Stolee,McDowell,1996),而长期住院的老年患者们则更容易发生痴呆和认知功能受损等并发症(Resnick,2016;Rockwood et al.,1996)。

美国的医疗保险只覆盖了老年患者从生病直到能够回归社区的部分康复治疗开支(Medicare.gov,2018)。为了满足不同患者不同的康复需求,各级医疗机构将组织多个学科的资源组成多学科联合医疗团队为每一位老年患者提供个体化的康复治疗方案,以促进患者尽早回归社区。美国的医疗保险在患者能够持续向他们既定的康复目标进展的前提下提供最多 100 天的支付覆盖。而患者只有在其中最开始的 20 天内可以获得全额的报销;而在其第 21 天及以后,患者自费的支付比例将逐渐增加。

当患者的身体功能状态恢复到最佳或由医保支付覆盖的 100 天结束后,患者将会按照医疗保险的要求从专门的康复治疗服务流程中退出,但通常只有少数患者在 100 天后仍需要继续治疗。而如果患者在 100 天后仍不能恢复到之前的生活状况,他们最终可能会选择长期居住在一些没有医保支付覆盖的护理机构来继续进行康复治疗。

在专门的照料机构进行康复治疗的老年患者中,大约有一半可以恢复到回归之前的居家生活或者在帮助下达到独立生活的水平;而另外一半的患者如果自身没有足够的资源来满足独立居家生活所需将会长期居住在护理照料机构。但医疗保险只覆盖在康复治疗过程中的部分开支,其他费用开支与在护理院的费用则不在保险覆盖范畴之内。

实际上,依照 1987 年的《美国综合预算协调法案(OBRA)》,长期居住在护理照料机构的老人相比居住在社区可以获得更多的生活质量和自主能力方面的支持(Kapp,2008)。为了让每一个在护理照料机构中的老人获得充分的照护服务以达到或者维持他们最佳的功能、躯体和精神状态,OBRA 设置的监管系统将至少每季度调查所有受照护者的生活质量状况,并在形成报告后面向社会公布(Medicare.gov,2018)。

老年人最终会进入护理院的风险因素包括:高龄、低收入、低社会阶层、由于缺少配偶或子女造成的家庭支持不足以及躯体功能和认知功能的受损(Andel,Hyer & Slack,2007)。由于很多美国老年人的积蓄在养老机构很快便会耗竭(Andel et al.,2007),很多老人也缺乏经济来源,又或者是转往新的护理院时医保经费有限,进入护理院的老人们往往不得不申请医疗救助金来支付其所需的费用。因此,大部分护理院的多学科团队中往往都有专门的社工来协助各个家庭了解和申请各种救助基金。

虽然有部分人会担心在机构中养老会导致老年人的依赖程度加重,但机构养老可以让老人们相比在社区独立生活时完成更多的活动。例如老人在售卖了他的住房进入退休所后,将不再需要为房屋相关的维护、修理或者是财产税等操心。通过养老机构可以让被孤立的老人们找到与自己处境相似的人并与之建立新的社会关系，从而让老人们在一个更趋于社会化的环境中安度晚年。此外，老年人也往往会由于躯体功能随时间变差和/或认知功能受损等申请到机构中养老。

虽然机构养老方式看上去似乎会对老人的独立自主能力产生负面的影响，但其相关的制度和策略都围绕老人尽可能充分并持续维持其独立自主能力所需而制订。机构养老可以作为保持老年人独立和安全的可选方式之一。

实践建议

我们认为目前最好的实践方式是：为每一个具有功能恢复潜能的老人提供多学科的全面评估并制订出个体化的康复方案。例如老人在住院治疗期间的病历资料应该包含与老人出院后能够达到其康复目标相关的各种注意事项。医疗服务团队也应该尽量协助老人及其家属充分考虑并选择合适的方式来满足老人的康复需求。需要明确指出的是，临床服务团队应该充分考虑到老人即将面临的各种问题，并尽可能地帮助老人为解决这些问题去选择最佳的养老服务方式和机构。

未来研究和实践的方向

通常，大家都认为患有痴呆的老人由于认知功能受损，无法达到既定的康复目标，所以不需要进行康复治疗。但现有的许多文献资料证实：即便有认知功能受损，患有痴呆的老人在康复治疗中也能够有良好的反应。即使显著的认知功能受损会使得患者在获取新知识与技能的速度更慢并且需要更长的康复治疗周期，但许多认知功能受损的患者都可以很好地完成康复治疗流程并恢复到发病以前的独立水平。包含物理治疗、作业治疗、言语治疗和康复护理等在内的康复服务甚至可能让部分患者恢复到比发病前更好的功能状态。

大部分照护机构把具备为有认知功能受损的老人提供照护服务的资质进行广告宣传是美国的养老机构在过去的10~20年中发展的行情趋势之一。但让作者吃惊的是，目前有关痴呆患者康复决策的研究数据显示，虽然很多养老照护机构极力宣传其有专门为痴呆老人照护的资质，但与传统的养老照护机构相比，痴呆老人的结局并没有获得显著的改善。

总结

除社会支持与经济支持以外，躯体功能受限和认知功能受损是影响个体独立自主生活能力的两大因素。躯体功能受限的老年人在充足的认知功能保留或社会经济支持下，不管有无养老机构介入，通常都可以保持相对独立的生活方式。而不论躯体功能状况如何，老年人存在中度或重度认知受损时，往往需要依赖他人照护以满足其生活所需。无论这些人是否居住在机构中，他们都相当依赖他人。机构养老对延长他们的独立性没有任何影响。

（李果 译　蒋佼佼 校）

参考文献

2016 Alzheimer's disease facts and figures. (2016). Alzheimer's & Dementia: *The Journal of the Alzheimer's Association, 12*(4), 459-509. Retrieved from http://search.ebscohost.com/login.aspx?direct=true&db=cmedm&AN=27570871&site=ehost-live

Andel, R., Hyer, K., & Slack, A. (2007). Risk factors for nursing home placement in older adults with and without dementia. *Journal of Aging and Health, 19*(2), 213–228. https://doi.org/10.1177/0898264307299359

Betini, R. S. D., Hirdes, J. P., Lero, D. S., Cadell, S., Poss, J., & Heckman, G. (2017). A longitudinal study looking at and beyond care recipient health as a predictor of long term care home admission. *BMC Health Services Research, 17*, 1–10. https://doi.org/10.1186/s12913-017-2671-8

Bucki, B., Spitz, E., Etienne, A., Le Bihan, E., & Baumann, M. (2016). Health capability of family caregivers: How different factors interrelate and their respective contributions using a Bayesian approach. *BMC Public Health, 16*, 364–364. https://doi.org/10.1186/s12889-016-3027-8

Harris-Kojetin, L., Sengupta, M., Park-Lee, E., Valverde, R., Caffrey, C., Rome, V., & Lendon, J. (2016). Long-term care providers and services users in the United States: Data from the national study of long-term care providers, 2013–2014. *Vital & Health Statistics. Series 3, Analytical and Epidemiological Studies*, (38), x–xii. 1–105.

Hillcoat-Nallétamby, S. (2014). The meaning of "independence" for older people in different residential settings. *Journals of Gerontology Series B: Psychological Sciences and Social Sciences, 69*(3), 419–430.

Kapp, M. B. (2008). Omnibus budget reconciliation act. In S. J. Loue & M. Sajatovic (Eds.), *Encyclopedia of aging and public health* (pp. 604–605). Boston, MA: Springer. https://doi.org/10.1007/978-0-387-33754-8_324

Keswani, A., Tasi, M. C., Fields, A., Lovy, A. J., Moucha, C. S., & Bozic, K. J. (2016). Discharge destination after total joint arthroplasty: An analysis of postdischarge outcomes, placement risk factors, and recent trends. *The Journal of Arthroplasty, 31*(6), 1155–1162. https://doi.org/10.1016/j.arth.2015.11.044

Kojima, G. (2018). Frailty as a predictor of nursing home placement among community-dwelling older adults: A systematic review and meta-analysis. *Journal of Geriatric Physical Therapy, 41*(1), 42–48. https://doi.org/10.1519/JPT.0000000000000097

Medicare.gov. (2018). *Skilled nursing facility care.* Retrieved from https://www.medicare.gov/coverage/skilled-nursing-facility-care.html

Middleton, A., Li, S., Kuo, Y., Ottenbacher, K. J., & Goodwin, J. S. (2018). New institutionalization in long-term care after hospital discharge to skilled nursing facility. *Journal of the American Geriatrics Society, 66*(1), 56–63. https://doi.org/10.1111/jgs.15131

National Academies of Sciences Engineering Medicine. (2016). *Families caring for an aging America.* Washington, DC: National Academies Press.

Patomella, A., Sandman, P., Bergland, Å., & Edvardsson, D. (2016). Characteristics of residents who thrive in nursing home environments: A cross-sectional study. *Journal of Advanced Nursing, 72*(9), 2153–2161. https://doi.org/10.1111/jan.12991

Resnick, B. (2016). Rehabilitation interventions for older individuals with cognitive impairment post-hip fracture: A systematic review. *Journal of the American Medical Directors Association*, 17(3), 200–205.

Resnick, B., Beaupre, L., McGilton, K. S., Galik, E., Liu, W., Neuman, M. D., . . . Magaziner, J. (2016). Rehabilitation interventions for older individuals with cognitive impairment post-hip fracture: A systematic review.Journal of the American Medical Directors Association, 17(3), 200–205. https://doi.org/10.1016/j.jamda.2015.10.004

Rockwood, K., Stolee, P., & McDowell, I. (1996). Factors associated with institutionalization of older people in Canada: Testing a multifactorial definition of frailty. *Journal of the American Geriatrics Society, 44*(5), 578–582.

Sayegh, P., & Knight, B. G. (2011). The effects of familism and cultural justification on the mental and physical health of family caregivers. *Journals of Gerontology: Series B: Psychological Sciences and Social Sciences, 66B*(1), 3–14. Retrieved from http://search.ebscohost.com/login.aspx?direct=true&db=gnh&AN=EP64866009&site=ehost-live

Tanuseputro, P., Hsu, A., Kuluski, K., Chalifoux, M., Donskov, M., Beach, S., & Walker, P. (2017). Level of need, divertibility, and outcomes of newly admitted nursing home residents. *Journal of the American Medical Directors Association, 18*(7), 616–623. https://doi.org/10.1016/j.jamda.2017.02.008

第 26 章　老年人健康和保健计划

Wayne Brewer, Mindy A. Patterson, and Christopher T. Ray

概述

世界卫生组织（World Health Organization, WHO）对健康的定义为"躯体、心理和社会功能三方面的完美状态，而不仅仅是没有疾病或衰弱"（World Health Organization, 2017）。致力于促进有利于功能最大化并维持健康的行为的保健计划在各个人群中得到广泛运用。在老年人群中实施保健计划最基本的目标在于预防或减少随着年龄增长而逐步产生的躯体功能、情感功能和认知功能的减退。影响老年人健康的重要因素包括躯体活动和营养（特别是热量平衡）两个方面。为了提高老年人群的功能水平，本章将首先介绍运动保健计划和营养保健计划中的核心内容。当明确运动保健计划和营养保健计划的核心内容后，本章的剩余部分将讨论老年综合征（geriatric syndromes, GS）的相关影响因素并提供基于循证证据的应对方案。这些循证证明可以让大众理解如何这些满足老年人群需求的各种运动和营养保健计划是如何被设计出来的。

躯体活动

为老年人群设计的保健计划都应把提高老年人群的躯体活动水平作为主要目的之一。设计良好的运动保健计划可以提高老年人群的体适能，并提高老年人的独立能力，减轻老年人在基础日常生活活动和工具性日常生活活动中的自觉疲劳程度并提高老年人群的生活质量水平（Hughes, Seymour, Campbell, Whitelaw & Bazzarre, 2009）。许多研究证实，提高老年人躯体运动水平和运动适能可以降低由癌症、心脏疾病、慢性呼吸系统疾病和意外跌倒等引起的致残率和致死率（Hughes et al., 2009）。接下来将介绍旨在提高老年人群健康水平的运动保健计划中的重点内容。

躯体活动中的重点内容

肌肉力量与爆发力

绝大多数为老年人群设计的运动保健计划都包含为提高肌肉力量和爆发力、关节柔韧性、心肺适应能力、感觉运动协调能力与躯体灵活性的运动锻炼；提高肌肉力量和爆发力会随着老年人年龄的增长变得越来越重要（Hughes et al., 2009）。肌肉力量是指某一块肌肉或某一组肌群在收缩时所产生的最大力量（Reibe, 2018），通常可以用千克（kg）作为单位来记录。通常推荐老年人群每周至少 2 天进行肌肉力量锻炼，建议采用 40%~50% 的 1-RM 负荷来进行多组肌群的阻抗运动；并根据老年人的进度逐渐提高负荷强度至 60%~70% 1-RM 或者更高（Reibe,2018）。人们在 30 岁以后，一旦缺乏抗阻训练，肌肉容积就可能开始逐渐减少；而 50 岁后，肌肉容积会随着肌肉力量的减弱显著减少（Law,Clack,& Clack,2016）。人们在 50 岁以后，平均每年肌肉容积和肌肉力量会分别减少 1%~2% 和 1.5%~5%。按照这个减少的速度计算，与年轻时相比，人们在 70 岁时，肌肉的容积将减少 20%~40%，肌肉力量下降 30%~100%。因此，维持肌肉容积和肌肉力量对老年人群维持独立和保留功能来说十分重要。肌肉减少症是指与年龄增长相关的肌肉容积的减少，并伴随肌肉力量的下降和功能受限（Law et al.,2016）。在有充足的肌肉生长和修复所必需的营养物质的支持下，实施渐进性的阻抗运动计划可以减缓肌肉力量的降低（Sapega & Drillings,1983）。通常情况下，完成从坐到站、爬楼梯和搬运日常物资等活动不需要肌肉进行最大力量的输出；但是老年人肌肉最大收缩力的下降会导致他们在完成活动时需要的肌肉产生相对更高的力量输出，从而导致其在完成日常活动时承受更高的生理负荷。大量研究指出，老年人可以通过渐进性的阻抗运动计划来提高肌肉力量，从而减少意外跌倒。

　　肌肉爆发力是指肌肉在单位时间内做功的能力，或者是在一段时间内产生相对较高力量输出的能力（Sapega & Drillings,1983）。严格地说，拥有更强肌肉爆发力的人可以在关节的活动时产生更强的力量来完成如从椅子上站起、把餐具放进橱柜、将衣物放进洗衣机以及在防止摔倒时及时采取迈步策略等活动。老年人群的运动保健计划运用提高肌肉力量、爆发力和躯体平衡能力的运动锻炼来减少意外跌倒致伤的发生，同时提高老年人群的躯体运动能力。

心肺适应能力

　　心肺适应能力与躯体的大肌群为完成活动而进行长时间动力性收缩的能力相关（Reibe,2018）。心肺运动锻炼的强度指肌肉在做功时对来自心脏、肺、血管系统所输送的氧的需求程度（Resnick & D'Adamo,2011）。心脏疾病是 65 岁以上人群所罹患的致死率最高的疾病（Centers for Disease Control and Prevention,2017）。对老年人群而言，更好的心肺适应能力意味着可以在更低的疲劳程度下完成日常生活活动（Fletcher et al.,1996）。此外，还有大量文献显示：针对心血管系统的长期运动训练还对降低血压、降低胆固醇和空腹血糖等方面有促进作用（Bouaziz et al.,2017）。建议老年人群应至少每周进行累计不少于 150 分钟的中等强度以上的心肺运动锻炼，如步行、自行车、游泳、跳舞等。为达到运动使身体受益的目标，每次运动应维持至少 10 分钟（Reibe,2018）。

柔韧性

　　柔韧性是指一个或多个关节充分完成其全范围关节活动的能力（Reibe,2018）。老年人群关节柔韧性降低可导致关节的僵硬，关节活动将变得更加费力。躯体灵活性与协调能力已不再被认为是只有年轻人或者运动员才需要的技巧性能力，在老年人群中的意义也越发显得重要。灵活性是指在姿势变化过程中控制速度和准确性的能力（Reibe,2018）；工具性日常生活活动，如购物，需要身体不时地变化前进方向。协调能力指在感觉输入和运动模式的引导下准确、平稳地完成活动的能力（Reibe,2018）。人们在完成跨越障碍物、在不平的路面行走或抓住某个物品等活动时都需要有感觉的输入来促进肌肉在活动过程中进行调整，从而使其表现得完美。良好的灵活与协调能力可以降低老年人群的跌倒风险，同时可以提高他们在完成活动中的安全性。

已有循证证据的运动保健计划

上文已经把与体适能相关的重点进行了详细阐述,接下来我们将介绍 3 项有循证证据的运动保健计划。这 3 项保健计划都旨在提高老年人的健康水平,其中两项运用了传统的小组面对面模式,而另外一项则使用了电话或网络等远程途径来实现老年人个性化的交流。

Enhance® Fitness

Enhance® Fitness 是由 Sound Generations(原 Senior Services)组织与华盛顿大学健康促进研究中心在 1993 年设计的一项具有循证证据的运动锻炼计划,并且该计划已获得美国老年人联合会的认证支持。此项运动锻炼计划包含:5 分钟的热身运动、20 分钟的心肺运动锻炼、20 分钟踝部或腕部负重的阻抗运动、10 分钟合并平衡训练的牵伸运动与 5 分钟的放松运动。该计划由 Enhance® Fitness 公司认证的专业教员来对老年会员进行培训。该项目的有效性已被多项发表的研究结果支持,Greenwood-Hickman 等(Agmon,Kelly,Logsdon,Nguyen & Belza,2015)指出:参与了 Enhance® Fitness 计划的老年人可以降低 30% ~ 40% 因发生跌倒而需要就医的风险。此外,他们还发现参与运动保健计划与降低跌倒发生率之间存在一定的剂量相关性:在运动保健计划覆盖的年限内多次参与此计划的老年人可以最大限度地降低跌倒的发生率,其次是那些参与频率不那么高的老年人。在另外一项研究中,28 名居住在社区的老年人进行为期 6~10 周、每周 3 次、每次 1 小时的 Enhance® Fitness 计划,并在前后分别进行了步速测试、认知测试和灵活性测试。其中,步速测试在单独进行一次后会与认知测试一起再进行一次,记录 1 分钟内步行的距离反映步速;通过在持物和不持物的两种状态下分别完成起立-行走计时测试,记录所需的时间以反映灵活性。结果显示,所有的受试者在完成运动计划后的两次步速测试都表现出了更好的结果,并通过减少完成任务所需的时间表现出了更高的灵活性(Agmon et al.,2015)。同时,该实验还指出步行速度是一项与全因致残率或致死率紧密相关的躯体运动能力指标。

Enhance® Fitness 计划能得以有效实施的核心方式是通过小组模式进行活动来提高参与者的积极性和依从性;同时,通过类似步行与搬运物体等反映体适能的活动以及通过 30 秒上肢屈曲试验和坐-立试验(chair stand test)来反映上肢功能和下肢力量(GeriFit,2017)等评估指标,也被认为是重要的方式。高额的花费是 Enhance® Fitness 计划的不足之一,该计划的实施在第一年和第二年平均需要花费 1 713 美元和 873 美元(Palmer et al.,2016),这些钱主要用于支付工作人员的工资薪酬、进行针对老年人的训练和购置相关的设备等开销。

Geri-Fit

Geri-Fit 是另外一项拥有循证证据且获得美国老年人协会认证的老年人运动保健计划。该计划主要包含每周两次、每次 45 分钟、坐位或者站立位的运动训练。同时,该计划主要利用哑铃或者弹力带对身体主要的大肌群进行渐进性的抗阻训练。参与该运动保健计划的老年人们都会得到一个专门定制的运动处方,包括具体运动重复的次数和组数、不同肌群负荷以及在进阶前的强度等。此外,柔韧性、心血管功能、平衡、跌倒预防、步态训练等也贯穿在每个训练阶段中。该运动计划项目认为,老年人逐渐加重的不良姿势问题是导致其跌倒的常见因素之一;而 Geri-Fit 的各种干预方式可以减少不良姿势对老年人的影响,从而降低老年人群跌倒的风险。有研究显示:19 名平均年龄为 74.2 岁老年人通过 90 天的 Geri-Fit 运动保健计划后,身体不良姿势对老年人的影响显著减少(Goble,Hearn & Baweja,2017)。

实施 Geri-Fit 计划的指导员必须具备运动生理学、运动功能学、物理治疗学或作业治疗学的学位,并获得由美国运动医学会或美国体能协会等机构认证的专业培训资质认证。除此以外,申请资质的指导员还需要接受 GeriFit. com 网站上的在线培训,完成两名指导员的培训与认证需要花费约 2 500 美元。

Active Choices

许多老年人生活的城市或地区可能会缺乏社区活动中心等场地来实施群体保健计划活动,从而无法享受这些运动保健计划带来的益处。通过电话或者网络等远程方式可以为这些缺乏硬件设施而不能参与保健计划的老年人们提供可行的方法(Korda & Itani, 2013)。而 Active Choices 则是利用电话通信来促进其实施的运动保健计划中有代表性的项目之一。该项运动保健计划起自于 2001 年,为美国的 13 个州、加拿大、澳大利亚提供远程服务(美国老年人协会),并为老年人们提供活动反馈、运动引导和健康教育等方面的个性化服务,为期 6 个月。该项目基于老年人们在家里或者在更接近居家环境的地方会更有进行运动锻炼积极性的设想,允许参与计划的老年人选择他们最方便的时间和地点来进行运动锻炼。在计划开始时,健康导师们会为老年人们提供共 30~40 分钟的咨询服务,并在此阶段中完成对参与者当前躯体功能水平的调查以及心血管疾病风险的筛查。为老年参与者们制订的运动方案会根据老年人自己所设定的目标而有所不同,具体的锻炼指导内容将以文字的形式提供给老年人。Active Choices 项目通过监督老人们的锻炼日志来追踪他们的完成进度,并向老年人提供在社区就能够进行躯体运动锻炼的信息资源。在结束开始的电话咨询以后,Active Choices 项目将持续提供频率逐渐减少的电话随访服务,每次 10~15 分钟;电话随访服务的频率将由每周一次逐渐变为隔周一次或每月一次;后续的电话随访服务将为老年人提供解决实际问题困难所需的支持、反馈和方法。Active Choices 的各级组织机构通过选择性地利用各种资源来维持或者促进老年参与者们在运动保健计划中躯体活动的正向行为发展:有的通过邮寄"提示单"和/或通过内部通信来督导参与者维持计划的躯体活动水平;而一些机构则邮寄有关的资源指南,如提供如公园、步道和社区中心等可以满足老年人躯体活动所需场地的位置;除了利用各种资源以外,向老年人发放 T 恤等小礼物也可常用来维持参与者们的积极性。最后,通过面对面的功能评估和月度的聚会来增加参与者们之间的凝聚力,借此来维持并强化参与者们达到其所期待的行为。加入 Active Choices 项目不需要认证要求,但需要一次性支付 295 美元用于购买可以提供教练培训服务的电子训练手册;而实际上完成项目中各个运动项目所需的费用超过了 1 200 美元,其具体花销会根据培训的人数和地点的不同而有所不同,这些额外的开支主要用于支付运动保健计划项目相关的协调人员、教育工作者和助理人员的薪酬。

大量关于不同种族、居住地址(城镇或农村)、健康状况(如习惯久坐的老年人群或在岗工作人群)和医学风险水平(如低心血管意外风险人群或肥胖人群)人群的研究都支持 Active Choices 运动保健计划的有效性。斯坦福心脏康复中心的研究发现:在有专业的监督下进行团体运动锻炼可以使未合并严重心肌梗死患者的运动功能提高并能促进他们坚持运动习惯(Castro & King, 2002)。

躯体运动保健计划中的行为习惯因素

所有老年保健计划都强调了运动锻炼对老年人的体适能等各个方面有着推进作用,并且都强调了行为策略在长期维持和改善老年体适能中的重要作用。不同的计划项目采用不同的理论模型来筛选出最适合被纳入其项目的申请者,并用来维持已经纳入该计划项目的参与者们的活跃度(Rhodes et al. , 1999)。虽然已经参与了各种保健计划的老年人们可能会觉得自己的躯体活动功能会由于慢性疾病而受限并感觉自己变得脆弱。但事实证明,认真参与了各种运动保健计划项目的老年个体都可以通过运动锻炼而受益,如提升健康水平、改善精力、提高生活质量等;并且老年参与者们获得的益处与他们在时间、精力或财力上的花费相比,往往都会物超所值(Rhodes et al. ,1999)。通常老年人们在认为自身慢性疾病已经进展到需要改变自己生活方式的阶段时才会选择加入某一项运动锻炼计划,或者是因为受到身边有类似情况的朋友或家属的影响才加入了某些运动锻炼计划(Rhodes et al. ,1999)。

基于老年参与者们在各种理论模型中行为改变的研究,这些运动保健项目通常把那些下定决心要在近期开始运动锻炼的老年人认作最适合参与的人群,因为这些老年人很可能已经认识到了各种运动对身体健康的好处(Dishman,Vandenberg,Motl,& Nigg,2010)。一旦老年人们开始运动保健计划,项目人员将依据操作性条件作用理论来引导老年人采取不同的方式开始和强化各种训练。操作性条件作用是指由个人自由地选择行为活动,根据行为的结果来获得正向的强化或抑制,从而增加或减少某些行为的频率(Buckworth & Buckworth,2013)。拿正在参与运动保健计划的案例来说,那些人气高的教练通过口头表扬就可以起到强化参与者继续维持该运动保健计划的效果。此外,例如利用操作性条件理论中的象征性前因理念也可以鼓励他们持续进行运动锻炼。利用象征性前因的理念有助于达到预期的行为,比如为有运动欲望但又缺乏场地设施的个体提供运动场地的免费使用资格就可以使其运动的行为得到强化。

社会认知理论通过应用同事、老师等社会模型来证明采取并维持健康行为在维持个体健康中的实用性(Reibe,2018)。而利用各种模型来达到提升个体自我效能是社会认知理论中最重要的手段。自我效能是指个体对自己在所预计到的不利条件下完成某一种行为的信心;这些不利的条件可以是恶劣的天气、时间不足、工作或者日常活动中产生的疲劳等。将专业人员提出的各种建议与注意事项在运动保健计划中充分进行阐述,并通过面对面活动、电话随访及检查运动日志等方式来对老年人群的活动进度进行监督可以提高他们对活动的掌握程度与自我效能感。

以集体或个人为单位来进行这些运动保健计划可以为这些老年参与者提供社会层面上的支持,这些社会层面的支持对于指导并解决老人们在活动锻炼中的困难有着至关重要的作用。通过保持老年人个体与团体或指导人员的联系、整合促进他们的社会归属感、协助建立可以为其他人提供帮助的团队、保持他们在与人交流时的自信以及通过提供培训学习的机会等都可以在强化个体的同时促进其在团体中帮助到他人(Reibe,2018)。而在集体的运动保健计划中,让有着同样目标的人们一起努力来提高他们的运动能力,老年人们的积极性可以得到最大限度的促进。所以这些集体的运动保健计划相对个人运动保健计划有着较明显的优势。对很多老年人来说,能在人群中通过年龄、生命阶段、健康状况、身体活动受限等方面产生认同感能有效地提升他们的自我效能。

充分利用自身经历和以往经验有助于个体坚持良好健康行为,特别是当个体完成了以前无法完成的任务时所获得的成就感可以作为老年人坚持某些健康行为习惯的强大动力。如指导员对某项运动或者一些简单的动作进行正确实施方式的现场指导后,可以为老年参与者提供运动或动作的经验,从而起到强化该活动或动作的作用。认真执行一项精细策划过的运动保健计划通常都可以改善老年人体适能和躯体功能水平,持续追踪老年人在项目中取得的进步可以加强其对自身经历或经验的利用。特别是当这些进步能够被自己发现的时候,这些促进效果会更加显著(Reibe,2018)[摘自《美国运动医学会运动测试与处方》(第 10 版),表26. 1 常用的老年人群运动测试方法总结(Cress et al. ,1996;Guralnik et al. ,1994;Reibe et al. ,

表 26.1 常用的躯体运动测试

测试方法与内容	测试所需时间	提示功能较差的情况
老年人体适能测试		
测试一共包含 7 个项目:30 秒坐立测试、30 秒上肢屈曲测试、8 英尺(约 2.4m)步行测试、6 分钟步行测试、2 分钟踏步测试、坐位体前屈测试与抓背测试	每个项目需要 2~10 分钟时间,一共需要约 30 分钟	在同龄人群中百分位数 ≤25%
简易体能量表		
包含步速测试、平衡测试、坐站试验等主要反映下肢功能的评估;得分范围为 0~12 分,得分越高提示体能越好	10 分钟	得分低于 10 分
步速测试		
评估受试者在短距离(3~10m)内正常步行所需要的时间	小于 2 分钟	步速低于 1m/s
6 分钟步行测试		
广泛运用于心肺运动耐力的评估,测量受试者在 6 分钟时间内往返步行的最大距离,通常认为 30~50m 进行一次折返为宜	小于 10 分钟	在同龄人群中百分位数 ≤25%
身体活动能力测试量表		
该表有整表和简表两个版本,但都包含对搬运重物、穿衣、上下楼、爬楼梯等日常生活活动的评估,反映其在环境影响下的功能水平;得分范围为 1~100 分,得分越高反映其功能越好	60 分钟	得分低于 57 分

Adapted from the American College of Sports Medicine's(ACSM)Guidelines for Exercise Testing and Prescription, 10th edition

2018;Rikli & Jones,2001)]。表 26.1 列出了部分反映老年人在运动保健计划中常进行追踪的一些内容。这些内容都应该在实施保健计划前的基线调查和计划实施过程中定期进行评估,实施评估的频率可以为每 2~4 周一次或每 8~12 周一次。让老年人群了解并明白在体适能训练中需要重视的内容和自己实际已获得改善的内容是非常重要的,同时这些内容也是运动保健计划中常常强调但老年人们往往又缺乏的重点内容。保健计划的指导人员应该了解不同性别及各个年龄阶段的老年人在各个方面的参考标准以明确老年人们在该项目计划中需强调的方面。需要重点指出的是,对老年人进行测试时,需要按照健康个体或专业人士进行测试的标准来完成所有测试,以确保评估结果用于比较时的信效度。

确保运动质量是老年人群运动保健计划的另一个重点。除了应用表 26.1 中提供的部分评估方式以外;了解老年人在参与运动保健计划前后的各个阶段中,对自身躯体功能、疼痛或不适变化的认知以及他们在生活中其他方面受到的影响可以促进老年人群维持当前的运动保健计划(Reibe,2018)。虽然对于许多特殊疾病或损伤有很多特殊的评估方法,但是绝大部分运动保健计划的服务商通过一些简单的问卷就可以获得老年参与者们在生活质量方面变化的有效信息。表 26.2 列出了由 Hamar 等研究发表的部分评估问卷(Harmar,Coberley,Pope 和 Rular,2013)。此外,许多老年人可能合并有关节炎等慢性骨骼肌肉系统问题,所以以运动保

表 26.2　部分调查问卷内容

问卷项目	问卷项目内容	可能的回答	对答案的分级
健康状况	总的来说,你觉得你的健康状况如何?	极好	良好
		很好	
		好	
		一般	差
		差	
健康变化	与 1 年前相比,你觉得你现在的健康状况如何?	比 1 年前好多了	良好
		比 1 年前好一些	
		与 1 年前差不多	
		比 1 年前差一些	差
		比 1 年前差多了	
功能-爬楼梯	你现在的健康状况是否会限制你爬楼梯吗? 如果有,程度如何?	是的,限制很明显	差
		是的,有一点点限制	
		完全没有受到限制	良好
健康问题引起的社会活动受限	在过去的 4 周里,有多少时间因为身体健康或情绪的问题影响社会活动(如,探亲访友)?	总是	差
		大部分时间	
		部分时间	
		少数时间	良好
		没有过	
健康问题引起的工作、活动受限	在过去的 4 周里,是否由于身体健康的问题影响你的工作或其他日常生活?	没有过	良好
		很少有	
		有时候会有	差
		大部分时候有	
		总是	
躯体健康	回忆 30 天内由于疾病和损伤等躯体健康受限的天数为?	自由回答(天数)	N/A
精神健康	回忆 30 天内由于焦虑、抑郁、精神压力等精神健康受限的天数为?	自由回答(天数)	N/A
日常生活活动	是否由于精神或躯体健康的问题影响以下日常生活活动?(每个项目单独回答:洗澡、穿衣装饰、进食、从椅子上站起或坐下、步行、如厕)	我无法完成这项活动	受限
		是的,我在完成这项活动时有困难	
		不,我在完成这项活动时没有困难	不受限

Hamar et al.(2013)

健计划中的指导人员应该指导老年参与者如何运用数字模拟疼痛评分(图 26.1),让老年人们可以运用疼痛评分来向指导员更客观地描述某个特殊运动中疼痛的改变(Ritter,Gonzalez,Laurent,& Lorig,2006)。指导人员通过更客观地了解老年参与者们疼痛的变化后,有利于他们更好地管理老年人群的疼痛,从而有效地敦促老年人群长期坚持运动保健计划。

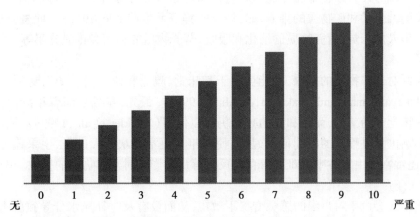

American College of Sports Medicine's (ACSM) Guidelines for Exercise Testing and Prescription, 10th edition

图 26.1　视觉模拟疼痛评分

营养

　　与保持良好的体适能和精神状况一样,合理的营养摄取和维持良好的营养状况同样是维持老年人健康并提高生活质量的重要途径。营养支持是指通过利用食物中的营养物质或各种混合物以促进个体生长发育或作用于疾病促进个体健康。为老年人群提供合适的营养支持是一项极具挑战性的任务:一方面,老年人对热量的需求随着躯体活动的减少而减少;而另一方面,老年人对矿物质及维生素的需求却持续处于稳定或上升的趋势(Centers for Disease Control and Prevention,2008)。因此,对老年人群来说,合理摄取谷物、奶制品、果蔬、优质蛋白制品等营养丰富的食物是非常重要的。食物除了可以满足老年人的生理需要之外,还有助于满足老年人群常常缺乏的社交、认知和精神文化方面的需求。

老年人营养不良的影响因素

　　引起老年人营养不良的因素是多方面的,包括:随着年龄增长或身体状况的改变导致合理摄食变得困难、由于各种基础疾病需要多联用药、经济方面的限制、认知功能减退、缺乏社交或支持帮助以及环境因素限制等。

慢性疾病

　　老年人的日常进食或者营养状况往往会受到躯体、精神或环境因素的影响。有超过 85% 的老年人在 65 岁以后都会患有 1 种或多种慢性疾病,其中大约有一半的老人患有两种或更多的慢性疾病(Centers for Disease Control and Prevention,2008)。我们发现:超过 60% 死于慢性疾病的老人,都存在不同程度的营养状况异常(Centers for Disease Control and Prevention,2008),饮食习惯不仅会影响许多慢性疾病(如糖尿病等)的发展还可能会影响其疾病本身的治疗。

多联用药

多联用药是影响 60 岁以上老年人营养状况的主要因素之一,有 75% 的老年人需要长期服用两种及以上的处方药物,而约 40% 的老年人需要长期服用 5 种甚至更多的处方药物(Little,2017)。老年人最常用的处方药物有:降胆固醇药物、β 受体阻滞药物及利尿药物等。无论是服用处方或非处方药物都有可能引起药物和营养物质间的相互作用影响:利尿剂可能会增加一些关键维生素和矿物质的排泄,如:钾、镁、锌等元素(Little,2017)。此外,许多药物还可能影响老年人的味觉、营养物质的消化和吸收、营养物质的利用和排泄分泌等。

口腔健康

老年人群对营养物质的摄取,可能会由于其味觉、嗅觉和视觉的改变而受到影响(Winkler,Garg,Mekayarajjananoonth,Bakaeen,& Khan,1999)。最先,嗅觉会随着年龄而减退,其次是苦和咸的味觉开始减退,而甜和酸的味觉仍得以保留(Winkler et al. ,1999)。同时,不合适的假牙会影响进食过程中的咀嚼活动,从而使老年人更不喜欢摄入肉类、生果蔬等食物。此外,老年人还常常会由于吞咽困难和胃食管反流等疾病影响对营养物质的摄取。

体液平衡

许多老年人会由于对口渴的感觉变得不敏锐,从而没有及时补充水分导致脱水或者体液平衡紊乱。此外,尿液浓缩功能失调、内分泌功能的改变都会导致老年人脱水风险增加(Oates & Price,2017)。针对老年人脱水和体液平衡紊乱的干预措施往往要在专业的护理院或医院中进行,且老年人此时往往都已经处于体液紊乱的阶段(Oates & Price,2017)。因此,目前针对改善独居老人的液体摄入的证据资料相对缺乏。

躯体功能与认知

随着年龄的增长,身体结构逐渐发生的如肌肉容量变少、骨密度降低等变化都会影响个体的力量、耐力、运动以及功能状况。对老年人而言,生活的依赖、躯体功能的下降会使得他们购买并烹饪健康食物的能力受限,如抑郁等精神状况的改变也会影响老年人的营养状况。

收入与环境

据 2015 年的统计,8. 8% 的美国人收入水平仍处于贫困线或更差(Proctor,Semega,& Kollar,2016)。往往那些身体状况越差的老年人群,收入越可能低于贫困线,从而无法得到良好的医疗卫生服务。同时,低收入的老年人往往生活在优质食物相对匮乏的环境,购买优质食物所需的交通以及宗教信仰等因素都可能会影响老年人的营养状况。

老年人群的营养需求

营养物质大致可以分为宏量营养物质和微量营养物质两大类:宏量营养物质可以为机体提供热量,包含碳水化合物、蛋白质、脂肪等;微量营养物质则不为机体提供热量,通常作为酶或者新陈代谢所需的辅因子以及作为某些躯体功能结构的重要组成部分而存在(如骨骼与牙齿中的钙)。微量营养物质又可以分为维生素(包括水溶性与脂溶性维生素)和矿物质元素(包括宏量矿物质元素、微量矿物质元素或超微量矿物质元素)两大类。

虽然各种营养物质对于机体来说都是必需的,但随着年龄的增长,机体对营养物质的需求发生着阶段性变化。对老年人群比较重要的营养物质包括:碳水化合物、蛋白质、纤维素、维生素 B_{12}、叶酸、维生素 D、钙等(Bernstein,Munoz,& Academy of Nutrition & Dietetics,2012)。接下来的内容我们将介绍这些营养物质重要的原因和如何对其进行监控;更多关于老年人营养的知识可以参考美国营养与饮食学会的建议(Bernstein et al. ,2012)。

能量

随着体力活动量的减少,大部分人对能量的需求通常会在成年以后逐渐降低。同时随着长期运动减少导致的肌肉质量降低也会使得在静息状态时的基础能量需求量也随之降低。肌肉质量是影响新陈代谢率(在休息或运动过程中,能量消耗的水平)的主要因素。随着能量需求下降,摄入非营养素密集的食物可能会导致脂肪积聚而影响机体健康。由于老年人对热量的需求变少,所以更强调摄入的食物需要富含各类营养物质,而热量高、其他营养物质含量低的食物则是不推荐给老年人的。但很遗憾的是,在 51~70 岁的人群中,超过 90% 的人都喜欢那些高热量或者营养物质单一的食物(Krebs Smith,Guenther,Subar,Kirkpatrick,& Dodd,2010)。因此,对老年人群的健康服务计划中应该对这类现象采取干预措施。高热量的食物通常包括经过多次加工过的高糖分、精制淀粉类或固体脂肪类食物,这些食物中维生素和矿物质元素的含量都非常低。此外,酒精也被列为高热量的食物。对 50 岁以上的人群来说,男性每日最多只需要摄入 426kcal 高热量的食物,而女性则为 290kcal(Krebs Smith et al.,2010)。也许人们往往会认为肥胖可能代表着营养状态良好,但营养不良的患者也有可能会伴随肥胖;肥胖相关营养不良发生往往是由于过分摄入热量而缺乏必需营养物质。

能量的需求往往会受多因素的影响,包括年龄、性别、身高、体重以及活动水平等。能量需求的估算情况见表 26.3,该表列出了部分年龄阶段人群不同性别及活动水平的能量需求,可以用来评估保健计划中老年人的能量需求。

表 26.3　不同年龄、性别和活动水平老年人的能量需求量(kcal)

年龄/岁	男性			女性		
	久坐[1]	中等活动[2]	经常活动[3]	久坐	中等活动	经常活动
51~55	2 200	2 400	2 800	1 600	1 800	2 200
56~60	2 200	2 400	2 600	1 600	1 800	2 200
61~65	2 000	2 400	2 600	1 600	1 800	2 000
66~70	2 000	2 200	2 600	1 600	1 800	2 000
71~75	2 000	2 200	2 600	1 600	1 800	2 000
75 岁以上	2 000	2 200	2 400	1 600	1 800	2 000

来源:Institute of Medicine(2002)。
[1] 久坐:仅进行与独立生活所需的活动。
[2] 中等活动:在进行与独立生活所需的活动以外,每天额外进行相当于以 4.8~6.4km/h 的速度步行 2.4~4.8km 的运动量。
[3] 经常活动:在进行与独立生活所需的活动以外,每天额外进行相当于以 4.8~6.4km/h 时的速度步行 4.8km 以上的运动量。

虽然过量摄入高热量但低营养密度的食物的问题已经受到老年人的关注,但营养不良在老年人群中仍常常发生。居住在社区的老年人发生营养不良的概率为 5%~15%(Favaro-Moreira et al.,2016;Kaiser et al.,2010),因此需要注意为老年人群设置个体化的营养干预措施和筛查指标。

蛋白质

蛋白质是维持肌肉质量和新陈代谢的重要物质。优质蛋白和必需氨基酸的日常消耗必不可少,但容易受到个体经济、社会因素和生理条件的影响限制。通常建议老年人群蛋白质每日摄入量应达到 0.8g/kg 体重,有资料显示蛋白质摄入量达到 1~1.2g/kg 体重后,肌肉质量的丢失会明显减少(Houston et al. ,2008)。优质蛋白主要来自动物源的食物,包括鱼肉、鸡蛋、奶制品、家禽,也包括豆类、坚果等。目前已经证实,每餐摄入 25~30g 的优质蛋白有益于老年人健康(Paddon-Jones & Rasmussen,2009)。

纤维素

纤维素对维持胃肠道健康、控制血糖、降低胆固醇和体重管理都有益处,富含纤维素的食物主要有水果、蔬菜与谷类等。虽然我们鼓励从食物中摄入充足的纤维素,但膳食补充剂如甲基纤维素、美达施等,也常用于补充日常纤维素的需求。富含纤维素的食物往往也是富含维生素、矿物质及抗氧化物的优质食物,但在摄入纤维素时应该适当增加水分的摄入以预防肠道梗阻和便秘的发生。50 岁以上的男性每日建议纤维素摄入量为 30g,女性为 21g(Institute of Medicine,Dietary Reference Intakes,2006)。但老年人群目前的每日纤维素摄入量普遍没达到美国 2015—2010 年的膳食指南标准(美国卫生与公众服务部和美国农业部,2015 年 12月)。在现实生活中,摄入更多纤维素的老年女性在肌肉质量和新陈代谢率方面有更好的表现,从而减少了肌肉减少症和肌肉质量降低的发生(Patterson,Wang,& Ortiz,2018)。

维生素 B_{12} 与叶酸

维生素 B_{12} 是一种可以在肝脏储存 3 至 5 年的水溶性维生素;但维生素 B_{12} 仅存在动物源食物中,长期缺乏动物源食物的摄入将导致维生素 B_{12} 缺乏。此外,由于胃内低 pH 值的环境和胃内酶分泌释放是维生素 B_{12} 在肠道吸收的必要条件,胃炎和因为胃食管反流长期使用抑酸药物也可能会导致维生素 B_{12} 缺乏。据估计,约有 6%~15% 的老年人缺乏维生素 B_{12},而约有 20% 的老年人处于维生素 B_{12} 不充足的状态(Allen,2009)。维生素 B_{12} 缺乏可能引起巨红细胞贫血、周围神经疾病以及血液中同型半胱氨酸浓缩导致心血管意外的风险增高。

叶酸也是一种水溶性的维生素,但与维生素 B_{12} 不同之处在于叶酸不能在体内储存且会每日消耗。叶酸是维生素 B_{12} 能在细胞内发挥甲基供体作用所必需的物质,缺乏叶酸会引起巨红细胞贫血。富含叶酸的食物有绿色蔬菜、牛油果、橙汁、豌豆、麦片等。

钙与维生素 D

在美国,50 岁以上的人群中,有超过一千万的人都患有骨质疏松,而另外还有 3 000 万的人有着不同程度的骨量减少(Wright et al. ,2014)。而维生素 D 是钙在肠道吸收所必需的因子,低维生素 D 水平会导致骨质中钙的流失从而导致骨质疏松。因此随着年龄增长,摄入充分的钙与维生素 D 越来越重要。老年人维生素 D 缺乏有两个主要原因:食物源维生素 D 的摄入不足以及皮肤在阳光中的暴露不足导致合成不足。一方面,老年人户外活动减少,且普遍着装较厚,皮肤接受光照少,从而影响维生素 B_{12} 的合成。另一方面,钙主要从日常膳食中获得,50 岁以上的人群建议每日摄入 3 杯奶制品或者等量的含钙制品;然而骨质疏松或骨量减少的人群往往每日摄入量还不到建议摄入量一半(美国卫生与公众服务部和美国农业部,2015 年 12 月)。50~70 岁人群建议维生素 D 每日摄入量为 600UI,71 岁以上人群增加到每日 800UI;而 50~70 岁男性建议的每日钙摄入量为 1 000mg,71 岁以上男性增加到每日 1 200mg;而 50 岁以上女性的建议钙摄入量就已经达到每日 1 200mg,但她们在更年期以后较同龄男性仍会有更高的骨质疏松风险(Institute of Medicine,2011)。

其他需要关注的营养物质

除了之前所述的各种营养物质以外,钠、钾、镁等元素都是老年人群需要关注的营养物质。例如,钠常富含于熏肉、调味品等处理加工过的食物中。通过调整搭配各种食物比重来保证合适的热量、蛋白质、维生素、叶酸等物质摄入。而在干预老年人饮食健康的同时,还需要注意摄入充分的液体以在满足身体需求的同时避免脱水。

在营养干预计划中,当没有需要特别关注某一种营养物质摄入的时候,合理饮食是一种比较实用的方式。合理饮食基于老年人群当前的饮食习惯,强调某些营养丰富或有益于健康的食物摄入来促进老年人群的营养状况。《美国 2015—2010 年膳食指南》就合理饮食在蔬菜、水果、谷物、奶制品、蛋白质食物、油以及各种补充热量的食物的摄取等方面提供了明确的建议(美国卫生与公众服务部和美国农业部,2015 年 12 月)。例如,指南中推荐的每日摄入的谷物食品应该是以纯谷物为主。

保健计划中的营养筛查

人们对营养物质的需求因人而异并且受到多种因素的影响,如遗传因素、身体条件、药物影响、疾病情况、环境因素等。评估老年人群对各种营养的需求在保健计划中设定营养策略目标时有很重要的作用。营养状况筛查的内容包括:日常摄入情况、影响食物摄取的因素、获取食物的途径、临床症状条件和人体测量学内容等。

健康干预措施中的营养方面

提高老年人生活质量和预防慢性病是促进老年人群健康的重要内容。接下来将列出的健康干预措施中都包含有营养干预部分;同时还列出了几个由政府组织的社区乃至全人类的保健计划。

Eat Better and Move More

"Eat Better and Move More"项目在全美共有 10 个社区点,针对 60 至 90 岁的老年人群进行躯体活动和饮食习惯的教育,旨在延长老年人寿命、提升他们的身体健康水平(Wellman,Kamp,Kirk-Sanchez,& Johnson,2007)。该计划由专业人士进行指导并通过专门的指导手册来记录参与者们 3 个月内每周的任务目标以及完成情况。营养教育部分主要强调水果、蔬菜、高钙食物、食物纤维摄入对健康的重要影响,并明确各种食物的摄入量。计划中的各种活动主要在社区、娱乐中心或餐饮中心进行。参与者们通过每周对照自己的"任务提示表"来评估每日摄取的食物是否达标。每周的营养摄取任务目标会根据参与者们上一周的营养摄取目标完成情况循序渐进地提高,通常每周会提高 10%。加入该项目除了对年龄有要求以外,还要求申请者具备独立步行的能力与签署知情同意书的行为能力等。在登记加入计划项目以前,还要完成人口统计、健康与活动相关的问卷以及营养计划筛查问卷(Nutrition Screening Initiative,1991)中的基线调查内容,并签署知晓并同意改变生活方式的声明。

该计划项目的 10 个社区点共有 999 名老年人参与者,其中 82% 的参与者为女性,少数民族人数超过 40%。其中 620 名老年人完成了整个项目计划,各个社区点的完成率为 35% ~ 85%。完成率更高的社区中经济收入水平低于贫困线的人数更少,这些社区点的老人发生营养问题的风险也相对较低。超过三分之一的参与者增加了水果摄入,37% 的人增加了蔬菜的摄入,33% 的人增加了纤维素摄入,42% 的人增加了高钙食物摄入,还有 30% 的参与者同时增加了液体的摄入。而超过 90% 的人都反馈通过参与此项目改善了自己的饮食状况。此项计划项目最主要的不足在于各个社区点的项目完成率表现出了明显的差异,这可能与各个社区点的人口种族多样性有关,因此某一个社区点的状况不能作为其他社区点状况的推测依据。此外,高营养风险的老年人可能无法完成整个项目计划,计划项目也没有设置对照组进行比较,采用表格的方式来评估食物摄入情况会由于表格内容并未包含所有食物类型等都是这项计划的不足之处。因此,寻求符合特定人群饮食特点的摄食评估工具,比如对食物摄入的量以及食物烹饪制作方式进行记录,在对老年人进行饮食干预中有重要意义。

Health Eating Every Day(HEED)

Health Eating Every Day(HEED)计划是为社区组织、大学以及私立组织和工作场合的健康服务人员设计的一系列服务方案,包含:健康饮食、设定合理的目标、外出就餐、制订购物清单、时间管理、压力缓解、保持积极等任务内容。Schlaff 等(2016)对此项目中的各项任务进行了改良,通过 12 周的试验来尝试使老年人们找到造成自己不良饮食习惯的原因并明确如何改变自己的生活方式来长期改善参与者的营养摄入状况。该项试验纳入了长期处于运动减少状态且年龄高于 50 岁的人群。在进入筛查阶段以前,受试者们被随机分配到躯体活动干预和营养干预两个组;在筛查阶段,运用美国国家癌症研究所的水果与蔬菜的全天筛查表(National Cancer Institute:Cancer Control and Population Sciences,2000)以及脂肪与纤维素相关的行为问卷(Kristal,Beresford,& Lazovich,1994)对受试者进行基线调查并在 12 周后再次进行评估。试验的具体实施在专业人员的管理下采取小组模式完成。

结果显示,最开始参加此项目研究的 72 人中,女性占 72%,已婚占 62%,白人占 88%,68% 的人为肥胖,最终只有 50 人完成了整个计划。结果显示:该项目纠正了受试者们进食的行为习惯并增加水果蔬菜的摄入;受试者们在纤维素和脂肪相关的摄入行为改善的同时,蔬菜和水果的摄入有显著的增加;但具有大学或同等教育程度的人群在研究中的表现更佳,因此其他不同教育程度的人群不建议使用此次研究的结果来进行推断。总的来说,这项研究显示出了进食相关的行为习惯可以通过 12 周的干预获得积极的改善效果。但此干预计划的基线调查缺乏对老年人们营养不良或营养不充分情况的评估,未能针对这两种情况进行合理的食物摄入指导调整。但该研究强调了行为习惯是成功完成某营养干预计划的重要影响因素。

Health Eating for Successful Living in Older Adults

Health Eating for Successful Living in Older Adults 项目旨在通过教育和提供支持以改善老年人群的营养状况(National Council on the Aging,2004)。该项目的主要目标是提高老年人群在营养方面的知识、促进同伴介导下的进食行为习惯的改变、教会老年人如何设立合适的目标以及解决营养相关的问题。该计划包含日常饮食教育、标签阅读、食物分类、准备食物以及日常购物等方面的内容,并由注册的执业饮食营养师为参与者提供相关咨询服务。专业的指导员将为由 8~12 名参与者组成的小组提供全流程的指导。该项目还为所有参与者提供指导员的培训资料说明,以及项目计划中评估所需的各种讲义、工具等。所有 60 岁以上且认知功能健全的老年人都可以申请参与这项计划。

不同人群的膳食营养需求结构与个人具体的膳食需求的不断变化以及《美国人膳食指南》的持续更新是影响该计划的主要因素,但该项目计划的核心准则理念仍可以持续作为老年人营养干预的工具。该计划项目没有太多关于计划本身效果的评估,取而代之的是一些泛化的问题,例如"你是否通过参与本次活动改变了自己的饮食习惯?"以及更多关于饮食习惯(如谷类食物或蔬菜的摄入情况)改变的方面的问题。目前,该计划项目尚无已发布的研究结果为其提供支持。

Federal Food and Nutrition Programs for Older Adults

Federal Food and Nutrition Programs for Older Adults 是由美国卫生与公众服务部、美国老龄管理局和美国农业部食品与营养服务部门共同推出的保健计划项目,旨在缓解饥饿问题和提高老年人群的营养状况。美国卫生与公众服务部依照《美国老年人法案》向符合标准的老年人们发放补助金、开展实施各种项目并提供营养相关服务（包括提供聚餐、外卖、营养评估筛查与咨询等）。参与美国卫生与公众服务部的项目可以获得更多的食物并拥有更多果蔬和营养物质（Bernstein,2012）。有资料显示,参与这些营养保健计划项目的老年人可以更好地改善他们的营养状况,并可以建立起更好的社会关系（Millen,Ohls,Ponza,& McCool,2002）。美国农业部提供营养补充计划、印第安人居留地的食物分发计划、商品补充食品计划、高级农场营养保健计划以及儿童和成人保健食品计划。各个计划的纳入标准各有不同,但都主要针对收入处于或低于联邦贫困线的人群（Bernstein et al. ,2012）。有资料显示,这些项目计划都对所服务的人群在改善其饮食观念和摄入更多营养方面有帮助。其中高级农场营养保健计划已证实在改善人群在新鲜果蔬的摄入方面有着积极的作用（O'Dare Wilson,2017）。

　　总的来说,针对老年人健康干预的各种措施都应该包含营养干预内容,营养干预措施应包含教育和行为干预两个方面。通常采用与饮食习惯和健康相关的各种问卷调查来作为调查老年人群营养需求和进行筛查的工具。具体的干预措施应该根据人群的实际需求进行定制,并将某些需要特别补充的营养物质（如热量、蛋白质、纤维素等）进行专门的补充加强。一个理想的保健计划还应与所服务人群的文化、民族或人种、社会经济状况和环境因素相匹配,使低社会经济水平的人群可以通过各种营养保健计划来改善食物的质量。该领域还需要更多关于老年人饮食干预的研究,特别是长周期（大于 12 个月）计划对老年人群远期影响的研究。

实践中的重要研究

　　专业实践者们在进行运动和饮食行为习惯教育的过程中需要不断参考公共健康研究提出的原则和目标,并以此来制订老年人群的各种保健计划。其中一个重要的原则就是通过对人群需求的分析来找到使此人群选择和坚持健康饮食与运动习惯中需要强化和促进的因素。

　　由于老年人群是一个存在各种不同的健康状况、信仰、价值观和社会经济状况的群体,各种保健计划项目必须要与这些复杂的因素相匹配才能保证其有效,例如某些宗教信仰的人会认为老年人应该避免进行各种运动锻炼。同时,由于遗传或疾病影响,也会导致老年人在某些必需营养物质的消化、吸收或利用方面受到限制,从而影响其营养状况和运动水平。我们利用现有的研究已使用过的调查或问卷来对老年人进行评估,以发现老年人群健康道路中存在的障碍（Banerjee et al. ,2015;Institute of Medicine（U. S. ）. Committee on Using Performance Monitoring to Improve Community Health;Durch, Bailey, & Stoto, 1997;Kreuter, 1992;Mazloomymahmoodabad,Masoudy,Fallahzadeh,& Jalili,2014）,并为解决掉这些障碍提供参考依据。

　　此外,实践中还需要运用合适的教育策略来维持并强化老年人参与计划项目的积极性,比如让部分有影响力的人物参与这些运动保健计划和营养保健计划以此来起到模范引导作用,以带动其他人参与的积极性。保健计划可以通过改变个人或团体的某些关键行为习惯而成为强化健康的有力工具,实践中需要充分利用相关研究的经验来为改善老年人群的饮食行为习惯寻求合适的策略。

　　通过参与保健计划项目可以让老年人们掌握独立管理自身饮食和活动所必需的一些技能,使他们能够更好地适应老年阶段生活中发生的变化。例如,随着慢性疾病的进展,老年人可能需要改变或者暂时中止目前的运动和饮食养生方式;而当老人的身体条件允许恢复之前的养生方式后,老人的饮食和运动养生方式的具体实施又可能会随着疾病的变化和具体功能状况的变化而变化,比如进行活动的地点可能会从社区改变为在家中。医务工作者应该基于老年人群的具体情况为其提供灵活可行的建议和策略以达到提高健康水平的目标。

总的来说,成功实施一项老年保健计划既是一门科学学问,也是一门艺术。一方面,需要大量科学研究来找到并突破限制老年人群达到其预期行为的壁垒;另一方面,在保健计划实施的过程中潜移默化地赋予老年人群生活所需的各项技能,也是保健计划中艺术的体现。专业人员们应该参考现有的各项研究,充分结合老年人群的特殊需求来定制和实施老年人群保健计划。

实践中的建议

在实施干预之前,我们需要通过大量研究来明确达到计划项目的目标所需的各个条件。在明确那些目前还未得到充分开展的公立和私立保健计划中所存在的困难和障碍后,通过重新制订新的保健计划或者改变计划中原有的干预措施来克服这些困难和障碍。以下是在制订一项保健计划的过程中需要注意的内容:

- 量化计划项目中的重点目标,特别是核心内容,或者提供可以测量评估的方法;
- 有明确的纳入和排除标准;
- 有专人来协调管理社区间的关系、管理项目的基金设施等;
- 有足够的经费支持计划项目的启动和维持;
- 对项目员工进行相关的培训、管理;
- 在计划项目中落实相关人员的个体责任;
- 对目标人群进行必要的宣传活动来募集会员;
- 让参与者们发现计划项目的价值(如减少医疗开支、改善认知功能);
- 对计划项目的结果产出进行客观记录,以验证项目的有效性;
- 对计划项目对参与者们的长期影响进行持续性的追踪随访;
- 将计划项目的效应面向社会、医学界乃至科学界进行宣传;
- 为促进老年人群的健康而争取政策制度上的福利支持。

想要了解更多具有循证证据的老年人保健计划项目信息,可以咨询美国疾病控制与预防中心-老年人健康研究网页(Belza & The Prevention Research Centers-Health Aging Research Network Physical Activity Conference Planning Workgroup,2007)。

未来的探索与展望

老年人保健计划项目的目标并不应当只是为了改善老年人健康状况的某一个方面,而应该对老年人群的生活质量、健康、社会关系和经济状况等方面都进行干预和改善。多学科交叉的团队要采用可靠且有循证证据的干预方式对老年人从个体及社会两个层次进行干预。提供服务的多学科团队应由运动医学领域的专业人士(如物理治疗师)、营养领域的专业人士(如注册营养师)、精神卫生领域的专业人士(如注册心理咨询师)、护士以及专科医生组建而成,并且可以根据所服务人群的特殊需求提出不同的方案策略。但在面对不同地域、不同人种、不同民族或特定的性别团体时,应该尽量实现干预措施的同质性和普遍性。计划项目应该具有可以量化的具体目标,对结果产出的评估可以反映计划项目的有效性或者局限性。如果干预措施不能使计划项目的实施持续往目标接近时,应该持续性地对计划中的内容进行修正,从而使推行老年人群的保健计划像传播科学知识一样,让老人们掌握并享受最科学的生活方式。

总结

本章讨论的躯体运动干预和营养支持干预是实现老年人保健计划项目中的两个重点,本章节没有重点讨论的干预措施还有针对认知减退的干预、促进社会交往的干预、改善经济状况的干预和强化老年人精神意识的干预等。针对老年人群的保健计划需要考虑与运动和营养相关的关键点来为老年人群提供全方面的科学服务,并在实施过程中展现出计划项目的科学性与艺术性。

(李果 译　王苗 校)

参考文献

Agmon, M., Kelly, V. E., Logsdon, R. G., Nguyen, H., & Belza, B. (2015). The effects of EnhanceFitness (EF) training on dual-task walking in older adults. *Journal of Applied Gerontology, 34*(3), NP128–NP142. https://doi.org/10.1177/0733464812465921

Allen, L. H. (2009). How common is vitamin B-12 deficiency? *The American Journal of Clinical Nutrition, 89*(2), 693S–696S. https://doi.org/10.3945/ajcn.2008.26947A

Avin, K. G., Hanke, T. A., Kirk-Sanchez, N., McDonough, C. M., Shubert, T. E., Hardage, J., ... Academy of Geriatric Physical Therapy of the American Physical Therapy Association. (2015). Management of falls in community-dwelling older adults: Clinical guidance statement from the Academy of Geriatric Physical Therapy of the American Physical Therapy Association. *Physical Therapy, 95*(6), 815–834. https://doi.org/10.2522/ptj.20140415

Banerjee, A. T., Kin, R., Strachan, P. H., Boyle, M. H., Anand, S. S., & Oremus, M. (2015). Factors facilitating the implementation of church-based heart health promotion programs for older adults: A qualitative study guided by the precede-proceed model. *American Journal of Health Promotion, 29*(6), 365–373. https://doi.org/10.4278/ajhp.130820-QUAL-438

Belza, B., & The Prevention Research Centers-Health Aging Research Network Physical Activity Conference Planning Workgroup. (2007). *Moving ahead: Strategies and tools to plan, conduct, and maintain effective community-based physical activity programs for older adults.* Atlanta, GA: Centers for Disease Control and Prevention.

Bernstein, M., Munoz, N., & Academy of Nutrition & Dietetics. (2012). Position of the Academy of Nutrition and Dietetics: Food and nutrition for older adults: Promoting health and wellness. *Journal of the Academy of Nutrition and Dietetics, 112*(8), 1255–1277. https://doi.org/10.1016/j.jand.2012.06.015

Bouaziz, W., Vogel, T., Schmitt, E., Kaltenbach, G., Geny, B., & Lang, P. O. (2017). Health benefits of aerobic training programs in adults aged 70 and over: A systematic review. *Archives of Gerontology and Geriatrics, 69*, 110–127. https://doi.org/10.1016/j.archger.2016.10.012

Buckworth, J., & Buckworth, J. (2013). *Exercise psychology* (2nd ed.). Champaign, IL: Human Kinetics.

Carpenter, R. A., & Finley, C. E. (2017). *Healthy eating every day* (2nd ed.). Champaign, IL: Human Kinetics.

Castro, C. M., & King, A. C. (2002). Telephone-assisted counseling for physical activity. *Exercise and Sport Sciences Reviews, 30*(2), 64–68.

Centers for Disease Control and Prevention. (2008). *Percent of U.S. adults 55 and over with chronic conditions.* Retrieved from https://www.cdc.gov/nchs/health_policy/adult_chronic_conditions.htm

Centers for Disease Control, National Vital Statistics System, National Center for Health Statistics. (2013). *10 leading causes of death by age group, United States – 2013.* (Produced by National Center for Injury Prevention and Control, Centers for Disease Control). Retrieved from https://www.cdc.gov/injury/wisqars/pdf/leading_causes_of_death_by_age_group_2013-a.pdf

Centers for Disease Control and Prevention. (2017). *National centers for health statistics: Number of deaths for leading causes of death.* Retrieved from https://www.cdc.gov/nchs/fastats/leading-causes-of-dealth.htm

Cress, M. E., Buchner, D. M., Questad, K. A., Esselman, P. C., deLateur, B. J., & Schwartz, R. S. (1996). Continuous-scale physical functional performance in healthy older adults: A validation study. *Archives of Physical Medicine and Rehabilitation, 77*(12), 1243–1250. https://doi.org/10.1016/S0003-9993(96)90187-2

Dishman, R. K., Vandenberg, R. J., Motl, R. W., & Nigg,

C. R. (2010). Using constructs of the transtheoretical model to predict classes of change in regular physical activity: A multi-ethnic longitudinal cohort study. *Annals of Behavioral Medicine, 40*(2), 150–163. https://doi.org/10.1007/s12160-010-9196-2

Enhance. (2017). *What is Enhance Fitness?* Retrieved from http://www.projectenhance.org/EnhanceFitness.aspx

Favaro-Moreira, N. C., Krausch-Hofmann, S., Matthys, C., Vereecken, C., Vanhauwaert, E., Declercq, A., … Duyck, J. (2016). Risk factors for malnutrition in older adults: A systematic review of the literature based on longitudinal data. *Advances in Nutrition, 7*(3), 507–522. https://doi.org/10.3945/an.115.011254

Fletcher, G. F., Balady, G., Blair, S. N., Blumenthal, J., Caspersen, C., Chaitman, B., … Pollock, M. L. (1996). Statement on exercise: Benefits and recommendations for physical activity programs for all Americans. A statement for health professionals by the Committee on Exercise and Cardiac Rehabilitation of the Council on Clinical Cardiology, American Heart Association. *Circulation, 94*(4), 857–862.

GeriFit. (2017). *Strength training programs that work!* Retrieved from http://www.gerifit.com

Goble, D. J., Hearn, M. C., & Baweja, H. S. (2017). Combination of BTrackS and Geri-Fit as a targeted approach for assessing and reducing the postural sway of older adults with high fall risk. *Clinical Interventions in Aging, 12*, 351–357. https://doi.org/10.2147/CIA.S131047

Guralnik, J. M., Simonsick, E. M., Ferrucci, L., Glynn, R. J., Berkman, L. F., Blazer, D. G., … Wallace, R. B. (1994). A short physical performance battery assessing lower extremity function: Association with self-reported disability and prediction of mortality and nursing home admission. *Journal of Gerontology, 49*(2), M85–M94.

Hamar, B., Coberley, C. R., Pope, J. E., & Rula, E. Y. (2013). Impact of a senior fitness program on measures of physical and emotional health and functioning. *Population Health Management, 16*(6), 364–372. https://doi.org/10.1089/pop.2012.0111

Houston, D. K., Nicklas, B. J., Ding, J., Harris, T. B., Tylavsky, F. A., Newman, A. B., … Health ABC Study. (2008). Dietary protein intake is associated with lean mass change in older, community-dwelling adults: The Health, Aging, and Body Composition (Health ABC) study. *The American Journal of Clinical Nutrition, 87*(1), 150–155.

Hughes, S. L., Seymour, R. B., Campbell, R. T., Whitelaw, N., & Bazzarre, T. (2009). Best-practice physical activity programs for older adults: Findings from the national impact study. *American Journal of Public Health, 99*(2), 362–368. https://doi.org/10.2105/AJPH.2007.131466

Institute of Medicine. (2002). *Dietary intakes for energy, carbohydrate, fiber, fat, fatty acids, cholesterol, protein, and amino acids.* Washington, DC: The National Academies Press.

Institute of Medicine. (2011). *Dietary reference intakes for calcium and vitamin D.* Washington, DC: National Academy of Sciences. Retrieved from http://www.nationalacademies.org/hmd/~/media/Files/Report%20Files/2010/Dietary-Reference-Intakes-for-Calcium-and-Vitamin-D/Vitamin%20D%20and%20Calcium%202010%20Report%20Brief.pdf

Institute of Medicine (U.S.). Committee on Using Performance Monitoring to Improve Community Health, Durch, J., Bailey, L. A., & Stoto, M. A. (1997). *Improving health in the community: A role for performance monitoring.* Washington, DC: The National Academy Press.

Institute of Medicine, Dietary Reference Intakes. (2006). *The essential guide to nutrient requirements.* Washington, DC: The National Academies Press.

Kaiser, M. J., Bauer, J. M., Ramsch, C., Uter, W., Guigoz, Y., Cederholm, T., … Mini Nutritional Assessment International Group. (2010). Frequency of malnutrition in older adults: A multinational perspective using the mini nutritional assessment. *Journal of the American Geriatrics Society, 58*(9), 1734–1738. https://doi.org/10.1111/j.1532-5415.2010.03016.x

Korda, H., & Itani, Z. (2013). Harnessing social media for health promotion and behavior change. *Health Promotion Practice, 14*(1), 15–23. https://doi.org/10.1177/1524839911405850

Krebs-Smith, S. M., Guenther, P. M., Subar, A. F., Kirkpatrick, S. I., & Dodd, K. W. (2010). Americans do not meet federal dietary recommendations. *The Journal of Nutrition, 140*(10), 1832–1838. https://doi.org/10.3945/jn.110.124826

Kreuter, M. (1992, April). Patch: Its origin, basic concepts, and links to contemporary public health policy. *Journal of Health and Education, 23*(3), 135–139.

Kristal, A. R., Beresford, S. A., & Lazovich, D. (1994). Assessing change in diet-intervention research. *The American Journal of Clinical Nutrition, 59*(1 Suppl), 185S–189S.

Law, T. D., Clark, L. A., & Clark, B. C. (2016). Resistance exercise to prevent and manage sarcopenia and dynapenia. *Annual Review of Gerontology & Geriatrics, 36*(1), 205–228. https://doi.org/10.1891/0198-8794.36.205

Little, M. O. (2017). Updates in nutrition and polypharmacy. *Current Opinion in Clinical Nutrition and Metabolic Care, 21*, 4–9. https://doi.org/10.1097/MCO.0000000000000425

Mazloomymahmoodabad, S., Masoudy, G., Fallahzadeh, H., & Jalili, Z. (2014). Education based on precede-proceed on quality of life in elderly. *Global Journal of Health Science, 6*(6), 178–184. https://doi.org/10.5539/gjhs.v6n6p178

Millen, B. E., Ohls, J. C., Ponza, M., & McCool, A. C. (2002). The elderly nutrition program: An effective national framework for preventive nutrition interventions. *Journal of the American Dietetic Association, 102*(2), 234–240.

National Cancer Institute. (2000). [National Institutes of Health, Eating at America's Table Study, All-Day Screener]. Retrieved from https://epi.grants.cancer.gov/diet/screeners/fruitveg/allday.pdf

National Council on Aging. *Active choices: Telephone*

assisted physical activity self-management program for older adults. Retrieved from https://www.ncoa.org/wp-content/uploads/F_Active-Choices-FINAL.pdf

National Council on the Aging. (2004). *Healthy eating for successful living in older adults*. Washington, DC. Retrieved from https://pdfs.semanticscholar.org/7f20/7c86cb51b24608f3f48a3b615009bb111944.pdf

Nutrition Screening Initiative. (1991). *Nutrition screening manual for professionals caring for older adults*. Washington, DC: Nutrition Screening Initiative.

O'Dare Wilson, K. (2017). Community food environments and healthy food access among older adults: A review of the evidence for the Senior Farmers' Market Nutrition Program (SFMNP). *Social Work in Health Care, 56*(4), 227–243. https://doi.org/10.1080/00981389.2016.1265631

Oates, L. L., & Price, C. I. (2017). Clinical assessments and care interventions to promote oral hydration amongst older patients: A narrative systematic review. *BMC Nursing, 16*, 4. https://doi.org/10.1186/s12912-016-0195-x

Paddon-Jones, D., & Rasmussen, B. B. (2009). Dietary protein recommendations and the prevention of sarcopenia. *Current Opinion in Clinical Nutrition and Metabolic Care, 12*(1), 86–90. https://doi.org/10.1097/MCO.0b013e32831cef8b

Palmer, R. C., Batra, A., Anderson, C., Page, T., Vieira, E., & Seff, L. (2016). Implementation of an evidence-based exercise program for older adults in South Florida. *Journal of Aging Research, 2016*, 9630241. https://doi.org/10.1155/2016/9630241

Patterson, M., Wang, W., & Ortiz, A. (2018). Dietary and physical activity outcomes determine energy balance in U.S. adults aged 50–74. *Journal of Aging and Physical Activity*, 561–569. https://doi.org/10.1123/japa.2017-0304

Phillips, M. B., Foley, A. L., Barnard, R., Isenring, E. A., & Miller, M. D. (2010). Nutritional screening in community-dwelling older adults: A systematic literature review. *Asia Pacific Journal of Clinical Nutrition, 19*(3), 440–449.

Proctor, B., Semega, J., & Kollar, M. (2016). *Income and poverty in the United States: 2015*. Washington, DC: U.S. Government Printing Office.

Reibe, D. (2018). *American College of Sports Medicine: Guidelines for exercise testing and prescription* (10th ed.). Philadelphia, PA: Wolters Kluwer Health.

Resnick, B., & D'Adamo, C. (2011). Factors associated with exercise among older adults in a continuing care retirement community. *Rehabilitation Nursing, 36*(2), 47–53, 82.

Rhodes, R. E., Martin, A. D., Taunton, J. E., Rhodes, E. C., Donnelly, M., & Elliot, J. (1999). Factors associated with exercise adherence among older adults. An individual perspective. *Sports Medicine, 28*(6), 397–411.

Rikli, R. E., & Jones, C. J. (2001). *Senior fitness test manual*. Champaign, IL: Human Kinetics.

Ritter, P. L., Gonzalez, V. M., Laurent, D. D., & Lorig, K. R. (2006). Measurement of pain using the visual numeric scale. *The Journal of Rheumatology, 33*(3), 574–580. https://doi.org/0315162X-33-574

Sapega, A. A., & Drillings, G. (1983). The definition and assessment of muscular power. *The Journal of Orthopaedic and Sports Physical Therapy, 5*(1), 7–9. https://doi.org/10.2519/jospt.1983.5.1.7

Schlaff, R. A., Baruth, M., Adams, V. J., Goldufsky, T. M., Peters, N. A., Kerr, G., … Ewald, A. (2016). Effects of a group-based behavioral intervention on dietary behaviors in older adults. *Journal of Aging and Health, 30*(1), 105–117. https://doi.org/10.1177/0898264316668936

U.S. Department of Health and Human Services and U.S. Department of Agriculture. (2015, December). *2015–2020 dietary guidelines for Americans* (8th ed.). Retrieved from http://health.gov/dietaryguidelines/2015/guidelines/

Wellman, N. S., Kamp, B., Kirk-Sanchez, N. J., & Johnson, P. M. (2007). Eat better & move more: A community-based program designed to improve diets and increase physical activity among older Americans. *American Journal of Public Health, 97*(4), 710–717. https://doi.org/10.2105/AJPH.2006.090522

Winkler, S., Garg, A. K., Mekayarajjananonth, T., Bakaeen, L. G., & Khan, E. (1999). Depressed taste and smell in geriatric patients. *Journal of the American Dental Association (1939), 130*(12), 1759–1765.

World Health Organization. (2017). Constitution of WHO: Principles. Retrieved from https://www.who.int/about/mission/en/

Wright, N. C., Looker, A. C., Saag, K. G., Curtis, J. R., Delzell, E. S., Randall, S., & Dawson-Hughes, B. (2014). The recent prevalence of osteoporosis and low bone mass in the United States based on bone mineral density at the femoral neck or lumbar spine. *Journal of Bone and Mineral Research, 29*(11), 2520–2526. https://doi.org/10.1002/jbmr.2269

第 27 章　保持老年人的认知"健康"

John R. Biggan and Emily C. Cunningham

> 身体的健康不仅是一个健康身体的必需,还是动态和创造性智力活动的基础。只有当身体强壮时,智力和运动的能力才能够达到顶峰。

John F. Kennedy

概述

认知能力的减退与年龄的增长息息相关。随着年龄的增长,我们不得不承认我们会忘记把车停在哪里,我们的反应时间会变慢,并且我们会变得更冲动。我们该怎么办? 有证据表明,在过去的 40 年里,普通的认知功能老化和健康的认知功能老化有着明显的不同。在本章节中,我们将讨论身体健康和认知功能健康之间的关系。此外,我们还会介绍那些不仅能够提高老年人的身体素质,而且还能够提高老年人认知功能的一些身体干预方法。阅读完本章节,读者不仅能够更好地理解身体健康与认知功能健康之间的关系,而且可以了解同时改善这两方面的干预方法及其改善的机制。

认知健康

什么是认知健康? 它是一个包含各种能力的广泛集合,包括思维的敏捷性,形成新记忆的能力,以及在不分心的情况下集中注意力的能力(即高级控制)。Park 和 Reuter-Lorenz (2009)发现,这些能力会随着年龄的增长而下降,特别是 60 岁以后。然而,仅仅根据他们的发现,无法解释这些能力在健康老年人中的变化情况。事实上,许多文献表明,随着年龄的增长,身体活跃、身体健康的老年人,他们身体衰退的程度相对越轻(Spirduso & Clifford,1978; Colcombe et al.,2003;for a review,see Bherer,Erickson,& Liu-Ambros,2013)。此外,许多临床试验发现,身体的运动训练(如步行、力量训练)可以显著改善身体和认知上的健康。(e. g., Erickson et al.,2011;Liu-Ambrose,Nagamatsu,Voss,Khan,& Handy,2012;for a review,see Colcombe & Kramer,2003)。

身体健康和认知健康

20 世纪 70 年代初,在得克萨斯州奥斯汀的一个实验室里,进行了一项探讨身体运动和认知健康之间联系的科学研究。Waneen Spirduso(1978)和她的同事招募了两组人,一组是老年人(60 岁左右),一组是年轻人(20 岁左右)。每组中有一半的参与者都是非常活跃的壁球运动员,而另一半则非常不活跃:我们可以称之为"电视迷"。结果分成 4 个部分:年轻活跃组,年轻不活跃组,老年活跃组,老年不活跃组。接下来,她给这些参与者设计了一个简单的测验,叫作简单反应时间(SRT)。SRT 是这样的:当被试者接收到一个灯光刺激时,受试者以最快的速度做出反应去按一下按钮。在现实世界中也是如此,当警报(如刹车灯)出现时,我们应该尽快做出反应以避免危险(如踩刹车以避免与前面的车辆相撞)。相对来说,随着年龄的增长,我们在紧急情况下的反应速度会逐渐下降,因此,反应最快的一组是年轻活跃组的结果并不令人惊讶。令人惊讶的是,第二快的是老年活跃组,紧随其后的是年轻不活跃组——这两组之间的差异没有统计学意义。到目前为止,最慢的一组是老年不活跃组,明显比其他3 组慢。60 岁的壁球运动员组的表现没有印证与年龄相关的认知迟缓的典型模式,但不活跃的老年组的表现却印证了这种模式。

事实上,他们还把这项研究拓展到其他类型的运动员(跑步运动员)和测试中,以确保最初的实验结论可以适用于其他人群和测试。身体健康和认知能力之间的关系是本次研究中最有力的发现之一。一旦关系建立起来,许多研究人员就可以确定,身体健康除了与良好的认知健康有关,是否还是造成认知健康的原因。

活动类型

身体活动和训练的方式有很多,并通过不同的机制影响我们的认知功能。在本章节,我们将讨论有氧训练,力量和阻抗训练,以及瑜伽对我们的影响。

有氧训练

有氧训练,是能够提高心肺功能锻炼的集合,能够改善心肺功能,有时被称为心脏锻炼。其主要包括走路、慢跑、游泳、跳舞等。这些锻炼,特别是步行锻炼,是对老年人研究最常见的干预类型,这在一定程度上是因为许多老年人已经参与了这种类型的锻炼,此外,这种类型的锻炼在老年人和非人类(如啮齿类动物)群体中更容易实现。给予啮齿类动物小小的奖励,它们就会一直跑轮子,尽管对啮齿类动物实施其他训练如力量训练要困难得多,但并非不可能。

Colcombe 和 Kramer 在 2003 年的荟萃分析中整理分析了 18 项有氧训练对久坐不动的老年人的影响,在这个分析中包括健康的老年人和生病的老年人。研究人员在分析中,发现了有氧训练的一些共同特点,如所有锻炼组中的老年人在处理速度、记忆和执行功能方面都有所提高。此外,他们还发现较长时间的有氧训练比较短时间的训练效果更好,较剧烈的有氧训练比较温和的有氧训练效果更好。

通过对参与实验的老年人步行训练组和对照组(仅拉伸)为期一年的观察,最新的实验数据表明身体活动能够通过改变大脑结构来改善自身的认知健康(Erickson et al. ,2011)。在开始训练之前、训练六个月后和在一年的训练结束后分别对参与者拍摄一组脑部的磁共振成像。通过对这些核磁的比对我们发现,步行训练组在经过 6 个月和 12 个月的训练后脑部海马体的体积在稳定增大,而对照组却在减小。此外,海马体体积的变化的程度与记忆的改善程度密切相关。

总的来说,长期的有氧运动可改善认知功能,再加上最近观察到的对神经系统的改善,表明有氧训练是对减缓老年人的认知能力下降的一种有效的训练手段。接下来的问题是,还有没有其他类似的手段对身体有益处,甚至更大的益处。接下来部分我们将进一步探讨不同的身体运动对我们的影响。

力量/阻抗训练

力量或阻抗训练是通过使用重物,阻力带,或自身体重等方式来增加肌肉力量和耐力的一种身体锻炼方法。在过去的十几年里,进行了许多力量/阻抗训练(SRT)对老年人认知能力的影响方面的研究的随机对照试验,比有氧训练的研究更新一些。近年来,随着 Colcombe 和 Kramer(2003)的一篇力量/有氧训练的综合训练对老年人认知能力的改善大于单独有氧训练的荟萃分析文章的发表,激发了人们对力量/阻抗训练对认知能力的影响的研究的热情。从此之后,研究者们进行了大量试验来单独评估阻抗训练对认知能力的影响,研究时间从 4 周到 12 个月不等。他们从健康的老年人以及那些有风险或目前已被诊断为老年痴呆症的人群中选取研究对象,采用不同的训练强度和环境(家或者健身房)进行研究,然后评估他们在不同领域的认知表现,以及神经生理变化和任务执行过程中大脑活动的变化。

力量/阻抗训练对健康老年人的影响

在早期研究报告中,关于力量/阻抗训练对老年人认知能力的潜在影响有好有坏。在最早期的一些力量/阻抗训练对老年人认知功能的影响的研究中,Tsutsumi 等(1997)观察到在经过 8 周的阻抗训练后,与不运动的对照组相比,实验组对健康老年人的认知功能(按图作画和心算)改善没有明显的差异。同样的,Perrig-Chiello 等(1998)报道称,在接受 12 周的阻抗训练后,与不运动的对照组相比,实验组在健康老年人五种认知结果方面的改善也没有明显的差异。然而,在研究过程中,研究者们发现在实验组中,个体在训练前和训练后对延迟回忆和识别方面有显著的改善。此外,在阻抗训练一年后,与对照组个体相比,实验组的老年人在自由回忆能力方面有明显的改善。

在后来的研究中,研究者们通过使用更长的干预时间和更多的样本量来观察力量/阻抗训练对认知功能的影响,得到了较为积极的结论。例如,Cassilhas 等(2007)通过对实验组在两种不同强度(最大强度的 50% 和 80%)为期 24 周(约 6 个月)的阻抗训练后发现,与仅进行拉伸运动的对照组相比,中等强度和高强度的阻抗训练都可以提高老年人的认知功能。

Liu-Ambrose 等(2008)在一项研究报告中称,健康的老年人在进行了 6 个月的奥塔戈训练(一个以家庭为基础的预防跌倒的项目,由阻抗和平衡训练组成)后,与只接受指导性训练的对照组老年人相比,实验组的老年人表现出了更好的执行能力,但是在行事风格和工作方式方面没有任何的区别。

在长期干预实验中,Liu-Ambrose(2010)进行了一项 12 个月的阻抗训练对健康老年妇女认知功能的影响的研究。他们观察到,与对照组相比,每周进行一次或两次阻抗训练的老年人在执行能力方面有显著改善,但在行事风格和工作方式方面上没有太大差异。此外,与对照组相比,两个训练组的老年人的脑容量都有所下降。在对结果的二次分析中,Liu-Ambrose 等(2012)发现,每周两次的阻抗训练会使左侧颞中回、左前岛叶,外侧眶额皮质区域的大脑功能活动增加。Bolandzadeh 等(2015)在进一步的二次分析中发现,阻抗训练可以延缓脑白质病变的进展(尽管白质体积的显著降低仅能在每周进行两次阻抗训练的条件下观察到)。

在迄今为止持续时间最长、规模最大的包含阻抗训练的干预实验之一(the DR's EXTRA

study）中，Komulainen 等（2010）发现，在对 1 000 多名健康老年人进行了为期 2 年的干预之后，与对照组相比，他们观察到在不同干预条件（阻抗训练，有氧训练，饮食，以及它们的综合）下老年人认知功能的改善没有明显的差异。然而，他们也注意到，相对于阻抗训练，在其他训练条件不变的情况下，有氧训练可以更好地改善即时记忆能力。同样的，Lachman、Neupert、Bertrand 和 Jette（2006）进行了一项阻抗训练对至少有一种残疾的老年人记忆功能的影响的研究，6 个月后，他们没有观察到整体组间的差异，但他们注意到，在训练过程中，阻力水平的变化程度与训练组记忆表现的改善有关。

阻抗训练对老年人轻度认知障碍（MCI）的影响

另一项研究集中于阻抗训练对可能患有 MCI 和痴呆患者认知功能的影响。Van de Winckel 等（2004）发现，痴呆妇女（多发梗死性痴呆/符合 NINCDS-ARDRA 标准的阿尔兹海默症）在经过 3 个月的日常力量和平衡为重点的与音乐结合的舞蹈治疗后，与接受日常对话的对照组相比，她们的多项认知方面的功能上都有改善。最近，Nagamatsu 等（2012）研究了阻抗训练和有氧训练对可能有轻度认知障碍的老年女性的影响，通过为期 6 个月的随机对照试验（ExCEL），他们报告了试验结果：与只进行柔韧性、平衡和放松练习的对照组相比，在一周两次的阻抗训练后，实验组在多项认知方面的能力上都有改善，同时她们的大脑功能活动也发生了积极的变化。然而，作者们也注意到训练者的依从性较低（出勤率在 50% ~ 60%），正因为如此，他们研究的结果可能是身体活动对认知能力的影响的一个"下限"估计。

研究者们对得到的数据进行了许多额外的分析，进一步得出有氧训练和阻抗训练都可以改善空间记忆的功能（Nagamatsu et al. , 2013），有氧训练，而不是阻抗训练，有助于海马体积的增加（ten Brinkeet al. , 2015）。通过对每种训练的性价比进行分析，作者们注意到相比于平衡和言语训练，有氧训练和阻抗训练可以有效地节约医疗成本，并得到更好的推广和应用（Davis et al. , 2013）。

如何看待这一系列明显不同的结果呢？这些研究在训练的持续时间、训练强度、实验设计的好坏、评估结果的类型和参与者的依从性等方面存在显著差异。同样的，即使是阻抗训练对老年人认知能力的真实影响的最好的实验研究，其得到的结果也是不准确的。为了阐明阻抗训练对认知功能的影响的大小和性质，最近有研究者对一些仅进行阻抗训练的干预试验进行了荟萃综合分析。例如，Kelly 等（2014）整合了 6 项阻抗训练对认知健康的老年人推理能力的改善的研究，但在认知的其他方面没有涉及[①]。他们的理念与 Chang 等（2012）的观点一致，他们也认为阻抗训练可能对某些认知领域的影响更大。进一步的可能性，鉴于一些实验报告了改善身体功能、改善记忆功能或其他认知方面的功能水平之间的一般联系，单纯的阻抗训练可能对认知功能的积极影响较小，可能是通过改善身体健康的功能来间接改善认知的功能。因此，当这些训练结合有氧训练时，可能会带来更大的认知功能改善。

[①]对于患有 MCI 或痴呆的老年人，Groot 等（2014）报告显示，非有氧运动对认知的整体益处并不显著。然而，本分析仅包括痴呆患者（不包括 MCI 患者），并将所有非有氧干预措施分组在一起，结果表明，阻抗干预很少被纳入到分析中，其效果也不明显，阻抗干预的效果可能在总体效果评估中遗忘了。

有氧和力量训练的结合

根据 Colcombe 和 Kramer(2003)的观察,有氧和力量训练相结合可能比单独的其中一种训练对老年人产生的认知功能益处更大,许多研究人员也探索了联合干预的影响,在最近的文献荟萃分析综述中,关于联合干预对认知表现的益处的报告似乎有一些一致性(如 Groot et al. ,2016)。

对健康老年人的联合干预

对于健康的老年人来说,认知能力的提高(通过执行能力、情景记忆和处理速度的评估)在仅仅 4 周的有氧、力量和灵活性训练之后就被报道出来了(Nouchi et al. ,2014)。老年妇女在经过 6 个月的干预,结合有氧、力量和灵活性练习后,与对照组相比,试验组在延迟记忆和工作记忆测试中均有改善(Klusmann et al. ,2010)。

在认知训练干预的同时,还进行了一系列的联合干预研究。Candela、Zucchetti、Magistro 和 Rabaglietti(2015)比较了 16 周的体育活动和认知训练的效果,发现与对照组相比,参加联合体育活动训练(有氧、力量、移动训练)的老年人在长期记忆和选择性注意的测量方面有显著改善。Linde 和 Alfermann(2014)报告了 16 周的身体/认知训练干预的结果。参与试验的老年人进行了有氧运动和力量训练的结合。这些参与者只是在认知结果评估的"专注"维度上有所改善,但经过 3 个月的随访他们的病情持续好转。Desjardins-Crepeau 等(2016)报告了一个完全交叉的身体/认知训练干预的结果。体力活动包括有氧和阻力成分。所有干预组的处理速度均有提高。

除了这些积极的发现,一些研究人员还报告了其他的发现。Gajewski 和 Falkenstein(2012)在对健康的老年人进行了 4 个月的有氧和力量的联合训练后,观察到他们在任务转换时的效率在提高。Witte,Kropf,Darius,Emmermacher 和 Böckelmann(2016)通过对参与空手道和综合体育活动(包括"跑步运动"、协调游戏和力量锻炼)联合训练的健康老年人组与只进行日常活动的对照组的比较,发现两者没有明显的差异。Taylor-Piliae 等(2010)对健康老年人进行了 6 个月的太极或"西方运动"(步行、耐力、灵活性)来观察它们对注意力的影响,发现只有太极组在认知功能方面有显著改善。

在迄今为止规模最大的身体活动干预实验中,Sink 等(2015)进行了一项为期两年的综合身体活动干预(步行、耐力、灵活性)对健康老年人认知功能的影响的研究。总的来说,他们在实验组与对照组在认知结果上没有观察到明显的差异,但是在体力活动相同的条件下,年龄超过 80 岁或身体状况更差的个体与对照组参与者相比在执行功能综合得分上确实有改善。

对弱势群体的联合干预

在有认知能力下降风险或正在遭受这种痛苦的老年人中,综合干预似乎对认知能力也有积极的影响。在一项针对痴呆患者(包括阿尔茨海默病和非阿尔茨海默病类型)的体育活动干预的荟萃分析中,格鲁特等(2016)分析了综合干预的总体效果后,得出这些干预有助于显著改善整体认知能力的结论。在一项联合干预中,Bossers 等(2015)发现,经过 9 周的力量和步行的联合训练,痴呆症患者在多个认知领域的表现都得到一定的改善,包括视觉/语言记忆和执行功能方面。这项实验还包括一个只做有氧运动的实验组,与联合训练组相比,他们在认知能力方面得到的改善相对较少,因此作者得出联合运动训练比单独的有氧训练在改善认知能力方面更有效。

在 MCI 患者中,得到的结果有些不同。例如,Nascimento 等(2014,2015)报告了 16 周多模式体育活动干预对 MCI 老年患者认知能力有积极影响。然而,Makizak 等(2012)报告称,与健康教育对照组相比,6 个月的有氧、力量和平衡综合干预并没有显著改善患有遗忘型 MCI 的老年人的双重任务表现。正如 Gates 等(2013)在一项关于物理干预对 MCI 患者认知表现的荟萃分析中所指出的,该类项的研究中许多随机对照试验的样本量小、质量不高,使得很难得出确切的结论。

少数研究也评估了联合干预措施对其他衰弱的老年人的影响。Langlois 等(2013)做了一个有氧/力量干预对体弱和非体弱老年人认知表现的影响的研究,通过观察,干预组的个体在执行功能、工作记忆和处理速度方面的表现明显优于对照组。Williamson 等(2009)报告说,对于久坐不动、残疾风险增加的老年人,1 年的有氧运动、力量和平衡/灵活性的综合干预没有导致组间在认知方面的显著差异,但身体表现的改善与认知能力的改善相关。Ruiz 等(2014)在一个健康的 90 多岁参与者的样本中发现,经过 8 周的有氧和力量训练(主要是抗阻训练)后,健康的 90 多岁参与者并没有显示出认知功能的改善。

与力量训练或有氧训练一样,综合训练似乎能给参与者带来好处。总的来说,带来的好处更取决于个人的起点。例如,根据实验结果我们可以推断,与健康的老年人相比痴呆患者可能从这些干预措施中获益更多。这表明可能存在天花板效应。接下来,我们讨论一种广泛应用但较少研究的物理干预。

瑜伽

虽然瑜伽在世界各地都有广泛的应用,但在认知健康方面对瑜伽的研究还没有达到其他体育活动干预的程度,因此其证据基础有限。最近,Gothe、Keswani 和 McAuley(2016)将参与者随机分为两组,一组进行为期 8 周的瑜伽干预,另一组进行主动控制包括伸展和拉伸。他们发现,瑜伽组的老年人在接受干预后认知功能有显著改善,而对照组则没有。Hariprasad 等(2013)也观察到了类似的结果。经过 3 个月的瑜伽训练,健康的老年人在记忆、处理速度和执行控制等一系列认知测试中比对照组表现出了更大的进步,这两项研究与 Oken 等(2006)的早期研究形成对比,Oken 等在对参与实验的健康老年人进行了为期 6 个月的瑜伽干预后,参与者在测量认知能力的任务上没有表现出改善。但是,参与者在身体健康和生活质量方面确实有所改善。

显然,将瑜伽的学习作为一种改善老年人认知功能的干预手段的研究仍然相对较少。因此,很难说瑜伽是否能产生有益的认知效果。此外,由于目前有许多不同类型的瑜伽可供选择,某些类型的瑜伽可能比其他类型的更有优势。这是一个值得关注的令人兴奋的研究领域。

机制

神经生成

此前,人们认为衰老的大脑无法产生新的神经元(脑细胞),但最近的研究显示这是不正确的,并且这种神经形成(新的神经元的产生)正在海马体中发生(Erikssonet al.,1998)。海马体在老化过程中起到至关重要的作用,因为它是支持新的长期记忆形成的最关键的神经基质。一项对于海马功能不正常的患者的案例研究表示受试者显示出了严重的记忆受损(Squire,2009)。而在另一个著名的 HM 患者案例中,患者接受了一项手术来治疗衰弱性癫痫,手术导致海马体和周围的一些组织被切除,而这导致他无法形成新的长期记忆。同样,许多老年人的海马体会随着年龄的增长而萎缩,而这种萎缩与长期记忆形成较差有关(Gorbach et al.,2017)。

然而,这并不是没有希望了。尽管大部分老人都会经历这种过程,但这并不是不可避免的。身体健康的成年人几十年后可能不会出现这种减退(Tian,Studenski,Resnick,Davatzikos,& Ferrucci,2016)。同时他们形成新的长期记忆的能力可能会比其他不太喜欢运动的同龄人保持的更加完整。这可能是因为新的健康神经元的形成同旧神经元的维持有关。在关于啮齿动物的研究中更容易确认神经生成的发生。体育锻炼可以增强海马中的神经生成已被证实,而神经生成似乎可以改善受试动物的空间记忆的形成(van Praag,Shubert,Zhao,& Gage,2005)。

那对于不运动的个体呢?为时已晚?不。根据文献,给老年大鼠提供跑轮训练,能够加强其海马中的神经生成。而涉及老年人的人体研究也有类似的发现。例如,Erickson 等给予120 名老人每周 3 次、持续 1 年的训练计划,主要以有氧运动(如散步)和主动控制训练(如牵伸/整理活动)。训练前后,受试者对大脑进行结构性磁共振检查。最终,对照组都表现出海马的萎缩,与此同时,运动组的个体海马体积都有所增加,并且身体更健康的个体海马体积增加的更大。因为评估神经元生成具有侵入性,作者无法确定这些个体是否真的发生了神经元生成,但来自于啮齿动物的相关文献表明这种海马体积的增大可能与新的突触以及血管的生成有关。

突触生成

除神经元生成外,现有的神经元还在不断建立彼此之间的新链接,这个过程被称为突触生成。每当新的信息储存在大脑中时,就会有新的突触形成以存储信息。这个过程在儿童时期特别活跃,说明儿童能够轻松地学习新技能和知识。随着年龄增长,突触生成慢慢变慢。在某种程度上来说,这是一个有益的过程。突触生成能保持儿童记忆水平不变,因为突触形成的过程中也可能负责消除神经元之间的连接,所以它不仅加快了新信息的学习,同时也会导致旧信息的遗忘。也就是说老年的突触形成率远低于最佳水平。因此,如何将突触生成率增加到有益的水平已经成为了制药公司、针对影响突触生成的视频游戏生产商以及研究身体健康和营养状况的研究者的目标。但是这些大部分都不在本章节的讨论范围,我们主要想探究的是突触生成与体适能之间的联系。

血管生成

血管生成指的是新血管的产生。类似于突触生成,由于身体活动的增加,血管生成也会增加,并且导致重要的大脑组织(如海马)的毛细血管网密度增加(van Praag,Shubert,Zhao,& Gage,2005 年)。而伴随着毛细血管的改变,它提供给大脑必需营养素(如氧气和葡萄糖)的能力也得到提高,同时代谢废物也能更快更有效地从细胞内清除。这种细胞环境的改善会增强细胞功能并与认知功能密切相关。

激素

是什么导致了神经、突触以及血管的生成？这可能是身体维持健康的基础,但文献还未有确定的答案。但是相当多的证据表明神经营养因子可能在此过程起到关键作用。神经营养因子是一种对神经元有益的内源性蛋白质,在神经、突触以及血管的生成中发挥重要的作用。促进神经元生长的激素包括脑源性神经营养因子(BDNF)和胰岛素样生长因子1(IGF-1)。他们均可在体育锻炼之后浓度上升并促进神经生长。因此,广泛认为这些有益蛋白质的增加是运动后认知能力改善的主要原因。同时体育锻炼(尤其是那些鼓励减轻压力的锻炼)还可以通过减少大脑对皮质醇等破坏性激素的释放来改善认知能力。皮质醇是一种应激激素,会对中枢神经系统产生有害影响。例如长期经受慢性压力的啮齿动物海马面积会大幅减少,并且在记忆任务上表现很差(Sapolsky,Uno,Rebert,& Finch,1990)。部分运动可能可以通过减轻压力达到减少皮质醇的释放,从而改善认知功能。

瑜伽就是一个特别恰当的例子。Gothe 等(2016)在他们最近的研究中对老年人进行了瑜伽干预。除了认知测试外,这些研究人员还测量了皮质醇。在干预结束后,瑜伽参与者的皮质醇水平明显下降,在自我报告中他们的压力水平也明显下降,这些变化预示着认知测试的表现会发生变化。在此之前,我们只能猜测老年人的体育锻炼、压力减轻和认知健康之间的相互作用。

而随着对身体健康和认知健康之间关系的研究的继续进行,皮质醇水平不仅会是瑜伽的研究目标之一,也会是更传统的一些运动(如有氧运动等显示出有减轻压力和焦虑的能力的运动(Rimmele et al. ,2007)的未来研究目标之一。

研究到实践

在过去的 40 年中,大量的研究阐明了身体健康与认知健康之间的关系。健康的身体造就健康的心灵。这可以通过有氧运动来完成,还可以通过力量和抗阻训练以及减轻压力的运动(如瑜伽)来实现。

建议

文献表明,有氧运动可改善负责认知功能的神经系统,而它引起的海马体积增加很可能是由诸如 BDNF 和 IGF-1 等激素的释放引起的,这些激素可增强神经兴奋并刺激突触和血管生成,从而导致神经功能的改善使得认知功能得到提高(如改善记忆力)。鉴于有力的证据和广泛的干预效果,有氧运动被推荐作为减缓老年人认知能力下降的物理干预的首选。它易于实现,不需要昂贵的设备或经过特殊培训的人员,同时对于大多数老年人来说它是一种相对安全和愉悦的训练方法。

未来研究方向

虽然有氧运动的效果明显,但是其他尚处于研究阶段的干预手段仍有较大的潜力。例如,阻抗和力量训练对老年人认知功能的影响,更具有实验性,因为该领域对这方面的研究不多。同时也有证据表明阻抗训练给予身体的益处与有氧运动类似。瑜伽与认知健康的关系也是最近才开始被研究,因此与传统训练和阻抗训练相比,它的相关证据非常有限且不一致。

此外,如果这些方式是有益的,那么这些益处的作用机制可能也会与传统训练不同,最有可能的就是通过降低应激激素(如糖皮质激素)的负面影响来实现。

随着研究在这些领域的扩展,从业人员将根据客户的需求、拥有的专业设备和获得的培训来提供更多的选择。对大部分人来说,个体化护理是一个关键目标,研究会使其成为现实。

结论

世界正在变老(He,Goodkind,& Kowal,2016)。这听起来令人担忧,人们担心大部分的人可能会更难维持认知能力,更难以控制冲动,更难去记忆。这是未来的可能之一。

而在另一种可能的未来里,人们认识到有一些方法可以缓解与衰老相关的认知能力下降(比如体育活动和锻炼)。在未来,这些方法将应用于绝大多数老年人。这可以使得老人们衰老的同时保持着身体和认知的健康。正如名言所说:

> 任何一个人,只要他愿意,都可以成为自己头脑的雕刻家。(现代新科学之父,Santiago Ramóny Cajal)

有了这些方法作为工具,我们希望可以做到这样。

(王立生 译　王苗 校)

参考文献

Bherer, L., Erickson, K. I., & Liu-Ambrose, T. (2013). A review of the effects of physical activity and exercise on cognitive and brain functions in older adults. *Journal of Aging Research, 2013*, 8. https://doi.org/10.1155/2013/657508

Bolandzadeh, N., Tam, R., Handy, T. C., Nagamatsu, L. S., Hsu, C. L., Davis, J. C., … Liu-Ambrose, T. (2015). Resistance training and white matter lesion progression in older women: Exploratory analysis of a 12-month randomized controlled trial. *Journal of the American Geriatrics Society, 63*(10), 2052–2060. https://doi.org/10.1111/jgs.13644

Bossers, W. J. R., van der Woude, L. H. V., Boersma, F., Hortobágyi, T., Scherder, E. J. A., & van Heuvelen, M. J. G. (2015). A 9-week aerobic and strength training program improves cognitive and motor function in patients with dementia: A randomized, controlled trial. *The American Journal of Geriatric Psychiatry, 23*(11), 1106–1116. https://doi.org/10.1016/j.jagp.2014.12.191

Candela, F., Zucchetti, G., Magistro, D., & Rabaglietti, E. (2015). The effects of a physical activity program and a cognitive training program on the long-term memory and selective attention of older adults: A comparative study. *Activities, Adaptation & Aging, 39*(1), 77–91. https://doi.org/10.1080/01924788.2014.977191

Cassilhas, R. C., Viana, V. A. R., Grassmann, V., Santos, R. T., Santos, R. F., Tufik, S., & Mello, M. T. (2007). The impact of resistance exercise on the cognitive function of the elderly. *Medicine & Science in Sports & Exercise, 39*(8), 1401–1407. https://doi.org/10.1249/mss.0b013e318060111f

Chang, Y. K., Pan, C. Y., Chen, F. T., & Tsai, C. L. (2012). Effect of resistance-exercise training on cognitive function in healthy older adults: A review. *Journal of Aging and Physical Activity, 20*(4), 497–517. https://doi.org/10.1123/japa.20.4.497

Colcombe, S., & Kramer, A. F. (2003). Fitness effects on the cognitive function of older adults: A meta-analytic study. *Psychological Science, 14*(2), 125–130. https://doi.org/10.1111/1467-9280.t01-1-01430

Colcombe, S. J., Erickson, K. I., Raz, N., Webb, A. G., Cohen, N. J., McAuley, E., & Kramer, A. F. (2003). Aerobic fitness reduces brain tissue loss in aging humans. *The Journal of Gerontology: Series A, 58*(2), M176–M180. https://doi.org/10.1093/gerona/58.2.M176

Davis, J. C., Bryan, S., Marra, C. A., Sharma, D., Chan, A., Beattie, B. L., … Liu-Ambrose, T. (2013). An economic evaluation of resistance training and aerobic training versus balance and toning exercises in older adults with mild cognitive impairment. *PLoS One, 8*(5), e63031. https://doi.org/10.1371/journal.pone.0063031

Desjardins-Crepeau, L., Berryman, N., Fraser, S., Vu, T. T. M., Kergoat, M.-J., Li, K., … Bherer, L. (2016). Effects of combined physical and cognitive training on fitness and neuropsychological outcomes in healthy older adults. *Clinical Interventions in Aging, 11*, 1287–1299. https://doi.org/10.2147/CIA.S115711

Erickson, K. I., Voss, M. W., Prakash, R. S., Basak, C., Szabo, A., Chaddock, L., … F, A. (2011). Exercise training increases size of hippocampus and improves memory. *Proceedings of the National Academy of Sciences, 108*(7), 3017–3022. https://doi.org/10.1073/pnas.1015950108

Eriksson, P. S., Perfilieva, E., Björk-Eriksson, T., Alborn, A., Nordborg, C., Peterson, D. A., & Gage, F. H. (1998). Neurogenesis in the adult human hippocampus. *Nature Medicine, 4*, 1313–1317. https://doi.org/10.1038/3305

Gajewski, P. D., & Falkenstein, M. (2012). Training-induced improvement of response selection and error detection in aging assessed by task switching: Effects of cognitive, physical, and relaxation training. *Frontiers in Human Neuroscience, 6*, 130. https://doi.org/10.3389/fnhum.2012.00130

Gates, N., Singh, M. A. F., Sachdev, P. S., & Valenzuela, M. (2013). The effect of exercise training on cognitive function in older adults with mild cognitive impairment: a meta-analysis of randomized controlled trials. *The American Journal of Geriatric Psychiatry, 21*(11), 1086–1097. https://doi.org/10.1016/j.jagp.2013.02.018.

Gorbach, T., Pudas, S., Lundquist, A., Orädd, G., Josefsson, M., Salami, A., … Nyberg, L. (2017). Longitudinal association between hippocampus atrophy and episodic-memory decline. *Neurobiology of Aging, 51*, 167–176. https://doi.org/10.1016/j.neurobiolaging.2016.12.002

Gothe, N. P., Keswani, R. K., & McAuley, E. (2016). Yoga practice improves executive function by attenuating stress levels. *Biological Psychology, 121*(A), 109–116. https://doi.org/10.1016/j.biopsycho.2016.10.010

Groot, C., Hooghiemstra, A. M., Raijmakers, P. G., van Berckel, B. N., Scheltens, P., Scherder, E. J., van der Flier, W. M., & Ossenkoppele, R. (2016). The effect of physical activity on cognitive function in patients with dementia: A meta-analysis of randomized control trials. *Ageing Research Reviews, 25*, 13–23. https://doi.org/10.1016/j.arr.2015.11.005.

Hariprasad, V. R., Koparde, V., Sivakumar, P. T., Varambally, S., Thirthalli, J., Varghese, M., … Gangadhar, B. N. (2013). Randomized clinical trial of yoga-based intervention in residents from elderly homes: Effects on cognitive function. *Indian Journal of Psychiatry, 55*(Suppl 3), S357.

He, W., Goodkind, D., Kowal, P., & U.S. Census Bureau. (March 2016). *An Aging World: 2015 (international population reports, P95/16-1)*. Washington, DC: U.S. Government Publishing Office.

Kelly, M. E., Loughrey, D., Lawlor, B. A., Robertson, I. H., Walsh, C., & Brennan, S. (2014). The impact of exercise on the cognitive functioning of healthy older adults: a systematic review and metaanalysis. *Ageing Research Reviews, 16*, 12–31. https://doi.org/10.1016/j.arr.2014.05.002.

Klusmann, V., Evers, A., Schwarzer, R., Schlattmann, P., Reischies, F. M., Heuser, I., & Dimeo, F. C. (2010). Complex mental and physical activity in older women and cognitive performance: A 6-month randomized controlled trial. *The Journals of Gerontology Series A: Biological Sciences and Medical Sciences, 65A*(6), 680–688. https://doi.org/10.1093/gerona/glq053

Komulainen, P. M. K. T. A. L. K. S. M. H. V. K. T. H. R. R., Kivipelto, M., Lakka, T. A., Savonen, K., Hassinen, M., Kiviniemi, V., ... & Rauramaa, R. (2010). Exercise, fitness and cognition–A randomised controlled trial in older individuals: The DR's EXTRA study. *European Geriatric Medicine, 1*(5), 266–272. https://doi.org/10.1016/j.eurger.2010.08.001.

Lachman, M. E., Neupert, S. D., Bertrand, R., & Jette, A. M. (2006). The effects of strength training on memory in older adults. *Journal of Aging and Physical Activity, 14*(1), 59–73.

Langlois, F., Vu, T. T. M., Chasse, K., Dupuis, G., Kergoat, M.-J., & Bherer, L. (2013). Benefits of physical exercise training on cognition and quality of life in frail older adults. *The Journals of Gerontology Series B: Psychological Sciences and Social Sciences, 68*(3), 400–404. https://doi.org/10.1093/geronb/gbs069

Linde, K., & Alfermann, D. (2014). Single versus combined cognitive and physical activity effects on fluid cognitive abilities of healthy older adults: A 4-month randomized controlled trial with follow-up. *Journal of Aging and Physical Activity, 22*(3), 302–313. https://doi.org/10.1123/JAPA.2012-0149

Liu-Ambrose, T. (2010). Resistance training and executive functions: A 12-month randomized controlled trial. *Archives of Internal Medicine, 170*(2), 170. https://doi.org/10.1001/archinternmed.2009.494

Liu-Ambrose, T., Donaldson, M. G., Ahamed, Y., Graf, P., Cook, W. L., Close, J., … M, K. (2008). Otago home-based strength and balance retraining improves executive functioning in older fallers: A randomized controlled trial – Home exercise program and cognition. *Journal of the American Geriatrics Society, 56*(10), 1821–1830. https://doi.org/10.1111/j.1532-5415.2008.01931.x

Liu-Ambrose, T., Nagamatsu, L. S., Voss, M. W., Khan, K. M., & Handy, T. C. (2012). Resistance training and functional plasticity of the aging brain: A 12-month randomized controlled trial. *Neurobiology of Aging, 33*(8), 1690–1698. https://doi.org/10.1016/j.neurobiolaging.2011.05.010

Makizako, H., Doi, T., Shimada, H., Yoshida, D., Tsutsumimoto, K., Uemura, K., & Suzuki, T. (2012). Does a multicomponent exercise program improve dual-task performance in amnestic mild cognitive impairment? A randomized controlled trial. *Aging Clinical and Experimental Research, 24*(6), 640–646. https://doi.org/10.3275/8760.

Nagamatsu, L., Handy, T., Hsu, C. L., Voss, M., Chan, A., Davis, J. C., … Liu-Ambrose, T. (2012). Resistance training promotes cognitive functions and functional plasticity in senior women with probable mild cognitive impairment: A six-month randomized controlled trial. *Alzheimer's & Dementia, 8*(4), P522–P523. https://doi.org/10.1016/j.jalz.2012.05.1412

Nagamatsu, L. S., Chan, A., Davis, J. C., Beattie, B. L., Graf, P., Voss, M. W., … Liu-Ambrose, T. (2013). Physical activity improves verbal and spatial memory in older adults with probable mild cognitive impairment: A 6-month randomized controlled trial. *Journal of Aging Research, 2013*, 1–10. https://doi.org/10.1155/2013/861893

Nascimento, C., Pereira, J., Andrade, L., Garuffi, M., Talib, L., Forlenza, O., … Stella, F. (2014). Physical exercise in MCI elderly promotes reduction of pro-inflammatory cytokines and improvements on cognition and BDNF peripheral levels. *Current Alzheimer Research, 11*(8), 799–805. https://doi.org/10.2174/1567205011108140910122849

Nascimento, C. M. C., Pereira, J. R., Pires de Andrade, L., Garuffi, M., Ayan, C., Kerr, D. S., … Stella, F. (2015). Physical exercise improves peripheral BDNF levels and cognitive function in mild cognitive impairment elderly with different BDNF val66met genotypes. *Journal of Alzheimer's Disease, 43*(1), 81–91. https://doi.org/10.3233/JAD-140576

Nouchi, R., Taki, Y., Takeuchi, H., Sekiguchi, A., Hashizume, H., Nozawa, T., … Kawashima, R. (2014). Four weeks of combination exercise training improved executive functions, episodic memory, and processing speed in healthy elderly people: Evidence from a randomized controlled trial. *Age, 36*(2), 787–799. https://doi.org/10.1007/s11357-013-9588-x

Oken, B. S., Zajdel, D., Kishiyama, S., Flegal, K., Dehen, C., Haas, M., ... & Leyva, J. (2006). Randomized, controlled, six-month trial of yoga in healthy seniors: effects on cognition and quality of life. *Alternative therapies in health and medicine, 12*(1), 40.

Park, D. C., & Reuter-Lorenz, P. (2009). The adaptive brain: Aging and neurocognitive scaffolding. *Annual Review of Psychology, 60*, 173–196. https://doi.org/10.1146/annurev.psych.59.103006.093656

Perrig-Chiello, P., Perrig, W. J., Ehrsam, R., Stähelin, H. B., & Krings, F. (1998). The effects of resistance training on well-being and memory in elderly volunteers. Age *Ageing, 27*, 496–475. https://doi.org/10.1093/ageing/27.4.469.

Rimmele, U., Zellweger, B. C., Marti, B., Seiler, R., Mohiyeddini, C., Ehlert, U., & Heinrichs, M. (2007). Trained men show lower cortisol, heart rate and psychological responses to psychosocial stress compared with untrained men. *Psychoneuroendocrinology, 32*(6), 627–635. https://doi.org/10.1016/j.psyneuen.2007.04.005

Ruiz, J., Gil-Bea, F., Bustamante-Ara, N., Rodríguez-Romo, G., Fiuza-Luces, C., Serra-Rexach, J., … Lucia, A. (2014). Resistance training does not have an effect on cognition or related serum biomarkers in nonagenarians: A randomized controlled trial. *International Journal of Sports Medicine, 36*(01), 54–60. https://doi.org/10.1055/s-0034-1375693

Sapolsky, R. M., Uno, H., Rebert, C. S., & Finch, C. E. (1990). Hippocampal damage associated with prolonged glucocorticoid exposure in primates. *The Journal of Neuroscience, 10*(9), 2897–2902.

Sink, K. M., Espeland, M. A., Castro, C. M., Church, T., Cohen, R., Dodson, J. A., … Williamson, J. D. (2015). Effect of a 24-month physical activity intervention vs health education on cognitive outcomes in sedentary older adults: The LIFE randomized trial. *JAMA, 314*(8), 781. https://doi.org/10.1001/jama.2015.9617

Spirduso, W. W., & Clifford, P. (1978). Replication of age and physical activity effects on reaction and movement time. *Journal of Gerontology, 33*(1), 26–30.

Squire, L. R. (2009). The legacy of patient H.M. for neuroscience. *Neuron, 61*(1), 6–9. https://doi.org/10.1016/j.neuron.2008.12.023

Taylor-Piliae, R. E., Newell, K. A., Cherin, R., Lee, M. J., King, A. C., & Haskell, W. L. (2010). Effects of Tai Chi and Western exercise on physical and cognitive functioning in healthy community-dwelling older adults. *Journal of Aging and Physical Activity, 18*(3), 261–279.

ten Brinke, L. F., Bolandzadeh, N., Nagamatsu, L. S., Hsu, C. L., Davis, J. C., Miran-Khan, K., & Liu-Ambrose, T. (2015). Aerobic exercise increases hippocampal volume in older women with probable mild cognitive impairment: a 6-month randomised controlled trial. *British Journal of Sports Medicine, 49*(4), 248–254. https://doi.org/10.1136/bjsports-2013-093184.

Tian, Q., Studenski, S. A., Resnick, S. M., Davatzikos, C., & Ferrucci, L. (2016). Midlife and late-life cardiorespiratory fitness and brain volume changes in late adulthood: Results from the Baltimore longitudinal study of aging. *The Journals of Gerontology: Series A, 71*(1), 124–130. https://doi.org/10.1093/gerona/glv041

Tsutsumi, T. (1997). *The effects of strength training on mood, self-efficacy, cardiovascular reactivity and quality of life in older adults [dissertation].* Boston, MA: Boston University.

Van de Winckel, A., Feys, H., De Weerdt, W., & Dom, R. (2004). Cognitive and behavioural effects of music-based exercises in patients with dementia. *Clinical Rehabilitation, 18*(3), 253–260. https://doi.org/10.1191/0269215504cr750oa

van Praag, H., Shubert, T., Zhao, C., & Gage, F. H. (2005). Exercise enhances learning and hippocampal neurogenesis in aged mice. *The Journal of Neuroscience, 25*(38), 8680–8685. https://doi.org/10.1523/jneurosci.1731-05.2005

Williamson, J. D., Espeland, M., Kritchevsky, S. B., Newman, A. B., King, A. C., Pahor, M., … for the LIFE Study Investigators. (2009). Changes in cognitive function in a randomized trial of physical activity: Results of the lifestyle interventions and independence for elders pilot study. *The Journals of Gerontology Series A: Biological Sciences and Medical Sciences, 64A*(6), 688–694. https://doi.org/10.1093/gerona/glp014

Witte, K., Kropf, S., Darius, S., Emmermacher, P., & Böckelmann, I. (2016). Comparing the effectiveness of karate and fitness training on cognitive functioning in older adults—A randomized controlled trial. *Journal of Sport and Health Science, 5*(4), 484–490. https://doi.org/10.1016/j.jshs.2015.09.006

第 28 章 性、性别和文化因素对老年人康复研究的影响

Melissa Biscardi and Angela Colantonio

概述

个性化医疗应是积极主动,针对个体量身定制的。为老年人提供医疗服务的临床医师越来越多地寻求个性化医疗来促进疾病过程中的康复和治疗。性和性别是此理念中要考虑的重要因素。尽管"性"和"性别"二词常被互换使用,但它们是截然不同又相互关联的概念(Canadian Institutes of Health Research,2018)。这两个词对健康、衰老和康复均有重要意义。个性化康复需要临床医师通过性和性别的视角来观察患者,这是提供个性化护理和改善健康结局的第一步。众所周知,男性和女性诸多疾病过程的进展和对疾病的反应均有所不同。这些疾病包括但不限于抑郁症、关节炎、骨质疏松、脑损伤和阿尔茨海默病(Albert,2015;Alswa,2017;Munivenkatappa,2016;Neu et al.,2017;Van Vollenhoven,2009)。本章旨在通过与老年人和存在失能的老年人相关的例子来阐述这些概念。

性与性别:我们在谈论同一件事吗?

性

性是一个生物学概念,指男性和女性的解剖和生理属性,这是在受孕时就已确定的。美国国立卫生研究院(National Institutes of Health,NIH)根据生殖器官、染色体组(女性为 XX,男性为 XY)和内源激素谱的差异将性定义为男性和女性(NIH,2017)。生殖器属于第一性征,而青春期发生的其他变化则称为第二性征,其源于两性之间的激素差异。性主要与生理特征(基因和激素)有关,其他生理差异(如生殖器官解剖)由此发展而来。性通常分为男性和女性;但构成性的生物属性以及这些属性的表达方式是不同的(CIHR,2018)。

人体内每个细胞均有性的属性,这取决于染色体组 XX 或 XY 的存在。但是,有很多个体并不属于 XX 或 XY 的原型。性染色体可能发生的遗传变异包括但不限于 XXY(Klinefelter 综合征),约每 500~1 000 名出生男婴中可能会有一名患有此病;X 单染色体(Turner 综合征),约每 2 500 名出生婴儿中可能会有 1 名患有此病;XXX(三 X 染色体综合征),约每 1 000 名出生女婴中会有 1 名患有此病(U. S. Department of Health & Human Services,2017)。除这些综合征外,据估计每 100 名婴儿中就有 1 名出生时身体某种程度上不同于标准的男性或女性,或存在某些性方面的生物学特征。

尽管生物学影响着我们的发育方式,但它并不是决定行为、个性与性取向的唯一因素。

455

生物学并不能决定在文化环境中人们赋予特定行为的意义——哪些行为被重视,哪些行为被贬低以及如何看待和对待差异。而性别会将社会和文化差异也纳入考虑的范畴。

性别

性别要比性复杂很多。性别是一个社会学概念,指的是社会基于个体生物学性而赋予人群的社会(如行为/身份/心理)和文化(如角色/规范)差异。性别不是天生的,也不一定是稳定的。很多研究常使用二分变量描述性别,要求自我描述是男性还是女性,但性别其实并不仅限于此。性别是指女孩、女人、男孩、男人和多样性别的行为、表达和身份。性别会影响个体看待自我和他人的方式,他们的行为、交流以及在社会中权力和资源的分配模式。性别常被概念化地认为是二元体(女孩/女人和男孩/男人),实际上个人和群体在理解、体验和表达它的方式上存在很大差异。

性别是从文化中汲取并从文化中发展出来的,这些文化规定了每一种性的社会意义和期望(Wood & Eagly,2009)。我们从小就被性别体验所包围。它一直存在,并用来解释各种各样的行为,从驾驶方式到饮食行为到电影偏好。世界以建立在生物学性之上的性别观念影响着我们。但是,生理差异常常被夸大,并被引入与性无关的领域,例如,为什么女性比男性更易染白发。个体会以多种方式来实现社会的性别期望(NIH,2017)。社会对性别的看法已高度渗透到公共和私人生活中,以至于我们常趋向于不质疑这些观点,认为它们是正常和正确的。表 28.1 介绍了性和性别的共同特征。

表 28.1　性和性别的定义

性	性是指根据其生殖器官内源性激素谱和染色体的功能分配将生物分类为男性或女性
性别	性别是指在社会上构建和制定的角色和行为。这些角色和行为根植于生物学并受历史和文化背景的影响。性别随社会和时间推移而变化:一个人的自我表述为男人或女人,或者社会机构基于该个体的性别表述如何回应,以及个体如何满足社会对性别的期望。随着性和性别之间的不断互动,健康由生物学和性别表达共同决定

Adapted from Canadian Institutes of Health Research(2018)and National Institutes of Health 2018.

性别决定了医疗保健的可及性、医疗保健系统的使用以及医务人员的行为态度。医疗保健方面典型的性别差异包括预防措施的使用、医疗服务的使用、药物处方以及特定外科治疗(如起搏器植入或心脏移植)的转诊或接受等方面的差异(Regitz-Zagrosek,2012)。实际上,一项关于医师转诊心肺康复的荟萃分析发现,与男性相比,女性接受心肺康复的可能性明显较低(Colella et al.,2015)。随着我们对慢性病的理解和发展,我们认识到不仅需要考虑男女之间的生物学差异,还要考虑性别角色和文化背景。男性和女性可能因其性别角色差异而以不同方式处理慢性疼痛。此外,他们的居住地及其经济水平也可能会对结果产生影响(Bartley & Fillingim,2013)。

为什么在康复中使用性和性别的概念?

在老年人的康复中考虑性和性别,不仅可以提供更好的护理服务,还可以提供更多的伦理关怀。过去医疗保健服务通常不分性别,这意味着虽然存在生理、生殖系统和性别角色上的差异,但男性和女性仍接受相同的护理服务。在如何基于个体年龄和个性化康复来提供更有效、更有针对性的医疗保健方面,将性和性别纳入考虑范畴是很有必要的。性和性别可能存在重要的生物学和行为学差异,以影响疾病的临床表现、流行病学和病理生理学。虽然目前已知存在这些差异,但许多常见疾病的针对性别的医疗保健、预防、管理和治疗方法很少。

个性化治疗比"一刀切"的治疗方式更为有效,而这种疏漏阻碍了更高效的医疗保健服务(Gahagan,Gray,& Whynacht,2015)。解决医疗保健中的性和性别问题需要考虑诸多影响因素,从医务人员培训到药物研发以及基于性和性别的研究。

性、性别、文化和临床医疗

文化由反映和维护特定社会秩序的结构和实践组成。这是通过将某些社会群体、价值观、期望、意义和行为模式定位为自然/正确或不自然/错误的行为来实现的。性别对于文化生活至关重要,社会的性别观在一系列社会架构和实践中得到体现和促进。社会对不同性别的观念将系统地赋予某些群体凌驾于其他群体之上的权力。西方文化和其他许多文化一样,传统上均为父权制。也就是说,意识形态、结构、信仰和实践是由男性所创建的。因此,从历史上看,西方文化体现男性的观点和优先权要多于女性(Wood & Eagly,2009)。随着时代发展,这种状况有所缓和,但男女在健康状况、合理医疗服务的提供以及护理的获得等方面的不平等现象仍然存在。

性别规范、角色和关系会影响个人对不同健康状况和疾病的敏感性,从而影响他们享受良好的身心健康和幸福。性别规范还影响到个人获得和享受医疗服务机会以及他们一生中所经历的健康结果。Vlassoff(2007)发现,性别不平等程度高的社会对所有人来说都不健康。例如,当性别影响地位和权力时,这也可能影响个体获得卫生服务、资源、参与冒险行为和接触环境的机会。

您可能认为,男人和女人均应获得健康教育和医疗保健服务,且应参与家务劳动和照顾老人。当女人了解一些关于房屋维修的事情或男人准备一顿美餐时,您一点也不感到惊讶。这些体验和观念与前几代人不同。但是,在大多数文化中,对特定性别的某些行为是不易接受的。这些观点正在不断演变。可接受性的差异可能导致风险因素暴露的差异。例如,在越南,男人吸烟人数多于女人,因为女人吸烟在文化上是不可接受的。这使男人更容易患上与吸烟相关的健康问题,如肺气肿和慢性支气管炎。在北美洲,传统男子气概强调独立,女性化的情感和意愿表达被认为是脆弱的观念仍然存在。这些性别规范与男性因心理健康问题去寻求心理治疗的次数低于女性相关,尽管男性和女性在心理咨询、积极参与、与心理咨询师建立基于患者偏好的治疗关系时受益均等(Ogrodniczuk,2007)。

性别和文化规范可能会影响服务使用模式。生活在发达国家城区的女性可能会考虑采取预防措施或寻求骨质疏松治疗。相比之下,生活在农村环境、偏远村庄或发展中国家的女性可能无法获得同等的健康教育或护理。在寻求健康方面,美国女性比男性更多地咨询家庭医生,关注自身身心健康。这可能与就医主观体验的性别差异及其社会意义有关。有趣的是,与身体健康问题相比,男人和女人都不太可能寻求心理健康问题的治疗(Thompson et al.,2016)。对于为老年人提供康复服务的从业者来说,考虑寻求健康行为的性和性别差异在目标设置和方案规划中非常重要。

文化规范和差异也会影响交流。个人空间在不同的文化中存在很大差异。美国人与人交谈时习惯保持约 1.5m 的距离,而德国人和日本人则习惯于更远的距离。另一方面,阿拉伯人和拉丁裔人在交谈时通常站得较近。肢体语言暗示也因文化而异。此外,眼神交流是文化之间非常重要的区别。西方人通常坚持用眼神交流来表示注意力和诚实,而在一些亚洲和拉丁文化中,这被认为是不礼貌的(Akechi et al.,2013)。虽然存在这些普遍的文化差异,但重要的是避免刻板印象。促进有效沟通的一种方法是使用回顾性聆听,即让患者向您描述他们所理解的内容。例如,当为老年人设定康复目标时,医师可以让病人重复本次对话/本周/本月的目标和目的,并将其与总体目标联系起来。医师也可以让病人回顾他们的目标和康复经历。

在老年康复过程中,为了宣教、设定目标和促进最佳结局,有效和符合文化习惯的沟通技巧很重要。老年人还不至于衰退到身体功能无法改善,无法锻炼、戒烟或改变习惯的地步。即使存在认知障碍的情况下,老年人也能够参与康复并显示出功能改善的结果(McGilton et al.,2013)。康复医师面临的最大挑战之一是如何消除对老年人健康促进和康复的误解。老年人开始康复治疗时可能功能状态评分较差,但与年轻人相比,这些患者在康复方面的绝对疗效是相似的(Chan,Zagorski,Parsons,& Colantonio,2013)。因此,虽然老年人在开始接受康复治疗时功能水平可能较低,但他们仍可取得进步。

性、性别和老年与长期健康状况

性、性别和健康之间存在复杂的联系。男性和女性的健康需求间存在明显差异,也有显著的相似之处。有明确的证据表明,慢性疾病对男性和女性影响不同。例如,女性与多发性硬化的患病风险增加相关,这些发现对其他存在性别偏向的神经系统疾病有重要提示意义,如帕金森病和精神分裂症。女性患卒中的风险更大,这对康复计划有提示作用。目前肺癌和慢性阻塞性肺疾病在男、女性都是一个严重问题,这是由于女性吸烟率增加以及女性对烟草毒性更敏感(Dransfield,Davis,Gerald,& Bailey,2006)。骨质疏松是一种常与衰老相关的疾病,在女性中更为常见。也正因如此,骨质疏松在男性中经常被误诊。骨质疏松是男性和女性髋部骨折的潜在原因,对老年人康复具有重要意义。

性、性别和临床健康研究

制订老年人康复计划时考虑性和性别差异是至关重要的,但直到最近,相关研究仍存在强烈的性偏见。因此,实践所依据的研究也存在性偏见。近几十年来,临床试验并没有充分招募女性或分析临床数据中的性差异。最常见的原因是假设男性中的发现适用于女性,或女性的激素周期可能会混淆试验操作的结果(Wizemann & Pardue,2001)。一些研究者认为男性是人类物种的代表,与男性标准的差异是非典型或异常的,还有一些研究者试图保护女性免受药物的副作用(Marts & Keitt,2004)。但男性流行病学和临床研究常常会产生与女性不同的结果。许多药物引起的性别差异就是例证(Soldin & Mattison,2009)。1997—2001 年从市场上撤出的药物中,8/10 是由于对女性产生副作用所致(Heinrich,2001)。此外,人类疾病中普遍存在的性别差异以及生物学研究对女性的忽视,均对女性健康产生了负面影响(Correade-Araujo,McDermott,& Moy,2006)。为了理解这种排除的后果,加拿大和美国的机构都在努力将女性纳入临床试验,并对性相关数据进行合理的分析和报告。

1993 年,《国立卫生研究院复兴法》(NIH Revitalization Act)在美国生效。该法案要求所有临床研究必须将女性纳入临床试验,除了一些只影响男性疾病的研究或涉及孕妇参与可能会使胎儿面临不必要风险的研究。法案指出,应注意和评估性别差异。如果研究未纳入女性,则应提供明确的排除理由。法案还要求设计和开展一项临床试验,其中包括女性和少数民族(racial and ethnic minorities)的人作为参与者,以便有效分析所研究的变量是否对这些亚群产生不同于其他参与者的影响。

1997 年,加拿大卫生部发布了类似的准则,其中包括《食品和药物法》和关于在药物研发过程中将女性纳入临床试验的法规政策（加拿大政府，1997）。和《国立卫生研究院复兴法》不同，加拿大准则鼓励针对那些专为女性使用的药物注册或预计将女性纳入在内的研究；它不是必需的。该准则提倡将有生育能力和绝经后的女性均纳入药物研发的所有阶段。此外，加拿大卫生部发布的《妇女健康战略》于 1999 年承诺将基于性别的分析（gender-based analysis，GBA）纳入政策和规划制定中。

虽然这些政策鼓励将女性纳入人体试验，但它们并未包括关于细胞和动物研究的类似倡议。临床前期研究对雄性动物和细胞的持续过度依赖掩盖了可指导临床研究的性别差异的关键信息。在实验中雌性动物和细胞的纳入不足和按性分类的数据分析不足，很可能导致临床前期生物医学研究的不可重复（Clayton，2016）。过去认为雌性大鼠数据的变化可能是由于雌性生殖周期相关的激素波动引起的，因此不纳入雌性大鼠是合理的。而研究表明，在不考虑发情周期的神经科学实验中，雌性大鼠的数据变化并不比雄性大鼠大。这也适用于行为、电生理、神经化学和组织学测量（Becker，Prendergast，& Liang，2016）。类似地，最近的一项荟萃分析报告称，在不同的生理特征上，雌性小鼠并不比雄性小鼠先天更多变（Prendergast，Onishi，& Zucker，2014）。在其他研究中，小鼠和人类的基因表达测量也得到了类似的结果（Itoh & Arnold，2015）。

虽然在过去 20 年里，研究实践和资金管理的政策有所变化，但女性在临床试验中的纳入比例仍然不足，且在大多数研究领域，对女性特定疾病结局的研究不足。例如，心血管疾病是美国男性和女性的头号杀手。而在心血管疾病治疗的临床试验中，纳入女性的比例仍偏低（Melloni et al.，2010）。癌症亦是如此。癌症是美国男性和女性的第二大死亡原因。据报道，2001—2010 年间，男性占临床试验研究对象的 60%～73%（Kim & Menon，2009；Kwiatkowski，Coe，Bailar，& Swanson，2013）。此外，即便研究已将女性纳入在内，也并不总是对各种健康结局报告性和性别分析（Colantoni，2016；Johnson，Greaves and Repta，2009；Mollayeva，El-Khechen-Richandi，& Colantonio，2018；Oertelt-Prigione，Parol，Krohn，Preissner，& Regitz-Zagrosek，2010；Tannenbaum，Greaves，& Graham，2016）。

虽然在很多研究领域，女性的纳入比例一直低于男性，但有些领域存在相反的情况。例如，在心理治疗研究中，对女性的研究明显多于男性（Bedi，Young，Davari，Springer，& Kane，2016）。事实上，在检查那些有意寻求特定性别的研究时，针对女性的研究比男性的研究多出 15 倍（Bedi et al.，2016）。目前，关于女孩和女人心理治疗的伦理方法已建立了完善的循证指南（American Psychological Association，2007；加拿大心理协会，2007）；但尚无类似的指南来满足男孩和男人的特别需求和偏好。虽然男性和女性一生中均可能遭受心理健康问题的困扰，但这种情况仍然存在。世界卫生组织（World Health Organization，WHO）关于 12 个国家心理健康服务使用情况的报告显示，12 个国家中有 10 个国家的男性接受心理健康问题治疗的可能性明显降低（Wang et al.，2007）。该报告还发现，年龄是男、女性使用心理健康服务的重要预测因素，这不仅强调了研究男性心理治疗的伦理方法的必要性，也强调了老年男性和老年女性心理治疗的最佳方法的必要性。

在不久前，一些其他特殊群体被统一排除在研究之外。例如，早期研究排除了同性恋者和少数民族。事实上，在绝大多数临床试验中，少数民族的比例都很低，且几乎没有早期临床试验侧重于主要影响少数民族人群的疾病。越来越多的证据表明，少数民族对某些药物的反应不同于白种人，且疾病进展也可能不同（Emanuel et al.，2008）。虽然关于纳入非异性恋者和少数民族的法规有所变化，但研究对象仍未能充分代表这些群体（Emanuel et al.，2008）。Egleston、Dunbrack 和 Hall（2010）研究了排除女同性恋和男同性恋的临床注册试验。其研究结果表明,在美国,将男、女同性恋排除在临床试验的情况并不少见,尤其是在以性功能为研究主题的情况下。例如,男同性恋被排除在勃起功能障碍的研究外。研究者在制定基于性取向的排除标准时,必须具备高水平的科学推理能力。

传统上,性和性别很少被整合到健康研究中。因此,其对康复的影响常被忽视(Colantonio,2016;Mollayeva & Colantonio,2017)。在康复和老龄化的背景下,科学必须设法明确健康和康复的机制以及性和性别对这些因素的累积效应。康复和老龄化过程中必须考虑性和性别因素,但这方面的研究仍处于早期发展阶段。在进行更敏感、更精准和更明确的健康研究的背景下,目前已完成了很多相关研究以促进基于性和性别的分析和辩证性思考。这些研究开展围绕性和性别对健康、健康行为和结局的影响。著名的相关基金会牵头执行了研究设计和分析的要求,以保证研究充分纳入女性,并确保按性和性别进行有意义的分析。例如,加拿大健康研究协会根据加拿大政府卫生项目《基于性和性别的分析政策》和《三大研究委员会政策声明:涉及人类参与研究伦理行为规范》建立了在研究所有阶段中性和性别的整合标准(CIHR,2018)。这两项政策均强调了在健康研究中考虑性和性别的重要性。为了加强这种整合作用,CIHR要求申请人说明在拟进行的研究中是否考虑了性和/或性别。

研究指南中的性和性别平等

研究中的性和性别平等(Sex and Gender Equity in Research,SAGER)指南描述了在研究设计、数据分析和结果说明中阐述性和性别信息的全面步骤(见表28.2)。2012年,欧洲科技

表28.2 老年人研究SAGER指南(改编自Heidari et al.,2017[a])

一般原则	
作者应谨慎使用性和性别,以免混淆两者	
试验研究和设计需在结果中体现与性相关的差异,即使开始并没有预料到与性相关的差异,也应如此	
可根据性别(受社会和文化环境影响)区分研究对象,研究设计和开展方式应能体现结果中与性别相关的差异,即使开始并没有预料到与性别相关的差异,也应如此	
文章各部分的建议	
标题和摘要	如果研究中仅包含一种性,或者研究结果仅适用于一种性或性别,则标题和摘要应说明参与者的性和性别
介绍	在相关的地方,作者应阐述是否应预期考虑性或性别差异
方法	作者应阐述在研究设计中如何考虑性和性别 应确保男性和女性有足够的代表性。任何排除男性或女性的理由均应合理
结果	适当情况下,应按性和性别分列数据。无论阳性或阴性结果均应阐述基于性和性别的分析。在临床试验中,数据的剔除和放弃应该按性别分开说明
讨论	讨论应该包括性和性别对研究结果的潜在影响。如果不进行性和性别分析,则应说明理由,并提供缺乏这种分析对结果解释的影响

[a] *Open Access*.This article is distributed under the terms of the Creative Commons Attribution 4.0 International License(http://creativecommons.org/licenses/by/4.0/),which permits unrestricted use,distribution,and reproduction in any medium,provided you give appropriate credit to the original author(s)and the source,provide a link to the Creative Commons license,and indicate if changes were made.The Creative Commons Public Domain Dedication waiver(http://creativecommons.org/publicdomain/zero/1.0/)applies to the data made available in this article,unless otherwise stated

期刊编辑协会(European Association of Science Editors, EASE)成立了性别政策委员会,并据此制定了这些指南。委员会历时 3 年多制定了推荐规范,由 36 名性和性别研究专家进行审查(Heidari, Babor, Castro, Tort, & Curno, 2016)。SAGER 指南旨在促进研究中系统性的性和性别报告。这些指南为研究人员和作者提供了在科学出版物中标准化性和性别报告的工具。

基于性和性别的分析

基于性和性别的分析(Sex-and Gender-Based Analysis, SGBA)是一种进行研究的方法,可系统地检查男人、女人、男孩、女孩和多样性别之间基于性(生物学层面)和性别(社会文化层面)的差异。SGBA 旨在促进性和性别敏感的严谨科学的发展,从而扩展我们对决定人类健康因素的理解。如前文所述,在过去的研究中,有些案例错误地引起了关于男性和女性护理的假设,这些假设由于未使用 SGBA 方法使个体暴露于危险因素或错过了该治疗的益处。忽略 SGBA 可能对发病率和死亡率产生直接严重的后果(Aulakh & Anand, 2007; Colantoni, 2016; Johnson, Greaves, & Repta, 2007),使用 SGBA 进行健康研究是最合乎伦理的方法。

在研究不同阶段应用 SGBA 可提供更全面的知识,有助于制定与人口多样性相关的健康研究、政策和规划。不同机构发表了各种研究推荐,以帮助指导 SGBA 应用于临床研究的各个阶段以及不同的领域和学科。SGBA 并不是要在现有的研究实践增加一层,而是要优化当前的方法。它生成的数据不仅按性分类,且按其他重要的社会变量分类。传统的研究方法强调单一因素,如年龄、性别、教育程度或社会经济地位,这已成为备受关注的主题。这种只关注单一类别的研究无法提供能准确代表日益多样化个体的整体结果。目前尚无实现 SGBA 框架的单一方法。相反,有许多引导性问题可以帮助研究设计、实施和分析。这些问题可能会根据研究类型而有所不同(如定量、定性或混合法)。

文献综述

无论采用哪种方法,研究均应从一开始就引入性和性别概念。研究流程将首先对文献进行广泛的综述,包括定量和定性数据(如适用),并侧重于过去 5 年的进展。研究人员还应尽可能地咨询在该研究领域具有相关知识和专业技能的利益相关者。使用 SGBA 时,重要的是确保咨询内容尽可能具有包容性。一收集到证据,就进行严格的筛查:已知的与性别和性别理论相关的主题热点;女性、男性和多样性别间存在的差异;现有知识是客观的还是永久的定型观念;以及考虑了身份的哪些因素和方面。

提出研究问题

文献综述将为研究问题提供基础和依据。该问题应考虑:谁是研究对象? 谁是对照人群? 如果研究包括了男性、女性和多样性别群体,考虑对多样性别的研究空白(gap in knowledge)是什么? 研究是否考虑了这些群体的同质性? 这个问题是否能准确反映出不同人群的需求? 研究问题将决定所需的研究设计类型(即定性、定量或混合法)。无论选择哪种设计方法,均应考虑如何实施 SGBA。这些包括如何定义、衡量和调查性别和其他亚群;如何呈现和分析数据;确保不存在有危害性的模式化观念;在感兴趣的主题上纳入亚组的比较;纳入传统上被忽视的群体以及性别和其他因素(如社会经济地位、种族和地理位置)如何产生联合效应(Cole, 2009; CIHR, 2018)。

在计划临床研究时,问自己以下问题这种方式是十分有用的,其可应用于研究任何阶段(改编自 CIHR, 2018)。

1. 研究问题是否明确说明了该研究的适用群体,是否以一种性或性别作为标准? 避免将研究结果推广到研究对象以外的其他群体。

2. 研究问题是否假设性或性别群体间没有组内差异？研究者必须考虑到同一性或性别的个体之间可能存在许多差异。研究结果必须承认不同群体间的差异（即，不同的男性或女性群体）。

3. 文献综述中是否考虑了性和性别？在以前的研究中如何考虑性和性别？这些术语使用是否准确？您的研究如何更准确地表达性和性别？记录下任何不准确或遗漏之处，以免在您的研究中出现类似问题。

4. 选择的性和性别指标是否合适？测量方法的选择对结果的质量有很大影响。如果在测量选择上存在任何局限，一定要承认这一点或尽可能地修改测量方法。

5. 如何收集数据，这会如何影响结果？

6. 分析是否可以解释性和性别差异以及组内差异？考虑如何分析结果以解释这些差异。

基于性别的研究+

基于性别的研究+（gender-based research，GBA+）是检验各种交叉认同因素如何影响研究有效性的过程。它通过检查数据和考虑性、性别、社会、经济、文化条件和规范来扩展 SGBA。使用 GBA+需采取多样化和敏感的方法作为研究的一部分。因此，GBA+是应用于多样性框架内的方式。该框架考虑了健康问题的社会决定因素（如民族、社会经济地位、失能、性取向、移民状态、年龄和地理位置）与性和性别相互作用的方式，有助于暴露于各种风险因素、疾病进程和结局。

如何实施 SGBA 或 GBA+：老年人康复研究指南

将 SGBA 或 GBA+纳入健康研究的方法很多。在研究设计中，将性和性别均纳入意味着不仅描述性别特征。SGBA 和 GBA+均要求在研究所有阶段考虑性和性别。本节我们讨论研究者可能遇到的 3 种不同情况，以及如何使用 SGBA。

从一开始就整合 SGBA 或 GBA+

进行研究的第一步是发现研究空白，以明确研究的必要性。例如，您所在的临床部门可能对以下问题感兴趣：老年痴呆男性和女性髋部骨折术后康复的最佳治疗是什么？或者，绝经前、后女性心血管疾病过程有区别吗？对文献进行综述后，您可能会发现该问题的答案尚未明确，您想进行一项研究来回答这个问题。

一项拟议的研究可从一开始就纳入性、性别和多样性的概念。此类研究采取 3 种形式：关于女性/女人的研究；女性/女人和男性/男人的对比研究；多层次研究，研究性、性别和多样性别的多个层面，即个体、群体、机构与文化层面的性和性别。仅针对女性的研究有助于确定女性群体间的差异。研究者须认真确保该样本能够代表他们想要推广的结果的样本。

对比研究可阐明男女性群体之间的差异，可探讨年龄、能力、社会经济地位与种族等方面的差异。其最有效的方法之一是评估随时间变化的发展趋势，以发现研究空白、相似性和差异。例如，研究表明，与同龄男性相比，50 岁及以上女性被送进重症监护病房（intensive care unit，ICU）或接受挽救生命的干预措施（如机械通气）的可能性较小，且死于危重病的可能性大（Fowler et al.，2007）。尽管女性和男性在进入 ICU 时疾病严重程度相似，但女性在 ICU 住院时间较短，而总体住院时间较长。强调这些重要差异的研究可用于制定有针对性的干预措施和政策,以消除这些差异。

多层次研究可同时检查性、性别和多样性别的多个层面。在探讨个体或群体的健康结果是否相关时,考虑性、性别和多样性别变量相互作用的多层次研究非常有用。一旦研究问题决定后,就会随之确定最合适的研究设计。定性研究是个总称,指利用访谈和观察等进行数据收集的一系列方法(如民族学、扎根理论、现象学)。定性研究旨在建立对现象的理解,常用于解答探索性问题,如"如何"或"为什么"。例如,髋部骨折术后老年男性和女性康复过程有何不同? 或者,基于患者年龄、性别和民族等因素,医师对髋部骨折手术的转诊方式有何不同? 定性研究的目的是了解参与者在社会背景下自己的观点。由于定性研究是基于临床实际情况而定的,因此其不寻求与定量研究相同意义上的普遍适用性。

定量研究方法尝试解释或确定因果关系。定量研究旨在更具结论性,并回答诸如"什么""何时"或"何地"等问题。例如,绝经后女性何时应行骨密度测试以明确骨质疏松? 或者,老年人体育锻炼和生活质量之间的关系是什么? 定量研究的核心内容之一是研究设计,研究者事先明确规定他们将测量的数据以及获取数据所使用的程序。定量研究的总体目标是预测性、因果性和普遍性。

改变现有的研究

整合 SGBA 或 GBA+的另一种方法是改变现有的研究。研究人员可在其研究中增加其他测量指标或样本,以便对性、性别和多样性别相关因素如何帮助解释某个问题进行更严格的分析。当改变现有研究时,研究者也可以选择混合法,即同时使用定量和定性的方法。在改变可行的情况下,研究初始阶段时改变现有研究是最合理的。改变现有研究的方法之一是将女性研究样本进行分割,或者将女性样本加入仅包含男性的研究中。通过添加样本或分割样本可让研究人员阐述数据中更精确的信息,例如,将一组女性分为绝经前和绝经后,或将老年人组分为老年男性和老年女性。

改变现有研究的另一种方法是增加性别指标。在研究中可添加很多测量指标,本章后面会给出一些示例。虽然研究常使用生活质量、情感状况和其他因素的测量指标,但研究人员常忽略了性别的测量指标。性别测量可以是性别认同,性别关系或制度化性别(institutional-ized gender)。

重新审视现有研究

这包括从完成的研究中重新获取现有研究数据,接着重新分析研究结果,以了解性和性别与结果之间的关系或对结果的解释。重新查阅现有研究不涉及任何对原始研究的更改。这种方法可能涉及进行二次分析或对已收集的数据提出其他问题,例如,性别角色如何解释数据中的差异。即使研究人员在调查一个与性别似乎毫不相干的现象时,仍须考虑 SGBA 或 GBA+。

进行二次分析是研究人员将性和性别纳入现有研究的一种方法。二次分析包括重新定位数据焦点,以便与其他研究数据进行比较。二次分析通常由与原始研究不同的研究人员完成,以回答新的研究问题。这是可实现的,因为数据集通常没有得到充分的研究,由于时间和经费限制,很少有研究探索到数据的各个方面(Payne & Payne,2004)。二次分析可以重新检查以前未考虑 SGBA 或 GBA+方法的研究数据(Johnson et al.,2007)。这也适用于系统评价的再分析(Cancelliere,Donovan,& Cassidy,2016)。显然,研究人员可通过多种方式将 SGBA 或 GBA+纳入老年康复研究。

测量性和性别

研究过程的一个重要部分是使性和性别可操作化。这些测量指标必须有效、敏感且无性别歧视。在确定最合适研究问题的测量指标时,可以考虑一些性和性别的测量指标。

性的测量

性的测量是客观的,包括本章开头所讨论的:解剖学、生理学和遗传学层面。性的解剖学测量指标包括生殖器和第二性征。性的生理学测量指标包括激素水平,如体内的性类固醇(即雌激素、雄激素和孕激素)。最后,性的遗传学测量指标包括染色体,如 XX、XY 和 XXY(Johnson et al. ,2007)。

性别的测量

测量性别需要考虑性别的多重交叉因素。研究人员可能想要测量性别的 3 个组成部分,包括性别认同、性别关系和制度化性别(Johnson et al. ,2007)。性别认同指的是我们如何看待男性气质和女性气质。有大量可供选择的测量指标,其信度和效度各不相同。必须指出的是,在确定测量指标时,性别角色和规范可能随时间或文化的不同而改变。这对老年人有一定影响,因为他们的性别意识可能与 50 岁以下的人群不同。性别认同的测量方法包括 Bem 性别角色量表(Bem Sex-Role Inventory,BSRI)、人格特质问卷(Personal Attributes Question-naire,PAQ)和男性角色规范量表(Male Role Norms Scale,MRNS)。BSRI 是包含 40 个条目的量表,用于测量性别角色认知。它评估了传统的性别角色,并将性别、个性和意识形态联系起来(Bem,1981)。BSRI 曾被批评过于简化女性和男性气质,无法捕捉每个理念的复杂本质。这种测量方法常用于研究。然而,对于北美/西方文化中的男女性别角色认知而言,其有效性可能会减弱(Johnson et al. ,2007)。PAQ 是包含 16 个条目的量表,用于测量积极的工具型和表现型人格特征,并评估性别类型特征的内在化(Spence & Helmreich,1978)。与 BSRI 类似,该调查量表也因过度简化女性和男性气质而受到批评(Bem,1981)。最后,MRNS 是由 26 个项目组成的自评量表,使用满分 7 分的从"非常不满意"到"非常满意"的格式。MRNS 评估传统的男性意识形态和性别相关的看法。它基于 Brannon(1976)提出的男性意识形态,以及支撑男性角色规范的 3 个维度:地位规范、韧性规范和反女性化规范(Thompson et al. ,1992)。

性别关系是指个人如何应对社会架构的角色、权利和责任,以及性别如何影响性、情感和关系的表达(Johnson et al. ,2007)。评估性别关系时可使用的测量指标包括性别角色信念量表(Gender Role Beliefs Scale,GRBS;Kerr & Holden,1996)和性别关系量表(Gender Relations Scale,GRS;Stephenson,Bartel,& Rubardt,2012)。GRBS 是由 20 个条目组成的量表,测量男女性在适当行为方面的性别角色意识形态。GRS 是衡量人际关系中公平和权力的指标。GRS 由 23 个条目组成,用于测量个体对性别角色和期望、关于性与生殖的决策、家庭决策、暴力和沟通的态度。

制度化性别是指制度如何根据性别,性别与权力的联系,为不同性别提供的机会及性别与社会地位间的关系,来对个体做出反应(Johnson et al. ,2007)。利用《全球性别差距报告》是检查制度化性别的一种方法。该报告以 144 个国家在下述四个主题的性别平等进展为基准进行评估:经济参与和机会、教育程度、健康和生存以及政治赋权。这份报告量化了性别差异的程度,并随时间进行追踪。与性别关系和性别认同的测量方法相似,没有任何单一的测量方法能够全面反映制度化性别。因此,研究者必须对不同的测量方法进行考察,找出适合具体研究问题的方法。

案例：颅脑损伤后性别和年龄的考量

虽然我们在介绍此病例时主要关注的是颅脑损伤（traumatic brain injury，TBI），但应注意的是，里面提出的许多问题与老年人中广泛存在的其他疾病具有可比之处，从肌肉骨骼问题和疼痛、心血管问题到心理健康问题（本手册的其他章节涵盖了所有这些问题）。TBI 是一个很好的例子，它将本章前面提到的许多因素/维度结合在一起。

个案实例

当地一家门诊康复中心发现许多老年人存在 TBI。在该单位工作的临床医师发现，当患者存在 TBI 病史时，他们会出现许多合并症。而该单位尤其感兴趣的是与肌肉骨骼系统相关的疾病。临床教育工作者开始尝试解答以下问题：有哪些关于 TBI 老年患者长期肌肉骨骼系统疾病的性和性别差异的研究？根据 SGBA 指南，第一步是完成对文献的广泛回顾。

文献综述

事实上，最近有人呼吁将 TBI 视为疾病过程，而非孤立事件（Masel & Dewitt，2010）。国际上，探讨 TBI 后性和性别差异的必要性已被认为是研究的重点领域（Harris et al.，2012）。TBI 患者病情是比较复杂的，随着时间推移可能会出现多种合并症。这些合并症因性别和年龄而异，老年女性比老年男性患者的合并症更多，尤其是与肌肉骨骼系统相关的合并症和再住院治疗的情况（Chan et al.，2017；Saverino et al.，2016）。75 岁以上的老年人与 TBI 相关的住院率最高（Colantonio et al.，2010）。此外，年龄 85 岁以上的老年人是报告中 TBI 人数最多的人群之一，其中女性多于男性（Colantonio et al.，2010；Dams-O'Connor，2013）。跌倒是老年人 TBI 的主要原因（41.6%；Colantonio et al.，2010），这可能同时导致肌肉骨骼系统损伤。

许多病人能在 TBI 后幸存，但往往会转为慢性疾病，并持续几年甚至数十年。年龄越大，TBI 预后越差。TBI 后，患者可能会遭受多个器官系统的损害，其中一些离受伤部位较远。目前尚不清楚什么损伤会对个体造成特定的长期影响，但尚未解决的神经肌肉损伤可能会增加肌肉骨骼系统相关损伤和并发症的风险（Maritini et al.，2011）。TBI 后运动模式改变可能是由于运动计划不当所致（Hesdorffer，Rauch，& Tamminga，2009），这可能导致步行和运动功能障碍，在 TBI 康复结束后持续很长时间。对性和性别差异的考量，这些变化如何演变等对治疗师为 TBI 老年患者提供康复服务具有重要意义（Bhatia，Bejarano，& Novo，2013；Mushtaq et al.，2011）。

目前关于 TBI 后长期肌肉骨骼系统损伤结局的文献有限。少数研究表明，肌肉骨骼系统疾病在该人群中更为常见，包括关节疼痛和关节炎（Brown，Colantonio，Beaton，& Hawker，2011；Colantonio et al.，2004；Hibbard，Uysal，Sliwinski，& Gordon，1998；Jourdan et al.，2016；Ocampo，Colantonio，Dawson，Badley，& Ratcliff，2014）。虽然大多数研究尚未探讨这些合并症的性和性别差异，但一些数据表明，轻度脑外伤（mild traumatic brain injury，mTBI）后 3 年或以上者，女性自我报告颈痛、腰背痛和胸背痛的发生率明显低于男性（Styrke，Sojka，Björnstig，Bylund，& Stålnacke，2013）。与加拿大和美国的普通人群的自我报告的关节炎患病率相比，TBI 人群中自我报告的关节炎患病率更高（PHAC，2014）。与 TBI 后老年男性相比，TBI 后老年女性患关节炎的风险可能性增加。研究表明，普通人群中女性患关节炎的风险也比男性大（Statistics Canada，2016）。这表明需要进一步的研究来明确。

针对肌肉骨骼系统疾病高发病率的现象，学者提出了很多可能的机制。最近的文献表明，大脑损伤最初影响免疫系统，几周或数月后发展，可能会产生全身性的影响（Balu，2014）。

免疫反应增强对全身性炎症和影响关节的更为特殊的疾病(如关节炎和痛风)可能会有影响。此外,许多 TBI 幸存者在最初受伤时还遭受其他伤害。在考量性和性别时,这些伤害可能会有不同的模式。车祸受伤者可能会有多处损伤,尤其是在关节处,这可能导致关节炎改变。目前已知异位骨化可发生在严重的 TBI 后,其可能导致长期的肌肉骨骼疼痛和关节压力异常(Cipriano,Pill,& Keenan,2009)。运动控制的姿势力线改变和不对称可能会易引起关节炎。研究还发现 TBI 后出现了持续的步态偏差,包括速度、节奏、支撑面宽度和单腿站立时间的改变(Williams,Morris,Schache,& McCrory,2009)。这可能导致关节疼痛和软骨退化。研究时,关键是要记录这些初始损伤发展为长期肌肉骨骼系统问题的程度。

文献综述总结

关于 TBI 老年患者性差异的文献仍存在很大差距。因此,须广泛地考量 TBI 后长期健康状况的评估,包括那些很少总结出长期影响的疾病,如关节炎和肌肉骨骼疾病。事实证明,随着时间推移,不同的性和性别导致的失能程度不同。对长期幸存者的详细调查不仅依赖于自我报告,还包括对肌肉骨骼变化的体检,这可能有助于阐明这些过程和发现预防失能进展的方法。未来仍需进行更深入的加入对照组的纵向研究,以明确:相对于无 TBI 的男性和女性而言,TBI 在是否在加速男性和女性关节炎或肌肉骨骼系统疾病进展是否起作用。此外,在设计研究和报告结果时,如何测量性和/或性别也很重要。关于 TBI 后长期结局的包括性和性别差异的文献仍在不断涌现。

未来研究的新方向

考虑到文献综述的结果,未来研究有必要对 TBI 后(尤其是中、重度 TBI)进行进一步系统、长期的综合评估。开展 SGBA 研究的下一步是提出研究问题来填补这一空白。可基于目前情况提出各种各样的研究问题。

练习:

1. 撰写一个研究问题来填补这一空白。
2. 如何通过测量性和性别来回答研究问题?
3. 如何收集数据?
4. 如何分析数据?

文献综述的临床意义

尽管需要进行更多的研究来明确,但很明显,神经病学和康复领域的临床医师须警惕合并症的出现,因为这些疾病会影响康复的过程和结局。所有医务人员均须意识到长期 TBI(尤其是女性)会导致肌肉骨骼改变的可能性增加,并对此进行筛查。应密切关注诸如肥胖、步态不平衡、性和骨折史等混杂变量,这将有助于进一步阐明 TBI 后肌肉骨骼疼痛和关节炎的发病机制。了解疼痛报告中的文化差异,例如相信"无疼痛,无收获"或"疼痛是衰老的正常情况",这也将有助于临床医师评估老年人并制定适当的康复计划。对合并症的了解有助于临床医师进行规划和预防,这将影响 TBI 后老年人的日常生活活动和生活质量。

研究实践意义

知识转化是一个不断发展的迭代过程,包括知识的整合、传播、交流和合乎伦理的合理应用,从而改善老年人健康(CIHR,2018)。当开展课题时,从一开始就考虑知识转化。知识转化应考量性和性别,以及它们如何与多种因素交叉。在将研究结果转化为实践时,医务人员应考虑以下几点（CIHR，2018）：

- 受众群体的构成有哪些？问题是否会因年龄、性别和其他多样化因素而有所不同？
- 知识应适应当地情况，如住院或门诊康复。
- 考虑沟通中的性别差异。这些会影响信息接收的方式吗？
- 考虑社会中不同性别角色和可能阻止性别使用知识的任何障碍，评估任何知识使用的障碍。
- 综述该领域关于性和性别差异的证据以及哪些证据适用于谁、在何种情况下有效。
- 不同的人对成功有不同的看法。是否考虑过成功定义中的性别差异？
- 确定性、性别和其他多样化因素在动机上的任何差异。

未来的研究和实践方向

　　基于性和性别的健康研究仍处于起步阶段，医务人员和研究人员，尤其是康复领域的，有巨大的机会开展相关且符合伦理道德的研究。对青壮年人群的研究表明，从儿童到成人护理的转变过程中，沟通、家庭参与和社会支持方面存在性别差异（Lindsay，Hartman，& Fellin，2016）。需进行类似的研究来阐明成人到老年护理的性或性别相似之处或差异。目前几乎没有针对老年人的性和性别咨询的研究，需解决该问题以促进这一不断增长的人群的心理健康。

　　从事老年康复的医务人员在制定健康计划时必须考虑性别。医务人员不仅需要综述康复最佳实践和康复方案中的性别差异的文献，还需综述影响健康计划领域的文献。例如，男性可能对解决问题和精细技能训练有更好的反应，以达到特定的结果（Bedi & Richards，2011）。此外，临床教育工作者可利用其角色来教育专业医务人员群体，并在课程中嵌入性和性别的理念。例如，大量研究表明，男性和女性对疼痛反应不同（Bartley & Fillingim，2013）。女性对疼痛更敏感，更易遭受慢性疼痛。女性比男性更容易报告疼痛（Fillingim，King，Ribeiro-Dasilva，Rahim-Williams，& Riley，2009）。老年男性和女性关于疼痛的交流和报告对康复计划和进展有提示作用。

　　医务人员必须严格检查对性别的刻板印象，因为它们会阻碍有效的康复。例如，在帮助心脏康复的营养干预方面，传统上由女性负责做饭，而性和性别角色会随时间而改变，男性和女性均参与食物的准备和购买（Lee Anne，Bisakha，Kilgore & Locher，2014；Smith，Ng，& Popkin，2013；Wang，Naidoo，Ferzacca，Reddy，& Van Dam，2014）。女性在社区融合（community integration）测试中得分高于男性，这可能是由于女性被社会化，承担更多的"家庭融合"的责任，这影响了这些测试的得分（Mollayeva et al.，2017）。

　　老年康复研究通常很难进行比较，由于这些研究基于不同种族、社会经济、人口特征、不同地理区域、不同疾病和健康状况或这些疾病和状况的不同症状的人群。此外，这些相互关系可能随时间而改变，例如社会和经济条件的变化。因此，临床医师必须综述文献并严格评估哪些研究适用于他们的患者人群。此外，由于老年人的研究中对性和性别的深入分析仍较少，因此需要一种系统的方法来研究该领域，为制定政策、规划和健康服务提供有价值的依据。

总结

　　性和性别不是单一变量。相反，他们相互影响，且与民族、文化、阶级、性取向和性认同相互作用。性和性别在老年人健康的决定因素和结果中发挥作用,因此不能再假定男性健康模式也适用于女性。性别对这些决定因素和结果的影响方式可能会因所选条件和所研究人群的特征而异。在研究和实践中必须考虑这些变量,从而理解健康过程并为老年人制定循证康复计划。许多文献没有提到这一点,尤其是当它涉及老年人时。为了减小老年男性和女性在健康结果方面的差异,临床医师必须将性和性别差异视为疾病和康复的潜在机制之一。在研究中更多地关注性和性别可能会有助于改善人类健康、疾病和康复结果,同时影响不良事件的频率和严重程度。为了实现这一目标,研究人员必须使用 SGBA 或 GBA+方法进行研究。这为医务人员提供了一个很好的机会,他们可开展有针对性的、相关的、基于临床的研究,这些研究从"性和性别视角"考量老年人康复结果。这些研究将为推进更合理的、个性化的医疗服务奠定基础。

（江汉宏 译　蒋佼佼 校）

参考文献

Akechi, H., Senju, A., Uibo, H., Kikuchi, Y., Hasegawa, T., & Hietanen, J. K. (2013). Attention to eye contact in the west and east: Autonomic responses and evaluative ratings. *PLoS One, 8*(3), e59312.

Albert, P. R. (2015). Why is depression more prevalent in women? *Journal of Psychiatry & Neuroscience, 40*(4), 219–221.

Alswat, K. A. (2017). Gender disparities in osteoporosis. *Journal of Clinical Medicine Research, 9*(5), 382–387.

American Psychological Association. (2007). Guidelines for psychological practice with girls and women. *American Psychologist, 62*, I949–I979.

Aulakh, A. K., & Anand, S. S. (2007). Sex and gender subgroup analyses of randomized trials: The need to proceed with caution. *Women's Health Issues, 17*(6), 342–350.

Balu, R. (2014). Inflammation and immune system activation after traumatic brain injury. *Current Neurology & Neuroscience Reports, 14*, 484.

Bartley, E. J., & Fillingim, R. B. (2013). Sex differences in pain: A brief review of clinical and experimental findings. *British Journal of Anaesthesia, 111*(1), 52–58.

Becker, J. B., Prendergast, B. J., & Liang, J. W. (2016). Female rats are not more variable than male rats: A meta-analysis of neuroscience studies. *Biology Sex Differences, 7*, 34.

Bedi, R. P., & Richards, M. (2011). What a man wants: The male perspective on therapeutic alliance formation. *Psychotherapy (Chicago, Ill.), 48*(4), 381–390.

Bedi, R. P., Young, C. N., Davari, J. A., Springer, K. L., & Kane, D. P. (2016). A content analysis of gendered research in the *Canadian Journal of Counselling and Psychotherapy. Canadian Journal of Counselling and Psychotherapy/Revue canadienne de counseling et de psychothérapie, 50*, 4.

Bem, S. L. (1981). Gender schema theory: A cognitive account of sex typing. *Psychological Review, 88*(4), 354–364.

Bhatia, D., Bejarano, T., & Novo, M. (2013). Current interventions in the management of knee osteoarthritis. *Journal of Pharmacy & Bioallied Sciences, 5*(1), 30–38.

Brannon, R. (1976). The male sex role: Our culture's blue print of manhood, and what it's done for us lately. In D. S. David & R. Brannon (Eds.), *The forty-nine percent majority: The male sex role* (pp. 14–15, 30–32). Reading, MA: Addison-Wesley.

Brown, S., Colantonio, A., Beaton, D., & Hawker, G. (2011). Long term musculoskeletal complaints after traumatic brain injury. *Brain Injury, 25*, 453–461.

Canadian Institute of Health Research. (2018). *Sex, gender and health: How to integrate sex and gender into health research.* Canadian Institute of Health Research. Retrieved from http://www.cihr-irsc.gc.ca/e/50836.html

Canadian Psychological Association. (2007). *Guidelines for the ethical psychological practice with women.* Retrieved form https://www.cpa.ca/cpasite/UserFiles/Documents/publications/guidelines%20for%20psychological%20practice%20women.pdf

Cancelliere, C., Donovan, J., & Cassidy, J. D. (2016). Is sex an indicator of prognosis after mild traumatic brain injury: A systematic analysis of the findings of the World Health Organization collaborating centre task force on mild traumatic brain injury and the international collaboration on mild traumatic brain injury prognosis. *Archives Physical Medicine & Rehabilitation, 97*(2 Suppl), S5–S18.

Chan, V., Mollayeva, T., Ottenbacher, K. J., & Colantonio, A. (2017). Clinical profile and comorbidity of traumatic brain injury among younger and older men and women: A brief research notes. *BMC Research Notes, 10*(1). https://doi.org/10.1186/s13104-017-2682-x.

Chan, V., Zagorski, B., Parsons, D., & Colantonio, A. (2013). Older adults with acquired brain injury: Outcomes after inpatient rehabilitation. *Canadian Journal of Aging, 32*(3), 278–286.

Cipriano, C. A., Pill, S. G., & Keenan, M. A. (2009). Heterotopic ossification following traumatic brain injury and spinal cord injury. *Journal American Academy of Orthopedic Surgeons, 17*(11), 689–697.

Clayton, J. A. (2016). Studying both sexes: A guiding principle for biomedicine. *The FASEB Journal, 30*(2), 519–524.

Colantonio, A. (2016). Sex, gender, and traumatic brain injury: A commentary. *Archives Physical Medicine & Rehabilitation, 97*(2 Suppl), S1–S4. https://doi.org/10.1016/j.apmr.2015.12.002. PubMed PMID: 26804988

Colantonio, A., Ratcliff, G., Chase, S., & Vernich, L. (2004). Aging with traumatic brain injury: Long-term health conditions. *International Journal of Rehabilitation Research, 27*(3), 209–214. https://doi.org/10.1097/00004356-200409000-00006.

Colantonio, A., Saverino, C., Zagorski, B., Swaine, B., Lewko, J., Jaglal, S., & Vernich, L. (2010). Hospitalizations and emergency department visits for TBI in Ontario. *Canadian Journal of Neurological Science, 37*(6), 783–790.

Cole, E. R. (2009). Intersectionality and research in psychology. *American Psychologist, 64*(3), 170–180.

Colella, T. J., Gravely, S., Marzolini, S., Grace, S. L., Francis, J. A., Oh, P., & Scott, L. B. (2015). Sex bias in referral of women to outpatient cardiac rehabilitation? A meta-analysis. *European Journal of Preventative Cardiology, 22*(4), 423–441.

Correa-de-Araujo, R., McDermott, K., & Moy, E. (2006). Gender differences across racial and ethnic groups in the quality of care for diabetes. *Womens Health Issues, 16*(2), 56–65.

Dams-O'Connor, K., Spielman, L., Singh, A., Gordon, W. A., Lingsma, H. F., Maas, A. I., Manley, G. T. et al. (2013).The impact of previous traumatic brain injury on health and functioning: A TRACK-TBI study. *Journal of Neurotrauma, 15*, 30(24), 2014–2020. https://doi.org/10.1089/neu.2013.3049. Epub 2013 Oct 23. PubMed PMID: 23924069; PubMed Central PMCID: PMC3868372.

Dransfield, M. T., Davis, J. J., Gerald, L. B., & Bailey, W. C. (2006). Racial and gender differences in susceptibility to tobacco smoke among patients with chronic obstructive pulmonary disease. *Respiratory Medicine, 100*(6), 1110–1116.

Egleston, B. L., Dunbrack, R. L., Jr., & Hall, M. J. (2010). Clinical trials that explicitly exclude gay and lesbian patients. *New England Journal Medicine, 362*(11), 1054–1055.

Emanuel, E. J., Grady, C., Crouch, R. A., Lei, R. K., Miller, F. G., & Wendler, D. (2008). *The Oxford textbook of clinical research ethics* (p. 379). Oxford, UK: Oxford University Press.

Fillingim, R. B., King, C. D., Ribeiro-Dasilva, M. C., Rahim-Williams, B., & Riley, J. L. (2009). Sex, gender, and pain: A review of recent clinical and experimental findings. *Journal of Pain, 10*, 447–485.

Fowler, R. A., Sabur, N., Li, P., Juurlink, D. N., Pinto, R., Hladunewich, M. A., … Martin, C. M. (2007). Sex- and age-based differences in the delivery and outcomes of critical care. *CMAJ, 177*, 1513–1519.

Gahagan, J., Gray, K., & Whynacht, A. (2015). Sex and gender matter in health research: Addressing health inequities in health research reporting. *International Journal for Equity in Health, 14*, 12.

Government of Canada. (1997). *Women in clinical trials during drug development*. Government of Canada. Retrieved from https://www.canada.ca/en/health-canada/services/drugs-health-products/drug-products/applications-submissions/policies/policy-issue-inclusion-women-clinical-trials-drug-development.html

Harris, J. E., Colantonio, A., Bushnik, T., Constantinidou, F., Dawson, D., Goldin-Lauretta, Y., Swaine, B., Warren, H. (2012). Advancing the health and quality-of-life of girls and women after traumatic brain injury: workshop summary and recommendations. *Brain Injury, 26*(2), 177–82. https://doi.org/10.3109/02699052.2011.635361. Erratum in: Brain Injury. 26(9):1164. Warren, Jane [corrected to Warren, H Jane]. PubMed PMID: 22360523.

Heidari, S., Babor, T. F., De Castro, P., Tort, S., Curno, M. (2016). Sex and Gender Equity in Research: rationale for the SAGER guidelines and recommended use. *Research Integrative Peer Reviews, 3*(1), 2. https://doi.org/10.1186/s41073-016-0007-6. eCollection 2016. Review. PubMed PMID: 29451543; PubMed Central PMCID: PMC5793986

Heinrich, J. (2001). *Drug safety: Most drugs withdrawn in recent years had greater health risks for women*. Report Department of Health and Human Services: Food and Drug Administration.

Hesdorffer, D. C., Rauch, S. L., & Tamminga, C. A. (2009). Long-term psychiatric outcomes following traumatic brain injury: A review of the literature. *Journal of Head Trauma Rehabilitation, 24*(6), 452–459.

Hibbard, M. R., Uysal, S., Sliwinski, M., & Gordon, W. A. (1998). Undiagnosed health issues in individuals with traumatic brain injury living in the community. *Journal of Head Trauma Rehabilitation, 13*(4), 47–57.

Itoh, Y., & Arnold, A. P. (2015). Are females more variable than males in gene expression? Meta-analysis of microarray datasets. *Biology of sex Differences, 6*, 18. https://doi.org/10.1186/s13293-015-0036-8.

Johnson, J. L., Greaves, L., & Repta, R. (2007). *Better science with sex and gender: A primer for health research*. Vancouver, BC: Women's Health Research Network.

Johnson, J. L., Greaves, L., & Repta, R. (2009). Better science with sex and gender: Facilitating the use of a sex and gender-based analysis in health research. *International Journal of Equity Health, 8*, 14.

Jourdan, C., Bayen, E., Pradat-Diehl, P., Ghout, I., Darnoux, E., Azerad, S., … Azouvi, P. (2016). A comprehensive picture of 4-year outcome of severe brain injuries. Results from the PariS-TBI study. *Annals of Physical Rehabilitation Medicine, 59*(2), 100–106.

Kerr, P. S., & Holden, R. R. (1996). Development of the gender role beliefs scale (GRBS). *Journal of Social Behavior & Personality, 11*(5), 3–16.

Kim, E. S. H., & Menon, V. (2009). Status of women in cardiovascular clinical trials. *Arteriosclerosis Thrombosis and Vascular Biology, 29*, 279–283.

Kwiatkowski, K., Coe, K., Bailar, J. C., & Swanson, G. M. (2013). Inclusion of minorities and women in cancer clinical trials, a decade later: Have we improved?

Cancer, 119(16), 2956–2963.

Lee Anne, F., Bisakha, S., Kilgore, M. L., & Locher, J. L. (2014). The influence of gender, age, education, and household size on meal preparation and food shopping responsibilities. *Public Health Nutrition, 17*(9), 2061–2070.

Lindsay, S., Hartman, L. R., & Fellin, M. (2016). A systematic review of mentorship programs to facilitate transition to post-secondary education and employment for youth and young adults with disabilities. *Disability and Rehabilitation, 38*(14), 1329–1349. https://doi.org/10.3109/09638288.2015.1092174. Epub 2015 Oct 24. Review. PubMed PMID:26497325.

Martini, D. N., Sabin, M. J., DePesa, S. A., SA, D. P., Leal, E. W., Negrete, T. N., … Broglio, S. P. (2011). The chronic effects of concussion on gait. *Archives of Physical Medicine & Rehabilitation, 92*(4), 585–589.

Marts, S. A., & Keitt, S. (2004). Foreword: A historical overview of advocacy for research in sex-based biology. *Advances in Molecular Cell Biology, 34*, v–xiii.

Masel, B. E., & DeWitt, D. S. (2010). Traumatic brain injury: A disease process, not an event. *Journal of Neurotrauma, 27*(8), 1529–1540.

McGilton, K. S., Davis, A. M., Naglie, G., Mahomed, N., Flannery, J., Jaglal, S., … Stewart, S. (2013). Evaluation of patient-centered rehabilitation model targeting older persons with a hip fracture, including those with cognitive impairment. *BMC Geriatrics, 13*, 136.

Melloni, C., Berger, J. S., Wang, T. Y., Gunes, F., Stibbins, A., Pieper, K. S., … Newby, L. K. (2010). Representation of women in randomized clinical trials of cardiovascular disease prevention. *Circulation: Cardiovascular Quality and Outcomes, 3*(2), 135–142.

Mollayeva, T., & Colantonio, A. (2017). Gender, sex and traumatic brain injury: Transformative science to optimize patient outcomes. *Healthcare Quarterly, 20*(1), 6–9.

Mollayeva, T., El-Khechen-Richandi, G., & Colantonio, A. (2018). Sex & gender considerations in concussion research. *Concussion, 3*(1), CNC51.

Mollayeva, T., Xiong, C., Hanafy, S., Chan, V., Hu, Z. J., Sutton, M., … Colantonio, A. (2017). Comorbidity and outcomes in traumatic brain injury: Protocol for a systematic review on functional status and risk of death. *BMJ Open, 7*(10). https://doi.org/10.1136/bmjopen-2017-018626.

Munivenkatappa, A., Agrawal, A., Shukla, D. P., Kumaraswamy, D., & Devi, B. I. (2016). Traumatic brain injury: Does gender influence outcomes? *International Journal of Critical Illness and Injury Science, 6*(2), 70–73.

Mushtaq, M. U., Gull, S., Mushtaq, K., Shahid, U., Shad, M. A., & Akram, J. (2011). Dietary behaviors, physical activity and sedentary lifestyle associated with overweight and obesity, and their socio-demographic correlates, among Pakistani primary school children. *International Journal of Behavioural Nutrition & Physical Activity, 8*, 130.

National Institute of Health. (2017). *Sex and gender*. National Institute of Health: Office of Research on Women's Health. Retrieved from https://orwh.od.nih.

gov/research/sex-gender/.

National Institute of Health. (2018). *Sex and gender*. National Institute of Health: Office of Research on Women's Health. Retrieved from https://orwh.od.nih.gov/sex-gender.

Neu, S. C., Pa, J., Kukull, W., Beekly, D., Kuzma, A., Gangadharan, P., … Toga, A. W. (2017). Apolipoprotein E genotype and sex risk factors for Alzheimer disease: A meta-analysis. *JAMA Neurology, 74*(10), 1178–1189.

Ocampo, S., Colantonio, A., Dawson, D., Badley, E., & Ratcliff, G. (2014). Factors associated with self-reported arthritis 7 to 24 years after a traumatic brain injury. *Perceptual & Motor Skills, 118*(1), 274–292.

Oertelt-Prigione, S., Parol, R., Krohn, S., Preissner, R., & Regitz-Zagrosek, V. (2010). Analysis of sex and gender-specific research reveals a common increase in publications and marked differences between disciplines. *BMC Medicine, 8*, 70.

Ogrodniczuk, J. S. (2007). Men, women, and their outcome in psychotherapy. *Psychotherapy Research, 16*(4), 453–462.

Payne, G., & Payne, J. (2004). *Secondary analysis in Sage key concepts: Key concepts in social research* (pp. 214–218). London, UK: SAGE.

Prendergast, B. J., Onishi, K. G., & Zucker, I. (2014). Female mice liberated for inclusion in neuroscience and biomedical research. *Neuroscience and Biobehavioral Reviews, 40*, 1–5.

Public Health Agency of Canada. (2014). *Mapping Connections: An Understanding of Neurological Conditions in Canada*. Retrieved from http://www.phac-aspc.gc.ca/publicat/cd-mc/mc-ec/assets/pdf/mc-ec-eng.pdf. March 4, 2017.

Regitz-Zagrosek, V. (2012). Sex and gender differences in health: Science & society series on sex and science. *EMBO Reports, 13*(7), 596–603.

Saverino, C., Swaine, B., Jaglal, S., Lewko, J., Vernich, L., Voth, J., Calzavara, A., Colantonio, A. (2016). Rehospitalization After Traumatic Brain Injury: A Population-Based Study. *Archives of Physical Medicine and Rehabilitation, 97*(2), S19–25. https://doi.org/10.1016/j.apmr.2015.04.016. Epub 2015 May 2. PubMed PMID: 25944501.

Smith, L. P., Ng, S. W., & Popkin, B. M. (2013). Trends in US home food preparation and consumption: Analysis of national nutrition surveys and time use studies from 1965–1966 to 2007–2008. *Nutrition Journal, 12*, 45.

Soldin, O. P., & Mattison, D. R. (2009). Sex differences in pharmacokinetics and pharmacodynamics. *Clinical Pharmacokinetics, 48*(3), 143–157.

Spence, J. T., & Helmreich, R. L. (1978). *Masculinity and femininity: Their psychological dimensions, correlates, and antecedents*. Austin, TX: University of Texas Press.

Statistics Canada. (2016). *Arthritis: The age standardized prevalence of arthritis by sex*. Retrieved from https://www.statcan.gc.ca/pub/82-229-x/2009001/status/art-eng.htm

Stephenson, R., Bartel, D., & Rubardt, M. (2012). Constructs of power and equity and their association with contraceptive use among men and women in rural Ethiopia and Kenya. *Global Public Health, 7*(6), 618–34.

Styrke, J., Sojka, P., Björnstig, U., Bylund, P. O., & Stålnacke, B. M. (2013). Sex-differences in symptoms, disability, and life satisfaction three years after mild traumatic brain injury: A population-based cohort study. *Journal of Rehabilitation Medicine, 45*(8), 749–757. https://doi.org/10.2340/16501977-1215.

Tannenbaum, C., Greaves, L., & Graham, I. D. (2016). Why sex and gender matter in implementation research. *BMC Medicine Research Methodology, 16*(1), 145.

Thompson, A. E., Anisimowicz, Y., Miedema, B., Hogg, W., Wodchis, W. P., & Aubrey-Bassler, K. (2016). The influence of gender and other patient characteristics on health care-seeking behaviour: A QUALICOPC study. *BMC Family Practice, 17*, 38.

Thompson, E. H., Pleck, J. H., & Ferrera, D. L. (1992). Men and masculinities: Scales for masculinity ideology and masculinity-related constructs. *Sex Roles, 27*, 573.

U.S. Department of Health and Human Services. (2017). Health conditions. *U.S. National Library of Medicine.* Retrieved from https://ghr.nlm.nih.gov/condition/triple-x-syndrome

Van Vollenhoven, R. F. (2009). Sex differences in rheumatoid arthritis: More than meets the eye. *BMC Medicine, 7,* 12.

Vlassoff, C. (2007). Gender differences in determinants and consequences of health and illness. *Journal of Health, Population, and Nutrition, 25*(1), 47–61.

Wang, M. C., Naidoo, N., Ferzacca, S., Reddy, G., & Van Dam, R. M. (2014). The role of women in food provision and food choice decision-making in Singapore: A case study. *Ecology of Food and Nutrition, 53*(6), 658–677.

Wang, P. S., Aguilar-Gaxiola, S., Alonso, J., Angermeyer, M. C., Borges, G., Bromet, E. J., … Wells, J. E. (2007). Use of mental health services for anxiety, mood, and substance disorders in 17 countries in the WHO world mental health surveys. *Lancet, 370*(9590), 841–850.

Williams, G., Morris, M. E., Schache, A., & McCrory, P. R. (2009). Incidence of gait abnormalities after traumatic brain injury. *Archives of Physical Medicine & Rehabilitation, 90*(4), 587–593.

Wizemann, T. M., & Pardue, M. L. (2001). *Exploring the biological contributions to human health: Does sex matter? Board on health sciences policy.* Washington, DC: Institute of Medicine.

Wood, W., & Eagly, A. H. (2009). Gender identity. In M. R. Leary & R. H. Hoyle (Eds.), *Handbook of individual differences in social behavior* (pp. 109–125). New York, NY: Guilford Press.

第 29 章　美国助老非营利组织

Athena Brindle and Robert J. Gatchel

如今,围绕承认和支持老龄人口的社会和身体健康需求,美国已经建立了许多非营利组织。根据美国人口咨询局(2016 年)的数据,年龄在 65 岁以上的美国人数量正在大幅增加,到 2060 年将达到目前 4 600 万人的两倍多。随着老龄人口的增加,社会和健康状况面临的挑战与日俱增,包括肥胖率上升、经济差距、精神健康失调和社会隔绝问题,所有这些因素共同导致该特定年龄组的生活质量下降。因此,越来越多致力于制订创新性解决方案,以解决这些问题的非营利组织相继建立,并将持续增长。本章将首先介绍美国最大的全国性非营利组织,即美国退休人员协会(American Association of Retired Persons,AARP),随后将介绍其他类似的组织,它们实施组织计划的规模也在不断扩大。

美国退休人员协会(AARP)

AARP 是美国一个全国性的非营利/无党派的社会福利组织,为 50 岁以上的人提供各种服务。创始人 Ethel Percy Andrus 博士于 1947 年成立了全国退休教师协会(National Retired Teachers Association,NRTA),目的是为退休教师提供健康保险和福利(International Directory of Company Histories,1999)。起初,Andrus 博士看到退休的同胞们苦苦挣扎,尽管他们辛勤工作,生活却陷入困境,甚至无法满足基本生活需求(Kiger,2016),这激发了 Andrus 博士从事社区服务的热情。在纽约保险经纪人 Leonard Davis 的帮助下,Andrus 博士于 1958 年成立了 AARP(USC,2001)。1982 年,Andrus 博士在 AARP 下另设立 NRTA 部门,从而扩大其计划的范围。Davis 于 1963 年成立了 Colonial Penn Group,成为 AARP 负责人。数年后的 1979 年,英国保诚成为 AARP 的主要保险公司,为会员提供更多的保险保障和更少的自付费用(Tierney,1988)。

Andrus 博士和 Davis 用毕生精力,致力于改善和革新社会对老年人的定义和形象,而这最终影响了现代人的观念。AARP 成立的宗旨是促进老年人的独立、尊严和自主人生之权益,提高其生活质量,鼓励老年人"服务社区而不是成为被服务对象"(AARP,2015)。自建立 AARP 以来,已经建立了 7 个关联组织,为全球约 3 800 万成员服务。AARP 是美国最大的会员制组织之一,其在美国国会代表老年人就重大财政问题提出意见,如医疗补助和社会保障等。AARP 发布了一系列与该组织"改善所有老年人的生活质量"使命相一致的政策举措(2016)。

美国退休人员协会(AARP)基金会

AARP 基金会(AARP Foundation)是 AARP 下属 4 个非营利慈善协会之一。该协会专注于促进无法达到基本生活水平的老年人权益,包括社会隔绝、低收入/失业、住房问题、饥饿和法律差异(AARP Foundation,2013)。AARP 基金会在所有 50 个州都有办事处,与当地和全国性组织合作,以提高其服务的可用性和有效性,如下所述。

饥饿

多年来,因饮食引起或促使慢性疾病增加的情况并未引起人们的注意。直到 2010 年,全球疾病负担(Global Burden of Disease)组织才开始认识到有必要分析饮食对我们整体健康的影响。通过对健康和保健研究的不断了解,如今的最佳营养标准正在不断提高。AARP 基金会已经创建了一项全球计划,专门用于教育公众、扩展公共政策以及提高营养和饥饿方面的协作领导力。为了实现这些举措,AARP 基金会与美国农业部营养政策与促进中心合作,并且是可持续发展联盟、消除饥饿联盟和国家营养与活动联盟的积极成员(AARP Foundation,2016c;USDA Center for Nutrition Policy & Promotion,2016)。由 AARP 基金会和 ProMedica 创建的联盟本质上是一个成员制的非营利组织,致力于解决与饥饿和粮食不安全有关的可预防的慢性病的影响。它的集体研究计划充分帮助大众在日常生活中了解健康生活和疾病管理的基础知识。

2016 年春季,AARP 基金会与塔夫茨大学 Jean Mayer 美国农业部衰老人类营养研究中心(USDA HNRCA)合作,为老年人建立了 MyPlate 的更新版本(Gallagher,2016)。MyPlate 是由美国农业部营养政策与促进中心创建的健康/营养资源,为美国人提供关于饮食和生活方式选择的最新建议(Gallagher,2016)。当前针对老年人的营养建议包括 50% 的水果和蔬菜,25% 的全谷物,25% 的蛋白质含量高的食品,适量的乳制品以及保持规律性运动(所有建议均围绕《美国农业部 2015—2020 年饮食指南》制订)。该更新有助于老年人建立均衡的饮食,以减少许多常见的慢性疾病,如 2 型糖尿病和高血压。

AARP 基金会开展的 50 岁以上消费者调查收集了关于 50 岁以上成年人对健康饮食的认识(AARP Foundation,2016a)。根据调查,大多数老年人对健康生活的定义有理想的看法,他们认为这意味着要摄取更多营养食品,以获取身体自由,独立生活和免受疾病困扰。尽管他们具备完整的健康饮食意识,但表示在获取健康生活所需的营养方面面临着不同障碍。这些障碍包括无法读懂营养标签、无力购买新鲜食物以及缺乏时间准备等其他因素。

收入

今天,许多即将退休的年长美国人正面临着各种各样的经济挑战。根据美联储理事会的调查,2015 年,年龄在 60 岁以上的美国人中有 91% 表示退休后的主要收入将来自社会保障,而 55% 的人承认他们将继续工作(Board of Governors of the Federal Reserve System,2015;DeNavas-Walt & Proctor,2015)。不幸的是,老年人在 50 岁以后随着不断增加的健康问题,特别是精神疾病,保持稳定收入变得更加困难(Meiler,Steil,Wiesten,Wiltfang,& Kis,2011)。AARP 基金会专门致力于通过不同的财政和工作匹配计划和资源来帮助老年人。

AARP 基金会的税务援助是一项独特的计划,适用于所有年长的美国人。该计划使所有 50 岁以上的人都能获得具有国税局(IRS)认证的有专业知识的志愿者在 1 年内获得免费的税务准备帮助。AARP 基金会资助了 50 多名来自不同背景的训练有素的志愿者,以帮助会员制订切合实际的目标,建立健康的金融习惯并对其进展进行持续评估(AARP Foundation,2016d)。缺乏责任感可能会导致一个成年人在一生中做出不好的财务决策。在 2017 年纳税季节中,AARP 基金会的税务援助计划仅在犹他州就完成了 6 700 多份纳税申报表(Polacheck,2017)。

50 岁以上的人重返职场计划从根源上去解决经济波动问题:失业(AARP Foundation,2016b)。该计划鼓励社区大学和劳动力委员会为 50 岁以上的成年人提供更多就业机会,以获取适当的技能和支持,以重返劳动力市场。今天,成千上万的美国求职者通过全国各地的多所大学使用该计划获得就业保障。

之前的科罗拉多州总检察 Ken Salazar 于 1999 年发表了《尊敬我们的老年人:一项打击欺诈老年人的全州行动计划》,该法案最终引入了立法变革,从而导致了 AARP 基金会老年观察会的成立(Colorado Attorney General's Office,2016)。科罗拉多州老年观察会致力于保护年纪较大的美国人免遭金融欺诈和诈骗的侵害。常见的金融欺诈和诈骗被伪装成慈善计划、彩票和抽奖,以及税收身份盗窃和电话营销(USA. gov,2016)。每年大约有 180 名志愿者奉献他们的时间,参与 AARP 基金会老年观察会热线,抵御诈骗呼叫中心和现场反欺诈计划。在 2015 年的志愿者中,有 40 位 NRTA 成员完成了经考核的欺诈观察培训,这有助于提高社区的警惕性。

住房

从不兼容的住房基础设施到没有足够的资金来支付抵押贷款,AARP 基金会已经做出了许多努力来提高有需要者的生活质量。2014 年,AARP 和哈佛大学住房研究联合中心(Joint Center for Housing Studies,JCHS)发表了《美国老年人的住房:满足人口老龄化的需求》报告(Baker et al. ,2014)。该报告表明,到 2040 年,65 岁以上成年人口的增长迅速,并且需求持续发展。AARP 和哈佛大学的 JCHS 进行了广泛的研究,显示出增加的住房选择对于日益增长的美国老年人口的重要性,其中包括改善住房护理和其他出行选择。该报告特别指出,当前的住房将无法为老年人提供独立生活所需条件,例如无障碍通道,社会和援助服务以及负担得起的房价。AARP 基金会和 JCHS 敦促私人和公共机构帮助解决老年人 AARP 基金会缺乏适当住房的情况(AARP Foundation Housing,2016)。举措可能包括在靠近相关便利设施和服务的地方建造住房,允许为那些希望缩小住房规模的人建造较小的住房,开发可多代同住的住房,提供郊区租房选择以及通过提供税收减免来减轻金融负担和激励房主。

2015 年,AARP 发起了"未来住房运动",该活动旨在传播人们对美国老年人所面临的当前住房挑战的认识(许多问题在《美国老年人的住房:满足人口老龄化的需求》中提出)(Harrell,2015)。他们的第一项努力包括在华盛顿特区举办"未来住房峰会",该峰会邀请了住房行业的"提议者和推动者"合作解决美国住房市场面临的最大挑战(Public Policy Institute,2015)。AARP 基金会奖(将在后面讨论)预留了 50 000 美元,以帮助一家新的创新型创业公司开发一种解决方案,以使低收入老年人能够舒适,安全且独立地生活在自己的家中。2017 年 2 月,AARP 和捐助组织从 IBI 集团中选择了 Gruzen Samton,生产出了一种"不朽设计"的房屋,以支持希望随年龄增长而留在家里的老年人。该房屋建于田纳西州的孟菲斯,包括完全无台阶的布局、较宽的门框、可轻松使用轮椅,以及较低的柜台面。

最终,随着年龄的增加,残障的风险也会同时增加,收入随之减少,而账单和费用(如果不增加的话)却一如既往。根据美国人口普查局的数据,2015 年年龄在 55~64 岁的家庭的年平均收入为 62 802 美元,而 65 岁以上的家庭的年收入中位数则大幅下降至 38 515 美元(U. S. Census Bureau,2018)。针对在开支方面经历困难的房主,美国住房和城市发展部和认证的咨询师代表 AARP 基金会的住房解决方案中心,他们为可能面临丧失抵押品赎回权的 50 岁以上的房主提供咨询服务(AARP Foundation,2016e)。

社会隔绝

最后,AARP 提供的另一项服务是有关社会隔绝。鉴于慢性病、住房、收入和生活质量变化等给美国老年人带来诸多挑战,越来越多老年人与社会隔绝的现象并不令人惊讶。社会隔绝被认为是个人通过心理或身体试图与他人保持距离,而这个人可能是其生活中最重要的人(Biordi & Nicholson,2009)。AARP 基金会于 2012 年启动了他们的第一个社会隔绝研究计划,即 ResearchWork 的 AARP 基金会社会隔绝框架项目,就老年人群体的一些未知问题进行了探索和研究(Elder & Retrum,2012)。事实上,社会援助具有许多积极作用,如降低疾病发生率,加快康复和治愈的速度,提高依从性和其他积极的健康行为(如 Taylor,2015)。因此,社会隔绝对个人的身心健康非常有害。社会隔绝框架项目报告指出,有许多风险因素都可能导致社会隔绝,包括独居、身体不便、低收入、生活在农村地区、语言障碍,以及令人惊讶的是,担任照顾者也是一个风险因素。随着相关认识在整个社区中的传播,越来越多的社区互动计划和社会活动在增加。隶属于 AARP 的义工体验营就是一个很好的例子,将孤立的老年人带回青年人社区,为老年人带来个人成就感和生活目标。

AARP 的其他服务

AARP 基金会诉讼

AARP 基金会诉讼(AARP Foundation Litigation,AFL)是针对全国 50 岁以上成年人的法律倡导和个人权利保护计划(AARP Foundation,2016f; AARP Foundation Legal Advocacy,2016)。以州和联邦诉讼为重点,常见主题包括员工歧视、健康、住房、员工福利、投票权等。AFL 已花费了 15 年的时间来确保美国人在司法系统中有发言权,并确保他们在日常生活中的斗争在全国范围内得到解决。美国公众可以在 AARP 基金会诉讼案件活动数据库(称为"案卷")中查看已完结的案件,从而了解其权力、政府政策或法律,以及就有关诉讼提出任何问题。AARP 基金会诉讼不同于 AARP 老年人法律顾问,后者仅适用于华盛顿特区的居民。

如上所述,AARP 基金会提供直接援助计划,以帮助老年人获得生活必需品(表 29.1)。他们的倡议与各种组织合作,为年长人士提供食物、收入、住房和社会福利。AARP 基金会将继续"点燃激情",努力帮助社区中的老年人。

表 29.1　美国退休人员协会(AARP)基金会就饥饿、收入、住房和人口老龄化成立的项目和计划

饥饿	AARP 基金会老年保护项目(科罗拉多州)
根因联盟(Root Cause Coalition)	**住房**
MyPlate	AARP 基金会住房解决方案中心
收入	**社会隔绝**
AARP 基金会税收援助	义工体验营
AARP 基金会 50 岁以上理财计划	**其他**
50 岁以上重返职场	AARP 基金会诉讼

其他相关机构/合伙人

AARP 公共政策研究所

AARP 参与公共辩论和政策研究由无党派的 AARP 公共政策研究所（Public Policy Institute，PPI）管辖（AARP Public Policy Institute，2016a）。该研究所致力于在社会保障、医疗保险、工作和退休等诸多问题上为老年人争取更多的权益。例如，在 2016 年总统大选期间，AARP 发起了一场"表达立场"运动，以敦促 2016 年总统候选人提出一项社会保障计划，并作为政府政策中的优先事项，令受其影响最大的美国人都能受益（AARP，2016b；Hishta，2016）。截至 2016 年 3 月，AARP 的 14 万名成员签署了"表达立场"请愿书，几乎立即收到了总统候选人的回应。

AARP 基金会讨论的关于老年人的主要问题是要解决困难，但还有很多未发现的问题。PPI 为居民和政策制定者创建了宜居性指数，以访问美国各地的住房、邻里、交通、环境、健康、参与度和机会得分（AARP Public Policy Institute，2016b）。每个类别的分数基于子类别的可负担性、可获得性和质量的平均百分比分数。得分是根据 PPI、ICF International 和犹他大学城市研究中心的资深专家制订/审查的 40 项指标和 20 条政策确定的。在线访问特定社区的数据可以帮助老年人评估其社区的宜居性，以及评估该地区是否可以满足其特殊需求。这些分数可以促使老年人认识到社区支持服务的力量，并鼓励政策制定者为社会做出渐进式的改变。AARP PPI 发布有关最新公共政策和政治问题的意见，以使成员及时了解直接影响老年人的政策。

与 AARP 基金会的"50 岁以上重返职场"相似，AARP 公共政策研究所创建了"Future of Work@50+"，该计划旨在进一步研究政策分析，快速变化的劳动力和资源，以帮助老年人获得良好的培训和优质职业的机会。"Future of Work@50+"通过各种出版物的最新研究和调查，继续教育所有年龄段的人去了解劳动力中的许多差异（如年龄歧视、残疾等）。2014 年 12 月，Future of Work@50+召开了一次"老年美国人的社会保险和生命周期事件"会议，专家们就诸如 SSA 行政数据中的退休趋势和索偿趋势（Pattinson，2014）及婚姻传记、社会保障收据和经济福利（Lin，Brown，& Hammersmith，2014）。

老年人法律顾问

1975 年，AARP 创建了一个基于志愿者的非营利性联盟，每年可以帮助数百名老年人面对各种法律状况。AARP 的老年人法律顾问（Legal Counsel for the Elderly，LCE）为 60 岁及以上的华盛顿特区公民提供法律咨询和个案服务（AARP D. C Legal Counsel for the Elderly，2013；Legal Counsel for the Elderly，2016）。40 年来，LCE 一直在提供资源以协助民事法律案件和其他辩护律师计划。1977 年，LCE 创建了首批社区外联计划之一，该计划为私人法律师事务所的公益律师提供了机会，自愿帮助处于各种法律状况的老年人和低收入居民。LCE 的一些主要计划包括长期护理申诉专员、老年人医疗保险检视以及各种基于家庭和社区的服务，接下来将进行回顾。

长期护理监察专员

这为拥护者提供了解决方案，以解决护理院、社区居民设施和辅助生活设施中长期护理居民的投诉。其他服务包括评估投诉，以促进州和国家法律的变化。

老年人医疗保险检视

该机构每年招募约 5 700 名志愿者,以协助 Medicaid 和 Medicare 的受益人打击诈骗行为(AARP Legal Counsel for the Elderly,2016b)。

居家老人法律援助项目

居家老人法律援助项目(Homebound Elderly Law Project,HELP)包括义务服务律师、专业人士和志愿者组成的团队,以及专职律师,为因身体或生理缺陷而无法出门的患者提供法律文件、居住环境及累积福利的帮助(AARP Legal Counsel for the Elderly,2016a)。

除上述计划外,AARP LCE 还为华盛顿特区的老年人提供了大量独特的法律案件帮助。哥伦比亚老龄教育中心协助为 LCE 筹集资金,这反过来又有助于继续向华盛顿特区居民提供资源。2015 年,估计完成了 1 200 宗从社会保障和医疗补助到房屋止赎和金融欺诈的民事诉讼。

AARP 基金会义工体验营

AARP 基金会义工体验营(Experience Corps)是一项独特的计划,它通过 50 岁以上长者自愿帮助从幼儿园到三年级儿童提高其识字能力,从而改善其心理、社交能力和身体健康(AARP Foundation Experience Corps,2016)。这种高度承诺的志愿者体验需要每周大约 10 个小时的课堂服务。志愿活动包括协助老师开展课堂活动以及激发学业和学习准备以及行为管理(Fried et al.,2013)。截至 2016 年,在全国 17 个以上的城市中,有 3 000 名年龄超过 50 岁的受过训练的志愿者为他们提供服务。义工体验营主要关注那些州内收入低,教育程度低的地区,以期帮助当地居民摆脱文盲。这对志愿者也是有益的。事实上,最近对巴尔的摩市公立学区内的部分学校进行的一项研究表明,该计划给义工体验营志愿者带来的健康益处(Fried et al.,2013)。结果表明,这些志愿者行动不便、摔倒和记忆力下降的情况都有所减少。此外,他们的平衡功能、肢体力量以及身心能力都保持在非常好的状态。志愿者所进行的社交互动和心理锻炼在提高生活质量和心理功能方面显示出可观的进步。此外,研究表明,在学校中实施该计划的第一年,学生的分数大幅度上升(Parisi et al.,2015)。

AARP 的义工体验营位于 AmeriCorps 已建立的服务网络中,该组织通过教育以及其他领域为成千上万的非营利组织提供服务。2011 年,义工体验营被 AmeriCorps 国家服务网络授予"年度服务影响力奖"。

网上倡议

截至 2016 年 7 月,据报道美国有 2 亿互联网用户,约占美国人口的 89%(Internet Live Stats,2016)。AARP 拥有最大的在线资源中心之一,主要针对 50 岁以上的人群,但任何年龄均可访问。AARP. org 通过网络研讨会和 AARP 举办的活动提供对 AARP 公告、《AARP 杂志》、会员利益的访问以及大量的机会和信息。下文将进行详细说明。

AARP 公告

这是一个在线公告板,旨在让老年人掌握与其生活息息相关的最新信息。AARP 公告主要关注金融、健康、医疗保险和社会保障等事宜。

《AARP 杂志》

《AARP 杂志》关注 50 岁以上成年人的生活方式、名人主张、娱乐和关于衰老的对话。

保持敏锐

AARP 与全球脑健康委员会合作,通过"保持敏锐"(Staying Sharp)教育老年人如何拥有健康的大脑(American Association of Retired Persons,2016a)。保持敏锐具有科学设计的评估方式,可告知参与者大脑的"健康状况"。根据结果,提出有关放松、发现、连接、滋养和运动的有价值的信息,以增强每个人的大脑功能,从而改善他们的日常生活(Staying Sharp,2016)。

全球脑健康委员会

全球脑健康委员会(Global Council on Brain Health,GCBH)由 AARP 和 Age UK 创建的经过审查的医疗保健专业人员和政策专家的独立小组。他们的重点是研究和分享有关脑部健康及其重要性的实用和科学信息,让人们变得更健康。他们的主要举措是保持思维敏捷,这是一个针对老年人和大脑的在线信息门户。

老龄化的未来

AARP 基金会奖

"AARP 基金会奖"是 AARP 基金会的一项慈善捐款,希望找到最创新的解决方案来应对当今人口老龄化所面临的住房、饥饿、收入和孤独感等诸多挑战(AARP Foundation Prize,2016)。AARP 基金会奖旨在寻找致力于帮助 50 岁以上,年收入不足 40 000 美元的成年人的创业企业和企业家。杜克大学、塔夫茨大学和明尼苏达大学等全国各地的大学都在其学术计划内开展了商业计划竞赛,以协助促进表达 AARP 基金会奖资格的创新计划。

重塑生活

重新构想生活研究所是一项旨在帮助个人在经历各种改变生活的个人发展挑战后重返正轨的计划(Life Reimagined,2016)。AARP 于 2009 年创建了 Life Reimagined,此后已发展成为一个超过 189 万参与者的社区。生活、衰老和个人发展方面的专家顾问会创建社区活动、事件和在线计划,如 LifeMap,以帮助全国各地的个人确定其目的。

AARP 驾驶员智能安全

这是一个精心设计的 AARP 驾驶员智能安全课程,专门针对 50 岁以上的成年人,以确保所有驾驶员都掌握最新的交通法规、法规和健康的驾驶习惯。AARP 驾驶员智能安全课程可在特定州的课堂上使用,也可在线使用。

颠覆性衰老

AARP 首席执行官 Jo Ann Jenkins 通过撰写《颠覆性衰老》(*Disrupt Aging*)一书,开始了对衰老的思考(Disrupt Aging,2015)。Disrupt Aging 是一项基于现实的计划,旨在了解自己和衰老过程中的他人。她鼓励接受衰老所带来的一切结果,并在此过程中接受自己的真实自我。许多成年人通过阅读 Disrupt Aging 在线平台上的故事,分享故事和问题/解决方案和想法来获得支持。图书销售的所有收入都贡献给 AARP 基金会。

AARP 社区

　　AARP 是一个基于会员的组织,它不仅通过一系列免费服务和教育影响社区,而且还通过仅持卡人获得的折扣和好处帮助老年人口。由于 AARP 社区已达到约 3 800 万成员,因此 AARP 与健康、汽车和人寿保险公司建立了全国认可的合作伙伴关系。AARP 社区还可以从餐饮、电影、服装、旅游和电子产品的折扣中受益,从而使日常生活更加负担得起。

其他非营利组织

　　随着世界各地老年人口的迅速增加,没有任何一种“千篇一律”的解决方案可以应对各种金融、健康和社会挑战。AARP 是致力于为老龄人口创造更好生活质量的众多非营利组织之一。许多其他非营利组织已经建立了类似于 AARP 的各种服务和平台,而其他组织和机构则特别致力于影响社区。下列非营利组织/联盟都制订了专门计划,通过提供医疗保健服务、提高医疗保健专业人员的素质、提供健康和保健教育、改善住房基础设施的可用性以及政府的倡导来提高老年人的生活质量。

美国老年医学会

　　美国老年医学会(American Geriatrics Society,AGS)是由医生们于 1942 年 6 月成立的非营利性组织,其中包括创造了“老年医学”(geriatrics)一词的 Ignatz Nascher 博士(American Geriatrics Society,2016b)。AGS 现在是一个由大约 6 000 名医疗保健专业人员组成的协会,致力于为老年人创造最佳生活质量(American Geriatrics Society,2016a,2016c)。他们的策略包括对专业人员和老年人进行培训,以“鼓励和促进老年医学的研究。”尽管他们的倡议在对社会活动的影响力方面并不如 AARP 基金会,但他们提出优质医疗保健专业的重要性最终影响患者的疾病结果。AGS 拥有九个分支机构,以确保老年人的护理质量达到历史最高水平。这些委员会代表教育、临床实践、伦理学、民族老年病学、卫生系统、公共政策和研究等主题。成员参加的是特殊兴趣小组(SIG)。每个 SIG 都是既定的护理领域(如急性、癌症、退伍军人的健康等),由美国老年医学会社区的负责人代表。每年,AGS 都鼓励此类团体的领导人通过提案和项目继续讨论特定的健康需求。下面简要回顾了近期的项目,其中包括“老年健康基金会”。

老年急诊科

　　2016 年 1 月,AGS 获得了 John A. Hartford 基金会和西部卫生研究所(West Health Institute)的资助,以资助老年急诊科合作组织(Geriatric Emergency Department Collaborative,GDCE)。成立 GDCE 的目的是希望教育更多的医疗保健专业人员进行基于指南的护理,以改善老年人的生活质量。

老年驾驶员交通安全

　　这是一个专业和公共教育计划,旨在帮助医生“评估和指导老年驾驶员”。

老年骨科联合规划项目

　　纽约罗切斯特大学开发了一个项目,该项目由 John A. Hartford 基金会于 2015 年资助,旨在创建一个强大的基金会来支持跨学科的老年骨科管理方法。

老年劳动力提升计划

这是由 ohn A. Hartford 基金会在 2016 年资助的一项举措,旨在提供各种服务来增强老年人的自我价值感。这些服务包括地方和国家会议,专业导师计划,针对专业人员和患者的有关老年研究的一系列教育资源以及专家咨询。

老年健康基金会

1999 年,美国老年医学会创建了"老年健康基金会"(Health in Aging Foundation,HiAF),以通过更公开的方式帮助老年人(American Geriatrics Society,2016d,2016e)。HiAF 的主要举措是在 AGS 成员的帮助下创建教育资源,以确保老年人在最新的健康和保健技巧与工具上"保持最新"。他们的在线资源中心提供了 60 多种老龄人口常见状况的描述和治疗选择。

美国老年医学会(以及 HiAF)一直在不断创造新的资源,包括跨学科的认证,实践管理和研究,用于指导临床实践。美国老年医学会的第一本出版物是《美国老年医学会杂志》(1953 年),该期刊每月更新一次,涉及临床老年医学问题和临床研究。AGS 的 Geriatrics Care On-line. org 是一个在线图书馆,其中存储了大量 AGS 的临床研究、出版物、产品组合以及其他各种资源,可帮助老年人和医疗保健专业人员对老年人保健领域进行教育。

老年护理协会

老年护理协会(Aging Life Care Association,ALCA)是一个非营利性组织,其前身是"全国专业老年护理管理者协会"(1985 年)和"国家老年护理管理者学会"(1996 年)。从一开始,ALCA 就有 9 个地区性分会作为独立的非营利组织。2016 年,在 9 个独立的非营利组织中,有 5 个与全国性协会 ALCA 合并,以协助为其成员创造更多的利益和服务。ALCA 最有价值的服务是通过专业人员,他们通过指导、教育和提供其他资源和工具来帮助家庭和残疾人,以确保家人和亲人得到照顾。老年护理协会为老年人提供住房,当地资源、财务、健康和残障、宣传、法律咨询、危机干预、家庭护理支持等方面的专家,具体取决于个人情况。老年生活护理专业人员随时为患有慢性病、脑损伤、精神残疾和其他影响老年人生活的健康问题的人提供持续的支持服务。

老年痴呆症协会

在老年人口感染的许多疾病中,阿尔茨海默病处于最前沿,目前影响约 540 万美国人。阿尔茨海默病是一种痴呆症,通常与记忆力丧失、思维挑战和行为问题有关(Alzheimer's Association,2016b)。幸运的是在 1979 年,Jerome H. Stone 及其同事与国家老龄研究所进行了讨论,他们产生了建立以疾病为中心的非营利组织的想法。1980 年成立了阿尔茨海默症协会,致力于提供服务以帮助各个年龄段的阿尔茨海默症患者(Alzheimer's Association,2016a)。阿尔茨海默症协会是致力于这个特定目的的最大协会。事实上,该组织是《国家老年痴呆症项目法》的主要倡导者之一,该法案确保每年制订一项针对老年痴呆症的国家计划,该计划于 2010 年由国会通过(Alzheimer's Association,2016f,2016g)。该组织通过 75 个本地分会代表着全国数以百万计的个人及其家庭,在全球范围内拥有大量的捐助者支持。他们的举措包括针对意识、教育、预防、社会支持和研究的活动。下面简要讨论其中一些。

步行结束阿尔茨海默症

步行结束阿尔茨海默症是一项年度性的全国性筹款活动,将 600 个社区中的人聚集在一起,以促进阿尔茨海默症的认识和研究(Alzheimer's Association,2016i)。老年痴呆症协会鼓励每个社区的成员在活动开始之前成立筹款团队。然后,团队有资格参加国家激励计划,该计划提供各种激励措施以筹集一定数量的资金(Alzheimer's Association,2016j)。在某些社区中,个人筹款超过 500 美元的人就有资格参加阿尔茨海默症协会冠军和大冠军俱乐部,该俱乐部向合格者奖励特殊产品和认可的产品。在 2016 年塔尔萨步行结束阿尔茨海默症期间,共筹集了 33 万美元,是该年一次活动筹集的资金最多的组织(Alzheimer's Association,2016l)。在所有募集资金中,有 78% 用于阿尔茨海默病计划。募集的资金中有 16% 会"循环"回募款,而募集的资金中的 6% 将分配给老年痴呆症协会(Alzheimer's Association,2016k)。

老年痴呆症护理中心

阿尔茨海默症协会创建了一个"护理社区",向患者及患者家人提供有关疾病发展各个阶段的信息(Alzheimer's Association,2016c)。他们的倡议包括提供 24 小时支持、社区资源提示和留言板,以及在线资源中心提供的大量信息。阿尔茨海默症的 Navigator ©指导看护者通过不同的主题,以开发最优质的支持来照顾阿尔茨海默症患者(Alzheimer's Association,2016e)。

老年痴呆症协会试用比赛

阿尔茨海默症协会的 TrialMatch 是一项向公众提供的匹配服务,可将个人与 250 多个当前针对阿尔茨海默病的临床试验和研究配对(Alzheimer's Association,2016h)。

MedicAler ©+老年痴呆症协会的 Safe Return ©

MedicAlert ©+阿尔茨海默症协会的 Safe Return ©是国家认可的紧急响应服务,与执法部门和阿尔茨海默症协会的当地分会合作。他们的 24 小时服务可确保,如果患有阿尔茨海默病或痴呆症的人迷路了,看护者和家人将能够以高效的系统找到他们。

阿尔茨海默症协会:促进阿尔茨海默症研究和治疗的国际协会

阿尔茨海默症协会不仅会关注受阿尔茨海默病影响的社区,而且关注致力于改善阿尔茨海默症研究的健康专业人员,例如医师和科学家。这个专业人士社区在阿尔茨海默症协会的国际协会内工作,以促进阿尔茨海默症的研究和治疗,也被称为 ISTAART(Alzheimer's Association,2016d)。该小组为阿尔茨海默症和痴呆症撰写文章/信息——《阿尔茨海默症协会杂志》,提供有关最新研究、临床试验、检测和预防信息等方面的资料。ISTAART 每年举行许多会议,以促进阿尔茨海默症协会的倡议和专业倡导者之间的协作行动。

美国送餐到家协会

美国送餐到家协会是一个非营利性组织,旨在帮助解决美国老年人口的饥饿问题(Meals on Wheels America,2016a)。他们的解决方案包括在适合与其他老年人交往的环境中,为老年人提供营养餐,并开发提高其生活质量所需的健康。美国送餐到家协会在全国范围内开发了 5 000 多个计划,在当地企业和组织的帮助下,每年为大约 240 万成年人提供服务,以了解他们的需求。对于那些难以离开家园参加社区计划的老年人,美国送餐到家协会提供了特殊的住宿条件,以确保即使是有限制的人也能获得应有的营养。老年人不仅受益于健康,而且受益于该计划在社区内产生的社会互动。由于无法出门的老年人会增加缺乏健康和社会隔绝的风险(AARP,2015),美国送餐到家协会提供了营养、陪伴和安全预防措施(在紧急情况下)到老年人的家中。对于有其他需求的地区,美国送餐到家协会正在主动为老年人提供其他基本服务,如提供就医的交通服务、宠物食品、上门维修服务等。"做午饭"是美国送餐到家协会最近的倡导活动,其重点是招募更多志愿者以促进美国健康运动的顺利进行(Meals on Wheels America,2016b,2016c)。

国家骨质疏松基金会

1984 年,成立了第一个专门致力于骨质疏松症和骨骼健康的非营利组织。美国国家骨质疏松基金会(National Osteoporosis Foundation,NOF)着重于加强老年人骨骼健康所需的教育、认识和预防方法(National Osteoporosis Foundation,2016a 2016d)。从一开始,NOF 就一直是在通过支持 20 世纪 90 年代的《振兴法案》(Revitalization Act)为美国提供开发更健康的骨骼工具的主要倡导者。《振兴法案》使美国国立卫生研究院(National Institutes of Health,NIH)可以建立向公众开放的骨骼健康和骨质疏松症信息交换所(NIH 骨质疏松症和相关骨病国家资源中心)。美国国家骨质疏松基金会为教育专业人士和普通大众采取的最新举措是"2Million2Many 运动"。NOF 数据表明,美国每年因骨质疏松症而骨折的骨头数目为 200 万(2Million2Many,2016;National Osteoporosis Foundation,2016e)。"2Million2Many"敦促 50 岁以上的成年人及其医疗保健专业人员采取主动行动进行预防和治疗。国家骨质疏松基金会是国家骨健康联盟的 54 个成员之一,该联盟于 2010 年成立,致力于改变公众对骨骼健康的看法(National Bone Health Alliance,2016)。

Bone Source ®

这是美国国家骨质疏松基金会的计划,旨在使医疗保健专业人员获得有关骨骼健康的最新信息和研究。

Bone Source ® 通过提供临床护理手册、预防方法、诊断策略和治疗方案,提供资源和教育来帮助专业人员加深对骨质疏松症的认识(National Bone Health Alliance,2016b)。

美国公共卫生协会

1872 年,美国公共卫生协会(American Public Health Association,APHA)成立,创建了以提高美国居民健康为中心的非营利性组织(American Public Health Association,2016a,2016c,2016d)。随着 APHA 的成功,该组织已与 54 个州和地方健康导向协会建立了有影响力的联盟(American Public Health Association,2016e)。多年来,APHA 作为一个公共卫生组织已经采取了主动行动,以教育美国民众迄今流行的疾病,如结核病(1893)、流行性感冒(1918)和儿童肥胖症(2001)(American Public Health Association,2016b)。在美国公共卫生杂志的帮助下,他们的倡议在全国各地广为人知,该杂志致力于通过教育,宣传和预防分享公共卫生问题,已有 100 多年的出版历史。在美国,随着健康问题的每一个发展,APHA 一直是政府大力支持的倡导者。实际上,由 APHA 创立的国家卫生新闻专为卫生保健专业人员,立法参与者和政策制定者创建,帮助他们关注美国健康和健康倡议的最新话题。1974 年,APHA 召开了年度会议,提出了缺乏老年人健康计划的问题。此后不久,APHA 成立了衰老和公共卫生部门。自那时以来,他们投入了越来越多的时间和研究来教育公众如何改善老年人的生活。

终身艺术

终身艺术(Lifetime Arts)是一个非营利组织,与其他组织合作为老年人建立专业开发的艺术课程。他们的目的是通过舞蹈,音乐,绘画等社区艺术计划为老年人创造积极的艺术活动(Lifetime Arts,2016a)。终身艺术致力于通过提高老年人的身体、心理和情感幸福感来提高他们的生活质量(Cohen,2006)。自 2008 年成立以来,Lifetime Arts 已在全国约 22 个城市与图书馆、政府机构、艺术组织、老年中心和独立艺术指导员建立了联系(Lifetime Arts,2016b)。他们的联盟要接受年龄的要求和培训,以加强他们对创造性的年龄的关注,并增强他们的敬业精神,以帮助老年人(Lifetime Arts,2016c,2016d)。

美国志愿者组织

美国志愿者组织是一个非营利性组织,成立于 1896 年,其目标是通过各种志愿服务来帮助许多需要帮助的美国人(Volunteers of America,2016a)。如今,美国志愿者组织已经在超过 46 个州建立了志愿者计划和服务,影响了数千万个人。除了关注需要帮助的妇女、儿童和无家可归者之外,美国志愿者组织还特别关注针对老年人的不同服务。他们的志愿者通过为残疾人或无家可归的老年人提供服务和帮助来提高老年人的生活质量。这些帮助程序在下面进行了概述。

老年人行动网络

美国志愿者组织通过老年人行动网络(Senior Action Network)在国会上大规模倡导并影响老年人。目前,老年人行动网络代表整个国家中服务水平低下的老年人,其目标是获得更多的负担得起的住房选择,从而为老年人保留优质的生活和护理,并在专业护理越来越普及时提供更多的医疗保险和医疗补助计划(Volunteers of America,2016)。老年人行动网络是美国志愿者组织和 LeadingAge 组织的倡导计划。

老年人优质护理

老年人有很多生活选择,包括位置、独立程度、住房基础设施等。无论情况如何,美国志愿者组织都会提供计划和专业人员来帮助实现最高生活质量(Volunteers of America,2016c)。他们的医疗保健计划帮助老年人获得额外的金钱支持、运动健康、康复治疗和专业的特殊护理。

用餐计划

美国志愿者组织还认识到有必要在老年人家庭中制订更有营养的膳食计划,并提供营养咨询和膳食配送计划(Volunteers of America,2016d)。美国志愿者组织的用餐计划是专门为老年人提供营养食品来源。

Aging with Options™

美国志愿者组织的 Aging with Options™ 计划为所有年龄段和各个健康阶段的成年人提供了在生活的各个方面提供帮助的机会(Volunteers of America,2016b)。Aging with Options™ 志愿者或专业组织可以通过以下 3 类来提供帮助:

1. 社区参与计划

通过 Aging with Options™ 计划可帮助老年人过上最独立的生活。许多老年人喜欢住在他们最舒适的房屋中,并且还没有做好过渡到在养老院居住的准备。社区参与计划尽最大努力向寻求独立的人致敬。志愿者或专业组织提供日常服务,如去杂货店购物、做饭或在家中探访。

2. 基于家庭和社区的服务

通过 Aging with Options™ 计划进行的"基于家庭和社区的服务"关注于独立生活的成年人的医疗需求。志愿者和专业组织在日常监控、药物和医疗设备协助以及其他任务方面提供帮助,以保持独立的生活状况。

3. 老年人全面服务计划

老年人全面服务计划(Program of All Inclusive Care for Elderly,PACE)计划将老年人与专业护士、社工、医生和顾问联系起来,致力于实现老年人身体最大化健康和独立生活。这个计划的好处是将一群在各自学科有很深见解的专家聚集在一起。美国志愿者组织的 Aging with Options™ 还致力于实现可负担的护理,没有共同付款或自付额,以确保无论情况如何,每个人都能获得应有的护理。如果他们选择了不再以个人生活为重的老年人生活,那么 PACE 会为那些与家人更近的成年人提供最佳的生活选择。

老年健康合作组织

2008 年 6 月,由 21 个致力于增强老年护理及其专业人员的组织创建了"老年健康合作组织(Partnership for Health in Aging,PHA)联盟",以为未来几年做准备。在 PHA 中,获得认可的所有组织都建立了一种方法,通过促进健康和安全、评估、护理、跨学科和团队护理、护理人员以及医疗系统福利来为社区服务。该联盟由医疗行业的一些最高管理机构组成,包括(但不限于)美国老年医学会、美国老年精神病学会、美国药学院学院联合会及许多老年护理组织。PHA 的最新发展致力于通过"老年医学跨学科团队培训的立场声明:老年人优质保健的重要组成部分"(2014)来确保老年人的优质医疗保健。

LeadingAge

LeadingAge 以前称为美国老年人之家和服务协会,是由全国老龄化理事会于 1961 年创建的非营利性组织,旨在支持 6 000 多个非营利性组织、成员、企业和州之间的合作。同时将彼此作为学习工具、支持系统的集体宣传(Leading Age,2016a)。LeadingAge 的主要举措集中在为社区所有成员提供非营利性宣传、优质护理和服务,以及创造和支持创新方法,以教育社会关于老龄化的过程(Leading Age,2014)。多年来,LeadingAge 应用研究中心一直致力于改善长期护理/疗养院的质量、劳动力和最佳实践(Leading Age,2016b)。该中心的目标是创造更好的"临终"护理,不仅关注老年人的健康和保健,而且关注他们同样具有影响力的生活环境。从 2003 年到 2008 年,LeadingAge 有机会成为"更好的工作更好的照顾"的领先规则改变者,该项目由 Robert Wood Johnson 基金会和大西洋慈善基金会资助,旨在改变护理中心的高离职率和工作质量等问题(Leading Age,2016c)。他们的主张是"美国志愿服务者组织的老年人行动网络"(如上所述)中的一项工作,该行动旨在增加老年人可负担得起的兼容住房的存量。

美国老年医学会

自 1945 年以来,美国老年医学会(GSA)一直是最大的组织之一,致力于研究和倡导在美国老年人中领域提高知识。在许多其他致力于健康和保健的组织的共同努力下,GSA 能够教育健康专业人员及其患者有关以下各个主题的重要性:拥有动物陪伴对老年人健康,营养不良的迹象,疫苗接种教育和认识,成年后非处方药安全性,疼痛管理,看护者的重要性,以及与老年人的有效沟通的影响。在下面的部分中,我们将详细讨论列出的一些主题。

人与动物的互动与老年人健康

2017 年,Dawn Carr 博士和 Natalie Sachs-Ericsson 博士(均来自佛罗里达州立大学)获得了美国老年医学会和 Mars Petcare/WALTHAMTM 的资助,研究人和动物的互动与老年人健康之间的关系(Gerontological Society of America,2017b)。Carr 博士和 Sachs-Ericsson 博士将使用由密歇根大学安阿伯分校社会科学研究所进行的健康与退休调查。这项研究将识别出许多有助于选择伴侣的因素,伴侣与老年人建立关系的社交过程,并考虑伴侣可能会对社会上孤立的成年人产生的影响。

国家成人疫苗接种计划

美国老年病学会制订了国家成人疫苗接种计划,来增加人们对疫苗对衰老和预防疾病的重要性的认识(Gerontological Society of America,2017c)。通过美国老年医学会在内的大量相关单位,国家成人疫苗接种计划对确保美国当前疫苗接种率的提高的国家政策方向具有重大影响。

老年人的非处方用药行为

美国老年医学会和各种组织收集并评估了针对老年人非处方药使用的研究(Gerontological Society of America,2017d)。他们的举措侧重于安全有效地使用药物、用药依从行为以及对医疗专业人员和护理人员的有效培训以协助他们使用药物。GSA 和消费者保健产品协会发布了《老年人的非处方药行为:需要开展研究以更好地理解和促进安全有效地使用》,该白皮书强调了药物安全性和功效对老年人的重要性(Gerontological Society of America and Consumer Healthcare Products Association,2017)。

与老年人沟通

就确保药物使用的安全性和有效性而言,沟通至关重要。美国老年医学会开发了白银市场培训模块,这是一种用于卫生专业人员和支持人员的工具,可以提高对许多关键知识的认识,如药物依从性、与认知障碍患者的交流、多种非处方药物之间协调和药物安全性(American Geriatrics Society,2017a)。

对实践含义的研究

随着众多致力于满足老年人的社会、经济和金融需求的组织的开展,至关重要的是要利用和鼓励这些资源。从住房基础设施到心理健康,这些专门机构可以为老年人提供支持,因为他们面临着与前几章中讨论的许多临床问题相关的不断增长的挑战。作为医疗专业人员和护理人员,我们必须精通能够帮助这些处于衰老的困难处境的老年人的工具。这些组织中的许多组织举办年度会议或继续教育的机会,这使它们可以分享最新的倡议和战略并寻求社区的参与。还通过电子通信、社交媒体和月刊共享新计划。美国衰老管理局创建了老年人服务定位数据库,以帮助找到适合其所在地区老年人的适当计划(Department of Health and Human Services,2018)。具体计划包括健康保险、金融援助、住房选择、交通、法律援助等主题。Coleman、Whitelaw 和 Schreiber(2014)发表了一篇文章,概述了医生在了解相关社区组织的更多信息,以及将患者转介给这些组织并希望建立全面的疾病状态管理计划时,应考虑的重要因素。我们最好熟悉提供这些服务的许多数据库和组织并将这些资源的教育整合到我们的标准实践中。

实践和研究的未来方向

因为卫生专业人员和研究人员继续深入了解人口老龄化所带来的特别健康挑战,因此始终需要更多研究和资源来帮助研究。尽管已经建立了许多组织,为巴尔的摩-华盛顿都会区等较大地区的老龄化人口提供了帮助,但主要的挑战是为无法获得基本服务的许多农村地区提供这些卫生保健服务。农村健康信息中心(Rural Health Information Hub,RHIhub)是美国卫生与公共服务部卫生资源与服务管理局提供的在线指南,它确定了老龄化农村社区可能面临的障碍(Rural Health Information Hub,2017a)。例如,RHIhub 在 2017 年绘制了美国基层医疗卫生专业人员短缺区域地图(Rural Health Information Hub,2017b)。该地图表示每个州(非大都市和大都市)里更需要医疗服务的区域。其他地图包括精神健康和牙科护理有关的卫生专业人员短缺区域(Rural Health Information Hub,2017c)。尽管许多老年人可能没有生活在医疗短缺的地区,但仍然存在一些交通和使用这些设施的问题。通过比较 2000—2015 年间老年人可利用的交通质量,美国运输公司在洛杉矶、芝加哥和明尼阿波利斯等大都市地区研究了这一问题(Degood,2015)。他们的评估还包括为老年人实施交通运输的最佳做法,以及必要时利用联邦和地方组织。

最后,随着人口老龄化的增长,以及管理疾病状态的新技术(智能医疗技术和性别特定护理)的增长,对于医疗保健专业人员、护理人员和患者相关的组织进行更多的教育成为提高患者健康的必要条件。

总结和结论

根据美国疾病预防控制中心 2015 年的老年人健康数据,随着年龄从 50 岁增加到 65 岁以上,声称"一般"或"较差"健康的个体百分比也有所提高(Centers for Disease Control and Prevention,2017)。据估计,到 2060 年,美国 65 岁以上的人将增加到 9 800 万,因此迫切需要增加针对老龄化过程和残障援助的计划。除了住房、金融稳定、营养、就业、社会困境以及患有慢性病的挑战等问题外,还有更多计划尚未完全制订,例如所有老年人都能负担得起的可靠的全国性交通服务。如上所述,美国有许多全国性组织致力于通过患者计划及其医疗卫生专业人员来改善老年人口的生活质量。随着创新和技术的不断发展,在不久的将来,越来越多的非营利性组织将专注于帮助老年人独立生活的各个方面,而且老龄化将不再是个人或其家庭的负担。

(杨浩伦 译　王苗 校)

参考文献

2Million2Many. (2016). *Home*. Online. http://www.2million2many.org. Access 19 July 2016.

AARP. (2015). AARP California: To serve or be served. Retrieved from https://states.aarp.org/to-serve-or-beserved/

AARP. (2016a). *Global Council on Brain Health*. Brain, health, and wellness. http://www.aarp.org/health/brain-health/global-council-on-brain-health/. Accessed 10 July 2016.

AARP. (2016b). *Take a stand*. Social security. http://takeastand.aarp.org/why-act-now/. Accessed 25 June 2016.

AARP D.C.'s Legal Counsel for the Elderly. (2013, April 10). *Pro Bono Project provides free legal services*. Legal Counsel for the Elderly. http://www.aarp.org/states/dc/LCE/pro-bono-project/. Accessed 2 June 2016.

AARP Foundation. (2013, September). *Our history*. AARP elderwatch. http://www.aarp.org/aarp-foundation/our-work/income/elderwatch/about-elderwatch/info-08-2013/about-elderwatch-our-history.html. Accessed 8 June 2016.

AARP Foundation. (2016a). *50+ consumer survey highlights: Healthy living and diet perceptions, food purchasing and consumption habits*. Washington, DC: AARP. http://www.rootcausecoalition.org/wp-content/uploads/2016/06/AARP-034_Foundation_ReportFormatting_FINAL_HR.pdf. Accessed 25 June 2016.

AARP Foundation. (2016b). *Back to work 50+*. Washington, DC: AARP. http://www.aarp.org/aarp-foundation/our-work/income/back-to-work-50-plus/about-us/. Accessed 8 June 2016.

AARP Foundation. (2016c). *Food security and health*. Washington, DC: AARP. http://www.aarp.org/aarp-foundation/our-work/hunger.html. Accessed 8 June 2016.

AARP Foundation. (2016d). *AARP Foundation Finances 50+*. Washington, DC: AARP. http://www.aarp.org/aarp-foundation/our-work/income/finances-50-plus-financial-capability/. Accessed 8 June 2016.

AARP Foundation. (2016e). *AARP Foundation Housing Solutions Center*. Washington, DC: AARP. http://www.aarp.org/aarp-foundation/our-work/housing/housing-solutions-center/. Accessed 8 June 2016.

AARP Foundation. (2016f). *AARP Foundation Litigation*. AARP. http://www.aarp.org/aarp-foundation/our-work/legal-advocacy/. Accessed 14 June 2016.

AARP Foundation. *AARP Foundation Housing*. Washington, DC: AARP. http://www.aarp.org/aarp-foundation/our-work/housing/. Accessed 8 June 2016.

AARP Foundation. *AARP Foundation Prize*. AARP. http://www.aarp.org/aarp-foundation/our-work/aarp-foundation-prize.html. Accessed 13 June 2016.

AARP Foundation Experience Corps. (2016). *AARP Foundation Experience Corps*. AARP Foundation. http://www.aarp.org/aarp-foundation/about-us/

AARP Foundation Legal Advocacy. (2016). *Docket: Recent case activity*. AARP. http://www.aarp.org/aarp-foundation/our-work/legal-advocacy/afl-docket-recent-case-activity.html?cq_ck=1450613556929. Accessed 14 June 2016.

AARP Legal Counsel for the Elderly. (2016a). *Homebound elderly law project*. AARP. http://www.aarp.org/states/dc/LCE/homebound-elderly-law-project.html. Accessed 9 July 2016.

AARP Legal Counsel for the Elderly. (2016b). *Senior medicare patrol in D.C.* Washington, DC: AARP. http://www.aarp.org/states/dc/LCE/senior-medicare-patrol/. Accessed 28 June 2016.

AARP Public Policy Institute. (2016a). *Against the odds: Older worker reemployment in today's economy*. Future of work@50+. http://www.aarp.org/ppi/future-of-work/work-study-event-2015-live-stream.html. Accessed 25 June 2016.

AARP Public Policy Institute. (2016b). *What is the livability index?* Livability index. https://livabilityindex.aarp.org/livability-defined. Accessed 25 June 2016.

Alzheimer's Association. (2016a). *About us*. Online. http://www.alz.org/about_us_about_us_.asp. Accessed 16 July 2016.

Alzheimer's Association. (2016b). Alzheimer's and Dementia. *The Journal of the Alzheimer's Association*. Online. http://www.alzheimersanddementia.com/content/aims. Accessed 18 July 2016.

Alzheimer's Association. (2016c). *Alzheimer's and Dementia Caregiving Center*. Online. https://www.alz.org/care/. Accessed 16 July 2016.

Alzheimer's Association. (2016d). *Alzheimer's Association International Society to Advance Alzheimer's Research and Treatment (ISTAART)*. Online. https://act.alz.org/site/SPageServer?pagename=ISTAART_homepage. Accessed 18 July 2016.

Alzheimer's Association. (2016e). *Alzheimer's navigator*. Online. https://www.alzheimersnavigator.org. Accessed 18 July 2016.

Alzheimer's Association. (2016f). *Federal policy priorities*. Online. http://www.alz.org/advocacy/federal-priorities.asp#napa. Accessed 16 July 2016.

Alzheimer's Association. (2016g). *The National Alzheimer's Project Act (NAPA)*. Online. http://napa.alz.org/national-alzheimers-project-act-backgroun. Accessed 16 July 2016.

Alzheimer's Association. (2016h). *Trial match*. Online. http://www.alz.org/research/clinical_trials/find_clinical_trials_trialmatch.asp. Accessed 18 July 2016.

Alzheimer's Association. (2016i). *Walk to end Alzheimer's*. Online. http://act.alz.org/site/PageServer;jsessionid=CB7933B1CDC8B1857DCBE2AC42751E2C.app207a?pagename=walk_about. Accessed 16 July 2016.

Alzheimer's Association. (2016j). *Walk to end Alzheimer's: Project incentives*. Online. http://act.alz.org/site/DocServer/2016_Incentive_Program_Flier.pdf?docID=50635. Accessed 16 July 2016.

Alzheimer's Association. (2016k). *Walk to end Alzheimer's: Where the money goes*. Online. http://act.alz.org/site/PageServer?pagename=walk_money. Accessed 16 July 2016.

Alzheimer's Association. (2016l). *Walk to end Alzheimer's: 2016 top performers nationwide*. Online. http://act.alz.org/site/PageServer?pagename=walk_national_tops_walks. Accessed 16 July 2016.

American Geriatric Society. (2016a). *About us: Funded projects*. Online. http://www.americangeriatrics.org/about_us/funded_projects12092/. Accessed 16 July 2016.

American Geriatric Society. (2016b). *AGS' history*. Online. http://www.americangeriatrics.org/about_us/who_we_are/history/. Accessed 16 July 2016.

American Geriatric Society. (2016c). *GeriatricsCareOnline.org*. Online. http://geriatricscareonline.org. Accessed 16 July 2016. Copyright 2016.

American Geriatric Society. (2016d). *Health in aging foundation*. http://www.americangeriatrics.org/public_education/. Accessed 16 July 2016.

American Geriatric Society. (2016e). *s*. Online. http://www.americangeriatrics.org/pha/partnership_for_health_in_aging/about_pha/. Accessed 16 July 2016.

American Public Health Association. (2016a). *American Journal of Public Health*. Online. http://ajph.aphapublications.org. Accessed 21 July 2016.

American Public Health Association. (2016b). *APHA resolution on overweight in childhood*. Online. https://www.apha.org/policies-and-advocacy/public-health-policy-statements/policy-database/2014/07/15/13/03/apha-resolution-on-overweight-in-childhood. Accessed 21 July 2016.

American Public Health Association. (2016c). *Home*. Online. https://www.apha.org. Accessed 21 July 2016.

American Public Health Association. (2016d). *Our history*. Online. https://www.apha.org/about-apha/our-history. Accessed 21 July 2016.

American Public Health Association. (2016e). *Who we are*. Online. https://www.apha.org/apha-communities/member-sections/aging-and-public-health/who-we-are. Accessed 21 July 2016.

Baker, K., Baldwin, P., Donahue, K., Flynn, A., Herbert, C., La Jeunesse, E., … Will, A. (2014). *Housing America's older adults*. Cambridge, MA: Joint Center for Housing Studies. http://www.jchs.harvard.edu/sites/jchs.harvard.edu/files/jchshousing_americas_older_adults_2014.pdf. Accessed 2 June 2016

Biordi, D. L., & Nicholson, N. R. (2009). *Social isolation*. Chronic illness: Impact and interventions (7th ed., pp. 85–116). Sudbury, MA: Jones and Bartlett Publishers.

Board of Governors of the Federal Reserve System. (2015). *Report on the economic well-being of U.S. households in 2014*. http://www.federalreserve.gov/econresdata/2015-economic-well-being-of-us-households-in-2014-retirement.htm. Accessed 8 June 2016.

Centers for Disease Control and Prevention. (2017). National Center for Chronic Disease Prevention and Health Promotion, Division of Population Health. *Healthy Aging Data*. Online. https://www.cdc.gov/aging/agingdata/index.html. Accessed 8 Aug 2017.

Cohen, G. D. (2006). *The creativity and aging study: The impact of professionally conducted cultural programs on older adults*. Washington, DC. https://www.arts.gov/sites/default/files/CnA-Rep4-30-06.pdf. Accessed 25 July 2016.

Coleman, E., Whitelaw, N., & Schreiber, R. (2014). Caring for seniors: How community-based organizations can help. *Family Practice Management, 21*(5), 13–17.

Colorado Attorney General's Office. (2016). *Who is the AARP foundation?* Seniors. http://www.stopfraudcolorado.gov/seniors/aarp-elderwatch. Accessed 8 June 2016.

Degood, K. (2015). Aging in place, stuck without options: Fixing the mobility crisis threatening the baby boom generation. *Transport for America*, 29–34.

DeNavas-Walt, C., & Proctor, B. (2015, September). *Income and poverty in the United States: 2014* (pp. 60–252). Washington, DC: U.S Government Printing Office. https://www.census.gov/content/dam/Census/library/publications/2015/demo/p60-252.pdf. Accessed 14 June 2016.

Department of Health and Human Services. (2018). *Eldercare locator*. https://eldercare.acl.gov/Public/Index.aspx. Accessed 28 May 2018.

Disrupt Aging. (2015). Washington, DC: AARP. http://www.aarp.org/etc/everywhere/statics/disrupt-aging/home.html?cmp=RDRCT-DSO-DISAGING-vanity-main2-011516. Accessed 12 July 2016.

Elder, K., & Retrum, J. (2012, May). *AARP foundation isolation framework project: highlights*. Washington, DC/San Diego, CA: Research Works. http://www.aarp.org/content/dam/aarp/aarp_foundation/2012_PDFs/AARP-Foundation-Isolation-Report-Framework-Highlights.pdf. Accessed 14 June 2016.

Fried, L., Carlson, M. C., McGill, S., Seeman, T., Xue, Q. L., Frick, K., … Rebok, G. W. (2013). Experience corps: A dual trial to promote the health of older adults and children's academic success. *Contemporary Clinical Trials, 36*, 1–13.. New York: Elsevier. Accessed 9 July 2016.

Gallagher, S. (2016, March 7). *Tufts University nutrition scientists provide updated MyPlate for older adults*. Medford, MA. http://now.tufts.edu/news-releases/tufts-university-nutrition-scientists-provide-updated-myplate-older-adults. Accessed 28 May 2016.

Gerontological Society of America. (2017a, August). *Communicating with older adults*. Washington, DC. https://www.geron.org/programs-services/alliances-and-multi-stakeholder-collaborations/communicating-with-older-adults. Accessed 8 Aug 2017.

Gerontological Society of America. (2017b, August). *Human animal interaction and healthy aging*. Washington, DC. https://www.geron.org/programs-services/alliances-and-multi-stakeholder-collaborations/human-animal-interaction-and-healthy-aging. Accessed 7 Aug 2018.

Gerontological Society of America. (2017c, August). *National adult vaccination program*. Washington, DC. https://www.navp.org/. Accessed 7 Aug 2017.

Gerontological Society of America. (2017d, August). *OTC medication behaviors of older adults*. https://www.geron.org/programs-services/alliances-and-multi-stakeholder-collaborations/otc-medications-older-adults/otc-medication-behaviors-of-older-adults. Accessed 7 Aug 2017.

Gerontological Society of America and Consumer Healthcare Products Association. (2017, August). *Over-the-counter medication behaviors of older adults; Research is needed to better understand and promote safe and effective use*. Washington, DC. Accessed 7 Aug 2017.

Harrell, R. (2015, December). *The future of housing [blog]*. Livable Communities. http://blog.aarp.org/2015/12/14/the-future-of-housing/. Accessed 13 June 2016.

Hishta, J. (2016, November 3). *You did it! CNN presses candidates on social security [blog]*. Take a stand. http://blog.aarp.org/2016/03/11/you-did-it-cnn-presses-candidates-on-social-security/. Accessed 2 June 2016.

International Directory of Company Histories. (1999). *AARP history*. Vol. (27). http://www.fundinguniverse.com/company-histories/aarp-history/. Accessed 13 June 2016.

Internet Live Stats. (2016). *United States internet users*. http://www.internetlivestats.com/internet-users/us/. Accessed 10 July 2016.

Kiger, J. P. (2016). *Ethel Percy Andrus*. Champions of aging. http://www.aarp.org/politics-society/history/champions-of-aging-photos/ethel-percy-andrus-aarp-founder.2/. Accessed 4 June 2016.

Leading Age. (2014). *Strategic plans 2014–2016*. Online. http://www.leadingage.org/uploadedFiles/Content/About_Us/LeadingAge%20Strategic%20PlanFOR%20WEB.pdf. Accessed 25 July 2016.

Leading Age. (2016a). *About Leading Age*. Online. http://www.leadingage.org/About_LeadingAge.aspx. Accessed 25 July 2016.

Leading Age. (2016b). *About the Leading Age center for applied research*. Online. http://www.leadingage.org/About_Center_for_Applied_Research.aspx. Accessed 25 July 2016.

Leading Age. (2016c). *Better jobs better care*. Online. http://www.leadingage.org/Better_Jobs_Better_Care.aspx. Accessed 25 July 2016.

Legal Counsel for the Elderly. (2016). Washington, DC. http://www.aarp.org/states/dc/LCE.html. Accessed 2 June 2016.

Life Reimagined. (2016). http://institute.lifereimagined.org/about. Accessed 12 July 2016.

Lifetime Arts. (2016a). *About Lifetime Arts*. Online. http://www.lifetimearts.org/about/. Accessed 25 July 2016.

Lifetime Arts. (2016b). *Affiliate network*. Online. http://www.lifetimearts.org/affiliates/members/. Accessed 25 July 2016.

Lifetime Arts. (2016c). *What is creative aging?* http://www.lifetimearts.org/about/creative-aging/. Accessed 14 June 2016.

Lifetime Arts. (2016d). *Redefining aging through arts education*. Online. http://www.lifetimearts.org/brochure.pdf. Accessed 25 July 2016.

Lin, I., Brown, S. L., & Hammersmith, A. M. (2014, December). *Marital biography, social security, and poverty*. WP-15-01. Bowling Green, Ohio; National Center for Family & Marriage Research. Revised on November 2015. https://www.bgsu.edu/content/dam/BGSU/college-of-arts-and-sciences/NCFMR/documents/WP/wp-15-01-lin-brown-hammersmith.pdf. Accessed 27 June 2016.

Meals on Wheels America. (2016a). *About meals on wheels*. Online. http://www.mealsonwheelsamerica.org/signup/aboutmealsonwheels. Accessed 18, 31 July 2016.

Meals on Wheels America. (2016b). *America, let's do lunch*. Online. https://americaletsdolunch.org. Accessed 18 July 2016.

Meals on Wheels America. (2016c). *America, let's do lunch: Frequently asked questions*. Online. https://americaletsdolunch.org/faq/. Accessed 18 July 2016.

Meiler, B., Steil, C., Wiesten, I., Wiltfang, J., & Kis, B. (2011). P01-553 - A study on mental health in elder long term unemployed persons. *European Psychiatry, 26*(1), 557. https://doi.org/10.1016/S0924-9338(11)72264-7

National Bone Health Alliance. (2016). *Who we are*. Online. http://www.nbha.org/who-we-are. Accessed 19 July 016.

National Osteoporosis Foundation. (2016a). *About us*. Online. https://www.nof.org/about-us/about-nof/. Accessed 19 July 2016.

National Osteoporosis Foundation. (2016b). *Bone source®*. Online. https://my.nof.org/bone-source. Accessed 19 July 2016

National Osteoporosis Foundation. (2016d). *NOF background*. Online. https://www.nof.org/about-us/nof-background/. Accessed 19 July 2016.

National Osteoporosis Foundation. (2016e). *2Million2Many campaign*. Online. https://my.nof.org/2million-2many. Accessed 19 July 2016.

Parisi, J., Ramsey, C. M., Carlson, M. C., Xue, Q. L., Huang, J., Romani, W. A. … Rebok, G. W. (2015, February). *Impact of experience corps participation on school climate*. Online: Society of Prevention Research. https://www.ncbi.nlm.nih.gov/pmc/articles/PMC4456199/. Accessed 28 June 2016.

Partnership for Health in Aging Members. (2014). Position statement on interdisciplinary team training in geriatrics: An essential component of quality health care for older adults. *Journal of the American Geriatric Society*. http://www.americangeriatrics.org/files/documents/Full_IDT_Statement.pdf. Accessed 16 July 2016.

Pattinson, D. (2014). *Trends in retirement and claiming in the SSA administrative data*. Presented at the AARP Social Insurance and Lifecycle Events Among Older Americans Conference, Washington, DC. Accessed 27 June 2016.

Polacheck, L. (2017). *AARP Foundation tax aide in Utah helped thousands file taxes*. https://www.google.com/search?q=crooked+tree+coffee&oq=crooked+tree+coffee&aqs=chrome.0.0l6.3178j0j7&sourceid=chrome&ie=UTF-8. Accessed 14 July 2017.

Population Reference Bureau. (2016). PRB projects world population rising 33 percent by 2050 to nearly 10 billion. Retrieved from https://www.prb.org/2016-world-population-data-sheet/

Public Policy Institute. (2015, October). *Future of*

housing. Future of housing initiative. http://www. aarp.org/ppi/info-2015/future-of-housing-summit. html?cmp=RDRCT-FTRHSNG_OCT27_015. Accessed 13 June 2016.

Rural Health Information Hub. (2017a)*Health professional shortage areas: Primary care*. https://www. ruralhealthinfo.org/rural-maps/mapfiles/hpsa-mental-health.jpg. Accessed 28 May 2018.

Rural Health Information Hub. (2017b)*Health professional shortage areas: Primary care*. https://www. ruralhealthinfo.org/rural-maps/mapfiles/hpsa-primary-care.jpg. Accessed 28 May 2018.

Rural Health Information Hub. (2017c)*Health professional shortage areas: Primary care*. Available at: https://www.ruralhealthinfo.org/rural-maps/mapfiles/hpsa-dental-care.jpg. Accessed 28 May 2018.

Staying Sharp. (2016). Washington, DC: AARP. https://stayingsharp.aarp.org/. Accessed 10 July 2016.

Taylor, S. E. (2015). *Health psychology* (9th ed.). New York, NY: McGraw Hill.

Tierney, J. (1988, October). Old money, new power. *Magazine*. http://www.nytimes.com/1988/10/23/magazine/old-money-new-power.html?pagewanted=all. Accessed 4 June 2016.

United States Census Bureau. (2018). HINC-01:selected characteristics of households by total money income. Accessed 1 Dec 2018. Available at: https://www.census.gov/data/tables/timeseries/demo/income-poverty/cps-hinc/hinc-01.html

University of Southern California. (2001, January). *Obituary: AARP founder, philanthropist Leonard Davis*. 76. https://news.usc.edu/6078/Obituary-AARP-founder-philanthropist-Leonard-Davis-76/. Accessed 4 June 2016.

USA.gov. (2016). https://www.usa.gov/common-scams-frauds. Accessed 13 June 2016.

USDA Center for Nutrition Policy & Promotion. (2016, May 9). *United States Department of Agriculture*. http://www.choosemyplate.gov/about-us. Accessed 28 May 2016.

Volunteers of America. (2016a). *About us*. Online. https://www.voa.org/about-us. Accessed 23 July 2016.

Volunteers of America. (2016b). *Aging with Options™: A model for aging in place*. Online. https://www.voa.org/aging-with-options. Accessed 23 July 2016.

Volunteers of America. (2016c). *Senior care*. Online. https://www.voa.org/findseniorcare. Accessed 23 July 2016.

Volunteers of America. (2016d). *Senior community meals office*. Online. https://www.voa.org/senior_living_and_care_facilities/senior-community-meals. Accessed 23 July 2016.

Volunteers of America. (2016e). *The senior action network*. Online. https://www.voa.org/seniors-action-network. Accessed 23 July 2016.

第 30 章　老年人功能康复：现状与未来？

Robert J. Gatchel, Izabela Z. Schultz, Christopher T. Ray, Marena Hanna, and Jin Y. Choi

毫无疑问，总人口正在迅速老龄化。正如本手册中所指出的那样，老年人口的增长速度非常快，美国人口普查局估计，到 2020 年，美国老年人口将占总人口的 20%。现在，我们比以往任何时候都更需要"解析"这些人群中的差异，以便满足他们的特殊需求，尤其是在潜在的慢性疾病和失能方面。的确，老年人面临着各种挑战，比如管理慢性疾病、多种合并症、药物使用、身体和功能能力下降、职业问题、生活质量下降以及临终挑战。目前出现了很多针对老年人的康复方法和其他干预方法和技术。

而且，随着年龄的增长，慢性病会同时加速增长（如第 1 章所述）。有关老年人口各种疾病的更多信息，请读者阅读 Nagaratnam 等的文章（2018）。此外，人口老龄化给没有足够劳动力可选择的组织带来了人力资源管理的巨大挑战（如 Segura-Camacho, Rodríguez-Cifuentes, SáenzDe la Torre, & Topa, 2018）。本章将回顾我们如何最有效地解决人口老龄化问题的现状，以及需要采取的未来方向，以"遏制"未来将继续上升的过多与老龄化有关的问题。在最近的许多公告中都可以看到对"银发海啸"和"上升趋势"的认识，例如美国心理学会的"探索衰老路线图中的职业"。该路线图为心理学家和学生提供了与老年人一起工作的指南，这被强调为"充满机遇的蓬勃发展的专业领域……"现在，也有来自诸如美国国立卫生研究院（NIH）等资助机构的例行倡导，其主题是"……加快阿尔茨海默氏病治疗开发的建议"（NIH, 2018）。

现状

从已经进行的所有流行病学研究中，我们现在知道老年人中相对流行的各种慢性病和相关问题。但是，我们在为他们制订最全面，最有效的康复和其他干预计划方面严重滞后。例如，老年人的身体组成和新陈代谢有许多变化，可能导致药物作用改变。因此，基本的医学症状管理可能会非常复杂，因为不能推荐老年人使用许多经常用于此类症状的药物（Bevers & Gatchel, 2017）。的确，随着精准医学的"成年时代"的来临（如 Ashley, 2015），我们现在需要了解"什么药物，什么剂量，针对哪个特定患者？"这一点现已被认为是患者特别需要的。对于老年人来说，这一需求更加迫切。

而且，正如 Stephens 及其同事在本章中指出的那样，许多医学研究人员仍然遵循过度简化的生物医学方法，只是评估"疾病"的物理症状和机制。例如，美国国立癌症研究所仍然经常进行专门针对疾病性质和病程的医学研究。然而，现在更加启发式的疾病生物-心理-社会模型关注的是慢性疾病中潜在的生物,心理和社会因素之间的相互作用。这种"疾病模型"已经取代了较旧的生物医学"治疗模型",因为科学正处于无法治愈许多"疾病"(通常具有未知或复杂的病理生理学基础)的地步,只能加以更好地管理。对于所有疾病和失能,都必须采用生物-心理-社会医学模式,尤其是对于通常与衰老过程相关的许多社会心理问题的老年人。随着研究人员开始关注生活方式是如何导致各种疾病的,例如痴呆(Carrillo,2018)和多发性硬化症(Rensel,2018)。

我们现在还知道,与其他国家的同龄人相比,年纪大的美国人病得更重,而且在医疗保健方面也面临着更多的经济挑战(Osborn、Doty、Moulds、Sarnak、& Shah,2017)。对于患有多种慢性疾病和功能受限的"高需求"老年人尤其如此。在 Brindle 和 Gatchel 撰写的本章中,对美国退休人员协会(AARP)及其他帮助老年人的非营利性组织进行了系统回顾。但是,还需要更多的普惠式金融服务。此外,正在开发新的互联网技术,为老年人提供健康信息,以减少因次要医疗问题而就医的次数(Shim、Ailshire、Zelinski、& Crimmins,2018)。当然,这是降低医疗成本的一小步。但是,仍然需要通过其他远程医疗创新来扩展技术。

老年人面临的另一个重要的社会心理问题是,社会交往和互动往往程度较低,伴随着越来越多的社会孤立感和孤独感。我们知道,社会支持可以很好地帮助个人"缓冲"可能导致老年人抑郁症的压力源(如 Zis et al. ,2017)的影响(Taylor,2006)。实际上,Gerino、Rollè、Sechi 和 Brustia(2017)在结构方程模型中确认了从社会关系中获得支持的重要性,和减少孤独感可以成为心理疾病改善和一级预防的手段。因此,需要花费更多的努力来增加老年人的社会支持网络。另外,应采用创新方法,例如养宠物。确实,Gee、Mueller 和 Curl(2017)描绘了老年人中人与动物互动的有益影响。

此外,我们知道的另一个重要问题是,与年轻人相比,老年人通常表现出更高的慢性或神经性疼痛发生率(Bevers & Gatchel,2017 年;Paladini、Fusco、Coaccioli、Skaper、& Varrassi,2015)。因此,需要更全面的疼痛管理程序,如跨学科疼痛管理,以及针对老年人量身定制的更复杂的药理方法(Bevers & Gatchel,2017;Polatin、Bevers、& Gatchel,2017)。例如,Delle Fave 等人进行了纵向研究,评估了参与两项适应性体育锻炼(APA)培训计划的老年人(67~85 岁)的心理健康。结果表明,除了身体方面的好处外,参与者在两个项目之后都报告了有显著影响的适应性情绪调节策略。总体而言,这些结果支持将老年视为情绪调节和适应性能力培养的阶段,而不仅仅是心理-生理衰退的阶段。

最后,正如 Stephens 及其同事在前几章中所强调的那样,世界卫生组织(2015)强烈建议,继续开展有关老年人健康的定量和定性的临床研究的重要性。目前正在代表世界卫生组织开展此类研究-全球老龄化研究(SAGE)。但是,这项研究需要扩展到新的模型,以更好地理解重要问题,例如寿命改善过程和良好生活质量的意义。例如,最近对维生素 D 在老年人认知障碍中的作用进行了研究(Gold、Shoaib、Gorthy、& Gorossberg,2018),需要其他补充剂的更多的研究。同样,使用 B 族维生素来降低同型半胱氨酸可能对预防卒中有益(Spence,2018)。

未来发展方向

需要更多资金以更好地了解老龄人口中的所有疾病和失能

如本手册前面章节(Stephens 等)所述,NIH 的大部分支出都集中于某些"高危"疾病,例如心血管疾病和癌症的以下方面:这些疾病的生物学性质和病程,而不是衰老的影响。甚至国家老龄化研究所(National Institute of Ageing)的支出也将近一半用于单一的明显与衰老相关的疾病:老年痴呆症(Kaeberlein,Rabinovitch,& Martin,2015)。反过来,这种情况会减少本手册中介绍的许多其他与衰老相关的疾病的资金,例如帕金森病、脑损伤、心血管疾病、脊髓损伤以及精神健康和认知障碍。

参与工作环境的重要性

Miklashevsky 和 Fischer(2017)反对退休,因为它对老年人健康有负面影响。此外,Guglielmi 等(2016)的研究得出的结论是,尽管年龄在某些工作场所中很重要:"……应更加重视年龄差异,以便设计适当的人力资源实践以促进工作投入和满意度"。该评论表明健康变老所需的组织氛围的重要性(Zacher & Yang,2016)。他们对健康变老的组织环境(organizational climate for successful aging,OCSA)的构造进行了调查,并研究了它如何充当员工年龄与对机会的关注(即对未来目标和工作可能性的信念)之间的负面关系的"缓冲"。最重要的发现是,较高的 OCSA 削弱了年龄与关注机会之间的消极联系;对机会的关注与员工的态度成正相关;OCSA 是在组织和工作环境中健康变老的重要环境资源。

上述结果之所以重要,是因为在发达国家,人口老龄化对大型组织的人力资源管理提出了越来越大的挑战(Ince Yenilmez,2015)。如 Lytle 等(2015)所述,许多组织发现自己"处在困境中"。他们必须考虑到老年工人正在经历的与年龄有关的身体和认知变化。如果他们不这样做,他们就不能让自己失去这些工人,这些工人积累了最成功和最有效的工作所需的大量隐性知识和经验。因此,正如 Ekici 和 Koydemir(2016)所回应的那样,从组织和老年工人的角度出发,更好地了解对老龄化的适应,以及个人对与年龄相关的认知和身体变化的适应策略也至关重要。和其他工作中的社会心理因素一样。因此,为老年工人提供的工作场所是未来临床研究的重要领域。

"关怀照料者"

老年人的照料者尽管负担很重,但长期以来一直被忽视(如 Harris,2009)。幸运的是,AARP 提供了一个平台来讨论护理人员遇到的一些常见问题。然而,这些照料者可能需要承受与压力有关的超负荷和总体健康,这需要给予更多的关注。

未来的问题

Etkind 等(2017)使用英格兰和威尔士(2006—2014 年)的死亡率统计数据,研究了未来(2040 年)对姑息治疗的需求。他们发现,英格兰和威尔士的年度死亡人数预计将增长25.4%,需要姑息治疗的人数将增长 25.0%。此外,到 2030 年,在英国生命最后 1 年的估计护理费用预计将增长 25%。这种姑息治疗的大部分费用将必须由社会承担。因此,对于这种"即将来临的"姑息治疗及其相关的高昂的社会和个人成本,需要制订长期计划。否则,社会和经济压力的增加会导致弱势老年人选择自杀,尤其是在孤独和沮丧的情况下。值得注意的是,加拿大最近对 300 多名痴呆症患者的照顾者进行了一项调查,结果显示,他们中的大多数人都赞成辅助无能力患者自杀(Bravo et al.,2017)。

但是,仍然有些希望能够稍微"退潮"。Clay(2017)在《心理学监测》(Monitor on Psychology)上的一个封面故事中描述了许多发现,这些发现在"减缓"衰老过程的负面影响方面

显示出希望,如下所述:

- "老年运动员……描述了运动的心理益处,同伴的社交网络以及包括减肥在内的身体益处。"
- "越来越多的神经科学研究表明,剧烈运动也可能有助于延迟认知衰老。"
- "……参加体育活动可以使老年人感觉到活力,乐趣和新的社会关系,并在认知上获得更大的积极性。"

　　但是,应记住,上述发现是从观察研究中收集到的。确实,有人指出,在这个新兴领域需要更多的对照研究。

结论:继续扩展老年科学

　　随着年龄的增长,我们更有可能被诊断出一种或多种慢性疾病,包括威胁生命的疾病,如心血管疾病、糖尿病和癌症,以及使人虚弱的疾病,如关节炎、疲劳和衰弱。这些疾病使我们失去了生活质量。问题是衰老过程如何影响疾病过程和易感性,反之亦然?

　　这句话摘自最近的国家老龄化研究所的报告(Kennedy et al.,2014),题为"老年科学:基本老龄化生物学、慢性病和健康的交集"。本报告强调了这样一个事实,即过去,尽管研究人员试图研究衰老的基础科学,以突出这些复杂的问题,但他们并未对主要问题进行任何综合,全面的评估。相比之下,老年科学现在采取了不同的方法:"……衰老成为主要危险因素并导致老年人常见状况和疾病的遗传、分子和细胞机制需要我们去探索"(Kennedy et al.,2014)。最终目标是加速跨多个科学学科的协调研究,以改善临床干预。图 30.1 提出了一些需要协调解决的问题。基本上,这是衰老的生物-心理-社会模型的生物组成部分。在本章的前面,我

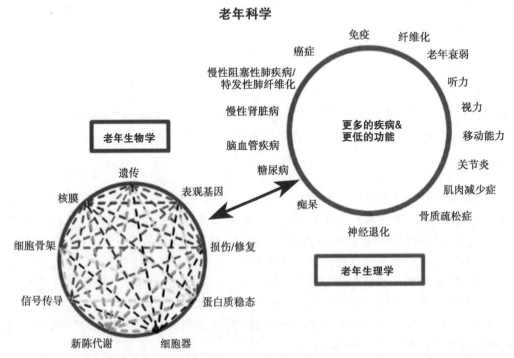

图 30.1　老年科学加速了研究驱动衰老的基本生物学机制的研究,这可能会改善许多老年疾病的临床干预手段(National Institute on Aging,2014)

们回顾了这种更全面的生物-心理-社会模型的许多心理和社会问题。

在同一份报告中还指出，由于采用了新的老年科学研究方法，因此在 NIH 校园内举行了一次大型峰会——老年科学的进展：对健康和慢性病的影响。然后，来自各个不同学科领域的大量知名研究人员根据老年病和慢性病开展了重要的课题。这些主题已被称为"……老年科学的支柱：炎症、孤独人群心理、适应压力、表观遗传学、新陈代谢、大分子损害、蛋白稳定和衰老"。然而，目前被概念化和发展的老年科学代表了一种针对衰老的某种还原性和医学化方法。它需要扩展，以包括老年人的社会、行为、文化、性别和人类学，以及关于衰老的态度变化。解决公众面临的复杂而艰难的生命周期问题以及道德和专业观点，对于最大限度地降低经济以及家庭和医疗保健压力对脆弱的老年人的影响也是至关重要的。

> 年龄是事关心态的问题。如果您不介意，那就没关系。（Mark Twain）
> 老年和其他事情一样，要想获得成功，您必须从年轻开始。（Theodore Roosevelt）

（杨浩伦 译　蒋彦星 校）

参考文献

Ashley, E. A. (2015). The precision medicine initiative: A new national effort. *JAMA, 313*(21), 2119–2120. https://doi.org/10.1001/jama.2015.3595

Bevers, K., & Gatchel, R. J. (2017). Anaesthesia and pain management in older adults. *EC Anaesthesia, SI-01*, 1–4.

Bravo, G., Rodrigue, C., Arcand, M., Downie, J., Dubois, M. F., Kaasalainen, S., … Van den Block, L. (2017). Are informal caregivers of persons with dementia open to extending medical aid in dying to incompetent patients? Findings From a survey conducted in Quebec, Canada. *Alzheimer Disease & Associated Disorders, Publish Ahead of Print*. https://doi.org/10.1097/wad.0000000000000238.

Carrillo, M. C. (2018). Lifestyle and its potential to preserve cognitive function and reduce the risk of dementia. *US Neurology, 14*(1), 11–13. https://doi.org/10.17925/USN.2018.14.1.11

Clay, R. A. (2017). Taking a hard look. *Monitor on Psychology, 48*(5), 46–53.

Delle Fave, A., Bassi, M., Boccaletti, E. S., Roncaglione, C., Bernardelli, G., & Mari, D. (2018). Promoting well-being in old age: The psychological benefits of two training programs of adapted physical activity. [Original Research]. *Frontiers in Psychology, 9*(828). https://doi.org/10.3389/fpsyg.2018.00828.

Ekici, T., & Koydemir, S. (2016). Income expectations and happiness: Evidence from British panel data. *Applied Research in Quality of Life, 11*(2), 539–552.

Etkind, S. N., Bone, A. E., Gomes, B., Lovell, N., Evans, C. J., Higginson, I. J., & Murtagh, F. E. M. (2017). How many people will need palliative care in 2040? Past trends, future projections and implications for services. *BMC Medicine, 15*(1), 102. https://doi.org/10.1186/s12916-017-0860-2.

Gee, N. R., Mueller, M. K., & Curl, A. L. (2017). Human–animal interaction and older adults: An overview. [Mini Review]. *Frontiers in Psychology, 8*(1416). https://doi.org/10.3389/fpsyg.2017.01416.

Gerino, E., Rollè, L., Sechi, C., & Brustia, P. (2017). Loneliness, resilience, mental health, and quality of life in old age: A structural equation model. [Original Research]. *Frontiers in Psychology, 8*(2003). https://doi.org/10.3389/fpsyg.2017.02003.

Gold, J., Shoaib, A., Gorthy, G., & Gorossberg, G. T. (2018). The role of vitamin D in cognitive disorders in older adults. *US Neurology, 14*(1), 41–46. https://doi.org/10.17925/USN.2018.14.1.41

Guglielmi, D., Avanzi, L., Chiesa, R., Mariani, M. G., Bruni, I., & Depolo, M. (2016). Positive aging in demanding workplaces: The gain cycle between job satisfaction and work engagement. [Original Research]. *Frontiers in Psychology, 7*(1224). https://doi.org/10.3389/fpsyg.2016.01224.

Harris, R. W. (2009). *Caring for the caregiver*. Mustang, OK: Tate Publishing.

Ince Yenilmez, M. (2015). Economic and social consequences of population aging the dilemmas and opportunities in the twenty-first century. *Applied Research in Quality of Life, 10*(4), 735–752. https://doi.org/10.1007/s11482-014-9334-2

Kaeberlein, M., Rabinovitch, P. S., & Martin, G. M. (2015). Healthy aging: The ultimate preventative medicine. *Science, 350*(6265), 1191–1193. https://doi.org/10.1126/science.aad3267

Kennedy, B. K., Berger, S. L., Brunet, A., Campisi, J., Cuervo, A. M., Epel, E. S., … Sierra, F. (2014). Geroscience: Linking aging to chronic disease. *Cell, 159*(4), 709–713. https://doi.org/10.1016/j.cell.2014.10.039

Lytle, M. C., Clancy, M. E., Foley, P. F., & Cotter, E. W. (2015). Current trends in retirement: Implications for career counseling and vocational psychology. *Journal of Career Development, 42*(3), 170–184. https://doi.org/10.1177/0894845314545785

Miklashevsky, A. A., & Fischer, M. H. (2017). Commentary: Down with retirement – Implications of embodied cognition for healthy aging. [General

Commentary]. *Frontiers in Psychology, 8*(599). https://doi.org/10.3389/fpsyg.2017.00599.

Nagaratnam, N., nagaratnam, K., & Cheuk, G. (2018). *Geriatric diseases: Evaluation and management.* New York, NY: Springer.

National Institute on Aging. (2014). *Geroscience: The intersection of basic aging biology, chronic disease, and health.* Retrieved May 31, 2018, from https://www.nia.nih.gov/research/dab/geroscience-intersection-basic-aging-biology-chronic-disease-and-health

NIH. (2018). *NIH summit delivers recommendations to accelerate therapy development for Alzheimer's disease.* Retrieved May 31 2018, from https://www.nih.gov/news-events/news-releases/nih-summit-delivers-recommendations-accelerate-therapy-development-alzheimers-disease

Osborn, R., Doty, M. M., Moulds, D., Sarnak, D. O., & Shah, A. (2017). Older Americans were sicker and faced more financial barriers to health care than counterparts in other countries. *Health Affairs, 36*(12), 2123–2132. https://doi.org/10.1377/hlthaff.2017.1048

Paladini, A., Fusco, M., Coaccioli, S., Skaper, S. D., & Varrassi, G. (2015). Chronic pain in the elderly: The case for new therapeutic strategies. *Pain Physician, 18*(5), E863–E876.

Polatin, P., Bevers, K., & Gatchel, R. J. (2017). Pharmacological treatment of depression in geriatric chronic pain patients: A biopsychosocial approach integrating functional restoration. *Expert Review of Clinical Pharmacology, 10*(9), 957–963. https://doi.org/10.1080/17512433.2017.1339602

Rensel, M. R. (2018). Wellness journey with multiple sclerosis: Where to start. *US Neurology, 14*(1), 31–33. https://doi.org/10.17925/USN.2018.14.1.31

Segura-Camacho, A., Rodríguez-Cifuentes, F., Sáenz De la Torre, L. C., & Topa, G. (2018). Successful aging at work: Psychometric properties of the Spanish version of selection, optimization and compensation questionnaire. [Data Report]. *Frontiers in Psychology, 9*(410). https://doi.org/10.3389/fpsyg.2018.00410.

Shim, H., Ailshire, J., Zelinski, E., & Crimmins, E. (2018). The health and retirement study: Analysis of associations between use of the internet for health information and use of health services at multiple time points. *Journal of Medical Internet Research, 20*(5), e200. https://doi.org/10.2196/jmir.8203

Spence, J. D. (2018). Homocysteine lowering with B vitamins for stroke prevention: A history. *US Neurology, 14*(1), 35–39. https://doi.org/10.17925/USN.2018.14.1.35

Taylor, S. E. (2006). *Health psychology* (6th ed.). New York, NY: McGraw-Hill.

World Health Organization. (2015). *World report on ageing and health.* Retrieved May 28, 2018, from http://www.who.int/ageing/events/world-report-2015-launch/en/

Zacher, H., & Yang, J. (2016). Organizational climate for successful aging. [Original Research]. *Frontiers in Psychology, 7*(1007). https://doi.org/10.3389/fpsyg.2016.01007.

Zis, P., Daskalaki, A., Bountouni, I., Sykioti, P., Varrassi, G., & Paladini, A. (2017). Depression and chronic pain in the elderly: Links and management challenges. *Clinical Interventions in Aging, 12*, 709–720. https://doi.org/10.2147/CIA.S113576